U0232826

当代中医专科专病诊疗大系

皮肤性病诊疗全书

主 审　林天东　丁素先　郭利平

主 编　张峻岭　张理涛　周冬梅　乔树芳

中国健康传媒集团

中国医药科技出版社

内 容 提 要

本书共分为基础篇、临床篇和附录三大部分，基础篇主要介绍了皮肤性病的相关理论知识，临床篇详细介绍了常见皮肤性病的中西医结合认识、诊治、预防调护、研究进展等内容，附录包括临床常用检查参考值、开设皮肤性病专病专科应注意的问题。全书内容丰富，言简意赅，重点突出，具有极高的学术价值和实用价值，适合中医临床工作者学习阅读参考。

图书在版编目（CIP）数据

皮肤性病诊疗全书 / 张峻岭等主编 . — 北京：中国医药科技出版社，2024.1
（当代中医专科专病诊疗大系）
ISBN 978-7-5214-4196-3

Ⅰ.①皮⋯　Ⅱ.①张⋯　Ⅲ.①皮肤病—中医诊断学 ②皮肤病—中医治疗法 ③性病—中医诊断学 ④性病—中医治疗法　Ⅳ.① R275.9

中国国家版本馆 CIP 数据核字（2023）第 200763 号

美术编辑　陈君杞
版式设计　也　在

出版　**中国健康传媒集团** | 中国医药科技出版社
地址　北京市海淀区文慧园北路甲 22 号
邮编　100082
电话　发行：010-62227427　邮购：010-62236938
网址　www.cmstp.com
规格　787×1092mm $\frac{1}{16}$
印张　31 $\frac{1}{2}$
字数　784 千字
版次　2024 年 1 月第 1 版
印次　2024 年 1 月第 1 次印刷
印刷　北京印刷集团有限责任公司
经销　全国各地新华书店
书号　ISBN 978-7-5214-4196-3
定价　**295.00 元**

获取新书信息、投稿、为图书纠错，请扫码联系我们。

《当代中医专科专病诊疗大系》
编 委 会

朱恪材	朱章志	朱智德	乔树芳	任 文	刘 明
刘 洋	刘 辉	刘三权	刘仁毅	刘世恩	刘向哲
刘杏枝	刘佃温	刘建青	刘建航	刘树权	刘树林
刘洪宇	刘静生	刘静宇	闫金才	闫清海	闫惠霞
许凯霞	孙文正	孙文冰	孙永强	孙自学	孙英凯
纪春玲	严 振	苏广兴	李 军	李 扬	李 玲
李 洋	李 真	李 萍	李 超	李 婷	李 静
李 蔚	李 慧	李 鑫	李小荣	李少阶	李少源
李永平	李延萍	李华章	李全忠	李红哲	李红梅
李志强	李启荣	李昕蓉	李建平	李俊辰	李恒飞
李晓雷	李浩玮	李燕梅	杨 荣	杨 柳	杨 楠
杨克勤	连永红	肖 伟	吴 坚	吴人照	吴志德
吴启相	吴维炎	何庆勇	何春红	冷恩荣	沈 璐
宋剑涛	张 芳	张 侗	张 挺	张 健	张文富
张亚军	张国胜	张建伟	张春珍	张胜强	张闻东
张艳超	张振贤	张振鹏	张峻岭	张理涛	张琼瑶
张攀科	陆素琴	陈 白	陈 秋	陈太全	陈文一
陈世波	陈忠良	陈勇峰	邵丽黎	武 楠	范志刚
林 峰	林佳明	杭丹丹	卓 睿	卓进盛	易铁钢
罗 建	罗试计	和艳红	岳 林	周天寒	周冬梅
周海森	郑仁东	郑启仲	郑晓东	赵 琰	赵文霞
赵俊峰	赵海燕	胡天赤	胡汉楚	胡穗发	柳忠全
姜树民	姚 斐	秦蔚然	贾虎林	夏淑洁	党中勤
党毓起	徐 奎	徐 涛	徐林梧	徐雪芳	徐寅平
徐寒松	高 楠	高志卿	高言歌	高海兴	高铸烨
郭乃刚	郭子华	郭书文	郭世岳	郭光昕	郭欣璐
郭泉滢	唐红珍	谈太鹏	陶弘武	黄 菲	黄启勇
梅荣军	曹 奕	崔 云	崔 菲	梁 田	梁 超
寇绍杰	隆红艳	董昌武	韩文朝	韩建书	韩建涛
韩素萍	程 源	程艳彬	程常富	焦智民	储浩然

曾凡勇　曾庆云　温艳艳　谢卫平　谢宏赞　谢忠礼
靳胜利　雷　烨　雷　琳　鲍玉晓　蔡文绍　蔡圣朝
臧　鹏　翟玉民　翟纪功　滕明义　魏东华

编　　委（按姓氏笔画排序）

丁　蕾　丁立钧　于　秀　弓意涵　马　贞　马玉宏
马秀萍　马青侠　马茂芝　马绍恒　马晓冉　王　开
王　冰　王　宇　王　芳　王　丽　王　辰　王　明
王　凯　王　波　王　珏　王　科　王　哲　王　莹
王　桐　王　夏　王　娟　王　萍　王　康　王　琳
王　晶　王　强　王　稳　王　鑫　王上增　王卫国
王天磊　王玉芳　王立春　王兰柱　王圣治　王亚莉
王成荣　王伟莉　王红梅　王秀兰　王国定　王国桥
王国辉　王忠志　王育良　王泽峰　王建菊　王秋华
王彦伟　王洪海　王艳梅　王素利　王莉敏　王晓彤
王银姗　王清龙　王鸿燕　王琳樊　王瑞琪　王鹏飞
王慧玲　韦　溪　韦中阳　韦华春　毛书歌　孔丽丽
双振伟　甘陈菲　艾春满　石国令　石雪枫　卢　昭
卢利娟　卢桂玲　叶　钊　叶　林　田丽颖　田静峰
史文强　史跃杰　史新明　冉　靖　丘　平　付　瑜
付永祥　付保恩　付智刚　代立媛　代会容　代珍珍
代莉娜　白建乐　务孔彦　冯　俊　冯　跃　冯　超
冯丽娜　宁小琴　宁雪峰　司徒小新　皮莉芳　刑益涛
邢卫斌　邢承中　邢彦伟　毕宏生　吕　雁　吕水林
吕光霞　朱　保　朱文胜　朱盼龙　朱俊琛　任青松
华　刚　伊丽娜　刘　羽　刘　佳　刘　敏　刘　嵘
刘　颖　刘　熠　刘卫华　刘子尧　刘红灵　刘红亮
刘志平　刘志勇　刘志群　刘杏枝　刘作印　刘顶成
刘宗敏　刘春光　刘素云　刘晓彦　刘海立　刘海杰
刘继权　刘鹤岭　齐　珂　齐小玲　齐志南　闫　丽
闫慧青　关运祥　关慧玲　米宜静　江利敏　江铭倩

3

汤建光	汤艳丽	许 亦	许 蒙	许文迪	许静云
农小宝	农永栋	阮志华	孙 扶	孙 畅	孙成铭
孙会秀	孙治安	孙艳淑	孙继建	孙绪敏	孙善斌
杜 鹃	杜云波	杜欣冉	杜梦冉	杜跃亮	杜璐瑶
李 伟	李 柱	李 勇	李 铁	李 萌	李 梦
李 霄	李 馨	李丁蕾	李又耕	李义松	李云霞
李太政	李方旭	李玉晓	李正斌	李帅垒	李亚楠
李传印	李军武	李志恒	李志毅	李杨林	李丽花
李国霞	李钍华	李佳修	李佩芳	李金辉	李学军
李春禄	李茜羽	李晓辉	李晓静	李家云	李梦阁
李彩玲	李维云	李雯雯	李鹏超	李鹏辉	李满意
李增变	杨 丹	杨 兰	杨 洋	杨文学	杨旭光
杨旭凯	杨如鹏	杨红晓	杨沙丽	杨国防	杨明俊
杨荣源	杨科朋	杨俊红	杨济森	杨海燕	杨蕊冰
肖育志	肖耀军	吴 伟	吴平荣	吴进府	吴佐联
员富圆	邱 彤	何 苗	何光明	何慧敏	佘晓静
辛瑶瑶	汪 青	汪 梅	汪明强	沈 洁	宋震宇
张 丹	张 平	张 阳	张 苍	张 芳	张 征
张 挺	张 科	张 琼	张 锐	张大铮	张小朵
张小林	张义龙	张少明	张仁俊	张欠欠	张世林
张亚乐	张先茂	张向东	张军帅	张观刚	张克清
张林超	张国妮	张咏梅	张建立	张建福	张俊杰
张晓云	张雪梅	张富兵	张腾云	张新玲	张燕平
陆 萍	陈 娟	陈 密	陈子扬	陈丹丹	陈文莉
陈央娣	陈立民	陈永娜	陈成华	陈芹梅	陈宏灿
陈金红	陈海云	陈朝晖	陈强松	陈群英	邵玲玲
武 改	苗灵娟	范 宇	林 森	林子程	林佩芸
林学英	林学凯	尚东方	呼兴华	罗永华	罗贤亮
罗继红	罗瑞娟	周 双	周 全	周 丽	周 剑
周 涛	周 菲	周延良	周红霞	周克飞	周丽霞

周解放　岳彩生　庞　鑫　庞国胜　庞勇杰　郑　娟

郑　程　郑文静　郑雅方　单培鑫　孟　彦　赵　阳

赵　磊　赵子云　赵自娇　赵庆华　赵金岭　赵学军

赵晨露　胡　斌　胡永昭　胡欢欢　胡英华　胡家容

胡雪丽　胡筱娟　南凤尾　南秋爽　南晓红　侯浩强

侯静云　俞红五　闻海军　娄　静　娄英歌　宫慧萍

费爱华　姚卫锋　姚沛雨　姚爱春　秦　虹　秦立伟

秦孟甲　袁　玲　袁　峰　袁帅旗　聂振华　栗　申

贾林梦　贾爱华　夏明明　顾婉莹　钱　莹　徐艳芬

徐继国　徐鲁洲　徐道志　徐耀京　凌文津　高　云

高美军　高险峰　高嘉良　高韶晖　郭士岳　郭存霞

郭伟杰　郭红霞　郭佳裕　郭晓霞　唐桂军　桑艳红

接传红　黄　姗　黄　洋　黄亚丽　黄丽群　黄河银

黄学勇　黄俊铭　黄雪青　曹正喜　曹亚芳　曹秋平

龚长志　龚永明　崔伟峰　崔凯恒　崔建华　崔春晶

崔莉芳　康进忠　阎　亮　梁　伟　梁　勇　梁大全

梁亚林　梁增坤　彭　华　彭丽霞　彭贵军　葛立业

葛晓东　董　洁　董　赟　董世旭　董俊霞　董德保

蒋　靖　蒋小红　韩圣宾　韩红卫　韩丽华　韩柳春

覃　婕　景晓婧　嵇　朋　程　妍　程爱俊　程常福

曾永蕾　谢圣芳　靳东亮　路永坤　詹　杰　鲍陶陶

解红霞　窦连仁　蔡国锋　蔡慧卿　裴　晗　裴琛璐

廖永安　廖琼颖　樊立鹏　滕　涛　潘文斌　薛川松

魏　佳　魏　巍　魏昌林　瞿朝旭

编撰办公室主任 高　泉　王凯锋

编撰办公室副主任 王亚煌　庞　鑫　张　侗　黄　洋

编撰办公室成员 高言歌　李方旭　李丽花　许　亦　李　馨

　　　　　　　　　　李亚楠

5

《皮肤性病诊疗全书》
编 委 会

主　审　林天东　丁素先　郭利平

主　编　张峻岭　张理涛　周冬梅　乔树芳

副主编　李维云　聂振华　卢桂玲　张　苍　王　刚　姚卫锋

　　　　邢卫斌　米宜静　张欠欠　贾林梦　王瑞霞　杜欣冉

　　　　张秉新　蒋　靖　侯浩强　崔建华

编　委　（按姓氏笔画排序）

　　　　于　研　王　宁　王　珏　王　娅　王　莹　王　倩

　　　　王　磊　王红梅　王甜雪　王瑞华　王瑞琪　韦思帆

　　　　孔丽丽　孔祥君　吕　妍　朱慧婷　刘　栋　刘　清

　　　　刘志勇　刘宗敏　许　亦　孙丽蕴　李　红　李　虹

　　　　李　馨　李方旭　李亚楠　李军武　李红梅　李丽花

　　　　李伯华　李佳修　李宗敏　李梦琳　杨　岚　张　宇

　　　　张　侗　张可欣　张秀君　陈　丹　陈　敬　陈丹丹

　　　　陈维文　岳瑞文　周　涛　庞　鑫　庞勇杰　赵艳霞

　　　　姜春燕　姚爱春　袁　峰　袁　静　倪海洋　高　晖

　　　　高言歌　郭　涛　黄　洋　曹　洋　康　元　瞿朝旭

坚持中医思维　彰显特色优势
提高临床疗效　服务人民健康

王　序

中医药学是中华民族的伟大创造，是中国古代科学的瑰宝，也是打开中华文明宝库的钥匙，为中华民族的繁衍生息作出了巨大贡献。党和政府历来高度重视中医药工作，特别是党的十八大以来，以习近平同志为核心的党中央把中医药工作摆在了更加突出的位置，中医药改革发展取得了显著成绩。2019 年 10 月 20日发布的《中共中央 国务院关于促进中医药传承创新发展的意见》指出，传承创新发展中医药是新时代中国特色社会主义事业的重要内容，是中华民族伟大复兴的大事，对于坚持中西医并重，打造中医药和西医药相互补充协调发展的中国特色卫生健康发展模式，发挥中医药原创优势、推动我国生命科学实现创新突破，弘扬中华优秀传统文化、增强民族自信和文化自信，促进文明互鉴和民心相通、推动构建人类命运共同体具有重要意义。

传承创新发展中医药，必须发挥中医药在维护和促进人民健康中的重要作用，彰显中医药在疾病治疗中的独特优势。中医专科专病建设是坚持中医原创思维，突出中医药特色优势，提高临床疗效的重要途径和组成部分。长期以来，国家中医药管理局高度重视和大力推动中医专科专病的建设，从制定中长期发展规划到重大项目、资金安排，都将中医专科专病建设作为重要任务和重点工作进行安排部署，并不断完善和健全管理制度与诊疗规范。经过中医药界广大专家学者和中医医务工作者长期不懈的努力，全国中医专科专病建设取得了显著的成就。

实践表明：专科专病建设是突出中医药特色优势，遵循中医药自身发展规律和前进方向的重要途径；是打造中医医院核心竞争力，实现育名医、建名科、塑名院之"三名"战略的必由之路；是提升临床疗效和诊疗水平的重要手段；是培养优秀中医临床人才，打造学科专科优秀团队的重要平台；是推动学术传承创新、提升科研能力水平、促进科技成果转化的重要途径；是各级中医医院、中西医结合医院提升社会效益和经济效益的有效举措。

事实证明：中医专科专病建设的学术发展、传承创新、经验总结和推广应用，对建设综合服务功能强、中医特色突出、专科优势明显的现代中医医院和中医专科医院，建设国家中医临床研究基地，创建国家和区域中医（专科）诊疗中心及中西医结合旗舰医院，提升基层中医药特色诊疗水平和综合服务能力等方面都发挥着不可替代的基础保障和重要支撑作用。

《中共中央 国务院关于促进中医药传承创新发展的意见》对彰显中医药在疾病治疗中的优势，加强中医优势专科专病建设作出了规划和部署，强调要做优做强骨伤、肛肠、儿科、皮科、妇科、针灸、推拿以及心脑血管病、肾病、周围血管病、糖尿病等专科专病，要求及时总结形成诊疗方案，巩固扩大优势，带动特色发展，并明确提出用 3 年左右时间，筛选 50 个中医治疗优势病种和 100 项适宜技术等任务要求。2022 年 3 月国务院办公厅发布的《"十四五"中医药发展规划》也强调指出，要开展国家优势专科建设，以满足重大疑难疾病防治临床需求为导向，做优做强骨伤、肛肠、儿科、皮肤科、妇科、针灸、推拿及脾胃病、心脑血管病、肾病、肿瘤、周围血管病、糖尿病等中医优势专科专病。要制定完善并推广实施一批中医优势病种诊疗方案和临床路径，逐步提高重大疑难疾病诊疗能力和疗效水平。可以说《当代中医专科专病诊疗大系》（以下简称《大系》）的出版，是在促进中医药传承创新发展的新形势下应运而生，恰逢其时，也是贯彻落实党中央国务院决策部署的具体举措和生动实践。

《大系》是由享受国务院政府特殊津贴专家、全国第六批老中医药学术继承指导老师、全国名中医，第十三届和十四届全国人大代表庞国明教授发起，并组织全国中医药高等院校和相关的中医医疗、教学科研机构 1000 余名临床各科专家学者共同编著。全体编著者紧紧围绕国家中医药事业发展大局，根据国家和区域中医专科医疗中心建设、国家重点中医专科建设，以及省、市、县中医重点与特色专科建设的实际需要，坚持充分"彰显中医药在疾病治疗中的优势"，坚持"突出中医思维，彰显特色主线，立足临床实用，助提专科内涵，打造品牌专科集群"的编撰宗旨。《大系》共 30 个分册，由包括国医大师和院士在内的多位专家学者分别担任自己最擅长的专科专病诊疗全书的主审，为各分册指迷导津、把关定向。由包括全国名中医、岐黄学者在内的 100 多位各专科领域的学科专科带头人分别担任各分册主编。经过千余名专家学者异域同耕，历尽艰辛，寒暑不辍，五载春秋，终于成就了《大系》。《大系》的隆重出版不仅是中医特色专科专病建设的一人成果，也是中医药传承精华，守正创新进程中的一件大事，承前启后，继往开来，难能可贵，值得庆贺！

在 2020 年"全国两会"闭幕后，庞国明同志将《大系》的编写大纲、体例及《糖尿病诊疗全书》等书稿一并送我，并邀我写序。我不是这方面的专家，也未能尽览《大系》的全稿，但作为多年来推动中医专科专病建设的参与者和见证人，仅从大纲、体例、样稿及部分分册书稿内涵质量看，《大系》坚持了持续强化中医思维和中医专科专病特色优势的宗旨，突出了坚持提高临床疗效和诊疗水平及注重实践、实际、实用的原则。尽管我深知中医专科专病建设仍然不尽完善，做优做强专科专病依然任重道远。但我相信，《大系》的出版必将为推动我国的中医专科专病建设和进一步彰显中医药在疾病治疗中的独特优势，为充分发挥中医药在维护和促进人民健康中的重要作用，产生重大而深远的影响。

故乐以此为序。

国家中医药管理局原局长
第六届中华中医药学会会长　王明理

2023 年 3 月 18 日

陈 序

　　由我国优秀的中医学家、全国名中医庞国明教授等一批富有临床经验的中医药界专家们共同协力合作，以传承精华、守正创新为宗旨，以助力国家中医专科医学中心、专科医疗中心、专科区域诊疗中心、优势专科、重点专科、特色专科建设为目标，编撰并将出版的这套《当代中医专科专病诊疗大系》丛书（以下简称《大系》），是在 2000 年、2016 年由中国医药科技出版社出版《大系》第一版、第二版的基础上，以服务于当今中医专科专病建设、突出中医特色、强化中医思维、彰显中医专科优势为出发点和落脚点，对原书进行了修编补充、拾遗补阙、完善提升而成的，丛书名由第一版、第二版的《中国中西医专科专病临床大系》更名为《当代中医专科专病诊疗大系》。其内容涵盖了内科、外科、妇科、儿科、急诊、皮肤以及骨科、康复、针灸等 30 个学科门类，实属不易！

　　该丛书的特点，主要体现在学科门类较为齐全，紧密结合专科专病建设临床实际需求，融古贯今，承髓纳新，突出中医特色，既尊重传统，又与时俱进，吸收新进展、新理论和新经验，是一套理论联系实际、贴合临床需要，可供中医、中西医结合临床、教学、科研参考应用的一套很好的工具书，很是可贵，值得推荐。

　　今国明教授诚邀我在为《大系》第一版、第二版所写序言基础上，为新一版《大系》作序，我认为编著者诸君在中华中医药学会常务理事兼慢病分会主任委员、中国中医药研究促进会专科专病建设工作委员会会长庞国明教授的带领下，精诚团结、友好合作，艰苦努力多年，立足中医专科专病建设，服务于临床诊疗，很接地气，完成如此庞大巨著，实为不可多得，难能可贵，爰乐为之序。

中国科学院院士　陈可冀

国医大师

2023 年 9 月 1 日

王　序

传承创新发展中医药，是新时代中国特色社会主义事业的重要内容，《中共中央 国务院关于促进中医药传承创新发展的意见》明确指出"彰显中医药在疾病治疗中的优势，加强中医优势专科建设"。因此，对中医专科专病临床研究进行系统整理、加以提高，以窥全貌，就显得十分重要。

2000 年，以庞国明主任医师、林天东国医大师等共同担任总主编，组织全国 1000 余位临床专家编撰的《中国中西医专科专病临床大系》发行海内外，影响深远。二十年过去，国明主任医师再次牵头启动《大系》修编工程，以"传承精华，守正创新"为宗旨，以助力建设国家、省、市、县重点专科与特色专科为目标，丰富更新了大量内容和取得的成就，反映了中医专科研究与发展的进程，具有较强的时代性、实用性，并将书名易为《当代中医专科专病诊疗大系》，凡三十个分册，每册篇章结构，栏目设计令人耳目一新。

学无新，则无以远。这套书立意明确，就其为专科专病建设而言，无疑对全国中医、中西医结合之临床、教学、科研工作，具有重要的参考意义。编书难，编大型专著尤难，编著者们在繁忙的医疗、教学、科研工作之余，倾心打造的这部巨著必将功益杏林，更希望这部经过辛勤汗水浇灌的杏林之树（书）"融会新知绿荫蓬，今年总胜去年红"。中医之学路迢迢，莫负春光常追梦，当惜佳时再登高。

中国工程院院士

国医大师

北京中医药大学终身教授

2023 年 7 月 20 日于北京

打造中医品牌专科　带动医院跨越发展

——代前言

　　"工欲善其事，必先利其器。"同样，肩负着人民生命健康和健康中国建设重任的中医、中西医结合工作者，也必当首先要有善其事之利器，即过硬的诊疗技术和解除亿万民众病痛的真本领。《当代中医专科专病诊疗大系》丛书（以下简称《大系》），就是奉献给广大中医、中西医结合专科专病建设和临床诊疗工作者"利器"的载体。期望通过她的指迷导津、方向引领，把专科建设和临床诊疗效果推向一个更加崭新的阶段；期望通过向她的问道，把自己工作的专科专病科室，打造成享誉当地乃至国内外的品牌专科，实施品牌专科带动战略、促助医院跨越式发展，助力中医药事业振兴发展。

　　专科专病科室是相对于传统模式下的大内科、大外科等科室名称而言的。应当指出的是，专科专病科室亦不是当代人的发明，早在《周礼·天官冢宰》就有"凡邦之有疾病者……则使医分而治之"。"分而治之"就是让精于专科专病研究的医生去分别诊疗。因此，设有"食医""疾医""疡医"等专科医生，只不过是没把"专科专病"诊疗分得那么细和进行广泛宣传罢了。从历代医家著述和学术贡献看，亦可以说张仲景、华佗、叶天士等都是专科专病的诊疗大家。因仲景擅伤寒、叶天士擅温病、华佗擅"开颅术"等，后世与近代的医学家们更是以擅治某病而誉满华夏，如焦树德擅痹病、任继学擅脑病等。因此，诸多名医先贤大家们多是专科专病诊疗的行家里手。

　　那么，进入 21 世纪以来，为什么说加强中医专科专病建设的呼声一浪高过一浪呢？究其原因大致有四：

　　首先是振兴中医事业发展、突出中医特色优势的需要。20 世纪 80 年代以后的中医界提出振兴中医的口号，国家也制定了相应的政策，中医事业得到了快速发展。但需要做的事还有很多很多。通过专科专病建设，可以培育、造就一大批高水平的中医、中西医结合专业人才，突出中医特色，总结实用科学的临床经验，推动中医、中西医结合专科专病的深入研究，助力中医药事业振兴发展！

第二是促进中西医协同、开拓医疗新领域的需要。中医、西医、中西医结合是健康中国建设中的三支主要力量，尽管中西医结合在某些领域和某些课题的研究方面取得了一些重大成就和进展，但仍存在着较浅层次"人为"结合的现象，而深层次的基础医学、临床医学等有机结合方面还有大量工作要做。同时，由于现在一些医院因人、财、物等条件的限制，也很难全面开展中西医结合的研究和临床实践。而通过开展专科专病建设，从某些病的基础、临床、药物等系统研究着手，或许将成为开展中西医协同、中西医结合的突破口，逐步建立起基于实践、符合实际的中西医协同、中西医结合的诊疗新体系，以开拓中医、中西医结合临床、教学、科研工作的新领域，实现真正意义上的中西医协同、中西医结合。

第三是服务于健康中国建设和人民大众对中医优质医疗日益增长新要求的需要。随着经济社会的发展和现代科学技术的进步，传统的医疗模式已满足不了人民群众医疗保健的需要，广大民众更加渴望绿色的、自然的、科学的、高效的和经济便捷的传统中医药。因此，开展中医专科专病诊疗，可以引导病人的就医趋向，便于病人得到及时、精准、有效的诊治；专科专病科室的开设，易于积累临床经验、聚焦研究方向、多出研究成果，必将大大促进中医医疗、医药、器械研发的进程，加快满足人民群众对中医药日益增长的医疗保健需求的步伐。

第四是提高两个效益的需要。目前有不少中医、中西医结合医院，尤其是市、县（区）级中医院，在当代医疗市场的激烈竞争中显得"神疲乏力"、缺少建设与发展中的"精气神"，竞争不强的原因虽然是多方面的，但没有专科特色、没有品牌专科活力是其重要的原因之一。"办好一个专科，救活一家医院，带动跨越发展"，已被许许多多中医、中西医医院的实践所证实。可以说，没有品牌专科的医院，是不可能成为快速发展的医院，更不可能成为有特色医院的。加强专科专病建设的实践表明：通过办好专科专病科室，能够快速彰显医院的专业优势与特色优势；能够快速提高医院的知名度，形成品牌影响力；能够快速带动医院经济效益和社会效益的提升；能够快速带动和促进医院的跨越式发展。

有鉴于上述四点，《大系》丛书，应运而生、神采问世，冀以成为全国中医、中西医结合专科专病建设工作者的良师益友。

《大系》篇幅宏大，内容精博，内涵深邃，覆盖面广，共 30 个分册。每分册分基础篇、临床篇和附录三大部分。基础篇主要对该专科专病国内外研究现状、诊疗进展以及提高临床疗效的思路方法等进行了全面阐述；临床篇是每分册的核心，以病为纲，分列条目，每个病下设病因病机、临床诊断、鉴别诊断、临床治疗、预后转归、预防调护、专方选要、研究进展等栏目，辨证论治、理法方药一线贯穿，使中医专科专病的诊疗系统化、规范化、特色化；附录介绍临床常用检查参考值和专科建设的注意事项（数字资源），对读者临床诊疗具有重要参考价值。

《大系》新全详精，实用性强。参考国内外书籍、杂志等达十万余册，涉及方药数万种，名医论点有出处，方药选择有依据，多有临床验证和研究报告，详略有序，条理清晰，充分反映了当代中医、中西医结合专科专病的临床实践和研究成果概况，其中不乏知名专家的精辟论述、新创方药和作者的独到见解。为了保持其原貌，《大系》各分册中所收集的古方、验方等凡涉及国家规定的稀有禁用中药没有做删改，特请读者在实际使用时注意调换药物，改换替代药品，执行国家有关法规。

本《大系》业已告竣，她是国内 1000 余位专家、学者、编者辛苦劳动的成果和智慧的结晶。她的出版，必将对弘扬祖国中医药学，开展中医、中西医结合专科专病建设，深入开展中医、中西医结合之医疗、教学、科研起到积极的推动作用，并为中医药事业的传承精华、守正创新和人类的医疗卫生保健事业做出积极贡献。

鉴于该《大系》编著带有较强的系统性、艰巨性、广泛性以及编者的认知差别，书中难免存在一些问题，真诚希望读者朋友不吝赐教，以便修订再版。

庞国明

2023 年 7 月 20 日于北京

编写说明

随着科学的蓬勃发展，皮肤性病学与微生物学、病理学、分子生物学、分子免疫学、遗传学、药物化学等多学科不断融合，进入了崭新的时代，无论从基础实验到临床研究都取得了长足进步。目前皮肤性病病种已拓宽到 3000 多种，医生对皮肤性病需要探知的问题越来越多。我国传统医学对皮肤性病的诊治早有记载，在皮肤性病的病因病机及治疗方面，有着深厚的理论基础。现代中医临床，将皮肤性病的病变部位辨证和整体辨证相结合，采用"异病同治"和"同病异治"等方法，取得良好临床效果，并以现代科学手段对皮肤病中医理论进行验证。中西医结合治疗皮肤病的优势日益凸显，临床医学家正在充分地把西医学和中医学结合起来，以提高临床疗效，推动中医皮肤性病诊疗技术的发展，造福于患者。

本书分为基础篇、临床篇及附录三部分。基础篇论述了皮肤病的现状与前景，并从病理生理、诊疗思路和方法、治则和遣方用药规律等方面做了总体阐述。临床篇 13 章论述了 48 种常见皮肤病，每个病种均由病因病机、临床诊断、鉴别诊断、临床治疗、医家诊疗经验、专方选要、研究进展等组成。附录不仅收录有临床常用检查参考值，同时还配合有皮肤性病科专病专科建设相关内容的数字资源供读者查阅，为临床中医、中西医结合皮肤性病科医生及基层医务工作者开展工作提供参考。

本书是由天津市中医药研究院附属医院、北京中医医院、天津中医药大学附属医院、天津市南开医院、天津市第一中心医院和天津市公安医院的皮肤性病科医生共同编写，这几家编写单位都以中西医结合治疗皮肤性病见长，本书包含以上多家医院的临床治疗经验和中医特色治疗。本书经几十名编者尽心竭力伏案写作，由全国名老中医、天津长征医院原院长丁素先教授作为主审之一，对本书严格把关。本书作者有临床经验丰富的老教授，有年轻有为的博士、硕士，在此对参与本书编写工作的所有编者致谢！

书中方剂涉及许多古方和前人的经验方，为保留方剂原貌，其中或有穿山甲等现已禁止使用的药品，均未予改动，读者在临床应用时请使用相应的代用品。本书的编写难免有疏漏之处，欢迎各位同道和读者提出宝贵意见，对本书不足之处予以批评与指正。

编委会

2023 年 6 月

目　录

基础篇

临床篇

数字资源

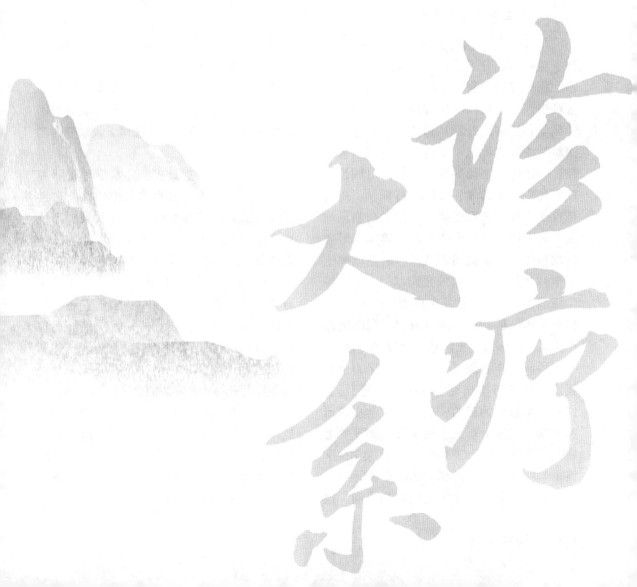

基础篇

第一章 国内外研究现状及前景

一、皮肤性病研究现状与成就

随着社会的进步，国家经济的腾飞，人们对自身生命健康价值的认识也在不断深入，对健康和美丽也有了更高的要求，因此皮肤性病科学也迎来了蓬勃发展的时代。尤其是近十几年，随着微生物学、病理学、分子生物学、分子免疫学、遗传学、药物化学等的不断发展，皮肤性病学也进入了一个飞跃发展时期，无论从基础研究到临床都取得了长足的进步。

（一）皮肤性病研究概述

在病因学研究方面，随着分子生物学、分子免疫学、分子遗传学以及基因研究技术的深入发展，交叉学科的思想与研究方法被引入皮肤性病科研究中，国内外皮肤性病学者更多地开始从遗传学、免疫学层面对过去发病机制不清的疾病重新审视研究，并取得了丰硕的成果。我国皮肤性病学科在皮肤遗传学、皮肤流行病学、皮肤免疫学、皮肤病原生物学、皮肤病临床诊断、药物治疗、光疗法和性传播疾病等领域均取得了一系列研究成果，目前已确定了多种遗传性皮肤病的致病基因，对人民生活危害较大的常见复杂疾病（如银屑病、白癜风等）的病因学研究取得了国际创新性成果，许多研究已经达到世界领先水平。我国科研工作者经过近十几年的努力已使我国皮肤遗传学研究步入世界先进行列。以张学军教授为首的安徽医科大学皮肤研究团队在国际上首次发现家族性多发性毛发上皮瘤致病基因 CYLD；以北京大学医学系朱学骏教授为首的研究团队在国际上首次阐明了副肿瘤性天疱疮的发病机制，以

充分的证据表明，该病是所伴随肿瘤产生的自身抗体导致了临床上皮肤黏膜的病变；北京大学医学系杨勇博士在国际上首先发现了原发性红斑性肢痛症的致病基因，为钠离子通道 SCN9A 获得功能性的突变所引起，是我国科研工作者发现的具有自主知识产权的致病基因。科研工作者还先后在国际上首次定位了遗传性对称性色素异常症、点状掌跖角皮病、雀斑、汗疱疹、进行性对称性红斑角化症、毛囊闭锁三联征、遗传性少毛症、掌跖播散性汗管角化症、屈侧网状色素沉着症、播散性浅表性汗管角化症等病的致病基因位点。在多基因皮肤遗传病研究领域，安徽医科大学皮肤病研究所在世界上首次将汉族人银屑病易感基因定位在 4q28-q31，将汉族人白癜风易感基因定位在 4q13-q21 上，研究成果被国际权威遗传学数据库（OMIM）收录并命名为 PSORS9 和 AIS4。

免疫性皮肤病是皮肤性病学基础研究的重要课题，涉及各种结缔组织病、多种自身免疫性大疱性疾病以及皮肤免疫系统中免疫活性细胞、免疫效应物质的基础免疫学研究。这些研究结果对于各种免疫性皮肤病的发病机制和开辟新的治疗途径都有十分重要的意义。同时我国学者还对具有代表性的自身免疫病——系统性红斑狼疮（SLE）开展了一系列有关抗原、抗体和相关基因的研究，对阐明其发病机制及进行治疗都具有十分重要的提示作用。

应治疗效果的需求，新的药物、治疗技术也如雨后春笋般不断涌现。以皮肤病理学诊断技术、皮肤微生物检查技术、皮肤影像技术、皮肤病相关的血清学检查技术为代表的诊断技术不断发展，糖皮质激

素在皮肤性病科得到广泛应用，以维甲酸类药物、新型免疫抑制剂以及抗病毒、抗真菌类药物、生物制剂为代表的皮肤性病科治疗药物的发展日新月异；以医学激光技术、微整形技术等为代表的皮肤外科美容技术发展迅猛，展示了皮肤性病科学蓬勃的发展现状以及广阔的前景。现代社会，人们更加追求生活质量，对美的需求也与日俱增，近些年以来，美容整形机构、大型医院皮肤科的美容整形部分应运而生，延缓衰老，尽可能留住年轻美丽，这样的追求已飞入寻常百姓人家，不再只是明星们的专利，人们普遍对皮肤美容的需求早已不容忽视，由此造就了庞大的皮肤美容市场以及广阔的发展前景。

中医学对皮肤病早在公元前14世纪就有记载，随着现代研究的逐渐深入，中医皮肤性病学获得了很大的提高和发展。对一些疑难杂病如结缔组织病、银屑病、湿疹等的治疗也取得了可喜的效果。通过对中医学的继承及发展，现在中医药治疗在临床展现出显著的优势，不同疾病、不同阶段、不同表现都有相应的治疗方法，因时、因地、因人综合考虑，不仅治疗疾病，同时还调理患者整个机体状态，对疾病的治疗恢复起到至关重要的作用。

在皮肤病的病因病机及治疗方面，中医有深层次的理论基础。从整体分析，皮肤病的常见病因可归纳为六淫侵袭、虫毒所伤、饮食不节、血瘀痰饮、情志内伤、禀赋不耐、血虚风燥、肝肾不足等，根据不同的病因，采用不同的治疗方法。皮肤病大多由于素体禀赋不耐，在内外因的作用下，脏腑阴阳失调，气机运化失常，邪正盛衰，营卫失和，邪气郁于肌肤而发病。

近年来对皮肤病本虚标实证候的研究较多，认为皮肤病虽然是由于脏腑阴阳功能失调，外邪侵袭有关，但主要与人的体质有关，与免疫功能、内分泌、情志等因素有密切的联系。疾病的发生、发展变化与患者机体的体质强弱、感染途径、受邪轻重或致病邪气的性质等因素密切相关。随着对痰湿和瘀血证的不断研究，发现其既为发病的内在因素，又为外在因素起作用，从而揭示了皮肤病缠绵难愈、反复发作的机制。情志内伤在皮肤病的发生和发展中起着至关重要的作用，情志剧烈的波动，超过人体正常生理活动的调节范围，可致脏腑功能失调。《素问·至真要大论篇》病机十九条记载："诸痛痒疮，皆属于心。"《素问·阴阳应象大论篇》曰："怒伤肝，喜伤心，思伤脾，忧伤肺，恐伤肾。"人体因而出现气血失和，阴阳失衡，引起多种皮肤病。如一时暴怒、惊吓、悲伤可出现头发片状脱落；抑郁不舒可加重白疕或蝴蝶疮；情绪紧张，可使瘙痒性皮肤病病情加重。新的中医皮肤病理论，以活血化瘀法治疗多种自身免疫性疾病和变态反应性疾病；对于多种疑难性皮肤病，根据朱丹溪提出的"怪病多属痰"，予以化痰祛湿的方法，多有成效。

中药治疗皮肤病疗效已确定，研究证实很多中药，如防风、荆芥、蝉蜕等祛风止痒的中药，能够抑制肥大细胞脱颗粒，减少组胺释放，从而发挥抗敏止痒的作用；黄芪、白术能益气扶正，提高免疫力。这些研究成果充分显示了中医药治疗皮肤病的巨大潜力和广阔前景。而且近些年临床观察证实，在使用激素治疗结缔组织病的过程中，配合中药治疗，不仅可以减轻激素的不良反应，还可提高疗效，减少复发；而对于激素减量阶段出现的阴阳两虚证，可用黄芪、党参、菟丝子等药物进行治疗。再如使用阿维A治疗重症银屑病易耗伤阴液，出现表皮和黏膜干燥，加上久病伤阴，此时可酌情予以增液汤或墨旱莲、女贞子、鳖甲等滋阴降火。随着药物剂型的改进和药物有效成分提取技术的发展，如雷公藤多苷、白芍总苷、黄芩素滴丸和丹参酮胶囊等药物和制剂已在临床中得到广泛使用，用于治疗免疫性皮肤病和炎症性皮肤病。

随着研究的逐渐深入，专家学者在秉承发展中医学信念的同时，结合现代科学技术研究手段，不仅推进了中医学学术水平，也提高了其临床疗效。

（二）复杂疑难性皮肤病研究

皮肤病的研究无论是西医学还是中医学都取得了长足的进步，就近年来研究较多的有代表性的几种复杂疑难性皮肤病的研究现状做简要介绍。

1. 对银屑病的研究

银屑病中医称为"白疕"，是丘疹鳞屑型疾病的典型代表疾病，本病以发病率高、病因不清，顽固难治，易于复发为主要特点，因此，银屑病的发病机制和治疗一直是国内外学者研究的热点。目前认为是一种多基因遗传的免疫相关性皮肤病。张学军团队通过全基因组关联分析（GWAS）方法，在国际上首次发现银屑病与 LCE 基因有关，在世界上首次将汉族人银屑病易感基因定位在 4q28-q31，并采用多种族、大样本、多中心的研究方法，在 3 万余份银屑病和对照样本中进行易感基因深层发掘，发现 CSMD1、ERAP1、GJB2、PTTG1、ZNF816A 和 SERPINB8 共 6 个银屑病新的易感基因，发现 ERAP1、ZNF816A、GJB2 三个基因在美国人群、德国人群和中国人群银屑病易感性的异同，发现 ERAP1 和 ZNF816A 与早发型银屑病密切相关，研究结果均发表在国际有重大影响力的杂志上，使我国皮肤病研究领域步入世界先进之列。此外，近年来中外学者一致认为银屑病是在多基因遗传因素发挥作用的同时，适应性免疫系统和固有免疫系统的细胞及其相关趋化因子、细胞因子间相互作用的结果。目前认为外伤、压力、感染等各种外界环境因素可促使受作用表皮细胞释放自身 DNA/RNA 片段，其与抗菌肽 LL37 形成的复合物作为始动因素，可能导致了银屑病的炎症反应。角质形成细胞、树突状细胞、巨噬细胞等活化后产生的 IL-1、IL-23、IL-8、IL-6、IL-17、IL-22、IFN-γ、TGF、TNF-α 等因子通过自分泌作用进一步使自身活化，对 T 细胞进行循环刺激，诱使其增殖，进而向不同的细胞亚型分化。近年来，已有充分的研究证明了 IL-23、IL-22 和 Th17 细胞在银屑病病理机制中起到了关键作用。IL-17 可促进中性粒细胞动员，介导和促进炎症反应，刺激角质形成细胞增殖及内皮细胞的表达。IL-22 可作用于角质形成细胞，放大并维持炎症反应，并且可能通过为自身反应性 T 细胞提供合适的炎症环境条件从而维持 Th17 细胞的反应。IL-23 能维持 Th17 细胞的功能，在 T 细胞亚型的形成中具有重要作用，且基因与基因间的相互作用证实了 IL-23/Th17 轴在银屑病遗传易感性中的作用，可促进银屑病的发生发展。

目前已有越来越多的临床证据证明，银屑病的发生与感染密切相关。微生物的存在是银屑病的诱因之一。许多学者从体液免疫、细胞免疫、细菌培养和治疗等方面均证实链球菌感染与银屑病的发病和病程迁延有关，并且近期研究发现链球菌感染不仅与点滴型和斑块型银屑病密切相关，还与非寻常型银屑病也有关。此外，金黄色葡萄球菌、幽门螺杆菌感染也证实与银屑病存在一定的相关性。除了细菌感染，真菌和病毒感染亦可能与银屑病的发病有关，如马拉色菌、白色念珠菌、腺病毒、EB 病毒等等，但其间的具体关系及相关机制有待进一步研究证实。

在治疗方面，由于本病的病因未明，发病机制复杂，故虽然目前治疗方法较多，但大多数只能达到近期临床效果，并不能完全根治。本病通常按照轻、中、重度治疗，轻度主要以外用药为主，而中重度、红皮病型、泛发性脓疱型、关节病型及顽固的银屑病通常需采取全身治疗。不论是局部用药还是全身治疗，在2022版的《中国银屑病诊疗指南》里都强调了序贯、交替和联合疗法，并且必须根据患者的不同病情，采用不同的治疗方案，即严格个体化治疗。近年来，润肤剂、外用皮质类固醇、外用维A酸类、维生素D_3衍生物和钙调磷酸酶抑制剂成为银屑病治疗的主要外用药。本维莫德是一种芳香烃受体调节剂。芳香烃受体在调节自身免疫反应方面起到重要的作用，通过调节芳香烃受体的功能，能够抑制IL-17介导的炎症反应，达到治疗银屑病的作用，其不仅是我国近十年批准上市的三个首创新药之一，也是到目前为止我国先批准上市而后美国食品药品监督管理局（FDA）才批准的第一个创新药。光化学疗法（PUVA）是治疗银屑病的一种传统有效的方法，但长期应用PUVA可致皮肤老化、色素沉着，并能增加皮肤癌和白内障发生的危险。近年来，窄谱中波紫外线（NB-UVB）对银屑病产生更好的治疗效果，且操作简单，不良反应小，安全性好，大部分替代了PUVA治疗。随着光疗技术的不断发展，308nm准分子激光被应用于银屑病的治疗，它具有可调的靶向性光斑，通过调节光斑的大小使治疗仅作用于皮损部位，因具有选择高，高效安全的特点，成为光疗法之中最有发展前景的技术之一。

随着银屑病免疫发病机制研究的不断深入，生物制剂作为一种新兴的治疗方法取得了令人瞩目的效果，在临床治疗中重度银屑病中显示出了较好的疗效和安全性，为银屑病患者更大限度的控制病情、减少复发提供了新的治疗手段。肿瘤坏死因子α（tumor necrosis factor-α，TNF-α）抑制剂能特异性结合TNF-α和TNF-β，抑制由TNF介导的异常免疫应答和过度的炎症反应，与传统药物相比，在理论上可以降低潜在的终末器官损害风险，TNF-α抑制剂主要包括英夫利昔单抗、依那西普单抗、阿达木单抗、戈利木单抗、赛妥珠单抗等，可以有效改善银屑病关节炎患者症状，也常用于类风湿关节炎、强直性脊柱炎、克罗恩病等自身免疫性疾病。白细胞介素17（IL-17）抑制剂司库奇尤单抗是一种高度选择性的IL-17A全人源化单克隆IgG1k抗体，依奇珠单抗是人源化IgG4抗IL-17A单克隆抗体，Brodalumab是一种针对Th17的人免疫球蛋白G2单克隆抗体，可选择性地结合并中和IL-17A，以此阻断角质形成细胞产生细胞因子、β防御素、抗菌肽及趋化因子，具有减轻炎症反应的作用，同时机体其他免疫功能不受影响。乌司奴单抗是靶向抑制IL-12和IL-23共有亚基p40的全人源单克隆抗体制剂，应用于中重度斑块型银屑病和关节病型银屑病的治疗可显著改善病情，提高患者生活质量，具有良好的有效性、长期稳定性和安全性。古塞奇尤单抗单抗和Tildrakizumab单抗可特异性结合IL-23p19亚单位，从而抑制促炎细胞因子和趋化因子的释放，进而减轻炎症反应，改善银屑病患者的症状和体征。Spesolimab是一款新型人源化选择性抗体，可阻断白介素-36受体（IL-36R）的激活。IL-36通路是免疫系统内的一种信号通路，已被证明与包括成人泛发性脓疱型银屑病（GPP）等多种自身免疫性疾病的发病机制病因有关，Spesolimab用于治疗GPP发作已在中国和美国获得突破性治疗药物认定，在美国和中国获得优先审评资格。JAK（Janus激酶）有四种类型，包括JAK1、JAK2、JAK3和酪氨酸激酶（TYK）2。其中，JAK1抑制剂乌帕替尼已在中国获批治疗银屑病关节炎，TYK2抑制剂 Deucravacitinib 已在美国获得批准用于治疗斑块状银屑病，在日本还额外获批用于治疗脓疱型银屑病和红皮病型银屑病。

对于中、重度银屑病患者，系统使用免疫抑制剂有禁忌时可以考虑使用生物制剂。当一种或多种传统系统用药不能获得足够疗效，或由于不能耐受，引起并发症不适于应用时，生物制剂可常规应用。但要注意进行生物制剂治疗之前要对患者的健康状况进行充分评估，重点关注有无感染、恶性肿瘤等疾病，治疗过程中也要进行动态随访观察，以确保患者的安全。此外还有一种口服磷酸二酯酶-4（PDE4）选择性抑制剂能够调节经典信号分子环磷酸腺苷（cAMP），从而抑制银屑病发病机制中多种相关的炎症细胞因子，对银屑病起到治疗效果，目前也已在我国获批上市。

中医称银屑病为"白疕"，在历代中医文献中有所记载"松皮癣""干癣"等，中医认为本病由素体热盛，复感六淫，或饮食劳倦，或七情内伤等因素使得内外合邪，内不得疏泄，外不能透达，化火生热，热壅血络，郁于肌肤而发病。若久病或反复发作，则阴血耗伤，气血失和，化燥生风；或经脉阻滞，气血凝结。若血热炽盛，毒邪外袭，气血两燔，瘀滞肌肤形成红皮；若湿热蕴久，兼感毒邪，则可见密集脓疱；若风湿毒热或寒邪闭阻经络，则手足关节肿痛变形。中医对银屑病的病因病机存在着多家之说，但多以血分论证为主，多数医家将银屑病分为血热、血瘀、血燥三种证型，并以此为依据进行辨证论治。此外有调查认为，本病秋冬易加重或复发，可能与患者内有湿浊、外有邪气相关，故治疗中除从血论治外还须健脾除湿。有研究发现血瘀证男性多于女性，血燥证女性多于男性，随着年龄的增长血瘀证和血燥证比例增加。有研究认为，银屑病的中医辨证分型与真皮乳头部血管新生的程度具有

一定的相关性，CD34 的阳性表达强弱有可能成为血热型银屑病与非血热型银屑病的微观辨证指标之一。

银屑病的具体治疗，有内治法、外治法及其他疗法，如针刺疗法、割治法、耳针法、温泉浴疗法等。最常用的是辨证论治内服与外用中药。由于中医学在治疗银屑病过程中取得较好治疗效果，促使人们对中药治疗银屑病机制进行探讨和研究。有学者研究在探讨凉血解毒中药治疗银屑病的作用机制中，以小鼠尾部鳞片为模型，发现凉血解毒中药内服或内服加外用能诱导表皮颗粒层的形成，增加小鼠模型中的颗粒细胞，使皮损趋于正常。临床治疗进行期寻常型银屑病，多采用凉血祛风、清热解毒等方法，取得了较好的临床疗效。中药的外用方法包括外涂法、熏蒸法、药浴法、塌渍法等，作为辅助疗法能显著提高临床疗效。除此之外，近年来中医针灸疗法如毫针刺法、穴位埋线法、耳背割治法、耳穴压豆法、自血穴位注射、艾灸及拔罐等方法，在治疗银屑病方面充分显示了中医治疗方法多、疗效较好、不良反应小的特色和优势。其中针刺疗法、耳背割治配合多用于血热型银屑病，走罐疗法多用于血瘀型斑块状银屑病，针刺法常用于银屑病稳定期以避免出现同形反应。实践证明采用中药治疗银屑病作用持久，复发率低，长期应用不良反应小，越来越被大多数患者所接受。现代医学研究已进入多学科联合，多层次分析阶段。目前认为角质形成细胞的过度增殖是银屑病发生的关键，通过加强临床中药药理研究，探讨中药治疗银屑病的机制，能更有利于中药运用于临床，为中医药治疗银屑病拓展更广阔的空间。现代医学逐渐认识到，情志因素在银屑病发病中起到重要的作用，所以提倡心理疏导，改善患者的生活质量。

2. 白癜风研究

白癜风中医称之为"白驳""白驳风"等，是一种自身免疫相关的皮肤色素脱色症，是由皮肤和毛囊的黑色素细胞内酪氨酸酶系统的功能减退或丧失而引起，是色素减少性皮肤病的典型代表疾病，是国内外研究的重点皮肤病之一。该病因常累及皮肤、毛发和黏膜，严重影响美观，且顽固难治，给患者带来巨大精神痛苦，目前病因不明，有多种学说，免疫学说、神经精神学说、黑色素细胞自毁学说、遗传学说等均不能完全解释其病因。近年又有学者提出了氧化应激学说。临床资料显示，白癜风发病与遗传有关，并且有一定的家族聚集现象。已知与白癜风易感性相关的HLA位点包括HLA-A2、HLA-Dw7、HLA-DR4、HLA-B13、HLA-Bw35、HLA-Cw7、HIA-DR6等。近年来基因组连锁分析方法和全基因组分析方法发现了许多白癜风的易感位点和易感基因。安徽医科大学皮肤病研究所在世界上首次将汉族人白癜风易感基因定位在4q13-q21上，研究成果被国际权威遗传学数据库（OMIM）收录并命名为AIS4。白癜风的遗传学研究已进入了一个新阶段，各种易感基因的发现为白癜风发病机制的阐明奠定了基础，也为白癜风的预防和治疗指引了方向。

白癜风患者存在着体液免疫、细胞免疫、细胞因子及其受体功能的异常以及自身免疫耐受状态的破坏，因此免疫反应及其带来的炎症效应在白癜风发病机制中的作用毋庸置疑。研究发现白癜风患者血循环及皮损中促炎细胞因子SIL-2R、TNF-a、IL-1b、IL-6、IL-8表达升高，GM-CSF、LAF-1减少，调控炎症反应的Th17细胞与活化的树突状细胞浸润白癜风皮损，早期抗炎治疗能有效改善人工诱导的白癜风皮损的预后。体液免疫方面，50%~93%白癜风患者血清中可检测到抗黑色素细胞的抗体，现又有一些间接证据显示B细胞刺激因子也在白癜风的发病中起促进作用。细胞免疫反应方面，患者进展期皮损边缘与体液循环中均可分离出针对黑色素细胞相关抗原的特异性 CD8[+] 细胞毒性T细胞，另外调节性T细胞的失调也可能是打破黑色素细胞自身抗原耐受而诱发白癜风的原因之一。许多研究肯定了具有抗原特异性的适应性免疫应答所衍化的自身免疫在白癜风黑色素细胞炎症损害中具有重要作用，迄今为止白癜风自身抗原主要有胞膜抗体、胞浆抗体（酪氨酸酶、TRP-1、TRP-2）等。一些研究发现，白癜风与一些自身免疫性疾病密切相关，许多白癜风患者都合并有自身免疫性疾病或有自身免疫性疾病家族史，如桥本病、恶性贫血、炎症性肠炎、系统性红斑狼疮等。某些学者发现白癜风可合并多腺综合征（APS），白癜风和自身免疫性疾病有着共同的发病基础，自身免疫因素在白癜风的发病中起着重要的作用。

随着对白癜风发病机制研究的深入，近年来提出氧化应激学说，发现白癜风患者自由基防御系统中某些酶活性降低，表皮内过氧化物集聚，造成氧化应激、干扰生物嘌呤循环，直接或间接损伤黑色素细胞。H_2O_2是强氧化剂，广泛存在于细胞内，正常生物代谢和生化反应过程中极易产生。最近研究表明，白癜风患者表皮 H_2O_2 增多，H_2O_2 增多可能通过破坏细胞的能量代谢和蛋白质合成系统，使黑色素细胞功能逐渐减退，促使白癜风的发生。另外，对白癜风患者白斑处表皮研究发现，表皮黑色素细胞的过氧化氢酶（CAT）明显减少，且CAT活性明显下降，维生素E浓度升高，自身抗氧化能力减弱，使黑色素细胞处于氧化应激状态。若黑色素细胞持续处于氧化应激状态，会引起脂质和糖蛋白的氧化、蛋白变性、酶失活，最终引起细胞功能丧失或死亡。

此外还有角质形成细胞功能异常、微量元素相对缺乏学说（如元素铜或铜蓝蛋白、元素铁等）、心理因素、特殊行为方式（如化学制剂接触史、暴晒史、作息生活不规律等）等观点。可见，白癜风的发病机制是复杂的、多样的，发病机制的作用并不是单一的，而是相互联系、相互影响的，但各种机制作用的最终结果均是导致黑色素细胞的功能障碍或缺失。

随着科技的发展，白癜风的临床诊断亦有了许多新进展，最初的诊断依靠肉眼观察及临床经验，后来发现在 320~400nm 波长紫外线的伍德灯下观察白癜风皮损，可表现出鲜明的境界清楚的瓷白色反光，而其他色素减退性疾病往往呈现灰白色或灰黄色反光，故伍德灯已经成为临床检查诊断白癜风的有利工具。除此之外，皮肤共聚焦显微镜（又称皮肤CT），可以得到表皮 1mm 左右清晰的灰度图像，分辨率可达到细胞水平，可以有效地观察黑色素细胞及黑色素颗粒的分布及状态，也逐渐成为白癜风临床诊断的有力工具。

在治疗方面，白癜风顽固难治，尚无特效治疗方法。常用的白癜风治疗方法有内外用药物疗法、光疗、手术、遮盖法等，应注重个体化治疗、联合治疗及中西医结合等多种手段相结合的治疗方法。近年来一些新的药物、新技术的出现，给白癜风的治疗带来了新的措施。

基于白癜风的自身免疫发病学说，免疫抑制类药物近年来得到了普遍的重视，他克莫司、吡美莫司等钙调磷酸酶抑制剂药物，是通过影响 NK-κB 途径影响角质形成细胞而同时有利于黑色素细胞的生长，并且创造的环境有利于黑色素细胞的迁移，在临床中对局限性白癜风外用他克莫司治疗取得了良好效果，可显著减少复发并提高疗效，且不良反应小，皮肤萎缩、毛细血管扩张等不良反应均不明显。糖皮质激素本身具有刺激黑色素细胞产生黑色素的作用，并抑制黑色素细胞破坏。口服小剂量激素疗效明显，且可阻止抗体对黑色素细胞的破坏作用，使白癜风由进展期转变为稳定期，迅速控制病情，弥补了单独用自体表皮移植治疗进展期白癜风易复发的不足。不良反应少，认为采用小剂量皮质激素对寻常型进展期白癜风进行治疗是有效的方法。维生素 D 衍生物用于白癜风的治疗近年来已取得较大进展，他卡西醇和卡泊三醇可以通过抑制皮肤 $CD4^+$ T 细胞的浸润以及减少 IL-2 的产生等途径影响 T 细胞的活化。同时维生素 D_3 类药物可以调节人角质形成细胞、黑色素细胞的钙通量，增加细胞内钙水平，增加对于细胞毒性作用抵抗和紫外线所致细胞损伤的作用。afamelanotide 为人工合成的 α 黑色素细胞刺激素（α-MSH）的类似物，可与黑皮质素 1 受体（MC1R）结合，起到促进黑色素细胞增殖、黑色素合成、抗氧化、DNA 修复和调节炎症的作用，但其治疗白癜风的最佳剂量和频率尚有待进一步证实。近年来，JAK 抑制剂在皮肤病的治疗中也被广泛关注，通过阻滞 IFN-γ 的信号传递并使下游的 CXCL10 表达减少，使白癜风皮损复色。目前治疗白癜风的 JAK 抑制剂主要有 tofacitinib 和 ruxolitinib，且 ruxolitinib 外用制剂（鲁索替尼乳膏）用于白癜风患者，最多可涂抹体表 10% 的面积。有研究显示白癜风患者使用鲁索替尼乳膏治疗超过 24 周后可达到令人满意的临床反应，其已在 2022 年在美国获批上市，这也是有史以来批准的第一个用于促进白癜风复色药物。拉坦前列素（latanoprost）和贝美前列素（bimatoprost）为前列腺素 F2α 的类似物，临床上主要用于治疗青光眼，因其在治疗青光眼时常有虹膜色素加深、眶周皮肤色素沉着等不良反应，故而考虑用于白癜风的治疗。

随着光疗法的发展，临床上窄谱中波紫外线（NB-UVB）局部照射治疗白癜风取得了良好的效果，补骨脂素光化学疗法（PUVA）已被前者部分取代，其更具有安全性，尤其在治疗敏感人群的过程中，具有不良反应小、疗效显著、操作简单易行等特点。窄谱中波紫外线（NB-UVB）局部照射可刺激黑色素细胞的增殖和移行，并使黑色素合成增加，同时促使角质形成细胞产生多种细胞因子，继续刺激黑色素细胞增殖并移行到皮损部位起到复色的作用。近年来308nm准分子激光应用于白癜风治疗取得满意疗效，可以诱导皮损中病理性T淋巴细胞凋亡，刺激黑色素细胞增生、促进黑色素合成，且具有靶向性，具有小光斑治疗次数少、高能量、见效快、不良反应小等特点。其联合钙调磷酸酶抑制剂及免疫调节药物更能增强其治疗效果。此外，近年有学者运用低能量氦氖激光（632.8nm He-Ne）、调Q红宝石激光、CO_2点阵激光治疗白癜风也取得了较好的疗效。

手术疗法可用于对于药物治疗和物理治疗无效并处于稳定期的白癜风患者。目前应用较多的手法为移植疗法、皮肤磨削术等。移植疗法中又分为自体表皮移植（主要是负压吸疱法）、自体表皮细胞悬液移植、自体黑色素细胞培养移植、黑色素细胞悬液移植、单株毛囊移植等。各种移植方法的适用情况不同，影响因素也很多，移植成功率亦不相同，但随着医疗技术的发展，其治疗前景值得期待。皮肤磨削术适用于治疗指、趾等非平整部位的白癜风。研究发现皮肤磨削术后毛囊中外毛根鞘中无黑色素合成活性的黑色素细胞被激活，并增殖、分化成熟，向白斑处移行补充黑色素细胞。

此外，调节心理状态，规律生活作息，适当进行体育锻炼，均衡营养，适量补充Cu、Zn、Se、Fe等微量元素和维生素B族、维生素E、泛酸及叶酸等可作为促进黑色素合成的辅助复色治疗。

对白癜风的治疗，中药占有很重要的位置和优势，中医学对白癜风早有认识，称之为"白驳""白驳风"等，中医对白癜风病机的认识主要有三大观点，巢元方《诸病源候论》的"风邪搏于皮肤，血气不和"，王清任《医林改错》的"白癜风血瘀皮里"，朱仁康《中医外科学》的"久病体虚，肝肾亏损"，由此形成了目前临床祛风通络、补益肝肾、活血化瘀三大治则。根据患者临床表现不同，对其进行辨证论治，现代临床研究通常将白癜风辨证为五个类型：①血瘀阻络，此类患者应以活血化瘀、通经活络为治疗原则；②气血失和、风湿内扰，此类患者进行临床治疗时应以调和气血、祛风除湿为原则；③肝肾不足，应以皮肤增色、滋养肝肾为治疗目的；④脾肾阳虚，治疗原则为温脾、消白、益肾；⑤气血不足，其治疗原则为养血祛白、健脾益气。

近年来中医药治疗白癜风的现代机制的研究也取得长足的进步，一是调节免疫功能的药物，如黄芪、党参、山茱萸、白术、茯苓等；二是能够激活酪氨酶活性的药物，如墨旱莲、无花果、牡丹皮、刺蒺藜、蛇床子、补骨酯、白术、紫草、地黄、骨碎补、女贞子、甘草、细辛、驱虫斑鸠菊等；三是能促进黑色素细胞形成的药物，如透骨草、墨旱莲、茜草、益母草等；四是增强光敏感的药物，如补骨酯、白芷、独活、无花果叶、马齿苋、决明子、姜黄、虎杖、茜草根、沙参、麦冬等；五是富含微量元素的药物，如自然铜、浮萍、珍珠母、牡蛎、银杏叶等；六是活血化瘀改善微循环药物，如当归、桃仁、丹参、红花、川芎、赤芍、牡丹皮等。相信随着研究的进一步深入，中医药在治疗白癜风的领域将有更广阔的前景。

3. 荨麻疹研究

荨麻疹中医称为"瘾疹"，为变态反应类皮肤病中的代表性疾病，以其病因复杂，治疗困难受到重视。多种感染因素均可成为本病的诱因，常见于急性扁桃体炎、咽炎、病毒性肝炎等。传染性单核细胞增多症与柯萨奇病毒感染作为荨麻疹的一种病因近来也不断得到了重视。而寄生虫因素，如疟原虫、血吸虫、包囊虫、丝虫等因为饮食卫生与防疫事业的发展在呈逐渐下降趋势。药物的不当使用，尤其是青霉素，以及可待因、吗啡、杜冷丁等呈上升趋势。食物及食物添加剂、颜料、防腐剂、调味品也能引起本病。常见天花粉、尘螨等吸入物可发生荨麻疹，尤其在并发其他变态反应相关疾病如特应性皮炎患者身上表现得尤为突出。

系统性红斑狼疮、淋巴瘤、胃炎、肠炎、胆囊炎、甲状腺功能异常、糖尿病等内科疾病均可有荨麻疹的表现。遗传因素可表现出一系列包括荨麻疹在内的综合征表现，这也提示临床医生十分有必要对反复发作或突然出现而难以解释的荨麻疹病情进行可行的系统检查。

非镇静类 H_1 抗组胺药阶梯式治疗方案，成为目前荨麻疹治疗的推荐方案，西替利嗪、地氯雷他定、非索非那定、咪唑斯汀等应该作为大多亚型荨麻疹的一线治疗。对于效果不明显的病例，可以加大药物剂量及联合白三烯受体拮抗剂。地氯雷他定抑制嗜碱性粒细胞和肥大细胞的活性，除抑制组胺释放外，还抑制胰蛋白酶、花生四烯酸产生的前列腺素 D_2 和白三烯 C_4 等重要炎症介质的释放，左西替利嗪可有效降低 P 选择蛋白和白细胞黏附分子 –1 的血清水平；二代抗组胺药口服可在 1 小时内迅速起效，有效时间可维持 24 小时，有很好的疗效。但对于严重荨麻疹，糖皮质激素与二代抗组胺药联合治疗可有效减少症状持续时间，尽管长期使用糖皮质激素的不良反应必须引起重视。环孢素 A 对于慢性荨麻疹伴有高 IgE 水平者，可取得明显效果，表现为 IgE 水平明显降低，不良反应少，症状明显改善。奥马珠单抗可以通过精准结合并阻断 IgE，从而阻断包括组胺在内的一系列炎症因子的释放，阻止变态反应的发生，从而达到治疗荨麻疹的目的，目前在我国已获批应用在慢性荨麻疹患者的治疗。然而，多数门诊慢性自发性荨麻疹患者没有规律地按处方服药，或者抵触预防性用药。这都对荨麻疹的药物治疗效果产生了不利影响，提示门诊医生除需考虑药物的选择外，还要对患者做好宣传教育工作，可以产生明显的积极效应。

荨麻疹属于中医"瘾疹"等范畴。其病机主要为禀赋不耐，风邪侵袭，营卫失和。患者因禀赋不耐，导致卫外不固，风邪侵袭，风邪可兼夹寒热湿邪，外邪与气血相搏郁于肌肤腠理之间，营卫失和而发病；病程日久耗伤气血，患者禀赋不耐，则气血脏腑功能失调，或过食辛辣腥膻发物，或七情内伤，或肠道寄生虫，使胃肠积热动风，内不得疏泄，郁于皮毛腠理之间，导致营卫不和而发病。围绕本病的临床证候，当代医家通过"审证求因"对其病机的研究日趋深刻。本病主要病理因素为风邪，故祛风止痒为基本治疗大法；中医药治疗荨麻疹的效果是肯定的，中医认为本病是由禀赋不耐，人体对食物、药物、寄生虫、感染等物质敏感而发；或因情志不舒、外感邪气，尤以风邪为主。慢性荨麻疹多为虚证或虚实夹杂，治疗当以益气养血、固表扶正为主。现代医家对本病的辨证常从虚实辨证，急性与慢性入手。尚有不少学者从"血瘀""气血两虚""肝肾阴虚""肝郁化火""脾胃虚寒"等不同角度进行探讨研究。尽管新观点不断提出，但祛风为治疗的第一要旨，同时根据不同邪气夹杂，辨证祛邪；脏腑功能失调，气血阴阳亏虚，辨证予以扶正固本。整体观念和辨证论治是中医理论的两个特点。

4. 红斑狼疮研究

系统性红斑狼疮，中医称为"红蝴蝶疮"，是自身免疫性疾病的原型，其病因与治疗仍是自身免疫性疾病中的突出问题。目前认为该病是遗传、性激素、环境、药物、感染和精神因素等综合作用共同引起的，其主要免疫学特征是多克隆 B 淋巴细胞活化，并存 T 淋巴细胞、树突状细胞及自然杀伤细胞等多种细胞免疫异常，大量多种自身抗体产生、细胞因子释放增加、免疫复合物形成等，最终导致多系统损害，严重危及人类，特别是育龄女性的健康。目前遗传学研究证明某些遗传基因与系统性红斑狼疮易感性有关联，其中 FEN1 基因的单核苷酸多态性与系统性红斑狼疮密切相关，细胞凋亡机制障碍，自身抗体形成均可能与 FEN1 基因异常相关。人类染色体全基因组扫描已证实存在着 50 多个与系统性红斑狼疮相关的区段，呈现不同程度上的连锁，故其范围内可能存在着免疫相关的基因。此外，近年来研究发现 DNA 甲基化、组蛋白修饰、Micro RNA 等与表观遗传调控相关的物质也参与系统性红斑狼疮的发生发展。近年研究还发现抗病毒基因的功能缺失与系统性红斑狼疮的亚型相关，系统性红斑狼疮患者体内病毒载量明显增加。结合其他研究表明，病毒感染也参与了该病的发生发展，是系统性红斑狼疮的一个重要病因。这些病毒包括麻疹病毒、风疹病毒、EB 病毒、巨细胞病毒、乙型肝炎病毒、丙型肝炎病毒、人类逆转录病毒等。环境因素在系统性红斑狼疮发病过程中起着至关重要的作用，日晒、精神刺激、某些物理化学物质均是系统性红斑狼疮发病和恶化的主要环境危险因素。研究表明，系统性红斑狼疮患者体内存在异

常的细胞凋亡及凋亡后清除障碍，可能与多种自身抗体的产生有关。一些与细胞增殖和癌变有关的基因参与了对细胞凋亡的调控，目前研究较多的有 Fas 家族、bcl-2、p53、C-myc 家族等。细胞凋亡障碍与系统性红斑狼疮的发生发展密切相关，而细胞凋亡又受其自身基因的主动调控。

近年对系统性红斑狼疮生物学标志的研究取得了较多成果。遗传生物学研究发现，系统性红斑狼疮活动性期间，血清干扰素 α 的增加和多器官累及有关。而最新的血清学标记研究发现，传统上用于诊断系统性红斑狼疮的自身抗体，如抗核抗体、抗可提取性核抗原以及抗双链 DNA 存在灵敏度和特异度等方面的缺陷，研究者已经发现其他一些抗体如抗染色质（核小体抗体）和抗 C1q 抗体可以更好地用于监测和预测患者的肾脏疾病。近来的细胞学标记研究则显示，在系统性红斑狼疮的发病机制中，B 细胞发挥着一个核心的作用，反映 B 细胞异常的一个基本变化是外周血 B 细胞调节平衡作用的改变。在成人的患者中，CD19、CD20、CD27 的比例会增加，B 细胞克隆（如 CD27）的增加可能会成为检测系统性红斑狼疮疾病活动性的一个很有价值的生物学标志。

在治疗上，近年来，系统性红斑狼疮的治疗强调改善患者的生活质量，而系统性红斑狼疮本病的发展及长期药物治疗带来的并发症是影响患者生活质量的重要因素。如果能得到正确的检查、治疗及检测，初发的系统性红斑狼疮患者就可避免许多并发症。除传统应用糖皮质激素、非甾体抗炎药、奎宁类药物以及细胞毒性药物、免疫球蛋白等对系统性红斑狼疮进行治疗外，一些新的治疗方法正在逐渐被临床医师和患者所认可并得到推广应用，主要有间充质干细胞移植、免疫吸附、生物制剂等新疗法。免疫吸附或过滤方法保留

血浆内的白蛋白和其他有用的成分，将异常的血浆成分去除掉，清除患者血浆中所含的 IgG 和免疫复合物。或使用双膜过滤交换法，除去免疫球蛋白及免疫复合物，回收白蛋白等有益成分，成为系统性红斑狼疮在发生对传统药物治疗抵抗，缺乏有效治疗手段的情况下一种行之有效的治疗方法。免疫吸附疗法可控制狼疮活动，缓解狼疮症状，迅速清除机体内的自身抗体和循环免疫复合物（CIC），使自身抗体或免疫复合物介导的炎症反应减轻，防止对机体重要器官的进一步损害。但上述新疗法由于临床时间短，应用例数不多，远期疗效尚待进一步考察。生物制剂治疗是近年来研究进展最快的领域之一，生物制剂与传统的免疫抑制剂和糖皮质激素相比，具有能够选择性抑制自身反应的淋巴细胞，而对机体正常免疫功能没有明显影响的优点。贝利尤单抗是近 60 年来 FDA 批准的首款系统性红斑狼疮治疗药物，是一款靶向 B 淋巴细胞刺激因子（BLyS）的人源化 IgG2λ 单克隆抗体，通过与血清中可溶性 BLyS 结合并阻断其与 B 细胞上的受体结合，抑制 B 细胞增殖以及 B 细胞向浆细胞的分化，从而减少血清中 B 细胞产生的自身抗体，达到治疗系统性红斑狼疮的目的。泰它西普是我国首个获批用于治疗系统性红斑狼疮的"双靶"生物制剂（融合蛋白），通过抑制 BLyS 和 APRIL 两个细胞因子的过度表达，抑制异常 B 细胞的成熟和分化，从而降低机体自身免疫反应，达到延缓疾病进展和减少复发的目的。2021 年 3 月，该药在国内被批准用于在常规治疗基础上仍具有高疾病活动的活动性、自身抗体阳性的系统性红斑狼疮成年患者，目前仅在国内销售。在美国，泰它西普正在进行临床Ⅲ期试验，且被 FDA 授予快速审批通道资格。Anifrolumab 是一种直接针对Ⅰ型干扰素（IFN）α 受体 1

（IFNAR1）的亚基 1 的 IgG1k 单克隆抗体。Ⅰ型 IFN 如 IFN-α、IFN-β 和 IFN-κ 是参与调节系统性红斑狼疮炎症通路的细胞因子，系统性红斑狼疮的病理生理学中发挥着核心作用，并且Ⅰ型干扰素信号传导的增加与疾病活动性和严重程度的增加有关。而 Anifrolumab 能抑制Ⅰ型干扰素与 IFNAR1 的结合，进而阻断Ⅰ型 IFN 的生物活性。除此之外，临床中使用的生物制剂还包括直接靶向 B 细胞的 CD20 抑制剂利妥昔单抗，选择 T 细胞共刺激调节剂阿巴西普以及细胞因子靶点药物，IL-2、IL-12/23、IL-6 的抑制剂在临床开发中。另外靶向 JAK1 及 Tyk2 的小分子抑制剂也在开发系统性红斑狼疮的适应证。这些药物在临床的使用取得了较大成功，但其长期的疗效及对患者的影响仍待进一步考察。

中医认为红斑狼疮发病有先天和后天两大方面因素。由于禀赋不耐，致使肾气亏耗，阴虚阳盛，乃致阴阳失调。肾阴不足，阴阳失调，疾病由之而生，阴虚津涸，必然产生气血运行失常，阻于经络，造成气滞血瘀，所以气滞血瘀是本病病机总的枢纽。由于患者素体阴虚，瘀久化热，易为热毒等外邪所扰，诸如日晒，各种感染等均易引起本病的发作。乃因正气不足，热邪内陷，所谓"邪之所凑，其气必虚"，热邪可直中血分，导致面部及其余一部分皮肤发斑，内外致病因素相搏，阴阳失调，气血失和，瘀阻脉络，五脏六腑受损以及皮、肉、筋、脉、关节等失养而致生本病。正气不足，腠理不密，六淫外邪易于入侵。内热和邪毒相搏，外泛皮肤、内阻肌肉、关节、脏腑而产生红斑、发热、关节痛等皮肤和全身红斑狼疮诸症。有多种证型，一般多分为气血两燔型、气阴两虚血瘀型、气滞血瘀肝郁型、肝肾阴虚型、脾肾阳虚型、阴阳两虚型。中医药治疗系统性红斑狼疮优势在于其不良反应小，可以减少激素用量，从而减少激素不良反应，降低死亡率，提高患者生活质量。许多学者也对名老中医的诊疗经验进行了挖掘，认为需要强调整体观，重视扶正用药，讲究剂量，常在辨证基础上伍用生黄芪、白芍、生地黄等补益之剂，近年来对红斑狼疮（LE）的认识取得了很多进展，多数学者主张加大证型微观指标的研究力度，从而解决存在的证型分类个体差异性大的问题，实现辨证治疗和评价体系的标准化。但是，由于红斑狼疮本身证候的复杂性和兼具性，导致了对其病机认识的混乱和偏执，很难实现真正意义上的标准化方案。在今后的科研和临床中，还应加大对红斑狼疮中医病因病机的探讨，才能够真正意义上实现对其辨证分型和评价的标准化的可能性。

（三）皮肤外科学

皮肤外科学是对人体皮肤使用切除、扩张、填充、修补、移植等技术手段，治疗某些皮肤病或改善皮肤形态外观的方法，其中包括传统的冷冻外科、电外科等。激光外科作为新兴学科，目前已成为皮肤外科的关注热点及充满潜力的发展部分。多种不同类型激光可被医生选择来治疗既往难以有效去除或存在明显不良反应及后遗症的皮肤疾病，例如大面积色素性病变、鲜红斑痣、多毛、纹身、中度皱纹和瘢痕等。常用的仪器有氦氖激光器、二氧化碳激光器、YAG激光器、亚离子激光器、点阵激光等。随着激光技术的发展，激光的适应证正在与美容外科密切结合，迅速发展。近年来肉毒素注射和各种填充剂注射成为与激光外科技术相当的的重要手段，推动了美容外科其发展。

随着治疗范围扩大，技术含量增高，皮肤外科已不再局限于简单的小型手术操作，皮肤病理学、Mohs显微描记手术、毛发移植、体表器官再造手术等技术促进了高难度的皮肤外科手术操作逐渐增多，此外近年来高频电与超声波技术、光动力学技术、黑色素细胞移植技术、微整形等医疗技术的发展和应用，也昭示了皮肤外科广阔的发展方向与光明的前景。

（四）皮肤病诊断新技术——皮肤影像技术

皮肤影像技术包含了一系列新的检查手段，所应用技术包括光学、超声学、计算机技术等多种基础科学，而诊断理论则依托于皮肤组织学与病理学，其共同特点是均可对皮肤进行无痛无创，简单易行的检查，可即时获得检查数据。皮肤影像技术的发展，增加了诊断手段，提高了诊断准确率，降低了误诊率，同时无痛无创，减轻患者痛苦，是促进皮肤科学发展的必然趋势和必要手段。

1. 皮肤镜

皮肤镜又称皮表透光显微镜。其本质是一种可以放大数十倍乃至数百倍的皮肤显微镜；是用来观察皮肤疾病结构变化的工具，它不需要对组织造成创伤即可以诊断或辅助诊断多种疾病，为皮肤科医生辅助诊断的有力工具。皮肤镜适应证包括：皮肤黑色素细胞的良恶性病变：包括交界痣、皮内痣、复合痣、黑色素细胞瘤等；部分表皮良恶性肿瘤：包括脂溢性角化、鲍温病、角化棘皮瘤、鳞状细胞癌、基底细胞癌；部分其他肿瘤：包括各种血管瘤、皮肤纤维瘤、透明细胞棘皮瘤等；色素类病变：包括雀斑、黑子等多种色素增加或减少类病变。对某些炎性皮肤病，如银屑病、扁平苔藓等，皮肤镜具有快速准确诊断的优势。

与病理诊断相比，其优势在于操作简便，有利于快速，大规模对病变做出筛查及随访，对某些具体病变较临床诊断优势明显，更利于病变的整体特征把握以及皮疹长期的随诊观察。常发生于肢端或躯干的良性色素痣，可能并不适合于即时切除。皮肤镜适于对此类病变长期随诊观察，而并不产生侵入性损伤。并由其适合随时快速观察肢端高风险部位的病变，发现交界性或恶性改变，及时处理。对于临床难以确诊但患者不愿接受有创检查的银屑病、扁平苔藓、扁平疣以及脂溢性角化等常见病患者，皮肤镜可以提供无痛无创且强有力的辅助诊断价值。

皮肤镜检查技术的开展，有利于及时发现潜在的恶性皮肤色素及表皮肿瘤病变。并对多种炎性皮肤病或其余疾病进行诊断鉴别。从而减轻患者所承受的医疗损伤，降低医疗费用。皮肤镜检查是一种低耗、无创、高效快捷的新的皮肤科检查技术，尤其适于在我国皮肤病患者中推广应用。

2. 皮肤 CT

皮肤 CT 是"反射式共聚焦激光扫描显微镜"的俗称，是一种新兴的、非侵入性的皮肤成像设备，具有高分辨率、实时动态成像等特点。1987 年，第一台商业化共聚焦显微镜问世。共聚焦成像技术可在三维空间上精确定位被测部位，点光源可获得达 500 微米的厚标本不同层面的图像，并可以对细胞进行断层扫描。经过计算机三维重建处理，使得检查者能够从任意角度观察标本的三维剖面或整体结构。基于细胞器与组织自身的折射率不同，得以实现高分辨率的灰度图像。在观察过程中，皮肤组织中的黑色素与角蛋白具有高的折射率，呈明亮图像，并可作为自然对照物。在临床应用中，共聚焦显微镜技术可以检测药物经皮输送过程，检测细胞器的超微结构与皮肤组织细胞因子的变化，监测皮肤伤口的愈合过程。并广泛应用于皮肤科多种如表皮内疾病，色素性疾病以及真皮浅层炎性皮肤疾病等的诊断鉴别以及治疗效果的评估。

3. 皮肤超声

超声技术在皮肤科的无创检查中也占据重要的地位，临床上多使用 20MHz 与 50MHz 两种频率超声，其探测深度分别可达 7mm 及 4mm 左右，可以获得视组织部位不同真皮中上层至筋膜层的回声图像。在皮肤科临床实践当中，可以帮助皮肤科医生判断皮肤肿物的性质及范围，判断皮肤肿物的解剖层次以及与周围组织的关系；判断皮肤的厚度变化；判断皮肤相关组织结构的异常以及探查有关皮肤血管、淋巴结可能存在的病变。

皮肤超声技术在国外已经经过了长时间的应用与实践检验，对于临床疾病的评估尤其是皮肤外科工作的辅助开展具有重要的作用。其优点在于无创，具有可控，适宜的探测深度；多种组织类型均具备特异性的显影；适应证广泛，性价比较高；而弊端则在于分辨率有限，多依靠个人经验，并有赖于设备的发展与改良；检查医师需要经过专门的培训。超声设备往往便携性不足。

4. OCT 技术

OCT（optical coherence tomography）成像技术即光学相干成像技术，是第一种以相干为特性的医学成像技术，主要由低相干光源、干涉仪、光学扫描机构组成，其显示的是皮肤结构的纵断面，呈现与病理切片相似的观察视角，其横向分辨率可达到 10~15 微米，可以鉴别表皮、真皮上层以及皮肤附属器结构。

5. 多光子成像技术

该检查是一种新的无创检查手段，能够实现亚细胞级别的成像，敏感地检测内缘荧光集团的发光以及胶原细胞外基质的二次谐波信号，与共聚焦显微镜相似，在实际操作中，角蛋白与黑色素能产生高强度的荧光信号。

6.光声成像技术

该技术是一种以超声做媒介的生物光子成像方法。通过一束短脉冲激光经过光学元件扩束后,照射到生物样品,激光能量被组织内吸收体快速吸收,组织受热膨胀,产生压力波,此时周围的超声传感器即可探测到该压力波,根据信号的强弱,光声波分布数据通过滤波反投影进行图像重建即可达到组织的光吸收分布图像。其可以对肿瘤及周围血管功能成像,对皮肤疾病、肿瘤研究以及皮肤外科具有重要意义。

目前皮肤科影像学技术都具有各自鲜明的特点,但都带有各自的局限性,以穿透深度不足,分辨率不足为显著。故多数情况下,皮肤影像技术仍应当作为选择病理活检的导向性技术手段,而难以在短时间内取代病理诊断的位置。但皮肤影像技术综合了当代科学技术与皮肤病学专业知识的尖端内容,必将快速发展并与病理诊断技术日趋完美结合。

二、存在的问题与对策

1.基层医生医疗水平有待提高

既往我国各级医院的皮肤科医生往往并未经过专科培训,常常由内外妇儿科医生专科而来,虽经过长时间的执业实践,具备了诊断治疗基本皮肤科疾病的能力,但随着皮肤科学飞速的发展,多种新技术新思想的爆发性出现,旧的皮肤科医生往往存在着接受困难,甚至拒绝接受、故步自封的状况。因此,在许多不同级别的医疗单位,尤其是基层医疗单位,皮肤科医生的专业水平往往参差不齐,部分医生水平低下,诊断治疗能力不强,这很大程度上导致了疾病误诊、漏诊的增多;药物的不当使用,以及过多的转诊,增大了上级医院的就诊压力,也造成了许多的医疗隐患。因此应加强基层医院医生的规范化培训。

2.糖皮质激素的滥用

糖皮质激素进入皮肤科疾病的治疗是一个里程碑式的进步,它极大程度增强了对于变态反应性疾病,以及自身免疫性疾病等多种疾病类别的外用与系统治疗效果。但是,众所周知,糖皮质激素是一把皮肤科的双刃剑。它在治疗疾病的同时也存在一系列不同程度的不良反应。特别是药物使用与售卖不规范,医生专业水平不高及对糖皮质激素药效理解不深,社会不当宣传的增多以及皮肤科医学科普的缺如,导致了糖皮质激素不良反应相关的一系列疾病的出现。这其中以糖皮质激素外用导致的皮肤激素依赖性疾病,以及系统不当使用所导致的糖皮质激素系统不良反应为著。因此对医生应加强激素在皮肤病应用方面的正规培训,严格正确掌握激素的适应证和禁忌证,同时应加强患者教育,使人们了解激素的利与弊,合理应用激素。

3.病理技术人才的缺乏

病理科是临床工作极为重要的辅助科室,而皮肤科因为疾病存在于体表的独特特点,病理活检取材辅助诊断成为了临床诊断工作重要的辅助手段。虽然病理学具有很高的学术地位,但在实际医疗机构中,病理科不受重视,病理医师待遇不高已经成为我国医疗领域普遍存在的问题。而皮肤病理相对于"大病理"具有自身鲜明的特点,一名医学毕业生要成为一名合格的病理科医师,要经过许多年的培养与训练,而要进一步成为一名皮肤病理医师,更需要更多的专门培养。而实际在我国医疗环境中,病理人才普遍缺乏,各级医院鲜有皮肤病理专门人才,年轻医师不能被补充到皮肤病理的岗位,这在很大程度上制约了皮肤科诊断技术的发展,限制了水平的提高。因此加强皮肤科医生的皮肤病理训,提高皮肤病理诊断水平是必不可少的。

4. 美容整形市场的无序发展

美容整形外科技术已经成为了皮肤科富有勃勃生机的发展领域，越来越多的专科医院或综合医院皮肤科均推出了美容整形项目，但是，这其中不可避免地出现了鱼龙混杂，良莠不齐的情况。许多的私人医院，个体诊所在不具备相应资质的情况下纷纷开展如肉毒素注射，注射填充整形等项目，而不当整形操作所引发的医疗事故及纠纷也不断见诸报端，这也提示我们规范美容整形市场，适当降低热度，同时宣教患者理性消费，选择正规医院及有资质的医师至关重要。

5. 易被忽视的中药不良反应

中草药在治疗或辅助治疗皮肤病已取得良好的疗效，但同时也发现一些药物对肝肾功能的不良影响，如肾毒性的苍耳子、雷公藤、马兜铃、关木通、何首乌等，对肝脏有毒性的有白芷、补骨脂、柴胡、土茯苓、全蝎等药物。因此，在应用中草药治疗皮肤病过程中，应熟记药物的功效、剂量和不良反应，注意药物的配伍禁忌，掌握药物的使用方法，以尽可能减少药物的不良反应。

三、前景与思考

皮肤科工作者已经在皮肤科多种类型疾病的诊断治疗，以及病因探寻、诊断技术的发展等多个方面取得了众多成就，展望未来，将有可能在如下领域取得新的成就与进展。

1. 复杂性皮肤病的发病机制研究

近年来在复杂疾病的易感区域定位、易感基因搜寻的研究虽然取得一定进展，但其遗传模式、精确定位、易感基因确定、基因间相互作用机制、基因与环境交互作用的研究有待进一步的深入。相信随着分子生物学、分子遗传学及统计学等各学科的协同发展，人们对这些复杂性皮肤病的发病机制将会有越来越深入的认识。

2. 疫苗的开发与测试

对于病毒感染类疾病，应致力于多种病毒疫苗的开发与测试，如针对水痘带状疱疹病毒引发带状疱疹所研制的疫苗；或试图通过疫苗方法预防单纯疱疹与生殖器疱疹的反复发作；或通过人类乳头瘤病毒（HPV）疫苗的研制来控制多种乳头多瘤空泡病毒所诱发疾病的发作并增进疗效。国内外开发机构已针对上述问题进行了一系列的探索与尝试，取得了一定的成就，在不久的将来，可以希望一至两种病毒相关皮肤疾病能通过免疫疫苗技术得到基本的控制甚至消灭。

3. 天然药物的研发

针对细菌等微生物的耐药性不断加强的问题，解决方法一方面在于规范临床抗生素的合理使用，减少耐药菌的产生，另一方面应当积极研制更具备有效抗菌靶点，不易产生耐药的药物。除此之外，中药作为纯天然药物，遵循自然界之中相生相克的规律，有望在天然药物的抗菌方面产生突破性的进展，研制出作用机制更明确，更易量产规模化推广的天然药物以应对临床细菌耐药性的不断增强。

4. 银屑病的治疗

针对银屑病的治疗，长期以来多种药物与疗法已经构成由轻到重，由低级到高级循序渐进的治疗原则，对于已经取得效果的治疗理论，应尽可能地普及到各级医师，在最大程度上避免滥用药物与不规范治疗的出现。生物制剂的出现为银屑病的治疗带来了令人瞩目的变革，在很大程度上弥补了既往治疗方法疗效与安全性不能兼顾的问题，但是仍存在安全性上的不足以及普及的最大障碍：价格的昂贵，这一问题的解决可能寄希望于开发企业的技术进步，能尽可能降低药物成本，使之能为广大患者群体所接受。

5. 免疫大疱性疾病的治疗

免疫大疱性疾病的治疗仍为难点问题，可喜的是，血浆置换技术以及干细胞移植技术以及生物制剂已经被用于重症天疱疮、大疱性类天疱疮的治疗并取得良好效果，为免疫大疱性皮肤病的治疗提供了新的思路。目前在大疱性类天疱疮的治疗研究上，分别注重在靶向 IgE 抗体（奥马珠单抗），靶向 Th2 轴（度普利尤单抗等），靶向补体（Avacopan 等），靶向 IL17/23（依奇珠单抗等）。而在天疱疮的治疗研究上，分别注重在靶向致病性 B 淋巴细胞（利妥昔单抗等），靶向自身抗体（Efgartigimod 等），值得一提是利妥昔单抗在天疱疮的治疗中作为糖皮质激素替代药物，临床疗效显著，目前在欧盟和美国均已获批用于治疗寻常型天疱疮，但其剂量选择和应用疗程在现有的报道及研究基础上需要更大规模的对照研究来建立最佳给药方案和指南。近年来自身免疫性大疱病的基础研究及药物研发均获得了飞跃的发展，一定程度上非传统手段治疗，可能成为增强治疗效果甚至长期控制疾病的有效手段。

6. 无创诊断技术

一系列全新的无创诊断技术的出现，为临床皮肤科疾病的诊断提供了新的手段与思路，也衍生出多种专业技术理论。这在很大程度上减少了病理取材与患者的痛苦，基于皮肤无创检查技术的进步，对于皮肤肿瘤的认识与诊疗也得以提高到新的层次，低成本的患者群体覆盖与检测随访成为现实，同时也在逐步改善着中国患者诊疗就医的观念。

7. 中医皮肤病学科的发展

中医学对于皮肤科发展的贡献不容忽视，中医是实践医学，是人类在长期的社会生产活动中，与疾病斗争智慧的结晶，为人类的繁衍起到不可磨灭的贡献。

8. 中西医结合治疗皮肤病

近几十年来，我国中西医结合皮肤病研究的现状可谓是百花齐放、百家争鸣，中西医结合皮肤病研究的思路与方法有一方一药的结合，辨病与辨证相结合，从微观辨证到辨证微观化的结合，皮疹辨证和整体辨证的结合，这些研究正在不断深化和提高。皮肤病的诊断主要是依据临床症状、组织病理和实验室检查等各项指标确诊，将这些项目，作为皮肤病中医诊断辨证分型及治疗的客观指标，将中医宏观辨证和治疗进行量化及定性，逐步实现中医现代化、客观化和标准化。

总之，在未来的日子里，应致力于中医学与现代医学的有机结合，求同存异，共同发展，利用现代技术对诊疗技术以及药物的制作技术加以改进，建立起同一、完善、有序、可持续发展的策略与道路。

主要参考文献

[1] Griffiths CEM, Armstrong AW, Gudjonsson JE, et al. Psoriasis [J]. Lancet, 2021, 397 (10281): 1301-1315.

[2] 中华医学会皮肤性病学分会银屑病专业委员会. 中国银屑病诊疗指南（2023 版）[J]. 中华皮肤科杂志, 2023, 56（7）: 573-625.

[3] 中华医学会皮肤性病学分会, 中国医师协会皮肤科医师分会, 中国中西医结合学会皮肤性病专业委员会. 中国银屑病生物制剂治疗指南（2021）[J]. 中华皮肤科杂志, 2021, 54（12）: 1033-1047.

[4] Mações CO, Lé AM, Torres T. Generalized pustular psoriasis: the new era of treatment with IL-36 receptor inhibitors [J]. J Dermatolog Treat, 2022, 33（7）: 2911-2918.

[5] Bergqvist C, Ezzedine K. Vitiligo: A Review [J]. Dermatology, 2020, 236（6）: 571-592.

[6] Frisoli ML, Essien K, Harris JE. Vitiligo: Mechanisms of Pathogenesis and Treatment

［J］. Annu Rev Immunol. 2020, 38: 621-648.

［7］Qi F, Liu F, Gao L. Janus Kinase Inhibitors in the Treatment of Vitiligo: A Review［J］. Front Immunol, 2021, 12: 790125.

［8］Iwanowski T, Kołkowski K, Nowicki RJ, et al. Etiopathogenesis and Emerging Methods for Treatment of Vitiligo［J］. Int J Mol Sci, 2023, 24(11): 9749.

［9］Kolkhir P, Muñoz M, Asero R, et al. Autoimmune chronic spontaneous urticaria［J］. J Allergy Clin Immunol, 2022, 149(6): 1819-1831.

［10］Yu H, Nagafuchi Y, Fujio K. Clinical and Immunological Biomarkers for Systemic Lupus Erythematosus［J］. Biomolecules, 2021, 11(7): 928.

［11］Ameer MA, Chaudhry H, Mushtaq J, et al. An Overview of Systemic Lupus Erythematosus (SLE) Pathogenesis, Classification, and Management［J］. Cureus, 2022, 14(10): e30330.

［12］Malik AM, Tupchong S, Huang S, et al. An Updated Review of Pemphigus Diseases［J］. Medicina(Kaunas), 2021, 57(10): 1080.

［13］Ciolfi C, Sernicola A, Alaibac M. Role of Rituximab in the Treatment of Pemphigus Vulgaris: Patient Selection and Acceptability［J］. Patient Prefer Adherence, 2022, 16: 3035-3043.

第二章　诊断思路与方法

一、诊断思路

（一）明病识证，病证结合

病是有共同起因及相似发生、发展、预后、转归的人体异常生命过程的整体规律的认识。证是疾病过程中某一时点人体反应状态的横断面评判。对于皮肤病的治疗，辨病辨证同样重要，必须明病识证，病证结合，才能获得满意效果。

1. 辨病

皮肤病发生于五体，关联于五脏，但许多时候皮肤病是局部的疏泄、运化问题，这时我们要认真审视皮肤的异常，是为辨病。

更多时候，发生于外在五体的皮肤病却与内在脏腑功能失调密切相关，需要兼顾整体与局部，是为辨病与辨证相结合。

辨皮肤病包括两部分内容：其一，皮肤病变问题。其二，演变趋势如何，预后如何？

（1）皮肤病变　包括皮损辨证、分类辨证和部位辨证。关于部位辨证需要注意：①经络：在躯侧为肝胆，在外侧多为阳经，在内侧多为阴经，如肾囊风属肝经，证由风湿外袭引起；②上下：发于上者多为风，发于下者多有湿；③内外：由心走手为顺，由手走心为逆；④前后：在胸腹者病发于阴，在腰背者病发于阳；⑤穴位：如百会疽在颠顶结，经属督脉百会穴；⑥部位：如鹅口疮见满口白色斑点，证属小儿心脾积热所生。

（2）病势演变　疾病往往经历萌芽、发展、极期、消退、痊愈的过程。部分患者依此规律走向痊愈，是为顺证。部分患者停留于发展期而始终不能达到极期，或停留在消退期始终不能痊愈，而处于慢性迁延状态。部分患者的病情在极期时突破了皮肤病的界限，引起系统性损害，皮肤损害不再是主要矛盾。部分患者在极期过后，残存皮损形成湿痹而使病情慢性顽固化。在慢性迁延及慢性顽固化的过程中，损害有可能由皮肤局部扩散到其他部位，影响到脏腑，由一脏到多脏，由一经到多经，由表及里或由里出表，由邪盛到正虚，由一种邪气为患到多种邪气纠缠。

1）急性演变的辨证

卫气营血：如果有典型的发疹伴发热的过程，则从此角度分析。这是发疹性传染性皮肤病最常见的情形，如麻疹、猩红热、发疹性药疹。

三焦：如果有典型的湿邪的特点，则从此角度分析。这是湿热性皮肤病最常见的情形，如湿疹、皮炎类皮肤病。

伏邪：如果有典型的毒热炽盛的表现，或有定期复发加重的特点，则从此角度分析。这是突发性急重皮肤病最常见的情形，如重症药疹、系统性红斑狼疮、皮肌炎活动期、银屑病进行期。

六淫邪气常有兼夹发病的特点，其中的暑、湿、火如果具有阶段性的演变规律，则可以分别应用卫气营血、伏气辨证、三焦辨证，若无阶段性演变则往往从邪气特点或脏腑角度分析。外感性皮肤病最常见此类情形，如荨麻疹、感染性皮肤病。

2）慢性演变的辨证

脏腑：如果有典型的慢性生理功能异常，如消化系、呼吸系、泌尿系异常，有情志改变者，则从脏腑的角度分析。这是慢性皮肤病最常见的情形，如黄褐斑、白癜风、慢性荨麻疹、静止期银屑病、系统性红斑狼疮缓解期。

经络：如果有典型的皮损体表分布的特点，如分布于一侧肢体，分布于上部或下部，左部或右部，则从此角度分析。这也是皮肤病常见的情形，如带状疱疹、线状皮炎、扁平苔藓、硬皮病。

气血：如果有典型的气血失调的特点，则从此角度分析，如寻常型银屑病静止期、黄褐斑、白癜风、瘙痒症，常与脏腑相联系。

此外，有一些慢性皮肤病不能用经典的思路涵盖，或者虽然表现出类似六淫致病的特点，却抵抗治疗，则多存在一些特殊的病理因素，常见者有虚、瘀、痰、毒。六经辨证往往是难治型皮肤病的备选辨证方式，经方往往能获疗效。

2. 辨证

所谓辨病即指皮损，所谓辨证即指患者当下的反应状态。不同的皮肤病发生于不同的人表现之所以不同，部分是由于人的气血阴阳、寒热虚实的不同导致的反应性质、程度不同。

可以想象：湿热证既可以发生在湿热体质者身上，也可以发生在阴虚体质者身上，还可以发生在阳虚体质者身上。因而单独论病是不全面的，必须兼顾病与人。原因有二：其一，从辨证方面看，阳虚者的湿热证和阴虚者的湿热证，以及湿热者的湿热证表现差别很大，需要加以鉴别；其二，从治疗角度看，同是湿热证，对阳虚、阴虚、湿热体质的人治疗用药必然不同。

辨证包括两部分内容：其一，人体反应状态；其二，人体反应的层面。

（1）人体反应状态　中医治的是患病的人，不同的疾病事件发生在不同的人身上，表现迥异，所以必须认识皮肤病发生的背景——也就是患者的状况。中医司外

揣内，通过观察患者在疾病过程中的反应状态判断其正邪虚实。

阴阳是反应状态的总纲。《黄帝内经》有太阴人、太阳人、少阴人、少阳人、阴阳平和之人；又有阴阳二十五人、五行人，都是对人体的不同反应状态的分类。阴阳是其中的要害。

患者是健壮还是瘦弱？是开朗还是内向？是积极乐观还是消极悲观？平素体质如何？所有一切都可以用阴阳分类。

总的看来，所谓阳就是积极的、灵敏的、急性的、过度的；而阴就是消极的、迟钝的、慢性的、不足的。比如一个容易被激怒的患者，从这一角度看就是阳非阴。当然，阴阳的判断必须存在于每时每处，每一个人都是不同角度的阴阳的复合体。

从疾病演变规律和患者整体反应状态两方面进行分析。前者是病的特点，后者是患者的特点，两者参合就得出了基本的病情和证型。

（2）人体反应的层面　病位也可以用表里表述，但焦点则是反应层面的问题：有时是寒热问题，有时是虚实问题，有时是瘀的问题，有时是痰的问题，有时是睡眠问题，有时是情绪问题。

在四诊过程中发现焦点是治疗取效、速效的关键，对于慢性病则是建立最初的信任，以保证治疗过程的连续性。焦点与证型不是一回事，焦点是扳机，一触即发。碰到了就有变动，碰不到则如泥牛入海。

1）寒热：寒热是焦点的一个层面，对于皮肤科临床也是最常见的层面，被重视程度毋庸赘述。

2）虚实：焦点的另一个层面，在皮肤科临床很受重视，但有时也会被忽略。最常见的例子：湿疹，最初用龙胆泻肝苦寒之品有效，之后某阶段疗效忽然停顿，加重苦寒也没反应，改用苦温也没反应，这时就是焦点由寒热层面向虚实层面转化的

典型表现。

3）升降：焦点的又一个层面，在皮肤科临床受重视程度不够，传统上有脾胃升降，肺肝升降，肺与大肠升降的概念。对于皮肤病则凡有关上下位置者其焦点均部分或全部存在于升降之中，如湿疹、足癣有升清一法，脱发有平肝一法。

4）开阖：焦点的再一个层面，在皮肤科临床似乎未曾受到重视，最典型的开阖就是汗的问题、皮毛的问题。最典型的疾病就是荨麻疹，有人从肝论治荨麻疹其实就是从开阖这一层面来把握基本的焦点。

3. 辨病与辨证的关系

皮肤病既要辨证，又要辨病，单纯强调辨证或辨病都是不全面的。诚如《疡科心得集》所说："凡治痈肿，先辨虚实阴阳……又当辨其是疖、是痈、是疽、是发、是疗等，然后施治，庶不致于差谬。"

中医临床认识和治疗疾病，既辨病又辨证，将重点放在"证"的区别上，通过辨证而进一步认识疾病。例如，银屑病是一种皮肤病，临床可先后经历进行期、静止期、消退期三个阶段，这属于辨病的部分。而由于引发疾病的原因和机体反应状态的不同，在三个阶段又会表现出血热、血瘀、血燥、湿热、热毒等证候，后者就属于辨证的内容了。临床只有辨清了银屑病属于何种证型，才能选择正确的治疗原则，可以说辨病是理想状况下的疾病演变模型，而辨证最终使理想模型与现实病例连接到一起。辨证不是辨症，辨证论治不同于用同样的方药治疗所有患同一疾病的人群的单纯辨病治疗。可以说病是一种普遍规律，而证是当下的真实存在。

中医认为，同一疾病在不同的发展阶段，可以出现不同的证型；而不同的疾病在其发展过程中又可能出现同样的证型。因此在治疗疾病时就可以分别采取"同病异治"或"异病同治"的原则。"同病异治"即对同一疾病不同阶段出现的不同证型，采用不同的治法。例如，麻疹初期，疹未出透时，应当用发表透疹的治疗方法；麻疹中期通常肺热明显，治疗则须清解肺热；而至麻疹后期，多有余热未尽，伤及肺阴胃阴，此时治疗则应以养阴清热为主。"异病同治"是指不同的疾病在发展过程中出现性质相同的证型，因而可以采用同样的治疗方法。比如，银屑病与痛经是两种完全不同的疾病，但均可出现血瘀的证型，治疗都可用桃红四物汤活血化瘀。这种针对疾病发展过程中不同质的矛盾用不同的方法去解决的原则，正是辨证论治实质的体现。

辨病与辨证相互结合，就可以既把握住疾病本身演变的规律，又能把握住疾病发生的复杂背景，既宏观又具体，既达到整体健康的提升，又能解决皮肤局部的具体问题。

（二）审度病势，把握规律

1. 了解皮肤基本生命过程

欲求对病势的把握，必须了解皮肤形成、发展的基本生理过程。

中医对生命过程有着独特的认识：天地氤氲，万物化醇。阴阳交合，宣告了新生命的开始。《灵枢》对此有详细的论述。

（1）胚胎时期　胚胎的发育依赖父精母血的滋养。黄帝问于岐伯：愿闻人之始生，何气筑为基？何立而为楯？何失而死？何得而生？岐伯曰：以母为基，以父为楯，失神者死，得神者生也。黄帝曰：何者为神？岐伯曰：血气已和，营卫已通，五脏已成，神气舍心，魂魄毕具，乃为成人。

胚胎的发育有其特定的过程：人始生，先成精，精成而脑髓生，骨为干，脉为营，筋为刚，肉为墙，皮肤坚而毛发长，谷入于胃，脉道以通，血气乃行。

出生之后，在几十年的生命过程中，人体按照一定的节律，经历生长壮老已的过程。

（2）精气盛衰 女子七岁，肾气盛，齿更发长。二七而天癸至，任脉通，太冲脉盛，月事以时下，故有子。三七，肾气平均，故真牙生而长极。四七，筋骨坚，发长极，身体盛壮。五七，阳明脉衰，面始焦，发始堕。六七，三阳脉衰于上，面皆焦，发始白。七七，任脉虚，太冲脉衰少，天癸竭，地道不通，故形坏而无子也。丈夫八岁，肾气实，发长齿更。二八，肾气盛，天癸至，精气溢泻，阴阳和，故能有子。三八，肾气平均，筋骨劲强，故真牙生而长极。四八，筋骨隆盛，肌肉满壮。五八，肾气衰，发堕齿槁。六八，阳气衰竭于上，面焦，发鬓颁白。七八，肝气衰，筋不能动，天癸竭，精少，肾脏衰，形体皆极。八八，则齿发去。

（3）活动能力 人生十岁，五脏始定，血气已通，其气在下，故好走。二十岁，血气始盛，肌肉方长，故好趋。三十岁，五脏大定，肌肉坚固，血脉盛满，故好步。四十岁，五脏六腑十二经脉，皆大盛以平定，腠理始疏，荣华颓落，发鬓颁白，平盛不摇，故好坐。五十岁，肝气始衰，肝叶始薄，胆汁始灭，目始不明。六十岁，心气始衰，苦忧悲，血气懈惰，故好卧。七十岁，脾气虚，皮肤枯。八十岁，肺气衰，魄离，故言善误。九十岁，肾气焦，四脏经脉空虚。百岁，五脏皆虚，神气皆去，形骸独居而终矣。

（4）死亡 经历了几十年的生命过程，人将不可避免的迎接死亡。死亡或由于阴阳离绝，精气乃绝。或由于胃气衰败，寿命乃绝。或由于气血阴阳某方面的突然中断或缓慢消耗而导致死亡。或由于精气神某方面的问题而导致死亡。

中医认为生命过程是有规律的，规律是可以认识的，生命过程是可以调控的。因而才存在审度病势，把握规律的问题。

2. 认识皮肤病的缓急与进退

皮肤病的急，为起病快，泛发性、瘙痒剧烈，变化快，病程短的皮肤病，多同时伴有口干、口渴、大便秘、小便黄、烦躁、发热、面红，脉多浮、洪、滑、数、有力，舌质多红或舌尖红，舌苔多黄白腻等，例如重症药疹、急性湿疹、脓疱型银屑病、丹毒等。

皮肤病的缓，为起病较慢，发展时间较长，病程迁延，湿润性、肥厚性，自觉症状轻微或不明显的皮肤病。多同时见有口黏、口淡，不思饮食，大便不干或溏泻，腹胀满，脉象多沉缓、沉细或迟，舌质多淡，舌体肥胖，或有齿痕，舌苔白滑或白腻等，例如神经性皮炎、硬皮病等。

皮肤病病情进展，则皮疹面积扩大，数量增多，皮损颜色较前发展，皮疹疹形趋于多样化，病情更加严重。皮肤病病情缓解，则皮疹面积减小，数量变少，皮损颜色较前变淡，皮疹疹形趋于单一化，病情逐渐恢复。

大多数炎症性皮肤病有急性期、亚急性期、慢性期的演变过程，对皮肤病所处疾病阶段的认识能有效指导治疗，最典型的就是湿疹、寻常型银屑病。

一些病毒性发疹性皮肤病常常符合卫气营血的传变规律。准确辨析其阶段就可以应用古人成熟经验，进行有效治疗。

卫分病：卫在生理上是指具有保卫肌表、抵抗外邪作用的卫气而言，所以卫分病也就是外感温热病的最初阶段，其临床主要表现是发热、微恶寒、头痛、口微渴、脉浮数、舌苔薄白，皮肤病中一些常表现有全身症状的病或有些病的前驱症状其实即系卫分病，如重症药疹、恶性大疱性多形红斑、红皮症、系统性红斑狼疮等。

气分病：卫分病不解，向里传变进入

气分，有时在临床上卫分病并不明显，热邪很快就传入气分，临床主要表现是发热不恶寒，反恶热，汗出气粗，口渴引饮，小便黄赤，大便不通，或下利肛灼，舌质红，舌苔黄燥或灰黑起刺，脉象弦滑有力或沉数实有力。一些皮肤病急性发作期皮肤潮红肿胀，灼热，有时有渗出，或起水疱等，患者常伴有体温升高，周身不适。此种情况是热邪传里所致，亦有因湿、寒等诸邪入里化热者。临床上如急性湿疹、过敏性皮炎、药疹、大疱性皮肤病等常见。

营分病：由于气分病邪热不解，阴液亏耗、病邪传入营分，临床主要表现高热不退，夜间尤重，心烦不眠，严重者可出现神昏、谵语。自觉口干反不甚渴，舌质红绛，脉象细数，皮肤潮红水肿，起大疱或脓疱，如药疹、过敏性皮炎、红皮病型银屑病、脓疱型银屑病等。

血分病：营分之邪不解或治疗不及时则可进一步深入血分，临床主要表现是除有营分病所表现的症状外，常合并出血现象，如吐血、便血、衄血、皮肤出血斑、血疱等。舌质常深绛，脉象数。药疹、过敏性皮炎、红皮病型银屑病、脓疱型银屑病等疾病均可以出现此种症状。

在规范的治疗体系内，能够准确的预知病势，就可以按照古人的循证指南操作，规范治疗，保证疗效。

3. 提高临床思维能力，把握规律

要想准确把握疾病发展的趋势，必须不断提高中医思维能力。提高思维能力有两种情况：其一，在较低水平上提高；其二，在前人的成就上再提高。就现代中医的水平而言，提高中医思维能力主要是如何遵循中医思维方式的问题。

首先要建立对中医理论、经验的信任。古人说："信为道源功德母"，只有信才能催生学习、研究的动力，具有百折不挠的信心是提高临床能力的决定性因素。信心的来源有三方面：其一是对中医传统的世界观的认可，认可世界处于不断的运动、变化之中，认可阴平阳秘是健康的核心，认可调和阴阳是治疗的原则；其二是前人、前辈、个人在临床中的成功经验的刺激和疗效的可重复性；其三是应用中医理论，可以找出失败病例的原因，并有相关的治疗手段，最终能改进提高。

其次要能减少程式化思维方式的干扰。血象升高并不代表热毒；唇舌青紫不仅仅是血瘀；脉搏有力不一定是实证；红斑狼疮不一定局限于肝肾阴虚；皮损渗出明显，不能只想到利湿、燥湿，还有温阳、化瘀、疏风诸法；皮损干燥不仅仅是血虚、血燥、津亏，还常见于顽湿聚结。打破常见的思维定式，寻求症状背后的联系，见风不治风，见血不止血，识得个中趣，方为医中杰。

第三，要乐于接受和谐共存的理念。中医学承认世界的不完美，健康的相对性。中医学没有绝对的邪的概念，在人与环境的相互作用中，失时、失位、过度、不及的失衡表现均被描述为邪气。正如癌基因人人皆有，但只有在异常表达时才会致病。又如风寒暑湿燥火为六时当有之气，但如果过度就成为致病的六淫，非时而至也成为邪气；对于体虚易外感者，正常的风寒暑湿燥火六时之气，也可以成为致病的外邪。正常人的完整皮肤上，每平方厘米存在一千万个细菌却并不致病，但在破损创面上，这些细菌则无疑是致病的邪气。又如大肠杆菌得位有益于健康，失位则有害于健康。所以正邪不两立之说，是指疾病状态而言；在无病状态时，实际上无所谓正邪。

第四，要乐于在实践中寻找相似性。西医学的进步体现在分析的精微细致，发现事物间的不同，从而制定有针对性的治疗策略。而中医学所追求的则是寻找事物之间的相似性，所以古来医家多爱以自然之理解释医学之理，疾病演化规律。爱以兵法谋略决定治疗节奏，制定治疗策略。这种相似性是模糊的，但就人体健康这一问题来讲已经足够解决问题了。自然界有四季轮替，生长化收藏，人体有生长壮老已。自然界有地震、海啸、火山，人体有伏邪、水肿、痤疮。自然界有石油开采过度，人类活动增多，地球变暖；人体有劳逸不节，纵欲欢歌导致阴虚火旺，其相似性往往能给分析病机、确定治疗方案提供崭新的思路。

（三）审证求因，把握病机

皮肤病的发生于多方面的因素有关，其中最主要者包括先天禀赋、七情内伤、饮食失宜、劳逸过度和脏腑功能失调几方面。中医通过对四诊信息的解析，可以大致了解皮肤病发生的诱因。一把钥匙开一把锁，针对诱因的治疗往往能获得更好的疗效。

1. 先天禀赋与皮肤病

《灵枢·寿夭刚柔》篇云："人之生也，有刚有柔，有强有弱，有短有长，有阴有阳"，说明人的个体差异是父母的素质遗传给后代所致的，这种遗传的素质就是先天禀赋。由于个体先天禀赋不同，形成个体机体的差异，而这种差异会影响人体正气的强弱，对皮肤病的发生有一定的意义，如鱼鳞病、着色性干皮病等遗传性皮肤病，多与先天禀赋有关。

有些皮肤病发病的主要原因是禀赋不耐，所谓禀赋不耐，是指有些皮肤病因先天禀赋的个体差异，对外界各种因素，如饮食、植物等有不同于常人的反应。如瘾疹（荨麻疹）、四弯风（特应性皮炎）等皮肤病均与先天禀赋不耐有密切关系。《诸病源候论》曰："漆有毒，人有禀性畏漆，但见漆便中其毒，亦有性自耐者，终日烧煮竟不为害也"。说明由漆引起的漆疮（接触性皮炎），与个体反应的差异有关。又有进食某些蔬菜，如灰菜或海味泥螺，复经日晒而发病，可发生植物–日光性皮炎。或因口服、注射、吸入、滴入、灌入等途径给药而发病，西药较之中药要多。凡遇此类疾病，必须详询病史，找出致病原，立即避免接触或立即停药，病情则会缓解或经服药而愈。今后尤应注意，防止再发。

2. 七情内伤与皮肤病

七情，是指喜、怒、忧、思、悲、恐、惊七种正常的情志活动，是人体的生理和心理活动对外界环境刺激的不同反应，属人人皆有的情绪体验，一般情况下不会导致或诱发疾病。只有强烈持久的情志刺激，超越了人体的生理和心理适应能力，损伤机体脏腑精气，导致功能失调，或人体正气虚弱，脏腑精气虚衰，对情志刺激的适应调节能力低下，因而导致疾病发生或诱发时，则称之为"七情内伤"。

临床所见，情志为病，多由恚怒伤肝，忧思伤脾，以及五志过极，郁结于内，日积月累，气血经络凝滞而成。很多皮肤病为情志变化诱发或加重。例如郁怒不解，影响肝的疏泄功能，导致肝气郁结或肝郁化火则发生蛇串疮（带状疱疹）、牛皮癣（神经性皮炎）等，又如情志失畅，肝气郁滞，心火旺盛，导致热伏于血，血热感毒发于皮肤而至白疕（银屑病）。同时很多皮肤病如牛皮癣（神经性皮炎）、风瘙痒（皮肤瘙痒症）、白疕（银屑病）以及黄褐斑等皮肤病的病情会受情志变化的影响。因此，必须重视情志因素对皮肤病的影响，在治疗中，还要遵循"七情之伤，虽分五脏，而必归本于心"的原则，方得要领。

3. 饮食失宜与皮肤病

饮者，水也，无形也；食者，物也，有形也。朱丹溪说："饥饿不饮食与饮食太过，虽皆失节，然必明其二者之分：饥饿胃虚，此为不足；饮食停滞，此为有余。"明其含义而后论饮食不节在皮肤病中的致病性，是至关重要的。饮食失宜，包括饮食失常、饮食偏嗜或饮食不洁等。饮食失宜，可导致皮肤病的发生、加重或复发（即食复）。所以中医对皮肤病的预防和治疗非常强调饮食宜忌。如暴饮暴食或过食生冷，损伤脾胃，可致湿疮类（湿疹皮炎类）皮肤病；粉刺（痤疮）、酒渣鼻等皮肤病，与过食醇酒炙煿、辛辣刺激之品有关；饮食不洁致肠蛔虫可引发瘾疹（荨麻疹）。膏粱厚味、炙煿生热之食，皆能致使脾胃湿热蕴结火毒内炽，外发于肌腠，如疖、痈、中毒性红斑、蔬菜－日光性皮炎等。

在临床上，亦可见到有些皮肤病如荨麻疹之类的发生或加重并非饮食失宜所致，而系摄入鱼腥之味引起（西医之食物过敏），且可因再次摄入而复发；此外，还有因饮食中缺乏某些营养物质而引起的维生素缺乏性皮肤病。

4. 劳逸失度与皮肤病

劳动与休息的合理调节，是保证人体健康的必要条件。如果劳逸失度，或长时间过于劳累，或过于安逸静养，都不利于健康，可导致脏腑经络及精、气、血、津液、神的失常而引起疾病发生。

（1）过度劳累　也称劳倦所伤。包括劳力过度、劳神过度和房劳过度三个方面。

劳力过度，又称"形劳"。指较长时间的过度用力，劳伤形体而积劳成疾，或者是病后体虚，勉强劳作而致病。劳力太过而致病，其病变特点主要表现在两个方面：一是过度劳力而耗气，损伤内脏的精气，导致脏气虚少，功能减退；二是过度劳力而致形体损伤，即劳伤筋骨。如劳倦伤脾，导致元气的虚怯，血液循环障碍，加之久立负重则造成经脉怒张而生臁疮，又如长途跋涉诱发的鸡眼等。

劳神过度，又称"心劳"。指长期用脑过度，思虑劳神而积劳成疾。由于心藏神，脾主思，血是神志活动的重要物质基础，故用神过度，长思久虑，则易耗伤心血，损伤脾气，气血不足，导致肌肤毛发失养，出现神经性皮炎、脱发等。

房劳过度，又称"肾劳"。指房事太过，或手淫恶习，或妇女早孕多育等，耗伤肾精、肾气而致病。妇女早孕多育，损伤冲任，致使肝肾阴津亏损，表现为口干目涩、关节酸痛、皮肤干燥之类的干燥综合征。此外，房劳过度也是导致早衰的重要原因，可导致脱发、白发。

（2）过度安逸　包括体力过逸和脑力过逸等。人体每天需要适当的活动，气血才能流畅，阳气才能振奋。若较长时间少动安闲，或者卧床过久，或者长期用脑过少等，可使人体脏腑经络及精、气、血、神的失调而导致气机不畅，脾胃等脏腑的功能活动呆滞不振，进一步影响血液运行和津液代谢，形成气滞血瘀、水湿痰饮内生等病变；过度安逸，阳气失于振奋，以致脏腑组织功能减退，体质虚弱，正气不足，抵抗力下降，进而导致很多皮肤病的发生。

5. 脏腑功能失调与皮肤病

人体是一个完整统一的有机体，皮肤病虽然绝大多数发于体表，但与脏腑有着一定的联系。脏腑功能失调是皮肤病的重要病理机制，如肝肾不足，可见指甲肥厚干燥变脆；肝虚血燥，筋气失荣，则生疣目；肾经不充，发失其养，则毛发干枯易脱；肾虚，本色上泛，则面生黧黑斑；心肝火盛或肝胆湿热，可发生急性泛发性的皮肤病；脾虚湿滞，肝肾阴虚，多发生慢性顽固性皮肤病；寒湿困脾，肺气不宣，痰湿凝滞，可发生结节性皮肤病；肾虚或肝郁气滞，可发生色素性皮肤病；肺胃蕴热，可发生痤疮、酒渣鼻等颜面部红斑类疾患。脾湿不运，湿热下注，可见下肢的皮肤病；脾不统血，可见过敏性紫癜等出血性皮肤病。

在生理状态下，皮肤和各脏腑互相配合。在病理状态下，皮肤和脏腑又相互影响，脏腑失调能引起皮肤的病理变化；皮肤的病理变化，反过来也能引起脏腑失调，甚至导致脏器的损害。如大疱性表皮松解型药疹，可见火毒内盛，内攻脏腑的证候。

脏腑失调还可引起气血失常、痰湿内生，形成一些皮肤病理变化。瘀血、痰饮均是脏腑功能失调的产物，在一定的条件下，又能作用于某些器官导致新的病理变化，产生继发病证。

二、诊断方法

皮肤病的诊断对皮肤病的防治非常重要，因为只有诊断正确，才能有效防治。皮肤病的诊断包括辨病诊断及辨证诊断。

辨证与辨病，都是认识疾病的思维过程。辨证是对证候的辨析，以确定证候为目的，从而根据证候来确立治法，据法处方以治疗疾病；辨病是对疾病的辨析，以确定疾病的诊断为目的，从而为治疗提供依据。辨证与辨病都是以患者的临床表现为依据，区别在于一为确立证候，一为确诊疾病。

（一）辨病诊断

辨病的过程实际上就是诊断疾病的过程，也就是通过四诊来采集有关病变的资料，并作相应的物理和生化方面的检查，然后分析综合所有有关疾病的材料，做出疾病诊断的思维和实践过程。

中医学虽以"辨证论治"为诊疗特点，但临床上从来就存在着"辨病施治"的方法。特别是在中医学理论体系构建之初，证候的概念尚未从疾病中分化出来，就是以"病"作为辨析目标的，治疗也就依据病来施行。如《黄帝内经》13方基本上是以病作为治疗靶点的；《神农本草经》《诸病源候论》等著作也多以具体疾病作为治疗目标，如以"常山截疟""黄连治痢"等。

综上所述，"辨病诊断"实际上是要确定疾病的病名。目前在临床上同时存在西医病名及中医病名。这就出现了西医病名与中医病名对应的问题。实际上，很多疾病的中西医病名不是——对应的，有的西医病名可能对应几个中医病名，如银屑病，中医病名就有白疕、蛇虱、干癣、松皮癣等；同样，有的中医病名也可能对应几个西医病名，如鹅掌风就可能包括手癣、手部角化性湿疹等。这就涉及病名的规范化问题。只有将中医、西医病名规范，才能保证在讨论、交流中所论及的问题范围一致、统一。由于我国的医典古籍甚多，年代绵延数千年，一病多名的现象极为普遍，因此病名的规范是亟待进行的工作。本书力图选用最为公认的病名。

皮肤病辨病的方法主要是通过病史特点、皮损表现、自觉症状、理化检查结果等，进行综合分析。

1. 病史

（1）一般资料 应包括患者的姓名、年龄、性别、职业、籍贯、种族、婚姻状况等。某些疾病的发病率在不同年龄和性别是不同的；有些疾病有地区性，如麻风、冻疮等；某些职业容易发生某些疾病。故一般资料对诊断具有一定意义。

（2）主诉 促使患者就诊的主要症状及其所持续的时间。

（3）现病史 应包括疾病初发时的特点；皮疹的性质、部位和先后次序；疾病发展情况，快或慢，发展有无规律，有无加重、缓解或复发；有无全身症状；治疗情况，即用过哪些内用药及外用药，疗效如何，有无不良反应；详细询问病因，包括内因、外因及诱因；与鉴别诊断有关的一些情况。

（4）既往史　以前患过什么病；有无类似疾病史或有关疾病，如结核病与皮肤结核、腹泻与维生素缺乏、病灶感染与变态反应性疾病等。

（5）过敏史　有无药物及食物过敏史。

（6）个人史　生活习惯、饮食习惯、嗜好、月经、婚姻、生育情况等。

（7）家族史　家族中有无类似疾病患者及传染性疾病患者，有无近亲结婚等。

2. 体格检查

人是一个有机整体，皮肤病往往是全身疾病的一种反应，故皮肤病的诊断过程应包括全身系统检查。检查皮肤时光线要明亮，最好是自然光，其次是日光灯。室内温度要适当，不要过冷。对皮损分布较广的皮肤病，应检查全身皮肤。除皮肤外，还应检查患者的毛发、指（趾）甲、黏膜及浅部淋巴结。对怀疑为接触性皮炎及寄生虫性皮肤病（如虱病）者还要检查其衣服。

（1）视诊　视诊时要注意皮肤损害的以下各点。

①性质：有哪些原发性损害或继发性损害，是一种损害还是多种损害同时存在。

②大小和数目：大小可实际测量或用实物比喻，如小米、黄豆、鸽卵、鸡蛋或手掌大；数目要说明单发或多发，多少最好用数字表示。

③颜色：是正常皮色或红、黄、紫、黑、褐、蓝、白等；色调如何，如淡红、鲜红、暗红、紫红等。

④边缘及界限：清楚、比较清楚或模糊；整齐或不整齐等。

⑤形状：圆形、椭圆形、多角形或不规则形。

⑥表面：可为光滑、粗糙、扁平、隆起、中央脐凹、乳头状、菜花状、半球形及圆锥形等；有无糜烂、溃疡、渗出、出血、脓液、鳞屑、结痂等。

⑦基底：是较宽、较窄或呈蒂状。

⑧内容：如见水疱、脓疱、囊肿时，应注意其内容是否为血液、浆液、黏液、脓液、皮脂、角化物或异物等。

⑨部位和分布：在露出部位或覆盖部位；限局性或全身对称分布；是否沿血管分布或发生于一定的神经分布区；是否分布在伸侧、屈侧或间擦部。

⑩排列：孤立的或群集的；无规律的、线状的、带状的、环状的或弧线状的。

⑪毛发和指（趾）甲：包括毛发的粗细与色泽；指（趾）甲的颜色、厚度、形状和表面等。

（2）触诊　进行触诊时要注意皮肤损害的以下各点：①是否坚实或柔软；②浅在或深在；③与其下组织粘连、固定或可以推动等；④局部温度升高或降低；⑤有无压疼，有无感觉过敏、降低或异常；⑥出汗与皮脂多少；⑦有无棘刺松解征；⑧附近淋巴结有无肿大，触痛或粘连。

3. 其他临床检查

（1）玻片压诊法　将玻片压在损害上至少10~20秒，充血性红斑会在压力下消失；出血斑、色素沉着斑不消失；寻常性狼疮的结节被压迫后出现特有的苹果酱颜色。

（2）皮肤划痕试验　用钝器以适当压力划过皮肤，可能出现以下三联反应：①划后3~15秒，在划过处出现红色线条，可能系由真皮肥大细胞释放组胺引起毛细血管扩张所致；②划后15~45秒，在红色线条两侧出现红晕，此为神经轴索反应引起的小动脉扩张所致，麻风损害处不发生这种红晕；③划后1~3分钟，在划过处出现隆起、苍白色风团状线条，可能是组胺、激肽等引起水肿所致。此三联反应称为皮肤划痕症，可见于荨麻疹或单独发生。

（3）滤过紫外线检查　通过含氯化镍之滤玻片而获得的320~400nm长波紫外线。

照射于某些皮肤损害可见特殊颜色的荧光，有助于这些皮肤病的诊断。如白癣病发呈亮绿色，黄癣的病发和痂呈暗绿色，红癣的鳞屑呈红色，鳞状细胞癌呈鲜红色荧光；基底细胞上皮瘤则无荧光。

（4）皮肤组织病理　皮肤组织病理学赋予我们透过角质层，在纵深方向看到皮肤各层的变化，是肉眼观察的延伸与补充，是皮肤科学医生应该具备的一个基本技能。它不但对临床上判断不清的皮肤病及各种皮肤肿瘤有重要诊断价值，而且还有助于我们对疾病有更好的理解。

方法：在局麻下取小块皮肤病变组织经处理、切片、HE 染色后在显微镜下观察。取材方法视病损而定，多数采用环钻法，也可采用手术切除、削法等。

皮损选择要点：①选择充分发展的，具有代表性的典型损害。环形损害应在活动边缘取材。②应尽量取原发损害，同时取一部分正常皮肤，以便与病变组织进行对比。③对水疱性、脓疱性损害，应选择早期皮损，取材时应保持疱的完整性。

注意事项：①取材的大小、深浅应适宜，有些病变如结节红斑、硬红斑及脂膜炎取材必须深达皮下组织。②对需要包括皮下组织的活检标本，应采取外科手术法切除，而不宜用环钻法。③有些疾病需多次取材，如蕈样肉芽肿。

镜下观察要点：①首先观察病变的部位：主要在表皮、真皮、还是皮下组织。②其次判断病变的性质：炎症或肿瘤。③再次观察病理改变的基本特点。

（5）皮肤镜　一种观察活体皮肤表面及其下微细结构和色素的无创性显微图像分析技术。它可以放大皮肤，观察到表皮、表皮和真皮交界及真皮乳头的颜色和结构。肉眼往往难以观察到这些颜色和结构。通过训练和实践，皮肤镜可以显著地提高黑色素细胞性、非黑色素细胞性及各种良恶性皮损的临床诊断准确率，与单纯常规临床检查相比，黑色素瘤诊断准确率可以提高 10%~27%。在一定程度上减少活检的概率，提高诊断的准确性。

（6）皮肤CT　在体反射式共聚焦激光扫描显微镜（in vivo reflectance confocal microscopy，RCM），是基于共聚焦原理的皮肤原位、在体、实时、动态三维成像技术，是近年来最具前景的无创性皮肤影像学方法之一。

和传统的共聚焦激光扫描显微镜一样，RCM 也是以光学为基础，融电子、计算机为一体的高精度现代化显微测试系统。由于排除了离焦光线造成的图像模糊，它能在像面上获得高对比度、高分辨率的图像，另外它所具有的亚微米轴向分辨能力能够实现光学切片，从而获取一系列不同深度的高分辨率光学断层图像，配合计算机图像处理技术，便可以实现细微结构的三维成像。同时，RCM 还有常规共聚焦激光扫描显微镜所不具备的体表自动扫描装置，因此 RCM 是在体研究皮肤及皮肤病细微结构的有效工具，受到国内外学术界的广泛关注。

RCM 面世以来，在欧美等发达国家应用日趋广泛，近年来进入我国，迅速引起了皮肤科医生的兴趣，其临床适应证得到进一步拓展。概括其临床应用主要集中在以下几个方面。

①RCM 指导活检部位选择：RCM 能进行实时和非侵入性检查，允许对多个可疑皮损和（或）大皮损内不同区域的 RCM 关键特征进行反复评价。因此 RCM 可帮助定位最恰当的皮损或区域进行活检。对于美容敏感区域的皮损，RCM 可对整个皮损进行细胞水平的非侵入性评价，可帮助临床医师确定最可疑的区域进行活检。

②皮肤病的无创组织分型：黄褐斑、色素痣等常见皮肤病的快速组织分型可以

无须创伤性的组织病理学而通过 RCM 无创在体成像得以实现。

③皮肤病诊断与鉴别诊断：RCM 的主要应用领域。不少疾病的 RCM 图像具有特点，近年来，各种皮肤病的 RCM 图像特点不断有报告，对诊断和鉴别诊断意义重大，RCM 应用于皮肤病诊断与鉴别诊断价值越来越大。目前比较成熟的有：皮肤肿瘤如黑色素瘤、基底细胞癌、日光性角化病、蕈样肉芽肿等；色素性皮肤病如白癜风等；炎症性皮肤病如银屑病、变应性接触性皮炎与刺激性接触性皮炎鉴别等；血管性皮肤病如血管瘤等。

④皮肤病治疗随访及动态观察：如观察白癜风的演变，监测系统性硬皮病进展过程，脉冲染料激光治疗皮脂腺增生的疗效评价和随访研究，皮肤肿瘤的随访等。

⑤应用于基础研究：如皮肤药学研究，可无创进行皮肤测量，检测药物经皮输送过程等。

（7）皮肤试验

①斑贴试验：本试验用于检查接触变应原。试验应根据被试物质选择适当的浓度及溶剂。试验部位常规选择上背部脊柱两侧正常皮肤，有时用前臂屈侧。将斑试抗原按顺序挤入斑试器的铝制小蝶内，将加有抗原的斑试器胶带贴于上背部脊柱两侧皮肤。贴敷后 48 小时揭除试验物，于48、72 小时各观察一次，必要时 1 周后再次观察。结果判断如下。

阴性反应（–）：受试部位无反应；可疑反应（±）：仅有微弱的红斑；阳性反应（+）：红斑、浸润、可能有小丘疹；强阳性反应（++）：红斑、浸润、丘疹、小水疱；极强阳性反应（+++）：红肿并有大疱及糜烂。

阴性时需考虑试剂浓度是否达到有效浓度，或试验是否能模拟实际发病的情况。因实际发病中常兼有摩擦、出汗及接触时间较长等因素，故阴性时必须注意假阴性的可能。另外阳性反应也可能系由于浓度过高，或机体处于高度非特异敏感状态，或发生交叉过敏反应。

②划破试验：用于检查被试者对某种物质是否发生Ⅰ型变态反应。对高度敏感者，本试验可能引起过敏性休克，故应慎重。方法是在前臂屈侧消毒皮肤后，用针尖在皮肤上划一 0.5~1cm 长的条痕，以不出血为度，将试验物（如青霉素溶液或某种抗原浸出液）滴于划破处。试验时必须有对照。通常在试验 20~30 分钟后观察结果。结果如无红斑、风团或与对照相同为阴性（–）；有红斑或风团但直径 < 0.5cm，为可疑（±）；风团直径等于 0.5cm，有红晕，为弱阳性（+）；风团直径 0.5~1cm，有明显红晕，无伪足，为中等阳性（++）；风团直径 > 1cm 有明显红晕及伪足为强阳性（+++）。

上述皮肤划痕试验阳性者可出现划破试验假阳性反应。抗组胺药物可降低本反应，故须停用抗组胺药物，至少 48 小时（某些长效抗组胺药物应更长时间）后才能进行本试验。施行本试验前应询问病史，如有高度过敏史，如过敏性休克史者禁止施行本试验。一旦出现高强度的局部反应，应立即除去试验物，以免发生全身性反应。作本试验前应准备好 0.1% 肾上腺素注射液等，以备抢救可能出现的过敏性休克。划破试验阴性者，不能完全排除对试验物过敏的可能性，必要时可进一步作皮内试验。

③皮内试验：适应证同划破试验。对Ⅰ型变态反应，本试验比划破试验更具有危险性，故只有划破试验阴性者方可作本试验，并更应作好急救准备。

方法是在前臂内侧皮肤消毒后，用结核菌素注射器皮内注射 0.1ml 适当浓度的皮试液（如青霉素 500IU，配制后冰箱内保存，使用期不超过 7 天）。试验时也必须有对照。结果分为即刻反应和迟发反应两种。即刻反应通常于15~30分钟内出现反应，如出现风团及红晕，且大于对照者为阳性。迟发反应通常于几小时至24~48小时后才现，如有浸润结节即为阳性。

4. 实验室检查

红斑狼疮细胞、抗核抗体、抗DNA抗体、病理检查、电镜检查、生化检查、免疫学检查、血清学检查、细菌和真菌学检查、寄生虫检查及血、尿、便检查等，均可根据需要进行。

（二）辨证诊断

"辨证"就是把四诊（望诊、闻诊、问诊、切诊）所收集的资料、症状和体征，通过分析、综合，辨清疾病的病因、性质、部位、趋势，概括为某种证候。

皮肤病既要辨证，又要辨病，单纯强调辨证论治是不完善的。诚如《疡科心得集》所说："凡治痈肿，先辨虚实阴阳……又当辨其是疖、是痈、是疽、是发、是疔等，然后施治，庶不致于差谬。"

中医临床认识和治疗疾病，既辨病又辨证，将重点放在"证"的区别上，通过辨证而进一步认识疾病。例如，银屑病是一种皮肤病，临床可先后经历进行期、静止期、消退期三个阶段，这属于辨病的部分。而由于引发疾病的原因和机体反应状态的不同，在三个阶段又会表现出血热、血瘀、血燥、湿热、热毒等证候，后者就属于辨证的内容了。临床只有辨清了银屑病属于何种证型，才能正确选择不同的治疗原则，可以说辨病是理想状况下的疾病演变模型，而辨证最终使理想模型与现实病例连接到一起。辨证不是辨症，辨证论治不是对症治疗，辨病与辨证结合是与那种对于头痛给予止痛药、对于发热给予退烧药、仅针对某一症状采取具体对策的对症治疗完全不同，也根本不同于用同样的方药治疗所有患同一疾病的患者的单纯辨病治疗。可以说病是一种普遍规律，而证是当下的真实存在。

中医认为，同一疾病在不同的发展阶段，可以出现不同的证型；而不同的疾病在其发展过程中又可能出现同样的证型。因此在治疗疾病时就可以分别采取"同病异治"或"异病同治"的原则。"同病异治"即对同一疾病不同阶段出现的不同证型，采用不同的治法。例如，麻疹初期，疹未出透时，应当用发表透疹的治疗方法；麻疹中期通常肺热明显，治疗则须清解肺热；而至麻疹后期，多有余热未尽，伤及肺阴胃阴，此时治疗则应以养阴清热为主。"异病同治"是指不同的疾病在发展过程中出现性质相同的证型，因而可以采用同样的治疗方法。比如，银屑病与痛经是两种完全不同的疾病，但均可出现血瘀的证型，治疗都可用桃红四物汤活血化瘀。这种针对疾病发展过程中不同质的矛盾用不同的方法去解决的原则，正是辨证论治实质的体现。

皮肤病的特点是形象直观可见，这就决定了可以通过局部的皮损特点来辨证。皮损辨证正是皮肤病辨证的特色。另外皮肤病虽形于外，必发于内。皮肤病与内在的脏腑、气血的功能息息相关，同样的皮损发生在不同体质的人身上，表现会有所不同，相应的治法方药亦有所不同，因此整体辨证与局部辨证结合，才能全面反映患者的情况，从而制定有效的治法方药方案。

具体的辨证方法如下。

1. 整体辨证的方法

根据中医学理论和临床实践对皮肤病的辨证可从以下几方面来分析：一般内科病，凡属外感热性病多采用六经、卫气营血、三焦等辨证方法，凡属内伤性的疾病多采用脏腑辨证或气血辨证，外、妇、儿科的疾病亦如此，皮肤病也不例外，并分述于后。

（1）从八纲辨证来辨皮肤病 八纲就是表、里、寒、热、虚、实、阴、阳，是辨证论治的理论基础，任何一个病证，都可以用八纲来加以归纳。这八纲中，共分成四个对立面，这四对之间又是互相联系，互相转化的。而其他六纲又可以用阴、阳两纲来概括，如表、热、实为阳，里、寒、虚为阴。在皮肤病的辨证过程中，一般急性，泛发性，瘙痒剧烈，变化快的皮肤病，多同时伴有口干，口渴，大便秘，小便黄，烦躁，发热，面红，脉多浮、洪、滑、数、有力，舌质多红或舌尖红，舌苔多黄白腻等，此多属于阳证、表证、热证、实证。相反，一般慢性，湿润性，肥厚性，自觉症状轻微或不明显的皮肤病多同时伴有口黏，口淡，不思饮食，大便不干或溏泄，腹胀满，脉象多沉缓，沉细或迟，舌质多淡，舌体肥胖，或有齿痕，舌苔白滑或白腻等，此多属阴证、里证、虚证、寒证。

（2）从卫、气、营、血辨证来辨皮肤病 卫、气、营、血辨证在中医临床上，常用于温热病（相当于西医学的急性发热性疾病或急性传染病等），这种辨证方法一方面代表着疾病变化进展的深浅，另一方面代表着卫、气、营、血四者病理损害的程度。在皮肤病中一些全身症状明显的病也常采取用之。

①卫分病：卫在生理上是指具有保卫肌表、抵抗外邪作用的卫气而言，所以卫分病也就是外感温热病的最初阶段。其临床主要表现是发热，微恶寒，头痛，口微渴，脉浮数，舌苔薄白。对于皮肤病中一些常表现有全身症状的病或有些病的前驱症状，即系卫分病。如重症多形红斑，发病开始时患者常有咽疼、发热、恶寒、关节疼、周身不适等。

②气分病：卫分病不解，向里传变进

入气分，有时在临床上卫分病并不明显，热邪很快就传入气分，临床主要表现是发热不恶寒，反恶热，汗出气粗，口渴引饮，小便黄赤，大便不通，或下利肛灼，舌质红，舌苔黄燥或灰黑起刺，脉象弦滑有力或沉数实有力。一些皮肤病急性发作期皮肤潮红肿胀，灼热，有时有渗出，或起水疱等，患者常伴有体温升高，周身不适。此种情况是热邪传里所致，亦有因感受湿、寒等其他邪入里化热者。临床上如急性湿疹、过敏性皮炎、药疹、大疱性皮肤病等。

③营分病：由于气分病邪热不解，阴液亏耗、病邪传入营分，临床主要表现高热不退，夜间尤重，心烦不眠，严重者可出现神昏、谵语。自觉口干反不甚渴，舌质红绛，脉象细数，皮肤潮红水肿，起大疱或脓疱，如药疹、过敏性皮炎、剥脱性皮炎、疱疹样脓疱病、大疱性皮肤病及系统性红斑狼疮等，均常见毒热入于营分的症状。

④血分病：营分之邪不解或治疗不及时则可进一步深入血分，临床主要表现是除有营分病所表现的症状外，常合并出血现象，如吐血、便血、衄血、皮肤出血斑、血疱等，舌质常深绛，脉象数，上述疾病均可以出现此种症状。

总之，卫气营血辨证在皮肤病中常用于有全身症状的一些严重的皮肤病。一般在理论上卫、气、营、血是四个不同的阶段，但在临床上应用时卫气和营血之间还是比较容易区别的，主证也很明显，但在卫与气之间和营与血之间则往往是很难区分的，而又常混杂在一起，所以习惯上常按两大类进行治疗，即卫气与营血。

（3）从脏腑、气血辨证来辨皮肤病 脏腑辨证是以脏腑的病理变化而分类，主要是根据脏腑生理功能的失常和临床上所表现的特殊指征来分别判断皮肤病的重点所在以及皮肤病与脏腑的关系。因为一般常见的皮肤病多属于杂病的范围与脏腑的关系很密切，所以在临床上常用脏腑辨证的方法。

气血辨证是以气血的虚实变化，通畅和瘀滞的现象，来判断疾病的性质。中医学认为气是一切生命活动的动力，人体各种机能活动，无不是气作用的结果。血是本源于先天之精，再源于后天水谷精微，经过气的作用转化而成，以维持人体各器官的生理功能。气血之间有密切的联系，是人体维持正常生理机能不断发育生长的必要条件。气血的变化和盛衰与皮肤病很有关系。所以气血辨证的方法亦常使用。

如急性泛发性的皮肤病，多见于心肝火盛、肝胆湿热或血热等症。慢性顽固性皮肤病，多见于脾虚湿滞、肝肾阴虚、血虚生风或血燥等症；结节性皮肤病多见于气滞血瘀，气血凝聚，亦有寒湿困脾，肺气不宣，而致痰湿凝滞者。色素性皮肤病，多见有肾虚，亦有肝郁气滞、气血不调和者。神经性皮肤病，多见心脾两虚或心肾不交或血虚生风。痤疮、酒渣鼻等发生于颜面的红斑类疾患，多与肺胃蕴热或血热有关。发生于下肢的疾患多与脾湿不运、湿热下注或脾肺湿热有关。出血性皮肤病，多见血热迫血妄行，或见脾虚、脾不统血所致。营养或维生素缺乏性皮肤病，多与脾胃虚弱有关。先天性皮肤病多与先天肾精虚损有关。

2. 局部辨证的方法

辨皮损、辨自觉症状。

（1）辨皮损　皮肤损害分为原发损害及继发损害。主要是通过皮肤损害的基本特点、发生部位、分布特点、数量、发展的趋势等做出诊断。具体如下。

①原发损害

斑疹：为皮肤局限性的色素改变，既不高于皮肤，也不凹陷。红斑多为毛细血管暂时性充血所致，压之褪者色，多属气

分有热；压之不褪色，多属血分有热。斑色紫暗则属于血瘀，可由寒邪外束所致，如冻疮；也可由于湿热壅盛所致，如硬红斑、结节性红斑，也有先天性的，如鲜红斑痣。白斑多由于色素减退或消失所致，多属于气滞或气血不调，如白癜风，单纯糠疹、贫血痣等。黑斑可以由于气血瘀滞或瘀血造成，如黄褐斑；也可由于肾阳不足，命门火衰所致，如黑变病；还可以见于滥用药物，损伤肾阴所致，如银屑病应用免疫抑制剂后常遗留黑色色素沉着斑。

丘疹：是限局性的隆起于皮肤表面的实质性损害。红色丘疹，密集如粟粒、自觉灼热瘙痒者，多属心火过盛，外感风邪，见于肺风粉刺等病。慢性肥厚、聚合成苔藓状的丘疹群，多属脾虚湿蕴，见于神经性皮炎等病。血痂性丘疹，身痒夜甚者多属血虚风燥，见于皮肤瘙痒症。

水疱：为一限局性的空腔，内含体液，高起于皮肤表面。水疱之大者又名大疱。红色小水疱周围绕以红晕，多属肝经湿热，见于湿疹、皮炎、多形红斑。大水疱多属湿毒、毒热、心火脾湿，见于天疱疮、大疱性类天疱疮、获得性大疱性表皮松解症等。深在性小水疱多属脾虚湿蕴或寒湿凝聚，见于汗疱疹。浅表性水疱多由于感受暑湿，常见的如痱子。

脓疱：为一限局性的空腔，内含脓液，高起于皮肤表面。热盛肉腐而成脓，脓质稠厚，色泽鲜明，略带腥味，为气血充实；脓质如水，色不鲜明，味不腥臭，为气血虚衰。脓疱多属毒热。多见于脓疱型银屑病、掌跖脓疱病。又见于水痘、带状疱疹、足癣的水疱继发感染，还见于痤疮、酒渣鼻、毛囊炎等病。

结节：性质接近丘疹而形大根深，形状颜色不一。红色结节多属于血瘀，如颜面粟粒狼疮、聚合性痤疮等；皮色不变的结节属于气滞或寒湿或痰核流注，如皮样

囊肿、皮脂腺囊肿等。

②继发损害

鳞屑：鳞屑由脱落的表皮细胞构成。表皮角化过度、角化不全都可以造成鳞屑增多。一般来说，干性鳞屑属于血虚风燥或血热风燥、肌肤失养，其中细碎鳞屑常见于单纯糠疹、玫瑰糠疹，大片鳞屑常见于银屑病、鱼鳞病等；油腻性鳞屑属于湿热或脾虚湿蕴，如脂溢性皮炎、皮肤垢着病、石棉状糠疹等。

糜烂：由于各种原因造成表皮缺失，显露出浅表的湿润面，称为糜烂，常继发于多种原发皮损。渗出多者属于湿热，见于湿疹、染发皮炎；糜烂结有脓痂属于湿毒，见于湿疹、足癣继发感染；慢性湿润性皮肤病属于脾虚湿盛或寒湿。

痂皮：是创面上渗出的浆液、脓液、血液与脱落的表皮细胞以及皮肤表面的附着物混合干燥而成的。浆痂类似于渗出，多属于湿热；脓痂类似脓疱，多属于毒热；血痂类似于血热风燥或血虚风燥。

溃疡：皮肤缺损达到真皮或真皮以下者称为溃疡。溃疡愈合之后会留下瘢痕。急性溃疡红肿疼痛、局部灼热为热毒。慢性溃疡平塌不起，肉芽晦暗属于气血虚寒；创面肉芽水肿属于湿热。

皲裂：皮肤出现的线状裂隙称为皲裂。皲裂按深度在表皮、在真皮、在真皮深层以下可以分为三级。但其总的病机都是气不能温煦，血不能濡养。具体分析，或因风寒外袭所致，如户外劳动者常患手足皲裂；或因为血虚风燥所致，如银屑病。还与脾虚湿蕴有关，如湿疹。

（2）辨自觉症状　皮肤病的自觉症状主要有疼痛及瘙痒，还有的疾病没有自觉症状。这些都是确定诊断的参考依据，如

带状疱疹以疼痛为主要症状，变态反应性皮肤病以瘙痒为主要症状，梅毒的特点就是没有自觉症状。根据痛或痒的特点进行辨证。

①痒：由于风、湿、热、虫等因素客于肌肤所致，也有因血虚所致者。

风痒：发病急，游走性强，变化快，痒无定处，遍身作痒，时作时休。

湿痒：有水疱、糜烂、渗出，浸淫四窜，缠绵不断，舌苔白腻，脉多沉缓或滑。

热痒：皮肤潮红肿胀，灼热，痒疼相兼，舌苔黄，舌质红，脉弦滑或数。

虫痒：痒疼有匡，痒若虫行，多数部位固定，遇热或夜间更甚。

血虚痒：泛发全身，皮肤干燥，脱屑或肥厚角化等，舌质淡或有齿痕，脉沉细或缓。

②疼：指因气血壅滞，阻塞不通所致，疼有定处多属血瘀；疼无定处多属气滞。另外热痛多皮色炽红，灼热而疼；寒痛多皮色不变，不热而酸疼；风湿疼多无定处；虚痛多喜按喜温；实痛多拒按喜凉。

③麻木：气血运行不畅，经络阻隔，气血不通所致。

主要参考文献

［1］赵炳南，张志礼. 简明中医皮肤病学［M］. 北京：中国展望出版社，1983.

［2］刘辅仁. 实用皮肤科学［M］. 3 版. 北京：人民卫生出版社，2005.

［3］朱学骏. 皮肤病学与性病学［M］. 北京：北京医科大学出版社，2002.

［4］王萍，张苍. 中医皮肤科主治医师748问［M］. 北京：中国协和医科大学出版社，2010.

第三章 治则与用药规律

一、治疗法则

（一）常规治疗

1. 辨病治疗

现代医学对皮肤病的认识是从整体观念出发的，皮肤病虽发病在外，但与整个机体关系密切。对于皮肤病变化的辨病需将局部及整体有机结合，才能全面准确，正确指导临床治疗。

（1）根据病因进行治疗　对于脓疱疮、毛囊炎（或继发皮损出现感染）等细菌感染性皮肤病，应选用抗细菌药物；对于体癣、甲癣等真菌感染性皮肤病，应选择抗真菌药物；对于单纯疱疹、带状疱疹等病毒感染的皮肤病则应选用抗病毒药物；对于湿疹、神经性皮炎等非感染性皮肤炎症，可适当选用糖皮质激素、抗组胺药治疗；对于银屑病、毛周角化病等角化异常皮肤病，可选用调节角化药物等治疗等；对于光线性皮肤病如多形性日光疹、黄褐斑等应注意避光防晒，可加用抗光敏药物治疗；对存在明确诱因的皮肤病如接触性皮炎、药物性皮炎、部分荨麻疹等及时根据病情严重程度应用糖皮质激素而且应在明确致敏源后避免再次接触致敏源；对黑棘皮病、皮肌炎、红斑狼疮、副肿瘤天疱疮等可能为内分泌异常、内脏肿瘤、某些综合征等的外在皮肤征象的皮肤病应及时全面进行检查，并多学科协同诊治；对于"瘙痒"，这一大部分皮肤病的伴随症状，抗组胺药物通过与组胺受体结合具有较好的止痒作用，使其成为皮肤科常用药物，但注意需在各类疾病及不同人群中要合理安全选择应用。

（2）根据皮损特点治疗　因不同的剂型具有不同的物理作用，因此皮肤损害的特点不同，选用的外用药物剂型也不一样，如急性炎症性皮损，仅有红斑丘疹而无糜烂时，可选用粉剂和洗剂；炎症较重，出现糜烂且渗出较多时，可选用溶液湿敷。如亚急性炎症性皮损渗出少者，可用油剂或糊剂；呈干燥脱屑甚至小片轻度增厚者宜用乳剂或糊膏。对慢性炎症性皮损，表现为浸润肥厚、苔藓样变者，应选用软膏、硬膏、乳剂及酊剂等等。药水和洗剂容易挥发而降低疗效，用药次数相对要多一些，一般每3个小时搽1次；酊剂、软膏作用持久，每天早晚各用1次即可。湿敷方法也要得当。用药前，除了要清洗患部外，对于痂皮，应先消毒并将其软化后拭去。皮损处若见直径大于半厘米的水疱，要以消毒空针筒抽出内容物，保留疱壁。

（3）根据不同人群用药治疗　选用药物时，还应考虑年龄、性别、患病部位、患者体质和合并基础病情况等。

外用药物：如老幼患者应选低浓度药物，孕产妇使用外用药时，应顾及对胎儿、乳儿的影响；面部、乳房、外阴处不可用浓度高或刺激性强的药物，儿童、妇女更应慎用；手掌、足底部等可用高浓度的药物；皮肤敏感者，先用低浓度，后用高浓度。对新药或易致敏药物，先小面积用，如无反应，再根据需要逐渐提高浓度及扩大使用面积。

系统治疗：合并肝肾功能异常的患者用药应注意药物的代谢途径，避免造成肝肾负担加重；对于免疫性疾病如红斑狼疮、天疱疮、大疱性类天疱疮等涉及长期应用糖皮质激素的患者应注意避免长期使用长效激素；皮肤病用药要严格掌握药物的适应证、不良反应及禁忌证，若出现局部刺激、皮肤过敏、中毒反应等，应立即停用并给予相应的处理。

2. 辨证治疗

皮肤病根据中医辨证常用的治法与方药可大致归纳如下十大治法。

（1）祛风解表法　多用于急性皮肤病。皮肤有红斑、丘疹或风团皮疹、瘙痒等，临床上可分为风寒症与风热症。风寒症用辛温解表，用常用方剂为麻桂各半汤。风热症用辛凉解表，常用方剂为荆防汤加减。

（2）凉血祛斑法　用于急性泛发性红斑或红斑皮炎类疾病，为营血有热，往往合并气分有热，故常用凉血清气法。方剂为凉血消风汤、气血两燔方。

（3）清热利湿法　用于皮肤湿热症，表现为红斑、丘疹、水疱、渗出、糜烂或大疱性皮疹等。清热利湿药物，常用方剂为土茯苓方、湿热方、龙胆泻肝汤、天疱疮方等。

（4）清热解毒法　用于皮肤有脓疱、渗出糜烂、红肿疼痛等化脓性皮肤病。常用药物有金银花、连翘、野菊花、蒲公英、紫花地丁。常用方剂为消毒饮、三黄汤等。严重高热的患者，可采用清瘟败毒饮、普济消毒饮等。

（5）养血润燥法　用于血虚阴亏的患者。皮肤干燥、肥厚、角化、皲裂、鳞屑、血痂性丘疹、剧烈瘙痒、慢性难愈或毛发脱落枯槁等皮肤病。常用处方有养血祛风汤、养血消风汤、血燥方等。

（6）健脾祛湿法　用于脾虚湿困，水湿泛发性皮肤病，有水疱渗出糜烂、肿胀、肥厚、病程迁延的患者。常用方剂为加减胃苓汤、五苓散、平胃散等。

（7）活血化瘀法　用于气滞血瘀的皮肤病、皮肤紫红斑疹、色素沉着或白斑、红肿结节、慢性溃疡、皮肤硬化或苔藓样变、浸润斑片、固定性或盘型皮损、疼痛与任何皮肤功能障碍及一切顽固疑难之皮肤病。脉沉取有力，舌有瘀斑或舌质紫红。兼表症者用永安止痒汤、通窍活血汤等。兼里症者用血府逐瘀汤、膈下逐瘀汤、少腹逐瘀汤等。兼实症者用疏肝活血汤、化瘀丸、加减四妙勇安汤等。兼虚症者用过敏紫斑方（脾虚）、治瘰汤（养血）、红斑狼疮方（气阴两虚）、加减十全大补汤（气血双亏）等。兼寒症者用桂枝红花汤、白塞氏病方（脾肾阳虚）等。兼热症者用硬皮病方（毒热）、痒疹方（血热）等。

（8）补益气血法　用于气血具亏的患者，有慢性或严重的皮肤病如结节红斑、皮肤结核病、结缔组织病等。常用补气益血有十全大补汤、十全大补丸等。

（9）温阳祛寒法　用于脾肾阳虚的皮肤患者。手足发凉或手足青紫、冻疮、雷诺综合征、怕冷、冷性荨麻疹等。常用方剂为金匮肾气丸、桂附地黄丸与白塞氏方、脾肾阳虚方等。

（10）补益肝肾法　肝肾不足，可表现为四肢痿软、行走困难、腰疼、头晕、虚烦、不得眠、口舌生疮、老年瘙痒、长期低热、脉细数少力或浮弦无力、舌嫩腻苔，可见于白塞综合征、红斑狼疮、慢性瘙痒症等。常用处方为地黄饮子、炙甘草汤。偏于阴虚用六味地黄丸加减治疗。

3. 病证结合治疗

"辨证"是中医治疗疾病的关键，是分析辨别认识疾病的证候，是决定治疗的前提和依据。同时也是中西医结合治疗皮肤病的重要一环。因为辨证明确，才能给中医治疗疾病提供根据。一般讲，"证"是代表机体在病理情况下，在某个阶段的一种反应，可作为治疗时纠正这种病理阶段的根据，一种疾病的发展过程可以有不同的几个证。如"风热证"患者有头痛、热重冷轻、口干、热则痒重，皮肤表现可以是风团或红斑皮炎等不同症状，脉浮数或浮滑，舌苔薄黄白、舌边红等。这可以是急性荨麻疹，接触性皮炎或多形红斑等许多皮肤病的某一发病阶段，此阶段可用去风清热的药物治疗。同样，上述皮肤病日久不愈也可出现变证，如血热证、湿热证、寒湿证等，根据辨证予以相应的治疗，才能达到治疗效果。即中医的辨证，是辨别机体脏腑、气血运行、经络通畅等功能状况。根据这些功能状况给以适当的治疗，从而改进机体的脏腑功能，完善防御机制，使气血运行通畅，达到治疗的目的。也就是治病必求其本。

另一方面，中医辨证的"证"可代表西医某疾病的一个病因，使机体产生各种病理改变的一个阶段，不完全代表该疾病病因的治疗，所以治疗效果有所不同。也就是说"证"主要是某种病因所造成生理病理改变的结果，而对具体病因的治疗是不够的。将中医的"证"与西医"病"相结合，即治"证"也治"因"的办法，可大大提高中西医结合的效果。如硬红斑是一种皮肤结核病，是由结核杆菌引起的皮肤病，我们采用西医抗结核的异烟肼（有时加链霉素）药物，同时配合中医当时属于"气血两亏"证的药物治疗，可收到较好的效果。又如药物性皮炎，采用凉血清气的药物有较好的疗效，但如果不停止服用过敏的"药物"，那么病情不一定减轻，即使有暂时减轻也不能根治。总之，辨证与辨病机结合起来，就可能收到较满意的疗效。

辨病论治是根据病因、症状、查体与实验室检查，按西医的方法做出皮肤病的诊断，以决定治疗方案，采取相应的治疗措施，有一定的"特殊性"，是疾病的"个性"。"辨病"的内容不仅仅限于病因的问题，关于该病的组织病理改变与发病机制等也是辨病的主要内容，如病理改变上有

"血瘀"现象时，可加用活血化瘀的药物以提高疗效，又如化脓性皮肤病，有的药物直接有抗菌能力（扶正培本的药物等）。这样，两者相结合的治疗，可以增加疗效。随着用实验方法逐步阐明中药的作用机制，"证"的机制得到阐明，将给辨证与辨病更有机地结合带来广阔的前景。

辨证论治与辨病论治是取中西医之长，是疾病的共性与个性的相结合，对疾病认识与疗效的提高是一个关键。中医的辨证论治结合西医的病因、病理变化，发病机制与病情的发展情况可大大提高治疗效果。西医的辨病论治中，如能结合中医的"邪正相争"的机体病理反应的不同阶段，予以中西医结合诊治可提高对疾病的认识和疗效。

（二）积极应用新技术

在皮肤病的诊疗过程中，不仅要强调通常的规范治疗，还要紧跟科学发展趋势，积极应用新科技，引入新疗法，提高皮肤病的诊疗水平。

例如应用光动力疗法，能选择性杀伤肿瘤细胞和病毒感染后异常增生的细胞，而对正常细胞无损伤。用它不仅不良反应小，安全性高，复发率低，同时还具有局部给药，方法简便，易于操作的优点。另外，局部给予光敏剂艾拉后，临床病灶及亚临床感染能够充分显示，在特定波长光激发下，还能显示潜伏感染部位，具有定位诊断的意义。近年来国内外学者将光动力或联合 CO_2 激光治疗尖锐湿疣，取得了优于其他方法的效果。患者依从性高，复发率降低，临床疗效满意。别有研究表明采用光动力疗法治疗基底细胞癌、鲍温病、湿疹样癌及鳞癌等皮肤肿瘤，风险低，效果显著，患者痛苦小，可达到良好的美容效果。还有学者报告光动力治疗外阴硬化性苔藓创伤小，治疗后不易复发，以及光

动力疗法在治疗痤疮获得的显著效果。这些成果使得光动力疗法成为皮肤性病科疾病治疗关注的热点。

再如应用血浆置换疗法，能对血液进行离心处理，将血浆内的毒素进行分离清除，使得血液内的毒素减少，而达到治疗目的。该种治疗方法能恢复患者正常的机体功能，维持正常的生理运转，在银屑病、疱疹、毒虫叮咬等多种重症皮肤病均取得了较好的临床效果，可有效缓解皮肤损伤，减少器官损害。

还有体外光分离置换法和体外光化学疗法，它是从患者血液中分离出富有白细胞的血浆，在接受 8- 甲氧基补骨脂素和 UVA 照射后，再回输给患者。这种方法已成功用于治疗皮肤 T 细胞淋巴瘤、移植物抗宿主病和心脏移植后的排异反应。另外，有报道它对少数特应性皮炎、扁平苔藓、大疱性类天疱疮、获得性大疱性表皮松解症、系统性红斑狼疮、盘状红斑狼疮、AIDS 相关的证候群、黏液水肿性苔藓、硬皮病、皮肌炎、莱姆病关节炎以及肾和肺移植后的排异反应也有效。

像上面这些新技术的应用，极大地丰富了皮肤性病科疾病的临床治疗手段，提高治疗效果，减少患者的不良反应，因此，积极发现和学习、引进各种新技术、新方法是皮肤性病科临床医师必备的素质，对于提高临床诊疗水平有着重要意义。

二、用药规律

（一）辨皮损用药

1. 斑疹

（1）红斑　包括阳斑、阴斑，阳斑多为发病急，红色鲜艳而光亮，可有疼痛。其代表营血有热。宜用凉血清热法治疗。常用犀角地黄汤、凉血消风扬或气血两燔方等治疗。阴斑多为慢性病程或急性发斑，由于正气不足或外受风寒阻遏，红斑呈暗红，无光泽或红斑欲出未出。其疼痛是气血不足，气滞血瘀所致。宜扶正通阳，宜用理气活血法治疗。常用加减十全大补汤、桂枝红花汤或阳和汤治疗。

（2）紫斑（可分虚实）　实证者色紫红，发病急骤，为血热迫血妄行。浅者曰紫斑，深在曰瘀斑或血肿。宜清热凉血，活血化瘀。用犀角地黄汤或加减四妙勇安汤等治疗。虚证者多为慢性，反复发作，疹色暗紫，无光泽。往往是气血不足或脾不统血，中气下陷所致。宜健脾补气，益气养血与活血化瘀法治疗。用加减十全大补汤或过敏紫斑方等治疗。

（3）色素沉着斑　分局部与全身性两类，局部色素斑多由于气滞血瘀所致。宜疏肝清热，活血化瘀法，用疏肝活血汤或化瘀丸等治疗。全身性泛发性色素沉着，往往由于肾阳不足，弥漫发黑。宜温补肾阳，活血化瘀，用金匮肾气丸、白塞氏方等治疗。

（4）色素减退斑　皮肤色素减少，可由气血不足，不能营养肌肤或血气受六淫、痰、瘀等病邪阻塞经络，皮肤气血营养受到障碍所致。宜养血补气，活血通络与化痰去邪等法治疗，可用白驳丸、当归丸、治瘢汤等治疗。

2. 丘疹

发病急骤的红色丘疹，多属血热，风热证。宜去风清热，凉血止痒法。常用荆防汤、凉血消风汤等治疗。慢性结痂性丘疹，也可由血虚生风。宜养血祛风，常用养血祛风汤或当归丸等治疗。

3. 水疱

水疱多由湿邪所致，分湿热与寒湿。湿热者往往急性发病，可有红肿、疼痛、疱液白色透明。宜清热利湿，常用龙胆泻肝汤或土茯苓汤等治疗。寒湿者往往慢性发病，红痛不明显，疱液发黏。宜健脾利湿，祛风解毒。常用加减胃苓汤或五苓散加消毒饮等治疗。

4. 脓疱

脓疱多由毒热引起，分虚实。实证为急性发作，疱壁饱满，周围红肿，疼痛，黄色脓液，宜凉血清热，解毒利湿，常用清瘟败毒饮、五味消毒饮治疗。虚证为慢性过程，疱壁松弛，红肿疼痛不明显。宜温补气血，清热解毒。常用加减十全大补汤、扶正消毒饮治疗。

5. 风团

风团是由风邪所致，有外风、内风之分。外风又可分风寒、风热证。风寒证宜辛温解表，用麻桂各半汤治疗；风热证宜祛风清热，用荆防汤等治疗。兼有血热者用凉血消风汤治疗。

内风是阴虚生风或血虚生风，或肝风内动所致。宜养血、滋阴、疏肝清热，常用养阴清肺丸，养血祛风汤或疏肝活血汤治疗。脾虚、肾阳虚也易受风邪，宜用健脾丸、玉屏风散、金匮肾气丸等治疗。血瘀受风宜活血化瘀法治疗。

6. 结节或肿块

结节或肿块多由气血凝滞，或寒凝痰聚所致，有寒热虚实之分。痛者多属血瘀，不痛者多属痰凝。实热者红肿疼痛，病起急骤。宜清热解毒，活血化瘀，用痒疹方、加减四妙勇安汤治疗。虚寒者，红肿不明显，疼痛不重，病程慢性。宜温补脾肾，助阳化痰通络，用加减十全大补汤、过敏性紫斑方等治疗。瘤肿发病与结节相似，一般采用活血化瘀，软坚消肿法治疗。用桃红四物汤加龙骨、牡蛎等治疗。

7. 糜烂

糜烂由湿邪所致，有寒湿、湿热、湿毒之分。同水疱之辨证论治，但以湿毒为常见。宜清热利湿解毒，用天疱疮方加减。

8. 溃疡

溃疡多由毒热所致，可分阴阳。阳疡为毒热实证，红肿疼痛，分泌液黄色黏稠，疮底肉芽鲜红。宜清热解毒，用五味消毒饮、三黄汤等治疗。阴疡多为气血不足所致，疮色灰暗，病程慢性，疼痛不著，分泌物清稀，疮底肉芽晦暗淡红。宜补气养血，托邪外出，使疮由阴转阳。可用阳和汤，加减十全大补汤或扶正消毒饮治疗。

9. 鳞屑

鳞屑可由风、热、血虚所致，故应根据不同病情予以治疗。风又可分风寒、风热。热又可分血热、气分热、卫分热。虚证多为血虚、阴虚所致。其他如血瘀、毒热等也可引起鳞屑状皮肤病。根据辨证予以施治。

10. 皲裂

皲裂多由寒邪或血虚、血瘀所致，故散寒通阳，补血活血为常用之法。可用十全大补丸、当归丸或金匮肾气丸治疗。

11. 萎缩

萎缩多由气血不足，肌肤得不到营养所致。宜补气养血。用十全大补丸、当归丸等治疗。

12. 苔藓样变

苔藓样变多由气滞血瘀或痰湿阻于肌肤所致，故可用活血化瘀，清热解毒或化痰利湿，祛风止痒法，采用痒疹方，加减胃苓汤或永安止痒汤等治疗。

（二）辨证用药

1. 表里

（1）表证　初起阶段皮肤病变多在身体的浅表，所以很多皮肤病疾病的部位属于表病，其病情较轻，不影响脏腑的功能，预后较好。故表现为卫、气分症状。如风寒或风热证，肺寒或肺热证。除这些证的全身症状外，常起病急剧，皮疹为红斑或丘疹、风团、水疱等；但红斑的症状较轻，怕冷的症状明显，遇冷则痒重。其脉浮，以浮滑少力常见，也可有浮紧（风寒）、浮数（风热），舌苔薄白或薄黄。风寒证宜辛温解表，用麻桂各半汤治疗；风热证宜祛风清热，用荆防汤等治疗。大肠有实热者，脉沉滑有力，舌苔黄糙。阳明气分有热者可有口渴喜饮、汗出与热则痒重等症，宜清热解毒凉血，用凉血消风汤等治疗。

（2）里证 病情日久可延及身体的深层，或脏腑、气血。里证形成原因有三：外邪未解内传入里；外邪直犯脏腑；情志内伤等直接影响脏腑。严重的皮肤病，开始即病在深层或从深层脏腑由内向外而发疹。这类皮肤病往往日久迁延难愈，有的预后不良。其可表现为泛发性红斑、紫斑，代表热入营血，或有瘀血。宜清热解毒，凉血化斑，用气血两燔方治疗。皮疹迁延，渗出奇痒，疹色晦暗，皮肤发硬、怕冷等，其舌质胖淡，脉滑而少力，或沉滑，是寒证、虚证，代表病已在脾肾。治当温补脾肾，用脾肾阳虚方治疗。有的疹色暗红或紫红，鳞屑萎缩，或盘状皮损，色素沉着，脉沉滑有力，舌质暗紫或紫红，有瘀斑，是脏腑血瘀之证发于肌表。宜清热解毒，活血化瘀，用清热活血汤治疗。

2. 寒热

皮肤病的热证，皮损往往是泛发性红斑、红紫斑、斑丘疹、水疱、大疱、渗出糜烂、口舌长疮糜烂、脓疱。红肿性斑片上有鳞屑、结痂。或为红肿疼痛结节、疔痈之症状。舌质红、苔黄，脉滑数或弦滑。治当清热解毒或清热利湿，方拟五味消毒饮或湿热方治疗。

皮肤病的寒证可表现为渗出糜烂，疹色晦暗，久治难愈。或为剧痒的结节或疣状苔癣化改变，或疼痛不明显的反复发生的皮肤疖肿、毛囊炎，结节红斑或口腔外阴黏膜的溃疡。怕冷，脉沉细、沉滑，舌质淡或胖淡。治当散寒通阳，补血活血为常用之法。可用十全大补丸、当归丸或金匮肾气丸治疗。

皮肤病中真寒假热，假寒真热或寒热错综复杂情况也常见。如皮肌炎患者，晚期已属脾胃虚寒、气血两亏之证；但患者的面胸背部可有紫红色斑疹，心烦，潮红，似有热症。又如白塞综合征，表现为口舌生疮，外阴长疮，有毛囊炎，似有热象，但从整体辨证，往往为脾肾虚寒证。当温补脾肾，用脾肾阳虚方治疗。

血管炎患者可以是皮下疼痛结节，肤色不红，肢体发冷，似有寒证。但其病起急剧，全身辨证往往有口干，脉数，舌红、苔黄，为热盛之证。全身性硬皮病患者早期有手足颜面肿胀，红色不明显，肢体发凉，雷诺氏征明显，脉沉，似有寒证，但往往有口苦、口干、脉数、舌红苔黄的热盛之症。

总之，假象的出现多在四肢、皮表、面色方面，而脏腑、气血津液方面的变化多反应疾病的本质，故辨证时应以里证、脉象、舌苔等为诊断的依据，此外在疾病过程中，寒热可以相互转化。

3. 虚实

皮肤病多为实证。由风、寒、暑、湿、燥、火、痰、瘀等病邪所引起，故表现为皮损起病急骤，疹色红肿，剧痒，怕冷，怕热，可有发热，水疱，脓疱渗出糜烂，脉滑有力，舌红、苔黄等。

久患皮肤病，或虚人得皮肤病，往往表现为虚证。如皮肤病迁延难愈，皮损红肿不明显，颜色晦暗，欲出不出，剧痒难当，渗液黏稠，神经疼痛，皮肤干燥皲裂，久之皮肤萎缩，毛发干黄稀疏。脉细无力，舌淡红，脉细无力。

真虚假实，真实假虚与虚实兼证也常在皮肤病见到。有的慢性荨麻疹患者，皮损反复发生红色风团，剧痒难当，似有实邪所致，但患者往往有脾虚之腹胀，食少，便溏，脉沉细无力，舌质淡或胖淡等表现，采用健脾之人参归脾丸、人参健脾丸等药物可收到一定疗效。

有的黄褐斑患者，面色淡褐晦暗，久治不愈，月经稀少，似有虚证，但患者往往有脾气急躁、口苦、胁痛、月经提前、经血暗紫、脉弦细、舌质淡紫红等表现，乃是肝郁气滞之实证，予疏肝活血汤治疗。

虚实相兼证临床上更是常见。如红斑狼疮、皮肌炎、硬皮病、神经后遗疼痛、黏膜慢性复发溃疡等病，往往有实证之皮疹发红、肿胀、疼痛、结节红斑、溃疡等症状，又有久治不愈，反复发生，肢体厥冷，脉沉细无力，舌质淡红或胖淡等虚证症状。

4. 阴阳

阴阳是综合前六者的症状，将表证、热证、实证归为阳证。将里证、寒证、虚证归为阴证。所以阴阳又是八纲中的总纲。

皮肤病多属阳证，表现为病起急骤，皮肤红肿泛发，色泽光亮，红斑结节，渗出糜烂，疼痛剧痒，口渴，心烦不安，脉滑数，舌红苔黄。宜清热解毒凉血或清热解毒利湿，方用凉血解毒汤或湿热方治疗。

虚人受邪或久患皮肤病患者，可表现为阴证，表现为久病不愈，迁延反复，皮损红肿不明显，色泽晦暗，渗出黏稠，红斑结节久久不消，阵发性疼痛，晚上痒重，咽干，心跳气短，脉细无力，舌质淡红或胖淡等。治当补气养血活血之法。可用十全大补丸或当归丸。

真阴假阳，真阳假阴与阴阳错综之证，在皮肤病也可见到，应将皮肤病的症状与整体的症状互相结合起来，进行综合分析，才能得到比较正确的八纲辨证。所以，皮肤病的辨证，必须与整体的辨证相结合，才能收到较好的治疗效果。

（三）中西药合用

老一辈皮肤病专家边天羽提倡采用中西医结合的思路诊疗皮肤病，并对中西医如何进行结合提出了兼容、互补、创新的治学理念。边天羽在皮肤领域的治学理念来源于临床实践，在临床实践中常遇到危重症皮肤病，如中毒性坏死性表皮松解症、天疱疮等，死亡率高，对于患者来讲，当先救其命，以西医学为主，中医为辅助，而到病变后期则以中医为主，西医为辅。

如银屑病是一种慢性病，属于难治性疾病，但也并非不治之症。根据中西医各自特点近年来，众多学者采用中西医结合的方法进行银屑病的研究，积累了一定的临床经验，且在基础理论研究方面也取得了可喜的成果。从现代医学模式"生物—心理—社会"三方面探索防治。只有发挥中医、西医两个学术体系的优势，取长补短、优势互补，才能在临床上不断提高疗效，在理论研究上取得更大的突破性进展。再如天疱疮中医治疗多以清热解毒，健脾利湿为治疗大法；中西医结合治疗大多是在西医激素、免疫抑制剂治疗的基础上予中药辨证内服，或与外治法结合。一般认为，在疾病早期及重症患者，应以西药治疗为主，以迅速控制病情，而同时结合中医治疗可减少激素用量，并使激素减量速度加快，从而减少激素造成的不良反应和并发症，降低病死率。经长期中西医结合治疗后，激素可停止使用，最后得到缓解。总之，中西医结合治疗天疱疮可缩短疗程，提高治愈率，降低病死率，是现阶段比较理想的治疗方法。

总之，中医是从外在表现推断内在变化，是整体医学的思维，而西医学是从微观认识疾病的变化，两者本来就有很强的互补性。边天羽认为，中西医两者在同一患者身上可以兼容，中医西医只是从不同的角度看待同个体，他们对患者都是有益的。当然，对于中医证的本质特征如何去揭示它，这就是需要创新。创新是自然科学发展的灵魂，是其生命力所在。

（四）特色用药

中医在长期的发展过程中，在治疗皮肤病方面积累丰富的经验，留下许多独具特色的用药方法，正确运用这些方法常可以取得不可忽视的治疗效果。简单介绍如下几种。

1.封脐疗法

（1）定义　中药穴位敷贴疗法是中医学的重要组成部分，中药封脐法是通过以药特敷贴人体腹部神阙穴（脐）进行治疗的一种治疗方法。

（2）作用机制　多虑平为三环类抗抑郁药，其作用在于抑制中枢神经系统对5-羟色胺及去甲肾上腺素的再摄取，从而使突触间隙中这两种神经递质浓度增高而发挥抗抑郁作用，也具有抗焦虑和镇静作用。用盐酸多虑平乳膏贴敷神阙穴，具有阻断H_1和H_2受体的作用，同时也是胆碱能受体和肾上腺素受体的拮抗剂，对全身瘙痒有明显的抑制作用。

（3）适应证　治疗各种原因引起的皮肤瘙痒、荨麻疹等。

（4）操作方法

①将患者的脐部暴露，用干棉球擦拭清洁。

②用盐酸多虑平乳膏挤出 0.5mg 放入备好的方块纱布。

③将带有药物的纱布贴敷于脐中。

④用脱敏胶布将沙布固定。

⑤每天贴敷 2 小时，自行取下，连续贴敷 10 天为 1 个疗程。

2.刺络拔罐疗法

（1）定义　针刺拔罐疗法是运用皮肤针叩刺患处，再在局部拔上火罐，以治疗疾病的一种方法。

（2）作用机制　运用皮肤针叩刺皮部，激发调节脏腑经络功能，以疏通经络，调和气血，促使机体恢复正常，从而达到治疗疾病的目的。

（3）适应证　带状疱疹、痤疮、荨麻疹、神经性皮炎、面部过敏性皮炎等。

（4）操作方法

①穴位叩刺拔罐：请患者面向墙壁坐位，背部挺直、肌肉放松并暴露于外。皮肤常规消毒，用三棱针点刺大椎、肺俞、心俞、膈俞、肝俞、胃俞的皮肤。

②带状疱疹患者依据病变部位，选择治疗体位，如坐位、侧卧位、仰卧位、俯卧位。皮肤常规消毒，用三棱针点刺皮疹和正常皮肤交界处。

③皮肤常规消毒，右手握针柄，以无名指、小指将针柄末端固定于小鱼际处，叩刺部位拔罐。

④闪火法：用镊子夹乙醇棉球，点燃后在罐内环绕再退出，速将罐子扣在腧穴上。

⑤透过罐壁观察，以出血为度，留罐 5~8 分钟。

⑥用手握住罐体，轻轻拔起，并用干棉球擦拭出血部位。

3.中药熏蒸方法

（1）定义　通过熏蒸发汗使邪外出的一种治疗方法。

（2）作用机制　通过治疗催动人体血气的流通，具有解表祛邪，除湿消肿，化瘀止痛，排泄体内有毒有害物质的作用，使机体的各个组织保持正常功能。同时还有促进血液循环，促进药物的吸收，神经、经络调节，抗炎，提高免疫力，止痛等作用。

（3）适应证　慢性肥厚性神经性皮炎、扁平苔藓、湿疹与皮肤淀粉样变。

（4）操作方法

①将防风、苍术、黄柏、白鲜皮等量药物用清水喷潮，然后装入已备好的布袋，用线缝口，布袋的大小与药量的多少视病损大小而定，一般小的可装 1/4~1/3 剂，大

的 1~2 剂不等。

②将药袋放入蒸锅或蒸笼内，加热蒸 10~15 分钟，以蒸透蒸热为度。

③从蒸锅内取出药袋，迅速放在病损上，太热时可在病损处放上布垫，以免烫伤。等热力减弱时可调换另一蒸热之药袋，一般 5~10 分钟更换一次，但随季节、室温、患者忍受程度与药袋大小而不同，每次蒸敷时间可持续 30~60 分钟不等。

④中药蒸敷可每日 1 次或数日 1 次，一般在开始治疗时每日或隔日 1 次，但随病损的改善以后可数日至 7 日 1 次，对顽固的皮疹，可在病损完全痊愈后继续巩固治疗，每次间隔可长一些。

⑤每袋中药可以蒸敷 7 次，而后更换新药。

⑥疗程：一般以继续治疗直至治愈为度，没有固定次数。

4. 药浴疗法

（1）定义　中药药浴是以中医的整体观念和辨证论治为指导，用中药煎汤洗浴患者的局部或全身的一种治疗方法。

（2）作用机制　中药洗浴可使药物透过皮肤、孔窍、俞穴等部位直接吸收，进入经脉血络，输布全身，有疏通经络、调和气血、解毒化瘀、扶正祛邪的作用。西医学研究证明，药浴疗法可以促进血液的循环，增加局部血、氧供给，改善微循环，维持皮肤正常的新陈代谢。

（3）适应证　银屑病、慢性湿疹等。

主要参考文献

［1］靳培英. 皮肤病药物治疗学［M］. 北京：人民卫生出版社，2009.

［2］陈新谦，金有豫，汤光. 新编药物学［M］. 北京：人民卫生出版社，2004.

［3］赵辨. 中国临床皮肤病学［M］. 南京：江苏凤凰科学技术出版社，2009.

［4］边天羽. 中西医结合皮肤病学［M］. 天津：天津科学技术出版社，1996.

［5］王是，蔡光辉. 5- 氨基酮戊酸光动力疗法联合 CO_2 激光治疗难治性尖锐湿疣的临床研究［J］. 中国性科学，2019，28（7）：141-144.

［6］朱爱青. 5- 氨基酮戊酸光动力疗法治疗皮肤肿瘤的临床疗效分析［J］. 心理医生，2018，24（16）：139-140.

［7］陆皓，高佳音，霍利婷，等. 光动力治疗外阴硬化性苔藓的研究进展［J］. 中国生育健康杂志，2020，31（1）：90-92.

［8］孙波，魏红，李琛，等. 不同配制方式的 5- 氨基酮戊酸光动力疗法治疗痤疮的疗效评价［J］. 中国药物与临床，2020，20（8）：1283-1285.

［9］李铁男，孙晓杰，陈晴燕，等. 血浆置换疗法治疗重症大疱性皮肤病及药疹 47 例疗效观察［J］. 中华皮肤科杂志，2010，43（8）：565-567.

［10］杨爽，姜珊，王力宁，等. 血浆置换法治疗自身免疫性大疱性皮肤病的临床疗效观察［J］. 中国血液净化，2009，8（3）：134-136.

［11］吴关清，杨恒，蒲朝晖. 寻常型银屑病中西医治疗进展［J］. 中医临床研究，2012，4（13）：110-112.

第四章　提高临床疗效的思路方法

临床疗效的提高以充分的知识积累为基础，所有的医学知识都是前人在临床实践中得失的凝练、升华、浓缩。充分掌握知识，给我们的临床思维提供了材料和方法。然而，所有知识都是典型化了的事件，我们不能期待他们在自己的临床中完整重现。我们所看到的临床永远是由不同知识章节的碎片以不确定的组合规律拼接到一起的，所以对于知识要有一个消化、吸收、为我所用的过程。这就是本节探讨的问题。

作为于皮肤性病科的中医师，我们必须认识到提高中医临床疗效必须注意三方面的问题：首先，必须建立中医的思维方法，提高中医临床思维能力；其次，必须建立中医皮肤性病辨病的基本思路；最后，要有意识地将取类比象的方法用于皮肤病的诊疗。

一、提高中医思维能力

就现代中医而言，提高中医思维能力主要是如何遵循中医思维方式的问题。

首先要建立对中医理论、经验的信任，古人说："信为道源功德母"，只有信才能催生学习、研究的动力，百折不挠的信心是提高临床能力的决定性因素。信心的来源有三方面：其一，对中医传统的世界观的认可，认可世界处于不断的运动、变化之中，认可阴平阳秘是健康的核心，认可调和阴阳是治疗的原则；其二，前人、前辈、个人在临床中的成功经验的激励，来源于疗效的可重复性；其三，应用中医理论，可以找出失败病例的症结，和有相关的证治手段，最终能改进提高。

其次要能减少程式化思维方式的干扰，血象升高并不代表热毒；唇舌青紫不仅仅是血瘀；脉搏有力不一定是实证；红斑狼疮不一定局限于肝肾阴虚；皮损渗出明显，不能只想到利湿、燥湿，还有温阳、化瘀、疏风诸法；皮损干燥不仅仅是血虚、血燥、津亏，还常见于顽湿聚结。打破常见的思维定式，寻求症状背后的联系，见风不治风，见血不止血，识得个中趣，方为医中杰。

第三，要乐于接受和谐共存的理念，中医学承认世界的不完美，健康的相对性。中医学没有绝对的邪的概念，在人与环境的相互作用中，失时、失位、过度、不及的失衡表现均被描述为邪气。正如癌基因人人皆有，但只有在异常表达时才会致病。又如风寒暑湿燥火为六时当有之气，但如果过度就成为致病的六淫，非时而至也成为邪气；对于体虚易外感者，正常的风寒暑湿燥火六时之气，也可以成为致病的外邪。正常人的完整皮肤上，每平方厘米存在一千万个细菌却并不致病，但在破损创面上这些细菌则无疑是致病的邪气。又如大肠杆菌得位有益于健康，失位则有害于健康。所以正邪不两立之说，是指疾病状态而言；在无病状态时，实际上无所谓正邪。

第四，要乐于在实践中寻找相似性。西医学的进步体现在分析的精微细致，发现事物间的不同，从而制定有针对性的治疗策略。而中医学所追求的则是寻找事物之间的相似性，所以古来医家多爱以自然之理解释医学之理和疾病演化规律。爱以兵法谋略决定治疗节奏，制定治疗策略。这种相似性是模糊的，但就人体健康这一问题来讲已经足够解决问题了。自然界有四季轮替，生长化收藏，人体有生长壮老已。自然界有地震、海啸、火山，人体有伏邪、水肿、痤疮。自然界有石油开采过度，人类活动增多，地球变暖，人体有劳逸不节，纵欲欢歌导致阴虚火旺，其相似性往往能给分析病机、确定治疗方案提供崭新的思路。

二、建立皮肤病辨病的基本思路

既往我们对于辨证投入了巨大的关注，但观摩古人的诊疗，我们发现辨病可能更重要。辨皮肤病包括两部分内容。

1. 皮肤病变辨证

这一方面的既往论述很多，包括皮损辨证、分类辨证和部位辨证。关于部位辨证需要注意以下问题。

（1）按照经络　在躯侧为肝胆，在外侧多为阳经，在内侧多为阴经，如肾囊风发属肝经，证由风湿外袭成。

（2）按照上下　发于上部多为风，发于下部多有湿。

（3）按照内外　由心走手为顺，由手走心为逆。

（4）按照前后　在胸腹病发于阴，在腰背病发于阳。

（5）按照穴位　如百会疽在颠顶，经属督脉百会穴。

（6）按照部位　如鹅口疮见满口白色斑点，证属小儿心脾积热所生。

2. 病势演变

这一方面既往的论述较少，为纵轴。一般来说，急性过程往往先后经历萌芽、发展、极期、消退、痊愈的过程；慢性过程也有其自身发展规律，也就是由一点到多点，由一脏到多脏，由一经到多经，由表及里或由里出表，由邪盛到正虚，由一种邪气为患到多种邪气纠缠的过程。

（1）急性过程辨证方式

卫气营血：如果有典型的发疹伴发热的过程，则从此角度分析。这是发疹性传染性皮肤病最常见的情形，如麻疹、猩红热、发疹性药疹。

三焦：如果有典型的湿邪的特点，则从此角度分析。这是湿热性皮肤病最常见的情形，如湿疹、皮炎类皮肤病。

伏邪：如果有典型的毒热炽盛的表现，或有定期复发加重的特点，则从此角度分析。这是突发性急重皮肤病最常见的情形，如重症药疹、系统性红斑狼疮、皮肌炎活动期、银屑病进行期。

六淫邪气常有兼夹发病的特点，其中的暑、湿、火如果具有阶段性的演变规律，则可以分别应用卫气营血、伏气辨证、三焦辨证，若无阶段性演变则往往从邪气特点或脏腑角度分析。外感性皮肤病最常见此类情形，如荨麻疹、感染性皮肤病。

（2）慢性过程辨证方式

脏腑：如果有典型的慢性生理功能异常，如消化系、呼吸系、泌尿系异常，有情志改变者，则从此角度分析。这是慢性皮肤病最常见的情形，如黄褐斑、白癜风、慢性荨麻疹、静止期银屑病、系统性红斑狼疮缓解期。

经络：如果有典型的皮损体表分布的特点，如分布于一侧肢体，分布于上部或下部，左部或右部，则从此角度分析。这也是皮肤病常见的情形，如带状疱疹、线状皮炎、扁平苔藓、硬皮病。

气血：如果有典型的气血失调的特点，则从此角度分析，如寻常型银屑病静止期、黄褐斑、白癜风、瘙痒症，常与脏腑相联系。

有一些慢性皮肤病不能用经典的思路涵盖，或者虽然表现出类似六淫致病的特点，却抵抗治疗，则多存在一些特殊的病理因素，常见者有虚、瘀、痰、毒。而六经辨证往往是难治型皮肤病的备选辨证方式，经方往往能获疗效。

三、将取类比象用于皮肤病诊疗

取类比象是中医学的特有思维方法，它是将疾病的特性、演变过程与自然界的现象进行类比，寻求其内在规律的相似性，并从中获得思路的方法。

在皮肤病的内治方面常应用取类比象的思维方法，一方面根据皮肤病的理化特点，如颜色、形态、硬度等，采用对应的方法进行治疗，广为应用的"以色治色""以形治形""以毒攻毒"等，均是其具体应用。另一方面要考虑疾病的演变规律、产生的背景、影响因素等，采取相应的措施，如痤疮多为热盛，发于面部，类似于炉火熊熊燃烧，光焰在上，受生活中抽掉炉底柴薪，则火势自减的启示，治疗时常采用攻下通便的方法治疗。大便一通，火热下行，上部火热征象顿消，丘疹、脓疱等皮损均会很快消除。这种方法称之为"釜底抽薪法"。

在皮肤病外治中也常应用取类比象的思维方法，如："白色"可以中和"黑色"，根据"类比论治"的理论，"黑色"的皮损可以外用"白色"的药治疗。例如治疗"黧黑斑"的"玉容散"就应用了众多白色的药物，包括白牵牛、白蔹、白细辛、白及、白莲蕊、白芷、白术、白僵蚕、白茯苓、白附子、白扁豆、白丁香等。再如"重物"可以压实"水肿"，"水肿"的皮损可以外用"沉重"的药压治，例如外用"银粉散"利用其中所含黑锡的重压作用治疗肉芽水肿；又如"摩擦"可以使"硬物"变薄，例如利用海螵蛸的"有密布的小疙瘩状隆起"的坚硬的骨质背部"摩擦"患处可以治疗肥厚瘙痒性皮肤病。

在对皮肤病演变过程的观察中，能够发现它也存在生长壮老已的过程，如玫瑰糠疹、新生儿的毛细血管瘤、外伤之后刚刚形成的增生性瘢痕，因而有时可以有针对性地选择治疗或等待自愈。在皮肤病治疗过程中，有时对抗反而导致疾病反应剧烈，如脓疱型银屑病，这时按照战争规律，采取强有力的支持疗法，而不贸然应用抗生素、激素等治疗，这种治疗策略往往能更好地保护患者的健康。这也可以说是取类比象的一种。

应该指出，在处理急危重症时中药、西药联合应用非常必要，并且有效，是提高临床疗效的中药手段。但在处理常见病、多发病时应该尽可能地通过以上三方面的训练，来提升临床疗效和水平。

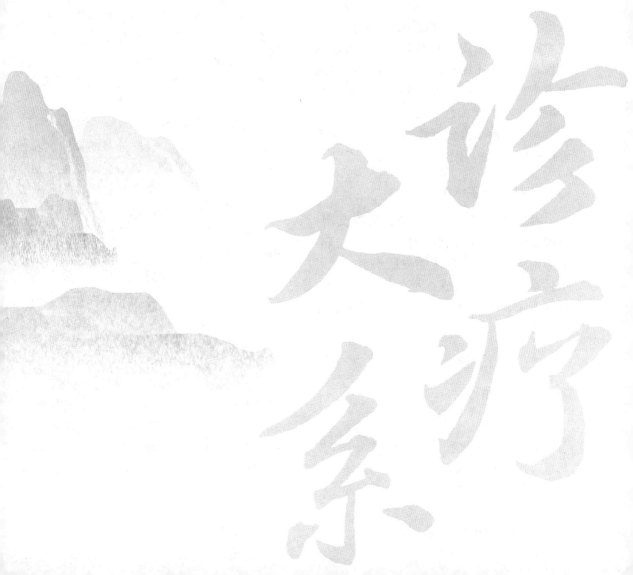

临床篇

第五章 细菌性皮肤病

第一节 脓疱疮

脓疱疮是一种常见的化脓性传染性皮肤病。中医称脓疱疮为黄水疮，因脓疱破后滋流黄水而得名。

一、病因病机

（一）西医学认识

脓疱疮主要分为两种：非大疱性脓疱疮（占70%）和大疱性脓疱疮（占30%）。大疱性脓疱疮由金黄色葡萄球菌导致，可发生于完整的皮肤，该菌可产生并释放表皮剥脱毒素，表皮剥脱毒素与细胞表面的桥粒芯糖蛋白1结合，造成表皮细胞间黏附丧失，细胞松解，大疱形成。非大疱性脓疱疮常常由金黄色葡萄球菌引起，偶尔由A组β型溶血性链球菌引起，皮肤轻微外伤后细菌黏附、侵入并导致感染。

（二）中医学认识

因夏秋之交，气候炎热，暑湿交阻，暑湿热邪客于肺经，不得疏泄；运化失职，湿邪内蕴，又感风邪之类皮肤疾患，复因搔抓或擦破染毒而成。因小儿皮肤娇嫩，肝常有余，脾常不足，更易感受暑湿，互相传染。

二、临床诊断

（一）辨病诊断

1.临床表现

本病流行于夏秋季节，多见于2~7岁儿童。其临床表现如下。

（1）大疱性脓疱疮　好发于面部、四肢等暴露部位。初起为散在的水疱，1~2天后水疱迅速增大，疱液由清亮变浑浊，脓液沉积于疱底部，呈半月形积脓现象，为本型脓疱疮的特征之一。疱壁薄而松弛，破溃后显露糜烂面，干燥后结黄色脓痂。有时在痂的四周发生新的水疱，排列呈环状，称为环状脓疱疮。患者自觉瘙痒，一般无全身症状。

（2）非大疱性脓疱疮　好发于颜面、口周、鼻孔周围、耳廓及四肢暴露部位。表现为在红斑基础上发生薄壁水疱，迅速转变为脓疱，周围有明显红晕。脓疱破后，脓液干燥结成蜜黄色厚痂，痂不断向四周扩张，可相互融合。自觉瘙痒，常因搔抓将细菌接种到其他部位，发生新的皮疹。结痂1周左右自行脱落痊愈，不留瘢痕。重症患者可并发淋巴结炎、发热等。

2.诊断要点

（1）基本损害　成群分布的黄豆大小脓疱，疱壁薄而易破，破后显露红色糜烂面，脓疱干后结成蜜黄色痂，脓疱周围有炎性红晕，可互相融合。

（2）好发于颜面、口周、鼻孔周围，亦可发于四肢。

（3）自觉有不同程度瘙痒。重者可伴有局部淋巴结肿大、发热、畏寒等全身症状。

（4）多见于夏秋，好发于儿童。多继发于痱子、湿疹之后。

（5）实验室检查　血白细胞总数、中性粒细胞分类可增高，泛发者，血沉升高。由链球菌引起者，抗"O"可明显升高。创面分泌物或脓液细菌培养为金黄色葡萄球菌或链球菌。

3. 相关检查

脓液、脓痂中可分离培养出金黄色葡萄球菌或溶血性链球菌。皮损组织病理检查提示角质层与颗粒层之间有脓疱形成，疱内含大量中性粒细胞、纤维蛋白和球菌。

（二）辨证诊断

1. 暑湿热蕴证

（1）临床证候　发病多在夏末秋初，皮疹以水疱、脓疱为主，部分疱破呈糜烂；舌红、苔黄微腻，脉弦滑。

（2）辨证要点　夏末秋初发病，皮疹以水疱、脓疱为主，舌红、苔黄微腻，脉弦滑。

2. 湿蕴染毒证

（1）临床证候　发病多在盛秋、酷暑，皮损以脓疱、糜烂为主，可伴有发热恶寒、口渴、小便短黄；舌红、苔黄腻，脉弦滑数。

（2）辨证要点　皮损以脓疱、糜烂为主，可伴有发热、口渴、小便短黄，舌红、苔黄腻，脉滑数。

3. 脾虚湿蕴证

（1）临床证候　脓疱稀疏，色淡白或淡黄，疱周红晕明显，脓疱破后糜烂面淡红不鲜，常伴有面色㿠白或萎黄，胃纳欠佳，大便溏，舌质淡、苔薄白，脉濡缓。

（2）辨证要点　脓疱稀疏，色淡白或淡黄，糜烂面淡红，纳呆，便溏，舌质淡、苔薄白，脉濡缓。

三、鉴别诊断

（一）西医学鉴别诊断

1. 丘疹性荨麻疹

丘疹性荨麻疹常见于1~7岁的儿童。典型的皮疹呈纺锤形，黄豆至花生大小，质硬的水肿性红色丘疹，如花生米大小，中心可见有小水疱。自觉奇痒，常因搔抓

而发感染。皮疹常分批出现，可反复发作。分布于四肢或躯干，不累及头部或口腔，不结痂。

2. 水痘

水痘多发生于婴幼儿，临床以发热及成批出现红色斑丘疹、疱疹、痂疹为特征。具有较强的传染性，以冬春季为多见，常呈流行性。

（二）中医学鉴别诊断

脓窝疮

脓窝疮常因湿疹、疥疮，虫咬皮炎等继发感染而得，脓疱壁厚，破后凹陷成窝，结成厚痂。

四、临床治疗

（一）提高临床疗效的要素

脓疱疮是因夏秋之季，气候炎热，暑湿交蒸，不得疏泄；或脾湿内蕴，又感风热湿毒，或搔抓染毒而发生。治疗上应辨证论治。外治应重视阻止脓水流往他处，中药煎水外洗或外擦以解毒收敛，常有良效。

西医认为脓疱疮病原菌主要为凝固酶阳性金黄色葡萄球菌，亦有凝固酶阳性的白色葡萄球菌引起的。葡萄球菌与链球菌混合感染亦不少见。在脓疱疮的治疗方面，首要的问题是在败血症之前控制病情。全身应用广谱高效敏感的抗生素。有条件要做脓液的细菌培养及血培养加药敏。做到有针对性用药，如无条件培养，或受时间限制，在培养及药敏结果未出之前，应选用青霉素G、头孢类药物静脉滴注，根据患者的年龄或体重来计算药物的计量。临床效果非常理想者2~3天即可控制病情，1周内基本治愈，要注意防止并发症。局部治疗以杀菌消炎为主，可用抗生素软膏，对大脓疱要及时抽出脓液，难以抽出时可以

用盐水稀释后抽取，再用敏感的抗生素配成溶液冲洗创面，以直接杀死细菌。对厚痂应用乳酸依沙吖啶软膏软化脱痂后对症用药。

（二）辨病治疗

1. 系统治疗

皮损广泛或伴有发热、淋巴结炎者，系统应用敏感抗生素，根据药敏结果来选择。

2. 局部治疗

水疱或脓疱局部消毒后抽吸疱液，外涂新霉素软膏、莫匹罗星软膏或夫西地酸乳膏等。

（三）辨证治疗

1. 辨证论治

（1）暑湿热蕴证

治法：清暑利湿解毒。

方药：清暑汤。青蒿10g，佩兰10g，金银花10g，连翘12g，天花粉12g，滑石20g，甘草6g，泽泻10g，赤芍10g，淡竹叶10g。脓多者，加冬瓜仁；便秘者，加大黄。

（2）湿蕴染毒证

治法：清热解毒，清暑化湿。

方药：升麻消毒饮。当归尾、赤芍药、金银花、连翘（去心）、牛蒡子（炒）、栀子（生）、羌活、白芷、红花、防风、生甘草、升麻、桔梗（小剂各3g，中剂各5g，大剂各6g）。若疮生头面，减去当归尾、红花。

（3）脾虚湿蕴证

治法：健脾渗湿。

方药：参苓白术散加减。党参10g，茯苓10g，白术6g，山药10g，炙甘草6g，扁豆15g，莲子肉12g，薏苡仁20g，桔梗6g，砂仁6g，黄芩12g。热偏重者，加野菊花、蒲公英；湿偏重者加滑石、淡竹叶。

2. 外治疗法

（1）热甚者用青蛤散 蛤壳30g，石膏30g，轻粉15g，黄柏15g，青黛9g。

（2）湿重者用三黄丹麻油 大黄90g，黄柏30g，黄连6g，煅石膏60g，枯矾180g，调敷，渗出液多时用虎杖60g或五倍子、千里光各30g，煎水湿敷；糜烂结痂者，可用蕲艾30g（烧灰存性）、枯矾15g，共为细末麻油调敷。

（3）复方紫草油 紫草9g，黄连6g，紫花地丁15g，刺蒺藜9g，白鲜皮9g，僵蚕15g，防风15g，大黄9g，一起用清水浸透20分钟文火煮沸，过滤去渣后加入菜油400ml混匀，制成每瓶50ml装的紫草油备用。治疗中对大脓疱需用无菌针头刺破排出分泌物，再涂紫草油，每天2~3次。

（4）新起脓疱可用消毒针尖逐个挑破，立即以棉球将脓吸干，不让脓液流向四周皮肤。

3. 成药应用

（1）新癀片 适用于实证为主者，功效清热解毒、活血化瘀，每次3片，每日3次（饭后服），口服，儿童酌减。

（2）清热解毒口服液 适用于热毒壅盛者，功效清热解毒，每次1支，每日3次，口服。

（3）龙胆泻肝丸 适用于湿热较重者，治以清肝胆，利湿热，每次6g，每日3次，口服。

（4）黄连解毒丸 适用于热盛伤津兼有便秘者，治以泻火解毒通便，每次6g，每日2次，口服。

4. 单方验方

（1）绿豆粉、天花粉各30g，生甘草9g，共研末，加蜂蜜或凉开水调，每次9g，口服，每天2次。

（2）取灯笼草、马齿苋各适量，然后将其晒干，再捣碎，将汁液挤出，每次用盐水洗患处后擦干，将药汁擦涂于患处，每天可以多次涂擦。

（四）医家诊疗经验

1. 赵炳南

赵炳南先生认为，本病证属肺胃湿热，外感毒邪。多因湿热之邪，侵入肺卫，郁于皮肤，肺卫有热，脾胃有湿，二气交杂，内外相搏而发本病。当用清热解毒利湿法治之。以解毒清热汤加减：金银花10g，连翘6g，蒲公英10g，野菊花10g，大青叶10g，黄芩6g，赤芍6g，六一散（包）10g。方中金银花、野菊花解毒，长于消痈；蒲公英解毒，长于治疔毒；大青叶解毒，清热凉血，常用于治疗瘟疫斑疹；黄芩善治上焦痈肿疮毒；佐以赤芍凉血活血散瘀。大便燥结伴有食滞者加焦槟榔、枳壳或焦三仙；心烦、口舌生疮者加黄连、栀子；小便短赤者加灯心草、竹叶。一般轻症可用犀角化毒丸。渗出多者可选用马齿苋、龙葵或龙胆草煎水湿敷。糜烂者外用祛湿散15g、化毒散0.5g，用甘草油调成糊状外用。痂皮厚者，外用化毒软膏。

2. 徐宜厚

徐宜厚教授认为，本病乃脾胃湿热过盛，遂化成毒，发于体表而成；或原患有痱之类皮肤病，加之搔抓皮破染毒而成。暑湿热证治宜涤暑清热，化湿解毒，选用芩连平胃汤加减，常用处方：金银花、地肤子、野菊花各15g，藿香、佩兰、泽泻、白茅根、木通各6g。水煎，每日1剂，分3次服。毒染者治宜清热解毒、清暑化湿，选用升麻消毒饮加减。常用处方：当归、赤芍、焦栀子、连翘各10g，金银花、野菊花、蒲公英各15g，炒黄芩、炒黄连各3g；胸闷食滞者加白扁豆、砂仁，心火偏盛者加莲子心；风热偏亢者加蝉蜕、薄荷；风湿偏重者加地肤子、生薏苡仁、苦参。

五、预后转归

本病一般1周左右结痂而愈，但可因搔抓、接触脓水等因素而致缠绵不愈。新生儿因抵抗力差，易并发"咳喘"（急性肺炎），甚则发生"热毒走黄"（脓毒败血症）而导致危证。

六、预防调护

（一）预防

在夏秋季节每日应勤洗澡，保持皮肤。勤剪指甲，勤换衣。幼儿园、托儿所、学校发现患儿时，及时治疗，以免引起流行。应避免搔抓，有脓汁应立刻清除，以防流他处诱发新的皮损。注意调理患儿起居、饮食，增强体质。

（二）调护

（1）多休息，勿劳累。

（2）食物要清淡、新鲜、易消化。宜多食新鲜蔬菜、水果，注意多饮水，以利小便，促进代谢，加速毒素排泄。患病期间忌食高脂食物、油炸品、辛辣、海腥发物和羊肉等热性食物，并绝对禁酒。

（3）每日可适量喝绿豆汤，并多食西瓜。

（4）可用薏苡仁土茯苓粥作为食疗方，先将大米150g、薏苡仁50g洗净，土茯苓洗净用纱布包好，同煮至米烂粥浓，去土茯苓，喝粥。大米甘平，健脾和胃；薏苡仁甘淡微寒，健脾利湿；土茯苓甘凉，解毒祛湿。全方共奏清热利湿之功。

七、专方选要

治疗小儿黄水疮验方

药物组成：地骨皮100g，生黄豆10粒，云南白药粉2g，复方鱼肝油氧化锌软膏10g（1支）。

方法：用铁锅将地骨皮炒至黑炭后研末，生黄豆研末和云南白药粉，将三者混匀装瓶备用，用复方鱼肝油氧化锌软膏调至糊状。然后将局部用生理盐水清创，涂于患处，一天3次。地骨皮性甘寒属阴，归肺经，为君药，具有凉血解毒、抗炎止痒之功效；生黄豆本身含多种氨基酸，有助于黄水疮的愈合；云南白药粉具有解毒消肿作用；复合鱼肝油氧化锌软膏有抗炎、止痒、杀菌作用。[郝小玲，张勇.治疗小儿黄水疮验方.内蒙中医药，2007，27（3）：39-40]

主要参考文献

[1] 徐宜厚，王保方，张赛英.皮肤病中医诊疗学［M］.北京：人民卫生出版社，2007.

[2] 范瑞强，邓丙戌，杨志波.中医皮肤性病学（临床版）［M］.北京：科学技术文献出版社，2010.

[3] 北京中医医院.赵炳南临床经验集［M］.北京：人民卫生出版社，1974.

[4] 赵炳南，张志礼.简明中医皮肤病学［M］.北京：中国展望出版社，1983.

[5] 赵辨.临床皮肤病学［M］.3版.南京：江苏科学技术出版社，2001.

第二节 毛囊炎

毛囊炎是整个毛囊细菌感染发生化脓性炎症。单纯性毛囊炎中医根据发病部位的不同称之为坐板疮或发际疮。

一、病因病机

（一）西医学认识

病原菌主要是葡萄球菌，有时也可分离出表皮葡萄球菌。不清洁、搔抓及机体抵抗力低下可为本病的诱因。

（二）中医学认识

发际疮多因内郁湿热，外受风、毒之邪，风热上壅或风湿热相互搏结而成。若正虚邪实，正不胜邪则迁延日久，瘀滞不散，此愈彼此，反复发作。

坐板疮因湿热内蕴，郁久化毒，凝滞肌肉；或坐卧湿地，外感湿热毒邪而成；或皮肤破伤，外染毒邪，郁于肌肤，发于腠理而成。脾为生血之源，臀是至阴之所，脾经血少，以致脓毒蕴结，皮肤窜空，而缠绵难愈。经脉瘀滞，则肿块坚硬，此愈彼起。

二、临床诊断

（一）辨病诊断

1.临床表现

初起为与毛囊口一致的红色充实性丘疹或由毛囊性脓疱疮开始，以后迅速发展演变成丘疹性脓疱，中间贯穿毛发，四周红晕有炎症，继而干燥结痂，约经1周痂脱而愈，但也有反复发作，多年不愈，有的也可发展为深在的感染，形成疖、痈等，一般不留瘢痕。皮疹数目较多，孤立散在，自觉轻度疼痛。

发于项后发际者中医称发际疮，初起项后发际处起丘疹，形如黍粟，或如豆粒，色红坚实，其顶有脓点，痒痛相兼，燃热，约经数日，白色脓头干涸结成黄色脓痂或搔破流津水或脓液，结痂后痂脱而愈。自觉疼痒，灼热，可有发热不适等全身症状，初起时为一个或多个皮损，逐渐增多，时破时敛，或此愈彼起，反复发作，日久难愈。如脓液向深处或周围发展，即可演变成疖病。

发于臀部者，中医称坐板疮，初起患处如黍如豆，色红作痒，硬肿一般数枚，或孤立散在，或簇如梅如枣，结肿燃痛，软化，内有脓液，渗流黄水，疮周瘙痒，痛痒重者可有发热畏寒，口干便秘，随后结痂而愈，但彼处又发，连绵不断，甚则皮肤窜空，按之脓出，缠绵不愈，或经治愈，但数月即又复发，反复经年。

2.诊断要点

（1）基本损害 毛囊口一致的红色充实性丘疹或由毛囊性脓疱疮开始，以后迅速发展演变成丘疹性脓疱，中间贯穿毛发，四周红晕有炎症，脓出即愈。

（2）好发于发际、臀部。

（3）自觉痛痒不适。重者可伴有局部淋巴结肿大、发热、畏寒等全身症状。

（4）反复发作，此愈彼起。

（5）实验室检查 血白细胞总数、中性粒细胞分类可增高。

3.相关检查

脓液、脓痂中可分离培养出金黄色葡萄球菌或白色葡萄球菌。

（二）辨证诊断

1.湿热内阻证

（1）临床证候 病程较短，局部红肿或湿肿，压之外溢脓水，自觉疼痛绵绵不休，愈后遗留肥厚性瘢痕，难以消尽，舌质红，苔黄或黄微腻，脉象濡数。

2.气阴两虚证

（1）临床证候 病程长，疮形似肿非肿，似溃非溃，脓液清稀；自觉疼痛，夜间尤重，舌质淡红，苔少，脉象虚细，

（2）辨证要点 病程长，疮形似肿非肿，脓液清稀；疼痛夜重，舌质淡红，苔少，脉虚细。

（2）辨证要点 病程短，局部红肿，疼痛，舌质红，苔黄，脉濡数。

三、鉴别诊断

（一）西医学鉴别诊断

痈

葡萄球菌同时感染了多个毛囊则称之为痈，实际上是多个毛囊的炎症，是一片较大的紫红色的硬块，化脓后表面有多个脓头是本病的特点，好发于颈背部、背、肩、臀及大腿，有发热、畏寒、头痛等全身症状，可以引起败血症。

（二）中医学鉴别诊断

1.疖

毛囊、皮脂腺及其周围组织均发生炎症，称之疖。疖常比单个发际疮为大，且局部红肿热痛明显，好发于头部、颜面、臀部、背部。由于疖的炎症范围大，临床表现的红色硬结节也大，压痛明显，2~3天后硬结中心坏死形成脓肿，破溃后，排出脓液、脓栓和坏死组织，肿胀消退1~2周后结疤愈合。常有发热、附近淋巴结肿大。

2.臀部粉瘤

坐板疮应与臀部粉瘤相鉴别。臀部粉瘤染毒发病前局部有囊性包块，染毒时局部暗红包块范围扩大，溃后有豆渣样物及囊壁排出，不易收口，常为单发。

四、临床治疗

（一）提高临床疗效的要素

在毛囊炎的治疗方面，如有发热、淋巴结肿大等全身症状，全身应用广谱高效敏感的抗生素。有条件要做脓汁的细菌培养及血培养加药敏。临床效果非常理想，2~3天即可控制病情，1周内基本治愈，要注意防止并发症发生。局部以杀菌消炎为主，可用抗生素软膏。如反复发作者，注意寻找有无糖尿病、肾炎、贫血等潜在疾病。

发际疮是因内郁湿热，外受风毒之邪，风热上壅或风湿热互相搏结而成。治疗中应分清虚实，且因其发病部位在身体的上部，多夹有风邪，故在清热解毒时应佐以祛风之品，病体虚，在扶正托毒时而辅以和营之品。轻者仅用外治就能获愈。外治乃按三期施以消肿散结祛腐生肌，肌生皮长疮敛之法。坐板疮由内生湿热，或外受湿毒，凝滞肌肤，或外伤染毒而成。中医中药治疗，仍以内治与外治两方面为主。内治重在分清虚实，邪实者，宜清热利湿解毒，选用蜂房散加减；正虚毒恋者，宜扶正清解余毒，选用黄芪蚤休饮加减。外治以围箍消肿，提脓祛腐，生肌敛疮。

（二）辨病治疗

1. 系统治疗

皮损广泛或伴有发热、淋巴结炎者，系统应用敏感抗生素，根据药敏结果来选择。

2. 局部治疗

外涂新霉素软膏、莫匹罗星软膏或夫西地酸乳膏等，或1%~2%碘伏外涂，也可试用紫外线照射。对反复发作的患者可试用自家菌苗或多价葡萄球菌菌苗。

（三）辨证治疗

1. 辨证论治

（1）湿热内阻证

治法：清化湿热，活血解毒。

方药：蜂房散加减。露蜂房6g、泽泻、紫花地丁、赤茯苓、赤芍各12g，金银花、蒲公英各15g，羌活4.5g，土贝母10~12g，升麻10g。

（2）气阴两虚证

治法：益气养阴，活营解毒。

方药：黄芪蚤休饮加减。黄芪12g，玄参、党参、当归、浙贝母各10g，重楼、金银花、赤小豆各15g，丹参、白花蛇舌草各

9g，桃仁、升麻各6g。疮口早封，脓泄未尽者加皂角刺炭；肿块难化者加金头蜈蚣；口干喜饮者加山药、天花粉；疮面色泽晦暗不红活者加鹿角片、肉桂。

2. 外治疗法

（1）常规外治法

①发际疮：初起用金黄散调蜜或水外敷，或用新癀片水调外敷，或颠倒散洗剂或1%~2%碘伏外涂，3~4次；有脓点时，可用提脓丹点盖黄连膏，或用手法祛除脓点，盖黄连膏掺拔毒生肌散，痊愈后可继续用安庆膏外贴。

②坐板疮：早期可用金黄散外敷；或用芫花方外洗，再用黑布化毒软膏外敷；顽固难愈者，用黑色拔膏棍外用。皮下窜空，有脓腔形成，脓液潴留者，宜切开排脓，用提脓丹、五五丹药线等引流，外盖黄连膏。有瘘管形成者，可用红血药捻插入瘘口内，外盖黄连膏，必要时选用手术扩创。

（2）其他外治疗法

①针刺及放血疗法：常用身柱、灵台、合谷、委中（放血）。施泻法，间隔两天1次。

②耳针疗法：取枕、神门、肾上腺穴。针刺后留针30~60分钟，每天1次。

③膀胱经放血疗法：在双侧膀胱经上用乙醇棉球消毒，医者用右手拇、食指挟持三棱针针柄，中指自然放于食指下针体下端以固定针体。在膀胱经上轻用力挑破皮肤，然后用双手拇、食指按压挑刺处，使其出一滴血，用消毒干棉球擦去血滴。在膀胱经上从大杼穴开始，至关元穴为止，等距离放血6~7处（指一侧膀胱经），每日1次。有出血疾病者禁用。

④点刺大椎放血治疗：用碘伏将患者大椎处消毒。取经过消毒后的三棱针快速点刺大椎穴，一般点刺3~5下，点刺深度中等，再在大椎处快速拔上火罐放血，放

血量视发际疮程度而定。每3天1次。

⑤挑刺疹点治疗复发性毛囊炎：准备不锈钢三棱针1支，用75%乙醇浸泡30分钟即可使用。在患者背部第一胸椎至第九胸椎及两肩甲骨范围内寻找疹点，隆起如粟粒状或呈卵圆形，有的如大头针顶，显粉红或棕色，同时加用大椎、身柱、灵台穴。让患者反坐在靠背椅上，暴露背部，选好部位，用常规消毒过的三棱针针尖对准选定部位，斜刺，快速刺入皮下，挑断纤维组织，并挤出3~4滴血，伤口盖上无菌敷料，用胶布固定4~5天后自己除去即可。

3. 成药应用

（1）新癀片　每次3片，口服，每日3次（饭后服），儿童酌减。

（2）清热解毒口服液　每次1支，每日3次，口服。

（3）六神丸　每次8粒，口服，每日3次。

（4）黄连解毒丸　每次6g，口服，每日2次。

4. 单方验方

（1）绿豆粉、天花粉各30g，生甘草9g，共研末，加蜂蜜或凉开水调，每次9g，口服，每日2次。

（2）取灯笼草、马齿苋各适量，然后将其晒干，再捣碎，将汁液挤出，每次用盐水洗患处后擦干，将药汁液擦涂于患处，每天可以多次涂擦。

（3）金银花15g，杭菊花15g，开水泡服，代茶饮，每日1剂。

（四）医家诊疗经验

1. 许履和

许履和教授认为发际疮虽属小恙，但常常此起彼伏，缠绵难愈，给患者带来了很大的痛苦。本病病因病机乃温热蕴于阳经，治疗清解之剂内服，以清其源，洁其

流，使热毒不再上炎。常选用黄芩、黄连、板蓝根、马勃、连翘、陈皮、白僵蚕、金银花、蒲公英、防风等治疗。外治提出用金黄散柏饼外敷，特别提倡后者，认为其效果良好，勿因药味平淡而忽视它。

许履和教授认为坐板疮乃湿热蕴于脾经所致。在治疗上强调外治的重要性。常用苦参汤外洗，苦参30g，川椒9g，黄柏15g，地肤子15g，蛇床子15g，金银花15g，白芷9g，野菊花12g，生甘草9g，石菖蒲9g，煎汤浸洗患处，拭干后再擦解毒软膏，一日2次。或苦参汤洗后，再用解毒散、金黄散各一半，用麻油调敷患处。内服可用黄连解毒丸，每次6g，每日2次，或二妙丸，每次6g，每日2次。若迁延日久，皮肤粗糙，瘙痒不止，用苦参汤无效者，则宜用熏癣药条熏之。

2. 朱仁康

朱仁康教授认为，发际疮乃湿热内蕴化火。治宜清火解毒，方用消炎方加减（黄芩9g，牡丹皮9g，赤芍9g，重楼9g，金银花9g，连翘9g，生甘草6g）。大便干结者，加生大黄9g，玄明粉9g。病久体虚毒盛者，宜四妙汤补正托毒，山药15~30g，当归12g，金银花或忍冬草6g。外治可用金黄散调成糊状或玉露膏，或用毛疮洗方（苍耳子15g，明矾30g）水煎洗，每次洗3~4次，连洗5~10天。洗后用四黄散（大黄15g，雄黄15g，黄柏15g，硫黄15g，共研细末）香油调成糊状，逐个涂上，有清热解毒消肿之功。

3. 徐宜厚

徐宜厚教授认为，内蕴湿热之邪，循足太阳膀胱经，上壅于枕部，督脉阳气被遏，不能温煦，郁而化毒，发为本病。常因病情反复，损气耗阴，正虚毒恋终成痼疾。一般分为两型治疗，其一是湿热内阻：拟清化湿热，活血解毒，用蜂房散加减。常用药物：露蜂房6g，泽泻、紫花地

丁、赤茯苓、赤芍各12g，金银花、蒲公英各15g，羌活4.5g，土贝母10~12g，升麻10g，水煎服，一日1剂，分2次内服。其二是气阴两虚，宜益气养阴，和营解毒。用黄芪蚤休饮加减。常用药物：黄芪12g，玄参、党参、当归、浙贝母各10g，重楼、金银花、赤小豆各15g，丹参、白花蛇舌草各9g，桃仁、升麻各6g。一日1剂，水煎，分2次服。并且提出针刺及放血疗法：常用身柱、灵台、合谷、委中（放血）。施浮法，隔2天1次。耳针疗法：取枕、神门、肾上腺穴，针刺后留针30~60分钟，每天1次。

4. 房芝萱

房芝萱教授指出，坐板疮多发生于青壮年，病位在臀部。多因热毒与阴湿之邪凝滞于肌肤，以致气血瘀滞，经络阻隔，久而化热，热盛肉腐而成。常用经验方：茵陈30g，金银花、苍术、黄柏各18g，连翘15g，当归尾、赤芍、茯苓、车前子各10g。毒热重者，加紫花地丁、野菊花、大黄、黄芩、土茯苓、栀子；湿盛者，加薏苡仁、六一散、茯苓、白术、苦参、防己；肿痛明显者，加川楝子、乳香、红花、川芎、丹参。治疗的后期，患者自觉痒重而痛轻，此乃风湿之邪所至，故以利湿为主，清热为辅，佐以活血祛风之剂。

五、预后转归

本病一般1周左右可吸收结痂而愈，但多有复发倾向，常持续数周乃至数月之久。

六、预防调护

（一）预防

每日应勤洗澡，保持皮肤清洁干燥。应避免搔抓。当调理患者起居、饮食，增强体质。

（二）调护

（1）多休息，勿劳累。

（2）食物要清淡、新鲜、易消化。宜多食新鲜蔬菜、水果，注意多饮水，以利小便，促进代谢，加速毒素排泄。患病期间忌食高脂食物、油炸品、辛辣、海腥发物和羊肉等热性食物，并绝对禁酒。

（3）食疗

①每日可适量喝绿豆汤，并多食西瓜。

②薏苡仁土茯苓粥：先将大米150g，薏苡仁50g洗净，土茯苓洗净用纱布包好，同煮至米烂粥浓，去土茯苓，喝粥。大米甘平，健脾和胃；薏苡仁甘淡微寒，健脾利湿；土茯苓甘凉，解毒祛湿。全方共奏清热利湿之功。

七、专方选要

收湿解毒汤

明矾、黄柏、苦参各30g，蒲公英90g。方法：药中加水250ml，煎40分钟，降温至40℃左右，将头部毛发剃净，用干毛巾浸药液反复湿敷患处，每次30钟，每日4~6次，复用药液时再加温，每日更换1剂。秦国进用收湿解毒汤治疗头皮脓疱性毛囊炎48例，结果48例全部治愈。[秦国进.收湿解毒汤治疗头皮脓疱性毛囊炎48例.中西医结合杂志，1991（1）]

主要参考文献

[1]刘忠恕，姜相德，王家林.现代中医皮肤病学［M］.天津：天津科技翻译出版公司，1997.

[2]徐宜厚，王保方，张赛英.皮肤病中医诊疗学［M］.北京：人民卫生出版社，2007.

[3]范瑞强，邓丙戌，杨志波.中医皮肤性病学［M］.临床版.北京：科学技术文献出版社，2010.

[4]王萍，张苍.中医皮肤科主治医生748问

[M]. 北京：中国协和医科大学出版社，
2010.

[5] 北京中医医院. 赵炳南临床经验集 [M].
北京：人民卫生出版社，1974.

[6] 赵炳南，张志礼. 简明中医皮肤病学 [M].
北京：中国展望出版社，1983.

[7] 赵辨. 临床皮肤病学 [M]. 3 版. 南京：
江苏科学技术出版社，2001.

第三节　疖

疖是单个毛囊及其所属皮脂腺的急性
化脓性感染。疖中西医病名相同，《外科理
例》曰："疖者，初生突起，浮赤而无根脚，
肿见于皮肤之间，止阔一二寸，有少疼痛，
数日后则微软，薄皮剥起，始出清水，后
自破……脓出即愈。"

一、病因病机

（一）西医学认识

其病原菌主要是金黄色葡萄球菌，其
次为白色葡萄球菌侵入毛囊或汗腺所致。
皮肤擦伤、糜烂等均有利于细菌侵入及繁
殖。身体抵抗力降低、体弱，患有糖尿病、
肾炎、贫血等皆可成为本病的诱因。

（二）中医学认识

中医认为，本病的基本病因为外感火
热毒邪，其基本病机则责之于热邪炽盛，
正虚染毒，以致湿热毒邪蕴蒸肌肤，气血
凝滞，热盛肉腐。

（1）外感暑毒　夏秋季节，气候炎热，
感受暑毒；或因天气闷热，汗泄不畅，热
不外泄，暑湿热毒蕴蒸肌肤，引起痱子，
复经搔抓，破伤染毒。

（2）热毒蕴结　饮食不节，脾胃受损，
或情志不畅，肝胆气郁，或膀胱开阖不利
等均可导致湿火内蕴，湿火外泛肌肤，肌

肤防御能力降低，易外感风邪，内外两邪
相搏，热毒蕴结，致经络阻塞，气血凝滞。

（3）正虚染毒　素患消渴，脏腑燥热，
阴虚火旺，消灼肾阴，津液不荣肌肤，或
脾虚便溏，运化失职，气虚不足以抗邪等，
均可导致皮毛不固，邪毒侵袭肌肤，正虚
邪恋，局部气血凝滞，营气不从。

二、临床诊断

（一）辨病诊断

1. 临床表现

初起局部出现红、肿、疼痛的小硬结，
2~3 日内逐渐肿大，呈圆锥形隆起，疼痛
加重。5 日后，炎症继续发展，结节中央
的组织坏死、溶解和形成小脓肿，硬结变
软，疼痛减轻，中央出现黄白色脓头。脓
头大多能自行破溃，破溃或经切开引流后，
炎症消失，脓腔塌陷，逐渐为肉芽组织填
满，最后形成瘢痕而愈合。疖一般无全身
症状，严重者可引起局部淋巴管炎、淋巴
结炎。面部疖，尤其是发生在上唇部、鼻
部（即所谓"危险三角区"）者，如被挤压
或挑刺，感染容易沿内眦静脉和眼静脉进
入颅内的海绵静脉窦，死亡率很高。

2. 诊断要点

（1）开始局部呈圆锥形隆起的炎性硬
结，具有红、肿、热、痛四大特征。

小结节逐渐扩大，疼痛加剧，最后中
央变软，并出现黄白色脓栓，破溃排出脓
液后疼痛减轻。

（2）好发于头面、颈、臂及臀部，偶
可发于四肢。

（3）一般无全身症状，重者可伴有局
部淋巴结肿大、发热、畏寒等全身症状。

（4）实验室检查　血白细胞总数、中
性粒细胞分类可增高。

3. 相关检查

脓液中可分离培养出金黄色葡萄球菌

或表皮葡萄球菌。

（二）辨证诊断

1.暑湿热蕴证

（1）临床证候　见于夏秋季节。患处结块，或起脓疱，单个或多个，灼热疼痛，皮肤发红；兼见心烦胸闷，口苦咽干，便秘溲赤；舌红，苔白腻或微黄，脉滑数。

（2）辨证要点　见于夏秋季节。患处结块，红肿热痛，便秘溲赤；舌红，苔黄，脉滑数。

2.热毒蕴结证

（1）临床证候　患处突起如锥，灼热疼痛，皮肤焮红；兼见发热口渴，大便干结，小便短赤；舌质红，苔黄，脉数。

（2）辨证要点　患处突起如锥，灼热疼痛，发热，大便干结，小便短赤；舌质红，苔黄，脉数。

3.正虚毒恋证

（1）临床证候　疖肿散发于全身，色暗红，脓水稀少，此起彼伏，迁延不愈；阴虚者，兼见口渴唇燥，舌质红，苔薄，脉细数；脾虚者，兼见面色萎黄，神疲乏力，纳少便溏；舌质淡或边有齿痕、苔薄，脉濡。

（2）辨证要点　疖肿色暗红，脓水稀少，反复发作；阴虚者，兼见口渴唇燥，舌质红，苔薄，脉细数；脾虚者，兼见面色萎黄，神疲乏力，纳少便溏；舌质淡或边有齿痕、苔薄，脉濡。

三、鉴别诊断

（一）西医学鉴别诊断

1.小汗腺炎

小汗腺炎多见于婴幼儿头皮、颈部、上胸部，产妇亦常发生；夏季多见；为多个黄豆至蚕豆大紫红色结节，中心无脓栓，愈合无瘢痕。

2.急性淋巴结炎

急性淋巴结炎局部有红肿热痛，但肿势范围较大，常为单个，表皮紧张光亮；多伴有明显的全身症状。

3.痈

痈红肿范围大，有多个脓栓，溃后状如蜂窝；全身症状明显。

（二）中医学鉴别诊断

1.颜面疔疮

颜面疔疮初期有粟粒样脓头，但根脚较深，肿势散漫，出脓日期较晚而有脓栓，全身症状明显。

2.有头疽

有头疽红肿范围大，多超过9cm，有多个粟粒状脓头，溃后状如蜂窝；全身症状明显，病程长。

四、临床治疗

（一）提高临床疗效的要素

疖病的辅助检查主要是进行糖尿病、免疫功能、微量元素等方面的检测，还可取脓液直接涂片，革兰染色后镜检，同时留取标本做细菌培养和鉴定，并做药敏试验。西医治疗疖病的总原则是：消除毛囊内的细菌微生物和炎症，治疗以外用药物为主，较严重的疖病应进行内用药物治疗。外用药物主要有20%鱼石脂软膏，1%~2%碘伏，莫匹罗星软膏或5%新霉素软膏。内服药物可选用青霉素类、头孢类、大内酰胺类或喹诺酮类抗生素，也可根据药敏试验选择抗生素。

中医的疖，其主要病因病机是：湿热内蕴，外感风热邪毒或暑湿之邪，内外两邪搏结，以致气血被毒邪壅滞于肌肤，导致经络阻塞，气血凝滞，或因阴虚内热，脾虚失司，以致气阴两虚，正虚邪恋发为本病。疖病是指多个疖在一定部位或散在身体各处反复发作的一种疾患。多见于青壮年，尤其是皮脂分泌旺盛、消渴病及体质虚弱之人，好发于头面、项后、背部、臀部等处，几个到数十个，此愈彼起，反复发作，缠绵经年累月不愈。中医临床主要分为暑湿热蕴、热毒蕴结、正虚毒恋三个证型进行治疗，总的治疗法则是清化湿热，养阴解毒、健脾和胃。

（二）辨病治疗

治疗原则 早期促使炎症消退，化脓后及早排净脓液；及时消除全身性不良反应。

1. 系统治疗

皮损广泛或伴有发热、淋巴结炎者，系统应用敏感抗生素，根据药敏结果来选择。临床观察和药效试验结果表明，青霉素、头孢类抗生素疗效较好。

2. 局部治疗

（1）物理治疗 初起，紫外线微量照射，可促进局部消炎、防止扩散。红肿阶段，选用超短波、红外线等热疗，促进疖肿液化。2~3次/天，20~30分钟/次。

（2）药物涂擦 0.5%碘伏涂擦，该药不仅对皮肤刺激小，且作用时间持久，无色素沉着。亦可用新霉素软膏、莫匹罗星软膏或夫西地酸乳膏、红霉素、四环素软膏涂抹。

（3）药膏外敷 局部红肿有小脓疱时，用鱼石脂软膏等。

（4）切开引流 疖肿成脓后，结节软化，有波动感，即可做小切口引流或火针引流。禁忌挤压化脓病变。

（5）保持局部清洁干燥 坚持局部皮肤的清洗，有条件者最好每天淋浴。小儿皮肤幼嫩，夏季浴后外敷痱子粉，可避免形成多发疖肿。

（三）辨证治疗

1. 辨证论治

（1）暑湿热蕴证

治法：清暑利湿解毒

方药：清暑汤。青蒿10g，佩兰10g，金银花10g，连翘12g，天花粉12g，滑石20g，甘草6g，泽泻10g，赤芍10g，淡竹叶10g。便秘者，加大黄。

（2）热毒蕴结证

治法：清热解毒。

方药：五味消毒饮加味。金银花2g，野菊花15g，紫花地丁15g，天葵子15g，蒲公英15g，天花粉15g，车前子15g，连翘15g。气阴虚弱加西洋参、沙参；毒邪末净反复发作者加土茯苓。

（3）正虚毒恋证

①阴虚染毒

治法：滋阴清热解毒。

方药：用六味地黄汤加减。生地黄30g，山茱萸15g，怀山药15g，牡丹皮10g，茯苓10g，泽泻10g，连翘15g，黄芩15g，栀子15g，当归10g。

②脾虚染毒

治法：宜健脾和胃、清化湿热。

方药：四君子汤加味。党参10g，白术10g，茯苓10g，金银花15g，连翘10g，赤芍10g，淡竹叶15g，当归10g，甘草6g。

2. 外治疗法

（1）常规外治法

①初期草药外敷：新鲜蒲公英、紫花地丁、芙蓉叶、马齿苋、丝瓜络等，选用2种捣烂外敷，每日2~3次。或用箍围药：阳证选用金黄散或玉露散，用冷开水或金银花露或菊花露调成糊状外敷，阴证选用回阳玉龙膏外敷，以活血行气、祛风解毒、消肿定痛，使疮毒收束，不致扩散。

②脓成切开排脓。

③溃后用九一丹掺太乙膏盖贴；脓尽

改用生肌散收口。

（2）其他外治疗法

①针灸疗法：取灵台穴，针刺后放血少许；疗生面部加刺合谷；疖生背部加刺委中。2天1次。

②拔罐法：对已溃破者，可局部消毒后，根据患处硬结大小，造略大于硬结的玻璃火罐，让患者取舒适、耐久的体位，用闪火法拔于患处，注意观察罐内情况，待脓水流尽，开始流出新鲜血液时，将罐取下，然后清洁患处、肿块处外敷金黄散，包扎。若1次脓血未拔净者，可隔日再拔，直至脓尽流出新鲜血液，并注意患处恢复情况。

③豹文刺加拔火罐法：局部常规消毒，在疖肿基底部取穴，快速将针尖刺入皮下0.5cm，然后，针尖斜向疖肿的基底部中央。每个疖肿四周扎四针。起针后拔火罐。火罐口径大小视疖痈肿大小而定，一般火罐口径应大于疖痈肿边缘1~2cm。拔罐保留3~5分钟，出血1~2ml，起罐后行常规消毒，外敷消毒纱布固定即可。颜面五官部位的疖肿禁用。

④负压抽吸法：局部常规消毒，采用1%丁卡因表面麻醉，在裂隙灯显微镜下检查被感染的皮脂腺或睑板腺开口处，如见有一白点或有薄膜覆盖，先用7号注射针头拔除腺管开口处的白点或薄膜，然后在直视下用一次性5ml注射器乳头（取下针头）对准腺管开口处，用力将腺管内脓液抽吸干净，患者眼睑的胀痛即刻缓解，1次治疗完成。预约患者第2天随访，如引流不畅再进行第2次治疗，方法同上所述。

⑤隔姜灸：将鲜姜切成0.5cm厚的薄片，其大小依疖肿大小而定，姜片中心用针穿刺数孔置艾炷（中炷），然后放在疖肿上施灸，当患者感到灼痛时可将姜片稍上提，使之离开皮肤片刻，旋即放下，反复进行。灸完1壮后换艾炷再灸，至患者感到疖肿部位疼痛减轻或局部有凉感为度，一般需6~8壮，每天1次。

⑥放血治疗：取穴颈、背、腰、臀部疖肿者取委中穴或阴谷穴及病灶局部，胸腹壁取阳交、局部。操作方法先刺肢体穴位。选取穴位处明显暴涨的血络，消毒后用三棱针直刺出血，血止拔罐，2~3分钟去罐，碘伏棉球消毒针孔。再刺红肿局部。消毒后用大三棱针在病灶最高处进针，待脓血溢出，用消毒药棉擦拭，加拔火罐。火罐选用罐口比病灶大一些者为好。拔出若干脓血2~3分钟去罐，消毒针孔，用小纱布块盖住针孔，操作完毕。若病灶面积小，或面积虽大、红肿局限、脓已成者，可不刺肢体穴位，只刺局部病灶，若病灶微热红肿硬痛，肢体穴位一定要刺。

3. 成药应用

（1）新癀片　每日3片，口服，3次/日（饭后服），儿童酌减。

（2）清热解毒口服液　每次1支，每日3次，口服。

（3）牛黄解毒片　每次2片，每日2次。

（4）黄连解毒丸　每次6g，口服，2次/日。

（5）六神丸　每次10粒，每日3次，婴幼儿减量。

（6）三黄丸　每次5g，每日2次。

（7）黄连上清丸　每次3g，每日3次。

4. 单方验方

（1）绿豆粉、天花粉各30g，生甘草9g，共研末，加蜂蜜或凉开水调，每次9g，口服，每天2次。

（2）取灯笼草、马齿苋各适量，然后将其晒干，再捣碎，将汁液挤出，每次用盐水洗患处后擦干，将药汁液擦涂于患处，每天可以涂擦多次。

（3）金银花30g，甘草10g，煎汤，代茶饮。

（4）取黄药子适量，以鲜者为佳，陈者须先用清水浸泡3~4小时。洗净后捣碎成渣，加少许白醋拌匀涂于患处，干燥后可适当调水湿润，每日换药1次。

（5）取新鲜紫花地丁300~500g，洗净，除去多余水分，加入食盐3~5g，捣烂成糊状备用。使用时，洗净患处，常规消毒皮肤，根据患处部位大小，取适量药糊敷于患处，以较细密的敷料包扎固定。每日换药2次。

（6）槟附透湿汤　黄芪、皂角刺、泽泻、车前子、碧玉散、槟榔、当归、川芎、黄芩、栀子、穿山甲（以他药代替）、制附子、龙胆草、柴胡。本方治疗疖病疗效显著。

（7）扶正消毒饮　黄芪、当归、野菊花、金银花、蒲公英、紫花地丁、连翘。本方治疗疖病疗效显著。

（8）归芍地甲汤　当归、赤芍、穿山甲（以他药代替）、连翘、丝瓜络、生黄芪、皂角刺。用于治疗多发性疖病有一定疗效。大便燥结者加大黄，小便赤涩者加木通；心烦急躁者加焦栀子；舌红者加牡丹皮；舌苔黄、口苦者减黄芪加黄连；舌苔白腻者加生薏苡仁。

（9）疖病方　荆芥、黄芪、黄芩、栀子、连翘、川芎、薄荷、海藻、昆布、桔梗。本方用于治疗疖病有很好的疗效。

（10）消疖汤　黄芪、土茯苓、地龙、金银花、皂角刺、山慈菇。本方用于治疗疖病疗效显著。

（四）新疗法选粹

（1）湖北省荆门市第一人民医院耳鼻咽喉科采用弱激光治疗仪治疗外耳道疖取得较好疗效。患者取坐位，将治疗探头放置于双耳外耳道口，打开弱激光治疗仪，激光输出量是5mW，波长650nm，时间10分钟，弱激光治疗后放置鱼石脂甘油细棉片于外耳道疖肿处，每天1次。

（2）湖南省株洲市一医院耳鼻喉科，采用MTC微电脑微波治疗仪（电压220V，频率2450MHz，功率100W）照射治疗外耳道疖。采用体表圆形照射治疗探头，对准患耳外耳道，距外耳道口5cm，功率20W，每次15分钟，一日1次，大多数患者3~5次治疗后即痊愈。

（五）医家诊疗经验

1. 姜兆俊

山东中医药大学姜兆俊教授认为，疖病发病为内外邪毒相互搏结所致，内因为气虚、阴虚、痰湿、内热，外因为感受风热或暑湿之邪。气阴两虚为本，湿热蕴结为标，辨证须分清标本虚实，正邪盛衰，把握其本质，方能奏效。

气阴两虚是疖病反复发作的内在根源，治病求本，当扶正培本，故治疗应以补气养阴为主，重用生黄芪、党参、山药、麦冬等益气养阴之品，以达扶正祛邪的目的，常用方有四妙汤加味、生脉散加味、玉屏风散加味等。如四妙汤加味：生黄芪、金银花各30g，当归、蒲公英各15g，茯苓、赤芍、连翘、白芷、天花粉各9g，苍术、生甘草各6g，水煎服。方中以生黄芪补气为君药；辅当归、天花粉补阴血，生津液；茯苓、苍术健脾祛湿；以金银花、蒲公英、连翘清热解毒；当归、赤芍养血活血；白芷、天花粉用以托毒外出。

湿热蕴蒸为标，治疗宜健脾利湿，清热解毒，以祛邪安正。痰湿内盛者，以健脾化湿为主，常用参苓白术散加味。湿热均盛者，治宜清热利湿，祛风解毒消肿，常用防风通圣散加减：防风、荆芥、栀子、赤芍、黄芩、白术、桔梗、苦参、滑石、连翘、当归各9g，金银花30g，水煎服。方中防风、荆芥祛风解表，发散邪毒；白术健脾化湿，滑石利湿清热，苦参燥湿解毒，共祛湿邪；黄芩清肺胃之热，栀子、连翘、金银花清热解毒，合苦参共清火热邪毒；当归、赤芍凉血活血，兼能养血；桔梗调气，托毒外出。

同时需兼顾血瘀、痰凝。疖病特点为：缠绵日久，反复发作，或因阴津匮乏，或因痰湿壅塞，或因气虚无以鼓动，或因湿热搏结，均可致气滞血瘀，痰湿凝结，形成硬结，局部皮肤色暗或紫暗，肌肤失去光泽，故治疗除补气养阴、清热利湿解毒之外，应注意应用活血化瘀、祛痰散结之品。活血药常用当归、赤芍、生地黄、天花粉等凉血活血，既可活血化瘀通络，又可防止助热伤津；化痰药常用制胆南星、浙贝母、土贝母、夏枯草等以化痰通络散结。

加减法：根据疖的发病部位用药。面部疖加牛蒡子、桔梗、薄荷轻清发表散邪；胸背部疖加柴胡、郁金、青皮调理气机；上肢疖加桑枝、川芎调气活血，祛湿通络；下肢疖加川牛膝、黄柏活血燥湿。暑湿热毒较重者，加藿香、佩兰、黄芩、栀子、黄连；血热明显者，加生地黄、牡丹皮；排脓不畅者，加白芷、天花粉、皂角刺等；肿痛甚者，加板蓝根、乳香、没药等；便秘者，加生大黄。

2. 陆德铭

上海中医药大学陆德铭教授主张辨病与辨证结合，扶正与祛邪结合，治标与治本结合，重视调整整体功能，以提高机体免疫力为转机，临床中取得了良好疗效。

（1）益气养阴，扶正培本　疖病初多因正气不足，气阴两虚之体，皮毛不同，易于感受邪热之毒；病中又可因邪热耗气伤阴，加重气阴亏损；久病又因正虚邪恋，湿热火毒不易清除，而致疖病反复发作，终致气阴益虚。因此，气阴两虚为疖病最根本、最关键的病机。然而疖病临床表现主要为局部红、肿、热、痛、有脓

头等热毒蕴结之象，故认为疖病以正虚为本，尤其是气阴两虚，以热毒蕴结为标。治疗原则首推益气养阴，扶正培本。常用生黄芪、太子参、党参、白术、茯苓、山药等益气培本，生地黄、玄参、天冬、麦冬、女贞子、枸杞子、天花粉、何首乌、沙参、黄精、山茱萸等养阴培本。临证中陆教授尤喜重用生黄芪30~60g，扶正固本。生黄芪一可益气托毒，促使毒邪移深就浅，从而达到邪毒清泄、肿痛消退之目的，寓有"扶正达邪"之意；二可益气实卫固表，常与白术、防风同用，以提高机体抵抗力，抵御邪毒入侵；三有化气回津之功。

（2）清热解毒，祛邪安正　疖病主要临床特征为火热之毒蕴结肌肤所致的红、肿、热、痛，有脓头。根据疖病的标本缓急、急则治标及审因论治的原则，祛邪治标着重清热解毒，以清其源，洁其流，使内蕴之火热之毒不再蕴结外泛肌肤。常用黄连、黄芩、蒲公英、紫花地丁、野菊花、金银花、连翘、白花蛇舌草等清热泻火解毒，生地黄、赤芍、牡丹皮等凉血清热、散瘀消肿。发于下肢、臀部者，常用黄柏、苍术、薏苡仁、土茯苓等清热利湿之品。临证中，陆教授尤喜重用白花蛇舌草、鹿衔草，认为其药性甘凉，既有清热解毒之力，又可调节机体免疫功能，寓扶正于祛邪之中。

（3）标本兼治，扶正清泄　疖病的长期不愈或反复发作与正气不足，邪毒乘虚而入或留连不去至为相关。正气不足，则无力振奋以祛邪毒；邪毒留连，久必耗气伤阴。正气与邪毒搏击起伏，这是疖病发病的关键所在。故疖病虽表现为火、热、湿、毒所致的阳证，然而用抗生素及大剂清热解毒之品却无明显疗效，或可取效于一时，也不能解决其复发难题。根源就在于疖病患者正气不足，气阴两亏，阴虚生

内热，又热毒蕴结，实火与虚火互助为疖。气阴未复，虚火闪烁，即使用大剂清热解毒之品，实火亦不能平息。当益气养阴与清热解毒同施，虚实之火才可同制。故当立足于整体调治，整体与局部兼顾，治标与治本结合。针对气阴两虚及热毒蕴结的相反病理过程，用扶正清泄的双向性复方调治病之初，益气养阴与清热解毒并重；病之中，疖肿渐消，当清热解毒之品渐减，益气养阴之品渐增；病之末，疖肿消退，予益气养阴之品扶正培本，杜绝复发之虑。如此标本兼治，通过调整整体而调整脏腑、阴阳、气血、寒热、虚实之偏颇，从而不仅改善了症状，控制和减轻了病情，并且可通过增强或调整机体免疫功能，减少和预防复发。

（4）祛邪务尽，生活调摄　正气不足，气阴虚损为疖病发病的重要因素。然虚损难复，故疖病缠绵难愈，不易根治。因此，临证治疗不要随便更弦换辙，不可因疖肿暂时消退而停药。一般应坚持服药，只有在疖肿消除后3个月内无疖肿新发，方可为痊愈。

3. 凌云鹏

凌云鹏指出，多发性疖肿在临床上有两种类型，一为固定患生于颈后发际或臀部，常有数个或更多反复发生，一为患生于全身各处，无一定部位，此愈彼起，不断发生，可持续数年不愈。均属热毒结聚窜发于皮腠之间，临床辨证每多病同因异，故治疗也多同中有异，如颈部疖肿为火毒或风热蕴结所致，下部疖肿则为湿热内蕴而成，其发无定处的疖肿，有属火毒炽盛而流窜于皮腠，有则因患生日久，正气受伤而卫表不固，所以疖虽小疡，其病多变，治疗则在清热解毒的总则下，适当配用散结、祛风、渗湿、固表之品，从清源着手，则可杜绝本症的窜发不止。

4. 朱仁康

朱仁康教授将多发性疖肿分为续发型疖肿和复发型疖肿两型。续发型疖肿在不定部位，陆续发生疖肿，个数不定，新旧交替，可延多年不愈。复发型疖肿常在一定部位，尤以项部、臀部反复发生。皆由湿热内蕴，化为火毒而成。凡发于上半身、头部者，火毒为重，治以清热解毒，方用消炎方加减；发于下半身臀部者，湿热为重，治以理湿清热，方用除湿胃苓汤加减。疖肿日久，肿坚不溃，宜托毒消肿，用消痈汤加减。病久体虚毒胜，经常复发，宜四妙汤补正托毒。

5. 段馥亭

段馥亭教授认为，反复发作性疖，其原因为气血亏损，毒气留连皮腠所致，治疗时要详审脉证，追求病因，气血亏损者，宜加清补。段教授主张"清补"，常用仙方活命饮去防风、白芷、贝母，加黄芪、蒲公英等，外敷消炎膏治疗。

五、预后转归

疖是毛囊为中心的急性化脓性感染，本病顽固，极易复发，虽经药物治疗后，皮损不再新发，仍须坚持服药1~3个月，以巩固疗效。治疗不及时，疖的范围扩大、症状加重的即为痈。生疖后，特别是结节快破溃时，用手抓搔、挤压，使手上的细菌和疖中的脓栓进入血液，严重者可引起菌血症、败血症或脓毒血症，进而诱发脑膜炎或肾小球肾炎等。

六、预防调护

（一）预防

注意个人卫生，勤洗澡，保持皮肤清洁干燥。勤剪指甲，勤换衣。当调理患者起居、饮食，增强体质。

（二）调护

（1）多休息，勿劳累。

（2）食物要清淡、新鲜、易消化。宜多食新鲜蔬菜、水果，注意多饮水，以利小便，促进代谢，加速毒素排泄。患病期间忌食高脂食物、油炸品、辛辣、海腥发物和羊肉等热性食物，并绝对禁酒。

（3）及时防治糖尿病。不宜自行挤压疖肿。

（4）食疗

①每日可适量喝绿豆汤，并多食西瓜。

②薏苡仁土茯苓粥：先将大米150g、薏苡仁50g洗净，土茯苓洗净用纱布包好，同煮至米烂粥浓，去土茯苓，喝粥。大米甘平，健脾和胃；薏苡仁甘淡微寒，健脾利湿；土茯苓甘凉，解毒祛湿。全方共奏清热利湿之功。

③蒲公英粥：先将鲜蒲公英90g（干品45g）洗净切碎，加水煎煮，去渣取汁，与淘洗干净的粳米100g一同入锅，加水适量，先用旺火烧开，再转用文火熬煮成稀粥。具有清热解毒、消肿散结之功。用于疖肿，局部皮肤潮红，次日肿痛，根脚很浅，舌红者。

④凉拌马齿苋：马齿苋500g洗净，放入沸水中烫数分钟，取出略挤干，切碎，加入香干末、糖、盐、味精、麻油拌和，分次佐餐服用，也可空腹服。具有清热解毒之功。用于疖未成脓时，局部潮红，也可用于夏天预防疖肿。

⑤天然白虎汤：西瓜1个，靠皮处用匙刮汁，每天2~3次，每次200ml。具有清热解暑之功。

七、专方选要

1. 疖肿五味饮

野菊花、蒲公英各15g，紫花地丁、连翘、石斛各9g。用治疖与疖病。每日1剂，水煎，分2~3次服。加减变化：红肿，加皂角刺、天花粉、浙贝；有脓，加当归、穿山甲（以他药代替）；脓稀，加黄芪；痛甚，加乳香、没药；便溏，加山楂；便秘，加大黄、瓜蒌仁；硬结经久不溃者，合用仙方活命饮，经久不愈，体虚毒甚，续发不断，脓稀不稠者，合用四妙汤；疖肿初起，局部外用三黄膏；脓成或溃破，外用青银膏或九一丹；溃后流水，则用九华膏。[夏焕馆，等. 新编儿科秘方大全北京：北京医科大学、中国协和医科大学联合出版社，1993.]

2. 麻石石甘汤加味

麻黄、杏仁、生甘草、黄芪、白术、防风、当归各10g，石膏、金银花各20g。每日1剂，水煎，分2次服。加减变化：已有脓者，加皂角刺；患于头面部者，加僵蚕；患于腰胁胸背部者，加栀子；臀部以下者，加黄柏；久病者，加全蝎、蜈蚣。若未成脓者，可用金黄散外敷；已成脓者，切开排脓后，掺九一丹，以太乙膏盖贴。[杨嘉鑫. 麻杏石甘汤加味治疗疖病25例. 江苏中医，1992（5）：7]

3. 天仙消肿膏

天仙子50g，藤黄、浙贝母、重楼各10g，赤芍15g，乳香、没药各6g，共研细末，加入研细冰片3g，调匀备用。取适量药粉，加蒸馏水调成糊状，摊于纱布上，面积应大于疖肿，药厚1~2cm，贴敷用处，并用大黄、黄芩各30g，黄柏15g，黄连5g，加水煎或浓缩液，用纱布吸附药液，盖于本品上，每日数次，保持湿润。[蔡文墨，许佩玲. 天仙消肿膏治疗疖肿476例疗效观察. 新疆中医药，1995（2）]

主要参考文献

[1]刘忠恕，姜相德，王家林. 现代中医皮肤病学［M］. 天津：天津科技翻译出版公司，1997.

[2] 徐宜厚，王保方，张赛英. 皮肤病中医诊
    疗学［M］. 北京：人民卫生出版社，2007.
[3] 范瑞强，邓丙戌，杨志波. 中医皮肤性病
    学［M］. 临床版. 北京：科学技术文献出
    版社，2010.
[4] 王萍，张苍. 中医皮肤科主治医生 748 问
    ［M］. 北京：中国协和医科大学出版社.
[5] 北京中医医院. 赵炳南临床经验集［M］.
    北京：人民卫生出版社，1974.
[6] 赵炳南，张志礼. 简明中医皮肤病学［M］.
    北京：中国展望出版社，1983.
[7] 赵辨. 临床皮肤病学［M］. 3 版. 南京：
    江苏科学技术出版社，2001.

第四节　丹毒

丹毒是由 A 族 B 型溶血性链球菌引起的皮肤、皮下组织内淋巴管及其周围组织的急性炎症。中医学称为"丹"，根据发病部位的不同而有不同的名称，如发于头面部者称为"抱头火丹"，发于躯干部者称为"丹毒"，发于两腿者称为"腿游风"，发于胫踝者称为"流火"。

一、病因病机

（一）西医学认识

丹毒的病原菌为 A 族 B 型溶血性链球菌，偶有 C 型或 G 型链球菌所致。机体抵抗力低下如糖尿病、慢性肝病、营养不良、过分酗酒、丙种球蛋白缺陷等均可成为促发因素。

（二）中医学认识

中医学认为本病的发生，由于血热内蕴，郁于肌肤，复感风热湿邪，内外合邪，热毒之气暴发于皮肤之间，不得外泄，蕴热为病。凡心绪烦忧，情志化火，暴怒郁悒，气郁生火；脾运失常，化生湿热；以

及孕母过食五辛，或父母不节其欲，遗于胎儿，致生胎火，胎毒，均能导致血热内蕴。复感之风热湿邪，又往往与丹毒的发病部位相关。风为阳邪，其性上扬，多伤人之上部。头为诸阳之会，外感风湿、风热之邪，与内蕴之血热相合，化为火毒，风火相扇，风助火热，火助风威，暴发于头面，形成抱头火丹；气火发于中，外感火毒之气与肝经郁火，脾经湿热相感暴发于胁下、腰胯之间，形成内发丹毒，水性下趋，外感湿邪与内蕴湿热相合，湿热下注，流走于下肢腿、足，形成流火；外感风热毒邪、客于腠理，与内蕴之胎火、胎毒相合，搏于气血，蒸发于外，见于脐周、臀腿之间，游走不定形成赤游风。

二、临床诊断

（一）辨病诊断

1. 临床表现

发病急骤，先有低热、全身不适等症状，迅即出现红斑。红斑以下肢腿足最为多见，其次是颜面、腰胯间。新生儿的赤游风多见于脐、腹部及臀部。初为有灼热感的细小红斑，迅速向四周蔓延，形成大片状，稍高出皮肤表面，境界清楚，色如丹涂脂染，红斑向四周蔓延时可有一侧消退，一侧继续发展。一般在 4~5 天达到高峰，经 5~6 天后，患处红斑由鲜红转为暗红，中央部呈橘黄色、渐至消退。随着热退身凉，红斑亦随之消退，残留少量的鳞屑而告愈。自觉患处灼热疼痛明显，伴发热、畏寒、头痛、恶心、大便秘结、小便短赤等全身症状。若热毒炽盛者，可出现毒邪内攻，症见高热烦躁、恶心呕吐，甚或神昏谵语，出现毒邪逆传心包之"陷证"。多见于婴儿及老年患者。

在红斑基础上发生水疱、大疱或脓疱者，分别称为水疱型丹毒、大疱型丹毒和

脓疱型丹毒；炎症深达皮下组织并引起皮肤坏疽者，称为坏疽型丹毒；皮损一面消退，一面发展扩大，呈岛屿状蔓延者，称为游走型丹毒；若于某处多次反复发作者，称复发型丹毒。下肢丹毒反复发作可致皮肤淋巴管受阻，淋巴液回流不畅，致受累组织肥厚，日久形成象皮肿。

2. 诊断要点

（1）症状 可有发热、局部肿胀、疼痛感。

（2）体征 典型皮损为水肿性红斑，界限清楚，表面紧张发亮，迅速向四周扩大。可有不同程度全身中毒症状和附近淋巴结肿大。好发于足背、小腿、面部等处，多为单侧性。起病急剧，病情多在 4~5 天达高峰，消退后局部可留有轻度色素沉着及脱屑。

3. 相关检查

实验室检查：血常规示白细胞总数升高，以中性粒细胞为主，可出现核左移和中毒颗粒。

本病根据典型临床表现，结合全身中毒症状和血白细胞计数即可确诊。

（二）辨证诊断

1. 热毒炽盛证

（1）临床证候 局部红赤肿痛，伴恶寒发热，头疼身痛，口渴咽干，小便短赤，大便燥结，舌红苔黄，脉滑数或洪数。见于普通急性丹毒。

（2）辨证要点 局部红赤肿痛，恶寒发热，小便短赤，大便燥结，舌红苔黄，脉滑数。

2. 毒热入营证

（1）临床证候 局部肿甚，或坏疽，伴高热神昏，恶心呕吐，舌绛、苔黄燥，脉浮数。见于重证丹毒。

（2）辨证要点 高热神昏，恶心呕吐，舌绛、苔黄燥，脉浮数。

3. 湿滞血瘀证

（1）临床证候 反复发作，或小腿象皮样肿胀，舌暗或有瘀斑，脉滑或涩。见于复发性丹毒。

（2）辨证要点 反复发作，舌暗或有瘀斑，脉滑或涩。

三、鉴别诊断

（一）西医学鉴别诊断

1. 接触性皮炎

接触性皮炎亦可出现皮肤红斑，边界清楚，严重时可有水疱，但有明显的接触外界刺激物及过敏性物质病史，皮损瘙痒，无全身中毒症状，白细胞不升高。

2. 蜂窝织炎

蜂窝织炎亦可表现为红肿热痛。但炎症浸润较深，可有深部化脓。红肿境界不清。炎症中央红肿最著，愈向边缘，炎症愈轻。

3. 类丹毒

类丹毒亦可表现为境界清楚的红斑肿胀，甚或水疱，自觉灼热痒痛。常发生于手部，与职业有关，多见于肉类加工工人、渔业工人以及菜场的鱼、肉售货员等。病症范围小，来势慢，无明显全身症状。

4. 癣菌疹

癣菌疹亦可出现红斑，有癣病史。但水肿不著，常双侧发生，无压痛，无全身症状。癣病症状减轻或治愈后，症状亦随之消退。

（二）中医学鉴别诊断

漆疮

漆疮有漆接触史，皮损界线不清，水疱、丘疹为主。焮热瘙痒，无疼痛，发热全身症状。

四、临床治疗

（一）提高临床疗效的要素

丹毒一证，来势凶猛，色红如染丹脂，伴有恶寒发热，多为火毒所致，故名丹毒。本病发无定处，上自头面，下至足跗均可发生。病势峻险急骤，故急性者治宜大剂量清火解毒；若慢性反复发作者，多因湿热蕴结，缠绵不解所致，则须佐以化湿之品。待急性症状消退或形成象皮肿者，可加用活血透托之品，如山甲、皂角刺、乳香、没药、贝母、当归、刘寄奴、王不留行等。

反复发作的患者应注意寻找附近有无慢性病灶，有足癣等丹毒诱发因素应积极处理。本病以内用药物治疗为主，同时辅以外用药物治疗。

（二）辨病治疗

早期、足量、高效的抗生素治疗可减缓全身症状、控制炎症蔓延并防止复发。丹毒治疗首选青霉素，每天 480 万~640 万 U 静脉滴注，一般于 2~3 天后体温恢复正常，但应持续用药 2 周左右以防止复发；青霉素过敏者可选用红霉素或喹诺酮类药物。局部溃烂，合并感染者，应取局部分泌物培养，必要时依据药敏试验选择抗生素。

（三）辨证治疗

1. 辨证论治

（1）热毒炽盛证

治法：清热解毒，凉血疏风。

方药：普济消毒饮或五味消毒饮加减。野菊花 30g，紫花地丁 10g，金银花 10g，连翘 15g，赤芍 15g，生甘草 6g，生石膏（先煎）30g，黄芩 12g，黄连 6g，板蓝根 30g，牡丹皮 15g，生地黄 20g。

头痛身痛可加葛根 15g，口渴咽干可加天花粉 15g，小便短赤可加茅根 15g，大便燥结可加大黄 10g。

（2）毒热入营证

治法：凉血解毒，清心开窍。

方药：清瘟败毒饮加减。生石膏（先下）30g，知母 10g，玄参 20g，水牛角片（先煎）30g，紫花地丁 10g，金银花 10g，连翘 15g，赤芍 15g，生甘草 6g，黄芩 12g，黄连 6g，牡丹皮 12g，生地黄 20g，竹叶 15g。恶心呕吐可加厚朴 6g、法夏 12g、砂仁 6g。

（3）湿滞血瘀证

治法：清热利湿，化瘀通络。

方药：防己黄芪汤加减。苍术 6g，黄柏 6g，防己 15g，黄芪 20g，白术 6g，甘草 3g，泽泻 10g，紫草 10g，紫花地丁 10g，丹参 30g，牛膝 15g。有痰阻者可加全瓜蒌 15g 以清热散结，化痰导滞；纳差加陈皮 6g 利气舒脾，配合白术健脾。

2. 外治疗法

中医选用双柏散、四黄散或金黄散，以水、蜜调敷局部。或用新鲜马齿苋、仙人掌、芙蓉叶捣烂外敷。下肢丹毒也可将患处常规消毒后，用三棱针刺皮肤后，挤压出血为度，以泄热解毒。

西药可用 25%~50% 硫酸镁或 0.5% 呋喃西林液湿敷，并外用抗生素软膏（如莫匹罗星软膏、诺氟沙星软膏等）。已化脓者应行手术切开排脓。

3. 成药应用

（1）对于毒热内蕴或湿热毒蕴者，可选用连翘败毒丸、梅花点舌丸、六神丸、栀子金花丸等。用法如下。

①连翘败毒丸：具有清热解毒、消肿止痛的功效。可按说明书服用。

②栀子金花丸：具有清热泻火、凉血解毒之功。可按说明书服用。

③六神丸：具有清热解毒、消肿利咽、

化腐止痛作用。另可外敷在皮肤红肿处，以丸十数粒，用冷开水或米醋少许，盛食匙中化散，敷搽四周，每日数次，常保潮湿，直至肿退为止。如红肿已将出脓或已穿烂，切勿再敷。本品含有蟾酥、雄黄有毒药物，不宜长期使用。本品含有麝香，辛香走窜，通经堕胎，孕妇忌用。

④梅花点舌丸：具有清热解毒、消肿止痛的功效。可以口服，也可以用醋化开，敷于患处。

上述药物治疗火毒内盛之证，阴虚火旺者忌用。服药期间饮食宜清淡，忌食辛辣、油腻、鱼腥食物，戒烟酒，以免加重病情。有的含有麝香，辛香走窜，通经堕胎，孕妇忌用。有些含有蟾酥、雄黄、朱砂等有毒，不宜过量服用或长期服用。

（2）对于下肢丹毒急性期后，或反复发作，全身症状不明显者，可配合清热燥湿药物，如二妙丸、四妙丸，本类药物清热燥湿，故寒湿痹阻、脾胃虚寒者忌用。服药期间，宜食用清淡易消化之品，忌食辛辣油腻之品，以免助湿生热。牛膝活血通经、引药下行，有碍胎气，孕妇慎用。

（3）如果为反复发作的下肢丹毒，及伴有大腿疯（象皮腿）者，可配合应用活血散结药物，如大黄䗪虫丸，具有活血破瘀、通经消癥的功效；或用活血消炎丸，具有活血解毒、消肿止痛的功效。温黄酒或温开水送服。

（4）若为毒热入营重症，症见神昏谵语者，选用安宫牛黄丸、至宝丹、紫雪丹、牛黄清心丸配合汤药服用。

4. 单方验方

（1）商陆9g，五灵脂9g，蒲公英30g，紫花地丁30g，马齿苋30g，车前草30g。每日1剂，水煎分2次服。小儿酌减，孕妇忌服。用治丹毒有一定疗效。[江苏医学，1975（5）：57.]

（2）马兰头（又名马兰），不拘多少（冬季无叶，取根代用），用水洗净，捣烂绞汁，以干净药棉蘸汁搽之，干后再搽。如颈项、腿摺缝中溃烂，以此汁调飞净六一散搽之。本方用治小儿丹毒疗效较好。[湖南医药杂志，1977，（2）：5.]

（四）新疗法选粹

联合采用中药离子导入、紫外线照射、音频电疗、超短波、红外线等联合治疗有一定疗效。

（五）医家诊疗经验

1. 赵炳南

赵炳南教授认为丹毒的发病，血分有伏热（血热）是其内因根据，而火毒温热为其外因条件，多由于皮肤黏膜破损邪毒乘隙侵入而诱发。发于头面者多兼有风热或热毒较盛，于胁下腰胯者多兼夹肝火；发于下肢者多夹有湿热；急性发作者以毒热盛为特点，在治疗上以清热解毒为主，凉血为辅。常用药物有金银花、连翘、大青叶、野菊花、紫花地丁、黄芩、黄连、黄柏、栀子、牡丹皮、赤芍，伴有高热者可加石膏、生玳瑁；发于颜面者加菊花；发于胁肋者加柴胡、龙胆草；发于下肢者加牛膝、黄柏、防己；水疱明显者加车前草；若见高热烦躁、神昏谵语等热入营血的症状，按照温病的辨证法则清热解毒、凉血清营，常用的药物有广角、黄连、生地黄、金银花、连翘、麦冬、牡丹皮、栀子等。慢性经常复发的丹毒（尤以下肢多见），主要是因湿热之毒蕴于肌肤缠绵不愈致使下肢肿硬。慢性丹毒急性发作时还是要重用清热解毒的药物。急性期过后则应当加一些活血透托的药物如皂角刺炭、没药、乳香、紫草根、贝母、白芷、天花粉、当归等。湿盛者加薏苡仁、猪苓。外用药物，急性期用金黄散水调敷，或用新鲜的白菜帮、马齿苋、绿豆芽洗净捣烂外敷。

或用去毒药粉调敷。慢性期用铁箍散膏加20%的如意金黄散外敷。

2. 朱仁康

朱仁康教授认为，现在临床上常见的丹毒有两种，发于颜面的抱头火毒，证属风温已化火毒，治疗着重清热解毒，勿用风药，免风助火势，方用普济消毒饮加减治之。其中以板蓝根为主药，可用15~30g；升麻、柴胡不可用，而加牡丹皮、赤芍等凉血药。火毒炽盛红肿未能控制，则须大剂清瘟败毒饮加减治之。如毒走营血则宜清热地黄汤、清营汤之类。另一种为发于下肢的丹毒，由于湿热下注，化火化毒。湿重于热者，治宜利湿清热，方用龙胆泻肝汤加牡丹皮、赤芍治之。热重于湿者，则重用清热解毒，可用消炎方（黄连6g，黄芩、牡丹皮、赤芍、重楼、金银花、连翘各9g，甘草6g）。同时认为下肢丹毒极易复发，成为慢性丹毒，如发作频繁，亦可成为大脚疯（象皮腿），对慢性丹毒的治疗主张在急性发作控制后，继续常服苍术膏。认为苍术膏健脾燥湿，增强患者抗病能力，防止其发作，有一定的效果。此外二妙丸亦有相似的疗效。外治法主张在急性作期以玉露膏或用板蓝根、鲜马齿苋等鲜药捣烂外敷。慢性丹毒，肿胀久不退者，外敷金黄膏。

3. 顾伯华

顾伯华教授认为，丹毒由于细菌毒素强弱及患者机体反应不同，可分为红斑性丹毒（仅有皮肤发红）、大疱性丹毒（患部发生含有浆性疱液的水疱或大疱）和坏疽性丹毒（患部迅速发生坏死）三个类型。但有的病例则不属于这三种类型，而是在红斑上发生出血性紫癜。其特点为紫癜不超过红斑范围，均在丹毒发生后1~2日，全身及局部症状严重时发生，并在丹毒治疗痊愈过程中随之消失，血小板计数正常。是热毒炽盛，热甚迫血妄行，血郁于皮肤之故。在治疗上主张以凉血清热、解毒利湿剂中加重凉血之品，如鲜生地黄用30~60g，并加入牡丹皮、紫草等凉血清热药物。外治可用凉血清热退肿之外敷药物，如玉露膏之类。并提出，凡丹毒伴发紫癜者，禁用砭镰法，因其有破伤感染的危险。

4. 顾筱岩

顾筱岩教授认为，下肢丹毒之因有二：湿热下注，火毒入营阻络。二者常互为因果，因此用药时和营活血与清热利湿不能偏执一方，而需权衡兼顾。如仅以清热之剂，强清其热，湿遏热伏，则极易复发。本症每多反复发作，患肢瘀滞，血流缓慢，毒邪易于停滞，因此活血化瘀、和营通络法贯穿于本病治疗的始终很有必要，比如渠道疏通，污垢不留。初起红肿之际，以生地黄、牡丹皮、赤芍之类凉血活血；热退瘀肿胀痛时，以当归尾、泽兰、丹参、桃仁之类活血化瘀。仲景云："血不利则为水。"患肢浮肿，凹陷如泥，以防己、带皮苓、车前子、薏苡仁、冬瓜皮等利水除湿退肿，多有效验。对于流火的外治，主张在初起患肢肿胀灼热，表皮紧张发亮之时，采用刀针砭之，放逐恶血。手法要轻快，刺其皮而不伤其肉，以放恶血，让其自然流出，不宜即刻敷贴，待血自止后，外敷玉露膏、红灵丹，取其寒温并施、清热和营消肿之功。并嘱病者长以赤豆、薏苡仁二味煮汤服，以和营消肿。并嘱患者勤换鞋袜，治愈脚癣，堵截流火感染之途径。

5. 房芝萱

房芝萱教授认为，丹毒复发的原因是治疗不彻底。下肢丹毒反复发作，已形成大脚疯（象皮腿）者，治疗法则是温经通络，益气活血，健脾利湿。其经验方是：肉桂、牛膝、桃仁、红花各10g，桂枝、赤芍、白术各12g，当归尾、云苓各15g，鸡血藤、党参各18g，生黄芪25g，甘草6g。也可以下方配制成丸药，长期内服：党参、当归尾、赤芍、鸡血藤、地龙、牛膝、桂枝、木瓜、云苓、白芷各90g、生黄芪、川芎、红花各60g，桑寄生150g，麝香2g，苏木120g，桃仁、肉桂各30g。上药研细末，再兑入麝香，炼蜜为丸，每丸重10g，早晚各服1丸。

五、预后转归

本病由四肢流向胸腹，或头面攻向胸腹者多逆。尤以新生儿及年老体弱者，火毒炽盛易致毒邪内攻，见壮热烦躁、神昏谵语、恶心呕吐等症，可危及生命。

六、预防调护

（一）预防

面部丹毒常因挖鼻孔恶习所致，下肢丹毒多见于足湿气破损，故丹毒治愈后，必须纠正挖鼻恶习，治疗足癣以免丹毒经常复发。

（二）调护

（1）一般调护要根据证候、病机特点进行辨证施护。急性高热期应卧床休息，病变在下肢者应抬高下肢，多饮温开水。应与健康人隔离，用过的敷料要烧毁，避免接触传染他人。有皮肤、黏膜破损及湿脚气者，应及时对症治疗，以免再度感染。头痛剧烈时，可针刺合谷、外关、曲池等穴。

（2）重症调护有热毒内陷倾向者，应密切观察病情变化。出现昏迷者，应建立特护记录，及时准确地观察记录神识变化，了解昏迷的深浅、进展、瞳孔的变化，呼吸的形式、频率、节律的变化，以及舌象、脉象和血压的变化，呕吐、二便的情况。体温超过39℃以上者，除药物治疗外，应配合物理降温，应警惕惊厥、抽搐的发生。发现变证，应及时采取中西医结合方式进

行抢救。

（3）复方性丹毒调护彻底治愈湿脚气及其他溃疡及感染源。出现象皮腿样改变时，可用绷带缠缚，或用医用弹力护套绷缚。宽紧要适度，且应在患者未下床前缠缚或穿好。

（4）饮食调摄多食蔬菜、水果，忌食助热生火食品，如辛辣、油腻、炙煿之发物。

主要参考文献

[1] 刘金玲. 草薢渗湿汤治疗下肢丹毒40例 [J]. 天津中医，2001，13（3）：16.

[2] 谢京旭，杨维华. 二陈汤加味治疗下肢慢性丹毒32例 [J]. 北京中医，2000，19（1）：29.

[3] 李灵巧. 三妙散加减治疗下肢丹毒38例 [J]. 湖北中医杂志，2002，24（5）：41.

[4] 黄根华. 解毒凉血汤治疗流火 [J]. 四川中医，2000，18（7）：48.

第五节　皮肤结核

皮肤结核（寻常狼疮、疣状皮肤结核、颜播）指由结核杆菌引起的皮肤黏膜感染。本病相当于中医"颜面雀啄""面豆疮"。现代中医名家赵炳南将疣状皮肤结核称为失营疮，是典型接种性皮肤结核，为结核杆菌经皮肤外伤处侵入皮肤而发生的增殖性皮肤损害。其临床表现为丘疹、结节、疣状斑块，其为慢性病程，可长达几十年不愈，皮损愈合后会遗留萎缩性瘢痕，如淋巴管阻塞可引起象皮肿。

一、病因病机

（一）西医学认识

1.病因

病原体是结核杆菌，又称结核分枝杆

菌，有人型、牛型、鸟型、鼠型等。患者是唯一已知的结核病传染源，也可能是病牛、猪、獾和其他致病或带菌哺乳动物。通过空气、唾液和物品接触传播，潜伏期一般为4~12周。

结核杆菌通过以下几种途径进入皮肤：①进入血液循环引起播散；②肺、肠、生殖泌尿道内结核损害中结核杆菌随排泄物排出，感染皮肤；③外源性结核杆菌直接接种；④临近结核病灶扩散如淋巴结、关节、骨结核病灶崩溃后扩散到上层皮肤。

2.发病机制

结核杆菌侵入人体后，经过非特异性免疫防线，首先遇到中性粒细胞，中性粒细胞吞噬结核杆菌，但一般不能消灭结核杆菌。结核杆菌从坏死的中性粒细胞中释放出后被巨噬细胞吞噬。巨噬细胞吞噬结核杆菌并将结核杆菌抗原暴露在细胞膜表面，机体内 T 淋巴细胞与抗原呈递细胞表面的结核杆菌抗原反应，释放介质（白细胞介素、肿瘤坏死因子等），形成特异性免疫防线，引起巨噬细胞聚集，增加巨噬细胞吞噬能力。在抗原注射的皮肤部位，可以引起浸润、硬结，形成迟发超敏反应。但是结核杆菌侵入组织和皮肤后不一定立即发病，因机体免疫力的差别，结核杆菌可被消灭或处于潜伏状态。在机体抵抗力弱时，结核杆菌繁殖，才引起组织和皮肤的损害。

（二）中医学认识

寻常狼疮、疣状皮肤结核和颜面粟粒性狼疮在中医学中可分别归为"流皮漏""失营疮""颜面雀啄（面痘疮）"范畴。

1.寻常狼疮

本病系因气血不足，素体虚弱，肺肾阴虚，急气多劳成痰，兼外感毒邪，痰湿凝滞血脉而成；或有虚火上炎，炼液为痰，痰火凝聚，阻遏经脉，肌肤失养而成。肺肾二脏功能失调，导致津液不能正常运行，亦可凝聚为痰。早期轻症以肺阴虚为主，多表现为阴虚痰热，痰热交阻；肺肾为母子之脏，肺虚日久，多累及肾，晚期久病多见肾阴不足，并因痰阻日久，阻碍气血运行，日久生瘀，而致痰瘀互结。

2.疣状皮肤结核

本病多因素体虚弱，肺肾阴虚，阴虚生内热，灼津为痰，痰火郁结，阻于肌肤而发；或气血不足，复感毒邪，致湿痰凝滞血脉而成。

3.颜面粟粒性狼疮

多因肝胆湿热，或外邪入侵，郁久化火，灼津为痰，痰热上蒸颜面，痰热瘀阻而成红色硬结。

二、临床诊断

（一）辨病诊断

1.临床表现

（1）症状 同时伴有内脏结核者可有内脏结核的体征和症状，可有发热、疲倦、关节痛、食欲差等。

（2）体征 寻常狼疮多发于青少年和儿童，好发于面部，尤以鼻与颊部最常见，其次为颈部和四肢。原发损害为针头至黄豆大的小结节，质柔软。玻片压迫不退色，呈苹果酱色。此结节用探针稍加用力即可刺入，容易贯通和出血。邻近结节可融合成片，境界明显，部分逐渐吸收，可残留下菲薄光滑的萎缩性瘢痕，在瘢痕上又可以发生新的结节，结节亦可破溃，形成溃疡，呈不规则形，边缘不整齐，基底呈紫红或深红色，表面有少许浆液或脓液。自觉症状缺如，或有轻度痒感。附近淋巴结可肿大。亦可累及口腔、鼻、咽喉等黏膜，破坏骨质，形成软腭穿孔、鼻中隔破坏等毁形现象。

颜面粟粒性狼疮好发于青年与成年人，主要累及颜面部的面颊、眼睑、鼻旁等部位，对称分布，极少数患者可发生在颈部、肩部和四肢。本病特征性损害为粟粒至绿豆大半球形或略带扁平的坚实丘疹、结节，淡红色或红褐色，或紫红色，质地柔软，有的表面光滑呈半透明状，用玻片压诊可呈苹果酱色。孤立散在或数个互相融合，特别在下眼睑处可形成堤状。有的损害顶端有针头大黄色脓点、痂屑。愈合后留有色素性凹陷性萎缩性瘢痕。一般无任何自觉症状，或有轻微灼热感。组织病理捡查为真皮中下层结核性浸润，但结核菌素试验常为阴性。病程慢性，一般经数月或数年渐渐消失，有自愈倾向。

疣状皮肤结核好发于手指、手背，也可发生在臀部，为单侧性分布。一般皮肤经破损处感染结核杆菌后1周左右发病。皮损为丘疹和结节，呈暗红色，表面角化粗糙，有鳞屑。结节融合后形成疣状和乳头状斑块。斑块周围有红晕，表面有裂隙，并有脓液不断从裂隙中流出。一般没有溃疡形成。损害中央消退，形成萎缩性瘢痕，瘢痕周围为环状疣状增生，最外围是红晕，形成特征性的"三带现象"，即外围为红晕浸润带，中央为疣状增生带，中心为愈合萎缩带。患者无自觉症状。

可见皮肤结核的皮肤损害全身都可以发生，但不同类型的皮肤结核皮损有不同好发部位。寻常狼疮的皮损好发于面、鼻和耳朵，颜面粟粒性狼疮额皮损好发于面部，疣状皮肤结核皮损好发于手足和臀部。

皮肤结核的皮损主要有结节、溃疡、瘢痕、疣状斑块、丘疹、坏死等。结节多见于寻常狼疮和颜面粟粒性狼疮；溃疡多见于寻常狼疮、瘰疬性皮肤结核和溃疡性皮肤结核；丘疹多见于颜面粟粒性狼疮；疣状斑块见于疣状皮肤结核；瘢痕见于寻常狼疮、疣状皮肤结核等。

2. 相关检查

主要包括结核菌素实验、结核杆菌检查、组织病理、胸部 X 线检查等。

（1）寻常狼疮

①结核菌素实验为阳性；②病灶中虽有结核杆菌存在，但常较难发现；③真皮浅层内可见典型的结核结构（结核样结节），即由聚集成群的上皮样细胞和多少不等的多核巨细胞（朗汉斯巨细胞）组成，中心可有干酪样坏死，外周绕以密集的淋巴细胞浸润。疾病早期早期是以淋巴细胞和上皮样细胞浸润为主，后期以上皮样细胞和朗汉斯巨细胞为主。组织中可查到结核分枝杆菌。

（2）疣状皮肤结核

①结合菌素试验常为弱阳性；②从破损的脓液中可找到结核杆菌；③表皮变化显著，有角化过度、棘层肥厚或乳头瘤样增生。表皮下可有急性炎性浸润，并有游走到表皮的中性粒细胞。真皮下部出现结核样结节，内含结核杆菌，数量较多。

（3）颜面粟粒性狼疮

①结核菌素实验常为阴性；②皮损病灶中无结核杆菌存在；③真皮浅层有轻中度淋巴细胞浸润、散在中性粒细胞，部分患者可同时见到上皮样肉芽肿及干酪样坏死，少数患者病损中可见上皮样肉芽肿并发脓肿，脓肿周围可见中性粒细胞及嗜酸性粒细胞浸润。目前认为可能是与酒渣鼻、痤疮相似的对皮脂腺脂质的一种不寻常的肉芽肿样反应。④胸部 X 线检查：部分患者可发现活动性或陈旧性结核病灶征象。

（二）辨证诊断

流皮漏临床主要分阴虚内热、痰瘀互结、气血亏虚3个证型。颜面雀啄（面痘疮）临床主要分热毒瘀结与阴虚痰瘀2个证型。失营疮临床主要分阴虚内热、痰瘀互结2个证型。

1. 阴虚内热证

（1）临床证候　颜面紫红色浸润明显的斑块，伴潮热、盗汗、心烦失眠，舌红少苔或光剥，脉细数。

（2）辨证要点　紫红色斑块，伴潮热、盗汗、心烦失眠，舌红少苔，脉细数。

2. 痰瘀互结证

（1）临床证候　皮疹为暗红色小结节，较硬，病程较长，反复发作，舌淡紫，脉细涩。

（2）辨证要点　皮疹色暗红，反复发作，舌淡紫，脉细涩。

3. 气血亏虚证

（1）临床证候　皮肤可见暗红色小结节，溃后脓水稀薄，伴神疲乏力，便溏纳呆，舌淡苔薄白，脉沉细。

（2）辨证要点　结节暗红色，伴神疲乏力，便溏纳呆，脉沉细。

4. 热毒瘀结证

（1）临床证候　粟粒至绿豆大丘疹，疹色淡红或紫红，表面光滑或透明，或见顶端有脓点，伴轻微灼热痒痛，或心烦口渴，舌质红，脉数。

（2）辨证要点　疹色淡红或紫红，舌质红，脉数。

5. 阴虚痰瘀证

（1）临床证候　病程较长，疹色暗红或溃破，或互相融合呈结节，可伴有潮热盗汗，舌红苔少，脉细数。

（2）辨证要点　疹色暗红或溃破，可伴有潮热盗汗，舌红苔少，脉细数。

三、鉴别诊断

1. 寻常狼疮注意与以下病鉴别

（1）结节病　结节病之结节较狼疮结节坚实，有浸润感，一般不破溃。结核菌素试验阴性。

（2）结节性梅毒疹　梅毒性结节发展较快，可成匍匐行状排列，质硬如软骨，铜红色，常破溃，溃疡呈穿凿状，愈后留有瘢痕。梅毒血清反应阳性。其病理改变主要为浆细胞浸润及血管变化。

（3）盘状红斑狼疮　红斑呈蝶状，常对称分布于鼻及两颊，无狼疮结节及溃疡，红斑上有黏着性鳞屑，底面附着毛囊角质栓。

（4）深部真菌病　结节常溃破、结疤，真菌培养阳性。组织病理学可查获病原菌。

（5）结核样型麻风　结节较狼疮结节稍硬，患处感觉障碍为其特点，有周围神经粗大及肢体麻木畸形，可出现营养性溃疡。

2. 疣状皮肤结核注意与以下疾病鉴别

（1）疣状寻常狼疮　有特殊的狼疮结节，质软，有"探针贯通现象"，用玻片压诊有苹果酱结节。病理改变结核浸润主要位于真皮上部，无疣状皮肤结核之中性粒细胞浸润及脓肿形成。

（2）着色真菌病　损害为斑块疣状增生，炎症明显，做真菌或病理组织学检查均能查到真菌。

（3）北美芽生菌病　损害中心愈合结痂，边缘高起成疣状，外围有大量脓疱及小脓肿。组织学检查可见到大量真菌孢子，许多呈出芽状态。有大量中性粒细胞及脓肿形成。

3. 颜面粟粒性狼疮注意与以下疾病鉴别

（1）寻常痤疮　有多种形态的皮疹，以黑头粉刺为痤疮的特点，可与颜面粟粒性狼疮相鉴别。寻常痤疮病理改变为毛囊口角质栓塞，毛囊上皮增生，无结核性浸润。

（2）酒渣鼻　鼻尖及颊部潮红，充血明显，有毛细血管扩张，毛囊口扩大，晚期有鼻赘。病理改变为皮脂腺肥大，无干酪样坏死。

（3）汗腺囊瘤　为鼻及眼睑部正常颜

色的多数小圆形丘疹，夏季较突起，凉爽时部分或完全消失，刺破时有少量汗液排出。病理改变为真皮内有不规则的卵圆形汗腺管囊肿，无结核浸润。

（4）皮脂腺瘤　损害为多发的丘疹或结节，柔软而孤立，发生于面中央部位，无自觉症状，患者多伴有智力不足及癫痫。病理改变为皮脂腺增生肥大，血管扩张，结缔组织增生，无结核浸润。

（5）着色真菌病　好发于小腿部、足部，炎症显著，有外伤史，分泌物中查见着色真菌的菌细胞。

（6）疣状痣　皮损排列呈带状，多自幼年发生，无炎症反应。

（7）寻常疣（疣目）　非炎症性疣状增生，愈合不留痕迹，无萎缩。

四、临床治疗

（一）提高临床疗效的要素

皮肤结核类疾病治疗中要注意抗结核杆菌治疗，并在抗结核治疗的基础上配合局部治疗。治疗中注重中西医联合治疗、整体治疗与局部皮损治疗兼顾可提高临床疗效。

寻常狼疮是结核杆菌感染致病，为提高疗效，治疗需配合抗结核药物，药物应用中药联合异烟肼、利福平、链霉素、乙胺丁醇、对氨基水杨酸等。或联合化疗，并辅助日光浴和紫外线照射疗法。

颜面粟粒性狼疮目前病因尚不明确，是目前临床上有争议的一个疾病，传统观点认为是一种结核皮肤感染，现在认为除此之外也存在有潜伏体内的结核杆菌造成皮肤的一种超敏反应，也有人认为系皮脂腺脂质的一种肉芽肿样反应。颜面粟粒性狼疮目前西医尚无特效疗法，四环素类抗生素、氨苯砜、氯喹、维甲酸及中、小剂量皮质类固醇激素可以选用。临床治疗除内服中药等方法外，可辅以抗炎治疗，如给予雷公藤多苷和小剂量四环素内服，不但抑菌，还可以双向免疫调节作用，可获一定疗效。

疣状皮肤结核治疗中注重中西医联合治疗，应用中药联合抗结核治疗，由于临床多见局部疣状增生斑块，注意对局部用抗结核软膏、化学腐蚀剂、激光治疗或手术切除等联合治疗以利于病损修复，提高临床疗效。

（二）辨病治疗

1. 口服药物治疗

目的是杀灭结核杆菌，缩短临床过程，防止复发。治疗原则应该是早期、联合、适量、规则、全程，注意药物不良反应。不伴有内脏结核的皮肤结核患者先用异烟肼每天 0.3g、利福平每天 0.45 加上吡嗪酰胺每天 1.5g 强化治疗 2 个月，以后再用异烟肼和利福平以相同的剂量继续治疗 4 个月。对伴有内脏结核的皮肤结核患者，可在 2 个月强化治疗的 3 个药物基础上再加上乙胺丁醇，每天 0.75g（如不能服乙胺丁醇，可用链霉素每天 0.75g 代替），继续治疗阶段方案不变。该方案是目前最有效的抗结核方案。

2. 外用药物治疗

局部外用抗结核药物，如外用异烟肼粉末或用 5% 异烟肼软膏、15%~20% 对氨基水杨酸软膏或 10% 链霉素软膏。

3. 局部封闭治疗

可用链霉素 0.2~0.4g 加上普鲁卡因混合病灶局部注射，每 4~6 天注射一次有效。也可用异烟肼 0.1~0.2g 加上阿米卡星 0.2~0.4g 沿皮损四周对角线皮内注射，每周 2 次。或用异烟肼 0.1~0.2g 加阿米卡星 200mg 交替于皮损内注射，每周 1 次，治疗 3 周。

4.手术切除

皮肤结核早期损害较小时，可用外科手术直接切除。手术时应注意，在皮肤损害外 0.5cm 处正常皮肤处切开，并达到合适的深度，以免病灶切除不干净造成复发。

5.物理疗法

X 线可促进结核组织吸收，瘢痕软化。紫外线照射能促进局部血液循环、降低对结核杆菌的易感性，增强机体对结核杆菌的抵抗力。此外还可应用冷冻治疗加局部封闭及应用 CO_2 激光配合抗结核药物治疗。

（三）辨证治疗

流皮漏临床主要分阴虚内热、痰瘀互结、气血亏虚 3 个证型进行治疗，总的治法是养阴清热，化痰软坚散结，益气养血。

颜面雀啄（面痘疮）临床主要分热毒瘀结与阴虚痰瘀 2 个证型，总的治法是清热解毒，活血化瘀，滋阴降火，软坚散结。

失营疮临床主要分阴虚内热、痰瘀互结 2 个证型进行治疗，总的治法是养阴清热，化痰软坚散结，理气活血。

在治疗上还应内治和外治相结合，内外合治，标本兼顾，才能达到较好的治疗效果。

1.辨证论治

（1）阴虚内热证

治法：养阴清热，化痰软坚。

方药：生地黄麦冬汤加减。生地黄 20g，玄参、麦冬各 9g，山药、茯苓各 12g，炙百部 12g，莶草 15g，夏枯草 10g，海藻、浙贝各 12g。

骨蒸潮热宜加龟甲（先煎）10g，鳖甲（先煎）10g，地骨皮 12g，胡黄连 9g；盗汗者加浮小麦 9g，五倍子 6g，牡蛎（先煎）30g；失眠多梦者加酸枣仁 15g，夜交藤 15g；腰酸痛者加桑寄生 15g，女贞子、墨旱莲各 12g。

（2）痰瘀互结证

治法：理气活血，化痰散结。

方药：海藻玉壶汤加减。海藻 12g，陈皮 9g，浙贝 12g，连翘 15g，昆布 9g，制半夏 6g，青皮 12g，独活 9g，川芎 15g，当归 15g，海带 20g，甘草 6g。

（3）气血亏虚证

治法：益气养血，软坚化痰。

方药：黄芪、党参各 20g，黄精 15g，当归 12g，白术、茯苓各 9g，鸡血藤 15g，阿胶（烊化）10g，丹参 15g，浙贝 9g，陈皮 6g，熟地黄 12g。

（4）热毒瘀结证

治法：清热解毒，化瘀散结。

方药：仙方活命饮合五味消毒饮加减。金银花 15g，蒲公英 15g，野菊花 15g，连翘 15g，穿山甲（以他药代替）10g，皂角刺 10g，白芷 10g，浙贝 10g，陈皮 10g，生地黄 15g，赤芍 15g，丹参 30g，夏枯草 10g。

（5）阴虚痰瘀证

治法：养阴清热，活血软坚。

方药：生地黄 30g，玄参 15g，地骨皮 12g，鳖甲 15g，海藻 10g，昆布 10g，连翘 15g，浙贝母 10g，青皮 6g，当归 10g，赤芍 15g，丹参 30g，牡蛎 30g。

脾虚者可加白术 6g，怀山药 10g，炒薏苡仁 10g；有痰瘀阻遏阳气不足者，可加炙黄芪 15g，升麻 6g，鹿角胶 12g。

2.外治疗法

（1）寻常狼疮、疣状皮肤结核

①未溃时外洗：芫花 30g，百部 30g，雄黄 10g，铁包金 30g，莪术 15g 煎水外洗，或莶草、白及各 20g，百部 60g，煎水外洗。每日 3 次。外敷：紫色消肿膏，或用山豆根、五味子等量研磨，麻油调敷；也可用 20% 百部酊湿敷患处，每日 1 次。

②溃疡时可用紫色疽疮膏外贴，脓尽时改用甘乳膏或生肌白玉膏。

③形成潜行性疮口时做扩疮术，术后再用上药外贴。

④针刺疗法：虚证取合谷、曲池、迎香、四白；实证取灵台。虚者补发，实者泻法。留针30分钟，1~2日1次。15次为1个疗程。

⑤穴位注射：用葎草注射液或鱼腥草注射液，分别选双肺俞和双足三里，针刺得气后，每穴推注1~1.5ml，2日1次，10次为1个疗程。

⑥隔蒜灸法用大蒜捣泥覆于患处，将艾灸点燃，悬垂灸，以能耐受为度，每日1次，10次为1个疗程。

（2）颜面粟粒性狼疮

①未溃时用紫色消肿膏、黑布药膏各等量混匀涂于患处，每日1次。山豆根、五味子等量研磨，调油外敷。鲜山药、蓖麻仁捣烂呈糊状外贴患处，每日1次。

②溃疡时可用紫色疽疮膏外贴，每日换药1次。

③三棱针消毒后用三棱针挑刺脊柱两侧旁开二指线，与棘突平行点上，由肩至腰部，每侧10~12针，挑刺毕，用力挤出1~2滴血液为度。用干棉球擦去血液。每日挑刺1次，8~10次为1个疗程。可进行2~3个疗程。

3. 成药应用

（1）寻常狼疮

①内消瘰疬丸：每次6~9g，每日2次，口服。

②夏枯草膏：每次9g，每日2次，口服。

③内消连翘丸：每次6g，每日2次，口服。

④小金丹：每服3~6g，黄酒或温开水送服。

⑤散结灵：每次1.2g，每日3次，口服。

⑥八珍丸每次9g，每日2次，口服。

⑦人参养荣丸：每次9g，每日2次，口服。

（2）疣状皮肤结核

①内消连翘丸：每次6g，每日2次，口服。

②内消瘰疬丸：每次6~9g，每日2次，口服。

③散结灵：每次1.2g，每日3次，口服。

（3）颜面粟粒性狼疮

①内消瘰疬丸：每次6~9g，每日2次，口服。

②散结灵：每次1.2g，每日3次，口服。

4. 单方验方

（1）取晒干的蒟蒻（别名魔芋或花杆莲）100g，用刀切碎，置铜锅内，用微火煅至表面成灰状为宜。然后研成细末，用桐油或蓖麻油200g调匀呈糊状即成。将蒟蒻膏直接涂于病灶上或纱布上包扎，每日换药1次，直到痊愈为止。

（2）取蜈蚣1条，焙干，去头足，研成细末，用植物油20ml搅拌均匀，外敷于肿大之淋巴结处，每日1次，10次为1个疗程。

（3）凤尾草（鲜）30g，鸡蛋1个，共煮，以蛋熟为度。吃蛋和汤，每日1剂，连服15天为1个疗程。

（四）新疗法选粹

1. 免疫调节治疗

（1）有研究发现应用短程督导化疗控制病情后，联合应用免疫调节剂——卡介菌多糖核酸BCG-PSN，免疫调节作用来增强和调整患者的免疫功能，达到缩短病程、提高治愈率的目的。总疗程（3个月）结束时判断疗效，皮损面积、各期临床痊愈率比较，均有统计意义。

（2）母牛分枝杆菌疫苗　每周1次，2个月后改为每两周1次。在短程督导化疗的基础上联合应用免疫调节剂局部封闭治疗皮肤结核，可明显增强患者免疫功能，缩短病程，提高疗效，且无明显不良反应，是治疗皮肤结核的有效方法。

2. 局部治疗

（1）封闭和局部治疗　局限性皮肤结核采用全身抗痨治疗，往往疗效较慢，疗程较长，且易复发。近年来临床上遇有皮肤结核采用局部封闭法＋全身用药取得了见效快、疗效短的效果。局部封闭疗法由于药物浓度高而直接，故可使局部病灶吸收，加快痊愈，缩短患者用药时间，减少治疗费用。因此，以封闭疗法配合全身抗结核药物治疗不失为治疗皮肤结核的一种有效方法。局封药物常采用异烟肼、阿米卡星等。

（2）外科手术切除　皮肤结核早期损害很小时，可应用外科手术将损害完全切除，如寻常狼疮，但必须注意，一定要在损害外 0.5mm 的正常皮肤处切开且足够深，以免复发。

（3）物理疗法包括 X 线、紫外线、冷冻、电凝、激光疗法等，适用于早期皮肤结核患者。

（五）医家诊疗经验

1. 赵炳南

赵炳南教授从寻常狼疮临床特征出发，因其肤生紫红硬结，溃烂结疤，毁坏面容等，将其称之为"流皮漏"，认为本病主因痰核流注，阴虚感毒所致。多因身体虚弱，气血不足，或急气多劳成痰，兼外感毒邪，痰湿凝滞血脉而成。辨证属气血不足，痰结湿阻。治法当以益气养血，软坚化痰。

对于疣状皮肤结核，赵炳南教授称之为失营疮，认为本病主要由素体虚弱，肺肾阴虚，阴虚生内热，灼津为痰，痰火郁结，阻于肌肤而发，或气血不足，复外感毒邪，致湿痰凝滞血脉而成。治法以养阴清热，化痰软坚散结，理气活血为主。

赵炳南教授认为，粟粒性狼疮多因体弱气虚，虚火妄动，耗伤津血，痰湿郁结，结聚肌肤而发。辨证属气血不足、痰结湿阻。治宜益气养血，软坚化痰。方药：生黄芪 15g，党参 15g，当归 10g，白术 10g，茯苓 10g，鸡血藤 15g，红花 10g，夏枯草 15g，连翘 10g，土贝母 10g，甘草 10g，陈皮 6g。

2. 金起凤

金起凤教授认为，寻常狼疮是结核杆菌感染致病。为提高疗效，治疗需配合抗结核药物，或联合化疗，并辅助日光浴和紫外线照射疗法。

对于颜面粟粒性狼疮的临床治疗，金起凤除用内服中药等方法外，还辅以抗炎治疗，如给予雷公藤多苷和小剂量四环素内服，不但抑菌，还可以双向免疫调节作用，可获一定疗效。

3. 徐宜厚

徐宜厚教授认为寻常狼疮临证，因有标本虚实之异，故其治法有别。初起在表在经者正气不虚，先其所因，"急则治其标"，以祛邪为主，庶望消散于无形；在里在脏者"缓则治其本"，视其病证，见机而施，如体质不虚者，适其所因，坚者削之，留者攻之，务求邪去而不伤正；虚中夹实者，祛邪固正，俾使病气衰去而正安；气血不足，正气已虚，以扶正为主，寓攻于补，解其痰结。此正确"间者并行，甚者独行"之意。

对于颜面粟粒性狼疮，徐宜厚教授认为是由于肝胆风火，脾胃湿热，风火与顽湿互结，阻滞经络，循经上行于颜面而成。治宜清肝泻胆，祛湿散结。方用：软坚清肝饮加减。柴胡、黄芩、牡丹皮、赤芍、炒枳壳各 10g，浙贝母、连翘各 12g，海藻、生牡蛎、夏枯草各 30g，天龙 1 条，黄、白药子各 6g。

4. 李博鑑

李博鑑教授认为，寻常狼疮由于素体虚弱，肾阴不足，虚火上炎，炼液为痰，痰火凝聚，阻遏经脉，肌肤失养；或热病伤阴，外染毒邪，蕴结体肤，气血失于荣润等，均能致病。凡初起肤生肿块或结节，初起疮形如钱孔，肿痛突起，其仁暗红，尚未破溃，伴午后低热，失眠盗汗，五心烦热，倦怠乏力，舌红少津，脉象细数者，为肾阴不足，虚火上炎。治宜滋养肾阴，清降虚火法。用滋阴降火汤化裁治疗。药用：生地黄、熟地黄各30g，天冬、麦冬各10g，沙参10g，玉竹10g，玄参12g，地骨皮12g，知母10g，黄柏10g，生牡蛎（先下）20g，水煎服。

若病久不愈，溃烂脓水，疮面凹陷，萎缩结疤，伴面色不华，少气懒言，舌淡苔白，脉细无力者，为气血不足，痰湿阻络。治宜补养气血、化痰通络法，方选益气化痰汤加减。药用：黄芪15g，党参15g，当归15g，女贞子10g，法半夏10g，浙贝母12g，炒三棱10g，昆布10g，赤芍、白芍各10g，水煎服。

五、预后转归

寻常狼疮对组织破坏大，形成瘢痕后可造成局部畸形和功能障碍。在面部可造成眼睑外翻、兔眼和鸟嘴状鼻，四肢和颈部的损害可造成局部挛缩畸形和活动受限。四肢损害侵犯淋巴管可导致象皮病。有1%~2%的患者由于损害长期不愈可转化为鳞癌。

疣状皮肤结核为慢性病，可长达几十年不愈，皮损愈合后会遗留萎缩性瘢痕，如淋巴管阻塞可引起象皮肿。

颜面粟粒性狼疮一般预后良好。但皮损愈合后常遗留萎缩性瘢痕，影响颜面美观。

六、预防调护

（一）预防

（1）宣传结核病防治知识，普及卡介苗接种。定期健康体检，发现反应阴性者及时补种。

（2）做好消毒隔离工作，对家属及经常接触者密切观察。

（二）调护

（1）适当休息，注意营养，增加日光浴。

（2）忌食辛辣油炸、辛辣刺激性食物。

（3）锻炼身体，增强体质，提高抗病能力。

主要参考文献

[1] 吴谦. 医宗金鉴 [M]. 北京：人民卫生出版社，1973.

[2] 北京中医医院. 赵炳南临床经验集 [M]. 北京：人民卫生出版社，1974.

[3] 赵炳南，张志礼. 简明中医皮肤病学 [M]. 北京：中国展望出版社，1983.

[4] 张志礼. 中西医结合皮肤性病学 [M]. 北京：人民卫生出版社，2000.

[5] 张志礼. 皮肤科手册 [M]. 北京：中医古籍出版社，2004.

[6] 张志礼. 张志礼皮肤临床经验辑要 [M]. 北京：中国医药科技出版社，2001.

[7] 陈凯，蔡念宁. 皮肤病中医特色治疗 [M]. 沈阳：辽宁科学技术出版社，2001.

第六章　病毒性皮肤病

第一节　单纯疱疹

中医学称单纯疱疹为"热疮""火燎疮"，多因内有蕴热，外感时毒，热毒互结郁肺胃，上蒸头面或下注于二阴而发病。

一、病因病机

（一）西医学认识

1. 流行病学

单纯疱疹病毒（HSV）感染是世界上最流行的感染之一。HSV-1 感染比 HSV-2 感染更常见。初发单纯疱疹潜伏期为 2~12 天，平均 6 天。

2. 发病机制

感觉神经元的潜伏感染是嗜神经 HSV 和水痘 - 带状疱疹病毒（VZV）的一种特征，当机体受到多种因素如紫外线（太阳暴晒）、发热、创伤、情绪紧张、细菌和病毒感染以及使用肾上腺素等影响后，潜伏的病毒被激活，病毒沿感觉神经纤维轴索下行至神经末梢，感染上皮细胞，特别是骨髓移植或大剂量化疗后，在缺少预防的状态下，约有 80% 的患者复发。

HSV 所致的原发感染多发生在无 HSV 特异抗体的婴幼儿和学龄前儿童，其中大多数为隐性感染。

（二）中医学认识

《外科启玄》中说："天地有六淫之气，乃风寒暑湿燥火，人感受之则营气不从，逆于肉理，变生痈疽疔疖。"宋代《圣济总录》中云："热疮本于热盛，风气因而乘之，故特谓之热疮。"中医学认为本病多为外感风热邪毒，客于肺胃二经，蕴蒸皮肤而生，或因肝胆湿热下注，阻于阴部而成，或由反复发作，热邪伤津，阴虚内热所致。发热、受凉、日晒、月经来潮、妊娠、肠胃功能障碍等常能诱发本病。

二、临床诊断

（一）辨病诊断

1. 临床表现

HSV 感染可分成原发性感染和复发性感染。初发单纯疱疹时，几乎所有的内脏或黏膜表皮部位都可分离出 HSV，宿主急性期血清中无 HSV 抗体，常伴有全身症状，且往往比复发性疱疹明显，潜伏期 2~12 天，平均 6 天。原发性单纯疱疹皮肤黏膜损害常需 2~3 周愈合，而复发性单纯疱疹的皮损大多于 1 周内消失。复发性单纯疱疹与原发性单纯疱疹相比，复发性单纯疱疹部位多局限，以口唇、生殖器和眼为重，且复发性单纯疱疹皮损与原发性单纯疱疹相同但持续时间较短，全身和局部表现相对较轻或无，有反复发作倾向。

（1）口唇疱疹和颜面疱疹　口唇疱疹最常见的临床表现为"感冒疮"或"热病性疱疹"。95% 以上的患者是由复发的 HSV-1 感染引起，典型的表现是在红斑基础上出现成簇的水疱。唇红缘最常受累。有不到 1% 新感染的患者可发生疱疹性龈口炎，主要见于儿童和年轻人。发作时常伴高热、局部淋巴结肿大和全身不适。口腔内的疱疹常为破裂的水疱，可见其表面覆盖着一层白膜的糜烂或溃疡。糜烂可广泛扩散至口腔黏膜、舌部和扁桃体，伴疼痛、口臭和吞咽困难，可引起咽炎，造成咽后壁溃疡性或渗出性损害。幼小儿童可发生脱水。未经治疗自然病程为1~2周。颜面疱疹好发于皮肤黏膜交界处，以唇缘、口角、鼻孔周围等处多见。初起时局部皮肤发痒、灼热或刺痛，进而充血、红晕，之后出现针头或米粒大小簇集水疱群，基底微红，水疱彼此并不融合，但可同时出现多簇水疱群。水疱壁薄，疱液清亮，短期可自行溃破，有糜烂、渗液，2~10天后干燥结痂，脱痂后不留瘢痕。

（2）生殖器疱疹 典型的复发性生殖器疱疹开始时有烧灼感、痒或刺痛等前驱症状。该部位常在24小时内出现红色丘疹，24小时后进一步演变成清亮水疱，再过24~36小时可形成糜烂，经2~3天后可愈合。典型的生殖器疱疹发作病程为7天。损害常是成群水疱和融合性成群糜烂并发展成特异性的扇形边缘。生殖器疱疹糜烂或溃疡处常触痛明显，呈非硬结性（与一期梅毒的硬下疳相反）。损害趋向于在同一个解剖区域复发，尽管不是在同一个确切的位点（与固定性药疹相反）。不典型的临床表现为生殖器皮肤出现很小的糜烂或线状的裂缝。损害发生在外阴、阴道和子宫颈的黏膜以及阴茎和外阴的皮肤。无论男女，臀上部是生殖器疱疹复发的常见部位。尿道内的生殖器疱疹表现为排尿困难和有清亮的阴茎分泌物，常误诊为更常见的由沙眼衣原体和解脲支原体引起的非淋球菌性尿道炎。可伴有腹股沟淋巴结肿大。

（3）子宫内和新生儿单纯疱疹 新生儿围生期获得性单纯疱疹临床可分为三型：①皮肤、眼睛和（或）口的局限性感染（SEM）；②中枢神经系统（CNS）疾病；③播散性疾病（如脑炎、肝炎、肺炎和凝血病）。68%HSV感染的新生儿皮肤水疱是首发体征，皮肤是感染病毒的来源。然而39%播散性感染的新生儿、37%有中枢神经系统感染的新生儿和17%SEM疾病的

新生儿皮肤上从未出现过水疱。因为HSV潜伏期有时长达3周，平均潜伏期为1周，故有时直到婴儿出院后才出现症状，85%新生儿HSV感染发生在分娩时，5%发生在羊膜完好的子宫腔内，10%~15%发生在分娩后非母亲传染。宫腔内感染可导致胎儿畸形，包括皮肤损害和皮肤瘢痕、肢体发育不全、小头畸形、小眼、脑炎、脉络膜视网膜炎和大脑内钙化，可发生死亡或永久性神经系统后遗症。70%的新生儿单纯疱疹由HSV-2引起。新生儿可在产后接触口唇疱疹患者后感染HSV-1，但如果产妇生殖器感染了HSV-1，也可发生在分娩时。通过治疗，局限性感染（皮肤、眼睛或口）很少致命，而CNS疾病和播散性感染的死亡率为15%~50%。通过治疗，10%的局限性感染的新生儿将遗留长期的后遗症，而50%以上的CNS或播散性新生儿会留下神经系统后遗症。

广泛的先天性糜烂和水疱，愈合后可见网状瘢痕，提示曾患宫内新生儿单纯疱疹。由于宫内HSV感染罕见，这种情况很少发生，但常常有很高的致死性。只有少数新生儿可以存活下来，且全身遗留具有特征性广泛分布的网状瘢痕。

（4）播散性单纯疱疹 接受细胞毒药物、糖皮质激素类治疗的免疫受损患者以及先天性或获得性免疫缺陷引起的细胞免疫系统受抑制的患者，患原发或复发性单纯疱疹的病情更严重，持续时间更长，症状更明显。在某些情况下（如接受骨髓移植者），激活病毒的概率很高，因此建议采用系统性抗病毒药进行预防。

（5）接种性单纯疱疹 常见的有以下两种：一种是格斗性疱疹，与有活动期皮损的患者进行摔跤的易感人群极易被HSV-1感染；另一种是疱疹性瘭疽，是指偶尔发生在手指或甲周的HSV感染。甲褶侧面或手掌常有触痛和红斑。在症状出现

24~48小时后形成深在性水疱。

（6）疱疹性须疮　复发或初发的单纯疱疹感染（常由HSV-1引起），主要侵袭毛囊。临床表现从很少几个糜烂性毛囊丘疹（类似痤疮）到累及整个胡须区的广泛损害。在初感染前或急性口唇疱疹的损害存在的情况下，使用刀片刮胡须可引起更广泛的皮损。其发作可能为急性、亚急性或慢性。诊断线索包括易发糜烂、病程自限2~3周和适合的诱发行为。通过活检可明确诊断。尽管疱疹感染主要在毛囊，但在发疹的前5~7天，糜烂损害的表面病毒培养也常为阳性。

（7）疱疹性角膜结膜炎　表现为点状、边缘性角膜炎或树枝状角膜溃疡，可引起盘状角膜炎，遗留瘢痕并损害视力，多为单侧性。在此情况下局部应用糖皮质激素可引起角膜穿孔。眼睑可出现水疱，耳前淋巴结可增大，有压痛，有发热。常有复发。眼部的单纯疱疹感染是致盲的一个常见原因。

（8）疱疹性湿疹　特应性皮炎患者中，疱疹病毒感染可导致病毒在整个湿疹区域内传播（卡波西水痘样疹）。其与严重的和治疗不足的特应性皮炎以及升高的IgE水平紧密相关，但与近来系统使用类固醇制剂无关。皮肤播散性HSV-1或HSV-2感染也可发生在严重的脂溢性皮炎、疥疮、毛囊角化病、良性家族性天疱疮、天疱疮（落叶型或寻常型）、类天疱疮、威斯科特-奥尔德里奇综合征和烧伤中。在发作严重时，可出现数百个脐窝状水疱，伴有发热和局部淋巴结肿大。尽管皮疹很惊人，但此病在健康人中却是自限性的。轻症患者较常见。其表现为数个表浅的糜烂或小的丘疹。在约2%的患者中是因局部免疫调节剂治疗并发疱疹性湿疹。

2. 诊断要点

根据簇集性水疱、好发于皮肤黏膜交界处的特点及发疹部位，且多见于发热及消化障碍的疾病中，结合流行病学资料可做出临床诊断。病毒培养鉴定是诊断HSV感染的金标准。

（1）细胞学检查　疱疹刮取物涂片检出多核巨细胞和核内嗜酸性包涵体，并排除水痘、带状疱疹即可确诊。

（2）病毒学检查　分离和鉴定出HSV是确诊本病最可靠的方法。

（3）血清学检查　血清学检查对原发性单纯疱疹的早期诊断意义不大，因其特异性抗体在病后10~14天才出现，复发性单纯疱疹发作时，体内可存在高水平抗体，但需同时检查IgG和IgM型特异性抗体，且宜做动态观察，若抗体滴度水平呈显著升高趋势，有辅助诊断价值，但不能作为确诊的依据。目前可用酶联免疫吸附测定（ELISA）HSV-1型和HSV-2型，但因两型间存在交叉免疫，故还不够稳定、可靠。

3. 组织病理学

单纯疱疹的水疱为表皮内水疱。受累表皮和临近的炎症性真皮有白细胞浸润，浆液渗出物中可见互相分离的细胞群，形成水疱。表皮细胞有气球样变，产生棘层松解。最显著的特点是出现多核巨细胞，并倾向于形成一个粗糙的拼图样外观。即使没有看到多核巨细胞，钢灰色的核和核质周围浓集也可为诊断HSV感染提供线索。在石蜡固定的组织中，免疫组化染色能够确定HSV感染。

（二）辨证诊断

本病可见于身体任何部位，但好发于皮肤黏膜交界处，如口角、唇缘、鼻孔周围和外生殖器等处。若发生在口腔、咽部、眼结膜等处，称黏膜热疮；若发生于外生殖器部位，称阴部热疮、阴疮、阴疳或瘙疮。皮损初为红斑，继而在红斑基础上发生数个或数十个针尖大小的、簇集成群的小丘疱疹或水疱，内含透明浆液，数日后疱破糜烂，轻度渗出，逐渐干燥，结淡黄或淡褐色痂，1~2周痂皮脱落而愈，但易复发。

发病前局部有灼痒、紧张感，常有发热、胃肠功能障碍、月经来潮或过度劳累等全身症状。发于外生殖器者，可引起尿频、尿痛等症状；发于口角、唇缘或口腔黏膜者，可引起颌下或颈部臖核肿痛；发于孕妇则易引起早产、流产及新生儿热疮等。

1. 肺胃热盛证

（1）临床证候　多发于颜面部，以口唇鼻侧多见，皮损为群集小水疱，灼热刺痒，伴轻度周身不适，心烦郁闷，大便干，小便黄，舌红苔黄，脉弦数。

（2）辨证要点　多发于颜面部，以口唇鼻侧多见，舌红苔黄，脉弦数。

2. 肝胆湿热证

（1）临床证候　发于阴部，易破溃糜烂，疼痛明显，伴发热，大便干，小便黄赤，舌质红、苔黄腻，脉滑数。

（2）辨证要点　发于阴部，易破溃糜烂，疼痛明显，舌质红、苔黄腻，脉滑数。

3. 阴虚内热证

（1）临床证候　病情反复发作，伴口干唇燥，午后微热，舌红苔薄，脉细数。

（2）辨证要点　病情反复发作，舌红苔薄，脉细数。

三、鉴别诊断

（一）西医学鉴别诊断

单纯疱疹要注意与以下疾病鉴别。

1. 脓疱疮

唇部疱疹常需与脓疱疮鉴别。脓疱疮皮损为散在性脓疱，周围有红晕，表面覆有脓痂，可自身接种传播，多见于儿童，涂片或培养可见到细菌。疱疹的损害是由

簇状张力性小水疱组成，而大疱性脓疱疮水疱呈单房且松弛，发生于痂的边缘。

2. 带状疱疹

带状疱疹可沿皮节出现簇状水疱，但在早期，如带状疱疹出现的损害数目较少，它可能难以与单纯疱疹相鉴别。一般来说，带状疱疹多数为群集性水疱，基底炎症明显，多沿一侧皮神经分布排列，呈带状，常伴有神经痛且其疼痛剧烈，超过24小时将进一步发展，并受累更大范围的皮神经，病程2周，一般不复发。直接荧光抗体试验能快速做出鉴别。

3. 固定性药疹

固定性药疹发病前有服药史，皮损为浮肿性紫红色斑，表面可出现大疱，复发多出现在固定部位，常见于口周、口唇和外阴部等皮肤黏膜交界处，愈后留有色素沉着。

4. 梅毒硬下疳

生殖器疱疹若发生在龟头或冠状沟处，易被误诊为梅毒硬下疳。暗视野检查、多重PCR试验和选择性杜克雷嗜血杆菌培养有助于诊断，HSV的诊断试验同样有助于确诊。20%以上的患者可发生联合感染，所以发现一个单一的病原体即做出诊断并不全面。

此外，疱疹性龈口炎常需与口疮病、链球菌感染、白喉、柯萨奇病毒感染和口腔多形红斑鉴别。口疮多发生于口腔颊黏膜和唇黏膜，常形成浅、灰白色糜烂，周围绕以明显的充血环。口疮一般发生在不相连接的黏膜处，而疱疹性龈口炎主要累及互相接触的齿龈和硬腭。

（二）中医学鉴别诊断

黄水疮

黄水疮好发于儿童的颜面、四肢等暴露部位，多见于夏秋季节，皮损以脓疱、脓痂为主，呈散在分布，自觉瘙痒。

四、临床治疗

（一）提高临床疗效的要素

1. 辨证论治

临床要明确皮损发病部位，准确把握兼症，结合舌象脉诊确定辨证分型，根据肺胃热盛型、肝胆湿热型及阴虚内热型三型确定主方，结合患者个体差异随证加减。

2. 中西结合

单纯疱疹主要是由HSV入侵造成的，故其治疗原则一是清除病毒，二是调节和改善机体免疫，二者缺一不可。目前，西医的抗病毒药物在清除病毒方面疗效确切，但在预防复发方面不够理想，且存在耐药性的问题，中医中药可以从一定程度上改善这方面的问题，临床中两者相结合能够到达事半功倍的效果。

3. 内外兼顾

由于本病有一定的自限性，对于轻症患者可不予以干预或者单纯采用外治法，可以缩短病程，提高疗效。对于病情严重或反复复发者，应内外兼顾，减轻患者痛苦。

（二）辨病治疗

1. 原发性单纯疱疹

口服抗病毒药物如阿昔洛韦每次200mg，每日5次，或每次400mg，每日3次；或伐昔洛韦500mg，每日2次；或泛昔洛韦250mg，每日3次。疗程均为7~10天。

2. 复发性单纯疱疹

间歇疗法，在出现前驱症状或皮损出现24小时内开始治疗，口服抗病毒药物，如阿昔洛韦每次400mg，每日3次；或伐昔洛韦500mg，每日1~2次；或泛昔洛韦250mg，每日3次。一般疗程为5天。

3. 频繁发作患者

对频繁发作的患者（一年复发6次以上者）用持续抑制疗法以减少复发次数，即口服抗病毒药物。如阿昔洛韦每次400mg，每日3次；或伐昔洛韦500mg，每日1次；或泛昔洛韦250mg，每日2次。一般需要连服6~12个月。

4. 原发重症或皮损广泛者

阿昔洛韦5~10mg/kg，每8小时静脉滴注1次，疗程为5~7天。

5. 阿昔洛韦耐药者

静脉注射膦甲酸40mg/kg，每8~12小时1次，连用2~3周或直至皮损治愈。

6. 局部治疗

以收敛、防治细菌感染和抗病毒药物为主，如3%阿昔洛韦软膏、1%喷昔洛韦乳膏或炉甘石洗剂；继发感染可用0.5%新霉素软膏、莫匹罗星软膏等，忌用糖皮质激素霜剂或软膏。

（三）辨证治疗

1. 辨证论治

（1）肺胃热盛证

治法：疏风清热。

方药：辛夷清肺饮合竹叶石膏汤加减。辛夷18g，黄芩、栀子、麦冬、百合、知母各30g，甘草15g，枇杷叶（去毛）3片，升麻9g，竹叶6g，石膏50g，半夏9g，人参6g，粳米10g。

（2）肝胆湿热证

治法：清热利湿。

方药：龙胆泻肝汤加减。龙胆草6g，黄芩9g，栀子9g，泽泻12g，木通9g，车前子9g，当归8g，生地黄20g，柴胡10g，生甘草6g。

（3）阴虚内热证

治法：滋阴清热。

方药：增液汤加减。玄参30g，麦冬（连心）24g，细生地黄24g。酌情加板蓝根、马齿苋、紫草、石斛、生薏苡仁等药物。

2. 外治疗法

局部外用药以清热、解毒、干燥、收敛为主。水疱未溃破者可用三黄洗剂外搽，每日2~3次。水疱合并化脓性感染者可在三黄洗剂中加入氯霉素片2g混合外搽。水疱已溃破糜烂者宜用黄连油或青黛油外搽。双黄连口服液外用。消毒患处后挑破疱疹，吸干渗液，再消毒患处1次，最后用双黄连口服液湿敷患处20分钟。注射用七叶皂苷钠用生理盐水稀释成水溶液后用纱布蘸药液局部湿敷患处。苍耳子软膏外涂。

3. 单方验方

（1）板蓝根30g，煎汤代茶饮。

（2）新鲜三七叶外用　清洁病损处，皮疹较大者可刺破水疱，将捣成糊状的三七叶点在皮损上。

（3）复方三黄油　大黄、黄柏、黄芩、虎杖、紫草、地榆各15g，冰片3g。将上述诸药加入300g香油内浸泡3天，文火煎熬，待药枯黄，滤渣后外涂患处，每日3次。

（4）外洗方药　马齿苋、板蓝根、紫草、败酱草各30g，煎水待凉，用纱布蘸水湿敷，每次20分钟，每日2~3次。

（5）贯众、防风、重楼、葛根、前胡、灵芝、芦根、连翘、金银花、板蓝根各15g，大青叶、桑叶、郁金各12g，蜈蚣2条，煎水内服。

（6）火毒丹　雄黄500g，明矾500g，共为细粉，每次取10g，加凉开水适量，外涂于患处治疗单纯疱疹，2周为1个疗程。

（7）苦参、马齿苋、蒲公英、败酱草各60g，大黄、龙胆草、土茯苓各30g，冷水浸泡1小时，煎20分钟，水凉后坐浴，早晚各1次，治疗生殖器疱疹。

（四）新疗法选粹

1. 光动力疗法

光动力学疗法（PDT）是联合应用光敏剂及相关光源，通过光动力学反应，选择性作用于靶组织，引起靶组织破坏而不破坏周围正常组织的一种治疗方法。

PDT最主要的不良反应是光过敏，故治疗后48小时内皮肤应避免直接光照或暴露在室内的强光下。虽有研究表明经ALA-PDT治疗后，HSV-1复制降低70%，病毒蛋白的表达也明显降低，但最近也有研究发现PDT可导致免疫抑制反应。因此，病毒感染或复发是PDT治疗罕见但可能出现的潜在并发症，故其在临床的应用与推广有待进一步观察研究。

2. 全身红光治疗

全身红光治疗是通过光量子的光电磁反应和光化学作用，深层作用于人体的血管组织、淋巴组织、神经末梢、皮下组织等部位，并与人体细胞产生一系列光生物刺激作用，从而影响人类已知的基因表达，最终增强人体细胞能量促进细胞的增殖和抗氧化能力，增强细胞的新陈代谢和抗凋亡能力，有效清除人体内自由基，增强血液携氧能力，降低血液黏稠度，彻底改善全身血液微循环等，从而对伤口愈合、糖尿病、心脑血管疾病等起到明显的治疗作用。全身红光治疗用于治疗单纯疱疹患者是安全的，全身红光治疗能改善单纯疱疹患者的自觉症状，延长复发时间，改善单纯疱疹患者的生活质量。今后能否在临床中推广以及其安全性仍有待进一步研究探讨。

五、预后转归

50%~100%的成人血清中都含有HSV抗体，但不能完全防止复发和重复感染，故HSV感染后不产生永久性免疫。HSV进入人体后首先产生原发感染，随着机体产生免疫应答而痊愈，但病毒常潜伏在感觉神经节内，在一定因素作用下活化导致复发性感染。HSV形成潜伏感染的机制可能与潜伏相关转录体（LAT）有关，潜伏病毒处于一种低复制的动力状态，可维持数年乃至终生。单纯疱疹大部分临床分型皮损愈合后一般不形成瘢痕或留有后遗症，但眼部严重者可致失明，而生殖器疱疹复发感染及其难治愈性给患者带来心理压力，新生儿疱疹通过治疗，局限性感染（皮肤、眼睛或口）很少致命，而 CNS 疾病或播散性感染的死亡率为 15%~50%，10% 局限性感染的新生儿将遗留长期后遗症，而 50%以上的 CNS 病例或播散性新生儿疱疹会留下神经系统残疾。

六、预防调护

（一）预防

由于 HSV 感染十分普遍，正常人群中无症状排毒者较多，尤其是复发性感染患者很多，而目前又无特异性预防方法，因而预防比较困难。

（1）对反复发作者，应除去诱发因素，加强体质锻炼。

（2）对患者应注意隔离，注意避免接触新生儿、患有皮肤湿疹者、烧伤患者和应用免疫抑制药的患者。

（3）生殖器疱疹应按性病预防，如使用安全套，尤其是在无症状排毒期。此外，一旦出现疱疹皮损，应避免性生活，杜绝不洁性交等。

（4）对孕妇的检查应包括检查生殖器 HSV 感染，并应及早防治，以防发生 HSV 先天性感染和新生儿感染。有人主张对患有生殖器疱疹而又妊娠 36 周的孕妇行剖宫产，以免新生儿感染。

（5）HSV 疫苗已经研制成功，但由于 HSV 致癌性，疫苗的潜伏性感染，以及对复发性 HSV 感染的预防效果等问题还未解决，故目前尚未广泛应用。γ-球蛋白预防效果还不肯定。但 HSV 减毒活疫苗的完善和广泛应用，将对控制 HSV 感染的发生起重大作用。

（二）调护

（1）保持局部清洁，促使局部干燥结痂，防止继发感染，结痂后宜涂软膏，防止痂壳裂开。

（2）多饮水，饮食宜清淡，多吃蔬菜、水果。忌辛辣、肥甘厚味食物，保持大便通畅。

七、专方选要

贯防汤加味

贯众 15g，防风 15g，重楼 15g，郁金 12g，葛根 15g，前胡 15g，灵芝 15g，芦根 15g，连翘 15g，金银花 15g，桑叶 12g，板蓝根 15g，大青叶 12g，蜈蚣 2 条。方中贯众、重楼、大青叶、板蓝根清热解毒凉血，现代医学研究表明，大青叶和板蓝根抗病毒作用良好，防风疏风解表，前胡、桑叶宣散风热，芦根清热生津，郁金凉血清热，活血止痛，葛根发表解肌，蜈蚣通络息风、解表散结，灵芝益气美肤。反复发作者大多兼脾胃积热，可酌加车前子、陈皮、苍术、竹叶等药。以上均为成人用药剂量，小儿剂量根据年龄，病情酌减。汤药每日 1 剂，水煎服，7 天为 1 个疗程。配合局部外洗，效果尤佳。方药马齿苋、板蓝根、紫草、败酱草各 30g，煎水待凉，用纱布 5~6 层蘸凉水湿敷，每次 20 分钟，每日 2~3 次。[赵红梅. 中医治疗单纯疱疹 170 例疗效观察. 云南中医中药杂志. 2005, 26（3）: 14]

八、研究进展

（一）中药研究

1. 单味药

（1）栀子　栀子提取物对 VP16 mRNA

和干扰素 γ mRNA 都有调节作用。在应用高剂量栀子提取物后，VP16 mRNA 相对表达量随时间变化呈现持续降低状态，干扰素 γ mRNA 相对表达量随时间变化呈现持续升高状态，从而抑制 HSV-1 在小鼠脑内的复制，发挥抗 HSV-1 的作用。

（2）余甘子　通过体外实验观察药物毒性、病毒引起的细胞病变效应、空斑减数实验，余甘子的乙酸乙酯提取物、甲醇提取物和水提物对 HSV-1 和 HSV-2 都有良好的抑制作用，其中以乙酸乙酯提取物的效果最好。

（3）苦丁茶　广西产苦丁茶水提物对 HSV-1 所致的细胞病变有较好的抑制作用，具有明显的高效低毒特性，对细胞的保护及对病毒感染细胞的综合作用中均表现出明显的活性。苦丁茶水提物具有显著的抗 HSV-1 活性，且初步推测其抗病毒活性的机制是病毒和受体结合，侵入 Vero 细胞。

（4）川楝子　以 Vero 细胞为宿主细胞，ACV 为阳性对照药物，观察 CPE 与空斑减数实验测定川楝子提取物抗 HSV-1 活性，发现川楝子提取物在体外对 HSV-1 直接灭活的效果明显，而对 HSV-1 吸附与穿入细胞的抑制作用较差。表明川楝子提取物在体外有明显的抗 HSV-1 感染作用，且主要是通过直接灭活 HSV-1 来发挥作用。

（5）桉叶　采用 CPE 观察实验与空斑减数实验测定直干桉叶水提物抗 HSV-1 活性，发现直干桉叶水提物能明显抑制 HSV-1 的致病变作用。通过对病毒的直接灭活作用、对病毒吸附的影响及对病毒穿膜的影响三个方面初探直干桉叶水提物抗 HSV-1 活性机制，推测直干桉叶水提物抗 HSV-1 活性的机制是影响病毒的囊膜结构从而使之失活。

（6）杠板归　利用溶剂法和色谱法从杠板归中提取分离出 4 个部位，噻唑蓝法检测杠板归各提取物的病毒抑制效果，以病毒抑制率和治疗指数为评价指标，比较各部位体外抗病毒的效果。杠板归醇提部位与大孔树脂醇洗部位抗 HSV-1 作用最强，与阳性药 ACV 比较无统计学差异，表明杠板归提取物体外具有较好的抗 HSV-1 作用。

（7）老鹰茶　采用 CPE 法与空斑减数实验测定甲醇提取物抗 HSV-1 活性，并从药物对病毒的直接灭活作用、对病毒吸附的影响及对病毒穿膜的影响三个方面初步探讨其抗 HSV-1 的活性机制。结果表明贵州老鹰茶甲醇提取物能明显抑制 HSV-1 的致病变作用，药物主要是影响病毒对细胞的吸附，对病毒也有一定的直接灭活作用，初步推测其抗 HSV-1 活性的机制是作用在 HSV-1 和受体结合，侵入 Vero 细胞阶段。

（8）叶下珠　将叶下珠分离提取为丙酮、乙醇和甲醇三部分，通过体外实验观察叶下珠对 HSV 的抑制作用。发现三个提取部分都对 HSV-2 有较好的抑制作用，对 HSV-1 却没有太大的抑制作用。

（9）玉竹　将玉竹作用于 Vero 细胞，通过 CPE 实验观察到玉竹对由 HSV-2 导致的细胞病理改变具有一定的抑制作用，表明玉竹在体外具有抗 HSV-2 的作用。

2. 复方药

（1）病毒宁　采用细胞培养法观察中药制剂病毒宁（为金银花、连翘、柴胡、黄芩、甘草等中药组成的复方制剂）对 HSV-1 致细胞病变的影响，ACV 与病毒宁比较发现病毒宁最大无毒浓度为 1.5g/L，ACV 为 62.5mg/L，两者都能抑制 HSV 的复制和增殖，且病毒宁优于 ACV，病毒宁的安全范围也较 ACV 大。表明病毒宁是一种细胞毒性小、治疗指数高的有效抗 HSV-1 药物。

（2）马齿苋合剂　将马齿苋与黄芪合剂的水提液作用于 Hep-2、Vero 细胞和原代兔肾细胞三种细胞，研究其抗病毒作用，通过药物毒性实验、对病毒所致的 CPE 观察以及药物的直接杀伤作用，马齿苋合剂水提液体外有明显抗 HSV 的作用，0.5mg/ml 时能够抑制病毒所致的 CPE 产生和对病毒有直接杀伤作用。在人胚肺二倍体细胞系统中，采用对病毒所致细胞病变的抑制实验，观察马齿苋水煎液抗 HSV-1 的药效，发现马齿苋水煎液有较显著的抗 HSV-1 作用，且对细胞毒性低。

（3）疱疹清　通过 HSV-1 和 HSV-2 感染 Hep-2 细胞体外抗病毒实验以及小鼠颅内病毒注射致单纯疱疹脑炎模型体内抗病毒实验，研究中药制剂疱疹清（为龙胆草、柴胡、黄芩、板蓝根等中药组成的复方制剂）对 HSV 的干预作用。体外实验结果显示，疱疹清对细胞有一定的保护作用；体内实验结果显示，经该药治疗的动物存活时间明显延长，存活率有不同程度的提高，表明疱疹清对 HSV-1 和 HSV-2 均有抑制作用。

（二）评价与展望

我国传统中药抗病毒的效果是肯定的，具有广阔的发展前景，目前已有天然抗病毒药物应用于临床。充分利用我国中医药理论和丰富的中草药资源，借鉴西药抗病毒研究的经验，把中草药抗病毒的研究提高到分子水平的层次，从已筛选并证明有显著抗病毒作用的中草药中精确提取抗病毒的有效成分，研究复合中药成分之间的相互作用和影响，在明确病毒致病分子机制的前提下，研究并弄清中药有效成分和病毒之间相互作用的机制，建立合理统一的实验方法与检测指标，针对病毒感染的不同环节进行广泛深入研究，并使体内与体外评价、基础与临床研究密切配合，开发出新型的抗疱疹病毒的中药，更好地为社会服务。

主要参考文献

［1］赵辨. 中国临床皮肤病学［M］. 2 版. 南京：江苏科学技术出版社，2017.

［2］张学军. 皮肤性病学［M］. 7 版. 北京：人民卫生出版社，2013.

［3］Stephen M W，Elliot A.Inhibition of Herpes Simplex Viruses, Types 1 and 2, by ginsenoside 20（S）-Rg3［J］. J Microb Biot，2020，30（1）：101-108.

［4］赵红梅. 中医治疗单纯疱疹 170 例疗效观察［J］. 云南中医中药杂志，2005，26（3）：14.

第二节　带状疱疹

带状疱疹由水痘-带状疱疹病毒（VZV）引起，以沿单侧周围神经分布的簇集性小水痘为特征，常伴有明显的神经痛。中医学文献中又名"蛇丹""缠腰火丹""火带疮"等。

一、病因病机

（一）西医学认识

1.病因和发病机制

带状疱疹与水痘为同一种 VZV 引起，免疫力低下的人群（多数为儿童）初次感染此病毒后，临床上多表现为水痘或呈隐匿性感染，此后病毒进入皮肤的感觉神经末梢，且沿着脊髓后根神经节的神经纤维向中心移动，持久潜伏在脊髓后根神经节的神经元中。在多种诱因刺激下，潜伏的病毒再次被激活，生长繁殖，使受侵犯的神经节发炎和坏死，产生神经痛。同时被激活的病毒可沿周围神经纤维移动到皮肤，在皮肤上产生带状疱疹所特有的节段性水疱疹。偶尔，病毒散布到脊髓前角细胞及运动神经根，引起肌无力及相应区域的皮肤麻痹（见图 6-1）。

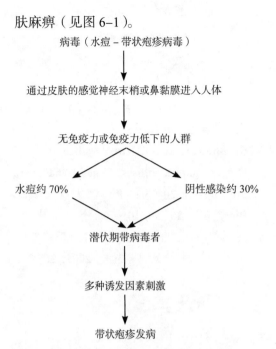

图 6-1　水痘 – 带状疱疹病毒致病图

（二）中医学认识

中医学称急性带状疱疹为"蛇丹""缠腰火丹""蜘蛛疮""缠腰龙""缠腰丹毒"等。带状疱疹多发于春、秋两季，可突然发病，也可先有皮肤麻木、疼痛等症状。本病多与肝郁化火、过食辛辣厚味、感受火热时毒有关。

这一病种早在隋代《诸病源候论》中就有专论，后来医学家对其研究和论述也很多，对带状疱疹的病因病机认识也各不相同。隋代巢元方在《诸病源候论》中云"甄带疮者，绕腰生，此亦风湿搏结于血气所生"，是说风湿之邪气侵犯，正邪交争，搏结于体内，血气壅塞，在外则发为带疮。

明代陈实功在《外科正宗》火丹第七十九有云："火丹者，心火妄动，三焦风热乘之。故发于肌肤之表，有干湿不同，红白之异。干者色红，形如云片，上起风粟，作痒发热，此属心、肝二经之火，治以凉心泻肝，化斑解毒汤是也。湿者色多黄白，大小不等，流水作烂，又且多疼，此属脾、肺二经湿热，宜清肺、泻脾、除

湿，胃苓汤是也。腰胁生之，肝火妄动，名曰缠腰丹，柴胡清肝汤。外以柏叶散、如意金黄散敷之。"明确指出带状疱疹的发生与心、肝、脾、肺四经有密切关系，或为心肝火盛，或肺脾湿热，或肝火妄动。

徐春甫在《古今医统大全》一书中提到"缠腰火丹蛇串名，干湿红黄似珠形，肝心脾肺风湿热，缠腰已遍不能生"，此为巢元方和陈实功两家观点结合。可见，本病病因不外乎风热时毒或湿热病邪，加之精神因素、过度疲劳及禀赋不足所致。综上所述可归纳带状疱疹的病因病机如下。

1. 风邪火毒

平素心情不畅、情志内伤，使肝郁化火，或过度疲劳，耗精伤液损阴，或感受外来风毒之邪后，湿热风火之毒，蕴结肌肤而发病。《医宗金鉴》中指出："蛇串疮干湿不同，红黄之异，皆如累累珠形；干者色红，形如片云，上起风粟，作痒发热，此属肝心二经风火。"

2. 湿热蕴结

脾失健运，水湿内生，脾湿郁久，蕴湿化热。湿热困于肺脾，搏结于皮肤不得疏泄。内有湿热，外受毒邪侵袭而化火发疱疹。《医宗金鉴》中指出："蛇串疮，湿着色黄白，水疱大小不等，作烂流水，较干者多疼，此属脾肺二经湿热。"

3. 气滞血瘀

素来阴虚之体或年老体弱，血虚肝旺，或因劳累津血亏虚，感染毒邪或湿热毒盛，长期阻滞脉络，以致气血凝结，故水疱及周围皮损处疼痛难忍，甚至疱疹虽已消失，但瘀斑不退，致使疼痛缠绵不去。

4. 肝经郁热

肝主情志，情志内伤则肝气郁结，郁久化热化火，复感火热时毒，客于少阳、厥阴经络，熏蒸肌肤、脉络发为疱疹。常发生于身体一侧，以胸胁或腰胁部最多见。《灵枢》中说足少阳之脉"以下胸中，贯

膈，络肝，属胆，循胁里""下腋，循胸，过季胁"，足厥阴之脉"络胆，上贯中膈，布散于胁肋"。可见，发于胸胁、腰腹部的带状疱疹多属于足厥阴、少阴经病变。

5. 肝肾阴虚

年老体衰，多有肝肾阴虚，阴虚火旺，血虚肝旺，湿热毒盛，皮损表面火热湿毒虽已外泄，疱疹消退，正虚邪恋，久久不去。经络气血阻滞，不通则痛，且痛势较剧。气血亏虚，经络气血阻滞，不荣则痛，邪滞经脉，正所谓年老患者发病率高，且迁延难愈，为本虚标实。

6. 气虚血瘀

过度疲劳或禀赋不足均使气血不调，精血亏虚，当正气不足以抵抗外邪，邪入经络，瘀阻络脉，使局部湿热之邪久稽化为火毒，蕴结肌肤致水疱蔓延。

本病病位在肝胆，与心、脾、肺关系密切，病理机制多为肝胆失疏，脾胃失调，湿邪壅滞，气滞血瘀等。

二、临床诊断

（一）辨病诊断

1. 临床表现

沿单侧周围神经分布簇集性小水疱，结合起病急及相应的临床症状、体征，诊断为带状疱疹并不困难，但特殊表现者仍需注意。

（1）症状　发热、乏力、纳差等全身症状，自觉患处皮肤灼热或灼痛。

（2）体征　初起潮红斑，而后出现簇状不融合小丘疹，迅速形成透亮皮紧的水疱，2~4周结痂，脱痂后留有淡红斑或色素沉着，皮肤感觉敏感，触痛者多见，侵及面神经和听神经可见面瘫、耳痛及外耳道疱疹三联征，称为拉姆齐·亨特综合征，部分患者皮损愈后神经痛仍持续存在。

①播散性带状疱疹：在受损皮损外有20个以上皮损即可诊断为播散性带状疱疹。发病患者群多为老年人或体质虚弱者，抑或是淋巴网状内皮细胞恶性肿瘤或艾滋病患者。远离成簇皮损部位水疱常不成簇，类似水痘，且疱上有脐窝。

②眼带状疱疹：系第五对脑神经眼支受累，即水痘-带状疱疹病毒侵犯三叉神经眼支。累及眼睛可见角膜炎或结膜炎，所致浅层树枝状基质性角膜炎，伴有剧烈神经痛，可并发眼睑带状疱疹，同时伴有较重的葡萄膜炎，可引起前房积血或积脓，基质层浑浊区内常见类固醇沉积物，虹膜可有萎缩。与皮肤受损不同，眼带状疱疹并发症还有青光眼、角膜炎等，在带状疱疹愈合10年后可能会复发。

③耳带状疱疹：病毒侵犯听神经及面神经，可导致面部水肿，面部、外耳道或鼓膜出现水疱，可出现不同程度的耳聋、耳鸣等听觉症状。膝状神经节受累，影响面神经的运动和感觉神经纤维可出现面瘫、耳聋、耳道疱疹三联征。

④内脏带状疱疹：病毒由脊髓后根神经节侵及交感神经和副交感神经的内脏神经纤维，引起胃肠道及泌尿道症状。

⑤运动性麻痹：眼面麻痹多见，三叉神经眼支、面神经受累时可见眼麻痹、面麻痹，第10~11胸椎神经根麻痹可出现腹壁疝，肛周外阴受累可出现大小便困难，运动性麻痹常发生于疼痛后、发疹期或发疹后，麻痹的肌肉与神经支配的皮肤区域一致。此种麻痹一般可持续几周到几个月，但绝大多数都能恢复。

⑥带状疱疹后遗神经痛：一般定义为带状疱疹后1个月仍有神经痛或复发性疼痛。疼痛在出疹前出现，出疹时疼痛剧烈，出疹时间长者更容易出现后遗神经痛。带状疱疹后遗神经痛疼痛表现为持久性烧灼痛并伴有感觉敏感，或阵发性疼痛，疼痛程度不一，其疼痛正常刺激即可诱发。

另外，带状疱疹与患者机体免疫力有很大关系，可表现为顿挫型（无皮损仅神经痛）、不全型（仅红斑、丘疹无水疱）、大疱性、出血型和坏疽型等。

2. 病原学诊断

实验室病毒学检查是诊断不典型病例及进行鉴别诊断的重要方法。孕妇和新生儿的 VZV 感染、免疫缺陷患者不典型的感染、可疑中枢神经系统 VZV 感染必须由实验室检查确诊。方法包括如下。

①Tzanck 涂片法：检测皮损标本中的多核巨细胞和核内包涵体，但无法区分 VZV 和 HSV 感染。

②组织培养法：可直接检测病毒，时间长，有假阴性，因为皮损处病毒不容易复活。

③直接荧光抗体染色：从皮损基底部做细胞刮片进行 VZV 感染细胞的直接荧光抗体染色，既快又灵敏。

④ELISA 和免疫荧光技术检测：VZV IgG 可自发的或在 HSV 感染复发时升高（抗原决定簇的交叉反应），而 IgM 增高及高滴度的抗 VZV IgA 抗体常意味着 VZV 感染复发，无论有无皮损。

3. 组织病理学检查

带状疱疹的皮损病理变化为水疱处细胞发生细胞内水肿且呈气球样变，可形成网状变性，棘细胞核内形成嗜酸性包涵体。细胞核被核膜分割、包裹，形成细小碎片细胞，融合可形成多核巨噬细胞（细胞核可多达 15 个），皮肤深部毛囊的表皮细胞有气球样变。细胞内及细胞间水肿，疱顶上部为棘细胞和角质细胞，早期真皮内轻度炎性细胞浸润，之后逐渐浸润入表皮，局部发生溃疡中性粒细胞比例增高。水疱疱液涂片可见单核或多核气球状细胞。

（二）辨证诊断

中医对带状疱疹的认识是以发病过程及临床表现为依据的，有关本病的辨证，古人有"干湿不同，红黄之异"。可将其分为以下证型。

1. 风火犯卫证

（1）临床证候　皮疹初起，发热重，恶寒轻，头身重痛，口渴心烦，局部灼热刺痛，瘙痒，红色斑丘疹，如针尖大小水疱，舌尖红、苔薄白或微黄，脉浮细数。

（2）辨证要点　发热恶寒，舌尖红，脉浮数。

2. 肝经湿热证

（1）临床证候　皮损颜色鲜红，水疱簇集，疱壁紧张，灼热疼痛，可伴有身热，口苦咽干，心烦易怒，大便干，小便黄，舌质红、苔薄黄或黄腻，脉弦滑数。

（2）辨证要点　水疱，心烦易怒，舌红，脉弦数。

3. 湿热蕴结证

（1）临床证候　皮疹红润，迅速出现大小水疱，疱液浑浊，容易破损，渗出液糜烂，疱底暗红，或为血疱、脓疱，疼痛尤甚，痛不可触，伴食欲缺乏，口渴但不欲饮，大便偏干，小便黄少，舌红、苔白腻或黄腻，脉濡数或滑数。

（2）辨证要点　水疱或脓血疱，渗液，苔黄腻，脉滑数或濡数。

4. 脾虚湿蕴证

（1）临床证候　皮损颜色淡红，水疱松弛，疼痛不适，伴口不渴，食少腹胀，大便时溏，舌质淡胖或淡红，苔白或腻，脉沉缓或滑。

（2）辨证要点　水疱，疼痛不适，腹胀便溏，舌胖苔白。

5. 肝气郁滞证

（1）临床证候　多见水疱消退留有局部及周围神经痛者，皮疹紫红，有血痂或坏疽，皮损疼痛剧烈如锥刺样难忍，昼夜不寐，情感抑郁，两胁窜痛，舌边紫暗，舌苔黄，脉细弦或涩。

（2）辨证要点　水疱，窜痛，舌边紫红，脉弦涩。

6. 气虚血瘀证

（1）临床证候　皮疹色红干瘪或皮疹消退，但疼痛不止，兼体倦乏力，少气懒言，头晕目眩，动则汗出，舌质淡或暗，舌苔薄黄，沉细脉弱。

（2）辨证要点　疼痛不止，体倦乏力，舌质暗。

三、鉴别诊断

（一）西医学鉴别诊断

本病需与以下疾病相鉴别。

1. 生殖器疱疹

生殖器疱疹又称阴部疱疹，主要是通过性器官接触传染，由单纯疱疹病毒侵犯生殖器、皮肤黏膜引起炎症、水疱、糜烂、溃疡性病变的性传播疾病。在初次皮损消退后 60% 的患者会复发。

2. 接触性皮炎

有明确接触史，皮损局限于接触部位，与神经分布无关，无神经痛。

3. 单纯疱疹

好发于皮肤黏膜交界处，分布无一定规律，水疱较小，疱壁易破，疼痛不显著，易复发。

此外，如果皮疹痊愈后慢性疼痛持续存在，可进行血清学检查确诊。此时一般不进行病毒检测。

（二）中医学鉴别诊断

本病需与黄水疮相鉴别。

黄水疮

好发于儿童的颜面、四肢等暴露部位，多见于夏秋季节，皮损以脓疱、脓痂为主，呈散在分布，自觉瘙痒。

四、临床治疗

针对发病病机，其治疗应以镇痛、防止继发感染为原则。轻症患者可单用西药、中药，重症应采用中西医结合综合疗法。本病以活血化瘀、通络止痛为原则。

（一）提高临床疗效的要素

1. 注重活血化瘀

急性期，湿热较盛，活血化瘀之品多为温热之品，宜在辨证选用龙胆泻肝汤或除湿胃苓汤的基础上，加生地黄、赤芍、牡丹皮、紫草、大青叶、板蓝根、虎杖等清热凉血活血之品，可缓解疼痛，控制初发疱疹蔓延，防止发生疱疹后遗神经痛，减轻疼痛程度，这与西医学早期应用激素治疗带状疱疹作用相似。对于疱疹后遗神经痛，中医学认为"久病必瘀""久病入络"，除重用活血行血通络止痛之品外，必用三棱、莪术、石见穿等破血之品及全蝎、蜈蚣、水蛭、地龙、壁虎等虫类搜剔之品，以开结导滞，直达病所，并加磁石、珍珠母、牡蛎等重镇安神之品，也可用芍药、甘草等缓急止痛之品。疼痛剧烈者，佐以乳香、没药、细辛、延胡索、徐长卿、马钱子等，现代医学证实活血止痛中药有镇痛作用，可改善全身和局部血液循环，抑制受损神经、神经节炎及真皮血管炎的炎症渗出，减轻受累神经节神经纤维的毒性破坏。

2. 注重气血，顾护脾胃

中医学认为，气血互根，气血以通为用，气行则血行，气滞则血瘀，气为血之帅，血为气之母，血瘀多有气滞，故临证使用活血化瘀中药，必合用理气之品，以推动血行。多用香附、柴胡等气中血药及延胡索、郁金、川芎等血中气药。然活血破气中药终属攻伐之品，有耗气伤阴、伤正败胃之弊，按《黄帝内经》中"大积大聚，其可犯也，衰其大半而止"的理论，临证时尤应注意"消而勿伐"的原则。常以黄芪、当归益气固正，伍入三棱、莪术之破血消积药物之中，使补气生血活血，久服则气血不伤，更加白术、茯苓、山药等以滋生化之源，稻芽、山楂、陈皮等以醒脾悦胃，顾护脾胃运化功能。临证常用加减法：气血亏虚，加当归、熟地黄、鸡血藤等养血之品；阴虚者加生地黄、玄参、天花粉等养阴之品；火盛者加金银花、连翘；湿热盛者，加茵陈、龙胆草、黄柏；夜寐不安者加珍珠母、磁石、龙骨、牡蛎、石决明；大便干结者，加大黄、枳实、决明子；发于颜面者，加菊花、黄芩；发于眼、眉者，加木贼草；发于腰胁者，加柴胡；发于上肢者，加姜黄；发于下肢者加牛膝。

3. 中西合璧，权衡祛邪与扶正

带状疱疹的病因有两个方面，即内因和外因。外因是感染湿热毒邪，毒邪瘀阻脉络。内因是正虚，即在正气不足时发病。毒邪的感染是发病不可缺少的因素，而就内因而言，正虚是发病的基础。因为"正气"是维护人体脏腑生理功能的动力，它包括了卫外功能、免疫功能、调节功能以及各种代偿功能等。疾病的过程也是"正气"和"邪气"相互作用的过程。正气充盛抵御毒邪，可保持体内阴阳平衡，正气抵御外邪、防病健身和促进机体康复的最根本的要素。

4. 内外同治

口服抗病毒中、西药物首先要通过消化道吸收，才能发挥作用，这些药物或多或少都会对消化道有一定的不良反应。外治疗法对于本病具有特殊疗效，可扬长避短，直达病所。故在注重内服药物治疗的同时，还应注重外治疗法（包括非药物疗法），把二者有机地结合起来，协同发挥治疗作用，提高临床疗效。

5. 见微知著，巩固防变

带状疱疹应及早明确诊断，防止疾病恶化。累及面部者可伴发面瘫、耳聋、角膜结膜炎、青光眼，甚至失聪失明。内脏带状疱疹可引起胃肠道及泌尿道症状，若带状疱疹迁延不愈，导致末梢神经炎或中枢神经炎可出现严重变性，引起神经源性疼痛，最终形成带状疱疹后遗神经痛。及时排除相关脏器疾病，尽早进行抗病毒治疗，防止变证。

（二）辨病治疗

带状疱疹治疗的目的是缓解急性疼痛，控制病情发展，缩短皮疹持续时间，预防或减轻带状疱疹后遗神经痛（PHN）及其他急慢性并发症，如出现眼部并发症需尽快到眼科门诊接受治疗，耳带状疱疹相关的脑神经感染引起的带状疱疹伴并发症需至专科门诊治疗。

1. 对症治疗

皮疹以水疱为主时，以干燥、预防感染为治疗原则，可选择湿敷、外用白色洗剂、外用复方氧化锌油；后期为去痂治疗。局部抗病毒药均无效，因此不建议使用。患者疼痛剧烈难以忍受，影响睡眠时可以添加适量的止痛药如曲马多与神经活性药如阿米替林，二者联合应用能有效止痛。但目前尚不清楚联合应用是否能有效预防PHN的发生。

2. 抗病毒治疗的指征

带状疱疹是侵犯皮肤和神经系统的自限性疾病，即使不使用抗病毒药物治疗，发生在四肢、皮疹局限且无危险因素的年轻患者中皮疹可自愈，也不发生并发症。抗病毒治疗能缩短病程，尤其当病情比较复杂的时候。其指征分绝对适应证和相对适应证。

（1）绝对适应证 需要系统用药的情况如下。①年龄大于50岁的患者。②头颈部带状疱疹患者。③躯干四肢部位重度带状疱疹患者。④免疫缺陷患者。⑤伴重度特应性皮炎或者重度湿疹患者。

特别是累及三叉神经发生眼带状疱疹和耳带状疱疹时都可应用。值得注意的是，眼带状疱疹、耳带状疱疹和年龄大于50岁均是发生PHN的高危因素。

此外，当水疱累及多个皮节、出现血性皮疹和黏膜受累时，应进行系统抗病毒治疗。国外皮肤科学会制定的带状疱疹评分标准可用于决定是否需要系统抗病毒治疗。其评分包括以下危险因素：年龄>50岁；皮肤疼痛；女性；皮损数目>50个；出血性皮损；脑神经或骶神经受累。这一标准已得到临床证实。

（2）相对适应证　为皮疹位于躯干或四肢的50岁以下患者。

3. 开始抗病毒治疗时机

抗病毒治疗成功与否取决于开始治疗的时机。抗病毒治疗越早效果越显著，当患者出现皮肤划痕症48~72小时内开始用药，效果理想。

4. 口服抗病毒药物

目前治疗带状疱疹的一线用药阿昔洛韦、泛昔洛韦、伐昔洛韦、溴夫定等，宜在带状疱疹早期使用，有研究显示，阿昔洛韦对后遗神经痛无效，伐昔洛韦可缩短后遗神经痛时间。

（1）阿昔洛韦　每次800mg，每天5次，口服，或10mg/kg，每8小时1次静脉滴注，肾功受损者要减量。儿童带状疱疹，每天30mg/kg静脉滴注或每天40~60mg/kg，口服。

（2）溴夫定　用于免疫功能正常的成年急性带状疱疹患者的早期治疗。成人每日1次，每次125mg，连续5~7天。

（3）伐昔洛韦　发疹72小时内口服伐昔洛韦每天1g，每日3次，服用7日。可以缩短病程，减轻疼痛。

5. 糖皮质激素

大量糖皮质激素的应用可缩短带状疱疹急性疼痛病程，但对PHN的慢性疼痛无效。使用激素治疗要注意不良反应。一般不推荐单独使用糖皮质激素，阿昔洛韦可联合糖皮质激素，例如口服5mg泼尼松，每天10mg，每天3次，持续治疗4天，从第5天开始改为每天早晨顿服，前3天每天20mg，第2个三天每天10mg，第3个三天第天10mg，直到停药。

6. 神经痛阶梯治疗法

（1）第一阶梯　非甾体抗炎药（如对乙酰氨基酚每天1.5~5.0g）。

（2）第二阶梯　加用弱效阿片类止痛药（如曲马多每天200~400mg，可待因每天120mg），必要时可联合用药。

（3）第三阶梯　除外周镇痛药外，加用强效阿片类中枢止痛药（如丁丙诺啡每天1.5~1.6mg）。这适合前两个阶梯治疗无效的患者。

治疗重度神经痛，可用第一阶梯或第二阶梯药物联合抗癫痫药。抗癫痫药能减轻撕裂痛，但对持续性疼痛效果不佳。还可用加巴喷丁、普瑞巴林胶囊，抗抑郁和精神抑制药也有效，特别是对老年人。

其他治疗还包括外用辣椒素霜、局部交感神经痛、经皮电刺激疗法，必要时个别患者可行神经外科治疗（脊髓角质热凝固术）。

7. 特殊人群的治疗

（1）其他神经系统并发症　带状疱疹脑膜炎、脑炎和脊髓炎可用阿昔洛韦10mg/kg静脉滴注治疗，每日3次。同样，严重的眼带状疱疹和耳带状疱疹也可用阿昔洛韦静脉滴注治疗。

（2）儿童和青少年带状疱疹　儿童带状疱疹不是系统抗病毒治疗的指征，但脑神经受累时除外。此外，患遗传性或获得性免疫缺陷病及特应性体质的儿童均应接受抗病毒治疗。对免疫缺陷儿童早期抗病毒用药可能会降低组织损伤、继发感染及瘢痕组织形成。建议对免疫缺陷及特应性体质的儿童用阿昔洛韦静脉滴注治疗。

（3）免疫缺陷患者带状疱疹　目前只有阿昔洛韦用于治疗重度免疫缺陷带状疱疹患者。一般情况下阿昔洛韦（5.0～7.5mg，8小时1次）静脉滴注治疗。当严重免疫缺陷且皮损面积大、有精神症状时，可应用大剂量阿昔洛韦（10mg/kg，8小时1次）静脉滴注。若患者阿昔洛韦耐药改用膦甲酸钠静脉滴注治疗。肾损害（阿昔洛韦和膦甲酸钠禁忌）患者要使用新型无肾毒的抗病毒药物。

（4）孕妇带状疱疹　一般认为妊娠期带状疱疹对胎儿无影响。可用外用药对症治疗。严重者可用阿昔洛韦（5～10mg/kg，每日3次，共7天）静脉滴注。

（5）耐药患者　VZV出现核苷类似物（如阿昔洛韦、伐昔洛韦、泛昔洛韦、溴夫定）耐药时，一般选用静脉滴注膦甲酸钠40mg/kg，每日3次，或50mg/kg，每日3次。但聚合酶基因突变时膦甲酸钠治疗也可无效。此时只能用西多福韦。

（三）辨证治疗

1. 辨证论治

（1）风火犯卫证

治法：疏表散寒，清里泻热。

方药：银翘散加减。连翘9g，金银花9g，苦桔梗6g，薄荷6g，竹叶4g，生甘草5g，荆芥穗5g，淡豆豉5g，牛蒡子9g。

加减：若伴头胀痛者可加桑叶、菊花；痰热盛且皮损疼痛者可加黄芩、知母、瓜蒌。

（2）肝火湿热证

治法：清泻肝火，利湿解毒。

方药：龙胆泻肝汤加减。龙胆草（酒炒）6g，黄芩（炒）9g，栀子（酒炒）9g，泽泻12g，木通9g，车前子9g，当归（酒洗）3g，生地黄（酒炒）9g，柴胡6g，生甘草6g。

加减：疼痛剧烈者，可加紫草、板蓝根、延胡索、川楝子、三七等；发于头面者，加金银花、野菊花；有血疱者，加白茅根、牡丹皮；便秘者，加虎杖。

（3）湿热蕴结证

治法：清热解毒，除湿止痛。

方药：除湿胃苓汤合龙胆泻肝汤加减。防风10g，苍术10g，白术15g，赤茯苓12g，陈皮6g，厚朴15g，猪苓15g，栀子12g，木通10g，泽泻12g，滑石10g，生甘草12g。

加减：若大便秘结者，可加大黄；若痛引两胁者，可加郁金、玄参；若大便秘结者，可加大黄；若痛引两胁者，可加郁金。

（4）脾虚湿蕴证

治法：健脾利湿，解毒止痛。

方药：补中益气汤合五苓散加减。黄芪15g，人参15g，茯苓9g，桂枝6g，白术10g，炙甘草15g，当归10g，陈皮6g，升麻6g，柴胡12g，生姜9片，大枣6枚。

加减：发于下肢者，加牛膝、黄柏；水疱大而多者，加生薏苡仁、车前草、土茯苓。

（5）肝郁气滞证

治法：理气活血，通络止痛。

方药：柴胡疏肝散合金铃子散加减。陈皮（醋炒）、柴胡各6g，川芎、香附、枳壳（麸炒）、芍药各5g，甘草（炙）3g，川楝子、延胡索各9g。

加减：心烦失眠者，加珍珠母、生牡蛎、酸枣仁；疼痛剧烈者，加乳香、制没药、徐长卿、蜈蚣、地龙等。

（6）气虚血瘀证

治法：补气活血。

方药：补阳还五汤加减。生黄芪125g，

当归尾6g，赤芍5g，地龙3g，川芎3g，红花3g，桃仁3g。

加减：血虚疼痛者加枸杞子、首乌藤以补血；肢冷者可加桂枝温经通脉；腰膝酸软者可加川续断、桑寄生、杜仲以壮筋骨，强腰膝，增强机体抵抗力。

2.外治疗法

（1）针刺治疗　针灸取穴采用经络理论辨证取穴。

①外感风热证：取曲池、风池、合谷、外关、阳陵泉、血海等穴，用泻法针刺，以疏风清热、通络止痛。

②热毒内蕴证：取阿是穴、华佗夹脊穴、曲池、外关、阳陵泉等穴，用泻法针刺，以清热解毒、通络止痛。

③皮损取穴：常用支沟、阴陵泉、行间、夹脊穴。颜面部加阳白、太阳、颧髎；胸胁部加期门、大包；腰腹部加章门、带脉；肝经郁热加太冲、侠溪、阳陵泉；脾经湿热加大都、血海、三阴交。

（2）火针　先将火针在酒精灯烧红，刺入所选穴位，快进疾出，直刺3mm，每隔3日1次，一般1~3次痊愈，皮损3~5天结痂，全身和局部免疫功能显著增强，镇痛作用良好。常用穴有肺俞、肝俞、脾俞。取相应部位夹脊穴。腰以上加同侧合谷、曲池、外关、支沟；腰以下加同侧太冲、侠溪、足三里、阳陵泉；面部加听会、太阳、攒竹；局部取疱疹区域周围。

（3）截法　皮损两端常规消毒后，用三棱针点刺放血，继而拔火罐；配合龙眼穴（小指近端指关节尺侧面上，握拳取之）、大椎穴以三棱针点刺放血。

（4）艾灸疗法

①围灸：用点燃的艾灸在皮损或附近的穴位行温和灸，灸到皮肤红润为度，每日1次。

②无瘢痕灸：皮损处麦粒灸法，每次不超过6处；皮损融合成片者，按其出疹先后，分为头、体、尾3点，在体表涂抹烧伤膏后，进行无瘢痕麦粒灸，每日1次。

③隔姜灸：选择上等老姜切片厚1.5±0.3mm，三棱针穿孔孔径1mm，孔距1cm，选择疱疹密集或水疱较大的部位作为灸处，将生姜片置于其上，艾灸柱置于姜片上间距1cm处点燃，每天1次，5天为1个疗程，据病情治疗，最多3个疗程。

（5）梅花针　皮损部位消毒，无菌梅花针扣刺至皮肤微微出血，然后拔罐至有血性、水性分泌物后起罐消毒；可根据中医辨证论治不同经络穴位进行梅花针扣刺、拔罐，头部取太阳、颊车；颈部，上肢取大椎、肩井、少商；胸胁部取阳陵泉、膈俞；腰以下取相应夹脊穴。

（6）耳针　取肝区、神门，每日1次，直至疼痛消失为止。

（7）耳穴疗法　取肝、胆、内分泌、皮质下、神门及相应的耳穴，用0.5cm×0.5cm大小胶布粘王不留行子一粒，用75%乙醇消毒耳廓皮肤后，贴在所选的耳穴上，2~3天更换1次，两耳交替贴穴，每次取耳穴3~4个，嘱咐患者每日按压5~6次，每次1分钟，使耳廓有热、涨、痛感，手法不可过重，以防压迫皮肤。

（8）拔罐疗法　拔罐多采用留罐法，患者取坐或卧位，充分暴露患处局部，常规消毒。若留罐期间出现水疱可不必在意，有破溃或水疱多者可外用0.5%依沙丫啶溶液湿敷。局部感染严重者，可撒氯霉素以预防感染，一般每日1次，不计疗程直至痊愈。

（9）贴敷法　初起疱疹未破时，外用三黄洗剂或鲜马齿苋捣烂外敷，活用炉甘石洗剂调青黛散外涂，每日2~3次。

①水疱破溃，糜烂渗出者，可用马齿苋、黄柏、大青叶等煎汤，放凉后湿敷患处，湿敷后薄涂青黛膏。

②水疱较大者，用消毒针头刺破疱壁，

放出疱液，以减轻胀痛感。但要保留疱壁，防止感染。

（10）火击疗法　取橄榄大小的棉花球，均匀撕成薄棉，将薄棉平铺于患者皮损或疼痛部位，用火柴点燃。隔日1次，5日为1个疗程。火击疗法所传递的热能可使局部血管扩张，加速代谢，加快细胞的再生和修复，降低神经末梢的兴奋性，达到解痉止痛。

3. 成药应用

（1）龙胆泻肝丸　可清肝胆、利湿热。用于蛇串疮肝火湿热证。口服。1次3~6g，1日2次。

（2）参苓白术散　能补气健脾，渗湿和胃。用于蛇串疮疼痛明显兼有脾虚症状者。口服，一次6g（1袋），1日3次。

（3）元胡止痛片　能理气活血止痛。用于蛇串疮疼痛明显者。口服。1次4~6片，1日3次，或遵医嘱。

4. 单方验方

经验证明，中药外治带状疱疹具有良好效果，疗程短，费用低，效果好，经济实惠且无不良反应，现介绍如下。

（1）雄黄粉50g，加入75%乙醇100ml，混匀备用。每日分早晚2次擦患处，若疱多痛剧者可加入2%普鲁卡因20ml，多数患者一周内可痊愈。

（2）侧柏叶60g，大黄60g，黄柏30g，薄荷30g，泽兰30g。共研细末，以水、蜜调膏外敷。有清热解毒、化瘀止痛功效。

（3）青黛5份，黄柏5份，蜈蚣2份，冰片1份，共研为末，麻油调糊，外涂患处。

（4）雄黄2份，枯矾2份，青黛粉3份。共研末，加浓茶水调糊，敷患处。

（5）雄黄、枯矾、密陀僧各15g，制乳香、制没药各10g，青黛30g，共研末，加生石膏水上清液、香油各40ml，调匀。外涂患处，待结痂，同时保证患处湿润。

（6）蚯蚓粪、侧柏叶各60g，黄柏、大黄各30g，赤小豆60g，轻粉6g。共研末，菜油调敷患处。

（7）冰片5g，炉甘石10g，黄连10g，青黛10g，大黄10g，药用淀粉55g研磨为散，可干用、水调、油调以备外用。

（8）新鲜羊蹄草洗净捣烂，加少量凡士林软膏敷于患处，每日换药1次。

（9）冰片10~20g，用冷米汤或植物油调糊外敷，每日3~4次。

西药对于带状疱疹的治疗原则为抗病毒、止痛、消炎、防止继发感染和缩短病程。

（10）局部治疗　5%多塞平可以缓解局部疼痛。

（四）新疗法选粹

1. 液氮冷冻疗法

（1）操作方法　用棉签蘸取液氮在皮损处轻擦，每天1次，共5天。

（2）适应证　老年人带状疱疹且水泡多者。

（3）注意事项　液氮冷冻疗法联合阿昔洛韦片和甲钴胺分散片口服治疗，可缩短水疱干燥、结痂时间，疼痛消退快，后遗神经痛发生减少。

2. SUNDOM-3001纳米激光

（1）操作方法　调节光斑，距离适中，光源线路与皮损切面垂直，每次15分钟，6次为1个疗程。光斑直径≤120mm，激光功率500mW，波长810nm。

（2）适应证　老年带状疱疹患者。

（3）注意事项　无不良反应，后遗神经痛症状出现少。

3. 微波治疗

（1）操作方法　微波联合复方甘草酸苷。

（2）适应证　带状疱疹患者。

（3）注意事项　同时使用复方甘草酸

苷注射液 40ml 联合 5% 葡萄糖溶液 250ml，静脉滴注，每天 1 次，连续使用 10 天。

4. 贴棉疗法

消毒梅花针叩刺，微出血为度，再次消毒，拔火罐吸出疱液、血液，消毒，将脱脂棉薄铺于病损皮肤，避免有空洞，火柴点燃，急吹风令瞬间燃尽。每日 1 次，7 天为 1 个疗程。

5. 氦氖激光治疗

（1）操作方法　波长为 632.8nm，最大激光输出功率为 150mW，光斑直径 5~15cm，面积大者可分 3~4 处照射，每处照射 15 分钟。

（2）适应证　带状疱疹患者或后遗神经痛患者。

（3）注意事项　眼部带状疱疹患者注意遮盖眼部，避免光线刺激眼睛。

（五）医家诊疗经验

1. 范瑞强

范瑞强主张将带状疱疹分期论治，主要分为两期，急性期常见肝经郁热证和脾虚湿蕴证，后期包括后遗神经痛阶段，多为气滞血瘀证和阴虚血瘀证。肝经郁热证选龙胆泻肝汤加减；脾虚湿蕴证选除湿胃苓汤加减；气滞血瘀证选柴胡疏肝散合桃红四物汤加减；阴虚血瘀证选一贯煎合血府逐瘀汤加减。

2. 余国俊

余国俊非常推崇瓜蒌散，认为"郁火日久，肝气燥急，不得发越"就是带状疱疹的基本病机，瓜蒌散可作为治疗本病的专方来使用。瓜蒌散由瓜蒌、红花、甘草组成。《医学心悟》中对其注释："郁火日久，肝气躁急，不得发越，故皮肤起泡，转为胀痛。"瓜蒌为物，甘缓而润，于郁不逆，又如油洗物，滑而不滞，此其所以奏功也。

五、预后转归

本病发病率与年龄成正相关，发病年龄越小，病情越轻，多数患者治疗及时可完全康复。患者发病初期有不同程度的发热、全身轻微酸痛、乏力等。带状疱疹皮损区可出现麻木；眼带状疱疹、耳带状疱疹可并发眼病及耳病。拉姆齐·亨特综合征，治疗后面瘫不能完全恢复。带状疱疹可并发脑膜炎、脑炎和脊髓炎等。一般认为妊娠期带状疱疹对胎儿无影响。

眼带状疱疹、耳带状疱疹、年龄大于 50 岁、体质差及就诊时间过晚（＞2 周）的患者，均是发生 PHN 的高危因素。而 PHN 患者中 30%~50% 患者的疼痛持续超过 1 年，部分病程可达 10 年或更长。眼带状疱疹并发症还有青光眼、角膜炎等，在带状疱疹愈合 10 年后趋向于复发。

六、预防调护

（一）预防

（1）日常应注意身体锻炼与调养，劳逸结合，加强个人身体素质，提高免疫力，预防疾病的进展。

（2）生活规律，饮食营养丰富，心情舒畅，坚持体育锻炼。

（3）水痘－带状疱疹减毒活疫苗接种可有效避免、防止带状疱疹发病和带状疱疹后遗神经痛发生，适用于 50 岁以上的所有人群。

（二）调护

（1）休息　有发热、全身不适患者建议卧床休息。一般不建议绝对卧床，适当活动，保证夜间充足睡眠，对剧烈疼痛者，可遵医嘱在睡觉前 30 分钟服用镇静催眠药。保持环境安静。

（2）饮食　慎食酸涩收敛之品如豌豆、

茨实、石榴、芋头、菠菜等。带状疱疹患者应给予高蛋白、高维生素饮食，多食水果、蔬菜，保持大便通畅，忌牛羊肉、辣椒、酒、鱼虾等发物食品等。

（3）皮损护理　修剪指甲，避免瘙抓、摩擦，避免肥皂、热水烫洗。穿纯棉内衣，需宽大、质地柔软，保持衣物被单清洁。内裤、乳罩不可过紧，腰带宜松，避免摩擦损伤。

七、研究进展

（一）疫苗研究

接种带状疱疹疫苗是预防带状疱疹的有效措施。带状疱疹疫苗接种的目标是抑制 VZV 再激活从而预防带状疱疹、PHN 和其他并发症。目前，全球上市的带状疱疹疫苗主要包括减毒活疫苗（zoster vaccine live，ZVL，Zostavax®）和重组亚单位疫苗（recombinant zoster vaccine，RZV，Shingrix®）两种。

Zostavax 疫苗是 VZVOka 株制备的对带状疱疹减毒活疫苗，每剂病毒含量不少于 19400PFU，大约比水痘疫苗高 10 倍。2006 年 5 月在美国获得批准用于预防带状疱疹及相关疾病，随后在欧盟、加拿大、澳大利亚和亚洲及中东的大多数国家（＞50 个国家）也获得批准，但尚未在中国获批，该疫苗为单剂皮下注射，保护效力为51.3%，预防 PHN 的保护效力为 66.5%，随着年龄增加疫苗有效性及其免疫原性下降，预测接种后 4~12 年保护效力下降为 0。2006 年 5 月疫苗获批上市，是第一种常规推荐用于老年人的减毒活疫苗，用于 ≥60 岁健康人群接种预防带状疱疹。免疫接种程序为皮下接种 1 剂。直到 2007—2010 年 ZVL 在 50~59 岁人群中保护效力达 69.8%，后多个国家调整接种人群为 ≥50 岁。

Shingrix 是一种带状疱疹重组亚单位疫苗，2017 年 10 月由美国 FDA 批准用于年龄 ≥50 岁人群带状疱疹的预防，是第二个被 FDA 批准上市的带状疱疹疫苗，于 2019 年 5 月在中国获批上市，成为国内首个带状疱疹疫苗。疫苗的用法为接种两剂，中间间隔 2~6 个月。该疫苗在 ≥50 岁、≥70 岁人群中预防带状疱疹的保护效力分别为97.2%、89.8%，预防 PHN 的保护效力分别为 91.2%、88.8%；预测接种 RZV 后 19 年的效力下降为 0。Shingrix 主要成分为包裹在脂质体制剂中的 50μg 重组 VZV 糖蛋白 E（glycoprotein E，gE）和 AS01B 佐剂系统。gE 为 VZV 病毒包膜的主要成分，gE 特异性抗体及其特异性 $CD4^+$ T 细胞是机体抗VZV 免疫应答的重要组成部分。AS01B 佐剂内含 50μg MPL 与 50μg 皂树树皮提取物QS21，可与 gE 协同作用，更有效地刺激机体进行免疫应答，预防带状疱疹及其并发症。对接种者体内疫苗免疫反应的研究，通过检测 gE 特异性 $CD4^+$ T 细胞的表达及gE 特异性抗体的浓度。

对疫苗成分过敏或以前接种过同类疫苗时出现严重过敏者为疫苗接种禁忌。对正在发热者、患急性疾病者、慢性疾病的急性发作期患者建议暂缓接种，待恢复或病情稳定后接种。RZV 在我国为非免疫规划疫苗，常见不良反应为接种部位疼痛、疲劳、寒战、发热等反应，建议接种前充分告知，知情同意后自愿接种。

（二）评价与展望

中医药治疗带状疱疹的效果是肯定的，一般采用清热利湿活血通络的药物。还有部分医家除用清热利湿活血通络法外，又根据自己的临床体会，加入通便、助阳、解毒等药物，取得较为满意的临床疗效。皮损消退后，可留暂时性淡红色或色素沉着，不留瘢痕。多数患者预后不再复发，但临床观察患者复发率在逐渐增多。

辨证论治为治疗本病的重要方法，现代医家对本病的辨证常从治疗病毒入手。还有不少学者从"血瘀""痰阻""气郁""阳遏"等不同角度进行探讨研究。新观点、新立论不断涌现，但都在利湿清热、活血化瘀、调理气血、顾护脾胃上达成共识。辨证论治有着顽强的生命力，但由于缺乏严格的客观指标、临床分型，治疗多凭个人经验，疗效难以提高，经验难以重复。当务之急是建立客观的观察指标，以便于临床，便于研究。

主要参考文献

[1] 赵辨. 中国临床皮肤病学 [M]. 2版. 南京：江苏科学技术出版社，2017.

[2] 杨玉凤. 糖皮质激素应用于带状疱疹的临床效果 [J]. 临床医学研究与实践，2017，2（14）：59-60.

[3] 梁海莹，罗家胜. 范瑞强分期论治带状疱疹及其后遗神经痛经验 [J]. 广州中医药大学学报，2019，2（36）：274-277.

[4] 陈云志，刘安英. 程氏瓜蒌散治疗带状疱疹临床观察 [J]. 时珍国医国药，2008（5）：1225-1226.

[5] 韩晓东，许静，吴范武. 傅青主火丹神方治疗带状疱疹37例临床观察 [J]. 四川中医，2007（4）：91-92.

[6] 中国医师协会皮肤科医师分会带状疱疹专家共识工作组，国家皮肤与免疫疾病临床医学研究中心. 中国带状疱疹诊疗专家共识（2022版）[J]. 中华皮肤科杂志，2022，55（12）：1033-1040.

第三节　疣

疣是一种发生于皮肤浅表的良性赘生物，由HPV感染所引起。中医学中虽没有疣的病名，但瘊子、鼠乳、千日疮、疣目等，均属于这类疾病，本节将对寻常疣、扁平疣和传染性软疣进行讨论。

一、病因病机

（一）西医学认识

疣可以通过直接或间接接触传染，肛周和生殖器疣大多通过性接触传染，外伤或皮肤破损对HPV感染也是一个重要因素。传染性软疣由传染性软疣病毒感染引起。疣可以发生在任何年龄，但婴幼儿较少见。疣的病程与机体免疫力有重要关系，免疫缺陷患者发病率较高。

（二）中医学认识

寻常疣，中医学称之为千日疮，又名枯筋箭，因其赘生物表面粗糙如刺，又称"刺瘊"，多见于青少年，尤其以手和手指部常见。本病由肝失荣养，失其藏血之功，导致血枯生燥，筋气外发于肌肤，复遭风毒之邪相乘，而导致血瘀，肌肤不润而生枯筋箭。正如《外科正宗》中所说："枯筋箭乃忧郁伤肝，肝无荣养，以致筋气外发。"

中医学称扁平疣为扁瘊，好发于青少年，由于风毒之邪，阻于经络，与肝热搏结于肌腠，而发此病。

中医学称传染性软疣为鼠乳，多见于儿童。病名见于隋朝巢元方《诸病源候论》中："谓之者，身面忽生肉，如鼠乳之状，谓之鼠乳也。此亦是风邪博于肌肉而变生也。"阐述其病因病机为外感风热毒邪，客于肌肤，搏结腠理致气血失和而致，或由脾虚中焦失运，后天生化之源不足、肌肤失养、腠理不密、复感外邪、邪毒聚结肌肤而成。

二、临床诊断

（一）辨病诊断

1. 寻常疣

皮损初起为针尖大的丘疹，逐渐扩大为豌豆大或更大，呈圆形或多角形，表面粗糙，角化明显，触之坚硬，高出皮面，灰黄或污褐色，继续发育成乳头样增殖。摩擦后易出血。数目不等，初起为单个，可长期不变，也可逐渐增多至十个甚至数十个，可融合成片，少数存在同形反应，一般无自觉症状，偶有压痛。可发生于身体的任何部位，长好发于手指、手背、足缘等。

2. 扁平疣

主要侵犯青少年，大多骤然出现，为米粒大到绿豆大扁平隆起的丘疹，表面光滑，质硬，浅褐色或者正常皮色，呈圆形、椭圆形或者多角形，数目较多，多数密集分布，偶可沿抓痕排列成条状（即同形反应），长期存在的扁平疣可融合成片。一般无自觉症状，偶有微痒。好发于颜面、手背和前臂等处。病程呈慢性，有时可突然消失，但亦有持续多年不愈，愈后不留瘢痕。

3. 传染性软疣

多见于儿童及青年人，潜伏期变化很大，多在14天至6个月，初期皮疹为光亮、珍珠白色、半球形丘疹，在6~12周内逐渐增大至5~10mm，中心微凹如脐窝，表明有蜡样光泽，直径小于1mm的皮疹用放大镜才能发现，挑破顶端后，可挤出乳酪样物质，称为软疣小体。皮损数目不等，或少数存在，或多个聚集，一般不会相互融合。少数单个皮损直径可长大至10~15mm，皮疹发生数月或者外伤后发生炎症反应，经化脓结痂可被破坏，愈后一般无瘢痕。

（二）辨证诊断

疣属于中医"疣目"的范畴，病名诊断有"疣目""扁瘊""鼠乳"之别，故辨证诊断分而论之。

1. 疣目

（1）风热血燥证

①临床证候：疣目结节如豆，坚硬粗糙，大小不一，高出皮肤，色黄或红，舌红苔薄，脉弦数。

②辨证要点：结节如豆，舌红苔薄，脉弦数。

（2）湿热血瘀证

①临床证候：疣目结节疏松，色灰或褐，大小不一，高出皮肤，舌暗红、苔薄，脉细。

②辨证要点：结节疏松，舌暗红、苔薄，脉细。

2. 扁瘊

（1）风热蕴结证

①临床证候：皮疹淡红，数目较多，或微痒，或不痒，病程短；伴口干不欲饮；舌红、苔薄白或薄黄，脉浮数或弦。

②辨证要点：疹色淡红，口干不欲饮，舌红、苔薄白或薄黄，脉浮数或弦。

（2）热瘀互结证

①临床证候：病程较长，皮疹较硬，大小不一，其色黄褐或黯红，不痒不痛，舌红或暗红、苔薄白，脉沉细。

②辨证要点：病程长，皮疹硬，色暗，舌红或暗红、苔薄白，脉沉细。

3. 鼠乳

湿热内阻证

①临床证候：病程反复，皮疹多发，微痒，有蜡样光泽；舌红、苔黄腻，脉沉细。

②辨证要点：病程反复，皮疹多发，舌红、苔黄腻，脉沉细。

三、鉴别诊断

（一）西医学鉴别诊断

根据各种疣的形态和发病部位诊断并不难，但需与一些疾病进行鉴别。

1.寻常疣和疣状皮肤结核、疣状痣、获得性脂纤维角化瘤

寻常疣为圆形或多角形，表面粗糙，角化明显，触之坚硬，高出皮面，灰黄或污褐色的增生。而疣状皮肤结核是不规则的疣状斑块，四周有红晕。疣状痣始发于幼年，常排列成线状，与神经走行一致，表面光滑或粗糙，呈刺状隆起，淡褐色或灰黄色，无自觉症状。获得性脂纤维角化瘤发生于指（趾）关节附近，表面光滑可有短蒂。

2.扁平疣与毛囊上皮瘤、汗管瘤、扁平苔藓

扁平疣为米粒大到绿豆大扁平隆起的丘疹，好发于颜面、前臂，表面光滑，质硬，浅褐色或者正常皮色，呈圆形、椭圆形或者多角形，无明显自觉症状。而毛囊上皮瘤好发于眼睑附近，两者的组织学完全不同。汗管瘤也好发于眼睑周围，呈正常肤色、红色或者棕褐色，表面有蜡样光泽，但与扁平疣的组织学特点完全不同。有时候，扁平疣还需与扁平苔藓相鉴别，扁平疣好发于青少年，而扁平苔藓在儿童中较为少见，好发于四肢曲侧，面部少见，瘙痒明显，常伴有黏膜损害，皮损呈紫红色，有白色细纹。

3传染性软疣与基底细胞上皮瘤、角化棘皮瘤、丘疹性荨麻疹

根据皮损特点，传染性软疣顶端凹陷如脐窝，能挤出白色乳酪样物质，并结合年龄和发病部位，一般不难诊断，但其单个较大的皮损需与基底细胞上皮瘤和角化棘皮瘤相鉴别，组织病理检查有助于鉴别

诊断。丘疹性荨麻疹是儿童常见的过敏性疾病，初为纺锤状水肿性红色斑丘疹，渐为坚硬小疱，顶端突起，中央无凹陷，无软疣小体排出，瘙痒剧烈。

（二）中医学鉴别诊断

本病需与鸡眼相鉴别。鸡眼多好发于长久站立或行走的人，摩擦和重压是发病原因。多发生于脚趾，为局限性圆锥状角质增生性损害。皮损为蚕豆至豌豆大小，淡黄色至深黄色不等，光滑稍透明，病程多缓慢。

四、临床治疗

（一）提高临床疗效的要素

疣的治疗主要以破坏疣体、调节局部皮肤生长、刺激局部或全身免疫反应为主要手段。提高临床疗效需谨记以下几点。

1.知常达变，活用清热利湿

疣乃风邪搏于肌肤，湿热之邪侵袭，以致腠理闭塞，气血运行不畅，湿毒与风邪互结所致，故以清热解毒，凉血散结为治疗大法。然湿热的清除并非易事，湿为阴邪，热为阳邪，二者在性质上是对立的，在治疗上也存在着矛盾。清热的药苦寒，易损伤脾胃，阻遏气机。化湿药性味多辛温淡渗，虽有利于行气除湿，但又有助热伤阴之虞。所以在辨证论治疣的时候，要处理好清热和化湿，既要振奋脾阳、舒畅气机，又要清热解毒。在治疗经久不愈的疣时，可适量加入软坚散结的药物，以促进疣体脱落。

2.中西合璧，提高疗效

发生于皮肤浅表的良性赘生物，由人乳头瘤病毒感染引起。治疗原则以破坏疣体、调节局部皮肤生长、刺激局部或全身免疫反应为主。目前，中医中药在刺激免疫反应方面疗效尚无肯定评价，但在辨证

论治、扶正祛邪方面优势显著。而西医在调节免疫和运用先进手段去除疣体方面疗效肯定。二者可谓异曲同工，殊途同归。

3. 内外结合，双管齐下

疣虽以体表皮损为特征，但其根源在于内，因此必须整体治疗。无论是中医的辨证论治，扶正祛邪，还是西医的刺激免疫反应，都必须配合局部外治。无论是中医的汤剂外洗、单味药外敷，还是西医的激光、冷冻、手术，必须将内服药和局部外治联合运用才能达到事半功倍的效果。

（二）辨病治疗

1. 全身治疗

干扰素对多发性且顽固难治的疣，可配合全身或皮损局部注射干扰素，但单独使用干扰素疗效不肯定。

2. 局部治疗

寻常疣、扁平疣多数患者在发病1~2年内疣体能自行消退，也有少部分患者即使采用深度破坏治疗的方法，仍有部分疣体会复发，因此对一些可能造成永久性瘢痕的疗法要慎重使用。

（1）氟尿嘧啶（5-Fu）用5%的Fu软膏，或5%的Fu软膏和10%的水杨酸及等量火棉胶或弹性火棉胶做溶媒配成涂剂治疗寻常疣；用2%的Fu丙二醇或5%的Fu二甲基亚砜涂剂治疗扁平疣，皆有肯定的疗效。根据文献报道，外用药膏局部治疗可能会产生的不良反应有疼痛、皲裂、水肿、过敏、流泪、色素沉着和化脓等。

（2）博来霉素 有人用0.05%~0.1%的博来霉素加生理盐水溶液或者2%普鲁卡因溶液做局部皮损内注射，治疗单个或数个寻常疣或者跖疣，根据疣的大小每次注射0.2~0.5ml，每周一次，通常2~3次后疣体脱落，不良反应小。

（3）斑蝥素 0.7%的斑蝥素加入等量火棉胶及丙酮溶液中，外用治疗甲周寻常疣，隔日涂擦1次，有一定的疗效。

（4）维A酸乙醇溶液 0.1%~0.3%的维A酸乙醇溶液局部外用，每天1~2次，治疗扁平疣和寻常疣，治愈率高，常见的不良反应有局部轻度的烧灼感、红肿、脱屑和色素沉着。

（5）3%酞丁安软膏或3%酞丁安二甲基亚砜擦剂 可治疗寻常疣、扁平疣和跖疣。

（6）0.5%鬼臼毒素 每天2次，连续3天，如能耐受可连续使用4~5天，治愈率可达60%~70%，如果疣体没有消退，隔周再用1个疗程。

（7）5%咪喹莫特霜 可用于寻常疣的封包治疗或配合水杨酸治疗。

（8）抗病毒药 1%西多福韦凝胶外用或2.5mg/ml皮内注射对多种疣有效。

（9）其他局部用药 对于寻常疣特别是甲周疣可试用20%的碘苷霜。跖疣可用3%的福尔马林溶液做局部湿敷或浸泡，每天1次，每次15分钟，连续使用4~8周；也可用10%~20%的戊二醛溶液或凝胶，有一定疗效。此外，有报道称，对扁平疣用25%补骨脂酊、30%骨碎补酊外擦，或用木贼、香附、板蓝根、山豆根各30g煎浓汤外洗涂擦，或用马齿苋捣烂外敷都有一定效果。

3. 其他治疗

（1）光动力学治疗 局部使用光敏剂氨基乙酰丙酸或氨基酮戊酸（ALA），经光照射后引起局部细胞死亡，对寻常疣有一定疗效。物理疗法如冷冻、电灼、激光、红外凝固适用于数目较少的寻常疣。外科手术切除适用于寻常疣，但手术后容易复发。

（2）传染性软疣冷冻治疗对去除皮损有效，需要间隔3~4周重复进行。对较大的皮损，刮除术和透热疗法也比较有效。对于浅表的皮损，可以用物理手段治疗，将软疣小体完全挤出或挑出，然后涂以 1%~2% 的碘伏、苯酚或三氯醋酸，并压迫止血，也能达到治疗的目的。液态苯酚或 10%~20% 的苯酚溶液精确涂皮损部位。用火棉胶或丙烯酸基质制成的 15%~20% 的水杨酸制剂，精确涂抹于皮损处，每周 1~2 次，能加速皮疹消退。3% 酞丁安软膏疗效可靠。西多福韦适用与皮疹广泛，常规治疗无效或免疫功能不全的患者。5% 咪喹莫特适用于免疫功能不全或免疫抑制的患者，可有效清除传染性软疣的疣体。

（三）辨证治疗

1. 辨证论治

（1）疣目

① 风热血燥证

治法：养血活血，清热解毒。

方药：治瘊方加减。何首乌 6g，杜仲 6g，赤芍 9g，白芍 9g，牛膝 9g，桃仁 9g，红花 9g，赤小豆 9g，白术 9g，穿山甲（以他药代替）6g。

加减：若风热重，加板蓝根 10g，夏枯草 10g；若伴皮肤瘙痒，加阿胶 10g，熟地黄 10g；若伴口苦咽干，加麦冬 10g，沙参 10g；若热甚、苔黄厚腻加黄芩、黄柏。

② 湿热血瘀证

治法：清化湿热，活血化瘀。

方药：马齿苋合剂加减。马齿苋 30g，紫草 15g，败酱草 10g，大青叶 10g。

加减：若苔厚腻，加龙胆草 10g，苦参 10g；若小便短赤，加栀子 10g，泽泻 10g。

（2）扁瘊

① 风热蕴结证

治法：疏风清热，解毒散结。

方药：马齿苋合剂加减。马齿苋 30g，紫草 15g，败酱草 10g，大青叶 10g。

加减：若疣体数目较多，加木贼草 10g，郁金 15g，浙贝母 10g，板蓝根 10g；若伴皮肤干燥，可加刺蒺藜 30g；若伴面部

出油较多，可加薏苡仁 30g。

② 热瘀互结证

治法：活血化瘀，清热散结。

方药：桃红四物汤加减。熟地黄 15g，当归 10g，白芍 10g，川芎 10g。

加减：若皮疹颜色暗红，加黄芪 10g，紫草 10g；若皮疹触摸较硬，加浙贝母 15g，板蓝根 10g；若油脂分泌旺盛加薏苡仁 30g。

（3）鼠乳

湿热内阻证

治法：清热利湿。

方药：消疣汤。板蓝根 30g，大青叶 20g，木贼 12g，苦参 10g，生薏苡仁 30g，紫草 10g，白鲜皮 30g，香附子 12g，赤芍 10g，百部 10g，生甘草 10g。

加减：若气郁化火，心烦易怒，苔黄舌赤者，加栀子、郁金；若经前烦躁易怒，乳房胀痛者，加枳壳、瓜蒌；若白带量多者，加苍术、山药、芡实；若少腹胀痛者，加乌药、延胡索；若月经量少而有血块者，加泽兰、鸡血藤；若少腹疼痛拒按而经色暗红有瘀块者，加五灵脂、蒲黄。

2. 外治疗法

（1）疣目

① 推疣法：用于治疗头大蒂小，明显高出皮肤的疣。在疣的根部用棉花棒与皮肤平行或呈 30° 角，向前推进，用力宜柔，不宜猛。有的疣体仅用此法就可以清除，推除后创面压迫止血，或涂桃花散少许，并用纱布盖好，胶布固定。

② 鸦胆子散敷贴法：先用热水浸泡局部，用刀片轻轻刮掉疣体表面的角质层，然后将鸦胆子仁 5 粒捣烂敷贴，用纱布覆盖，胶布固定，3 天换药 1 次。

③ 荸荠或菱蒂摩擦法：荸荠去皮，用白色果肉摩擦疣体，每天 3~4 次，每次摩擦至疣体角质层软化、脱掉、微有疼痛及点状出血为度，一般数天后疣体脱落后痊

愈。或去菱蒂长约 3cm，洗净，在患处不断涂擦，每次 2~3 分钟，每天 6~8 次，以疣体角质层软化、脱落为度。

④万灵丹腐蚀法：用水杨酸 25g，普鲁卡因 1g，樟丹 1.5g，白糖 1.5g，以 95% 的乙醇调成糊状。先用温水将疣体泡软，用刀片刮掉疣状角质增生物。取胶布一块，中央剪孔，孔大小和疣体符合，贴在疣上，露出疣体，周围用胶布保护，将万灵丹涂在疣体上，再以小块胶布固定，防止药剂脱落。2~3 日贴一次，直至整个疣体脱落。换药时，将已腐蚀的白色疣状物质用刀片剜去，使药物能进一步深入深层组织。

⑤高锰酸钾腐蚀法：先把皮面上的疣块减掉，用胶布保护疣体周围皮肤，在疣体上放少许高锰酸钾粉，加 1~2 滴清水，然后贴上胶布盖住，数小时后患者感到疼痛，然后除去胶布，洗掉剩余药物。数日后疣体可自然脱落。

（2）扁瘊

①马齿苋 30g，紫草 15g，败酱草 10g，大青叶 10g，煎汤外洗，以海螵蛸蘸药汤轻轻擦洗疣体使之微红为度。每天 2~3 次。

②牙签蘸取鸦胆子仁油外涂患处，每天 1 次。或将鸦胆子捣烂，包于纱布内，擦拭患处。用于治疗散在的扁瘊，涂抹时注意防止正常皮肤受损。

③白鲜皮、白矾各 30g 为一剂，用 400ml 的水煎成 200~300ml 的煎剂，涂擦患处，每日 1~2 次。每次涂擦前加温。1 剂用 3 天，2 周为 1 个疗程，有效者可连用数疗程，直至皮疹脱落痊愈。

④木贼、香附、山豆根、板蓝根各 30g 水煎，趁热洗涤患处皮疹，每天 2 次，2 周为 1 个疗程，连用数个疗程。

（3）鼠乳

①板蓝根或大青叶 30g 煎汤外洗。

②挑刺法：常规消毒，用三棱针倾斜刺入鼠乳根部，挑破，将乳酪样物质清理干净，再用碘伏消毒皮损处，并压迫止血即可。

③火针：局部常规消毒后，选用单头细号火针，在酒精灯加热至通红，迅速直刺疣体的中心部位，待结痂自行脱落。

3. 成药应用

（1）清热解毒口服液　治以清热解毒，适用于实热证，每次 1 支，每日 3 次，口服。

（2）龙胆泻肝丸　治以清肝胆，利湿热，适用于湿热证，每次 6g，每日 3 次，口服。

（3）玉屏风散　治以补气固表，适用表虚证，每次 1 包，每日 3 次，口服。

4. 单方验方

①野菊花 15g，代茶饮。

②薏苡仁 30g，水煎服。

③大青叶、板蓝根各 30g，水煎服。

④紫草、生薏苡仁各 15g，代茶饮。

（四）新疗法选粹

1. 治疗寻常疣

（1）ALA 光动力疗法　治疗实质是皮肤表面应用一种光敏物质后，再进行光照射治疗，其优点在于疗效确切，全身毒性低。操作时将 5- 氨基酮戊酸溶液滴加于棉球上，使棉球能完全覆盖皮损，用塑料薄膜封包 3 小时，后予红光垂直逐个照射，使皮损彻底消除。需要注意的是需提前用温水浸泡寻常疣，用无菌刀片剥去角质层效果更佳。

（2）射频皮肤治疗仪　用利多卡因注射麻醉，用射频治疗仪治疗，射频电极作用于疣体表面消融分层去除病变组织后，在创面形成凝固层保护创面，仅治疗一次。

（3）脉冲燃料激光　波长 585nm，脉宽 300~500μs，根据疣体大小，分别用 3mm、5mm、7mm 直径光斑，重复照射 5~10 个脉冲，以局部呈灰白色为宜。

2. 治疗扁平疣

（1）铒激光　常规消毒后，选择合适的能量密度，对准皮损逐层扫描汽化至真皮浅层，术后创面无需包扎。

（2）自身疣体接种　常规消毒，局部麻醉，取米粒大小疣体并剪成 M 型，以增大疣体与机体接触面。在上臂三角肌或前臂曲侧部位，常规消毒麻醉后切开皮肤达脂肪层，把疣体植入并缝合，无菌包扎，7 天拆线。

（3）YAG 激光　常规消毒后，根据皮损颜色深浅、厚度选择合适的能量密度，垂直照射皮损，待整个皮损发白为止，光斑重叠不得超过 20%。

（五）医家诊疗经验

1. 许百轩

许百轩治疗寻常疣用生石灰 67g，烧碱 26g，糯米 3g，五倍子 4g，将上述药物混合均匀，共研细末过筛，以 65° 白酒与药末共调成糊状，密封在棕色瓶中备用。本膏具有凉血解毒，腐蚀消除赘生物的作用。

2. 徐百轩

徐百轩治扁平疣内服方：用磁石 20g，牡蛎 20g，白芷 10g，紫草 15g，板蓝根 15，赤芍 10g，大青叶 15g，夏枯草 12g，香附 10g，桃仁 10g，水煎服，1 日 2 次，2 日服 1 剂。外洗方用乌梅、大青叶、板蓝根、香附、木贼草、贯众各 20g，苍耳子 30g，重楼 15g，煎水取用 200ml，待温度适宜，以纱布蘸取药液后反复敷于患处，以皮肤微红为度，每日 1 次，每次数分钟。

3. 刁本恕

刁本恕治寻常疣用灯火药棒灸法，由麻黄、桂枝、细辛、白芷、川芎、乳香、陈艾、石菖蒲等药打细末制成灯火药棒灸条。将药棒直接点燃于疣体上，以疣体根部变软为度，翌日局部化脓，一周后脓干疣体自行脱落。具有祛风解毒、行气活血、

软坚散结之效。

4. 谢秋生

谢秋生治寻常疣用谢氏消疣方：生地黄 12g，板蓝根 12g，牡丹皮 9g，赤芍 9g，桃仁 9g，三棱 9g，莪术 9g，僵蚕 9g，金银花 9g，干蟾皮 9g，地肤子 9g，苦参 9g，红花 6g，甘草 5g。水煎服，每日 1 剂，早晚各服 1 次。用上方药渣加水 800ml，煎至 500ml，倒入容器，再加明矾 9g，待水温后擦洗患处，每日 1 次，每次 5 分钟。外敷方：朱砂、五倍子、乳香、没药、煅雄黄、轻粉、赤石脂、醋制蛇含石各 15g，煅白矾 6g，贴敷于患处，每隔 3 日换 1 次，适用于单个较大的疣体。

5. 周尔忠

周尔忠治扁平疣以"凉血化瘀，疏风清热，利湿解毒"为基本治疗大法。多选用蝉蜕、板蓝根、苦参发散风热、清热解毒，用薏苡仁、土茯苓渗湿解毒，用贯仲、乌梢蛇止痒。根据"虚则生疣"的理论，周尔忠多选玉屏风散益气扶正固表，最后佐以少量甘草解毒，调和诸药。周尔忠临证每多用上方为基本方，根据辨证着情加减。血虚者加赤芍、白芍、当归、制何首乌以养血活血；脾虚湿盛者加茯苓、泽泻以健脾利湿；湿毒较甚者加百部、马齿苋以利湿杀虫解毒；疣体坚硬者加鳖甲以软坚散结。

6. 张虹亚

张虹亚治扁平疣遵循方有定法，治有常变的原则，认为扁平疣风热毒聚证，宜疏风清热，解毒散结；肝郁血虚瘀证，宜疏肝理气，活血化瘀；肝虚血燥证，宜滋肝养血润燥。临床常见多种证型混杂，但就其主证而言，以热毒蕴结，气血凝滞，肌肤失养为主要病机。故当以清热解毒燥湿，行气软坚祛瘀为治疗大法，自拟方用丹参 10g，红花 10g，大青叶 15g，白花蛇舌草 15g，紫草 10g，赤芍 10g，虎杖 10g，

薏苡仁 30g，海浮石 10g，海藻 10g，昆布 10g，临证加减。方中大青叶入血分能凉血消斑，气血两清；板蓝根清热解毒，凉血消肿，可治时行温病，发斑发疹，解诸毒恶疮；白花蛇舌草有较强的清热解毒作用，可治热毒所致诸证，效果颇佳；丹参既能凉血活血，又能清热消痈；红花活血通脉以化滞消斑，配伍紫草清热凉血透疹；虎杖有清热利湿，凉血解毒，活血散瘀之功；薏苡仁利水渗湿，清热健脾。在服用中药汤剂的同时，配合外用重组人干扰素软膏及维A酸霜能加速疣体脱落。

五、预后转归

寻常疣一般发展较为缓慢，少数可发生同形反应，部分患者可在发病后 2 年内自行消退。寻常疣消退有一定预兆，比如突然瘙痒，疣基底部发生红肿，损害突然变大，趋于不稳定状态，或个别疣有消退或有细小的新疣发生。物理疗法治疗后有效率可达 94%，预后不留瘢痕。罕有报道寻常疣恶变。

扁平疣病程呈慢性，但也有一定自限性，有时突然自行消失，但亦可持续多年不愈。扁平疣在激光、外用药等治疗下，有效率可达 90% 以上，但容易复发。预后一般不留瘢痕。

传染性软疣是常见的传染性皮肤病。皮损偶然可自然消失，愈后不留瘢痕。但搔抓后，皮损表面破溃，自身接种传染的概率大大增加。在避免接触和控制自身接种传染后，传染性软疣的治愈率非常高。

疣虽然以体表皮损为特征，但其根源在于内，因此必须整体治疗，经云"有诸于内必行诸于外"，内服药物配合外治疗法，能达到事半功倍的效果。无论是寻常疣、扁平疣还是传染性软疣，治疗效果与病程相关，及时尽早治疗，疗效显著，用药后疣体有痒感，均是药物奏效的征兆，

是疣体萎缩、脱落的前期。

六、预防调护

（一）预防

（1）注意防护，避免外伤及皮肤破损，对皮肤黏膜破损处应妥善处理，防止病毒乘虚而入。卫生器具要经常消毒，定人定物，防止交叉感染。

（2）身体抵抗力低下者，需加强锻炼，提高身体素质，增强抗病能力。普及卫生宣传，养成良好的卫生习惯，避免使用患者物品用具，防止间接传染。对已经发生的寻常疣，不宜搔抓，要避免摩擦和挤压，以防出血，并及时到专业的皮肤病医院接受治疗。

（4）预防传染性软疣，应注意卫生，勤剪指甲，避免搔抓皮肤，不与患者共用衣物；洗澡勿用搓澡巾搓澡，以免损伤皮肤，引起病毒的感染；为防治传染性软疣扩散，患者应避免到公共游泳池游泳、使用公共浴室设施、参加接触性体育活动、合用毛巾等。患病后衣服、毛巾等需要煮沸消毒。

（二）调护

饮食保健，治疗期间和治愈后的一段时间，都要尽量避免鱼、虾、蟹等海鲜产品，以及葱、蒜、辣椒、烟酒等刺激性食物。这些食物对于寻常疣患者的病情是极为不利的。薏苡仁粥、红花泡茶等均有利于疣的恢复。

七、专方选要

1. 谢氏消疣方

生地黄 12g，板蓝根 12g，牡丹皮 9g，赤芍 9，桃仁 9g，三棱 9g，莪术 9g，僵蚕 9g，金银花 9g，干蟾皮 9g，地肤子 9g，苦参 9g，红花 6g，甘草 5g。本方清热解毒，

软坚散结。水煎服，每日1剂，分2次早晚温服。方中生地黄、牡丹皮、赤芍、桃仁、红花、三棱、莪术凉血化瘀；僵蚕、板蓝根、金银花散风清热；干蟾皮、地肤子、苦参、甘草利湿解毒。适用于寻常疣、扁平疣和传染性软疣。加减运用：血虚者加当归、制何首乌以养血活血；脾虚湿重者加茯苓、薏苡仁、泽泻以健脾利湿；胃脘不舒者，去干蟾皮，减轻三棱、莪术用量，加陈皮、制香附以和胃理气；疣体坚硬疼痛者，加石见穿、丹参以攻坚活血止痛；疣体作痒者，加豨莶草、珍珠母以散风镇静止痒；湿毒较甚者，加百部、马齿苋、土贝母以利湿杀虫解毒；热毒较甚者，加栀子、黄芩、连翘以清热泻火解毒。治疗后，多数患者服药1个月后，疣体有痒感，或者疣体萎缩，这均是脱落前征兆。

2. 祛疣汤

板蓝根30g，大青叶15g，重楼10g，薏苡仁30g，桃仁10g，红花10g，三棱10g，莪术10g，香附10g，白芥子10g，磁石30g，木贼10g。水煎服，1日2次，2日1剂。方中板蓝根、大青叶、重楼、木贼、薏苡仁清热解毒，桃仁、红花、三棱、莪术活血破瘀散结，香附、磁石、白芥子舒肝活血，化痰散结，全方共奏疏风清热解毒，活血解郁散结之功。本方具有疏风清热解毒，活血解郁散结之功效，若皮损色红，瘙痒不适者，加蝉蜕、僵蚕、连翘、牡丹皮疏风清热止痒；若发病与情绪关系密切者，加郁金、夏枯草、珍珠母、龙骨、牡蛎；若病久且皮损色暗或有色素沉着明显者，加珍珠、丹参、血竭；病久皮损色淡，加半夏、浙贝母、陈皮化痰散结；若确属素体虚弱者，加黄芪、白术、茯苓、当归；病情久治不愈者，加海藻、昆布；月经不调者，加益母草、香附。本方适用于扁平疣。不论病程长短，若近期有新发丘疹、色红、瘙痒，则治疗疗程需1个月左右；若病程较长，皮损近3个月无明显变化者，无瘙痒，皮损不红，治疗疗程需3个月左右。对于病程长而皮损色淡者，临床疗效较差。

3. 吴军经验方

生黄芪50g，白术15g，防风15g，当归15g，川芎10g，白芍30g，马齿苋30g，板蓝根20g，茵陈蒿30g，薏苡仁30g，丹参30g。方中以生黄芪益气固表为君药，白术健脾益气，助黄芪以加强益气固表之力，当归养血活血，马齿苋清热解毒凉血，板蓝根清热解毒，凉血利咽，君臣配合，标本兼顾。防风发表散风，透邪外出，川芎活血行气，祛风止痛，白芍养血柔肝敛阴，薏苡仁加减运用健脾清热，生地黄清热凉血，养阴生津，牡丹皮清热凉血，活血祛瘀，茵陈蒿清利湿热，丹参活血凉血，生地黄、牡丹皮又能入肝经而除瘀血，共为佐药，佐助君臣药，扶正克邪之力更增。白芷祛风，疏经通络，引诸药力直达病所，为使药。热甚者，加银花藤30g，野菊花15g，白花蛇舌草30g，连翘15g；血瘀者，加益母草30g，三棱15g，莪术15g；阴血不足者，可选加北沙参20g，麦冬15g，玉竹20g，五味子15g；阴虚有热者，加生地黄20g，牡丹皮15g。每日1剂，水煎分3次服。本方适用于治疗扁平疣，具有益气养阴，清热解毒之功效。

八、研究进展

（一）发病机制

有学者研究表明，IL-17、IL-23及TGF-β$_1$在寻常疣患者血清中含量显著高于正常对照组。近年来，学者发现IL-17广泛参与了抗病毒免疫。研究推测IL-17参与了HPV感染后的炎症反应过程。体外研究发现，IL-17与其他炎症因子如TNF-α产生协同作用，促进GM-CSF、IL-8、

IL-16的产生。研究表明INF-γ与IL-1p、IL-2、IL-6和IL-8等多种细胞因子一起，在HPV感染免疫反应及炎症损伤中发挥着重要作用。推测寻常疣患者外周血IL-17显著增加除直接参与HPV感染后的炎症反应外，还可能通过对INF-γ、IL-6、IL-8等炎性细胞因子以及对中性粒细胞的间接诱导作用参与病毒感染免疫过程，从而参与寻常疣的发生和发展。TGF-β是个多肽大家族，现已发现有5种亚型，其中以TGF-β$_1$的作用最为广泛和重要。人类皮肤中的角质形成细胞、成纤维细胞、黑色素细胞等均能产生TGF-β$_1$，它可抑制上皮细胞的生长，促进其分化成熟和凋亡。寻常疣患者外周血TGF-β$_1$显著升高，推测TGF-β$_1$除了诱导Th17细胞产生IL-17，在寻常疣发病中发挥作用外，本身也参与了寻常疣的发生和发展，其可能通过刺激寻常疣间质细胞增生和经免疫抑制作用而促进寻常疣细胞增生，同时可能是因为HPV的刺激作用，使角质形成细胞的微环境发生变化而被激活，分泌包括TGF-β$_1$在内的细胞因子，引起细胞增生而引起寻常疣病变。

（二）评价与展望

疣是一种发生于皮肤的浅表良性赘生物，因皮损形态及发病部位不同而名称各异。疣易诊断，易治疗，也易复发。西医治疗主要以破坏疣体、调节局部皮肤生长、刺激局部或全身免疫反应为主要手段，虽然疗效确切，但复发的问题难以解决。中医药的治疗优势体现在以下几方面：首先是有效性，中药内服加外用可以达到扶正祛邪，祛除疣体的作用，配合火针、毫针等针对局部的治疗，可以快速清除疣体，而且能够有效防止复发。其次是安全性，

治疗疣所用药物多为养血润燥，软坚散结类，一般不良反应较小，不良反应也较少。相比液氮冷冻深度不易掌握，过浅易复发，过深不易愈合，中药外洗配合局部治疗更安全，疼痛性较小，患者更容易接受。中医治疗本病有优势及广阔的前景，但中医药在临床应用中存在以下一些问题。首先是目前关于疣的临床报道很多，证型多种多样，治法方药各异，虽有一定疗效，但因其无统一的证治标准，不利于广泛的交流与研究。其次是中草药外用容易造成皮肤黄染，影响美观。

主要参考文献

[1]赵辨.中国临床皮肤病学[M].2版.南京：江苏科学技术出版社，2017.

[2]瞿幸.中医皮肤性病学[M].北京：中国中医药出版社，2009.

[3]邹觉，顾恒，邵长庚，等.伍德灯在皮肤科的应用[J].国外医学·皮肤性病学分册，2001（1）：44-46.

[4]吴剑波，郑家润.皮肤镜技术的基础与临床应用[J].国外医学·皮肤性病学分册，2005（5）：282-284.

[5]尤艳，刘厚广，李琛，等.皮肤镜诊断皮肤病的作用[J].中华皮肤科杂志，2006（6）：367-369.

[6]谢惠国，谢秋生先生疣病诊治经验[N].上海中医药报，2006-2.

[7]高晓芬，陈四有，唐定书.唐定书治疗扁平疣的经验[J].福建中医药，2007，38（3）：15.

[8]夏世平，李蕾.吴军教授治疗扁平疣经验[J].云南中医中药杂志，2009，30（2）：4.

[9]陆茂，叶俊儒，彭科，等.中药熏洗联合微波治疗跖疣临床观察[J].西南国防医药，2013，23（1）：80-81.

第七章 真菌性皮肤病

第一节 浅部皮肤真菌病

真菌病是由于人类感染致病真菌而发生的疾病。一般按其侵犯部位不同将真菌病分为浅部真菌病和深部真菌病两大类：侵犯表皮、毛发和甲的称为浅部真菌病；侵犯皮下组织和内脏器官的称为深部真菌病。此外，还有少数真菌，如念球菌，则皮肤和内脏皆可累及。

一、病因病机

（一）西医学认识

浅部真菌病在皮肤病患者人群中占据相当高的比例。常见浅部真菌病包括体癣、股癣、头癣、甲真菌病、手足癣、汗斑、马拉色菌毛囊炎、念珠菌甲沟炎、外阴生殖器念珠菌病等。浅部真菌病是由寄生于角蛋白组织的致病真菌所引起的皮肤病，其病原菌可分为以下两类。

1. 皮肤癣菌

寄生在皮肤角蛋白组织致病真菌统称为皮肤癣菌。该菌凭其侵犯组织不同和培养特点差异划分为以下3属。

（1）发癣菌属　侵犯皮肤、毛发和甲。常见有红色毛癣菌、黄癣菌、紫色毛癣菌、断发毛癣菌、石膏样毛癣菌等；培养特征是呈棒形大分子孢子，壁光滑。

（2）小孢子菌属　侵犯毛发及皮肤，在我国以羊毛样小孢子菌、铁锈色小孢子菌等为多见；培养特征是梭形大分子孢子。

（3）表皮癣菌属　侵犯皮肤和甲。以絮状表皮癣菌为代表。

2. 角层癣菌

寄生于皮肤角层或毛干表面，临床常见致病真菌主要有圆形与卵圆形糠秕孢子菌，可引起花斑癣。

浅部真菌病流行颇广，遍布在世界各地区，在我国也是常见病、多发病。红色毛癣菌感染占比逐渐下降；须癣毛癣菌、犬小孢子菌等传统致病菌感染占比大幅下降；而以白色念珠菌为代表的念珠菌种在致病真菌中的构成比例有大幅升高的趋势。

（二）中医学认识

浅部真菌病在中医学中简称为癣。如《诸病源候论》中就提到："白秃之候，头上白点斑剥，初似癣，而上有白皮屑，久则生痂成疮……头发秃落，故为白秃也。"这即指西医学中白癣而言，又如《医宗金鉴》谓秃疮："多生于小儿头上，瘙痒难堪，却不疼痛，日久延漫成片，发焦脱落，即成秃疮，又名癞头疮。"所谓秃疮，也是指头癣，是头发脱落的一种证候。其他，如《外科证治全书》之鹅掌风记述"手足掌心，燥痒起皮，坚厚枯裂者"，似属手癣之范围。脚癣，中医又称脚湿气，或称"臭田螺"。但中医称为"癣"病却并不一定就是真菌病。所谓"癣"之命名，包括范围较广，既包括真菌感染的真菌病，也包括非真菌感染的许多皮肤病，如银屑病、松皮癣、湿癣、风癣。

二、临床诊断

（一）辨病诊断

1. 临床常见浅部真菌病

（1）头癣　本病系发生于头部皮肤和

毛发的浅部真菌病，头癣基本分为四型，即黄癣、白癣、黑点癣和脓癣。临床好发于年幼儿童与高龄老人，表现为头部的断发、脱发、红斑、脓疱、肿胀、瘢痕、萎缩等。

（2）体癣 除去头部、掌跖、外阴部和甲以外，人体表面光滑皮肤感染皮肤癣菌所发生的皮肤病统称为体癣。本病常见病原菌为红色毛癣菌、絮状表皮癣菌、石膏样毛癣菌、紫色毛癣菌以及上述头癣之病原菌。体癣多见于青年或青少年，经常见于与动物有亲密接触者。本病临床表现与致病真菌种类及个体反应有关。皮疹始为红斑或丘疹，随后损害渐渐四周呈离心性扩展，病灶中央有自愈倾向，逐渐发展为环形。皮损边缘比邻近正常皮肤略高起，炎症较明显，其上可见小丘疹、水疱或鳞屑。部分情况下，环形中央有新皮疹发生，新的皮损也渐渐扩大成环形，如此陆续发生而形成多层同心环外观。本病皮损大小有差别，数目也不定，以单发或数个居多，全身泛发较少见，且分布也不对称。若发生在有免疫缺陷病或长期使用糖皮质激素和免疫抑制剂的患者，皮疹有可能出现全身播散状分布。

（3）股癣 本病为发生于股根部内侧面间擦部位的一种浅部真菌病。致病真菌以红色毛癣菌及絮状表皮癣菌为常见，其他的皮肤癣菌也可致病。

发病特点为以股根部开始逐渐出现的扇形及半圆形皮损，其常可见到活动边缘，其中可见鳞屑，间擦部位常因反复搔抓而出现糜烂甚至鳞屑，而男性患者阴囊部位虽与皮损直接接触，但较少出现发病。除此之外，也可于股内侧部位出现多发的体癣样环状皮损，其活动边缘清晰可见。股癣皮损往往表现为因搔抓出现苔藓样变或急性和亚急性湿疹样变，并容易并发细菌感染，自觉痒更为剧烈。

（4）足癣 足癣系致病真菌感染足部所引起的最常见浅部真菌病，我国民间称之为脚气或湿气。本病主要病原菌是红色毛癣菌、石膏样毛癣菌、絮状表皮癣菌和玫瑰色毛癣菌等。此外，白色念珠菌感染在足部浸水或潮湿的体力劳动者或免疫力低下患者中也比较常见。足癣以中青年发病占多数，儿童、老年患者较少见，这可能与这些人活动少、趾间较干燥有关。

本病菌好发于趾间，尤其是第三四趾缝。这同上述部位皮肤密切接触、潮湿、不通气、汗蒸发较差有关。足癣皮损表现一般分为以下3型。

1）水疱型：在趾间及足底处可见成群或散在分布针头至粟粒大的深在性小水疱，疱壁较厚，疏散或密集分布，邻近水疱可融合，成为较大水疱。疱液自然吸收，干燥后转为鳞屑脱屑，患者常因为瘙痒剧烈而不断搔抓或不当刺激，造成细菌激发感染而出现脓疱。此外，足癣破溃继发溶血性链球菌感染是诱发下肢丹毒的重要原因，并可造成癣菌疹或淋巴管炎。

2）趾间糜烂型：惯发于趾间，发病部位以四五、三四足趾最多，多见于手足出汗较多，双足常泡在水中或穿着胶鞋、球鞋等透气、排汗不良鞋子的患者，呈现明显夏重冬轻的规律，患处潮湿而多汗。皮疹初起为浸渍，因瘙痒搔抓后导致皮肤破损，后转呈糜烂湿润潮红，可伴渗液，常发出难闻气味。此型足癣也可诱发下肢丹毒、淋巴管炎、蜂窝织炎等。

3）角化过度型：颇为常见，好侵犯足侧、足底及足跟部。皮损表现为鳞屑，角质增厚，粗糙变硬，间有皲裂，每至冬季病情加重，可以发生出血、疼痛。此病好发于高龄患者。

以上3型的皮损往往同时掺杂互见，只不过是以其中哪种皮损为主，就称该型足癣。例如水疱型是以水疱表现为显著，间也可见糜烂或鳞屑少许。

（5）手癣　发生于掌面的浅部真菌病，常表现为单手发病，出现水疱、鳞屑、瘙痒、角化皲裂等。

（6）甲癣　甲部感染皮肤癣菌所致的浅部真菌病，俗称灰指甲。在我国引起甲癣的主要致病真菌为红色毛癣菌、石膏样毛癣菌及絮状表皮癣菌等。甲癣病变表现为甲颜色和形态异常，多呈灰白色，且失去光泽，甲板增厚显著，表面高低不平，可见横沟、凹点，有时变为褐色，其质松碎，甲下常有角蛋白及碎屑沉积，有时甲板可与甲床分离。多伴发甲沟炎，表现为甲周红肿，有自觉感痛。甲癣临床可分为4型。

1）远端甲下型：甲病变的发展由甲板远端开始，可出现甲板变色，进而松解变形，病变可逐渐向甲根部进展，最终发展成为全甲毁损型。

2）近端甲下型：致病真菌由近端甲根部侵入甲板，形成近似半月状损害，逐渐向全甲发展。

3）白色浅表型：亦可称为真菌性白甲，表现为甲板出现境界清晰白色斑片，可逐渐增大，患处甲板质地变脆，易发生破坏。

4）全甲毁损型：可谓以上多型甲癣发展的终末期表现，表现为全甲的增厚、崩解变形，并可出现甲板脱落，裸露甲床。

（7）花斑癣　花斑癣可表现为发生于躯干部及颈部的棕色斑片，其发病后期因局部色素脱失而呈现灰白色或白色。鉴于夏季出汗较多，有利于致病真菌生长，皮疹多出现在胸背部汗液较多部位，常见于出汗较多的年轻人及体力劳动工作者，故又俗称汗斑。本病是由生长于表皮角质层的糠秕孢子菌所引起的，糠秕孢子菌分为常见的卵圆形糠秕孢子菌及正圆形糠秕孢子菌，该菌为嗜脂性双相真菌。

（8）癣菌疹　可能是机体免疫系统对真菌本身发生的一种免疫反应过程，属于一种变态反应，而并非播散性的真菌感染。此病患者多由一个活动性原发真菌病灶引起；在癣菌疹的病变处真菌检查往往阴性；癣菌疹的病情随原发活动真菌病灶控制而改善直至消退；癣菌素试验必定阳性，如阴性也可排除癣菌疹的诊断。

癣菌疹可分为全身泛发型和局限型两种。前者的皮疹呈苔癣样疹，即全身出现对称性、播散性的丘疹，多与毛囊相一致，针头至粟粒大；后一型多表现为汗疱样疹，其特点为颜面部及双侧掌面及指腹部发生散在或簇集分布紧张深在性水疱，大小不等，疱壁不易破溃，少数可聚合演变成较大水疱。

本病自觉奇痒难忍，特别是局限型更为明显。此外还可有其他型发疹，譬如多形红斑样、结节性红斑样等均为罕见。

（9）念珠菌病　由念珠菌属，尤其是白色念珠菌引起的一种真菌病。该病原菌既可侵犯皮肤和黏膜，又能累及内脏。本病的病原菌是念珠菌，该菌是一种酵母状真菌。其共同特征包括细胞呈球形及卵圆形，以芽生方式生存，除光滑念珠菌外，其他念珠菌均可形成假菌丝。已知念珠菌属可以致病的有白色念珠菌、光滑念珠菌、克鲁斯念珠菌、热带念珠菌、假热带念珠菌、星状念珠菌等。念珠菌不仅广泛存在于自然界里，而且也可以在正常人体皮肤、口腔、胃肠道、肛门和阴道黏膜上生存而不引发疾病，其正常寄居时，常表现为芽生孢子形式，而发生念珠菌病时，则表现为菌丝与芽生孢子两种形式，是一种典型的条件致病菌。

除上述以外，外源性感染也不可忽视，即念珠菌病可由接触外界菌体而受染。如男性念珠菌性龟头包皮炎，往往存在与患有念珠菌性阴道炎配偶之间的交叉感染；

哺乳期妇女的乳头皮肤念珠菌病，多数来自患有鹅口疮的婴儿，而新生儿念珠菌病也常由分娩时经过产道接触念珠菌感染引起；双手经常浸水的职业，由于局部皮肤屏障的破坏，如再接触念珠菌病患者，亦容易引起本病。

根据念珠菌感染部位的不同，临床上可分如下几种类型。

1）皮肤念珠菌病：念珠菌性擦烂惯发于皮肤皱褶部位，如臂沟、腋窝、颈前乳房下、腹股沟、脐窝以及外阴、阴唇。表现为红斑糜烂及有浸渍发白的鳞屑结构，边界较清楚，周围可见红色水疱、丘疹或脓疱。自觉痒，常见于肥胖、糖尿病及多汗的患者。

指间糜烂常发生在中指和无名指之间，双手经常于水中操作的人，如饮食工作者、家庭主妇容易罹患本病。皮损表现为浸渍和糜烂，境界鲜明，可有痛疼感，偶尔也可侵犯足趾而呈糜烂型足真菌病。

2）黏膜念珠菌病

①念珠菌病性口炎：俗称鹅口疮，中医学认为鹅口疮的发生不外内、外两方面原因，外因多责之护理不良，口腔不洁，或吮乳时感受邪热，染毒而发，内因多由未诞之时，其母过食辛辣，心脾热气熏发于口，或出生后将养太过，热毒之气循经上蒸，熏灼于口后，或幼儿先天禀赋不足，后天乳食失宜，或久病久泻，伤及元气，脾胃虚弱，运化失职，湿浊内停，上泛于口等。好发在口腔黏膜、舌面、咽喉、齿龈及唇，多见于婴幼儿或重症疾病的晚期。皮损表现为散在大小不等乳白薄膜，表面膜状物容易揩去而呈潮红湿润面。

②念珠菌口角炎：发生于口角，单侧，也可双侧发病。皮疹为糜烂、浸渍或皲裂，常伴有少许渗液及结痂。

③念珠菌阴道炎：患者白带增多，呈豆渣样外观。阴道黏膜发红、糜烂，间可附乳白色薄膜。大阴唇轻度红肿、糜烂而呈湿疹样变。自觉剧痒。中医学认为其病因与湿、热、虫邪有关。

3）慢性皮肤黏膜念珠菌病：少数患者由于身体衰弱或有免疫缺陷，可发生全身泛发慢性皮肤黏膜念珠菌病。其表现皮肤、甲板以及黏膜系统长期、慢性、反复出现进行性加重的念珠菌，尤其是白念珠菌感染，患者对念珠菌的感染不能产生有效的免疫应答，长期反复发作可以造成容貌毁损。临床表现呈广泛红斑及鳞屑性皮肤损害，边界较分明，可发生严重的皮肤肉芽肿性斑块，头部的瘢痕性秃发以及腔道部位的瘢痕挛缩，皮损周边常有散在丘疹或水疱。常伴发鹅口疮或胃肠炎。

2. 相关检查

浅部真菌病可根据病史、临床表现特点，诊断一般较容易。必要时可进行如下辅助检查。

（1）真菌显微镜检查　浅部真菌病刮取鳞屑水疱可在显微镜下观察到折光的菌丝或孢子结构。

（2）真菌培养　取包含真菌组织，在37℃环境下，选用沙保培养基培养，马拉色菌选取菜籽油培养基，培养3~10天可出现真菌菌落。

（3）滤过紫外线灯检查　部分致头癣皮肤癣菌代谢产物可在紫外线灯下出现特征性的黄绿色荧光。

（二）辨证诊断

1. 头癣

中医认为头癣主要是虫毒外侵，湿热郁积于头皮毛发所致。头癣患者多为湿热证，部分脓癣患者为毒热证。

2. 体癣

中医学认为体癣多与风、湿、热、虫毒等多种邪气因素有关，《诸病源候论》曰："圆癣之状，作圆文隐起，四畔赤，亦痒痛是也，其里亦生虫"，"此乃风湿热生虫"而致。体癣多为肝胆湿热证、血热证、脾虚湿盛证等。

3. 手足癣

中医认为湿、热、虫、毒是手足癣的基本致病因素。由于湿邪黏滞，病情缠绵，日久则伤津耗血，瘀阻脉络，血不荣肤。手足癣多为湿热证、血热证、血燥证。

4. 股癣

《诸病源候论》中说："圆癣之状，皮肉隐疹如线纹，渐渐增长，或圆或斜，痒痛，里生虫，搔之有汁，由此风湿邪气客于腠理，复值寒湿，与血气相搏，则血气痞涩，发此疾。"指出了本病的特点。本症多因肥胖痰湿之体，素体湿热内蕴，外感风湿热之邪，外邪诱发内邪，或接触不洁之物，直接或间接传染所致。股癣多为肝胆脾胃湿热型及湿毒瘀结型。

5. 甲癣

中医认为甲癣多因风湿热生虫，邪毒注于手足部及甲所致，也可由接触染毒而得。甲癣多为湿热证或血虚毒热证。

6. 花斑癣

《医宗金鉴》谓："汗斑之色紫者，由于血凝，而色白者，由于气滞。气滞血凝而遭风湿之邪，侵入毛孔，毛窍闭塞，邪无出路，积于皮肤，又挟暑热汗渍，遂发汗斑。"中医认为是由热体被风湿所浸，郁于皮肤腠理，或因汗衣着体，复经日晒，暑湿阻滞毛窍而成。花斑癣多为风热证、气滞血瘀证及湿热证。

7. 癣菌疹

中医认为本病的发生多因禀赋不足，湿热郁于肌肤，流于下焦，日久蕴毒，邪毒内侵，犯经窜络，外发肌肤而成。故以清热燥湿、祛风解毒为治疗原则。癣菌疹多为湿热证、血燥证及脾虚湿盛证。

8. 鹅口疮

中医学认为鹅口疮的发生不外内、外两方面原因，外因多责之护理不良，口腔不洁，或吮乳时感受邪热，染毒而发，内因多由未诞之时，其母过食辛辣，心脾热气熏发于口，或出生后将养太过，热毒之气循经上蒸，熏灼于口后，或幼儿先天禀赋不足，后天乳食失宜，或久病久泻，伤及元气，脾胃虚弱，运化失职，湿浊内停，上泛于口等。鹅口疮多为毒热证、脾虚湿盛证。

9. 念珠菌性阴道炎

病因与湿、热、虫邪有关。《傅青主女科》明确指出："带下俱是湿证。"湿热之邪注于下焦，蕴结阴部，感染虫邪，虫蚀阴部，则发为阴痒。"邪之所凑，其气必虚"，机体正气虚衰，失去正常的防御作用则虫邪得以入侵而发病，气虚不能运化水湿，致湿邪久蕴生湿热，黏滞难去，变生带下则缠绵难愈，反复发作。念珠菌性阴道炎多为湿热证、阴虚证。

三、鉴别诊断

1. 头癣

头癣应注意与下列疾病相鉴别。

（1）脂溢性皮炎　常发生于婴儿、青少年和成年人，青春期前儿童一般不患病，表现为红斑、油腻、脱屑、瘙痒等症状，正常的真菌镜检是阴性的，一般不伴有断发的情况，严重者会伴有脱发。

（2）白色糠疹　斑片多见于颜面部，尤以面颊部、额部多见，主要表现为皮肤上的白色斑片，开始为少数孤立的圆形或椭圆形斑片，呈淡白色或淡红色，边界清楚，斑片逐渐扩大增多，表面较干燥，多有少量灰白色鳞屑。

（3）银屑病　发生在头皮部的银屑病往往是边界很清晰的鳞屑性红色斑块，轻轻地刮除皮损表面，可以有大量的银白色鳞屑，同时还可以使头皮部的头发黏附在一处，形成束状发，但是不会出现断发。

2. 体癣

体癣应注意与下列疾病相鉴别。

（1）玫瑰糠疹　易与体癣混淆，但颈部以上不发病，皮损呈椭圆形，有边缘鳞屑，炎症较显著，皮疹长轴与皮纹一致，常先出现母斑，真菌检查阴性。

（2）脂溢性皮炎　好发于多脂区，损害呈亚急性炎症，表面有油腻性碎小鳞屑，瘙痒剧烈。真菌检查阴性。

（3）寻常型银屑病　皮疹有时呈环形，但基底为淡红色浸润，上覆多层银白色鳞屑，剥除后有点状出血。好发于四肢伸侧及关节面。真菌检查阴性。

（4）远心性环状红斑　皮损好发于躯干和四肢近端，手足很少累及，初起为单发或多发的风团样红斑丘疹，逐渐向外扩大，中央消退，形成环形、弓形、漩涡形或多环形，其上有糠秕状细小鳞屑附着。真菌检查阴性。

3. 股癣

（1）慢性湿疹　慢性湿疹局部皮肤肥厚、苔藓化，亦可以见到色素沉着及脱屑，外围也可能有新生丘疹及水疱，局部真菌检查为阴性。

（2）神经性皮炎　常为一片损害，也可累及多个部位，境界清楚，瘙痒明显。但神经性皮炎的皮损以扁平丘疹为主，多形成苔藓化。神经性皮炎好发于颈后、肘、膝等摩擦部位，与季节变化无明显关系。真菌检查阴性。

（3）反向型银屑病　又称为屈侧银屑病，主要发生于腋窝、乳房下、腹股沟、臀间沟、肘窝、脐窝、腘窝等皮肤褶皱部位。部分皮疹会出现银屑病特征性表现，如蜡滴现象、薄膜现象和奥斯皮茨征，但股间皮疹发展不典型时与股癣往往难以鉴别，需要借助真菌镜检及组织病理学技术进一步鉴别诊断。

（4）家族性良性慢性天疱疮　基本损害是成群水疱，疱液早期清亮，很快混浊，破裂后留下糜烂或结成厚痂。部分患者发生在腹股沟会表现为会阴部的环形红斑、糜烂和结痂。可与部分炎症反应较重的股癣类似，并且皮损活动期亦可由于皮肤的损伤继发真菌感染，因此组织病理学检查及遗传学检查在鉴别中十分重要。

4. 手足癣

手足癣要注意与下列疾病相鉴别。

（1）手足湿疹　多数起病缓慢，表现为手足干燥，出现暗红色斑，局部浸润肥厚，边缘较清楚，冬季常形成裂隙。真菌显微镜检查阴性，可与手足癣鉴别。

（2）汗疱疹　多发生在手掌、足底和指（趾）侧缘，皮损表现为深在的针尖至粟粒大小的水疱，里面含有清澈或浑浊浆液，水疱可以相互融合形成大疱，干涸后形成衣领状脱屑。患者多有不同程度的瘙痒或烧灼感。真菌显微镜检查没有菌丝或孢子，可与手足癣鉴别。

（3）掌跖角化病　表现为手掌、足底皮肤对称性角化和皲裂，皮肤损害没有水疱，真菌镜检阴性，由此与手足癣鉴别。

（4）掌跖脓疱病　皮损为群集分布的小脓疱，疱壁较厚，不易破裂，可融合形成"脓湖"，患者常伴有指甲顶针样点状凹陷。真菌镜检阴性。

（5）剥脱性角质松解症　一种表浅的掌跖部角质剥脱性皮肤病，皮损初起为针头大的白点，由表皮角层松解形成，渐扩大脱屑，无丘疹和水疱，也无瘙痒，双手对称发生，多见于青少年，常有季节性复发倾向。

四、临床治疗

（一）提高临床疗效的要素

提高临床疗效的要素在于正确诊断，合理选取抗真菌药物，规范、足疗程用药，提高患者依从性以及关注药物不良反应。

（二）辨病治疗

1. 常规治疗

（1）普通外用抗真菌药 较常用如水杨酸、苯甲酸、碘制剂等。

（2）特异性广谱抗真菌剂 目前广为应用的为咪唑类药，如氟康唑、咪康唑、益康唑、酮康唑及克霉唑、特比萘芬、萘替芬等往往制成霜剂、粉剂或软膏，外用于患处。

（3）系统用药 常用药物包括三唑类氟康唑、伊曲康唑以及丙烯胺类特比萘芬、灰黄霉素等。用药前要明确患者药物过敏史以及肝肾功能、心脏功能等基础条件。全程连续规范用药。

2. 各病具体治疗

（1）头癣 我国已总结一套"五字口诀"的治疗经验，即剪（发）、擦（药）、洗（头）、服（药）、消（毒）。对照此经验，灰黄霉素为治疗头癣的常用药物，服用足够剂量的灰黄霉素可在 2~3 周的时间内清除发根的真菌。儿童服用剂量可依照每天 12~20mg/kg 计算，成人服用剂量可为每天 0.6~0.8g，疗程为 10~15 天，病变范围广泛时可为 20~25 天。除此之外，还应积极配合剪发、擦药、洗头、卫生用品消毒等措施。

如不能使用灰黄霉素，还可以使用伊曲康唑，儿童每天 3~5mg/kg，成人每天 200mg；特比萘芬儿童每天 62.5~125mg，成人每天 250mg；氟康唑，儿童每天 3~5mg/kg，成人每天 50mg，疗程 4~6 周以上。

酮康唑曾被广泛应用于头癣的系统用药治疗，但由于其经常引起肝功能异常，以及与其他药物竞争性结合细胞色素 P450 酶，可诱发严重的尖端扭转性室性心动过速，故目前不推荐系统使用。

患者日常用品，如帽子、毛巾、枕巾、梳子等须定期进行消毒。对于小面积发生或仅累及少量毛发的头癣，可在坚持较长时间擦药的同时在伍德灯指引下拔出焚毁少部分病发，最终达到治疗目的。

（2）体癣、股癣、手足癣 多数体癣、股癣及手足癣通过局部治疗可治愈，但须根据不同病情阶段、不同皮疹类型，而采用不同药物及治疗方法。

① 体股癣及手足癣并发感染时，应先控制感染，根据药敏试验选取敏感抗生素。需要注意的是，多数发生于下肢的丹毒系由足癣处理不当引发感染造成，故足癣继发感染需要引起重视，及早处理。

② 病变处肿胀、渗出明显时，可选用 3% 硼酸溶液或 1∶8000~1∶10000 的高锰酸钾溶液湿敷，待消肿、渗出得到控制后再选择有效的抗真菌外用药。

③ 患处呈糜烂及渗出较少者，可以使用氯霉素氧化锌油剂外用 2~3 天，然后再酌情更换适宜抗真菌外用药。

④ 病损表现为鳞屑角化型时，治癣药膏的剂型以软膏或霜剂为妥，并可加用水杨酸或苯甲酸制剂，其除了可以抑制、杀灭真菌外，还可以软化剥脱角质。

⑤ 面部、股内侧、外阴等部位皮损由于皮肤角质层菲薄，不可使用高浓度水杨酸等角质剥脱剂，以免刺激而引起炎症。

⑥ 病情顽固或皮损面积广泛、应用局部疗法治愈有困难者，可考虑依照体重给予伊曲康唑、特比萘芬等药物内服。

（3）甲癣 本病既往多以局部治疗为主，但由于甲板颇厚，一般药物不易渗透，故不能采取平常治癣办法来处置本病。局部用药前多除去甲板，而后再外用抗真菌药。必要时采取化学拔甲法：先以胶布保护甲周皮肤，然后将 25%~40% 尿素软膏涂于甲板上，封包并用胶布固定。经过多次换药，待甲板软化、有浮动感时，用镊子将甲板拔掉，随后常规换药，等创面愈合后再外用抗真菌药物，直到长出好甲。

如果通过以上方法治疗失败或者病甲数目多，尤其是出现全甲毁损改变，或累及多甲，则建议服用药物治疗，抑制真菌生长，待健康新甲发出。治疗可选用伊曲康唑口服，剂量可为200mg，每日4次，或200mg，每日2次，使用1周后停药。3周为1个疗程的冲击疗法，二者疗效相当。伊曲康唑不适宜使用的患者可选择口服特比萘芬治疗，剂量可为0.25g，每日4次。无论用何种药物，要达到治愈效果，疗程均较长，平均需12周以上，若患者年龄偏大，营养条件差，或病甲多发于足趾，则疗程可能延长。

局限性的甲板远端受累，可使用5%阿莫罗芬或28%的噻康唑或8%环吡酮胺局部外用，疗程在6个月以上。

（4）花斑癣 本病可选用2.5%硫化硒乳剂或20%~40%硫代硫酸钠溶液外用均可奏效。此外，咪唑类霜剂、粉剂外用也可以达到良好的效果，严重患者可选用三唑类药物口服治疗，丙烯胺类药物因为无法通过皮脂分泌，故认为口服对花斑癣治疗无效。

（5）癣菌疹 本病全身治疗可按过敏性皮肤病的治疗原则处理；急性期局部不推荐使用抗真菌药，可选用氧化锌油剂外用或1∶8000~1∶10000的高锰酸钾溶液以及3%硼酸水湿敷，必要时可以系统使用糖皮质激素控制全身性变态反应过程。待癣菌疹明显控制后，再积极治疗真菌病病灶。

（6）念珠菌病 应尽量除去与本病发生有关的诱因，如长期大量应用皮质类固醇激素、广谱抗生素或其他免疫抑制剂；若有糖尿病和恶性肿瘤、获得性免疫缺陷综合征等基础疾病，应予以针对性治疗。

皮肤念珠菌病治疗可外用制霉菌素、咪唑类或丙烯胺类外用药物，必要时采取多种抗真菌药物联合使用或在并发细菌感染时联合使用敏感抗生素。

黏膜念珠菌病如阴道念珠菌病可以局部使用制霉菌素或咪唑类泡腾片或栓剂，虽然费用昂贵，但是短程口服伊曲康唑与氟康唑可以有效地治疗念珠菌阴道炎。氟康唑可采取单剂量150mg口服，伊曲康唑可以200mg分2次间隔8小时服用，对于再次发作者可以酌情增加用量。

念珠菌所导致的甲板损害治疗可参照皮肤癣菌治疗方法，严重者也应当采取系统服药或冲击疗法治疗。慢性皮肤黏膜念珠菌病经过短程抗真菌治疗后，多数损害可消退，但除非患者免疫缺陷状态得到纠正，否则感染可能再次复发。小面积轻型皮肤黏膜念珠菌仅采用外用疗法即可取得良好效果。临床应用可酌选制霉菌素、两性霉素B及咪唑类药等配制成溶液、软膏等外用。

（三）辨证治疗

1. 头癣

治疗原则：主要以外治杀真菌为主，部分脓癣患者可配合服用清热解毒或扶正解毒汤剂。

治疗方法：关键在于杀菌灭虫，可将病发连根拔去，外涂一扫光、雄黄膏或雄柳膏、复方土槿皮酊、硫柳膏、癣液1号药水、5%~10%碘酊、复方苯甲酸软膏。

2. 体癣

内服药物：有湿疹样改变者可服用龙胆泻肝汤以利湿降火；红斑水疱剧烈时可服用凉血消风汤；有感染时可服用消毒饮。瘙痒明显者加防风、白鲜皮；脾虚湿盛者加茯苓、白术、薏苡仁。

外用药物：有严重炎症反应时不宜外擦强烈抗菌药物，尤其不能用乙醇配置的药物。可采用癣洗药加水煎洗，待炎症减轻后可用癣液1号、复方土槿皮酊、复方苯甲酸软膏等。

3. 手足癣

治疗方法：常用方法有浸泡法、熏洗法、涂搽法、干扑法等。常用剂型有醋剂、水溶剂、酊剂、膏剂、粉剂等。根据不同型表现选用不同治疗，辅以内治。主要选择杀虫止痒、清热燥湿、活血养血润肤之剂，主要集中在杀虫疗癣药、清热燥湿药、祛风止痒药这几类。若伴有感染，应先处理感染再治本病。

内服药物：并发感染时可用清热解毒法，方如五味消毒饮。急性期足癣，可用萆薢解渗湿汤（萆薢15g，薏苡仁15g，黄柏10g，赤茯苓10g，牡丹皮10g，泽泻10g，滑石10g，通草10g）。

水疱型手足癣可试服解毒泻脾汤（防风、牛蒡子、栀子、石膏、黄芩、苍术、木通、甘草各10g）。龙胆泻肝汤治水疱型足癣亦有效。

鳞屑角化型可服疏肝活血汤，亦可服当归丸，以养血润燥。当归丸组成：当归、白芍、生地黄、熟地黄、玉竹各10g，黄芪15g，甘草3g，防风、白芥子、荆芥各6g，何首乌12g，川芎45g。研细为蜜丸，每丸10g，早、晚各1丸。

外用药物：既往文献报告的抗浅部真菌的中药有100余种，可选择其中20种常用治疗手足癣中药（大风子、皂角、大黄、地骨皮、黄柏、苦参、川椒、白鲜皮、地肤子、红花、百部、蛇床子、桃仁、姜黄、藿香、芒硝、明矾、硼砂、荆芥、防风）。中医治疗手足癣，虽然已经进行了大量的中药抗真菌研究，但辨证用药者较少。

指（趾）间擦烂型可用枯矾粉撒布，待其干燥收敛后再搽以复方土槿皮酊。

水疱型或有感染时可用下列方药水煎洗：苍术、黄柏各15g，苦参、白鲜皮、马齿苋、车前草各30g，每日煎洗1~2次；或用癣洗药水煎洗，一般手足癣合并甲癣时，

癣洗药用醋泡洗法：将癣洗药1剂装入布袋，加食醋1斤浸泡后煮沸1~2分钟，用该药醋液浸泡手足，每天浸泡1~2次，每次15分钟，一剂药醋可应用7天，每次浸泡时煮热，将患癣之手足置于其蒸汽之上熏，待其稍凉后，再行浸泡，浸泡后可配合外搽杀菌之药水或药膏，一般应用此法需坚持3个月以上，治疗手足癣，包括甲癣有较好的疗效。

另外，治手足癣可用复方土槿皮酊，每日1次，搽患处。若有皲裂，搽药水后，可再搽以复方苯甲酸膏（怀氏膏）。

4. 甲癣

治疗方法：在治疗甲癣时，须将甲泡软，用刀刮去肥厚的甲板，然后用复方土槿皮酊或土冰液外涂。也可用脱甲膏。

5. 花斑癣

治疗方法：不论中药或西药外搽前，应先擦干，为了防止复发，患者内衣宜经常煮沸消毒。同时不应交换穿着内衣，以避免交叉感染。

中药可用复方土槿皮酊或陀柏散、密陀僧外搽，有效，但需持续治疗1~2个月。

6. 癣菌疹

内服药物：以水疱型为主者投以荆防汤，或用健脾利湿的加减胃苓汤。若以毒热为主，出现红斑性损害，则可用清热解毒法或凉血祛风法，投以五味消毒饮或凉血消风汤。若有结节性红斑损害，则可用活血解毒的四妙勇安汤。

外用药物：以苦参汤煎汤外洗患处，或搽以黛柏散、陀柏散。

7. 鹅口疮

内服药物：念珠菌病应以清心火、祛脾湿的药物来治疗。黏膜念珠菌病多由心火亢盛所致，可用导赤散（生地黄、木通、竹叶、甘草梢）加黄连、牛黄等治疗。亦可服用凉膈散（连翘、黄芩、栀子、薄荷、芒硝、石膏、甘草、竹叶）清上焦胃热及

泻大小肠积热。

外用药物：口腔念珠菌病的治疗，可用纱布擦净口咽黏膜之白膜，然后撒布冰硼散。擦烂性皮肤念珠菌病的皮损可外擦黛柏散，以植物油调敷。

五、预后转归

浅部真菌病多预后良好，经过外用药物及系统用药治疗，达到抑制杀灭的目的，可不留后遗症。但部分治疗不及时可造成秃发、瘢痕及转变为慢性病程。

六、预防调护

浅部真菌病多由接触传染所致，或来源于自身病灶蔓延接种。故对于带菌患者的积极治疗以及对卫生洁具等直接接触用品的消毒处理十分重要，同时应当加强公共场合如大众浴池、理发店以及幼儿园等地的卫生管理。

主要参考文献

[1] 聂振华，孔祥君，刘亚红，等. 天津地区浅部真菌病及致病病原菌分析 [J]. 中国中西医结合皮肤性病学杂志，2010，9（2）：100-102.

[2] 欧阳卫权，范瑞强. 中医治疗念珠菌感染的临床研究进展 [J]. 中医药信息，2002（5）：6-8.

[3] 胡静，冯启廷. 皮肤针叩刺加薄棉灸治疗顽固性皮肤病30例 [J]. 中国针灸，2004（8）：587.

[4] 许伟明. 耳背沟平刺结合耳背静脉放血治疗股癣36例 [J]. 福建中医药，2018，49（2）：75-77.

[5] 谭冬云. 中药内服外用治疗复发性念珠菌阴道炎78例临床观察 [J]. 中国中医药咨讯，2011，3（19）：297.

第二节　孢子丝菌病

孢子丝菌病是由致病性孢子丝菌引起的皮肤、皮下组织及附近淋巴管的慢性真菌感染性皮肤病。主要侵犯面部和上肢，并沿淋巴管蔓延和发展，表现为无痛性的结节、脓肿和溃疡，偶可侵犯黏膜、内脏和骨骼。

本病无中医相应病名，初步认为本病的病因病机系因素体阳气不充，腠理不密，卫外失固，湿毒浊邪由外乘隙袭入，留滞肌肤，经脉气血壅郁而致。

一、病因病机

（一）西医学认识

1. 流行病学

孢子丝菌病呈全球性分布，该病的发生和职业有很大的关系，园林工人、狩猎者、农民、兽医等患此病的概率较大。

孢子丝菌一种是双相型真菌，分类学上属于真菌界/子囊菌门/粪壳菌纲/长喙壳目/长喙壳科/孢子丝菌属。腐生状态或25℃培养为菌丝相，37℃为酵母相。孢子丝菌不仅侵犯皮肤，而且可以侵犯内脏器官引起病变，因此对人体有较大的危害性。

2. 发病机制

致病真菌通过皮肤、黏膜、上呼吸道或消化道入侵机体，形成异物和抗原，在局部引起慢性肉芽肿损害，为单发的结节性损害，多数沿着淋巴管播散引起皮肤淋巴型孢子丝菌病。少数情况真菌可由血行播散全身而引起多系统损害，成为系统型孢子丝菌病。真菌入侵后局部皮肤首先出现化脓性炎症改变，以中性粒细胞浸润为主，继而局部出现组织细胞增生，引起淋巴细胞、浆细胞、巨噬细胞、上皮样细胞和多核巨细胞反应形成化脓性肉芽肿炎症。

病理学特征性改变为浸润细胞的"三区结构"，中心为"化脓层"，中间为"结核样层"，外围为"梅毒样层"。

机体的免疫功能状态在孢子丝菌病的发生发展中起着重要的作用，孢子丝菌感染机体的免疫反应以细胞免疫为主，感染孢子丝菌期间 CD4[+] T 淋巴细胞能够激活巨噬细胞，活化的巨噬细胞产生的一氧化氮能够对孢子丝菌进行保护性防御。单核和巨噬细胞吞噬孢子丝菌后强烈诱导产生活性氧类物质，尤其是超氧化物阴离子及其氧化活性代谢产物，参与抑制真菌的反应。

（二）中医学认识

中医学中虽无与孢子丝菌病相应的病名，但对其发病主要归因于劳作不慎，皮肤破伤，湿毒之邪侵入皮肤及筋脉，气血凝滞而结块为病。其病机为素体阳气不充，腠理不密，卫外失固，湿毒浊邪由外乘隙袭入，留滞肌肤，经脉气血壅郁，继而湿毒凝集成痰，气血凝结成瘀，湿毒瘀痰互结，遂成累累结节，并沿经脉窜生，湿毒痰瘀久郁则化热，热胜肉腐为脓，溃后经久不能愈合，气血渐被耗伤，可现气血两亏之象。但是本病究竟属于中医学何种病症，何种病因病机，该如何辨证论治，有待探讨。

中医治疗孢子丝菌病，注重整体治疗，在对疾病进行外治的同时，主张内、外并重进行治疗。如福建省泉州市中医医院的林金长对 31 例孢子丝菌病纯用中药治疗，取得良好疗效。林金长内治以理气祛湿化痰、和营解毒通络、消肿散结为主，外治则以清热解毒、去腐生肌为治则。其组方药物有茵陈、贯众、黄精、乌梅、肉桂、苦参和三仙丹等，均对真菌有抑制或杀灭作用。

二、临床诊断

（一）辨病诊断

1. 临床表现

本病分为皮肤型和系统型，皮肤型以侵犯皮肤为主，最为常见，多见于农民、园林工人等户外工作人员和兽医。皮肤型临床表现有 3 种：淋巴管型、固定型、播散型。以皮肤淋巴管型较多见，其次是固定型，播散型少见。系统型主要是病原菌经血液循环播散引起系统性损害，或是病原菌由皮肤损害直接蔓延并累及邻近的内脏和器官。

（1）症状

①固定型：好发于面部和四肢，病原菌侵入机体后在原外伤部位出现一个坚实有弹性的结节，临床称此皮损为初疮。这种原发结节无压痛，但可移动，皮损特点是固定在初发部位，不沿淋巴管播散，其表面皮肤初始为淡红色，进而变成紫红色乃至发黑坏死。随后结节逐渐增大，可与上面皮肤粘连，最终破溃并流出少量稀薄脓液。

②淋巴管型：好发于四肢，在上述原发性初疮发生后的一至数周，又有新结节出现。该结节常沿淋巴管向心性扩散，出现成串排列的皮下结节，数目自数个至几十个，大小如花生米或蚕豆大。这些结节可缓慢发展为脓肿或溃疡，邻近淋巴管可变硬、增粗，呈索条状，同侧淋巴结偶可肿大，多局限于单侧肢体。

③播散型：此型少见，多由淋巴管型发展而来，损害分布广泛，颈、四肢和躯干均可受累。患者常伴有其他系统性疾病或免疫功能低下，原发性皮肤淋巴管型孢子丝菌病通过血行播散而发生全身损害。皮疹呈多发的结节、脓肿和溃疡。另外，还有偶见无原发性皮肤淋巴管型损害，一

开始即出现全身性的皮下结节，预后不佳。

④系统型：本病除上述的临床类型以外，极少数患者可累及黏膜和内脏。若骨骼、肌肉、肺、肾、肝、脾、脑和其他内脏受侵犯还可引起相应的临床症状。

（2）体征　好发于面部或四肢等暴露部位，原发损害为结节，可见沿淋巴管呈串珠样分布的典型特征。皮肤固定型损害可见丘疹、结节、脓肿、囊肿、溃疡及疣状增生样皮疹等多样性改变，尤其是症状不明显但临床又经久不愈的结节、溃疡或疣状损害。

（3）组织病理　病理检查是本病十分重要的辅助检查，也是临床应用最广泛的的实验室检查手段之一。切取病理组织的同时做组织液涂片和组织块的真菌培养。病理学特征性改变为炎性肉芽肿和"三区结构"，病理切片应同时行糖原染色（PAS染色），以便明确观察病原体形态特征。表皮的病变是非特异性的，可见角化过度、角化不全、棘层肥厚或者假上皮瘤样增生，真皮病变主要由中性粒细胞、组织细胞、浆细胞和淋巴细胞等构成的炎症浸润。典型的"三区结构"中央为化脓区，以中性粒细胞为主，伴有少数淋巴细胞、嗜酸性粒细胞；中间为结核样区，由组织细胞、上皮样细胞和多核巨细胞组成；外围为梅毒样区，由淋巴细胞和浆细胞构成；可见到星状体或雪茄样小体。

2. 病原学诊断

（1）直接镜检　标本可取自溃疡边缘坏死组织、脓液或脓肿及囊肿穿刺液以及痰液和内脏病变组织，涂片有时可见圆形或椭圆形孢子及芽生孢子，但镜检经常由于菌数不多而呈阴性，阴性结果也不能完全除外孢子丝菌感染的可能。

（2）真菌培养　是诊断孢子丝菌病的金标准，通过在患者皮损处选取脓液或病变组织进行培养。孢子丝菌为双相性真菌，在葡萄糖蛋白胨琼脂培养基25℃培养为菌丝相，在心脑浸出液葡萄糖血琼脂培养基37℃培养为酵母相。葡萄糖蛋白胨琼脂培养基25℃生长迅速，初期为棕色或黑色表面光滑湿润的酵母样菌落，2周时直径可以达到1.5~2.0cm，中央凹陷，周边隆起并出现皱褶，菌落颜色逐渐加深，呈黑褐色绒毛样菌落。显微镜下可见细长分隔菌丝，分生孢子梗呈直角长出，顶端分生孢子呈圆形、卵圆形，排列为梅花瓣样。

（二）辨证诊断

本病乃皮肤破伤，湿毒浊邪由外乘隙袭入而致，属于湿毒流注证。中医认为，湿毒之邪侵入皮肤和筋脉，气血凝滞而结块为病。结节的形成多由气滞血瘀，热毒凝聚不散所致，病久腐而成脓，溃后经久不能愈合，气血渐被耗伤，可现气血两亏之象。

1. 湿热蕴结，热重于湿证

（1）临床证候　口干喜饮，甚则口苦，口气臭秽，纳差，厌油腻，恶心呕吐，脘腹胀满，小便短赤，大便秘结，舌质红而偏干，苔黄腻或黄糙，脉弦数或滑数。

（2）辨证要点　口渴欲饮，大便干，舌红，脉弦数。

2. 湿热蕴结，湿重于热证

（1）临床证候　口淡不渴，胸脘痞满，厌油腻，食欲不振，脘腹胀满，大便溏而不爽，小便短赤，舌苔厚腻或黄白相兼，脉濡缓，或稍数，或弦滑。

（2）辨证要点　身困乏力，口淡不渴，大便溏而不爽，舌苔厚腻。

3. 气血凝滞证

（1）临床证候　胁痛以胀痛为主，走窜不定，常随情志变化而增减，胸闷不舒，纳差，嗳气频作，口干不欲饮，苔薄脉弦。

（2）辨证要点　胁肋胀痛，随情志变化而增减，舌质呈紫暗色或有瘀点，脉弦。

4.气血两亏证

（1）临床证候　面色苍白，倦怠乏力，心悸怔忡，失眠多梦，皮肤干燥，头发枯焦，大便燥结，小便不利。

（2）辨证要点　唇色、爪甲淡白无华，肢体麻木，失眠多梦，大便燥结，小便不利。

三、鉴别诊断

1.疣状皮肤结核

该病皮疹不沿淋巴管径路分布，皮损多为单发暗红结节、质硬，结节表面呈疣状或乳头状，损害中心可见萎缩性瘢痕，损害表面可有裂隙，有少量脓液流出，脓中可找到结核杆菌，以此可以鉴别。

2.着色芽生菌病

该病病程更久，好发于四肢，皮损为暗红色结节或斑块，表面呈疣状或菜花状，有结痂，并可见散在的小黑点，分泌物和皮损的直接镜检和组织病理切片可见硬壳小体，真菌培养有暗色孢科真菌生长，以此可以鉴别。

四、临床治疗

（一）提高临床疗效的要素

早期干预，足剂量、足疗程治疗。

（二）辨病治疗

固定型和淋巴管皮肤型孢子丝菌病，首选伊曲康唑，每天100~200mg，疗效不佳的患者可以增加到每天400mg，儿童推荐剂量为每天5~10mg/kg，尤其适用于不能耐受碘化钾不良反应或有碘化钾使用禁忌的患者。

饱和碘化钾溶液治疗，成人每天30ml，分3次口服，2周以后，可增加为每天45~60ml，对碘化钾耐受性较好的患者可适量增加，但是每天不得超过90ml。儿童服药剂量减半。一般服药2周以后就可见效，2~3个月可治愈。对碘过敏及肺结核患者禁用。常见的不良反应为胃肠道症状如恶心、呕吐，以及打喷嚏、流泪、咽喉炎等。有研究表明，抗真菌药物配合10%碘化钾溶液使用效果更好，可以降低药物的不良反应。

孕妇患者禁用碘化钾和伊曲康唑，可以考虑用热水袋局部热疗（42~43℃）或远红外线治疗等方法，孕12周以后可以考虑应用两性霉素B，因此建议生育年龄的女性患者应该采取有效的避孕措施。

其他三唑类的药物如氟康唑效果较差，对伊曲康唑不耐受或存在药物交叉反应的患者可以应用。酮康唑毒性较大，治疗效果一般。泊沙康唑作为广谱的三唑类药物，目前临床尚无对其疗效的评价研究。另外，特比萘芬也能够取得满意效果，但其费用高于伊曲康唑。

对于播散型、关节型和肺孢子丝菌病应该及时首选两性霉素B，尤其是免疫抑制患者。对肺孢子丝菌病的治疗，非空洞型可予单纯药物治疗，空洞型感染则应早期同时给予手术治疗。播散型孢子丝菌病的治疗推荐静脉滴注两性霉素B，尽管有潜在严重的不良反应。

（三）辨证治疗

1.辨证论治

（1）湿热蕴结，热重于湿证

治法：清热除湿，解毒散结。

方药：茵陈15g，苦参15g，黄柏12g，苍术9g，土茯苓30g，赤芍15g，牡丹皮12g，当归15g，白芷15g，浙贝母12~15g，甘草3g。

（2）湿热蕴结，湿重于热证

治法：清热除湿，利湿化浊。

方药：金银花24~30g，蒲公英30g，虎杖15g，生地黄30g，土茯苓30g，赤芍

15g，牡丹皮 12g，当归 15g，白芷 15g，浙贝母 12~15g，甘草 3g。

（3）气血凝滞证

治法：理气活血，通营散结。

方药：香贝养荣汤加减。制香附 12g，浙贝母 12g，玄参 12g，干地黄 12g，白僵蚕 12g，茯苓 12g，当归 12g，丹参 12g，陈皮 12g，夏枯草 15g，连翘 15g，赤小豆 15g，天龙 1 条。

（4）气血两亏证

治法：健脾和胃，气血双补。

方药：陈皮 9g，半夏 9g，苍术 9g，土茯苓 30g，肉桂 4.5g，赤芍 15g，牡丹皮 12g，当归 15g，白芷 15g，浙贝母 12~15g，甘草 3g。

2.外治疗法

（1）采取 1%~2% 球红霉素二甲基亚砜外用，多能获得一定疗效。此外，用 2% 碘化钾液外搽，亦有效果。

（2）温热疗法　有报告使用 45℃ 电热器局部加温治疗，每日 3 次，每次 30 分钟，可促进皮损消退。

（3）醋泡方　荆芥 18g，防风 18g，红花 18g，地骨皮 18g，大风子 30g，皂角 30g，明矾 18g，用米醋 1500ml 浸泡 3~5 天备用，每日用纱布浸药液湿敷患处，每日 2 次，每次 20 分钟。

（4）贯众 150g，黄柏 90g，土茯苓 200g，虎杖 150g，三仙丹 6g，冰片 12g，紫草 30g。除冰片、三仙丹各研细末后加入外，其余共研极细末备用。用时按 20% 比例加入芝麻油、茶油或凡士林调成糊状或软膏，创面换药，每日 1 次，直至创面愈合。如果皮损未溃者，不必应用。未破溃者可选用金素膏，每 2 日换 1 次；破溃者也可选用九一丹用于疮面，盖玉红膏，每日 1 次，直至疮敛。

3.成药应用

（1）醒消丸　适用于气血凝滞证，每次 3g，每日 2 次，口服。

（2）小金丸　适用于气血凝滞证，每次 3g，每日 2 次，口服。

（3）八珍丸　适用于气血两亏证，每次 6~9g，每日 3 次，口服。

（4）归脾丸　适用于气血两亏证，每次 6~9g，每日 3 次，口服。

（四）新疗法选粹

除了传统的治疗方案外，基于单克隆抗体的预防和治疗方法也同样令人瞩目。免疫球蛋白 G1 单克隆抗体 P6E7 是一种抗申克孢子丝菌的 70 Ku 糖蛋白，应用 P6E7 能够促进小鼠产生 γ 干扰素从而引发保护性细胞介导免疫反应，因此单克隆抗体能够有效控制真菌感染的播散。目前有研究者的实验室正在进行人源化 P6E7 单抗的开发，人源化的单克隆抗体有可能成为治疗孢子丝菌患者的另一种方法。

（五）医家诊疗经验

1.杨秀荣

杨秀荣等采用口服盐酸特比萘芬联合醋泡方外用治疗孢子丝菌病，方法简单，疗效满意，中西医结合治疗取长补短，缩短疗程，减少不良反应，值得推广应用。醋泡方来源于《朱仁康经验集》，原方组成：荆芥 18g，防风 18g，红花 18g，地骨皮 18g，大风子 30g，皂角 30g，明矾 18g。

2.林金长

林金长以中医内服和外用治疗孢子丝菌病 31 例获满意疗效。内服基本方：陈皮 9g，半夏 9g，苍术 9g，土茯苓 30g，肉桂 4.5g，赤芍 15g，牡丹皮 12g，当归 15g，白芷 15g，穿山甲（以他药代替）12~15g，浙贝母 12~15g，甘草 3g。每日 1 剂，水煎服，分 2 次服用。湿热偏重去陈皮、半夏、肉桂，加茵陈 15g，苦参 15g，黄柏 12g；热毒偏盛者再去苍术，加金银花 24~30g，蒲公英 30g，虎杖 15g，生地黄 30g；瘀血偏重去陈皮、半夏，加丹参 15g，桃仁 10g；气虚者去穿山甲、白芷，加生黄芪 24~30g，党参 15~24g；气血两亏者加服八珍丸或归脾丸，每次 6~9g，每日 3 次。

五、预后转归

机体的免疫功能状态在孢子丝菌病的发生、发展以及预后转归中起着重要作用。如果入侵的致病性孢子丝菌数量较少，皮肤破损后处理得当，或者机体免疫功能很强，致病真菌能够被吞噬细胞所清除，可能不发病或者仅有初疮，而不会沿着淋巴管呈向心性扩散，然而当机体免疫功能低下时，致病真菌进入机体后会通过血液循环播散至全身而引起播散型或系统性孢子丝菌病。

六、预防调护

对于孢子丝菌病的发生，重在预防。应尽量避免皮肤等被外物所刺伤。在日常生活或劳动生产中，如果皮肤破损后，要及时用清水或肥皂水清洗，并外涂碘伏消毒，可预防本病的发生。此外，大力推广农村玉米秸秆和芦苇的再利用机制，尽量减少腐烂玉米秸秆和芦苇，能降低孢子丝菌病的发病率。对当地村民及基层医务人员要加强对该病防治知识的宣传。对疑似和确诊病例，均应做专册登记和统计，并做病原学分型和统计。

七、研究进展

（一）病因病机

最新的分类鉴定结果显示孢子丝菌病病原体除了狭义的申克孢子丝菌外，还包括巴西孢子丝菌、球形孢子丝菌、墨西哥孢子丝菌和卢艾里孢子丝菌。孢子丝菌各致病菌种在出现的频率、地域分布和致病

毒力方面差异很大，巴西孢子丝菌、球形孢子丝菌、墨西哥孢子丝菌、卢艾里孢子丝菌和申克孢子丝菌均为已明确的与医学相关的孢子丝菌菌种。相比其他菌种，申克孢子丝菌和巴西孢子丝菌对人类有更强的致病能力。申克孢子丝菌的地域分布最广，球形孢子丝菌次之。目前我国孢子丝菌病的病原菌以球形孢子丝菌为主。巴西孢子丝菌是巴西最常见的致病菌种，仅限在巴西分布。

孢子丝菌和其他病原真菌一样，也具有耐受高温的能力。从淋巴管型和播散型孢子丝菌病患者分离的菌株都可以耐受 37℃，从固定型孢子丝菌病患者身上分离得到的大多数菌株都不能耐受 37℃。动物实验也证明，跟饲养在普通环境里的老鼠相比，饲养在较温暖，尤其是地板温度较高的笼子里的老鼠患孢子丝菌病的能力大大降低。黑色素在孢子丝菌病的发病机制中也起着重要的作用，在老鼠孢子丝菌病的模型中，能够产生黑色素的菌株的致病能力要比白色突变株强得多。黑色素可以促进多病灶引起的肉芽肿形成。尽管孢子丝菌病具体的发病机制仍需要进一步研究，但是耐热能力、黑色素等在孢子丝菌病的发病机制上起到了重要作用。

（二）免疫学机制

孢子丝菌的毒力在一定程度上决定了孢子丝菌感染的严重程度，然而在实际中却发现，分离自播散型孢子丝菌感染的菌株毒力并不一定比引起皮肤型感染的菌株毒力强，由此可见宿主的免疫反应也在很大程度上参与了疾病的发展。有关宿主对于预防和控制孢子丝菌感染的免疫学机制还不是很清楚，细胞表面的抗原，特别是一些油脂能够抑制吞噬作用的过程，而真菌分泌的蛋白质，外抗原并没有参与细胞免疫反应，而是诱发了体液免疫反应。

孢子丝菌能够激活补体系统，特别是替代途径。补体激活后，C3b成分沉积于真菌细胞壁，有利于真菌酵母细胞的吞噬。近来的研究强调了Toll样受体对孢子丝菌病的重要性，TLR4也就是CD284，是参与天然免疫系统激活的一个重要分子，能够识别真菌酵母相脂质提取物，引发抗真菌的氧化破裂反应。

（三）药物敏感性

孢子丝菌的体外药敏试验应用最多的是液基稀释法，即美国临床与实验室标准化研究所公布的M38-A2方案。申克孢子丝菌对伊曲康唑的敏感性最高，盐酸特比萘芬、酮康唑、两性霉素B对孢子丝菌都有比较好的抗真菌活性，而氟康唑和卡泊芬净的活性较低。卢艾里孢子丝菌对唑类药物的耐药程度较高，其药敏试验结果显示特比萘芬活性最强。尽管目前尚未建立对孢子丝菌的折点判定标准，但为了能够进行结果的分析，M38-A2推荐如果丝状真菌对伊曲康唑的最低抑菌浓度（MIC）≥4.0µg/ml，可以认为是耐药菌株。伊曲康唑的耐药株通常与其他唑类药物存在交叉耐药。分离自动物的申克孢子丝菌比分离自人的申克孢子丝菌对抗真菌药物的敏感性更强。巴西孢子丝菌则不同，动物来源的菌株比人来源的菌株对唑类药物的敏感

性更低。对于两性霉素B和特比萘芬，申克孢子丝菌和巴西孢子丝菌的MIC结果相似。

主要参考文献

[1] 林伟民. 中医药治疗孢子丝菌病31例疗效观察 [J]. 中医杂志, 1996, 37（4）: 223-224.

[2] Song Y, Li SS, Zhong SX, et al.Report of 457 sporotrichosis cases from Jilin province, northeast China, a serious endemic region [J]. Journal of the European Academy of Dermatology and Venereology.2013（27）: 313-318.

[3] 杨秀荣，王晓川，张丽红，等. 特比萘芬口服联合醋泡方外用治疗孢子丝菌病的临床观察 [J]. 内蒙古中医药, 2014（11）: 14.

[4] 温海，李若瑜. 医学真菌学 [M]. 北京: 人民卫生出版社, 2012.

[5] Barros MB, de Almeida Paes R, Schubach AO. Sporothrix schenckii and sporotrichosis [J]. Clinical Microbiology Reviews, 2011（24）: 633-654.

[6] Kauffman CA, Bustamante B, Chapman SW, et al. Clinical practice guidelines for the management of sporotrichosis: 2007 update by the Infectious Diseases Society of America [J]. Clin Infect Dis, 2007（45）: 1255-1265.

第八章　物理性皮肤病

第一节　日晒伤

日晒伤又称日光性皮炎，在《外科启玄》一书中称之为日晒疮，属中医"风肿毒"范畴。

一、病因病机

（一）西医学认识

西医学研究表明，日晒伤是皮肤接受超过耐受量的紫外线（主要是波长为290~320nm的中波紫外线）照射引起的急性光毒性反应。光毒性反应是一种非免疫性反应，任何人都可罹患。

（二）中医学认识

中医文献中，明代申斗垣在《外科启玄》中说："三伏炎天，勤苦之人，劳于任务，不惜身命，受酷日晒曝，先疼后破，而成疮者，非血气所生也。"指出"酷日晒曝"是本病主要病因。清代陈士铎在《洞天奥旨》中曰："日晒疮，乃夏天酷烈之日曝而成者也，必先疼后破，乃外热所伤，非内热所损也。"说明本病受烈日光毒所致。

中医学认为，盛夏酷暑，日光暴晒，加之禀赋不耐，腠理失去其致密防卫之功，以致阳热毒邪侵入体表，蕴郁肌肤不得外泄，焦肤伤肌而导致发病。阳热毒邪侵袭肤表，则暴露部位肌肤出现焮红灼热、漫肿；毒热夹暑湿或与内湿搏结，湿热俱盛，蕴于肌肤，则生水疱、糜烂；若热毒入里，劫灼阴液，则发热、头痛、恶心、谵妄。

二、临床诊断

（一）辨病诊断

1.临床表现

有日晒史，日晒后局部暴露皮肤出现红斑，或伴水肿，或伴水疱、大疱、糜烂、渗液，或有色素沉着斑，自觉有烧灼感或疼痛，与季节有明显关系，一般诊断不难。

（1）发病季节　多发于盛夏及春末夏初。

（2）病史　有日光暴晒史。植物-日光性皮炎发病前有食过光敏性蔬菜或接触有关植物史。

（3）皮疹以曝光部位为主、为重，每遇日晒后加甚，避光及停止日晒后病情可好转。

2.相关检查

（1）必要时可行光斑试验和紫外线红斑反应试验等检查。

（2）组织病理检查　组织病理可见晒斑细胞，即角化不良的角质形成细胞，表现为棘细胞层部分细胞胞质均匀一致，嗜酸性染色，胞质深染，核固缩甚至消失或不易看清，于照射后24~48小时可见于整个生发层中，72小时后明显增多可达生发层上部。这种变性细胞周围可形成表皮海绵、角质细胞空泡化，伴真皮炎症细胞浸润。真皮有中性粒细胞浸润、核尘和红细胞外渗，乳头层和血管周围间隙水肿。

（二）辨证诊断

中医学将日晒疮一般分为阳毒袭表证和毒热炽盛证。

1.阳毒袭表证

（1）临床证候　日光暴晒后皮肤出现境界明显的鲜红色斑，灼热疼痛，触之痛甚，伴口渴喜冷，低热乏力，舌质红、苔薄黄，脉浮数。

（2）辨证要点　有日光暴晒史，鲜红色斑，境界明显，舌红，脉浮数。

2.毒热炽盛证

（1）临床证候　日光暴晒后皮肤出现红斑水肿，色深，继而出现水疱、大疱、糜烂、渗液，烧灼疼痛或刺痛难忍，伴发热口渴、头痛、头昏、呕恶不适，甚或神昏谵妄。

（2）辨证要点　有日光暴晒史，红斑伴水肿、水疱、大疱、糜烂、渗液，烧灼疼痛或刺痛难忍，可伴周身不适。

三、鉴别诊断

（一）西医学鉴别诊断

1.接触性皮炎

本病有刺激物接触史，皮疹好发于接触刺激物的皮肤处，与日晒无关，可发生于任何季节。

2.烟酸缺乏症

除发生皮疹外，有突出的舌炎和腹泻等消化系统症状，以及烦躁、抑郁、幻想、运动失调和丧失定向力等神经系统症状。

3.盘状红斑狼疮

皮疹为浸润性红斑，境界清楚，中央底平、色淡，边缘稍隆起，有色素沉着带。皮疹表面鳞屑固着，有角质栓，持续不退。

4.湿疹

皮疹形态多样化，多为对称性，发生的部位与光线照射和季节的关系不大。

（二）中医学鉴别诊断

1.红蝴蝶疮（红斑狼疮）

先天禀赋不足，肝肾亏损，加上阳光暴晒、药毒内侵、六淫侵袭，导致热毒蕴结于肌肤，上泛头面，或热毒入里，阴阳失调，脉络瘀阻，内伤于脏腑。

2.漆疮（接触性皮炎）

禀赋不耐，皮毛腠理不密，感受不耐之邪，多为风湿热毒邪，与气血相搏而发病，在接触部位皮肤出现浅红斑或鲜红斑，可伴水肿、丘疱疹、水疱、大疱，局部灼热，自觉瘙痒，严重者可出现发热、恶心、头痛等症。病程日久，邪毒恋于肌肤，亦可耗血伤阴致肌肤失养，皮肤肥厚、干燥、瘙痒难耐。

3.激素依赖性皮炎

糖皮质激素类制剂属于辛燥甘温之品，滥用或误用日久，药毒之邪滞留肌肤，加之禀赋不耐，皮毛腠理不密，风邪侵袭面部，与药毒之邪相合为患，日久化热，浸淫血脉所致。

四、临床治疗

（一）提高临床疗效的要素

1.注重教育及宣传

提倡"治未病"，宣扬"未病先防"的理念，注重疾病的预防工作。积极主动开展关于日晒伤的健康宣传及教育，提升群众认知度，日常做好自身防护，做好防晒工作，合理饮食，适当参加室外锻炼，提高机体自我防御能力。

2.中西合璧，内外兼治

西医常以抗过敏药物治疗日晒伤，外用皮质类固醇制剂缓解症状，但停药后常易复发，且日晒暴露的皮肤，尤其是面部皮肤对皮质类固醇制剂外用常存在潜在的不良反应，长期使用会导致皮肤色素沉着、毛细血管扩张、皮肤萎缩等，此时外用及内服中药制剂，发挥清热、除湿、解毒、凉血作用，可迅速缓解早期不适症状。中西结合，内外兼治，相辅相成，协同发挥治疗作用。

（二）辨病治疗

临床上重点在于局部对症治疗联合系统治疗。

1. 局部治疗

以消炎、安抚、止痛为原则，轻者应用炉甘石洗剂，稍重者采用 2.5% 吲哚美辛溶液（聚乙烯醇、丙二醇、二甲基乙烯胺，比例为 19：19：2，或消炎痛）外搽。大疱、渗出液多时，可用 2%~4% 硼酸溶液、牛奶液（牛奶和水 10：1）或生理盐水（一茶匙盐溶于 500~600ml 水中）等溶液进行湿敷，每次 15~20 分钟，每日 2~3 次，直到急性症状消失。大部分水疱可不必处理。然后根据病情，酌情外用糖皮质激素霜剂，每日 2~3 次，有明显减轻局部红肿热痛的作用，但不宜大面积长期使用。

2. 系统治疗

轻者可选用抗组胺药，但应注意本类药物中如非那根、扑尔敏等可能引起光敏感。重者或疗效欠佳者可口服小剂量糖皮质激素、阿司匹林或吲哚美辛。有报道联合口服维生素 C（每天 2g）和维生素 E（每天 1000IU），可显著降低其对日晒伤的不良反应。

（三）辨证治疗

1. 辨证论治

（1）阳毒袭表证

治法：清热消暑，解毒止痛。

方药：新加香薷饮加减。香薷、金银花、鲜扁豆花、厚朴、连翘。

加减：渴重者加麦冬、西瓜翠衣；红斑疼痛者加牡丹皮、赤芍；脘闷呕恶者加荷梗、藿香。

（2）毒热炽盛证

治法：清热解毒，凉血燥湿。

方药：清瘟败毒饮加减。生石膏、生地黄、玄参、黄芩、栀子、知母、牡丹皮、赤芍、野菊花、苍术、苦参。

加减：水疱糜烂者加薏苡仁、土茯苓；小便赤涩者加赤苓、车前草；头痛昏眩者加青蒿、香薷；谵妄神昏者加紫雪散。

2. 外治疗法

（1）三黄洗剂　取大黄、黄柏、黄芩、苦参等份，共研细末，取末 15g，加蒸馏水 100ml，医用苯酚 1ml 外涂，每日 1~2 次。或黄连膏外涂，每日 1~2 次。或蒲公英 30g，野菊花 20g，或生地黄榆、马齿苋各 30g 煎汤，待冷后湿敷，每次 30 分钟，每日 3~4 次，每日 1 剂。适用于仅有红斑无水疱者，或有细小水疱未破溃者。

（2）牛奶液（牛奶和水 10：1）或生理盐水（1 茶匙盐溶于 500~600ml 水中）湿敷，每次 15~20 分钟，每隔 3 小时 1 次，持续治疗到大疱消失。或用等份的黄柏、青黛研细末，用香油调成糊状涂患处，1 日 2 次。或用青黛散或青黛膏、地榆油外涂，每日 1~2 次。适用于红肿明显，且水疱大、破溃者。

（3）青黛 15g，乌贼骨 50g，煅石膏 200g，共研末，食用油调，敷患处，每天 3~4 次。

（4）"甘芩液"塌渍疗法　中药渍渍又称为湿敷法，指以中药煎汤后湿敷。中药汤剂"甘芩液"配方选取甘草、黄芩、马齿苋等药物。以 6~8 层纱布用常温"甘芩液"浸湿后敷于患处，纱布干湿度以不滴水为准，每次治疗时间 20 分钟，每天 2 次。适用于日光性皮炎（日晒疮）、多形性日光疹、慢性光化性皮炎、变应性接触性皮炎、激素依赖性皮炎。

（5）胶原贴敷料联合 2.5% 吲哚美辛溶液　处方：2.5% 吲哚美辛溶液、胶原贴敷料。以 2.5% 吲哚美辛溶液每日 3~5 次涂于患部，胶原贴敷料每天晚上 1 次湿敷面部，30 分钟/次。适用于日光性皮炎（日晒疮）。

（6）耳穴贴压疗法　本方法通过刺激穴位，疏通经络，调理气血，活血化瘀，清热解毒，祛腐生新，从而达到改善皮肤状态的作用。

取神门、肝、脾、肺、血液点、激素点、肾上腺穴。治疗前先用耳穴探测仪找准穴位敏感点，耳廓常规消毒后，将王不留行子放在胶布上，对准穴位贴紧。嘱患者每天按压穴位 3 次，每次每穴按压 3~5 分钟，强度以有胀感为宜，至耳廓出现热感为止。两耳同时贴压，5 天 1 次，10 次为 1 个疗程。适用于日光性皮炎（日晒疮）。

注意事项如下。①治疗期间要尽量减少日光照射。②保持饮食营养的均衡。③少食用油腻、甜食及刺激性食物，戒烟、酒。④多吃维生素丰富的食物，增强机体免疫能力。

3. 成药应用

①湿润烧伤膏（黄芩、黄柏、黄连、蜂蜡、麻油等）或京万红软膏外涂，每日 2~3 次，达到止痛、消炎、收敛作用。

②复方紫草油：紫草、忍冬藤、白芷各 30g，麻油 500g，冰片 2g。麻油熬诸药至焦枯，滤渣加入冰片，每日 2~3 次外涂，凉血、散瘀、消炎、止痛。

③蓝科肤宁湿敷，每次 20 分钟，每日 2 次，疗程均为 1 周。

④烫伤汤外洗：白及、地榆、淡竹叶、煅石膏各 20g，紫珠、紫草、金银花、大青叶、栀子、生甘草各 10g。水煎外洗，每日 2 次，每次 10 分钟。

⑤复方黄柏液湿敷，每次 10~15 分钟。每日 2 次。

4. 单方验方

①洁尔阴稀释为 50% 浓度，每日 3~4 次，涂患处，可消炎、燥湿、收敛。

②500ml 纯净水中加入鱼腥草眼药水 8ml，每日在患处雾喷 20 分钟。

③蒲公英 100g，用水煎服，每日 1 剂，连用 3~5 天。

④千里光 50g，大黄 30g，将上药加入 400ml 70% 乙醇中浸泡 1 周后备用，用时可用棉签蘸药液涂擦患处，每天 3~4 次。适用于轻症者。

⑤苦参、川椒、白矾、地肤子、蛇床子各 30g，水煎取汁，先熏后洗患处，每天 1 剂，熏洗 3 次，每次约 20 分钟。适用于轻症者。

（四）医家诊疗经验

1. 赵炳南

赵炳南认为，日晒疮是由于机体内部脾虚水湿不化，蕴久化热，湿热内生，外受阳光毒热之邪，内外合邪而成湿毒，所以在治疗上以清热解毒利湿为主。

2. 周宝宽

周宝宽认为，本病多为禀赋不耐，腠理不密，日光长久暴晒，阳毒外侵，灼伤皮肤，发为致病，以光毒灼肤为主要病机，治疗上以清热解毒，凉血疏风为主。

3. 刘志强

刘志强认为，本病主要是由于禀性不耐，脾胃实热兼阴虚，复受阳毒及风热外邪所侵，邪郁肌肤不得外泄而发病。治疗上予以清热养阴，疏风凉血。

4. 冯悦龙

冯悦龙认为，本病为阳热毒邪侵入机体，蕴于肌肤，灼伤肌肤，热毒易伤阴，治当养阴透热，引邪外出。

5. 朱仁康

朱仁康基于本病多发生于春夏之际，认为本病多因患者禀赋不坚，腠理不固，外受暑毒而发斑疹。

五、预后转归

日晒伤症状轻者 2~3 天内痊愈，严重者需要 1 周或更长时间才能恢复，部分患者愈后可遗留色素沉着。个别患者可伴发眼结膜充血、眼睑水肿。日晒面积广泛者，可引起全身症状，如发热、畏寒、头痛、乏力、恶心和全身不适等，甚或心悸、谵妄或休克。日晒伤有时可激发多形性日光疹、日光性荨麻疹、迟发型皮肤卟啉病、红斑狼疮、白癜风等疾病。

六、预防调护

（一）预防

（1）应尽量避免在紫外线照射最强烈的时间外出，必须外出时，应穿长袖衣裤（以浅色为佳），戴草帽或使用遮阳伞，注意涂避光防护剂。

（2）平时多食新鲜果蔬，适量食用脂肪，以保证皮肤有足够的弹性，增强皮肤活力。适当地进行皮肤按摩，促进皮肤组织的新陈代谢功能。

（3）在阳光不太强烈的时间，适当参加户外锻炼，提高皮肤对日光的耐受性。

（4）对日光敏感患者，尽可能避免直接日光照射。

（二）调护

（1）饮食宜清淡，多食蔬菜水果，适量食用脂肪，忌辛辣刺激饮食，多饮水。

（2）保障良好的生活习惯，充足的睡眠时间以及健康乐观的心态。

（3）局部避免热刺激，避免搔抓。

七、专方选要

（1）泻黄散加味　石膏30g，栀子12g，防风12g，藿香20g，甘草6g，加生地黄15g，麦冬15g，紫草15g，蝉蜕15g，菊花12g，女贞子12g，墨旱莲25g。泻黄散是宋代名医钱仲阳所制，由藿香叶、甘草、石膏、栀子、防风组成，用石膏、栀子清气血两燔之热，加防风和表，藿香和

中，再加生地黄、麦冬清热养阴，菊花疏散风热，紫草、蝉蜕凉血消斑，加女贞子、墨旱莲滋补肝肾，调摄冲任。

（2）青蒿鳖甲汤加减　青蒿20g，鳖甲10g，生地黄20g，知母10g，牡丹皮15g，水牛角20g，竹叶15g，麦冬15g，石膏15g，金银花20g，连翘15g。水煎，每日1剂。青蒿鳖甲汤方中鳖甲入阴分，能滋阴退热。青蒿清热透络，引邪外出。《温病条辨》谓其"有先入后出之妙，青蒿不能直入阴分，有鳖甲领之入也，鳖甲不能独出阳分，有青蒿领之出也"。生地黄、知母助鳖甲养阴退热。牡丹皮、水牛角清热凉血，麦冬清热养阴生津，金银花、连翘清热解毒，轻宣透邪，石膏透表解肌。诸药合用，共奏清营解毒、养阴退热之功。

（3）清热除湿汤　白茅根30g、生石膏30g、生地黄15g、牡丹皮15g、连翘15g、大青叶15g、车前子15g、薏苡仁30g，每日1剂，连服2周，共14剂，停药1周观察，不愈者再服7剂。伴有目赤红肿者加紫花地丁、野菊花；伴有身热口渴者加桑叶、天花粉、芦根等；若见有水疱及糜烂渗出者加苍术、马齿苋等燥湿除湿。其中白茅根、生石膏、生地黄性属寒凉、清热凉血，兼清肌肤气分之热；牡丹皮、连翘、大青叶清肌肤热毒；车前子、薏苡仁健脾清热利湿；诸药合用，共奏清热解毒、除湿止痒之功。

（4）加减牛蒡子汤　荆芥6g，防风6g，牛蒡子（炒、研）15g，连翘6g，枳壳（麸炒）9g，桔梗6g，当归6g，蔓荆子15g，刺蒺藜（盐炒、去刺）9g，白鲜皮15g，生地黄15g，金银花（后下）6g，厚朴（姜制）9g，菊花（后下）15g，薄荷（后下）3g，羌活9g，白芷9g，茵陈9g，青蒿9g。湿重皮肤渗出明显者加苍术、大腹皮等渗湿利水药；热盛者加青黛、黄连、黄芩、紫花地丁等清热解毒药。每日1剂，

早晚分服。方中荆芥、防风、羌活祛风解表、胜湿而止痒；牛蒡子、薄荷、菊花、蔓荆子、金银花、桔梗、白芷疏散风热、解毒透疹、消肿止痛，佐以生地黄清热凉血，青蒿、茵陈清热除湿，白芷排脓止痒。全方共起到清热解毒、疏散风热、消止痒、凉血止痛之功效。同时改善本病引发的全身性伴随症，促进皮肤损伤的修复和提高皮肤对紫外线的耐受性。

八、研究进展

（一）中药研究

丰富的中药及动植物资源为科学研究提供了广阔的平台，研究表明多种中药及天然植物提取成分能有效的抑制紫外线所致的过氧化反应及炎症反应，进而减轻 UVB 照射的损伤。这些中药成分包括冬虫夏草提取物、红景天提取物褐藻多酚（DHE）、黄芪甲苷、黄芩苷、扇贝多肽、黄芪总黄酮、槲皮素黄酮苷、莪术中的姜黄素、人参皂苷、番茄红素、葡萄籽提取物花青素、白藜芦醇、枸杞多糖及芦荟多糖、橙皮苷、甘草提取物、水飞蓟素、芹黄素、大豆异黄酮等。

（二）外治疗法

（1）黄芩防晒霜外涂　取黄芩粗粉 100g，用 60% 乙醇渗滤，浸渍 48 小时以后，采用冷渗法得提取液、浓缩、调 pH 值为 1~2，使其沉淀充分析出，为红棕色黏稠物，经水浴加热，冷却，再加入 95% 乙醇，搅拌，黄色的细小颗粒沉淀产生、静置，沉淀物在 40℃干燥 6 小时，即可得黄芩提取物粗品，再次粗制得淡黄色针状结晶。抽干乙醇，60℃以下干燥。取黄芩提取物加甘油适量混匀，加入乳膏基质混匀，分装完成。据现代有关研究证明，黄芩有广谱抗感染作用，可抗过敏、解热、降低血管壁通透性及减少炎症渗出等作用。

（2）马应龙麝香痔疮膏外涂　日晒伤患者涂药后痛痒症状明显减轻，皮肤潮红减退，水疱缩小。涂药 2 天后，痛痒症状消失，皮肤炎症消退，水疱基本吸收。注意涂药时间最好在早晨日出前，每天涂药 1~2 次，保留全天。

（3）中药塌渍联合负离子冷喷治疗　中药塌渍选用马齿苋取适量煎煮 15 分钟后取汁 500ml，待其冷却，放入冰箱冷冻，药液降至 0℃以下使用，可用 6~8 层厚纱布巾浸入药水中拧至不滴水为度，敷于面部，每 5 分钟将纱布巾取下，重复上述方法，交替 4~5 次，待 30 分钟后用负离子冷喷机对患处喷雾 10 分钟，然后用纱布轻轻拭去面部水蒸气即可，每日 2 次。1 周 1 次。

（三）评价与展望

目前日晒伤的发病机制还存在争议，多数学者认为日晒伤主要由 UVB 引起的，也有学者认为日晒伤主要是 UVA 和 UVB 共同造成的，需要进一步明确日晒伤的发病机制。目前治疗日晒伤需要从多方面、全方位辨证分析，主要包括个体差异和疾病发展变化情况。现代临床用于治疗日晒伤的药物多属糖皮质激素类和抗组胺类药物，安全性不足。因此，要积极发挥中医药特色，科学制定和规范中药治疗日晒伤的临床评定标准，尽可能筛选出有效的治疗药物或方剂，优化处方，确定其有效部位或有效成分，合理地评估药效，为日晒伤的治疗开辟出一条新途径。

主要参考文献

[1] 关向丽. 蓝科肤宁治疗日光性皮炎的疗效分析 [J]. 世界临床医学, 2016, 10（20）: 101.

[2] 周宝宽, 周探. 皮炎外治验案 [J]. 辽宁中

医药大学学报，2013，15（7）：21-22.

［3］王晓晓，曾彬. 中药汤剂"甘芩液"塌渍治疗面疮的临床疗效分析［J］. 现代医药卫生，2019，35（8）：1161-1163.

［4］薛国煌. 胶原贴敷料联合2.5%吲哚美辛溶液治疗面部日晒伤疗效观察［J］. 中国美容医学，2012，21（3）：458.

［5］包玉平，王东. 耳穴贴压治疗日光性皮炎30例［J］. 内蒙古中医药，2013（5）：44.

［6］崔金平. 麻黄连翘赤小豆汤治疗皮肤病验案举隅［J］. 中国中医药信息杂志，2013，20（9）：80-81.

［7］刘志强. 泻黄散加味联合外用西药治疗女性日光性皮炎78例［J］. 内蒙古中医药，2013（21）：103-104.

［8］冯悦龙，刘瑛琦. 青蒿鳖甲汤加减治疗日光性皮炎72例观察［J］. 实用中医药杂志，2014，30（9）：822-823.

［9］张艺，孙丽蕴. 中药防治紫外线急性皮肤反应机制研究进展［J］. 中国皮肤性病学杂志，2015，29（12）：1298-1299.

［10］焦丹丹，唐亚楠，高腾，等. 多酚类化合物在皮肤光损伤防护方面的研究进展［J］. 中国美容医学，2019，28（8）：158-162.

［11］刘龙友，赵凯，倪生东，等. 复方苦黄喷雾剂治疗日光性皮炎的临床研究［J］. 西北国防医学杂志，2013，34（3）：258.

第二节　多形性日光疹

多形性日光疹是一种常见的慢性、特发性、与日光照射有关的光敏性皮肤病。本病可属日晒疮、赤疹等范畴。

一、病因病机

（一）西医学认识

多形性日光疹的发病机制目前仍不清楚，主要机制可能是曝光部位皮肤对紫外线诱发的光代谢产物产生了迟发型变态反应。除了日光参与直接发病外，还与以下几方面有关。

（1）遗传因素　多形性日光疹有家族群集现象。

（2）免疫因素　目前认为多形性日光疹发病机制可能是光线诱发机体对一种或几种暴露或改变的皮肤抗原产生了迟发型超敏反应（DTH），此抗原可引起CD4[+] T细胞显著增加及炎性细胞因子IL-1的产生，但至今尚未找到引发这一迟发型超敏反应的具体内源或外源性抗原。研究发现多形性日光疹患者有某种向自身免疫性疾病或甲状腺疾病发展的趋势，尤其是在女性患者中。

（3）内分泌代谢变化及其他影响　本病女性多见，男女之比为1：（2~10），部分患者发病与口服避孕药有关，妊娠可能会影响病程。另外，维生素D缺乏、雌激素、微量元素、代谢改变及氧化损伤等因素可能也参与了发病。还有学者提出多形性日光疹的发病与生活方式有关，如吸烟、饮酒等，均可促使发病。

（二）中医学认识

中医文献中宋代《圣济总录》中有"因风气所折，风热相搏，则成赤疹，赤疹得热则剧，得冷则灭"，阐述了此病因风热阳毒而发赤疹，天气转凉则自消。又谓"虚卫气不足，风邪乘之，血脉留滞，中外鼓作，变而生热，热则瘙痒，久不差。淫邪散溢，搔之而成疮"，指出了赤疹久而不愈，易生水疱、糜烂、渗出、疮痂等继发皮肤损害。中医学家多数认为本病系先天禀赋不耐，皮毛腠理不密，不能密固卫表，或素体湿热内蕴，外受风热阳毒外邪，留滞血脉，郁于肌肤，风热、湿热、阳毒相搏，淫邪散溢，熏蒸肌肤所致。

二、临床诊断

（1）本病与日光有关，避光后可渐缓解或消退，呈急性间歇性发病。

（2）皮损以光暴露部位为主，受累部位按发生频率的高低，依次为胸前"V"区、前臂伸侧、手背、上肢、面部、肩胛、股和下肢。女性多见，皮肤白皙者易发。皮疹为多形性，可表现为红斑、斑丘疹、丘疱疹、水疱、水肿性斑块或苔藓化等，且每一个患者以一种皮疹为主要表现，反复发作，多在春季及夏初发病，常复发，皮疹自觉瘙痒。

（3）患者的病史有极具重要价值，如发病年龄、职业、休闲活动、皮疹与日光照射的间隔时间和持续时间、自觉症状、可能的化学接触物（包括化妆品的使用、局部和口服的药物），以及光照反应的过去史和光敏感家族史。

（4）日光照射后数小时或数天出现皮疹，停止照射后1周左右皮疹可完全消退不留痕迹。病情反复发作，部分患者的皮疹最后自然消失。

（5）主要临床分型

①红斑水肿型：皮疹为境界清楚的鲜红或暗红色、片状、水肿型红斑，浸润不明显，表面有轻度角化鳞屑，可伴毛细血管扩张，自觉瘙痒灼热。

②丘疱疹型：皮疹以丘疱疹和水疱为主，成簇分布，可伴有糜烂、渗出、结痂，久病呈苔藓样变，瘙痒较剧，又称湿疹型。

③丘疹型：皮疹为密集分布的针头至粟粒大小的丘疹，自觉瘙痒。

④痒疹型：皮疹为孤立的绿豆大小的红斑性丘疹或结节，较丘疹型大，日久可因搔抓形成结痂性丘疹及苔藓样肥厚，瘙痒剧烈。

三、鉴别诊断

（一）西医学鉴别诊断

1. 红细胞生成性原卟啉症

本病属常染色体显性遗传，有家族史。本病常在青春期前发病，男多于女。日晒后局部即刻有强烈烧灼感，数小时后皮肤出现红斑和高度水肿，严重者有丘疹、水疱、紫癜和血疱，继而形成糜烂、黑色厚痂或奇特的线状结痂，愈后可有萎缩性瘢痕、口周放射纹。血浆、红细胞、粪中原卟啉增加，少数患者仅粪卟啉增加，尿中卟啉正常。病理检查真皮乳头层血管壁有PAS阳性物质沉积。

2. 盘状红斑狼疮

成人发病，无季节性，常在日晒后1~3周发疹，持续数周至数月。皮疹呈盘状红斑，中央消退，底平、色淡、边缘有色素沉着带，稍高起，鳞屑固着，有角质栓损害，愈后可留有瘢痕。有特征性组织病理和免疫病理变化或免疫学异常。

（二）中医学鉴别诊断

1. 多形红斑（猫眼疮）

本病内因脾经久郁湿热，外因风寒或风热郁于肌肤而发病。风邪外客，与气血相搏，致营卫不和，气血壅滞则皮损暗红肿胀；湿热内蕴，外发肌肤，郁阻气血则发红斑水疱；若湿热蕴久，化火生毒，火毒外灼肌肤，则发水疱、大疱、糜烂、渗出。本病多见于四肢远端部位，皮疹呈多形性，有典型的靶形损害，与日晒无关。

2. 接触性皮炎（漆疮）

禀赋不耐，皮毛腠理不密，或内蕴湿热，外受风热毒邪侵袭肌肤而成，久之耗血伤阴致肌肤失养。表现为接触部位皮肤出现浅红斑或鲜红斑，可伴水肿、丘疱疹、水疱、大疱，局部灼热，自觉瘙痒，病久者可见皮肤肥厚、干燥。

四、临床治疗

（一）提高临床疗效的要素

1. 提倡"治未病"

在避免强烈日晒的前提下，适当参加户外运动，增强机体对紫外线的耐受力。日常做好防晒工作，多食新鲜果蔬，适量食用脂肪，以保证皮肤有足够弹性，增强皮肤对日光的耐受性。

2. 中西合璧，内外兼治

西医常以氯喹、抗过敏药物、免疫抑制剂等治疗多形性日光疹，外用皮质类固醇制剂缓解症状，但停药后常易复发，且长期内服和外用以上药物可能存在潜在的不良反应，如皮肤色素沉着、毛细血管扩张、皮肤萎缩及免疫系统紊乱等，此时外用及内服中药制剂，可发挥疏风、清热、祛湿、解毒、凉血作用，促使早期毛细血管收缩、减轻渗出。中西结合，内外兼治，相辅相成，协同发挥治疗作用。

（二）辨病治疗

1. 局部治疗

使用防晒、遮光、消炎、止痒等外用药，如氧化锌油、0.5%~1% 吲哚美辛霜、5% 二氧化钛、氟芬那酸丁酯软膏、他克莫司软膏等。还可用皮质类固醇激素霜，如糠酸莫米松乳膏，有消炎和止痒作用，但注意面部不宜长期应用。

2. 系统治疗

可口服羟氯喹，也可配合抗组胺药物，病情严重者可使用皮质类固醇激素及免疫抑制剂。也可酌情口服一些抗氧化剂，如白绒水龙骨提取物、番茄红素、β-胡萝卜素、烟酰胺及虾青素。

（三）辨证治疗

1. 辨证论治

（1）风热证

治法：祛风清热，止痒。

方药：消风散加减。生石膏 12g，生地黄 10g，荆芥 10g，防风 10g，僵蚕 10g，蝉蜕 12g，金银花 15g，连翘 10g，苦参 10g，牛蒡子 10g，当归 10g，白茅根 10g。

加减：红肿灼热者加牡丹皮 10g，紫草根 10g；痒剧者加白蒺藜 10g，地肤子 10g；上覆小疱者加土茯苓 10g，白鲜皮 10g。

（2）湿热证

治法：清热祛风，利湿止痒。

方药：龙胆泻肝汤加减。龙胆草 10g，白鲜皮 6g，生地黄 10g，车前子 10g，栀子 10g，木通 10g，柴胡 10g，黄芩 10g，地肤子 10g，甘草 6g。

加减：剧痒难忍者加全蝎 6g，徐长卿 10g；心烦不眠者加夜交藤 10g，合欢皮 10g；红斑难消者加茜草根 10g，红花 12g；皮肤苔藓样变者加蝉蜕 6g，露蜂房 6g。

2. 外治疗法

红斑丘疹或水疱未溃者可用双柏洗剂、三黄洗剂或青黛清凉膏外涂，每日 2~3 次。未溃者用三黄洗剂（大黄、黄柏、黄芩、苦参各等份，共研细末，取药 15g，加入蒸馏水 100ml，医用苯酚 1ml），或黄连膏外涂，每日 1~2 次。水疱已破糜烂者，可用蒲公英、紫花地丁各 60g 浓煎湿敷，每日 1~2 次。有继发感染者，用黄连膏外涂，每日 1~2 次。渗液明显者可用燥湿洗剂（白鲜皮、马齿苋、苦参各 30g，黄柏、苍术、明矾各 15g），水煎外洗，每日 1~2 次。

3. 成药应用

①消风丸：风热型可服用，每次 9g，每日 2 次口服，兼内热便秘用防风通圣丸。

②龙胆泻肝丸：湿热型可服用，每次 6g，每日 3 次，口服。

③加味二妙散：苍术、黄柏、雄黄各等份，共为细末，麻油调匀外涂，每日1~2次，适用于湿疹型。

④归草润肤膏（紫草、当归、钛白粉）外搽，每日2~3次，凉血消斑，防晒止痒。

⑤雷公藤或者昆明山海棠片口服。

4.单方验方

①青黛散麻油调涂后外涂，每日2~3次。

②青黛清凉膏外涂，每日2~3次。

③地榆油外涂，每日2~3次。

④沙棘防晒霜（沙棘油、二氧化钛，水包油型乳剂基质）外用，每日3次。

⑤清热除湿液：外敷。药用马齿苋60g，黄柏60g，地榆60g，用纱布袋装封，加水2000ml，生浸泡1小时，然后煮开20分钟，待药液冷却后备用。将浸透药液的毛巾稍拧干后冷敷于皮损部位，每次30分钟，每日3次，10天为1个疗程。每剂外用药可使用2~3天，次日再用前加温煮沸冷却后方可使用。

（四）医家诊疗经验

1.匡德芳、郝秀霞

匡德芳、郝秀霞认为，本病是由于春季皮毛腠理不密，复受日光照射，日光之邪与体内久蕴湿邪搏结，阻于肌肤而发病，湿热蕴结于肌肤，故治疗上多以清热除湿法。

2.刘复兴

刘复兴认为热邪是引起多形性日光疹的主要原因，血热是病理过程中的重要表现，血热灼伤脉络，迫血妄行，血溢脉外，可出现红斑、紫斑、皮肤灼热；热壅于经脉不散，皮肤红肿痒痛；血热煎熬津液，伤血伤阴，可见口干、大便干；血热生风，风盛则燥则痒，导致皮肤失养，可见脱屑、皮肤瘙痒等。主张以血热为主要病机，以清热凉血解毒为治法。

3.陈勇

陈勇认为本病是由于先天禀赋不耐或湿热内蕴，春季时节腠理开泄，卫外不固，复受烈日光毒或兼暑湿入里，引动血热或与内蕴湿热搏结，毒热入血，故见红斑灼热，湿热蕴肤不得疏泄，故皮肤肿胀、水疱。病程日久热邪伤阴，阴虚内热或湿阻气机、血热壅塞，故经络不通，而见斑块色暗或色素沉着。因此，早期应清热除湿、凉血解毒，后期则应审其虚实，以养阴益气、清解余毒、活血解毒、通络。

4.延晓伟

延晓伟认为本病是由禀赋不耐，皮毛腠理不密，或脾失运化，湿热内蕴，外受阳光毒热之邪和风邪，血热生风或与内蕴湿热相搏结，郁于肌肤而发。因此治疗时应以清热、除湿祛风、凉血解毒为主。

5.原丽琼

原丽琼认为本病病因病机为患者先天脾虚阴亏，脾失健运，湿热内生，阴虚火旺，虚火上炎，外受日光暴晒之毒，湿热毒邪郁于肌肤腠理所致，或过食辛辣炙煿，损伤脾胃，湿热内生，或情志抑郁化火，热毒日久耗阴，虚热上扰，外感阳光之热毒夹风，风湿热毒相搏结于肌肤而致本病。病情日久不愈，湿热胶结，生痰化瘀，伤脾耗阴，故出现多形性损害、反复发作，对日光更加敏感。根据其病因病机，治则为祛风解毒、健脾滋阴法。

五、预后转归

多形性日光疹可反复发作数月至数十年，而部分最后可自然消失；长期反复发作者的皮疹可能失去季节性变化，且亦可扩展至非暴露部位，瘙痒明显，影响正常的生活工作，但愈后不遗留有色素沉着和瘢痕，全身症状也不明显。部分患者症状可进行性加重、发展为其他自身免疫紊乱性疾病。

六、预防调护

（一）预防

（1）在避免强烈日晒的前提下，适当参加户外运动，增强机体对紫外线的耐受力。

（2）在日光照射最强时尽量避免户外活动，或减少活动时间，外出时注意避光或涂避光防护剂。注意紫外线可能透过窗户、衣服，沙滩、雪地和水面，也可反射紫外线。

（3）避免接触光敏物质和可能引起交叉反应的物质，如接触的食物、食品防腐剂及添加剂、化妆品、药品等。

（二）调护

（1）加强皮肤营养，多食新鲜果蔬和适量脂肪。饮食宜清淡，多饮水。

（2）养成良好的生活习惯，戒烟酒，保证充足的睡眠时间，保持健康乐观的心态。

（3）避免继续接触光敏物质和可能引起交叉反应的物质。必要时就诊医院皮肤科，通过斑贴试验和光斑试验检测致敏物质。

七、专方选要

（1）普济消毒饮加减（清热解毒方） 酒炒黄芩10g，酒炒黄连10g，牛蒡子12g，连翘12g，板蓝根15g，薄荷10g，白僵蚕10g，玄参15g，升麻10g，甘草6g，牡丹皮10g，木通10g，车前草30g。黄芩、黄连清泻上焦心肺之热毒；辅以牛蒡子、连翘、薄荷、僵蚕以疏散上焦头面之风热；板蓝根、牡丹皮凉血化瘀；木通、车前草清热利湿；使以升麻、柴胡升阳散火，发散郁热，并协助诸药上达头面，诸药合用共奏清热解毒、疏风利湿、凉血散瘀之功。

（2）加减青蒿紫草汤（清热、除湿祛风、凉血解毒方） 青蒿、生地黄、玄参、白茅根、紫草、大青叶各30g，牡丹皮、地肤子、金银花、野菊花、薏苡仁、地骨皮各15g，茵陈20g。随证加减：红斑型加生石膏30g；湿疹型（皮损呈苔藓样变）及痒疹型加丹参15g，秦艽、蜈蚣、乌梢蛇各10g，白鲜皮9g。方中青蒿味苦性寒，善清暑邪、宣化湿热。紫草、地肤子、金银花清热解毒。生地黄、牡丹皮、玄参清热凉血。蜈蚣、乌梢蛇通络祛风止痒，诸药协同共同达到治疗目的。

（3）抗敏汤（清热除湿、凉血解毒方） 野菊花10g，赤小豆20g，大青叶15g，连翘10g，青蒿10g，白茅根30g，石膏15g，蒲公英10g，牡丹皮15g，甘草6g。抗敏汤中白茅根、石膏、牡丹皮清热凉血；野菊花、大青叶、连翘、蒲公英清热解毒；青蒿清热解暑；赤小豆除湿利水；甘草和中解毒。诸药合用，共奏凉血解毒、清热除湿之效。

八、研究进展

（一）中药研究

1. 单药研究

（1）茶多酚 茶叶中多羟基酚类化合物的复合物，其主要成分表没食子儿茶素没食子酸酯（EGCG）被证明是绿茶中最有效的活性成分。多数研究证实无论是在体内或体外实验中，EGCG都具有促进微循环、抗氧化、抗炎症以及抗癌的作用。在防紫外线方面，EGCG可以减轻紫外线照射后的炎症反应。

（2）复方甘草酸苷 一种皂苷化合物，具有抗炎、抗过敏及免疫调节作用，可扩张瘀血的毛细血管。

（3）青蒿琥酯 青蒿为菊科蒿属一年生草本植物，是我国传统中药，具清热解暑、除蒸截疟的功效。

2.复方研究

镰形棘豆防晒霜　以镰形棘豆的黄酮化合物作为主要成分，加入适量纳米二氧化肽，并以维生素E作为添加剂，制成的防晒霜。

（二）评价与展望

随着环境变化及含有各种化学制剂护肤品的应用等因素影响，多形性日光疹的发病率呈逐年上升的趋势。其发病原因及发病机制仍不完全明确，但多认为本病是一种存在免疫因素的迟发型变态反应。

目前治疗多形性日光疹的药物和方法有限，尚无特效的办法，多采用避光防晒及预防性治疗，常常易复发，临床疗效不确定。需要通过疾病临床特征、症状及辨证分型，从多方面全方位辨证分析，并制定出一套客观的临床评定标准。目前主要是关注皮肤屏障功能的改善、抗氧化剂的应用及非药物疗法的临床应用。中医药因其不良反应小，疗效稳定而被广泛应用于临床。要积极发挥中医药特色，尽可能筛选出有效的治疗药物或方剂，优化处方，确定其有效部位或有效成分，促使中药成分化及明确化，为治疗多形性日光疹提供更多的新选择。

主要参考文献

[1] 刘忠恕，姜相德，王家林. 现代中医皮肤病学 [M]. 天津：天津科技翻译出版公司，1997.

[2] 王晓晓，曾彬. 中药汤剂"甘苓液"塌渍治疗面疮的临床疗效分析 [J]. 现代医药卫生，2019，35（8）：1161-1163.

[3] 延晓伟. 中药治疗多形性日光疹102例 [J]. 陕西中药，2010，31（3）：320-322.

[4] 原丽琼. 中药祛风解毒、健脾滋阴法治疗多形性日光疹疗效观察 [J]. 现代中西医结合杂志，2015，24（35）：3940-3942.

[5] 钱江，陈锦珊，胡永狮，等. 镰形棘豆防晒霜治疗多形性日光疹临床研究 [J]. 中国美容医学，2012，21（8）：31-32.

[6] 徐佳，冬梅，曲剑华. 抗敏合剂治疗多形性日光疹的临床研究 [J]. 中华中医药杂志，2013，28（2）：523-525.

[7] 邹红，陈明岭，朱丹，等. 火针联合中药治疗多形日光疹临床研究 [J]. 实用中医药杂志，2015，31（6）：496-497.

[8] 洪秋阳，王世广，周小平，等. 针灸结合中药治疗多形性日光疹21例 [J]. 吉林中医药，2013，33（5）：512-513.

[9] 陈卫东，祁亚慧，陈纯涛，等. 黄蜀针药合用治疗多形性日光疹经验 [J]. 中医外治杂志，2015，24（6）：59-60.

第九章　变态反应性皮肤病

第一节　接触性皮炎

接触性皮炎是皮肤黏膜接触外界物质而发生的炎性反应。临床上多为急性发病的炎症过程；如长期反复接触致敏物质，皮炎可呈慢性发病。

中医认为，该病多属风湿热毒、湿热郁结、外伤血凝而致，归属中医学"漆疮""膏药风""马桶癣"等范畴。

一、病因病机

（一）西医学认识

1.病因

接触性皮炎是因外界物质的接触而发病，物质的性质、形态、质量都关联着发病的程度，询问发病原因和直接接触的物质在诊病中极其重要，患有为医生提供准确的接触物更为关键。常见病因包括花草树木虫、护肤化妆产品、机油橡胶等；特殊病因又包括服装、药物、金属、装修材料等。

2.发病机制

本病的临床症状依据接触物质性质的不同而变化多端，仅用经典的皮肤原发性刺激反应、迟发型变态反应的机制不能完全解释其发病机制；多种刺激物刺激表皮细胞释放炎症介质，使其他炎症细胞聚集到局部引发炎症。这些因子除了可进一步直接造成细胞损伤外，还可激活皮肤内的其他细胞如朗格汉斯细胞、肥大细胞、淋巴细胞释放炎症介质及细胞因子，如组胺、花生四烯酸、激肽、补体、氧自由基等，这些物质共同造成局部反应。

（二）中医学认识

中医文献中，由于接触物的不同而有不同的名称，如接触生漆引起者称"漆疮"，接触膏药引起者称"膏药风"，使用马桶引起者称"马桶癣"等。《诸病源候论》中有"漆疮"的描述："漆有毒，人有禀性畏漆，但见漆便中其毒。"《外科启玄》中说："凡人感生漆之毒气，则令浑身上下俱肿，起疮如痱子，如火刺，刺而痛，皮肤燥烈。"

二、临床诊断

（一）辨病诊断

1.临床表现

（1）接触史　要从职业及非职业两方面接触来询问患者。职业接触物包括生产环境的原料及产品、中间产物、运输工具、贮存工具、邻近车间的原料及产品。生产过程中的安全防护用具，如防护装、安全帽、面罩等。非职业的接触，包括居家、旅游、业余爱好等。

（2）接触物　常见接触物可能有工业机油、洗料、美发染发原料、化妆品、外用药等。

（3）部位及形态　皮损的形态诊断价值极其重要。如点线状或条索状的皮损可能由于液体溅流引起；植物光毒性皮炎也多呈点线状；额部环带状的红斑可能由于帽子引起。

（4）皮疹症状　接触部位或身体暴露部位发生境界清楚的皮疹，皮疹为单一性，可见红斑、肿胀、丘疹、水疱、大疱、渗出、糜烂、结痂或皮肤肥厚、苔藓样改变，去除病因后皮疹很快消退。

（5）系统症状　全身不适、低热、乏力、瘙痒、灼热感、刺痛感。

（6）日光性接触性皮炎（光毒反应及光变态反应）　日光性接触性皮炎包括全身吸收光毒性物质引起的系统性光毒性反应及局部接触光毒性物质引起的局限性光毒性反应两种。系统性光毒性反应的皮疹广泛而局部光毒性反应的皮疹较局限，仅出现在暴露于光敏物并光照的区域，皮疹主要分布在光暴露部位，如面部、双耳、颈前"V"字区及双上肢袖口以下部位，或双小腿及足背光暴露部位。光变态反应较光毒性反应少见。临床上与变应性接触性皮炎一样，可发生单纯红斑、风团及大疱，但多表现为湿疹样，可有慢性苔藓化；皮疹有时可不对称，这是由于光敏物在皮肤表面分布不匀或照射不对称所致。

2. 相关检查

斑贴试验根据是否有阳性反应来确定受试物是否系变应原（即致敏物质），如能从中查到引起机体过敏的物质，就能更早的预防和治疗。斑贴试验对明确由迟发型接触性变态反应引起皮肤病的诊断和其外源性致病原因的查找具有重要价值，对接触性皮炎的辅助诊断有重要作用。

斑贴试验的阳性结果说明患者对该变应原过敏，这种过敏可能与现有皮肤病直接相关，也可能与现有皮肤病无关，而与过去皮肤病有关，患者可能只是致敏状态，而未发生反应。不能解释的斑贴试验结果是不存在的。表9-1所示是斑贴试验结果的相关性及其含义。

表 9-1　斑贴试验结果的相关性及其含义

相关性	意义
直接相关	敏感变应原是现有皮肤病的直接原因
间接相关	敏感变应原是现有皮肤病的加重因素之一
过去相关	阳性变应原与过去曾患的接触性皮炎有关
暂时不相关	斑贴试验呈阳性反应，但患者无法确定是否接触过该物质
将来相关	斑贴试验呈阳性反应，患者既往无接触该物质过敏史，在以后接触时出现反应
接触耐受	斑贴试验呈阳性反应，患者可以接触该物质但不发生反应

（二）辨证诊断

中医认为接触性皮炎是由于人体禀赋不耐，接触某些物质，如漆、药物、染料、塑料制品、植物的花粉等，使毒邪侵入皮肤，郁而化热，邪热与气血相搏而发病。

1. 风毒血热证

（1）临床证候　接触生漆、膏药、塑料、皮革、酸碱等致敏刺激物，皮肤出现红斑、丘疹、水疱、糜烂、瘙痒、疼痛，舌红苔黄，脉滑数或数。

（2）辨证要点　皮疹红肿热痛，舌红苔黄，脉滑数或数。

2. 湿毒热盛证

（1）临床证候　漆毒、膏药毒为阳邪，侵袭皮肤，郁积肌表易生湿化热化火，湿毒热盛可引起皮肤热痛红肿，大疱、渗液不止，剧痒，舌红苔黄或腻，脉滑或滑数。

（2）辨证要点　皮疹红热，水疱，渗液，舌红苔黄或腻，脉滑或滑数。

3. 风燥血瘀证

（1）临床证候　局部皮肤长期反复接

触致敏物质，肌肤失养，风燥血瘀，引起皮肤干燥、粗糙、增厚、脱屑，舌红苔薄黄或干，脉细数或涩。

（2）辨证要点　肌肤干燥、增厚、脱屑，舌红苔薄黄或干，脉细数或涩。

三、鉴别诊断

（一）西医学鉴别诊断

1.急性湿疹

接触性皮炎诊断较为简单，但皮疹基本损害与急性湿疹类似，临床应注意以下几点鉴别。（表9-2）

表9-2　接触性皮炎与急性湿疹的鉴别

鉴别要点	接触性皮炎	急性湿疹
病因	外因为主，原发性刺激或变应性	内因为主，变应性原因一时不易查出
起病	常突然急性发作	急性发作，但不突然
发病部位	常为暴露部位或接触部位	任何部位，常呈泛发性
接触史	常明确	常不明确
损害形态	取决于接触物的性质、浓度，接触部位、接触方式、时间长短	无特殊关系
损害成分	损害从红斑到大疱，再到表皮剥脱，比较一致	损害从斑疹至脓疱，呈多形性
边缘	清楚	弥漫性
病程	自限性，常数日左右，偶变慢性	病程常较长，易转变为慢性
复发	不再接触则不复发	有复发倾向
斑贴试验	常阳性（变应性）	不易发现变应原

2.脂溢性皮炎

脂溢性皮炎皮损主要出现在头皮、眉弓、鼻唇沟、面颊、耳后、上胸、肩胛间区、脐周、外阴和腹股沟等部位。初期表现为毛囊周围炎症性丘疹，之后随病情发展可表现为界限比较清楚、略带黄色的暗红色斑片，其上覆盖油腻的鳞屑或痂皮。自觉轻度瘙痒。以上各点可与接触性皮炎相鉴别。

3.皲裂性湿疹

手部皲裂性湿疹多发生于指背及指端掌面，可蔓延至手背和手腕部，境界不清或呈小片状皮损，至慢性时有浸润肥厚，因手指活动可有皲裂。要注意其手部接触

性皮炎相鉴别。

4.局限性银屑病

局限性银屑病的典型表现为境界清楚、形状大小不一的红斑，周围有炎性红晕，稍有浸润增厚，表面覆盖多层银白色鳞屑，鳞屑易被刮脱，刮净后可见淡红色发亮的半透明薄膜，刮破薄膜可见小出血点（Auspitz征）。

（二）中医学鉴别诊断

1.湿毒

中医文献记载"浸淫疮""绣球风""四弯风"。《医宗金鉴》记述"此证出生如疥，瘙痒无时，蔓延不止，抓津黄水，

浸淫成片"，形象地描述了湿毒的特征。临床无明显接触史，病因不清，皮疹呈多形性，对称分布，境界不清，不发生大疱，易反复发作。

2. 丹毒

丹毒为血热内蕴、气滞血瘀而致。《医宗金鉴》中记述"肉中葱有赤色，如丹涂之状；其大如掌，甚者遍身，有痒有痛，而无定处"，详细描述了皮疹特点。临床多发生于面部和小腿，局部红肿热痛，可有水疱，可伴发淋巴管炎及淋巴结炎，有全身症状、白细胞计数升高。

四、临床治疗

（一）辨病治疗

接触性皮炎的治疗分系统免疫抑制和抗过敏治疗，主要是依据局部皮肤损害，合理选择药物剂型，降低皮肤敏感状态，修复皮肤屏障。

1. 内用药物治疗

（1）糖皮质激素 适用于急性重症接触性皮炎和多形性红斑样发疹。可用地塞米松肌内注射，每次 2ml，必要时连用 3 天；口服甲泼尼龙每次 5mg，每日 3 次，连服 7 天，逐日减量。要注意突然停药引发的激素反跳作用，治疗过程中，要密切观察激素引起的不良反应。

（2）抗组胺类药物 临床按需选用，高空作业的患者选择轻度嗜睡的药物；强嗜睡的药物，有利于烦躁难眠者入睡。阿伐斯汀具有起效快、代谢快的特点，适用于瘙痒严重的患者。

（3）免疫调节剂 临床选用转移因子、胸腺因子等免疫调节剂，可增强或抑制体液免疫和细胞免疫功能，辅助机体的免疫功能，提高药物疗效。但目前尚缺乏严格的随机对照试验疗效学研究，治疗机制也未完全阐明。

（4）免疫抑制剂 可控制接触性皮炎的症状，但不能防止复发，且不良反应大，不能长期应用，多用于重症接触性皮炎或对糖皮质激素不敏感的患者。

2. 外用药物治疗

按照皮疹状况做相应的处理，如红斑、丘疱疹，可外用含有 1%~2% 樟脑和 1% 薄荷的炉甘石洗剂，每日 5~6 次。粉剂有散热的作用，能使皮肤温度降低，加速血管收缩，减轻炎性反应。注意粉剂干燥后在皮肤上会有堆积存留，须用清水冲洗后方可再次用药。

病变伴大量渗液、糜烂时，必须用 3% 硼酸溶液或醋酸铝溶液进行湿敷，湿敷 10 分钟后揭掉纱布，暴露皮损处，使其干燥，每日 3~4 次，连续用药 3~5 天；如有继发感染，则可用间苯二酚、乳酸依沙吖啶溶液或高锰酸钾溶液浸泡或浸泡或湿敷，每日 3~4 次。经过浸泡或湿敷后，待皮损干燥后，即可改用糖皮质激素类霜剂。皮疹好转后可逐渐减少激素药膏，配合润肤剂加速皮肤屏障的修复。

3. 慢性接触性皮炎治疗

某些接触性皮炎会发展成慢性，经久不愈，这多由于环境中的刺激因子及变应原不能完全去除及其皮肤屏障功能破坏所致。如护士、理发师、园艺师及家庭主妇中发生的手部皮炎，如果不主动调离工作，难以痊愈。有些变应原在生活中存在且敏感者不可能完全避免，如铬、镍过敏的人，帮助其把变应原的接触反应降低限度是必要的。

治疗时可外用糖皮质激素，长期不愈者试用紫外线疗法；慢性皲裂性损害者还可用焦油封包及糖皮质激素封包治疗。慢性接触性皮炎的关键治疗还是去除病因，如果不能找到病因，任何合规的治疗都不能完全治愈。

4.日光性接触性皮炎治疗

日光性接触性皮炎治疗的关键是切断光敏物质的摄入和接触，尤其关注药物、植物、焦油衍生物、水果等生活中不在意的物质，患者常常食入和触摸后，经日光照射而发病。如确定疑似光敏物应立即进行隔离。更重要的是建立防晒观念，提倡常年做皮肤防晒保护，涂抹功效确定的防晒化妆品，足量定时涂抹，建立有效的防晒屏障。依据皮疹的特性，采用内外联合疗法，具体治疗同接触性皮炎疗法。

（二）辨证治疗

中医治疗接触性皮炎的治疗法则是祛风清热，凉血解毒，利湿止痒。根据临床症状辨证用药。

1.辨证论治

（1）风毒血热证

治法：祛风清热，凉血止痒。

方药：祛风清热止痒汤。防风12g，荆芥12g，蝉蜕10g，鱼腥草15g，金银花15g，生地黄20g，紫草12g，赤芍12g，竹叶10g，土茯苓15g，甘草5g。

（2）湿毒热盛证

治法：清热利湿，凉血解毒。

方药：银地利湿解毒汤。金银花18g，生地黄20g，土茯苓20g，茵陈20g，苦参12g，紫草15g，生石膏20g（先煎），竹叶10g，鱼腥草15g，白花蛇舌草20g，白鲜皮12g，甘草8g。

加减：若大便秘结者，可加大黄10g（后下），通泻大便以泻热解毒。

（3）风燥血瘀证

治法：祛风润燥，化瘀止痒。

方药：祛风化瘀止痒汤。防风12g，蒺藜20g，僵蚕12g，乌梢蛇15g，玉竹20g，鸡血藤20g，牡丹皮12g，赤芍12g，徐长卿15g，白鲜皮12g，土茯苓20g，甘草3g。

2.外治疗法

（1）潮红、丘疹为主者，用三黄洗剂外搽，或用青黛散冷开水调敷，每日4~5次。

（2）肿胀、糜烂、渗出较多者，用10%的黄柏溶液湿敷，或蒲公英或野菊花30g煎汤待冷后湿敷。

（3）干燥、结痂者，用紫草油外搽。

（4）针刺治疗　皮损在上肢、头面部位者，主穴取曲池、尺泽、合谷；皮损在躯干、下肢者，主穴取血海、委中。每日1次，5~10天为1个疗程，多用泻法。

3.成药应用

（1）湿毒清胶囊　功能养血润燥，祛风止痒。适用于湿毒热盛型，1次3~4粒，1日3次，口服。

（2）乌梢蛇止痒丸　养血祛风，燥湿止痒，适用于风毒血热型，1次2.5g，1日3次，口服。

4.单方验方

赵炳南经验方（除湿一号方）。此方为清热除湿汤的加减，治疗以湿热为主证的接触性皮炎。方药组成：龙胆草10g，黄芩10g，白茅根30g，生地黄15g，车前草30g，蒲公英15g，大青叶15g，甘草10g。

（三）医家诊疗经验

1.朱仁康

朱仁康认为，接触性皮炎多因先天禀性不耐，复感外界辛热毒气而成。治疗以经验方"皮炎汤"加减。组成：生地黄30g，牡丹皮9g，赤芍9g，知母9g，生石膏30g，竹叶9g，金银花9g，连翘9g，生甘草6g。忌用辛温发散之品。湿热证候明显者可加用黄芩、茯苓、泽泻。

2.管汾

管汾认为，接触性皮炎多因先天禀赋不耐，外受辛热之邪，郁于肌肤所发。急性者，发病急，来势猛，皮损红肿、渗液，属热毒夹湿，当予清热解毒化湿。若频繁相触，致皮损肥厚干燥者，则系血燥风盛，又宜祛风润燥论治。热毒夹湿证治宜用化斑解毒汤加减：生石膏、知母、金银花、连翘、玄参、升麻、牛蒡子、蝉蜕、车前子、六一散等。热重者，加黄连、黄柏、苦参；水肿明显者，加茯苓、泽泻、薏苡仁、防己等。风盛血燥证宜用消风散加减：荆芥、防风、蝉蜕、牛蒡子、徐长卿、当归、生地黄、胡麻仁、玄参、牡丹皮、白蒺藜、生甘草等。

3. 张志礼

张志礼治本病常重用清热解毒凉血法，佐以利水消肿。常用药物如下：龙胆草、黄芩、栀子、生石膏清热解毒；生地黄、牡丹皮、白茅根、生槐花凉血清热；白术健脾除湿；白鲜皮、苦参、车前子、车前草、冬瓜皮、六一散清热利湿。

五、预后转归

接触性皮炎经规范治疗基本会痊愈，再次接触致敏物可复发，并且皮肤炎症较前次发病加重，再次接受治疗仍可痊愈。少数患者因不明病因或防护不当，导致慢性接触性皮炎，皮疹时轻时重，间断发病。

六、预防调护

（一）预防

1. 公共预防

（1）宣传和普及接触性皮炎知识　我国接触性皮炎研究者要承担起义务宣传和普及接触性皮炎知识的责任，国家决策部门对接触性皮炎的重要性要有充分的认识，调动一切积极因素，群策群力，共同参与，这是预防接触性皮炎的前提。

（2）建立绿色空间的理念　从整个社会层面，在制造各种生活用品、工作用品及娱乐设施时，应首先考虑到发生接触性

皮炎的风险性，选用环保无刺激的原材料，避免采用光敏性物质。

（3）设立入职前皮肤状况检查制度　研究发现特应性体质、鱼鳞病患者等容易发生刺激性皮炎，应避免从事接触水、洗涤剂、食品加工、漆等皮肤刺激性高的职业。

（4）加强防护用品的研制。

2. 个人预防

（1）自我学习，提高认识　避免盲目使用"中药"鲜汁局部揉搓，使用果汁直接敷面、花椒水烫洗而引发接触性皮炎。

（2）关注活动空间的环境　生活、工作环境中的温度、湿度、粉尘、日光等可以直接影响接触性皮炎的发病和预后，应有意识地关注所处的内外环境。

（3）选择适当的防护用品　根据实际情况和工作性质，选用最佳防护用品。从事化工、室内装修等行业，需选择不同质地的防护手套、指套；野外作业、建筑工程的职业人员，必须佩戴防护帽、高强度防晒霜，以避免发生日光性皮炎。

（二）调护

（1）建立正确护理皮肤的方式　皮肤是机体的屏障，有防御外界刺激的功能，肌肤的完整性、湿润度、弹性力直接影响着接触性皮炎的发生率，掌握正确的皮肤护理、皮肤清洁、皮肤保湿方法，在预防接触性皮炎发病中有着重要的意义。

（2）正确的皮肤清洁　皮肤的清洁有规范的流程，6步洗手法就是手部清洁的专业方法。在工作和生活中不可避免地会接触油污、泥土、装修材料、化学性物体、洗涤物，双手清除接触物的关键是选用合适的洗涤剂，安全性、弱刺激、弱碱性、柔和度都是需要考虑的要素。

（3）选用合适的护肤品　适当清洗皮肤后，应根据皮肤类型选择合适的护肤品。多次洗涤可能造成的皮肤干燥、脱屑、干

裂，故使用水包油乳膏最为合适，对于干燥的皮肤需要使用富含脂肪的水包油霜剂及油包水霜剂或软膏。

七、专方选要

（1）龙胆泻肝汤加减　龙胆草、木通、甘草各5g，黄芩、泽泻、栀子、当归、生地黄、柴胡各10g，车前子15g。发热者加生石膏20g（先煎），方中龙胆草大苦大寒，上泻肝胆实火，下清下焦湿热，为本方的君药；黄芩、栀子具有苦寒泻火之功，为臣药；泽泻、木通、车前子清热利湿，使湿热从水道排出；方中柴胡是为引诸药入肝胆而设，甘草有调和诸药之效。综观全方，泻中有补，利中有滋，使火降热清，湿浊分清。发于上者加菊花、桑叶、蝉蜕各10g，便秘者加生大黄5g，水疱渗出者加茵陈20g，5剂为1个疗程。如未治愈，再服药1个疗程，一般不超过2个疗程。

（2）加味三仁汤　杏仁（去皮尖）、净薏苡仁、半夏（久煎）各15g，白豆蔻（后下）、厚朴、竹叶、汉防己、紫草各10g，通草5g，茵陈、土茯苓各20g，滑石（布包煎）30g。水煎频服，每日1剂，5日为1个疗程。三仁汤有宣肺化气、运化水湿、淡渗利湿之功效。吴鞠通在三仁汤条下注云："唯此三仁汤轻宣上焦肺气，盖肺主一身之气，气化则湿亦化矣。"其治针对"湿"。《圣济总录》言茵陈疗"风疹瘙痒，皮肤肿痒"。《本草正义》言土茯苓"利湿去热，能入络，搜剔湿热之蕴毒"。《本草别录》言防己"散痛肿恶结，诸疥癣虫疮"。言紫草能"清理血分之热……而兼疗斑疹"。加此四味，其治针对"毒"。使肺气得以宣化，脾湿得以健运，湿气宣化，毒无依附，方证合拍，故效果明显。

八、研究进展

（一）病因病机

刺激性接触性皮炎（ICD）又称为皮肤刺激作用，曾被认为是一种单纯的刺激现象。然而近年来越来越多的证据证实免疫机制也可能参与了ICD的发生。

（1）致敏期　与最佳剂量的变应原相比，高剂量、高浓度的变应原可抑制后续的ACD免疫反应，且不同的给药途径，高剂量、高浓度的作用机制也不一样。口服高剂量、高浓度变应原可诱导特异性T细胞失能，导致激发失败；静脉注射主要是激活Tregs导致效应性T细胞失能；经皮肤接触则主要通过抑制DCs从皮肤向淋巴结迁移，导致致敏失效。

（2）激发期　研究显示Th9细胞通过产生IL-9也在ACD中发挥作用。Th9细胞主要有两种来源，一是通过IL-4和TGF-β激活幼稚T辅助细胞转化，二是IL-9可由Th2细胞在TGF-β刺激下产生。Th9细胞参与接触性超敏反应的相对重要性可能取决于实验模型，因为在苯二胺诱导的过敏反应中，发现IL-9受体缺陷型小鼠表现出接触性超敏反应加重，耳廓肿胀更多，这提示Th9可能抑制相关的效应T细胞，而在DNFB诱导的接触性超敏反应中观察到IL-9缺陷小鼠的耳肿胀不太明显。

（3）消退期　发现ATP可影响DCs的迁移，Tregs可通过外核苷酸酶CD73将ATP去磷酸化为腺苷，阻止DC迁移到外周淋巴结。Tregs也可以分泌分解酶CD39，分解ATP阻止淋巴结归巢分子（CD62L）从T细胞的脱落，抑制T细胞迁移出淋巴结，导致致敏失效。CD62L除了是黏附分子外，还参与调节$CD8^+T$细胞的IFN-γ产生，CD62L缺乏，会导致$CD8^+T$激活失效。

（二）评价与展望

中医中药治疗接触性皮炎具有肯定的疗效。治疗多为清热、祛风为主，根据临床兼证不同，可加入凉血、滋阴、解毒等药物，中药内服、外治均有其特色，疗效显著。据临床观察统计，中医药治疗接触性皮炎，总有效率高达96.8%。中医中药治疗本病时具有价格低廉，不良反应少的先天优势，但是其目前还只是停留在个人经验用药的层次上，缺少相应的归纳总结和相应的实验室数据，这些因素在很大程度上限制着中医中药在治疗本病方面的进一步使用。因此，在积极吸收前人经验的基础上，对本病的病因病机、辨证论治、治疗方药做系统的研究和总结。加强中药的药理研究，明确中药抗过敏的作用机制，这一工作需要我们广大临床和基础工作者的共同努力，相信在不久的将来，中医中药会给接触性皮炎及相关疾病所困扰的患者带来更多福音。

主要参考文献

[1] 杨国亮. 皮肤病学 [M]. 上海：上海医科大学出版社，1992.

[2] 边天羽. 中西医结合皮肤病学 [M]. 2版. 天津：天津科学技术出版社，1996.

[3] 李林峰. 接触性皮炎与皮肤变态反应 [M]. 2版. 北京：北京大学医学出版社，2003.

[4] 莫盈锋，张玉娥，陈新权. 常见过敏性皮肤病患者斑贴试验结果分析 [J]. 广东医学，2018，39（S2）：66-70.

[5] 季梅，付英华，蒋寒芳，等. 复方三黄汤湿敷治疗化妆品接触性皮炎43例疗效观察 [J]. 中国中西医结合皮肤性病学杂志，2017，16（4）：338-339.

[6] 张文燕，刘兰林，陈瑛，等. 中医药治疗接触性皮炎的研究进展 [J]. 世界最新医学信息文摘，2019，19（78）：49-50.

[7] 徐景娜，张斌，曲建华，等. 482例可疑变态反应性皮肤病患者斑贴试验结果分析 [J]. 湖北中医药大学学报，2018，20（3）：104-108.

[8] 高淑芹，杨晓丽，李琳，等. 中药汤剂联合复方倍他米松封闭治疗接触性皮炎的疗效观察 [J]. 中医药导报，2016，22（6）：88-89.

第二节　湿疹

湿疹是由多种因素引起的具有明显渗出倾向的炎症性皮肤病。以渗出、水疱、红斑、丘疹、肥厚苔藓化和鳞屑为特点。湿疹属中医湿疮范畴，根据皮损形态及发病部位不同，又有"浸淫疮""血风疮""旋耳疮"等名称。

一、病因病机

（一）西医学认识

1. 流行病学

不同的湿疹由不同的病因导致，目前研究证实湿疹的危险因素如下。①感染创伤因素：外伤或手术患者，胶布、创口感染，局部糜烂渗出；外用药物剂型使用不正确，均可增加创伤后湿疹发病的概率。慢性皮肤溃疡由于病程长、迁延不愈，溃疡病灶中排出的分泌物会使周围皮肤致敏而引发传染性湿疹样皮炎。②血液循环障碍：小腿部位的湿疹有时与静脉曲张有关，腿部静脉曲张导致血液循环障碍易引发小腿湿疹。长期卧床的患者，局部血液循环障碍，肛周及会阴湿疹发病率较高。③系统疾病：有报道称湿疹可以发展为系统性红斑狼疮，也有特应性湿疹和其他免疫疾病相关性的描述，如克罗恩病等，慢性湿疹的发生可能与胃肠疾病有关，临床发现部分患者，胃肠动力障碍，导致许多体内糟粕不能及时排出体外，诱发过敏反应，也可能也与 Hp 感染后 Hp 细胞毒素释放有关。肿瘤合并湿疹也有相关报道，皮疹的发生可能与肿瘤细胞或肿瘤细胞碎屑的抗原有关，对顽固的湿疹，尤其是老年人，一定要全面排除内脏肿瘤。糖尿病患者血糖水平较高，直接刺激皮肤引起患者瘙痒并搔抓，糖尿病并发症如周围神经及血管病变导致皮肤修复能力明显下降，这些都可能与糖尿病患者伴发湿疹有关。④年龄和性别因素：孕期食用大分子食物可能是导致婴儿湿疹的主要原因之一。老年患者多因老年人皮肤老化，皮下脂肪萎缩和毛细血管减少，皮肤弹性降低，对外界各种刺激的耐受性和伤口的愈合能力下降，极易发生皮肤皱褶处湿疹。手部湿疹多见于妇女，常因接触化学洗涤剂等，围绝经期妇女更容易患手部湿疹，考虑可能与体内的雌激素水平变化有关。⑤环境因素：包括群体环境和个体环境，群体环境是指室外空气、水、致敏花粉等，有研究表明当湿疹患者暴露于交通道路中 30 分钟后，患者病情加重，分析原因可能是环境因素加强了患者体内的过敏性反应。研究还发现湿疹发病率与空气污染物一氧化碳的浓度呈正相关，室内环境与人的关系更加密切，父母吸烟可能增加儿童湿疹的发病率。

2. 发病机制

湿疹的发病机制包括皮肤屏障损伤、微生物定植及感染、基因变异及多态性、环境因素等多个因素，各种炎症介质也参与其中。表皮不仅是人体的生理性屏障，还是一个活跃的免疫器官，它能有效地防止外界环境中的变应原、微生物或各种刺激物损害机体。通常认为 IgE 介导的食物变态反应是婴儿湿疹的主要发病机制，当再次食用含有变应原的食物时，变应原吸附在肥大细胞表面的 IgE 分子上，导致肥大细胞释放各种介质和细胞因子，引起皮肤早

发相反应和迟发相反应；郎格罕细胞是皮肤主要的抗原呈递细胞，在湿疹中郎格罕细胞表面具有与抗原特异性 IgE 抗体结合的受体，将变应原传递给特异性的 T 淋巴细胞，释放细胞因子引起免疫反应。微生物性湿疹是由微生物引起的湿疹，微生物本身的蛋白或多糖成分、毒素以及代谢产物均可以作为变应原导致机体发生反应，发病机制可以是变态反应，也可以是非变态反应。

（1）皮肤屏障缺陷　摩擦、搔抓等物理刺激，防腐剂的化学刺激，细菌或真菌感染等因素均可破坏皮肤屏障引发湿疹。皮肤屏障缺陷程度的主要评估指标是经皮失水（TEWL）。TEWL 的高低与皮肤屏障缺损严重程度及湿疹严重性相关。通过使用各种方法如保湿剂、保护膜、免疫调节剂等提高角质层水合度及降低 TEWL 来修复湿疹患者的皮肤屏障，可以减轻湿疹患者病情严重程度及降低复发率。丝聚合蛋白（FLG）是皮肤屏障的重要成分，是由角质形成细胞分泌的一种蛋白分子。FLG 在角质形成细胞向角质层分化过程中，由颗粒层被释放至细胞间隙，然后逐渐降解形成各种氨基酸及降解产物是天然保湿因子中的重要组成部分，对维持正常的皮肤屏障功能有重要作用。湿疹患者皮肤中的 FLG 蛋白表达减少，天然保湿因子含量降低，表皮的保水能力、皮肤弹性及机械性能降低，屏障功能减退，这些改变均为各种微生物及抗原进入体内提供了途径。

（2）病原微生物定植　细菌和真菌等微生物感染也与湿疹发病有关。感染病原体产生的代谢产物，可导致皮肤屏障缺陷、表皮免疫反应异常，进而引发湿疹。另一方面，湿疹体质的患者由于天然免疫异常、抗原肽水平低下、Toll 样受体表达缺陷等原因，容易被病原微生物定植。近年来认为与湿疹发病关系密切的病原微生物是金黄

色葡萄球菌。湿疹患者的皮损区及邻近外观正常的皮肤表面pH值升高，该pH值环境既有利于金黄色葡萄球菌的定植及生长，也会抑制皮肤抗微生物肽的表达，降低皮肤对外界微生物的抵抗能力，增加金黄色葡萄球菌感染概率。以往的研究发现，定植于皮肤表面的金黄色葡萄球菌通过产生超抗原，诱导T淋巴细胞表皮浸润、IgE产生及嗜碱粒细胞释放组胺，引起持续的皮肤免疫炎症及湿疹样变。研究发现，除了超抗原，金黄色葡萄球菌产生的胞壁酸也与湿疹发病有关。

3. 炎症介质释放

参与湿疹发病的炎症介质有很多，近年来新发现的主要有IL-31及IL-17。IL-31是一种新发现的与湿疹发病机制密切相关的炎症介质。有学者在通过表达IL-31的转基因小鼠中，检测到高表达的血清IgE，并观察到小鼠皮肤出现瘙痒性炎症改变。有研究者用湿疹患者皮损处的皮肤活检标本检测发现，上调的IL-31是由表皮淋巴细胞抗原阳性的皮肤归巢T细胞产生。IL-17是另一种新发现的与湿疹发病机制密切相关的炎症介质。IL-18是一种新近发现的细胞因子，具有多种生物学效应，可诱导T细胞产生IFN-γ为主的Th1型细胞因子及IL-5等为主的Th2型细胞因子，并促进T细胞增殖，增强自然杀伤细胞的细胞毒作用。IL-18在炎症反应中起着双向调节作用，可调节Th1和Th2型免疫反应，IL-17可能参与了湿疹的发病过程，导致湿疹病情的加剧和持续，并且与其病情严重程度有关。发作期和进展期湿疹患者的外周血中IL-17水平明显高于病情相对稳定的患者。急性期和亚急性期患者血清中IL-23水平明显高于慢性期患者和正常对照组，IL-23的一个重要作用是维持和扩大Th17细胞的功能。

4. 遗传因素

基因多态性或变异遗传因素是湿疹发病中最为核心的因素。研究发现同时患有和都不患有湿疹的同卵双胞胎占总数的72%~86%。湿疹的发病还与基因突变有一定的关系，有研究显示聚角蛋白微丝蛋白（FLG）基因突变者患湿疹的风险性增加。其原因可能是FLG与皮肤角质化层的形成有关，其突变影响皮肤的完整性，致使皮肤对致敏花粉、细菌等外来物质的屏蔽功能降低，外来物质入侵致使抗原提呈细胞激动Th2细胞，继而诱发变态反应。Brown等发现，在轻中度湿疹的儿童中，23.2%带有FLG的无效突变，高于对照组的11.8%，且该现象与隐形遗传有关。

（二）中医学认识

中医学对湿疹有悠久的认识，在《金匮要略》中就记载了本病的症状和治法"浸淫疮，从口流向四肢者，可治；从四肢流来入口者，不可治""浸淫疮，黄连粉主之"。《诸病源候论》中载"浸淫疮是心家有风热，发于肌肤，初生甚小，先痒后痛而成疮，汁出浸渍肌肉，浸淫渐阔，乃遍体……以其渐渐增长，因名浸淫也"。清代《医宗金鉴》中记载浸淫疮"此证初生如疥，瘙痒无时，蔓延不止，抓津黄水，浸淫成片，由心火脾湿受风而成"，称为黄水疮，"此证初生如粟米，而痒兼痛，破流黄水，浸淫成片，随处可生。由脾胃湿热，外受风邪，相搏而成"。此外，因发病部位及症状的不同可有"病疮候""旋耳疮""湿癣""干癣""肾囊风""四弯风""乳头风""脐疮""肛门圆癣""血风疮"等不同名称。

中医学认为，湿疹首先归咎于先天禀赋不足，湿热内蕴，复受风湿热邪，内外两邪相搏，阻滞肌肤所致。其发病多由饮食失节或过食腥发动风之品，伤及脾胃，脾失健运，湿热内蕴，湿邪困脾，复感风湿热邪，内外相搏，充于肌肤腠理，发为本病。慢性湿疹往往是由于风湿热之邪未能及时清泄，湿热互结，或夹毒、夹瘀，日久阴虚血燥所致。"湿"性重浊黏腻，易耗血伤阴，化燥生风，反复发作。故治疗慢性湿疹时，健脾除湿是关键。脾气得充而健，湿邪得除，则气血充盈，肌肤得养。因此，湿疹本源于湿，再源于热及风，风湿热互结郁于肌肤，或化燥伤阴。急性湿疹以湿热蕴结为主；亚急性湿疹以脾虚湿恋为主；慢性湿疹主要是血虚生风夹湿。本病的病因病机论述虽多，但离不开一个湿字，在治疗本病时要以治湿为主。

辨证论治治疗湿疹是符合中医临床诊疗特色的。国家中医药管理局颁布的《中医常见病证诊疗常规》中，将湿疹辨证分为湿热浸淫、脾虚湿蕴、血虚风燥三型。临床报道中的湿疹证型分类较多，名称各异。有研究者结合自身的临床实践经验，采用成方或验方加减治疗，或采用清热利湿、祛风止痒、滋阴、活血等中药外洗外擦，以及内服外治结合，穴位注射等。总之，湿疹中医诊疗方法多样，内容丰富。

二、临床诊断

（一）辨病诊断

1. 临床表现

（1）按皮损表现以及病程分型

①急性湿疹：初发的皮肤损害为红斑及针尖至粟粒大小的丘疹和丘疱疹，密集成片，基底潮红，有轻度肿胀，边界弥漫不清。自觉症状为剧烈瘙痒，时有灼痛。皮损继续发展时，疱壁溃破后形成点状糜烂及结痂。若合并感染时则出现脓疱疹或脓性渗出液以及污黄色痂屑，亦可以引起局部淋巴结炎。在急性期，皮损可以发生在身体的任何部位，多呈局限性。常对称

分布。若处理得当，去除继发因素，一般经过2~3周可愈。

②亚急性湿疹：介于急性和慢性湿疹之间的过渡状态，当急性湿疹的红肿、渗出等急性炎症减轻后，可出现此型皮损。一般炎症比较轻，以小丘疹为主。兼有少数丘疱疹、小水疱，或有轻度浸润、糜烂渗出，自觉剧烈瘙痒。若处理得当，数周内可痊愈，若治疗不及时或处理不当，可以转化为慢性湿疹或再次急性发作。

③慢性湿疹：多表现为局限性损害，主要病变为皮损浸润肥厚，呈苔藓样变和皲裂，皮疹颜色为暗红色或者淡褐色，有少量鳞屑、点状渗出、抓痕血痂，病程日久则出现色素沉着，或者有色素脱失。瘙痒较剧烈或者呈阵发性，遇热或入睡时瘙痒尤为严重。若过度搔抓刺激，在慢性皮损上可发生丘疱疹或水疱，搔抓会形成渗出糜烂面，消退后又表现为肥厚性皮损。如此反复发作，病程可迁延数月或数年。

（2）按皮损部位分型

①头部湿疹：由头皮瘙痒过度搔抓或烫洗等不良刺激引起。初发皮疹多为局限性丘疱疹，自觉瘙痒，抓之则渗出糜烂结痂，头发黏腻成团，若继续发展则延及大片头皮，甚至蔓延至面颈部位，常容易引起继发感染。

②耳廓湿疹：多发生于耳后皱褶处，皮损表现为鳞屑性红斑伴渗出糜烂面、结痂及皲裂。常双侧对称分布，有时呈脂溢性。外耳道湿疹常常由于局部继发真菌或者细菌引起，出现黄色分泌物，伴有瘙痒和疼痛。

③口周湿疹：好发于小儿和青年人，表现为口唇周围出现皮肤红斑，皮损干燥而瘙痒，覆有糠秕状脱屑以及小的裂纹，边界清楚。小儿常有用舌头舔口唇四周的不良习惯。

④乳房湿疹：多见于哺乳期妇女，主

要发生于乳头和乳晕部位，由于婴儿吮吸乳头引起，皮损色红浸润，边界清晰，乳头肿胀，糜烂结痂，常对称分布，瘙痒剧烈，伴有皲裂时疼痛明显。一般停止哺乳时多可以自愈。

⑤脐窝湿疹：皮损表现为鲜红色或暗红色斑，表面湿润，渗出结痂明显，边缘清楚，多局限于脐窝内，很少波及周边皮肤。

⑥肛门湿疹：儿童常由于寄生虫引起，成年人多素有肛门疾患，如痔、肛瘘及肛裂等导致局部瘙痒，经常搔抓刺激以及过度擦洗而引起。局部皮损潮湿，浸润肥厚，甚至皲裂，奇痒难忍，入夜尤甚，皮损经年不愈。

⑦阴囊湿疹：多局限于阴囊皮肤，也可延及肛门周围以及阴茎部位。急性期可见阴囊皮肤水肿糜烂，渗出结痂；慢性期则见阴囊皮肤皱褶加深增宽呈橘皮样外观，浸润肥厚而干燥，其上覆以薄层鳞屑，色素加深。常因瘙痒无度而搔抓不止。病情呈慢性发展，经久不愈。女阴湿疹多因为白带刺激，或由于月经期使用卫生巾等使局部产生过敏反应而引起。病变累及两侧大小阴唇及其周围皮肤，急性期患处潮红糜烂，水肿渗出，慢性期皮损浸润肥厚，奇痒难忍，夜间尤为明显，影响睡眠。由于经常搔抓，皮损处呈现苔藓样变，并可以导致色素减退，容易被误诊为女阴白斑，应予以鉴别。

⑧手部湿疹：好发于手掌、手背、指背以及指端掌面，对称分布。多表现为边界不清的小片状皮损，浸润肥厚，干燥脱屑，冬季容易发生皲裂，甲周的皮肤多肿胀，指甲可能会变得凹凸不平。手掌部位的皮损多为肥厚角化性斑片，表面粗糙。若急性发作时可出现水疱和红斑，伴有瘙痒，顽固难愈。

⑨小腿湿疹：皮损多发生于小腿下部内侧或伸侧，呈现片状、局限性的密集丘疹、丘疱疹，颜色暗红或暗紫，可有渗出、糜烂和结痂，日久则皮肤变厚、继发苔藓样变，色素沉着。由于患处皮下组织少，血液回流不畅，容易形成局部溃疡，经年不愈。

（二）辨证诊断

中医认为，湿疹多因先天禀赋不足，湿热内蕴，复受风湿热邪，内外两邪相搏，阻滞肌肤所致。

1. 湿热证

（1）临床证候　多见于急性湿疹、脂溢性湿疹以及慢性湿疹急性发作期。皮肤起红斑有水疱，瘙痒极甚，黄水淋漓，味腥而黏，或结黄痂、糜烂、蜕皮，大便干，小便黄赤，舌红，苔黄或腻，脉濡滑。

（2）辨证要点　皮肤有红斑、水疱、黄痂、糜烂，身困乏力，大便干，舌红，苔黄或腻，脉濡滑。

2. 脾湿证

（1）临床证候　多见于亚急性湿疹或泛发性湿疹，皮肤有水疱，渗出，色黯淡不红，瘙痒，纳差，面色萎黄，腿脚浮肿，大便溏，尿微黄等，舌淡，苔白或腻，脉缓。

（2）辨证要点　皮肤有水疱，渗出，瘙痒，纳差，大便溏，舌苔白或腻，脉缓。

3. 血热证

（1）临床证候　皮损为红色丘疹、斑疹、斑片，色泽鲜红，有新发皮疹，瘙痒极甚，抓破出易血，大便干，小便黄，舌质红，苔薄白，脉弦滑。

（2）辨证要点　皮损为红色丘疹、斑疹，色泽鲜红，有新发皮疹，瘙痒极甚，大便干，小便黄，舌质红，苔薄白，脉弦滑。

4. 阴虚血燥证

（1）临床证候　多见于亚急性、慢性

湿疹。皮损浸润，干燥脱屑，瘙痒剧烈，少量渗出，舌红苔光，脉细弦滑。

（2）辨证要点　皮损浸润，干燥，舌红苔光，脉细弦滑。

5. 湿瘀互结证

（1）临床证候　皮损乌黑、肥厚、苔藓样外观，病情时好时坏，缠绵不愈，伴有下肢溃疡，可在下肢静脉曲张处发生瘀滞性紫斑，日久引起湿疹样改变，舌质暗红，苔薄白或少苔，脉沉涩。

（2）辨证要点　皮损乌黑、肥厚、苔藓样外观，舌质暗红，苔薄白或少苔，脉沉涩。

6. 肝肾阴虚证

（1）临床证候　皮疹泛发，以肘窝、腘窝处最为明显，皮疹多为局限性肥厚与轻度糜烂渗出交替出现，常因剧烈发痒而搔抓，皮肤干燥似皮革，皮嵴加深，肤色暗红，舌质红或微绛，苔少或无苔，脉细数。

（2）辨证要点　皮肤干燥似皮革，皮嵴加深，肤色暗红，舌质红或微绛，苔少或无苔，脉细数。

三、鉴别诊断

（一）西医学鉴别诊断

湿疹一般需要临床表现结合组织病理活检进一步明确诊断，本病易误诊为银屑病、大疱性类天疱疮、扁平苔藓、皮肤淀粉样变、蕈样肉芽肿以及皮肤恶性肿瘤等。老年人及生殖器部位误诊率最高，对于此类患者应积极采取皮肤病理检查。建议在做出湿疹的临床诊断前应通过症状、体征、病史等详细检查，排除银屑病、大疱性类天疱疮、扁平苔藓、皮肤淀粉样变等疾病，必要时进行组织病理检查，避免出现误诊。对于不典型的病例，特别是老年患者，需要重视鉴别诊断和病理学检查，以免漏诊

危害较大的恶性肿瘤性疾病。对于顽固湿疹的患者要注意监测其血嗜酸性粒细胞计数，排除嗜酸性粒细胞增多性皮炎，注意监测肝肾功能和C反应蛋白，以及心脏的病变。

（二）中医学鉴别诊断

1. 疥疮

疥疮的皮损主要表现为疱疹、水泡、渗出溃烂等，因疥虫依附人体，具有传染性，可与本病相鉴别。

2. 湿毒流注

湿毒流注的临床表现以渗出、流水为主，与湿疹类似，日久溃而不敛。需与本病相鉴别。

3. 臁疮

臁疮临床以皮肤溃烂疼痛为主要表现，需与湿疹水泡渗出相鉴别。

四、临床治疗

（一）提高临床疗效的要素

1. 注意日常护理

避免使用刺激性肥皂或洗涤剂，热水洗烫，搔抓或摩擦，保持环境温度、湿度适宜，穿着宽松纯棉衣物，注意有无空气变应原，如灰尘、尘螨、花粉、动物、霉菌等，还需注意食物变应原，如牛奶、花生、大豆、坚果、鱼、虾、小麦等。必要时采用低变应原饮食，保持精神愉快，不宜过度劳累，避免紧张、情绪激动等使皮损加重，有活动性皮损时不宜打预防针，并避免接触单纯疱疹患者，以免引起牛痘样或疱疹性湿疹。

2. 注意中医辨证分型

中医需要根据病情的不同阶段进行辨证论治，急性期、亚急性期多为风热型和湿热型，慢性期多为血虚风燥型，临床多根据不同的证型采用不同的治疗方法。在湿疹的急性、亚急性期有渗出倾向时，要

用利湿、燥湿和化湿的药物。但在湿疹慢性期，以干燥、鳞屑、苔藓样变为主而无渗出时，也要适当加用利湿、燥湿和化湿的药物，以便切合湿邪致病缠绵难愈的特点。湿疹的病因病机虽然复杂，但离不开一个"湿"字，因此在治疗本病时要以治"湿"为主，即使是阴虚血燥之证，亦当考虑其湿恋未去。根据发病部位来判断病邪的性质，风伤于上，湿伤于下，即湿疹发于上半身多与风有关，发于下半身多与湿有关，而且与经络循行及脏腑开窍有关，如脾主四肢，耳和阴囊是肝经的循行部位，治疗时加用引经药可引诸药直达病所，提高疗效。同时考虑其阴阳气血的盛衰，调理五脏，及时加用温通之品，即能取得较好的临床疗效，即所谓阳光一出，阴霾四散。

（二）辨病治疗

1. 治疗原则

湿疹治疗需以寻找和去除诱发因素、减轻或缓解症状、恢复皮肤屏障功能、改善和提高患者生活质量为主要目的，治疗时宜根据患者的个体化需求，兼顾患者的年龄、疾病的严重程度和部位是否存在感染及经济状况等综合考虑。

2. 局部药物治疗

（1）糖皮质激素外用制剂　该类制剂具有抗炎、抗过敏、止痒作用，为湿疹治疗中的一线基本药物，一般婴幼儿宜选用中弱效，成人多使用中强效，用于眼睑面部和皮肤皱褶部位宜选择较弱效的糖皮质激素，用时每日1~2次，必要时可用封包疗法。

（2）非糖皮质激素类局部免疫调节剂　用于对糖皮质激素或其他疗法反应不佳或不适宜应用糖皮质激素的湿疹患者，临床应用的他克莫司、吡美莫司均属于大内酰胺类钙调蛋白抑制剂，主要不良反应

为用药局部一过性烧灼等刺激反应。此类药对全身免疫系统的影响还有待进一步观察。

（3）抗感染外用制剂　细菌或真菌可通过产生超抗原的作用，诱发或加重湿疹，在外用糖皮质激素的同时加用抗感染外用制剂有利于加快控制炎症，如2%莫匹罗星软膏、2%夫西地酸乳等。

（4）止痒剂　5%多塞平霜、辣椒辣素、氟芬那酸丁酯软膏等外用均有减轻瘙痒作用，但此类药都有局部刺激的不良反应。

（5）润肤剂、保湿剂　使用含有油脂性基质或含天然保湿因子的保湿剂，如白凡士林、液体石蜡、硅油、羊毛脂、蜂蜜、尿素、丙二醇等，有助于保持角质层的水分，维持皮肤弹性，恢复皮肤屏障功能，减轻瘙痒，降低对外界刺激的敏感性，干燥皮肤患者宜全身涂抹每日1~2次，在沐浴后即刻使用效果更佳。

3. 系统用药治疗

（1）抗组胺药　第二代抗组胺药西替利嗪、左西替利嗪、氯雷他定和地氯雷他定、咪唑斯汀等具有抗过敏和抗炎作用，目前为临床一线用药，严重夜间瘙痒者可加用酮替芬、赛庚定、羟嗪、苯海拉明等传统镇静性抗组胺药联合应用，也可两种不同类型的第二代抗组胺药物联合应用，同种类型的两种第二代抗组胺药物也可联合应用，相当于增加药物的剂量。

（2）抗微生物制剂　细菌在皮肤上繁殖往往加重湿疹，抗生素系统应用多用于急性炎症期有渗出和结痂皮损患者，临床多用大内酰胺类抗生素，因其除抗感染外还具有抗炎作用，目前认为主要是通过影响中性粒细胞及抑制IL-8的分泌来发挥疗效，有利于快速缓解炎症反应。

（3）糖皮质激素　对病情严重及一般治疗不能控制者可考虑短期用药但宜逐渐

减量以免反跳，但完全停药后其病情容易反复，应用时应谨慎。

（4）免疫抑制剂 对病情严重及一般治疗不能控制者可考虑酌情选用雷公藤制剂、硫唑嘌呤、环孢素 A、麦考酚酸酯等，临床应用也有明确的疗效，此类药物应需密切监视不良反应。

（5）免疫调节剂 可应用胸腺肽、转移因子、匹多莫德等，但大都为经验性治疗，缺乏大样本随机对照研究结果。

（6）其他 复方甘草酸苷，抗白三烯类药如孟鲁司特、扎鲁司特，抗麻风病类类药物沙利度安，治疗湿疹还在探索阶段，临床应用也有明确的疗效。

4. 物理疗法

（1）中波紫外线（UVAB）、长波紫外线（UVA）、光化学疗法（PUVA）、窄谱中波紫外线（NB-UVAB）、波长 311nm 和长波紫外线 1（UVA1）波长 340~400nm 均治疗有效。目前认为 NB-UVAB 和 UVA1 的疗效更佳且更安全。

（2）放射治疗 放射治疗可抑制核酸合成，使 DNA 中碱基受损以及糖与磷酸间单链断裂、互补碱基间氧键破裂或分子间交联，同时破坏细胞膜的脂质与膜蛋白的连接使其结构和功能改变，从而影响细胞遗传信息的传递，产生突变或影响蛋白质的合成以及细胞的有丝分裂，导致细胞死亡。^{90}锶是临床常用于放射治疗的元素，其机制为^{90}锶能够发出 β 射线，能量强，穿透力小，作用表浅，对深部组织不产生伤害，作用于湿疹病变组织，可延长核分裂间期，延缓细胞分裂速度，抑制异常细胞的生长，同时还能脱敏和促使炎症消散，达到治疗作用。

（3）冷冻治疗 冷冻治疗慢性湿疹的原理是多方面的，一方面冷冻后局部相继出现红肿、水疱、结痂、脱落，使增厚的皮损变薄逐渐恢复正常。同时，低温冷冻还可使皮肤的末梢神经处于麻痹状态，起到止痒作用，减少搔抓引起的皮疹复发。

5. 针刺和推拿疗法

湿疹患者皮肤暗黑或暗红，色素沉着，皮肤肥厚粗糙，皮疹部位较为固定等，多半是由于体内瘀血阻滞，所以中医学常使用针刺和推拿等舒经活血的方法，达到治疗湿疹的目的。围刺针法采用泻法作用于局部病灶，可以起到活血化瘀，改善局部血液循环的作用。治湿疹取尺泽、合谷穴。对于脾虚湿盛者，加取三阴交、公孙、足三里穴，用平补平泻手法；胃热者，加取足三里、中脘、内关穴，用泻法；肺热者，加取太渊、列缺穴，用泻法；肝火亢盛者，加取太冲、行间、三阴交穴，用泻法；肾水不足者，加取太溪、肾俞穴，用补法。手部湿疹取双侧曲池、血海效果好。

（三）辨证治疗

1. 辨证论治

（1）湿热证

治法：清热利湿。

方药：龙胆泻肝汤加减。龙胆草 9g，黄芩 9g，黑栀子 9g，生地黄 30g，牡丹皮 9g，赤芍 9g，茯苓皮 9g，泽泻 9g，木通 6g，车前子 9g，六一散 9g。

加减：如因搔抓感染起脓疱时，加蒲公英 12g，金银花 9g，连翘 9g；如发于下肢的湿疹，可加用萆薢渗湿汤。

（2）脾虚证

治法：健脾除湿。

方药：除湿胃苓汤加减。苍术 9g，陈皮 9g，川厚朴 9g，猪苓 9g，茯苓 9g，泽泻 9g，六一散 9g，白鲜皮 9g，地肤子 9g。

加减：如胃纳不佳者加藿香 9g，佩兰 9g，以芳香化湿。

（3）血热证

治法：凉血清热，祛风除湿。

方药：凉血除湿汤加减。生地黄 30g，

牡丹皮 9g，赤芍 9g，豨莶草 9g，海桐皮 9g，苦参 9g，白鲜皮 9g，地肤子 9g，六一散 9g。

（4）阴虚血燥证

治法：滋阴养血，除湿止痒。

方药：滋阴除湿汤加减。生地黄 30g，玄参 9g，当归 9g，丹参 12g，茯苓 9g，泽泻 9g，白鲜皮 6g，蛇床子 9g。

（5）湿瘀互结证

治法：化瘀渗湿。

方药：桃仁承气汤加减。桃仁 6g，炒枳实 6g，苏木 6g，柴胡 6g，桂枝 6g，青皮 10g，赤芍 10g，白芍 10g，当归 10g，酒大黄 10g，汉防己 12g，泽泻 12g，丹参 12g，赤小豆 15~30g。

加减：局部瘙痒者加白鲜皮、地肤子以祛湿止痒；局部疼痛明显者加川楝子、延胡索以理气止痛。

（6）肝肾不足证

治法：滋肾柔肝。

方药：地黄饮子加减。何首乌 12g，熟地黄 12g，钩藤 12g，当归 12g，炒白芍 10g，茯苓 10g，炒牡丹皮 10g，枸杞子 10g，泽泻 10g，地骨皮 10g，炒杜仲 10g，续断 10g，酸枣仁 10g，山药 15g，薏苡仁 15g。

加减：痒剧者加牡蛎重镇安神，息风止痒。

2.外治疗法

根据不同皮损的中医辨证，选择性味功能相适应的中药外用，并需按皮损急慢性不同性质及阶段选择适合的剂型。急性红肿糜烂渗出时宜用中药湿敷（渍渍法），此时热毒俱盛宜选清热解毒药，如马齿苋、黄柏、蒲公英、龙胆草，单味或数味合煎（煎液应保持适当浓度，过浓对急性皮损有刺激），煎液待冷后湿敷。湿敷后可用甘草油或紫草油调清热解毒类粉剂外敷，复方药可选祛湿散、新三妙散等。如仅有潮红、丘疹而无渗出，可直接用上述单复方清热解毒粉剂外扑，或加水调敷。痒重时方内可加少量止痒药，如滑石粉 20g、黄连粉 10g、寒水石粉 10g、冰片粉 2g，混匀外用。急性后期出现落屑时，应选无刺激外用中药膏，保护皮损，避免外界刺激，可用黄连膏、清凉膏之类。此时如处理不当易致病程迁延复发，或转为慢性。

亚急性期除用上述无刺激中药软膏外，还可加入低浓度中药馏油如黑豆馏油、核桃仁焦油、20% 蛇床子膏。

慢性期软膏中药馏油的浓度可稍增加，可用一些活血软坚润肤药或大枫子油，加用中药硬膏，如稀释拔膏、黑色拔膏棍等。皮肤瘙痒伴肥厚、苔藓样变者，先外用湿疹喷雾剂、克痒敏醑等，再外涂湿疹软膏、牡丹皮酚软膏、除湿止痒软膏、冰黄肤乐软膏、蜈黛软膏、老鹳草软膏等；皮肤瘙痒伴干燥脱屑者，直接外涂湿疹软膏、牡丹皮酚软膏、除湿止痒软膏、冰黄肤乐软膏、蜈黛软膏、老鹳草软膏等。

3.成药应用

（1）连翘败毒丸　适用于急性期热毒壅盛的湿疹，1 次 1 袋，1 日 2 次，口服。

（2）龙胆泻肝丸　适用于湿热内蕴的湿疹，1 日 3~6g，1 日 2 次，口服。

（3）二妙丸　湿热下注发生于下肢的湿疹，1 次 6~9g，1 日 2 次，口服。

（4）参苓白术丸　慢性湿疹脾虚湿盛者，1 次 6g，1 日 3 次，口服。

（5）八珍冲剂　适用气血两虚的慢性湿疹，1 次 1 袋，1 日 2 次，口服。

（6）血府逐瘀口服液或大黄䗪虫丸　适用于血虚伴肌肤甲错的慢性肥厚性损害。

（7）加味逍遥丸　适用于乳房部位的湿疹者，1 次 1 袋，1 日 2 次，口服。

（8）知柏地黄丸　适用于肝肾不足的慢性湿疹，1 次 1 丸，1 日 2 次，口服。

（四）其他疗法

1.生物共振治疗仪

操作方法：采取样本，选择患者的体液（血液、唾液、尿液等）进行信息提取，根据信息提取过程中获得的过敏物质，进行生物波的放大，将生物波再回输患者身体。每次治疗20分钟以内，每周进行1次，单次治疗选择两种过敏物质进行治疗，连续治疗8次。适用于过敏性疾病。

2.心理治疗

操作方法：在药物治疗或者其他非药物治疗的基础上应用的一种辅助治疗手段，使用言语对患者进行心里疏通。主要适应于慢性湿疹伴有自卑、焦虑、抑郁，不配合治疗者的辅助治疗。注意必须要由专业的心理治疗师完成。

（五）医家诊疗经验

1.禤国维

禤国维认为，本病乃湿邪久蕴内变而成"毒"，治疗上，当从"湿毒"立论，综合脏腑辨证及八纲辨证，予以养血、活血、滋阴、祛风、润燥等法。湿毒内蕴，缠绵纠结是本病原因，草木之品对此等顽疾每有药不胜毒之虞。禤国维从医多年，组方皮肤解毒汤治疗本病取得了良好疗效。本方基本组成：乌梅、莪术、土茯苓、白鲜皮、地肤子、紫草、紫苏叶、防风、生地黄、牡丹皮、地龙、苦参、蝉蜕、甘草。方中取乌梅滋阴解毒，莪术祛瘀解毒，土茯苓利湿解毒，紫草凉血透疹解毒，紫苏叶解鱼虾毒，防风祛风解毒，徐长卿通络解毒，甘草善解药毒。全方关键在解毒，解除外犯之毒和内蕴之毒，兼以利湿通络祛瘀。若久病入络，禤国维在临床运用中常配用虫类药物辅助治疗，常用蝉蜕、乌梢蛇、全蝎、地龙；取虫药善行之性入络剔毒，同时虫类药物还兼有搜风活血除湿

等多种功效。

2.刘爱民

刘爱民认为，目前临床通常仅根据皮损、舌脉象和自觉症状辨为某个证，较少把发病季节、皮损的部位及所属经络纳入辨治体系，以致于对湿疹的病因、病机、涉及脏腑等不甚明了，辨证就显得不甚深入，影响了临床疗效的进一步提高。冬季发作的湿疹通常与风寒和人体阳气不足有关；夏季发作的湿疹一般与外界湿热和体内的湿热有关。春季、秋季发病的湿疹也有其一定的特性，要注意春季风寒、风热，秋季湿热、风寒的季节特点。刘爱民认为发病季节及发病地点的湿度也是辨证论治过程中的要素之一。

3.马绍尧

马绍尧在"从脾论治湿疹"的学术思想指导下，以健脾益气、清热利湿贯穿始终，并将局部证候与全身证候有效结合，根据邪正消长变化，扶正祛邪有所侧重，补脾以健运为要，祛邪以祛湿为先，重视清热解毒，同时强调辨证的灵活性。马绍尧认为，要根据临床实际情况因时、因地、因人而变，并根据时节、地域、体质的不同，"随证治之"。马绍尧治疗湿疹时，治脾不重益气而在运化，尤其对脾气失健较为明显的儿童湿疹尤为有效，他依据湿疹的病因病机特点，认为湿疹多脾虚兼有风湿热之邪蕴阻，纯用补脾益气之法恐碍邪不出，故多采用运脾之法。运脾法具有补中寓消、消中有补、补不碍滞、消不伤正之功用，以解除脾困，舒展脾气，恢复脾运，达到脾升胃降，脾健胃纳的正常生化为目的。马绍尧将本病分3型论治：血热型（急性期），常用生地黄、赤芍、地肤子、苦参、茵陈等；湿热型（亚急性期）常用苍术、黄柏、泽泻、土茯苓、生薏苡仁等；血燥型（慢性期），常用生黄、当归、白芍、地肤子、蛇床子、萆薢等。

4. 艾儒棣

艾儒棣认为，湿疹本源于湿，再源于热及风，风湿热互结郁于肌肤，或化燥伤阴，急性以湿热蕴结为主；亚急性以脾虚湿恋为主；慢性主要是血虚生风夹湿。本病的病因病机论述虽多，但离不开一个湿字，在治疗本病时要以治湿为主，即使是阴虚血燥之证，亦当虑其湿恋未去，治疗时当顾及于此。

5. 王忆勤

王忆勤认为，湿疹是因禀赋不耐，腠理不密，外界风热湿邪侵袭而起；或饮食不节，过食辛辣肥甘厚味，损伤脾胃，脾失健运，湿浊内停，蕴久化热，外搏肌肤而发；或居住环境潮湿，风邪侵袭，风湿之邪与内在湿热之邪蕴结发于肌肤；或患病日久耗伤阴血，血虚生风化燥，肌肤失养。主要治则为标本并治，急性湿疹发作时或湿重于热，或风重于湿，或湿热并重，此时以疏风、除湿、清热及止痒为主，常用龙胆泻肝汤、消风散加减，并酌情选用乌蛸蛇、皂角刺、茯苓、土茯苓、薏苡仁、滑石及水牛角等。无论风湿热邪孰轻孰重，常用苦参、地肤子及白鲜皮为角药，效果甚佳。慢性湿疹患者以养血润肤为主，常用四物消风饮加减。有些患者病情于秋冬加重，春夏则缓解，皮损处干燥脱屑，常兼畏寒肢冷，面色白，舌淡苔白，此时使用辛温散寒药如桂枝、防风及细辛效果理想。秋冬天气寒冷，外寒易束表，内湿难散，易于湿郁化火，因此，用药不宜过于苦寒。根据皮损部位及中医证型，善于使用对应归经药，使药到病除。如皮损以下半身较重，常用四妙丸；如皮损以四肢为主，常用六君子汤；若耳廓及二阴湿疹较重，常用栀子、车前草及柴胡等；如瘙痒剧烈，不能入眠者，常用夜交藤，取其祛风安神之效；若兼脘腹痞闷，大便欠畅，舌苔黄腻，常用厚朴、土大黄及制大黄等。

6. 王庆国

王庆国治疗急性湿疹突出血分热毒的病理因素，治以凉血清热解毒为主，佐以利湿祛风止痒。对于慢性湿疹特别重视养血活血药的应用，盖"治风先治血，血行风自灭"，血虚血燥则痒，故养血润肤能疏风止痒。此外，对一些久治不愈的慢性、顽固性湿疹，属久病入络，临床常加用乌梢蛇、全蝎等虫类药入络搜风，剔除骨节间余风顽邪。

7. 瞿幸

瞿幸认为，湿疹的发生总由禀赋不耐，风、湿、热邪阻滞肌肤所致。湿疹临床辨证分为3型：湿热浸淫证，方用龙胆泻肝汤加减；脾虚湿蕴证，方用除湿胃苓汤加减；血虚风燥证，方用当归饮子加减。

8. 张志礼

张志礼认为，湿疹本源于湿，再源于热及风，风湿热互结郁于肌肤，或化燥伤阴。他将本病分为3型：热盛型、湿盛型、脾虚血燥型。热盛型用石蓝草方，湿盛型用清脾除湿汤加减，脾虚血燥型用健脾润肤汤加减。

9. 朱仁康

朱仁康认为，湿疹虽属皮肤表病，但本源于内因，内因以心火、脾湿为主。临床分4个证型论治：湿热证，多见于急性湿疹及慢性湿疹急性发作期，方用龙胆泻肝汤加减；血热证，相当于丘疹性湿疹，方用凉血除湿汤加减；脾湿证，相当亚急性湿疹或泛发性湿疹，方用除湿胃苓汤加减；阴伤型，多见于亚急性、泛发性湿疹，用滋阴除湿汤加减。

五、预后转归

（1）经积极合理的治疗，患者皮损可以在1个月内治愈或好转。

（2）若拖延治疗，或处理不当，皮损未愈，则转为慢性。

六、预防调护

治疗湿疹时要重视湿疹患者的日常生活调护，强调顾护脾胃。建议日常食物宜温食，避免可能致敏的食物。湿疹患者除了注意饮食外，还需注意生活的摄养，湿疹患者尤应注意以下三点：①调节饮食，健脾和胃，保持脾胃之气充盛不衰。②调摄精神情志，使心情舒畅，勿使肝气郁滞或升发太过，或因夜寐不安，耗伤阴血。③避免冒雨涉水，睡卧湿地，生活环境应保持干燥，以防外湿。

七、专方选要

1. 麻黄附子细辛汤加减

组成：生黄芪 30g，生麻黄 7g，制附子 9g，细辛 5g，防风 15g，苍术 15g，茯苓 20g，陈皮 9g，鸡血藤 18g，乌梢蛇 10g，黄柏 9g，益母草 15g，水煎服。湿所产生的原因是阳虚，水湿气化无力所致。若循规蹈矩，按湿热论治，不仅水湿难除，恐更伤阳气，加重病情，使病情缠绵难愈。跳出常规思路，用麻黄发散表寒，附子细辛助其阳，黄芪补气，扶正以祛邪，配伍大量祛湿之品，祛其已成之湿，若湿邪郁久化热，用小量黄柏、益母草祛郁热并防附子、细辛等辛热之品化热，相辅相成。

2. 阳和汤加减

组成：熟地黄 30g，鹿角胶 12g，肉桂 6g，姜炭 6g，白芥子 5g，麻黄 5g，黄芪 60g，防风 10g，金银花 20，连翘 15g，紫花地丁 10g，蒲公英 10g。慢性湿疹多为阴证，但是临床也有夹杂阳证表现的情况，如疹色鲜红、皮肤潮红、舌红苔黄。患者属壮年，病程 4 年，正气虽受损但尚可御邪，证属虚实夹杂，寒热并存。此时可效仿《伤寒论》中小青龙加石膏汤，寒热并用、标本兼顾。故以阳和汤加黄芪、防风温阳养血治本，并加入清热解毒的金银花、连翘、紫花地丁、蒲公英治标，处方寒热并用，标本兼顾。

3. 四物汤加味方

组成：当归 12g，川芎 9g，熟地黄 15g，白芍 12g，益母草 30g，茯苓 15g，荆芥 10g，防风 12g。每日 1 剂，水煎分 2 次服。湿性重浊黏腻，故本病迁延反复；湿蕴日久耗伤阴血，出现血虚证。其本为脾虚血燥，标为风湿，故治以健脾养血活血，祛风利湿止痒。四物汤源于《仙授理伤续断秘方》，具有调益荣卫，滋养气血之功，尤其是对血虚证的治疗更显示出其独特疗效。结合湿疮病机，配伍茯苓健脾利湿，以补其虚，固其本；荆芥祛风理血；防风祛风胜湿止痒，以祛其邪，治其标。因湿疮缠绵难愈，久病入络，瘀阻血脉，故用益母草活血祛瘀以通经；诸药配合，共奏健脾燥湿、祛风止痒之功，达到标本兼治之目的。

4. 麻黄连翘赤小豆汤加减

组成：生黄芪 18g，生麻黄 6g，连翘 12g，防风 15g，生桑白皮 12g，苍术 12g，生薏苡仁 20g，陈皮 9g，黄柏 9g，栀子 10g，赤小豆 12g，白鲜皮 18g，通草 9g，水煎服。根据皮损"冬重夏轻"特点，用于辨病为风寒束表、湿热郁表的湿疹。患者往往素体湿热，又遇秋寒，毛窍郁闭，湿热蕴肤而发病，湿郁在表。麻黄既有宣肺散寒之功又有发散肌表郁热之效。防风助麻黄发散之功，此患者全身泛发，病在三焦，桑白皮、薏苡仁、黄柏、栀子、赤小豆等诸药合用清三焦湿热，通草引邪从小便出。全方辛散与清利结合，邪自内外同时排出，使表寒得散，湿热得清，收效显著。

主要参考文献

[1] 郑胜，陈若玺，黄蓉，等. 蛇床汤热熨法治疗血虚风燥型慢性湿疹 50 例 [J]. 福建

中医药，2020，51（2）：78-80.

[2] 王锦慧，沈煜宸，曹毅. 中医辨证治疗慢性湿疮[J]. 浙江中西医结合杂志，2020，30（4）：344-348.

[3] 郝荣，谢扬雄. 黄芩在急性湿疹治疗中的应用效果及药理分析[J]. 中国医药指南，2020，18（11）：180-181.

[4] 郑胜，孙丽蕴. 基于中医古籍文献的湿疹病名及鉴别[J]. 中华中医药杂志，2018，33（12）：5418-5420.

[5] 张颖. 湿疹该如何用药[N]. 家庭医生报，2020-02-03（6）.

[6] 王文颖，杨思雯，李媛丽，等. 苋榆洗液湿敷疗法治疗急性湿疹疗效观察[J]. 北京中医药，2020，39（1）：69-71.

[7] 赵泽鑫，杨凡，李金龙，等. 论情志因素与湿疹发病的相关性[J]. 医学食疗与健康，2020，18（1）：214+218.

[8] 郭苏慧，李萍. 湿疹外治研究进展[J]. 辽宁中医药大学学报，2019，21（4）：180-183.

[9] 侯俊丽. 中医治疗湿疹的研究进展[J]. 中国处方药，2017，15（6）：32-34.

[10] 全小荣，郭奕好. 湿疹治疗的研究进展[J]. 华夏医学，2016，29（3）：175-180.

[11] 卿中亚，中医药治疗慢性湿疹临床研究进展[J]. 中医外治法杂志，2014，23（4）：43-45.

第三节　特应性皮炎

特应性皮炎（AD），原称"异位性皮炎""遗传过敏性皮炎"，是一种与遗传过敏体质相关的特发性皮肤炎症性疾病，患者往往有剧烈瘙痒，严重影响生活质量。家族中可见明显的"特应性"特点。"特应性"一词为 Coca 及 Cooke 于 1925 年所倡议，其含义是：①有容易罹患哮喘、过敏性鼻炎、湿疹的家族性倾向。②对异种蛋白过敏。③血清中 IgE 水平升高。④外周血中嗜酸粒细胞增多。本病表现为瘙痒，多形性皮损并有渗出倾向，常伴发哮喘、过敏性鼻炎。本病通常初发于婴儿期，1 岁前发病者约占全部患者的 50%，该病呈慢性经过，部分患者病情可以迁延到成年，但也有成年发病者。在发达国家本病儿童中患病率可高达 10%~20%。在我国，20 年来特应性皮炎的患病率也在逐步上升，1998 年学龄期青少年（6~20 岁）的总患病率为 0.70%，2012 年上海地区流行病学调查显示，3~6 岁儿童患病率达 8.3%，城市显著高于农村（10.2% 和 4.6%）。2014 年，采用临床医生诊断标准，我国 12 个城市 1~7 岁儿童 AD 患病率达到 12.94%，1~12 个月婴儿 AD 患病率达 30.48%。中医学称特应性皮炎为"四弯风"。

一、病因病机

（一）西医学认识

1. 病因

（1）遗传因素对发病的作用　家系研究提示，本病家族遗传倾向明显，小儿发病与其父母有过敏体质明显相关。且有研究表明，特应性皮炎发病有母系遗传倾向。近年来许多学者利用候选基因与全基因组扫描、连锁和相关分析、模式依赖型和非依赖型分析以及传递不平衡检验等方法对特应性皮炎的易感基因进行研究，目前研究认为与特应性皮炎关系密切的染色体区域有以下几个：1q21、17q25 和 20p、13q12-q14、5q31-q33、3q21。

（2）特应性皮炎与变应原

①吸入性变应原：尘螨、花粉、真菌等。

②食入性变应原：最常见的致敏食物有蛋、鱼、贝类、奶、花生、大豆、坚果和小麦。食物中 90% 的变应原是蛋白质。不同食物的变应原强度不同，且同种食物

的变应原性强弱存在年龄及地区差异。

③化学变应原：不少化学物质可作为变应原，诱发或加重特应性皮炎。如化妆品中的色素、香料、表面活性剂、防腐剂、漂白剂、避光剂，以及香水、防晒剂、染发剂中的对苯二胺。

④虫媒变应原：蜚蠊（蟑螂），家居蜚蠊约13种，蜚蠊繁殖力极强，不易清除。其尸体碎屑、卵、粪便均为强变应原。

⑤生物变应原：各种动物皮屑或毛发，另外，猫和狗的唾液也是重要的变应原，以及纤维类，包括棉花、木棉、棕、麻等，这些材料被广泛用于制造衣服、床垫等与人类接触密切的物品，可引起各种过敏反应。

⑥微生物：正常人体各部位（如皮肤、口腔、咽部、阴道和结肠等）存在着大量的微生物（如金黄色葡萄球菌），这些微生物在宿主细胞上定居、生长和繁殖的现象称为"定植"，一般不引起临床症状和体征，但是定植数量增多可能致病。特应性皮炎患者皮肤屏障功能受损，皮肤微生态环境变化，天然免疫反应减弱，容易继发各种微生物感染，而各种微生物抗原及超抗原又可引发或加重皮肤超敏反应，导致特应性皮炎恶化。

（3）其他与特应性皮炎有关的因素

①环境因素：特应性皮炎的发病率城市高于农村。

②压力：常见的压力如转学、暴力、考试等因素，妊娠对于患特应性皮炎的女性也是重要的加剧因素。

2. 发病机制

一般认为，特应性皮炎的发病机制是在遗传因素基础上，由于变应原进入或微生物定植（如金黄色葡萄球菌和马拉色菌），形成皮肤免疫异常反应和炎症，引发皮疹和瘙痒，而搔抓和过度洗涤等不良刺激又可进一步加重皮肤炎症。它的发生与患者对常见的环境抗原产生过多免疫球蛋白E（IgE）有关。

异常的免疫反应是特应性皮炎发病的关键机制。特应性皮炎患者对多种环境抗原有异常的免疫反应，导致产生IgE抗体和T细胞反应。虽然目前免疫发病的机制仍不清楚，但是免疫异常在特应性皮炎的发病过程中起到非常重要的作用。普遍认为Th2细胞的免疫异常是特应性皮炎的主要发病机制之一，由Th2细胞分泌出细胞因子，促进了特应性皮炎的发生。有证据显示，有些T细胞亚群选择性地循环到皮肤及相应淋巴结行使免疫监督功能。此类淋巴细胞的特点是具有特殊的免疫表型，并表达表皮淋巴细胞相关抗原（CLA）。在特应性皮炎患者中，抗原如尘螨和细菌激活CLA、T细胞，导致细胞因子产生，刺激嗜酸性粒细胞产生IgE，从而促进肥大细胞和嗜碱性粒细胞在介导早期反应中释放细胞因子和化学趋化因子。晚期反应的特征为嗜酸性粒细胞、淋巴细胞、组织细胞和中性粒细胞从循环系统到真皮和表皮的迁移。炎症细胞经过血管的迁移是由内皮细胞上表达的白细胞黏附分子介导的。

（二）中医学认识

中医认为先天禀赋不足，素体偏热，后天饮食失节，脾失健运是特应性皮炎发病的根本原因。明代陈实功在《外科正宗》云："奶癣，因儿在胎中，母食五辛，父餐炙煿，遗热与儿，生后头面遍身发为奶癣。"《医宗金鉴》云："此症生婴儿头顶，或生眉端，又名奶癣，痒起白屑，形如癣疥，由胎中血热，落草受风缠绵，此系干敛；有误用烫洗，皮肤起粟。瘙痒无度，黄水浸淫，延及全身，及成湿敛。"张志礼认为，特应性皮炎发病除脾虚之外，与母体遗热与胎儿后天饮食失调，造成食滞胃热有关，脾虚胃热、食滞不化为此病之本，风湿热邪是本病之标。特应性皮炎病位主要在心、脾、肺，证多属心脾失调。《黄帝内经》病机十九条中"诸痛痒疮，皆属于心"和"诸湿肿满，皆属于脾"也同样说明皮肤病从心脾论治的重要性，脾失健运、水湿泛于皮肤是儿童特应性皮炎的基本病机，治疗上当以健脾气、运水湿、清除心脾湿热为主。

二、临床诊断

（一）辨病诊断

1. 诊断要点

1994 年以 Williams 为代表的 16 位英国学者组成协作组，提出了诊断 AD 的 Williams 诊断标准。

（1）主要标准　皮肤瘙痒。

（2）次要标准　①有屈侧皮肤受累史，包括肘窝、腘窝、踝前、颈部（10 岁以下儿童包括颊部皮疹）。②哮喘或过敏性鼻炎史（或一级亲属 4 岁以下儿童有特应性疾病史）。③近年来全身皮肤干燥史。④有屈侧湿疹（4 岁以下儿童面颊部或前额和四肢伸侧湿疹）。⑤ 2 岁前发病（适用于 4 岁以上患者）。

确定诊断为主要标准加 3 条或 3 条以上次要标准。

2. 相关检查

（1）变应原检测　诊断明确后，可以做变应原检测，查清诱发变态反应性疾病的变应原。变应原检测方法可以分为体内和体外两种。体内试验主要指各种皮肤试验，包括皮肤点刺试验、皮内试验、斑贴试验等。体外试验主要指血清中总 IgE 和变应原特应性 IgE、IgG 的测定。

特异性 IgE 的测定在变态反应体外诊断中占有重要地位。特异性 IgE 的定量检测具有较高的可信度，特异性和敏感性为 85%~95%。特异性 IgE 水平越高，与临床疾病的相关性越强。特异性 IgE 可按实际 sIgE 含量报告，也可分级报告。sIgE 可分为 6 级，具体分级标准见表 9-3。

表 9-3　特异性 IgE 分级及临床意义

分级	sIgE 含量（kU/L）	sIgE 水平	临床意义
0	< 0.35	无或不能检出	不过敏
1	0.35~0.70	低	可疑或极轻度过敏
2	0.70~3.5	中	轻度过敏
3	3.5~17.5	高	中度过敏
4	17.5~50	特高	中度到重度过敏
5	50~100	特高	重度过敏
6	> 100	特高	特别重度的过敏

（2）病理学检查　特应性皮炎在不同的临床分期有不同的组织病理学改变，包括从海绵水肿型皮炎到慢性单纯苔藓，取决于皮肤活检的时期和部位。虽然在真皮浸润中嗜酸性粒细胞并不常见，但嗜酸性粒细胞的主要碱性蛋白（一种嗜酸性粒细胞特有的成分）染色在大多数病例中很丰富。这些特征并无特异性，也不能排除其他类型的皮炎，因此只有皮损不典型时才选择活检。

①急性期皮疹：可出现红斑、丘疹、丘疱疹、糜烂、渗出。组织学上可发现表皮海绵水肿，如果海绵水肿进一步发展，则可导致表皮内水疱形成；真皮浅层血管扩张，真皮乳头水肿，浅层血管周围有少量至中量的淋巴细胞、组织细胞浸润。若皮损继发感染，真皮浅层和疱液里可见较多嗜中性粒细胞浸润。

②亚急性期皮疹：以丘疹、鳞屑、结痂为主。组织学上可见角化不全，轻度海绵水肿，棘层增厚，表皮突增宽延长，真皮乳头中的胶原纤维增粗、红染，真皮浅层血管周围有中等数量的混合类型的炎细胞浸润。

③慢性期皮疹：主要表现皮肤肥厚、苔藓化。组织学上可出现角化不全、角化过度、棘层肥厚、真皮乳头增厚，真皮浅层血管周围有炎细胞浸润，并可见少量嗜色素细胞和数量不等的嗜酸性粒细胞。

（二）辨证诊断

近代对 AD 的辨证论治分型仍有较多的争议。无论从皮损来辨证还是从发病不同阶段来辨证都在一定的不足，仍值得去研究和探讨。

特应性皮炎中医辨证方法不一，常见的有以下四种。

1. 按局部皮损辨证

利用这种辨证方法研究的最多。根据 AD 的皮损特点，主要参照《中药新药临床指导原则》中湿疮的三型标准（急性期对应湿热证、亚急性对应脾虚证、慢性期对应血虚风燥证）或两型（干燥型辨为血虚风燥证，渗出型辨为风湿热困证）。这种分法简便，易于理解，因此得到较广泛的应用，但仍有其局限性，未能完全反映患者的临床情况。

2. 按年龄分期辨证

据临床研究，AD 的中医证型和 AD 患者的年龄分期有一定的相关性，婴儿期、儿童期、成人期分别对应风湿热困型、脾虚夹湿型和血虚风燥夹瘀型，再根据皮损的特点进行中药的加减治疗。这种辨证方法虽然体现了 AD 中医证候的一般演变过程，但按年龄分期辨证过于死板，也在一定程度上造成了辨证的偏移。

3. 按局部皮损加整体综合进行辨证

中医皮肤病辨证论治不同于其他内科疾病。其特色在于既有全身症状辨证，又有皮损辨证两个方面。将局部皮损和全身整体情况综合进行辨证论治的这种方法最能反映患者病情状态，也是治疗效果最好的。但在文献中占有比例不高，约 15%。

皮肤病有其特殊性，在不同的疾病分期中，皮损辨证和整体辨证是各有侧重的，普遍认为，急性期更倾向于皮损辨证，而缓解期及慢性过程更注重整体的辨证论治。

三、鉴别诊断

1. 婴儿脂溢性皮炎

本病与婴儿期特应性皮炎相似，婴儿脂溢性皮炎多在出生后第 3~4 周开始发病。皮疹为累及局部或整个头皮的红斑和油性鳞屑，缺乏多形性特点。亦可累及眉部、鼻唇沟、耳后、颈部等处。自觉瘙痒轻微或不痒。预后良好，往往在数月内痊愈。

2. 湿疹

湿疹皮损与特应性皮炎无明显差别，但湿疹皮损形态及部位与年龄无特定的关系，且患者或家属中常无遗传过敏史。而特应性皮炎却具有早年发病、皮损形态及部位随年龄不同而表现不同的特点，本人或家属中多有遗传过敏史及其他一些特殊表现。

3. 神经性皮炎

神经性皮炎好发于成年人。皮损好发在项部和颈部两侧、额面部、肘部、骶尾部等处，苔藓样变十分明显，无遗传过敏性疾病史。

4. 高 IgE 综合征

其皮损类似于典型的特应性皮炎的皮损，但本病有如下典型特征：① 婴幼儿期复发性皮肤病、肺部感染和寒性脓肿。② 血清 IgE 显著增高（超过 2000IU/ml）。③ 嗜中性粒细胞趋化作用障碍。

5. 威斯科特 – 奥尔德里奇综合征

一种 X 连锁隐性遗传病，其皮损与特应性皮炎几乎无区别。但其具有下列特征：① 血小板数量减少（结构及功能异常）。② 体液及细胞免疫功能异常。③ 复发性严重感染和皮肤病变。

6. 皮肤 T 细胞淋巴瘤

如蕈样肉芽肿、塞扎里综合征、霍奇金病可以过度分泌 IL-5，导致高 IgE 及难治性皮炎。早期临床表现为湿疹，部分病例可出现特应性体征，血清总 IgE 可升高，但这些病的组织病理或血涂片检查有特异性。

7. 莱特勒 – 西韦病

莱特勒 – 西韦病又称急性弥散性组织细胞增生症，是一种急性进行性全身性疾病，主要引起皮肤、内脏器官和骨组织损害，多见于 3 岁以下的婴幼儿，3 岁以上的儿童中很少见，很少发生于成人。诊病发病急，进展快，病程短，主要症状为发热、有皮疹、肝脾和全身淋巴结肿大。皮肤病变多发生胸背部，四肢较少。早期皮肤上出现少数红色或棕色小丘疹，以后可发展为广泛的斑丘疹或多数小结节，表面呈鳞片状，常溃破、出血。本病除皮损外还有其他多器官系统的损害，且皮肤病理真皮表层有大量朗格汉斯细胞浸润，故不难鉴别。

8. 疥疮

本病由疥螨感染所致，因其常表现为屈侧丘疹、水疱等非特异的皮损，故需要鉴别。疥疮主要侵犯皮肤较薄的部位，表现为在手指缝及两侧、腕屈侧、肘窝、脐周、下腹等部位有小丘疹、丘疱疹、水疱、抓痕，部分男性患者可在阴囊、阴茎皮肤上形成瘙痒性结节。本病瘙痒剧烈，无全身症状。一家中或同一生活群体中常有同样的患者。必要时可行病原学检测以明确。

9. 苯丙酮尿症

苯丙酮尿症为一种罕见的常染色体隐性遗传病，好发年龄 0.5~3 岁，因苯丙氨酸氧化酶缺乏，引起血内苯丙氨酸积聚，尿中出现苯酮酸和苯乙酸。神经系统方面表现为智能落后、多动、癫痫等，外观上可见毛发和皮肤色素减退，变白的皮肤容易发生湿疹，常对光敏感，部分患者表现为特应性皮炎样皮损，因本病发生于婴幼儿，需要进行鉴别。鉴别可测定尿液中苯丙氨酸，尿液中加入 5% 三氯化铁溶液，尿液变为绿色为阳性。

10. 施瓦赫曼 – 戴蒙德综合征

本病发病机制不明，可能为常染色体隐性遗传。临床表现：多于生后 2~10 个月发病，有脂肪痢、鱼鳞病样皮肤或湿疹样改变，还有复发性呼吸道感染、中耳炎、皮肤感染。实验室检查可见血象异常，粒细胞减少，血清胰腺酶（脂酶、淀粉酶、胰腺蛋白酶）异常。

11. 内瑟顿综合征

本病亦称为鱼鳞病样红皮病异型，为常染色体隐性遗传，女性多见。临床多表现为新生儿红皮病，发病多在 2 岁以内，为多环形、线状鱼鳞病样皮疹，还可有特应性皮炎样皮肤损害，可伴 IgE 升高、哮喘、荨麻疹、食物过敏等表现，具有特征性的竹节样毛发，头发及眉尤其显著，伴发短、干燥、无光泽。因其具有特应性皮炎样损害及特应性体质，故需进行鉴别。

四、临床治疗

（一）辨病治疗

1. 治疗原则

（1）祛除病因　尽可能寻找各种致病因子或刺激因素并加以避免或清除，这是特应性皮炎治疗的重要环节。

（2）恢复并保护皮肤屏障　特应性皮炎治疗上同其他皮炎或湿疹综合征相似，但也有其特殊性。皮肤屏障功能障碍是特应性皮炎发病的重要基础，也是各种诱发或触发因子加重皮肤炎症的条件。因此，恢复并保护皮肤屏障是特应性皮炎治疗中必须充分考虑的问题，也是各种疗法的重要基础。

（3）控制皮肤变应性炎症反应　特应性皮炎变应性炎症反应过程是许多治疗方法的重要靶位，控制皮肤变应性炎症是改善临床症状、缓解病情的重要手段。

（4）减轻瘙痒　瘙痒是特应性皮炎的突出主观症状，也是引起皮肤炎症加重和迁延不愈的主要原因。瘙痒会严重影响患者的生活质量。因此，止痒疗法在特应性皮炎治疗中显得尤为重要，特别是阻断痒 – 搔抓 – 痒循环。控制皮肤炎症反应过程是减轻瘙痒的重要措施，但一些基础治疗如保湿、避免各种刺激、合理使用镇静抗炎药物等对控制瘙痒十分必要。

（5）药物治疗与心理治疗结合　特应性皮炎严重影响患者的身心健康，且患者心情烦躁甚至精神异常，可以影响病情的发展，也影响治疗的依从性和疗效。在治疗特应性皮炎时，应注重心理疗法，要关心患者，告知患者病情、严重程度、预后及治疗方法的评价，避免患者精神紧张或焦虑，让患者面对疾病，了解病情。

（6）注意个体化治疗　特应性皮炎病程较长，疾病反复发作，迁延不愈，是一种不危及生命的良性疾病。在选择治疗方法时，要充分评价各种治疗方法的风险和效益比，防止过度治疗，并且要避免损害其他重要脏器的功能。重症或治疗反应性差的患者，更应注意，要有针对性地选择不同的治疗方法，见表9-4。

表 9-4　特应性皮炎治疗个体化原则的考虑因素

个体情况	考虑因素
主观症状	因瘙痒因素引起的生活质量下降，包括影响工作、生活、休息、睡眠、饮食等因素
皮损的面积及程度	皮损面积大小，皮损面积与疾病严重程度评分
疾病分期	可分为急性发作期和缓解期，前者以尽快消退皮损为主，后者要考虑如何维持治疗，并预防复发
病理生理状况	婴幼儿、儿童、孕妇和老年人，以及合并其他疾病，区别对待
既往治疗及反应	外用药物及系统治疗，包括剂量、疗程、疗效和不良反应
诱发因素	如食物、吸入物、接触物过敏、治疗药物引起的过敏反应，其他因素如精神状况、感染等
患者治疗需求	患者对疾病的了解、治疗需求以及正确掌握患者及家属对治疗的期待

（7）分级治疗　特应性皮炎应遵循疾病严重程度，分级处理。其分级处理总体模式见表9-5、表9-6。

表 9-5　特应性皮炎分级治疗模式

疾病严重程度	分级处理
治疗抵抗的重度	Ⅳ级：系统治疗（如环孢素 A）或紫外线治疗
中度到重度	Ⅲ级：中等到强效的糖皮质激素和（或）钙调磷酸酶抑制剂
轻度到中度	Ⅱ级：低到中等效能的糖皮质激素和（或）钙调磷酸酶抑制剂
单纯皮肤干燥	1级：润肤、保湿、避免刺激，寻找或避免特殊的触发因子

表 9-6　特应性皮炎的分期治疗细则

分期	表现	治疗
Ⅰ	无症状	皮肤护理，避免各种刺激
Ⅱ	轻度，皮疹局限	糖皮质激素外用
Ⅲ	中度，皮损较广泛	口服抗组胺药，UV 照射
Ⅳ	重度	住院，变应原评估，饮食限制，应用抗生素，心理评估及治疗
Ⅴ	重度，治疗抵抗	饮食限制，环境控制，PUVA 治疗
Ⅵ	极其严重，治疗抵制	全身应用免疫抑制剂包括糖皮质激素、环孢素 A、体外光化学疗法

2. 外用药治疗

（1）维护皮肤的屏障功能　保湿剂是模拟人体皮肤中油、水、天然保湿因子的组成及比率而人工合成的复合物，其作用在于延缓水分丢失、增加真皮与表皮间的水分渗透，为皮肤提供暂时保护、减少损伤，促进修复。其主要成分包括封闭剂、吸湿剂、亲水基质、防光剂和一些特殊添加成分，而辅助成分有乳化剂、防腐剂、香料、脂质体等。保湿剂可改善皮肤干燥状态，提高皮肤的含水量，增加皮肤弹性。保湿剂还可以预防正常皮肤受损并改善已受损皮肤的屏障功能、水合功能，促进了皮肤的修复。特应性皮炎患者皮肤干燥，对于轻或部分中度特应性皮炎患者，可作为主要的治疗手段之一。

（2）外用糖皮质激素　选择外用糖皮质激素应考虑的因素包括患者情况、药物选择、治疗方法及合并用药。此外，还应选择合适的治疗方法，将外用糖皮质激素与其他外用药物联用，提高疗效，减少不良反应。治疗时应该考虑到患者的年龄、治疗部位、病情轻重等方面的情况，选择合适的糖皮质激素制剂进行治疗。

①年龄：对婴儿，可以使用低效或不良反应小的中效糖皮质激素，如氢化可的松、丁酸氢化可的松。对成人和较大的儿童，可使用中强效的糖皮质激素，如卤米松、曲安奈德、地塞米松等。

②皮损部位：对于不同的解剖部位，外用药物的穿透性不同。面颈部、阴部及皱褶等部位皮肤薄嫩，其穿透力比四肢高 3.5~13 倍，因此阴囊、腋窝、乳房及面部应选择浓度低、弱效的非氟化糖皮质激素。否则可能会引起局部皮肤萎缩，吸收后还可引起 HPA 抑制。躯干四肢可选用中强效外用糖皮质激素药物。不同部位糖皮质激素的渗透性从高到低依次为：黏膜部位、阴囊、眼睑、面部、胸部和背部、上臂和大腿、前臂和小腿、手背和足背、指甲。

③病情严重程度：对于特应性皮炎的局部治疗，2006 年欧洲和美国变态反应和免疫学会提出了分级治疗策略，根据患者的病情严重程度，将相应的治疗分为 4 个步骤，随着病情加重，治疗方法逐级递增，随着病情减轻，治疗方法也可以逐级递减。

步骤 1：对于最初没有急性炎性皮损的特应性皮炎患者，仅皮肤干燥，可以持续使用保湿剂，如凡士林、5%~10% 尿素霜、0.3% 尿囊素霜等，保持皮肤的水合作用，并嘱患者和家人避免接触诱发因素。

步骤 2：对轻度到中度特应性皮炎，可局部使用低到中等效能的糖皮质激素。

步骤 3：对中度到重度特应性皮炎，可局部使用中等到强效的糖皮质激素。

步骤 4：如果是难以控制或严重特应性皮炎，要考虑系统使用免疫抑制剂和光疗。一旦病情控制，又可以转而使用局部糖皮质激素。使用糖皮质激素时也可合并使用钙调磷酸酶抑制剂（TCI），起到抗炎和止痒作用，需要注意钙调磷酸酶抑制剂的适用人群是 2 岁以上。在敏感的皮肤区域和长期维持中的患者他克莫司和吡美莫司是首选。

④合理应用：注意用药频率和时间，既往认为每天使用两次糖皮质激素的效果会更好，但新的研究表明每天使用一次糖皮质激素也有很好的疗效。

3. 系统药物治疗

（1）抗生素应用

①抗细菌治疗：如果临床上有皮肤感染的证据，如皮损有脓痂或渗出明显，或皮损处查细菌阳性，通过系统或外用抗生素来暂时性地清除细菌可有效缓解特应性皮炎的症状。

局部外用抗生素不仅可有效清除特应性皮炎皮损中的细菌，减少超抗原的产生，减轻特应性皮炎症状，同时还可避免系统应用抗生素的危险，与糖皮质类固醇联合外用，可增加激素治疗的敏感性，疗效优于单用糖皮质类固醇。目前临床有多种抗生素软膏包括莫匹罗星、新霉素、四环素、甲氧环素、金霉素、氯霉素、甲砜霉素、红霉素、林可霉素、夫西地酸等。

全身应用抗生素可以清除病原菌，减少致病性超抗原的分泌，使病情缓解，其作用已得到肯定。可选用第 1 代和第 2 代头孢菌素、大内酰胺类、氟喹诺酮类、氨基糖苷类，疗程一般推荐为 7~10 天。

②抗真菌治疗：一些研究表明通过系统或局部应用抗真菌药物，尤其是唑类衍生物如酮康唑治疗特应性皮炎可取得明显效果，特别是对于有头颈部皮损者可改善其临床症状。抗真菌药物可选用酮康唑、伊曲康唑、制霉菌素等。

（2）免疫调节剂　免疫调节（增强）剂按其来源不同可分为生物学制剂、微生物制剂、拟胸腺药、干扰素诱导剂、免疫细胞分子和中草药等。现在也把它们统称为生物反应调节剂。免疫调节剂的作用机制尚不清楚，推测可能的途径包括：①激活巨噬细胞和 T、B 淋巴细胞。②激活网状内皮系统和补体。③诱生多种细胞因子，如促进干扰素生成、促进白细胞介素生成、诱生肿瘤坏死因子等。

免疫调节药常用的有干扰素、卡提素、左旋咪唑、白介素 –2、胸腺激素等。免疫调节药是一类非特异性增强机体免疫功能的药物，可直接影响类型不同免疫细胞或免疫细胞的不同分化阶段或间接通过激活内在的调节系统来发挥作用。因选择性不高，往往一种药物具有多种功能，故同一药物在不同条件下可呈现双向作用。因不同的免疫调节剂对免疫系统的作用类型、强度以及多种作用发生的先后顺序不同，其特异性应用的安全问题，值得关注，疗效也很难评价，故目前这一类药物在特应性皮炎的治疗中只作为一种辅助疗法。

（3）免疫抑制剂　国外已被证实环孢素A对外用激素或其他调节药无反应或不能耐受的严重特应性皮炎患者非常有效，可作为特应性皮炎治疗的二线用药。国内考虑到环孢素A的不良反应，临床应用不多。

（4）糖皮质激素治疗　糖皮质激素具有广泛的抗炎症和免疫抑制作用，因此可以减轻特应性皮炎的炎症和瘙痒。相对抗组胺药来说，糖皮质激素对特应性皮炎的疗效毫无争议，虽然既往的临床研究证实，口服倍氯米松和甲泼尼龙能使特应性皮炎成人和儿童患者的皮肤症状得到持续改善，但是长期使用糖皮质激素会带来全身性的不良反应，而且停止治疗后经常出现复发或反弹，所以应尽量避免使用系统性激素治疗，仅推荐紧急应用。因为特应性皮炎是慢性复发性疾病，反复使用激素可导致激素治疗依赖。因此，所有患者应避免进行系统性激素的维持治疗。

（5）抗组胺药物治疗　减轻瘙痒、打破痒－搔抓－痒循环是特应性皮炎治疗的重要环节之一。抗组胺药物是控制特应性皮炎瘙痒和皮疹最常使用的药物。

抗组胺类药物有多种分类方法。根据其和组胺竞争的靶细胞受体不同可分为H_1受体拮抗剂和H_2受体拮抗剂两大类。按照临床使用的时间早晚可分为第1代、第2代和第3代抗组胺药。同时还可根据其化学结构和是否有中枢镇静作用来分类。

第1代抗组胺药物包括苯海拉明、氯苯那敏、异丙嗪、赛庚啶、曲普利啶和去氯羟嗪等。这类药物的半衰期短，需每天多次给药。

第2代抗组胺药物包括西替利嗪、氯雷他定、咪唑斯丁、特非那丁和阿司咪唑等。这些药物的最大特点是无镇静作用或镇静作用轻微，且具有起效快和作用时间长的优点。通常在口服后0.5~1小时达峰值血药浓度，半衰期多为10~20小时，作用持续时间多为12~24小时，每天只需口服1次，抗胆碱不良反应也较少。

与第2代抗组胺药物相比，第3代抗组胺药物的不良反应更少、疗效更好，特别是心脏不良反应显著降低，包括左西替利嗪、非索非那丁、地氯雷他定等。

1.辨证论治

临床分婴儿期、儿童期、成人期三期论治。

（1）婴儿期　婴儿期以渗出为主，主要有以下几种证型。

①脾虚湿困证

治法：健脾渗湿。

方药：参苓白术汤。太子参、薏苡仁、莲子肉、山药、白术、白扁豆、茯苓、砂仁（后下）、陈皮、桔梗、生甘草。

加减：纳呆，腹胀者加谷芽、麦芽、神曲；渗液、瘙痒甚者加苦参、白鲜皮；口黏者加百合、玉竹。

②风湿热困证

治法：祛风清热，利湿止痒。

方药：清风散加减。荆芥、防风、生地黄、苦参、苍术、蝉蜕、牛蒡子、胡麻仁、川木通、甘草。

加减：潮红明显者加金银花；渗出明显者加土茯苓；兼脾虚者加山药、白术。

③心经湿热证

治法：清心导湿。

方药：三心导赤散加减。连翘心、栀子心、莲子心、生地黄、淡竹叶、灯心草、蝉蜕、甘草。

加减：患儿不欲饮食者，加山楂、鸡内金；啼哭不安者，加扁豆花、钩藤。

④肠胃湿滞证

治法：消食导滞。

方药：保和丸加减。山楂、莱菔子、神曲、谷芽、麦芽、陈皮、半夏、茯苓、布渣叶、连翘、扁豆花、甘草。

加减：腹胀甚者者加白扁豆、春砂仁（后下）；不欲饮食者加鸡内金。

（2）儿童期

①肺经风燥证

治法：清燥润肺，祛风止痒。

方剂：清燥救肺汤。石膏、桑叶、枇杷叶、太子参、麦冬、扁豆花、胡麻仁、荆芥、防风、北杏仁、甘草。

加减：热盛口渴者，加知母、天花粉；瘙痒甚者加地肤子、白鲜皮、防风。

②脾虚风燥证

治法：健脾润燥，祛风止痒，益气养血。

方剂：补脾润燥汤加减。黄芪、陈皮、白芍、防风、甘草、丹参、鸡血藤、北沙参、山药、白扁豆、茯苓。

加减：痒甚者，加苦参、白鲜皮；烦躁者，加栀子、淡竹叶；纳少口干者，加麦冬、玉竹、石斛；皮疹反复不愈者，加赤芍、蝉蜕。

③湿热互结，热重于湿证

治法：清热凉血、除湿解毒。

方剂：萆薢渗湿汤合导赤散加减。萆薢、薏苡仁、生地黄、茯苓、牡丹皮、泽泻、滑石、通草、连翘、淡竹叶、栀子、甘草。

加减：热盛口渴者加知母、天花粉；痒甚加白鲜皮、白蒺藜。

④湿热互结，湿热并重证

治法：清热利湿。

方剂：茵陈蒿汤合导赤散加减。茵陈蒿、栀子、大黄（后下）、生地黄、淡竹叶、灯心草、薏苡仁、萆薢、甘草。

加减：湿热盛者加地肤子，瘙痒剧烈者加白鲜皮、白蒺藜。

⑤湿热互结，湿重于热证

治法：清脾除湿，佐以泻热。

方剂：除湿胃苓汤加减。苍术、厚朴、陈皮、防风、猪苓、泽泻、白术、茯苓、滑石、栀子、淡竹叶、灯心草、甘草。

加减：瘙痒较剧者加白鲜皮、白蒺藜；渗出明显者加萆薢、苦参。

（3）成人期

①肝胆湿热证

治法：清利肝胆湿热。

方剂：龙胆泻肝汤或茵陈蒿汤加减。龙胆草、柴胡、黄芩、茯苓、泽泻、绵茵陈、车前草、牡蛎（先煎）、石决明（先煎）、甘草。

加减：若瘙痒剧烈者加白鲜皮、钩藤；若渗出较多者萆薢、薏苡仁。

②血虚风燥证

治法：养血祛风。

方剂：凉血消风汤加减。当归、赤芍、生地黄、丹参、何首乌、白蒺藜、生黄芪、僵蚕、乌梢蛇、荆芥、防风、生甘草。

加减：腹胀者加陈皮、佛手；便溏者加山药、白术；便秘者加火麻仁、生地黄。

③阴虚血燥证

治法：滋养肝肾，润燥止痒。

方剂：六味地黄丸合一贯煎加减。生地黄、山茱萸、茯苓、山药、川楝子、泽泻、牡丹皮、当归、沙参、麦冬。

加减：瘙痒甚者加龙骨、生牡蛎（先煎）；五心烦热者加栀子；梦多者加珍珠母（先煎）、五味子。

2.外治疗法

（1）外洗或外敷

①初期仅有潮红、丘疹，或少数水疱而无渗液时，可选用清热止痒的中药（大飞扬、苦参、地榆、大黄、地肤子、蛇床子、荆芥等）外洗。

②若水疱糜烂、渗出明显时，可选用清热解毒收敛的中药黄柏、生地黄榆、马齿苋、野菊花等煎汤外洗并湿敷。

（2）外搽

①以红斑、丘疹为主，伴少量小水疱者外搽三黄洗剂、炉甘石洗剂。

②有少量糜烂渗液者，外搽黄连油、青黛油以促进渗液吸收，有收敛干燥、保护作用，渗出明显者可采用湿敷。

③皮肤干燥、脱屑、干燥肥厚苔藓样皮损，取茶油涂抹患处皮肤，湿润后轻轻除去表面痂皮，拭干分泌物，用黛连油膏薄涂患处并轻擦之，使药物充分化开吸收，每天2~3次，可保护皮损，促进角质新生，清除残余炎症。也可用5%~10%硫黄软膏外涂患处或复方蛇脂软膏等药外搽，每天2~3次，以达到消炎、止痒作用。

（3）划痕疗法　局部常规清毒后，即用手术刀片在病变部位划破表皮，使局部气血流通，毒血宣泄，达到活血祛瘀，解毒止痒作用。适用于局限性慢性肥厚性皮损。

（4）吹烘疗法　又称热烘疗法。将青黛膏或10%硫黄膏厚涂于患处，然后用电吹风筒的热风吹于其上，每日1次，每次15~20分钟，在吹烘时，如药已干，可再换药。适用于局限性慢性肥厚性皮损。

（5）针灸及其他疗法

①针刺：取血海、足三里、脾俞穴。用补法，每天1次，10天为1个疗程。

②敷脐疗法：中药消风导赤散（生地黄、赤茯苓各15g，牛蒡子、白鲜皮、金银花、薄荷、川木通各10g，黄连、甘草各3g，荆芥、肉桂各6g，研成粉末混合，过80目筛后，装瓶备用），用时取药末2~4g填脐，外用纱布、绷带固定，每2日换药1次，连用3次为1个疗程。

③拔火罐：采用梅花针叩刺皮疹部位，以微渗血为度，然后在叩刺部位行走罐疗法。隔日1次，7日为1个疗程。

3.成药应用

（1）荆肤止痒颗粒　儿童每次1/2小包，每日2次，成人每次1小包，每日3次开水冲服，适用于儿童期湿热困阻证、成人期湿热证。

（2）防风通圣丸　每次一小包，每日3次，适用于风湿热困证。

（3）乌梢蛇止痒丸　每次一小袋（60g），每日2次，适用于血虚风燥证。

（4）六味地黄丸　每次6g，每日2次，适用于阴虚血燥证。

4.单方验方

①康宁一号洗剂　内含苦参、地榆、大黄、大飞扬、地肤子等，用热水调开，再用冷水调至适当水温后外洗，每日1次。适用于湿疹、特应性皮炎及其他瘙痒性皮肤病。

②康宁二号洗剂　内含大飞扬、地肤子、苦参、蛇床子、黑面神等，用热水调开，再用冷水调至适当水温后外洗，每日1次。适用于外阴部湿疹及其他瘙痒性皮肤病。

（三）新疗法选粹

目前，特应性皮炎传统治疗方法是口服或外用激素、抗过敏类药物，但长期使用其不良反应明显，中医药治疗特应性皮炎疗效确切，最新的疗法为生物制剂疗法包括IL-4/13抑制剂及JAKs抑制剂等。

1.度普利尤单抗

度普利尤单抗（Dupilumab）是一种全人源单克隆抗体，可特异性结合IL-4Rα亚基，从而抑制IL-4和IL-13的信号转导，阻断由IL-4和IL-13介导的炎症反应，在中国，度普利尤单抗的适应证为6岁及以上儿童或青少年和成人中重度特应性皮炎。研究发现在特应性皮炎的发病中，Th2型炎症反应扮演了重要作用，而度普利尤单抗能阻断IL-4和IL-13从而减缓Th2型炎症，从而减轻特应性皮炎的病情。

2.JAKs抑制剂

免疫失调是特应性皮炎发病的根本原因之一，涉及多种细胞因子及免疫细胞的失调。而这些细胞因子均通过JAK信号通路来传递信号并最终发生皮肤炎症。而JAK抑制剂正好是抑制这条信号通路的药物，可以减少炎性细胞因子的表达，减轻其致炎作用，从而达到缓解皮肤炎症和治疗特应性皮炎的目的，目前在我国获批上市的乌帕替尼（Upadacitinib）及阿布昔替尼（Abrocitinib）均可治疗特应性皮炎。

（四）医家诊疗经验

1. 张志礼

张志礼认为，特应性皮炎与脾胃功能关系十分密切。婴儿期多因胎中遗热遗毒或幼时饮食失调，胃热积滞，脾失健运，湿热蕴蒸，外感风邪所致。儿童期则因禀赋不耐，脾失健运，湿从内生，郁久化热，湿热相结，郁于肌肤腠理而病。由于病情迁延反复发作，缠绵不愈，致使脾虚血燥，肌肤失养，青年和成年患者多属此型。张志礼强调，脾胃功能在小儿生长发育过程中尤为重要。本病患者发病与加重多与脾胃功能失调有关。脾虚湿滞为本病之本，风湿热邪为本病之标。根据"脾欲缓，急食甘以缓之"和"脾苦湿，急食苦以燥之"的理论，应采用健脾消导治其本，又以清热除湿解毒之品治其标。对久病不愈的成年和青少年患者，应考虑到久病缠绵，脾虚血燥，在健脾消导基础上辅以养血润肤之品。

内治的具体辨治方法如下：婴儿期多表现为湿热型，治法为醒脾消导，清热除湿，处方为生白术、生枳壳、生薏苡仁、炒莱菔子、焦三仙、焦槟榔、栀子、马齿苋、白鲜皮、冬瓜皮、黄芩、大青叶。成年期、少年期多见脾虚血燥型，治法为健脾除湿消导，养血润肤止痒，处方为炒白术、炒枳壳、炒薏苡仁、炒莱菔子、厚朴、白鲜皮、苦参、当归、生地黄、赤白芍、夜交藤。

婴幼儿为纯阳之体，用药时切忌大热大补之品，以免助热；少儿期久病脾虚，用药时切忌大苦大寒之品，以免伤其阳。外用药治疗原则与治疗成年湿疹相同，但应注意既要适当降低药物浓度与用量，又要注意配合抗感染治疗。因为特应性皮炎加重的原因，一是饮食不当，伤食胃滞，二是搔抓过度，皮肤感染，故应适当使用具有抗感染作用的外用药。皮损面积大时应尽量选用中药如马齿苋、黄柏等煎汤湿敷。此外还应注意饮食及生活调养，若对异种蛋白过敏，不食此类食品；避免外来刺激，要穿棉制轻软宽松衣服，丝、毛、羽绒、化纤制品不能直接接触皮肤；避免过度清洗皮肤，更忌烫洗；要保持大便通畅，及时给予通便助消化的药物；长期补充维生素、微量元素；应用内服外用药物控制瘙痒，以避免因搔抓加重病情。

2. 周双印

周双印认为，本病发病多为禀赋不足，或因胎毒遗热，脾失健运，复感风、湿、热邪，袭人肌腠而致，病久缠绵不愈，津水外流，或因风盛化燥，后期多致阴虚血燥。

周双印认为，本病各型虽有各自的特点，但也存在着共性。其一，脾肾为本。本病的发生究其脏腑主要在心、脾、肾，尤以脾肾更为重要。脾为运化水湿之脏，肾为先天之本。本病的发生，其病机的关键在于禀赋不足和湿邪内蕴。所以三型的治疗方剂都酌加了白术、茯苓、山药、党参、薏苡仁、车前子等滋补脾肾之品，在后期巩固治疗时更应强调健脾补肾，否则难收全功，即使病愈，也易复发。其二，每型方中都用了黄芪、丹参、五灵脂。黄芪入脾主肌肉，入肺主皮毛且有走表之力，领诸药速达肌表；丹参一味功同四物，补血又行血。西医学研究表明黄芪、丹参、五灵脂都有增强机体免疫功能的作用。

3. 姚高升

姚高升认为，本病的中医辨证不外乎风、湿、热三个病因。根据皮疹及全身症状，或以清热为主，或以利湿为主，或以祛风为主。

婴儿期证属湿热、胎毒者，治以清热利湿。方用萆薢化毒汤加减。药用萆薢10g，牡丹皮10g，防己10g，生地黄15g，薏苡仁12g，秦艽12g，六一散15g。有血热者加水牛角、白茅根；兼有脾虚者加生黄芪、炒白术、茯苓。

儿童期证属血热风燥者，治以疏风清热为主。方用消风散加减。药用当归12g，赤芍12g，生地黄20g，荆芥12g，防风12g，苦参12g，生石膏20g，知母12g，僵蚕12g，蝉蜕12g，生甘草6g。外用黄连膏。

成人期证属血虚风燥者，治以养血祛风。方用当归饮子加减。药用当归12g，赤芍12g，生地黄20g，紫丹参15g，何首乌12g，白蒺藜12g，生黄芪12g，僵蚕12g，乌梢蛇12g，荆芥12g，防风12g，生甘草6g。外用三黄一椒膏。

4. 陈达灿

陈达灿根据多年临床经验，从心脾论治特应性皮炎收到良好的效果。特应性皮炎患者无论是处于发作期，还是处于相对缓解期，其舌质往往偏淡胖，脉多偏濡。根据这一特点，陈达灿认为多发于小儿的特应性皮炎，是由先天禀赋不足加之后天饮食不节等所致，此时脾虚失其健运，水湿内停，湿邪浸淫肌肤而发病。脾虚日久，生化乏源，肌肤失于濡养，故常常表现为皮肤肥厚干燥。

根据本病发病特点，运用健脾渗湿、清心安神法治疗特应性皮炎可取得较好的疗效。陈达灿自拟基本方，组成：山药、薏苡仁、连翘、灯心草、珍珠粉。方中山药益气健脾，薏苡仁健脾渗湿，以连翘、灯心草、珍珠粉清心火、安神止痒，全方共奏健脾渗湿，清心安神止痒之效。如患者皮肤干燥，加玉竹、沙参、石斛养阴润燥；若渗液较多则加茯苓、白术、泽泻以健脾利水渗湿；若瘙痒剧烈则加白鲜皮、防风以祛风止痒；若夜间瘙痒难以入睡，则加入牡蛎、珍珠母镇静安神。

五、预后转归

特应性皮炎是一种长期性的疾病，由于大多数的患者为儿童，且其临床症状对患者的心理及生理都会造成很大的影响，患者及家属必须要有长期治疗的准备，医疗人员必须告知患者及家属特应性皮炎并不会痊愈，同时也不是单一因素造成，因此应尽量避免患者接触危险因子并保持心情愉快。所以妥善的治疗及提升患者良好的生活质量才是治疗特应性皮炎的最终目标。

六、预防调护

（一）预防

特应性皮炎的病因复杂，除与遗传因素有关外，还与生活环境、外界刺激等因素有关，因此生活调护及健康对于控制特应性皮炎非常必要。

（1）生活规律，起居有时，保证充足睡眠。

（2）注意环境卫生，经常打扫房间，衣被经常暴晒以消灭尘螨等微生物。

（3）衣服要清洁、柔软、宽大，不宜穿毛、丝、化纤制的内衣裤，穿着不宜过暖，以免加重瘙痒。

（4）注意个人清洁卫生，避免用热水、肥皂烫洗患处。

（5）避免与单纯疱疹患者或水痘患者接触，以免诱发疱疹样或水痘样湿疹。

（二）调护

1.饮食调护

（1）皮疹严重时忌吃辛辣刺激食物，以免加重瘙痒。

（2）必要时还可以配合饮食疗法，可作为饮食治疗的药材有冬瓜、薏苡仁、红豆、鱼腥草、黄连、车前草等。食疗方如下。

①黄连糖茶：黄连6g，加水煎汁，调入蜂蜜或糖适量，每日分1~2次服用，可用于婴儿期。

②怀山土茯苓汤：怀山药30g，土茯苓30g，车前草30g，猪骨适量，加水煎服。每日1剂，早晚服用。用于湿热证患者。

③冬瓜薏米粥：冬瓜30g，薏苡仁50g，二者煮成粥，每日1剂，早晚服用。用于脾虚患者。

病情缓解期宜注意健脾，调养身体，增强体质。可用党参、山药、炒白扁豆、大枣等适量煲汤或煮粥。

2.精神调护

应避免精神紧张，不要劳累，注重养生，多参加集体活动，增强自信心。

3.心理调护

年幼患儿，情绪不容易稳定。首先要与患儿建立良好的医患关系并获得信任。医护人员应该关心体贴患者，对其进行心理健康教育，使其能够正确认识自己的疾病采用健康的态度去面对，使其对生活充满信心，以积极的态度对待人生。

七、专方选要

1.消风散

组成：荆芥、防风、当归、生地黄、苦参、苍术、蝉蜕、胡麻仁、牛蒡子、知母、石膏、川木通、甘草。本方可疏风养血，燥湿止痒，清热解毒。荆芥、防风、牛蒡子、蝉蜕可辛散透达，疏风散邪，使风去则痒止，共为君药。配伍苍术祛风燥湿，苦参清热燥湿，木通渗利湿热，是为湿邪而设，石膏、知母清热泻火，是为热邪而用，以上共为臣药。然风热内郁，易耗伤阴血；湿热浸淫，易瘀阻血脉，故以当归、生地黄、胡麻仁养血活血，并寓"治风先治血，血行风自灭"之意为佐。甘草清热解毒，和中调药，为佐使。现代医学研究发现，消风散可以通过降低细胞内钙离子水平达到抑制中性粒细胞、生成活性氧（ROS）等多种功能，对机体细胞免疫作用和IV型变态反应也具有较强的抑制作用。现代药理研究表明，荆芥有抗过敏、镇静等方面作用，防风内含防风醇有较强的抗组胺作用，防风水提液能明显提高机体非特异性免疫功能，苦参中的苦参生物碱具有丝裂霉素样的细胞毒作用，是一种免疫抑制剂，有抗炎、抗变态反应作用。

2.消风导赤汤

组成：生地黄、赤茯苓、牛蒡子、白鲜皮、金银花、薄荷叶、川木通、黄连、生甘草。本方能清热解毒，利湿止痒。消风导赤汤源于《医宗金鉴》，大多数学者认为，儿童特应性皮炎发病的根本原因是脾虚湿滞，故在原方基础上加以裁，加强健脾利湿之功效，又根据不同证型分别加强清热解毒和养血润燥之功。方中生地黄、牡丹皮清热凉血；茯苓、白术、薏苡仁健脾利湿；木通清热利湿；白鲜皮、防风、蝉蜕清热疏风止痒；甘草补脾益气，调和诸药；金银花、连翘、大青叶、黄芩、牛蒡子清热解毒；丹参、当归、鸡血藤养血活血。热重型金银花加量至10~15g，黄芩2~5g，连翘、大青叶5~10g；血虚风燥型加当归、丹参、鸡血藤各5~10g；大便干者加生石膏5~10g；伴食滞腹胀者加枳壳、焦山楂各5~10g。疗效显著。

主要参考文献

[1] Guo Y, Zhang H, Liu Q, et al.Phenotypic analysis of atopic dermatitis in children aged 1-12 months: elaboration of novel diagnostic criteria for infants in China and estimation of prevalence[J]. Eur Acad Dermatol Venereol, 2019, 33(8): 1569.

[2] Wollenberg A, Barbarot S, Bieber T, et al.Consensus-based European guidelines for treatment of atopic eczema (atopic dermatitis) in adults and children: part 1 [J]. Eur Acad Dermatol Venereol, 2018, 32(5): 657.

[3] 中华医学会皮肤性病学分会免疫学组. 中国特应性皮炎诊疗指南(2020版)[J]. 中华皮肤科杂志, 2020(2): 81-88.

[5] Abedz N, Pawliczak R.Efficacy and safety of topical calcineurin inhibitors for the treatment of atopic dermatitis: meta-analysis of randomized clinical trials [J]. Postepy Dermatol Alergol, 2019, 36(6): 752.

[6] Martin M J, Estravis M, Garcia-Sanchez A, et al.Genetics and Epigenetics of Atopic Dermatitis: An Updated Systematic Review [J]. Genes (Basel), 2020, 11(4): 442.

[7] Elias P M.Primary role of barrier dysfunction in the pathogenesis of atopic dermatitis [J]. Experimental dermatology, 2018, 27(8): 847.

[8] Van T C, Tat T N, Lan A T, et al. Superantigensof Staphylococcus Aureus Colonization in Atopic Dermatitis and Treatment Efficacy of Oral Cefuroxim in Vietnamese Patients [J]. Open Access Maced J Med Sci, 2019, 7(2): 243.

[9] Tomczak H, Wrobel J, Jenerowicz D, et al.The role of Staphylococcus aureus in atopic dermatitis: microbiological and immunological implications [J]. Postepy Dermatol Alergol, 2019, 36(4): 485.

第四节　荨麻疹

荨麻疹是由于多种原因造成皮肤、黏膜小血管扩张及渗透性增加，从而出现一种局限性水肿反应的常见皮肤病变。荨麻疹临床表现为红色或苍白风团，大小不一，时隐时现，发无定处，伴有瘙痒等一系列过敏反应。中医学对本病早有认识，可归为"风疹块""风疙瘩""瘾疹"等范畴。

一、病因病机

（一）西医学认识

1. 流行病学

荨麻疹一年四季均可发病，老幼都可患病。慢性荨麻疹主要累及成年人，女性为男性的 2 倍。

2. 病因

荨麻疹病因复杂，约 3/4 的患者找不到原因，尤其是慢性荨麻疹。通常将病因分为外源性和内源性两类。外源性因素多为暂时性，包括药物、食物、食物添加剂、物理刺激、昆虫叮咬、吸入物、植入物及运动等。内源性因素多为持续性，包括感染、精神紧张、内分泌改变、内科疾病和遗传因素等。

3. 发病机制

荨麻疹的发生机制可分两类：变态反应与非变态反应两种，前者大多通过 I 型变态反应，少数通过 II 型或 III 型变态反应。

（二）中医学认识

中医认为，荨麻疹的发病是由于素体禀赋不耐，外加六淫之邪的侵袭，或饮食不慎、七情内伤、脏腑气血功能失调所致。根据本病的致病因素和病程，将其分为风热犯表、风寒外束、肠胃湿热、血热毒盛和气血亏虚 5 个证型进行治疗。急性荨麻疹多为实证，慢性荨麻疹多为虚证或虚实夹杂。

1. 外邪侵袭

风、寒、暑、湿、燥、火六淫之气均可侵袭人体诱发荨麻疹，其中以风、寒、湿三邪最为常见。风为百病之长，风邪善行而数变，常夹热、寒、湿之邪侵犯人体而发病。

2. 饮食失调

过食膏脂厚味或鱼腥海鲜，脾失健运，湿热毒内蕴，外发肌肤而诱发风团和瘙痒。

3. 七情内伤

精神紧张、焦虑抑郁等情志的改变引起肝脾不和、脏腑气血失调，可引发荨麻疹。

4. 气血虚弱

素体虚弱或久病、大病之后气血受损，营卫不固，腠理疏松，易感受风寒、风热等外邪而发病，或素体脾虚血少，血虚生风，亦可诱发本病。

二、临床诊断

（一）辨病诊断

1. 临床表现

荨麻疹常先出现皮肤瘙痒，随后出现鲜红或苍白色风团，少数病例可出现水肿性红斑。风团的大小和形态不一，发作时间不定。风团逐渐扩大蔓延，相互融合成片，由于真皮乳头水肿可见表皮毛囊口向下凹陷。风团持续数分钟或数小时，少数可至数天后消退，不留色沉。偶有风团表面形成大疱，称为大疱性荨麻疹；亦可见出血性荨麻疹。部分患者以钝器划过皮肤后，局部出现与划痕一致的风团，即皮肤划痕试验阳性。部分患者可伴有消化道症状，如恶心、呕吐、腹痛、腹泻、头痛、头胀等，有的伴有休克症状，如面色苍白、心率加快、血压降低、呼吸短促等。因急

性感染等因素引起的荨麻疹可伴有高热、白细胞增高。荨麻疹短时间内痊愈者称为急性荨麻疹。若反复发作达每周至少2次并连续6周以上者称为慢性荨麻疹。对无法找到原因的慢性荨麻疹称为"慢性特发性荨麻疹"。实验室检查可见血清IgE降低，外周血嗜碱性粒细胞减少或无，可查到IgE功能性自身抗体。

除普通荨麻疹以外，还有以下多种特殊临床类型的荨麻疹。

（1）物理性荨麻疹 特殊的物理性刺激是大约20%的荨麻疹患者的病因。它最常见于17~40岁年龄段的人群。最常见的症状是皮肤划痕症，其次是胆碱能性和冷性荨麻疹。同一例患者身上可以发生几种形式的物理性荨麻疹。物理性荨麻疹，特别是皮肤划痕症，胆碱能性、冷性荨麻疹及迟发压迫性荨麻疹，常见于慢性特发性荨麻疹患者。

① 皮肤划痕症是一种显著的局限性水肿或风团，周围绕以红晕，在皮肤受到刺激后几秒钟或几分钟内发生。它累及2%~5%的人群。皮肤划痕症亦可在药物诱发荨麻疹后自然发生，并持续几个月。

② 胆碱能性荨麻疹是由乙酰胆碱作用于肥大细胞而引起，其特征是细小的、高度瘙痒的点状风团或者丘疹，直径1~3mm，周围绕以红斑。这些损害主要发生在躯干和面部。疾病不累及掌、跖部。皮损持续30~90分钟，随后出现一段可达24小时的不应期。可出现支气管痉挛。易感患者可以由于运动、情绪紧张、周围环境温度增高或肌内注射尼古丁苦味酸盐或醋甲胆碱而诱发皮损。有时迅速凉爽身体，如冷水淋浴，可使皮损消退。在发病后，无皮损的不应期大约延续24小时。胆碱能性皮肤划痕症可见于一些患者。服用抗组胺药，如果剂量足够，治疗时有效。合成的雄激素，如达那唑对难治性病例有益。激发试

验包括运动、温水浴以升高体温0.7~1.0℃或醋甲胆碱皮肤试验。

③冷性荨麻疹患者暴露部位通常是面部和手部，接触寒冷可以产生水肿和风团。

冷性荨麻疹在遇冷时不发生，但在温度恢复后发生。这种异质性疾病又分为原发性、继发性和家族性冷性荨麻疹。

原发性冷性荨麻疹不伴有潜在系统性疾病或冷反应性蛋白。虽然可以发生呼吸道和心血管受损，但症状通常局限在暴露部位。当这些人在冷水中游泳或用冷水淋浴时，可发生致死性休克。这种类型的冷性荨麻疹通常开始于成年人。冰块试验通常是阳性的。虽然大约50%的患者症状会持续数年，但冷性荨麻疹在发生数月后常有消退倾向。激发试验是用一塑料包裹的冰块敷在皮肤上5~20分钟。如果无风团出现，再用扇子扇10分钟。如果考虑为继发性冷性荨麻疹，则不必做激发试验。

继发性冷性荨麻疹伴有潜在的系统性疾病，如冷球蛋白血症。其他伴发疾病包括冷沉淀纤维蛋白原血症、多发性骨髓瘤、二期梅毒、肝炎和传染性单核细胞增多症。患者可有头痛、低血压、喉头水肿和晕厥。不推荐做冰块试验，因为它可以促使血管闭塞和组织缺血。

家族性冷性荨麻疹可归类于自身炎症性综合征中。患者皮损处会产生一种烧灼感，而不是瘙痒。损害有青紫中心，周围绕以苍白晕。皮损持续24~48小时，可以伴有发热、寒战、头痛、关节痛、肌肉痛和腹痛。显著的特征是白细胞增多，这是首先可观察到的反应。家族性冷性荨麻疹对冰块试验产生阴性结果。

④延迟压力性荨麻疹是局部压迫8~12小时后发生疼痛性肿胀，通常出现于走路后的足部和久坐后的臀部。独特的情况是在皮损发生前可有24小时的潜伏期。关节疼痛、发热、寒战和白细胞增多都可能发

生。疼痛和肿胀会持续8~24小时。压迫性荨麻疹可以和其他物理性荨麻疹同时发生。激发试验为用6.75kg物体压在皮肤上20分钟，4~8小时后观察受压处。

（2）血管性水肿 是一种急性、易消散的局限性水肿，通常累及疏松组织，如眼睑、唇、耳垂、外生殖器，或者口腔、舌、喉部的黏膜。肿胀发生在皮肤较深部位或者皮下组织，通常只有轻度触痛，其上面的皮肤不变，或有水肿，或有罕见的瘀斑。手部、前臂、足部、踝部可有弥漫性肿胀。通常在夜间发病，醒时被发现。血管性水肿有两种不同的亚型。第1型被认为是深在型荨麻疹，可见到孤立或多处的单纯性血管性水肿，或者血管性水肿与荨麻疹同时发生。组胺或类似物质的作用使血管舒缩易发生改变，瘙痒是一种显著症状。第2型伴C1酯酶抑制物缺乏的血管性水肿，不与荨麻疹损害并存，而且没有瘙痒。疼痛症状明显，血管性水肿可能与血管紧张素转化酶抑制剂有关。

遗传性血管性水肿，最初由Osler于1888年描述和命名，遗传性血管性水肿多见于11~40岁患者，血管性水肿突然且频繁发生，每2周发作1次，持续2~5天，终生如此。肿胀呈典型地不对称性，且不出现荨麻疹或瘙痒症状，仅表现皮下组织的局部肿胀，好发于面部、手部、臂部、腿部、生殖器和臀部等处，腹部器官如胃、肠和膀胱发病的症状类似急腹症，上呼吸道水肿可能有生命危险。对抗组胺药、肾上腺素、糖皮质激素几乎无效。死亡率高，死亡常由喉部水肿所致。胃肠道肿胀表现为恶心、呕吐、严重绞痛，酷似阑尾炎，可能会错误地将阑尾切除。疾病的诱发因素是微小损伤、外科手术、温度突然变化或情绪突然波动。遗传方式是常染色体显性遗传。

（3）嗜酸粒细胞增多性发作性血管性

水肿 表现发作性血管性水肿或孤立的面部水肿，可出现发热、体重增加、嗜酸粒细胞增多，在发作期间 IL-5 的水平升高。治疗包括系统使用糖皮质激素、抗组胺药和静脉滴注免疫球蛋白治疗。

（4）施尼茨勒综合征 是一种罕见疾病，包括慢性无瘙痒的荨麻疹、原因不明的发热、致残性骨痛、骨质增生、血沉增快和单克隆 IgM-γ 球蛋白病。瘙痒不是一种特有症状。发病年龄为 29~77 岁，没有性别差异。在一些病例中，IgM-γ 球蛋白病可发展为肿瘤。虽然一些患者的骨痛和荨麻疹损害使用系统性糖皮质激素治疗有效，但治疗这种疾病尚无有效的方法。

（5）肾上腺素能性荨麻疹 归因于去甲肾上腺素。其皮疹包括小的红色斑疹和带苍白晕的丘疹，在心烦意乱或食用咖啡或巧克力 10~15 分钟后发病。血清儿茶酚胺、去甲肾上腺素、多巴胺和肾上腺素的水平在发病期间显著升高，而组胺、5-羟色胺的水平维持正常。使用普萘洛尔 10mg，每天 4 次有效。阿替洛尔无效。激发试验包括皮下注射 3~10mg 去甲肾上腺素。

（6）热性荨麻疹 皮肤暴露于 43℃ 以上的温度中 5 分钟之后，暴露区域开始有烧灼、刺痛感，并伴有发红、肿胀和变硬。这种罕见的荨麻疹亦可能是全身性的，伴有绞痛、虚弱、潮红、多涎和虚脱。热脱敏是有效的。激发试验是用一种受热的圆柱体，温度达 50~55℃，贴于身体上部小面积皮肤上达 30 分钟。

（7）日光性荨麻疹 未遮盖的皮肤暴露于日光后很快出现日光性荨麻疹。它由引起反应光的波长来分类。可见光能引发日光性荨麻疹，一般的遮挡日光物品不能防止引发荨麻疹。治疗时避光，使用遮光剂、抗组胺剂、反复光疗和 PUVA。

（8）运动诱发的荨麻疹 它与胆碱能性荨麻疹是两个不同的疾病。体温升高不会导致运动性荨麻疹，并且其风团较胆碱能荨麻疹的细小风团要大。荨麻疹损害在运动开始后 5~30 分钟时出现，可以伴发过敏反应。在这些患者中常见特应性反应，有些病例已证明有食物过敏。避免这些变应原可以改善症状。用 H_1 和 H_2 抗组胺药可能对部分患者有效。对于患过敏反应并表现为呼吸道症状的少数患者，推荐使用可自己注射的肾上腺素药盒。运动激发试验阳性。

（9）振动性血管性水肿 是物理性荨麻疹的一型，可能是一种常染色体显性遗传病，或者是获得性的，某些病例在长期职业性震荡之后发病。皮肤划痕症、压迫性荨麻疹和胆碱能性荨麻疹可能发生于受震荡的患者身上。在发作期间，血浆组胺水平升高，血管性水肿通常不是迟发的，治疗时可用抗组胺剂。激发试验可用实验室用的漩涡震荡器作用于前臂震荡 5 分钟。

（10）水源性荨麻疹 这种罕见的疾病是由淡水或海水在任何温度下引起的。瘙痒性风团在与水接触的皮肤部位立即或者几分钟内发生，与温度和水源无关，30~60 分钟内消退。汗液、唾液甚至眼泪都能促使其发生。水源性荨麻疹在一些病例有家族史，或与特应性和胆碱能荨麻疹伴发。有报道其全身症状包括喘气、吞咽困难和呼吸窘迫。发生机制不清楚，但可能与水溶性抗原有关，这种抗原弥散到真皮内，引起致敏的肥大细胞释放组胺。预先用凡士林涂于皮肤可以预防风团发生。许多抗组胺药治疗有效。PUVA 可以防止皮损发生，但不能制止皮肤瘙痒。激发试验为身体上部用水做湿敷（35℃）30 分钟。

2.实验室诊断

（1）荨麻疹通常不需要做更多的检查。急性荨麻疹可检查血常规，了解本病是否与感染或过敏相关。

（2）慢性荨麻疹如病情严重、病程较长或对常规剂量的抗组胺药治疗有反应差时，可考虑行相关的检查，如血常规、便虫卵、肝肾功能、免疫球蛋白、红细胞沉降率、C反应蛋白、补体和各种自身抗体等。必要时可以开展变应原筛查、食物日记、自体血清皮肤试验和幽门螺杆菌感染鉴定，以排除和确定相关因素在发病中的作用。IgE介导的食物变应原在荨麻疹发病中的作用是有限的，对变应原检测结果应该正确分析。

（二）辨证诊断

荨麻疹在临床上一般分为急性荨麻疹和慢性荨麻疹两种类型，属于中医"瘾疹"范畴，辨证分型均以病机为依据。

1. 风热证

（1）临床证候　疹色鲜红，融合成片，皮温高，瘙痒不止，重则面唇俱肿，汗出受热易起，或有咽干心烦，大便干结，舌红苔薄白或薄黄，脉浮数。

（2）辨证要点　疹色鲜红，瘙痒不止，汗出受热易发，舌红，脉浮数。

2. 风寒证

（1）临床证候　疹色淡红或苍白，皮温不高，瘙痒不止，发无定处，遇寒皮疹增多，舌淡苔薄白，脉紧或缓。

（2）辨证要点　疹色苍白，皮温不高，遇寒加重，舌淡苔白，脉紧。

3. 脾胃虚寒证

（1）临床证候　身发风团，胃纳食少，腹痛腹胀，得温则缓，或恶心呕吐，大便溏泄，舌淡苔白或腻，脉弦缓。

（2）辨证要点　胃纳食少，腹痛腹胀，大便溏泄，舌淡苔白或腻。

4. 血热证

（1）临床证候　风团较少，每到晚间，皮肤先感灼热刺痒，搔后起红紫条块，越搔越多，发时心中烦躁不安，舌红，苔薄黄，脉弦数。

（2）辨证要点　皮色鲜红，灼热瘙痒，舌红苔黄，脉弦数。

5. 血瘀证

（1）临床证候　风团暗红，面色晦暗，口唇色紫，或风疹块见于腰带、表带压迫等处，舌质紫黯，脉细涩。

（2）辨证要点　风团暗红，口唇色紫，舌质紫黯，脉细涩。

6. 肝郁气结证

（1）临床证候　精神抑郁、性躁激怒或劳倦后，风团瘙痒更甚，并有气闷叹息，胁肋疼痛，舌苔薄，脉弦。

（2）辨证要点　气闷叹息，胁肋疼痛，舌苔薄，脉弦。

7. 肝郁化火证

（1）临床证候　风团瘙痒，色红，头昏目赤，胁痛呕苦，舌边红，苔黄，脉弦数。

（2）辨证要点　头昏目赤，胁痛呕苦，舌边红，苔黄，脉弦数。

8. 肝火肠燥证

（1）临床证候　风团瘙痒，鲜红，头痛，目赤，性躁易怒，口苦咽干，胁腹胀痛，大便秘结，肛门灼痛，舌红苔黄，脉弦滑数。

（2）辨证要点　口苦咽干，大便秘结，肛门灼痛，舌红苔黄，脉弦数。

9. 阴血不足证

（1）临床证候　皮疹色淡，瘙痒，头晕目眩，情志抑郁，胁痛隐隐，舌红，口干，脉细弦或带数。

（2）辨证要点　头晕目眩，胁痛隐隐，舌红，口干，脉细弦或带数。

10. 冲任不调证

（1）临床证候　皮疹常在月经前期，或经期加重，反复发作，经后消退，发病时伴有胸乳胀痛，腹痛，性躁易怒，月经不调，或量少，舌淡苔薄，脉弦。

（2）辨证要点　月经前期，或经期加重，伴有胸乳胀痛，舌淡苔薄，脉弦。

11. 气血两虚证

（1）临床证候　体弱患者，风团色淡或白，搔之略呈红色，反复发作，经年不愈，劳累加甚，面色㿠白，食少，神疲，欲睡，苔多薄润，脉濡细。

（2）辨证要点　经年不愈，劳累加甚，面色㿠白，神疲，脉濡细。

12. 肝肾阴虚证

（1）临床证候　皮疹发无定处，发时散红密，颧红，眩晕，腰酸膝软，心烦，盗汗，舌光红，脉细数。

（2）辨证要点　腰酸膝软，心烦，盗汗，舌光红，脉细数。

三、鉴别诊断

（一）西医学鉴别诊断

荨麻疹的诊断不难，主要依靠皮疹的特点和病史来诊断。

1. 荨麻疹性血管炎

急性荨麻疹要注意与荨麻疹性血管炎鉴别，后者的风团通常持续24小时以上，皮损恢复后留有色素沉着，病理提示血管炎性改变。

2. 丘疹性荨麻疹

本病以儿童多见，由跳蚤、螨虫等昆虫叮咬或消化障碍、食物过敏等因素引起，在叮咬的部位出现黄豆或花生米大小的纺锤形红色风团样丘疹，中央略高，可有水疱，边界不清，皮疹常需3~7天才消退，消退后可留有暂时性色素沉着。

3. 荨麻疹型药疹

此病皮疹的特点为大小不等的风团，这种风团性皮疹较一般荨麻疹疹色鲜红且持续时间较长，并有瘙痒。致敏的患者在用药后数分钟或数小时就可以发生。并可伴有头晕、心烦、腹痛、恶心、呕吐及血压下降等。

4. 成人斯蒂尔病

该病在发热过程中，出现皮疹，皮疹形态通常为散在点状红斑，部分皮疹融合成片，呈猩红热样或荨麻疹样；发热以弛张热或间歇热为主，伴关节痛和淋巴结肿大。

（二）中医学鉴别诊断

瘾疹应该与水疥从病因病机和主证上作如下鉴别。

瘾疹一般无年龄差异，由于素体禀赋不耐，外加六淫之邪的侵袭，或饮食不慎、七情内伤、气血脏腑功能失调，导致营卫失和，而发皮疹。水疥多见于儿童，好发于春夏季节，多由于先天禀赋不足，或加之外感风邪，或脾胃运化失调，或虫毒湿热聚结肌肤而发病。瘾疹以鲜红或苍白色风团，伴瘙痒为主症。水疥的主症是散在鲜红色风团，呈纺锤状，顶端有小水疱，瘙痒剧烈。

四、临床治疗

（一）提高临床疗效的要素

1. 急则治其标，缓则治其本

本病急性期发病迅速，可能会出现喉头水肿或过敏性休克，要辨证求因，治疗其本。如为急诊的危重症患者，首先要稳定其标，要迅速采取一切急救复苏措施，稳定生命体征，然后再循证求因，进行病因治疗，如临床思维局限，容易贻误病情。

2. 辨证论治，首分虚实

本病病因较多，且多数患者病因不明，患者病情稳定时，首分虚实，一般认为急性荨麻疹属于实证，治疗以祛邪为先，慢性荨麻疹多为虚证，治疗以扶正为主。辨证论治，加减用药，做到祛邪而不伤正，扶正而不留邪，使得机体阴平阳秘。

3. 中西合璧，内外结合

从西医学的某个角度来说，荨麻疹可以说是一种变态反应性疾病，内服药物多选择抗组胺类药物，这些药物或多或少都有一定的不良反应，如出现腺体分泌减少、嗜酸等不良反应，长期服用可出现中医所述阴虚的表现，治疗中可予以益气养阴扶正治疗。而外治疗法却可以扬长避短，直达病所，恰到好处的发挥作用。故在注重内服药物治疗的同时，还应注重外治疗法，把二者有机的结合起来，协同发挥治疗作用，可以提高临床疗效。

（二）辨病治疗

临床上重点在于对症处理。

（1）出现喉头急性水肿，或有严重泛发性风团的患者，或有血压降低者，可采用0.1%肾上腺素0.3~0.5ml皮下注射，3~5分钟后皮疹与喉头水肿逐渐消失，并应立即吸氧，必要时行气管切开。病情严重者，可采用静脉滴注氢化可的松，每日200mg，或地塞米松，每日10mg，病情稳定后逐渐递减。

（2）剧烈腹痛的患者可采用阿托品或肾上腺素治疗，而后内服或肌内注射抗组胺药物，一般可选择扑尔敏、赛庚啶、苯海拉明，同时可应用维生素C治疗。

（3）合并严重感染或败血症者，结合细菌学培养，积极采用抗生素治疗。

（4）寒冷性荨麻疹口服赛庚啶有一定疗效。

（5）日光性荨麻疹可使用硫酸羟氯喹0.25g，每日2次，饭后服用。

（6）胆碱能性荨麻疹可用阿托品和普鲁苯辛有效。

（7）人工性荨麻疹可使用安泰乐治疗，或在抗组胺药治疗的同时可试用UVA和UVB治疗1~3个月。

（8）严重且对任何剂量抗组胺药均无效的患者，可以选择环孢菌素，每日3~5mg/kg，分2~3次口服，但不良反应较大。

（9）对于严重的自身免疫性荨麻疹，可选用免疫球蛋白，如每日静脉注射免疫球蛋白2g，连用5天。

（10）生物制剂如奥马珠单抗对难治性慢性荨麻疹有一定疗效。

（11）妊娠期间尽量避免使用抗组胺药物，因大多数抗组胺药可以分泌到乳汁中。但如果症状较重，必须采用抗组胺药治疗时，应告知患者目前无绝对安全可靠的药物，在权衡利弊情况下选择相对安全可靠的药物如氯雷他定等。

（12）非镇静作用的抗组胺药同样是儿童荨麻疹治疗的一线选择，不同的药物其最低年龄限制和使用剂量有显著的差别，应遵循药物说明书规范使用。

（三）辨证治疗

1. 辨证论治

（1）风热证

治法：宜疏风清热，佐以凉血。

方药：荆防汤加减。生地黄、石膏、荆芥、白鲜皮、防风、黄芩、苦参、连翘、黄柏、升麻、甘草。

（2）风寒证

治法：祛风寒，调营卫。

方药：麻桂各半颗粒。桂枝、白芍、苦杏仁、生姜、大枣、麻黄、炙甘草。

（3）脾胃证

治法：健脾理气，祛风散寒。

方药：除湿胃苓汤加减。桂枝、泽泻、炒白术、猪苓、炒苍术、茯苓、清半夏、黄芩、陈皮、栀子、甘草。

（4）血热证

治法：凉血清热，消风止痒。

方药：凉血消风散。生地黄、当归、荆芥、蝉蜕、苦参、白蒺藜、知母、生石膏、生甘草。

（5）血瘀证

治法：活血祛风。

方药：活血祛风汤加减或通络逐瘀汤加减。当归尾、赤芍、桃仁、红花、荆芥、蝉蜕、白蒺藜、甘草。或地龙、皂角刺、刺猬皮、桃仁、赤芍、金银花、连翘；加减：风热加金银花、连翘；风寒加麻黄、桂枝。

（6）肝气郁结证

治法：疏肝理气。

方药：柴胡疏肝散加减。柴胡、赤芍、枳壳、香附、川芎、生甘草、菊花、薄荷。

（7）肝郁化热证

治法：清肝泻火。

方药：龙胆泻肝汤加减。龙胆草、黑栀子、黄芩、生地黄、柴胡、菊花、白蒺藜、金银花、生甘草。

（8）肝火肠燥证

治法：清肝通腑，表里两解。

方药：防风通圣散加减。防风、薄荷、连翘、金银花、当归、赤芍、淡子芩、桔梗、生甘草、大黄、芒硝。

（9）阴血不足证

治法：养血柔肝。

方药：一贯煎加减。生地黄、当归、枸杞子、川楝子、桑叶、菊花、赤芍、白蒺藜、醋炒青皮。

（10）冲任不调证

治法：调摄冲任。

方药：桃红四物汤加减。桃仁、红花、川芎、当归、生地黄、白芍、制香附、茺蔚子。

（11）气血两虚证

治法：调补气血。

方药：八珍汤加减。生黄芪、白术、白术、党参、当归、炙甘草、龙眼、白芍、生地黄、牡丹皮。

（12）肝肾阴虚证

治法：滋补肝肾。

方药：六味地黄加减。山茱萸、怀山药、生地黄、赤芍、沙苑子、牡丹皮、制何首乌、炙龟甲、黄柏、生牡蛎等。

2.外治疗法

（1）针刺治疗　皮疹在上半身者主穴取曲池、内关；在下半身者主穴取血海、足三里、三阴交。面部皮疹加合谷；腰部皮疹加肺俞、肾俞；全身皮疹加伏兔、风市、委中、足三里。用平补平泻手法，留针10~15分钟。

（2）耳针　取穴神门、肺区、枕部、荨麻疹区（在耳舟区肘肩点上连线内上1/3处），留针1小时。

（3）放血疗法　急性荨麻疹在双耳尖、双中指尖、双足趾尖，经消毒后用三棱针放血，3日1次；慢性荨麻疹在耳背静脉用三棱针刺放血。

（4）拔火罐疗法　选用大椎、肺俞、神阙穴。留罐10分钟。每天1次，6次为1个疗程。

（5）敷脐疗法　适用于慢性荨麻疹。脐部消毒后，用加味玉屏风散（黄芪30g，防风15g，白术15g，荆芥15g，冰片3g，研极细末）适量；或用加味玉屏风散10g加盐酸苯海拉明片50mg，共研末，直接填敷于脐窝部，外贴胶布固定。每天换药1次，7天为1个疗程。

（6）穴位注射法　适用于治疗慢性荨麻疹。用维丁胶性钙注射液4ml在双侧曲池、血海穴各注射1ml，隔天1次，5次为1个疗程。

3.成药应用

（1）防风通圣散颗粒　治以解表通里，清热解毒。适用于外寒内热，表里俱实的风疹，每次3g，每日2次，口服。

（2）玉屏风颗粒　治以益气固表。适用于表虚不顾的风疹，每次5g，每日3次，口服。

（3）龙胆泻肝丸　治以清肝胆、利湿热。每次1袋，每日2次，口服。

（4）荨麻疹丸　清热祛风，除湿止痒。适用于风、湿、热导致的荨麻疹，每次10g，每日2次，口服。

（5）补中益气丸　治以补中益气。适用于脾胃虚弱者，每次1丸，每日2次，口服。

（6）荆防颗粒　治以发汗解表，散风祛湿。适用于风寒证者，每次1袋，每日3次，口服。

（7）润燥止痒胶囊　治以养血滋阴，祛风止痒。适用于血虚风燥者，1次4粒，1日3次，口服。

（8）湿毒清胶囊　治以养血润燥，祛风止痒。适用于血虚风燥证者，1次3~4粒，1日3次，口服。

（9）乌梢蛇止痒丸　治以养血祛风，燥湿止痒。适用于风湿热邪蕴于肌肤所致的瘾疹，1次2.5g，1日3次，口服。

4. 单方验方

①黄芪15g，防风10g，白术12g，水煎服或代茶饮。

②麻黄、甘草各6g，桂枝9g，白芍9g，水煎服。

③皂角刺、甘草各9g，金银花30g，水煎服。

④浮萍9g，芫荽9g。水煎服。

⑤紫草、赤芍、麻黄、当归、甘草各等份，共为粗末，每服10g，水煎服。

⑥紫草2~3g，水煎，分3~4次服用，用于预防荨麻疹。

⑦蝉蜕5个，池塘里浮萍250g，水煎服。

（四）医家诊疗经验

1. 常贵祥

常贵祥依据"肺主皮毛"，多用辛凉解表药物，在此经验积累上针对内外风与热相搏结的病机，方选银翘散和柴胡加龙骨牡蛎汤加减，药物组成：金银花10g，连翘10g，薄荷8g，生地黄20g，柴胡10g，牡蛎20g，龙骨20g，浮萍15g，地肤子15g，紫苏10g，桂枝10g，甘草片6g。方中金银花、连翘芳香清解，既轻宣透表，又清热解毒；薄荷辛、凉，归肺、肝经，疏散风热，清利头目；生地黄凉血；浮萍、地肤子祛风止痒；紫苏解表行气宽中；柴胡和解表里，配薄荷以疏肝解郁、透邪外出、调畅情志；龙骨、牡蛎重镇安神，平肝息内风。常贵祥认为，此方即可疏散外风，凉血止痒，又可重镇安神，平息内风，改善患者情志。加减：皮损色红，伴有灼热感，心烦，血热者，加栀子、紫草以清心凉血；舌苔黄腻，湿热偏重者，加苦参、薏苡仁等以祛湿；瘙痒剧烈者，加刺蒺藜、白鲜皮、珍珠母以祛风止痒；腹胀、气滞者，加厚朴以行气除胀；便干烦躁者，加用石膏以泻火除烦；口渴多梦，阴血不足者，加鸡血藤以养血通络；气虚者，加黄芪以益气固表。

2. 凌湘力

凌湘力针对荨麻疹，考虑卫表不固、湿热内蕴的特点，用荆芥、防风、蝉蜕、牛蒡子疏风解毒，配丝瓜络搜风通络以加强止痒之功。中医有肺主皮毛，肺与大肠相表里，故用火麻仁以清胃肠道积热。因慢性荨麻疹大多以本虚为主，在祛风的同时注意顾护机体的正气，故利用白芍柔肝养阴、五味子益气固表、乌梅养阴搜风之性，三者均为酸味药的代表药，其作用主要体现在"酸敛"和"酸散"两个方面，酸味药入肝经后，用其"酸敛"之性养血敛阴使肝体"藏血"充足，为肝用提供物质基础，使肝主疏泄功能正常发挥，也正符合酸味药"酸散"之性。久病必虚，气虚则卫表不固，血虚则不能濡养肌肤，加入当归、黄芪以益气养血。甘草能够补虚、解毒。患者病变日久，久病必虚，恐后期因机体免疫力下降皮疹反复发作，故在后期加白术、大枣以益气固表。

3. 陈明岭

陈明岭治疗慢性荨麻疹，常将其分为风湿热证、脾虚湿蕴证、湿热郁闭证、血虚寒凝证、脾虚血燥证、营卫失调证六种证型。陈明岭认为本病的核心病机为风湿热郁于肌肤腠理，内失于疏泄，外疏失于透达，邪正交争而发病。故以疏风清热除湿为主要治法，临证简化消风散为基础方进行加减，其常用药味有：忍冬藤30g，连翘15g，牡丹皮15g，川射干10g，龙骨30g，紫荆皮20g，生地黄15g。脾虚湿蕴证则合用五味异功散，常用药物为：忍冬藤30g，连翘15g，牡丹皮15g，川射干10g，龙骨30g，紫荆皮20g，生地黄15g，太子参15g，茯苓20g，白术15g，生甘草6g，陈皮15g。若湿热偏重者则易太子参为南沙参。脾虚湿蕴兼寒热错杂者则用简化消风散合半夏泻心汤加减，其组成为：忍冬藤30g，连翘15g，牡丹皮15g，川射干10g，龙骨30g，紫荆皮20g，生地黄15g，法半夏10g，酒黄连10g，酒黄芩15g，干姜10g，生甘草6g，大枣15g。湿热郁闭证处方以麻杏石甘汤合简化消风散加减，常用药味：忍冬藤30g，连翘15g，牡丹皮15g，川射干10g，龙骨30g，紫荆皮20g，生地黄15g，生麻黄5g，杏仁10g，生石膏20g，生甘草6g。血虚寒凝证以当归四逆汤合简化消风散加减，常用药物：忍冬藤30g，连翘15g，牡丹皮15g，川射干10g，龙骨30g，紫荆皮20g，桂枝15g，酒白芍15g，当归15g，细辛3g，小通草15g，大枣15g，生甘草6g。脾虚血燥证则于简化消风散的基础上加用养血润肤之药，常用药物为忍冬藤30g，连翘15g，牡丹皮15g，川射干10g，龙骨30g，紫荆皮20g，当归

15g，生白芍15g，丹参20g，女贞子10g，墨旱莲20g。营卫失调证则用玉屏风散合简化消风散加减，具体药物有：忍冬藤30g，连翘15g，牡丹皮15g，川射干10g，龙骨30g，紫荆皮20g，生黄芪20g，生白术15g，防风5g。若风寒偏重再加入桂枝汤，其具体药味为忍冬藤30g，连翘15g，牡丹皮15g，川射干10g，龙骨30g，紫荆皮20g，桂枝15g，酒白芍15g，生姜3片，大枣15g。

4. 蔡念宁

蔡念宁以多皮饮为基础方进行化裁，临证辨病时剥丝抽茧，首辨虚实，对于病情迁延已久者，辨病同时根据本虚标实进一步化裁。蔡念宁按照赵炳南论治荨麻疹分为风寒型、风热型、血虚风燥型的经验，认为属于慢性荨麻疹实证者，应用多皮饮加入芥穗炭、防风炭、蝉蜕、炒槐花、黄柏等以清热凉血、解毒疏风。选用芥穗炭、防风炭而非荆芥穗、防风是遵循赵炳南的经验，以炭类药入血分而清血分之热邪。慢性荨麻疹虚证，当辨气血之不足，血虚风燥者养血和血，佐以鸡血藤、当归等养血活血之品；肺脾不足者佐以生黄芪、白术等健脾益气、固表升阳之品。

五、预后转归

一般而论，急性荨麻疹诱因清楚，病程短，治疗及时预后良好。慢性荨麻疹，病因复杂，病程长，中西药治疗效果均较缓慢，少数患者迁延十余年，反复发作，难以治愈。

六、预防调护

（一）预防

由于荨麻疹是一种过敏反应性皮肤病，因而应注意避免过敏物质，注意饮食调理，加强身体锻炼，调畅情志，在日常生活中

应注意以下几点。

1. 生活调理

（1）避免接触可诱发荨麻疹的各种因素，如化学刺激物，吸入物（花粉、屋尘、动物皮屑、汽油、油漆、杀虫喷雾剂、农药、煤气等）。

（2）注意气候变化，增减衣物，如因冷热刺激而发病者，不宜过分避免冷热，相反宜逐步接触，渐渐延长时间以求适应。

（3）有寄生虫感染者应驱虫治疗，对药物过敏者，用药时应尽量避免使用，若不能避免时可考虑结合抗组胺药同时使用。

（4）注意卫生，避免昆虫叮咬。

（5）积极治疗原有疾病，荨麻疹既是一种独立的疾病，也可能是某些疾病的一种皮肤表现症状。

2. 饮食调理

饮食方面，忌食辛辣、酒类，对某些食物特别是蛋白质一类食物，如鱼、虾、蟹、牛肉、牛奶、蘑菇、竹笋及其他食物过敏者，应禁食。

3. 精神调理

荨麻疹患者应尽量避免精神刺激和过度劳累，因精神刺激、过劳均可导致荨麻疹反复发作。平素患者的朋友与家人应尽量开导患者，以免患者产生抑郁情绪。患者亦应注意培养积极乐观的人生观，工作上注意劳逸结合。保持健康心态，提高抵抗力。慢性荨麻疹的发作和加重，与人的情绪或心理应激有一定的关系。

（二）调护

1. 注意事项

（1）对可疑致敏源应尽量避免，如注射部位出现红斑，应检查是否为注射药物或消毒剂过敏，可行斑贴试验加以鉴别。

（2）对急症患者应在家中备好非那根、氧气、皮质类固醇激素等，以便于抢救，并密切观察病情变化，随时准备送往医院抢救。

（3）饮食宜清淡，避免刺激及易致敏食物，保持大便通畅，必要时应用缓泻药物及肥皂水灌肠。室内禁止放花卉及喷洒杀虫剂，防止花粉及化学物质再次致敏。另外到正规医院做一下变应原检测，明确过敏物质。做针对性的预防，嘱患者戒烟酒。

（4）使用抗组胺药物后易出现嗜睡、眩晕，甚至轻度幻视等，应向患者交待清楚，并告诫患者服药期间避免高空作业、驾车外出等。对老年患者及有心血管疾病的患者，可采取睡前服药法，以减少意外情况的发生。

（5）患者应卧床休息，多饮水，注意保暖，保持大便通畅。床单被褥要清洁，室内保持安静。

（6）患者应尽量避免搔抓，以免增加皮损，加剧瘙痒。

（7）不要热敷，虽然热可以舒缓局部皮肤，但其实是另一种刺激，因为热会使血管紧张，释放出更多的变应原。

2. 食疗

（1）用玉米须15g，已发酵好的酒酿100g。将玉米须放入锅中，加水适量，煮20分钟后捞去玉米须，再加酒酿，煮沸食用。

（2）取黑芝麻30g，黄酒15~30g。芝麻打碎，放杯中，加入黄酒，加盖，放锅中隔水蒸15分钟。每晚睡前1次服食芝麻酒。每日1剂，连食1周。

（3）用香菇泡发后切丝加瘦肉末与粳米煮饭。对治疗小儿荨麻疹、慢性胃炎等症有较好的辅助作用。

七、专方选要

1. 当归饮子

当归15g，白芍20g，川芎10g，生地黄30g，白蒺藜20g，防风10g，荆芥10g，何首乌 15g，黄芪 30g，甘草 6g。本方能养血滋阴、益气固表、疏风散邪。适用于慢性荨麻疹。方中当归辛、甘、温，入心、脾、肝经，《景岳全书》中称其为血中之气药，亦为血中之圣药，能补血活血，润燥止痒。本方将四物汤中熟地黄改为生地黄，因熟地黄性微温，滋阴补血，益精填髓，主在补益，生地黄甘、苦，性凉，滋阴清热，凉血生津，清热效果较熟地黄佳，且能养血生津，故将熟地黄改为生地黄。白芍养血敛阴，柔肝潜阳，能改善因肝阳太过而致内风致病的可能。川芎行气活血，为血中气药，常与当归配伍，使补血而不滞血。以上 4 味药养血活血，以当归为君药，其他 3 味药物为臣药。何首乌性温，为补益肝肾、益精生血要药，可滋阴养血，润燥止痒，滋润肌肤。荆芥、防风为常用药对，是祛风解表要药，使外风从表而解。黄芪味甘，性微温，为补气要药，《本草备要》中载其功效为生血、生肌、排脓内托，为"疮痈圣药"，故生黄芪在此方中的作用，一为生肌，二为固表，扶助正气，抵御外邪，防止外风入里。蒺藜主入肝经，功效为平肝祛风，增强荆芥、防风的祛风之力。生甘草为使药，调和诸药，解何首乌之毒。诸药配伍，使养血活血而不滞血，固表祛风，防外风内扰，同时抑制内风形成，滋阴养肌。有研究显示，当归饮子治疗慢性荨麻疹，比常规抗组胺药物治疗有更高的治愈率、好转率和较低的复发率。

2. 地参祛风合剂

该方适用于慢性荨麻疹。主要由生地黄、苦参、苍耳子等 6 味中药组成，组方宗"治风先治血，血行风自灭"之旨，重在养血祛风。故以生地黄为君药滋阴养血、祛风清热为治本之治；臣辅以苦参，性味苦寒，祛风清热燥湿；佐以苍耳子甘温，祛风胜湿、止痒通窍。全方共奏滋阴清热、祛风胜湿止痒之功。

3. 祛湿化滞解毒汤

浮萍 15g，徐长卿 15g，威灵仙 9g，丹参 15g，鸡血藤 30g，三七粉 3g，生地黄 30g，土茯苓 30g，白鲜皮 12g，陈皮 9g，茵陈蒿 12g，六一散 6g。功能消风祛湿，化瘀通络，活血解毒。适用于慢性荨麻疹。浮萍、徐长卿、威灵仙能祛风通络，除湿解毒；丹参、鸡血藤活血化瘀，养血通络；以三七粉、生地黄凉血解毒；陈皮行气以助活血；以土茯苓"搜剔湿热之药毒"；白鲜皮合陈皮醒脾燥湿；茵陈蒿配浮萍既清热化湿，又解表透疹；六一散清暑利湿，让三焦湿热从水道而泄，使"湿不内恋，风无所依"。诸药共奏消风祛湿，化瘀通络，活血解毒之功。

4. 玉屏风散合当归四逆汤

黄芪 15g，白术 10g，当归 10g，桂枝 10g，防风 5g，白芍 10g，细辛 3g，通草 6g，大枣 10g，炙甘草 6g。功能益气固表，祛风散寒，通经活络。每日 1 剂，水煎，分 2 次服。适用于寒冷型荨麻疹。

5. 苍术苦参汤

苍术、苦参各 18g，蝉蜕、北沙参各 15g，牡丹皮、赤芍、丹参各 12g，大枣、甘草各 6g。功能祛风宁血。方用苍术、苦参、蝉蜕祛风止痒，牡丹皮、赤芍、丹参以活血宁血，并取其"治风先治血，血行风自灭"之意，北沙参滋阴润燥，大枣、甘草甘缓和中，诸药合用，共奏祛风宁血之功，适用于慢性荨麻疹。

主要参考文献

[1] 徐世正. 安德鲁斯临床皮肤病学 [M]. 11版. 北京：科学出版社，2014.

[2] 赵辨. 中国临床皮肤病学 [M]. 2版. 南京：江苏凤凰科学技术出版社，2017.

[3] 范瑞强. 中医皮肤性病学 [M]. 临床版. 北京：科学技术文献出版社，2009.

[4] 边天羽. 中西医结合皮肤病学 [M]. 2版.

天津：天津科学技术出版社，1999.

[5] 中国荨麻疹诊疗指南（2018版）[J]. 中华皮肤科杂志，2019（1）：1-5.

[6] 王刚. 常贵祥教授治疗胆碱能性荨麻疹经验[J]. 中医研究，2020，33（5）：31-33.

第五节 药疹

药物性皮炎又名药疹，是指药物通过口服、注射、吸入、灌肠、栓塞、离子透入、冲洗、滴入、含漱、熏洗、涂擦以及皮试等途径进入人体内引起皮肤黏膜的炎症反应，进入人体的途径以口服和各种注射最为常见。

药物引起的不良反应相当复杂，大致可以分为：药物过量、不耐受性、特发性、继发作用及过敏反应等，药物性皮炎是最常见的过敏反应。

一、病因病机

（一）西医学认识

引起药物反应的药物有数百种，尤以磺胺药、抗生素、解热镇痛药和安眠镇静药最为多见。中药引起药疹的报道逐年增多。单味药引起药疹的有葛根、天花粉、板蓝根、大青叶、穿心莲、丹参、毛冬青、益母草、槐花、紫草、青蒿、大黄等。中成药有六神丸、云南白药、牛黄解毒片等也可以引起药疹。此外近年出品的中药注射用药也有导致药物性皮炎的报道。药物性皮炎发病机制复杂，可以是免疫性或非免疫性的。

1. 药疹的免疫学机制

药物过敏的症状多种多样，可以某几型同时存在。简述一下目前已知的过敏反应类型。

Ⅰ型变态反应：IgE介导的过敏反应，药物或药物代谢产物的半抗原结合到肥大细胞上的特异性IgE抗体，激活肥大细胞或嗜碱性粒细胞释放组胺及白三烯等物质，引起荨麻疹、血管性水肿及过敏性休克等。

Ⅱ型变态反应：特异性抗原IgG或IgM抗体与进入细胞膜的药物抗原结合，在补体的作用下细胞被破坏或被单核吞噬系统清除，如血小板减少性紫癜等。

Ⅲ型变态反应：药物抗原与特异性IgG或IgM抗体形成可溶性免疫复合物沉积在组织，活化补体系统而使组织损伤，如血管炎、血清病样反应等。

Ⅳ型变态反应：药物致敏淋巴细胞介导的细胞毒反应，如药物接触性皮炎、剥脱性皮炎等。

2. 非免疫学机制

免疫效应途径的非免疫性活化：如药物可以直接作用于肥大细胞释放介质引起荨麻疹、血管性水肿，或直接活化补体如放射造影剂引起的荨麻疹。也有的药物改变花生四烯酸的代谢途径，即抑制了环氧化酶，使花生四烯酸产生的前列腺素减少，如服用非激素类抗炎药可发生药疹。

药物的聚集和过量：如汞剂的剂量过大或长期使用，由于蓄积作用可引起药物性肝肾损害等，长期使用阿的平可使皮肤黄染，长期使用砷剂可引起掌跖角化等。药物的不良反应及菌群失调：如细胞毒药物可以致脱发，长期使用抗生素可引发真菌感染等。

总之，药疹的发病机制十分复杂，目前有许多学说尚未得到足够的证明，有待于进一步的研究。

（二）中医学认识

中药毒在隋代《诸病源候论》有专章论述。该论说："凡药有大毒，不可入口、鼻、耳、目。"又说："凡合和汤药，自有限剂，至于圭铢分两，不可乖违，若增加失宜，便生他疾。"还说："其为病也，令人吐下不已，呕逆而闷乱。手足厥冷，腹痛转筋。久不以药解之，亦能至死，速治即无害。"从上述简要摘录，可以看出古人认识到引起中药毒的途径，用药不能违反常规，中药毒的主要证候和预后等。此外，论中还列举了引起中药毒的药物有：钩吻、阴命、海姜、不强药、蓝药、焦铜药、金药、菌药、菰草、乌头等。其中乌头中毒症状，与现代对乌头中毒描述大体相似。

唐代《备急千金要方》载有"解百药毒"篇，明代《外科正宗》描述了砒中毒的临床表现和早期治疗："砒毒者，阳精大毒之物，服之令人脏腑干涸，皮肤紫黑，气血乖逆。败绝则死。初服知觉早者，大蓝根叶捣汁灌之。轻则可解。无蓝处，以生绿豆同水研烂，以水灌之，多则为效，如不解者，以金汁灌之必苏。"近些年来，有关中草药引起药疹的报告日益增多，从目前文献看来，致敏药物有：葛根、天花粉、紫草、大青叶、筋骨草、鱼腥草、毛冬青、穿心莲、千里光、刺蒺藜、贝母、地龙等三十余种，中成药有六神丸、云南白药、益母液、复方柴胡注射液、双黄连注射液、血必净等。总之，中草药也能发生药疹，其发病率有增加倾向。

1. 禀赋不耐

禀赋不耐是指患者先天禀赋的特殊素质，体内具有特殊的内在致病因素，不耐药毒刺激是本病发病的基础。具有这种体质的病患肌肤腠理不密，一旦药物通过口服、注射、吸入等途径进入人体后，毒热外达肌肤，可发斑疹。

2. 药毒浸淫

凡是能引起本病的各种药物对患者均构成药毒。各种药物的毒性不同，有属火热性之品，有属辛温燥烈之药，侵入人体，向内攻侵脏腑，向外淫郁肌肤。火毒温热较轻则发红斑，散在分布；火毒温热较重则红斑密布，甚则弥漫全身皮肤。内服药后，药毒首先伤及脾胃，脾胃运化失调，湿热内生，与药毒搏结，外壅肌肤，则发生红斑、水肿、水疱、糜烂、渗出等。若药毒不解，将会侵及其他脏腑，使病情复杂危重。

二、临床诊断

药疹的临床表现多种多样，同一种药物在不同的机体可发生不同的药疹，同一皮疹也可由不同的药物引起。同一机体在不同时期用同一种药物可出现不同的皮疹。有的药物在数小时或1~2天发病，有的药物则经10天左右的潜伏期后出现。现将常见的药疹的皮肤反应归纳如下。

（一）辨病诊断

1. 临床表现

（1）发疹型　此类型是药疹的最常见类型。临床表现为麻疹样或猩红热样红斑，发病突然，常伴有畏寒、发热、头痛、全身不适等，皮疹始于面部、躯干，以后泛发至全身，有瘙痒，轻重程度不一。轻的仅出现少量皮疹，有轻度瘙痒，停药可自愈。重的波及全身，常伴有浅表淋巴结肿大，甚至可致剥脱性皮炎，预后不良。引起这类药疹的药物大致有：青霉素及其合成衍生物、磺胺类药、巴比妥类、非甾体抗炎药等。

（2）荨麻疹和血管性水肿型　其皮疹特点为大小不等的风团，颜色比一般荨麻疹更红，且持续时间长。自觉瘙痒，可有刺疼或触痛。荨麻疹可作为惟一的症状出现，也可以是过敏性休克的一个症状。部分病患可伴有关节痛，多为大关节受累。呋喃唑酮引起的荨麻疹临床症状重，皮疹广泛且持续时间长。引起这类药疹的药物大致有：青霉素及其合成衍生物、磺胺类药、X线造影剂、非甾体抗炎药、巴比妥类、钙拮抗剂及血管紧张素抑制剂等。

（3）剥脱性皮炎型 又称红皮病型药疹，是严重的药疹之一。其临床表现为全身皮肤鲜红肿胀，可有渗出、结痂、皲裂。可以开始即全身发病，也可在发疹型药疹的基础上发展而来。此型可伴有明显的全身症状，恶寒、发热，可有全身浅表淋巴结肿大、肝损害、蛋白尿等。引起这类药疹的药物大致有：阿司匹林、柳氮磺吡啶、制霉菌素、酮康唑、磺胺类药、苯巴比妥、甲氨蝶呤等。

（4）大疱性表皮坏死松解型 此型药疹是最严重的药疹之一，发病急骤，全身中毒明显，可有高热、疲乏等症状。其发病往往是皮肤突然出现红斑，继而呈弥漫性紫红色或暗红色斑片，常始于皱褶部位，如腋下、腹股沟处，迅速波及全身，触痛明显。数日内红斑上出现疱壁松弛的大疱及表皮松解，稍用力表皮即可擦掉，犹如烫伤，疱壁易擦破而形成糜烂或鲜红的剥蚀面。黏膜亦可受累。严重者常因继发感染、肝肾功能衰竭、肺炎、出血等原因死亡。引起此型药疹的药物有：磺胺类药、保泰松、别嘌呤、苯巴比妥、四环素、卡马西平等。

（5）多形性红斑型 此型药疹的特点为豌豆至蚕豆大小圆形或椭圆形水肿性红斑、丘疹，边界清楚，中心呈紫红色，或有水疱，与水疱型多形性红斑相似，对称分布于躯干四肢，有痛痒感。最严重型为恶性大疱性多形性红斑，又称史-约综合征，是最严重的药疹之一。水疱分布广泛黏膜可严重受累，疼痛剧烈，可伴有高热、腹痛、关节痛等症状。引起此型药疹的药物有：比唑啉酮类衍生物、青霉素、四环素、磺胺类药、柳氮磺吡啶、巴比妥类、卡马西平等。

（6）固定型 本型是药疹中较常见的类型，形态特殊，易于识别。临床表现为局部发生的指甲至直径数厘米大小的红斑，边界清，中央呈紫色，严重者可有水疱或大疱，甚至发生溃疡。1~2周可愈，留以浅褐色斑，数年不退，再次服该药时又在原来发病的部位发病，亦可出现新的皮疹，数量可单个、数个或遍布全身。皮疹可发于全身各个部位，但以口唇、口腔黏膜、龟头、包皮、阴囊、肛周等皮肤黏膜交界处为多见。多数病患无全身症状，少数患者可有发热、恶寒、乏力、食欲减退等症状，发生水疱、糜烂者可有疼痛。引起此型药疹的药物有：磺胺类药、解热镇痛药、苯巴比妥等。

（7）湿疹样型 此型药疹多由于外用药所致，局部发生红斑丘疹、丘疱疹等湿疹样改变，重复用药可致全身泛发。病程可长达1个月以上。引起此型药疹的药物有：抗生素类、氨茶碱制剂等。

（8）光敏皮炎型 此型药疹皮疹形态如同湿疹样，皮疹以暴露部位为重，但非暴露部位亦可受累。分光毒和光敏两种类型，前者是药物增加皮肤吸收紫外线的能量，导致自由基的产生而引起组织细胞毒性损伤。后者为药物吸收紫外线能量使药物分子与载体蛋白形成完全抗原而引起的迟发型变态反应，多表现为湿疹样改变。引起此型药疹的药物有：胺碘酮、吩噻嗪类、补骨脂类、磺胺类、四环素类、非甾体类抗炎药等。

（9）苔藓样疹型 此型皮疹类型在临床表现及组织病理上与扁平苔藓极为相似，紫红色丘疹，可遍及全身，有或无黏膜损害，鳞屑明显，伴有湿疹样改变。愈后留有较明显的色素沉着。停药后皮疹趋于缓解，也有趋于慢性，持续存在很长时间。引起此型药疹的药物有：血管紧张素转化酶抑制剂、β-受体拮抗剂、降脂药、抗生素、非甾体抗炎药、抗组胺药、卡马西平等。

（10）血管炎型 皮疹可表现为紫癜、

瘀斑、结节、坏死，有呈结节性多动脉炎样改变。全身性者可表现有发热、关节痛、浮肿、蛋白尿、血尿或肾功能衰竭。其损伤好发于小血管，其炎症范围可以从轻度的细胞浸润到急性坏死，严重者可侵犯多个脏器的血管，包括皮肤和肾脏。引起此型药疹的药物有：保泰松、吲哚美辛、嘌呤醇、青霉素、红霉素、磺胺类、噻嗪类利尿剂等。

（11）泛发性脓疱型 又称急性发疹性脓疱病。皮疹常开始于面部和皱褶部，逐渐泛发全身。为针尖至小米大小的浅表非毛囊性无菌性脓疱。急性发病有烧灼或痒感，停药几天后消失，呈大片脱屑，严重者脓疱可融合成脓湖，并伴有发热、寒战、白细胞增高、嗜酸性粒细胞增多、低钙血症、肾衰竭等全身症状。偶伴有瘀斑、紫癜、多形性红斑靶形发疹、血管炎样疹、水疱、黏膜糜烂等。引起此型药疹的药物有：β内酰胺、大内酰胺类抗生素、磺胺类、异烟肼、制霉菌素、卡马西平等。

（12）痤疮样疹 其皮疹特点酷似寻常痤疮。表现为毛囊性丘疹、脓疱，发生缓慢，病程比较长，停药后也可拖延数月才能痊愈。引起此型药疹的药物有：碘剂、溴剂、皮质类固醇激素、异烟肼和口服避孕药等。

（13）紫癜型 此型药疹皮疹特点为针尖至绿豆大小的瘀点、瘀斑。引起此型药疹的药物有：奎宁、噻嗪类、磺胺、吩噻嗪等。

（14）药物超敏综合症 此型药疹是药物引起的特异性反应，其特点是发热、皮疹和内脏器官损害，特别是肝损害的三联症状。药物超敏综合症的临床表现：可发生在药物使用后的 7~28 天或更长时间发病，如再次用药可在 1 天内发病。初期症状为发热、体温可达 40℃，停药后也可持续发热数周。其次为面部、口周水肿，全身浅表淋巴结肿大，喉炎。皮疹多为红斑、丘疹或麻疹样发疹，逐渐发展呈暗红色，或融合成片，形成剥脱性皮炎，也可有脓疱生成，或多形性红斑样改变，部分可发展成史 – 约综合征或中毒性表皮坏死症。

内脏损害往往发生在皮疹出现 1~2 周或更长时间。肝损害是最主要的系统症状，血清转氨酶不同程度地增高，一般无黄疸，有黄疸者预后不良。停药后肝损害可继续存在。肾损害常继发于低血压及血流灌注不良引起的缺血，少数发生过敏性间质性肾炎，伴有尿嗜酸性粒细胞计数增多。急性肾衰竭需要短期肾透析。累及心肺较少见，可引起不同程度的间质性肺炎、呼吸窘迫综合征或肺部血管炎、全心炎或心脏衰竭。可累及肌肉引起疼痛，血中磷酸肌酸激酶增高。中枢神经系统可有脑炎或无菌性脑膜炎。泪管侵犯可致眼干综合征及角膜损伤致失明。极少发生附睾炎和胰腺炎。

血液系统异常通常表现为非典型性淋巴细胞增多，常发生在最初 2 周，通常在 2~3 周时嗜酸细胞计数增多，也可见中性粒细胞减少、贫血、再障等。

引起此型药疹的药物有：苯妥英钠、卡马西平、苯巴比妥、磺胺类药、氨苯砜、别嘌呤、米诺环素、呋喃妥英等。

2. 实验室检查

（1）放射变应原吸附试验 用同位素标记 IgE 抗体，测定药物过敏患者血中特异性 IgE 抗体的定量方法。

（2）组胺游离试验 此方法作 I 型变态反应中抗原抗体反应在试管内的检查方法，在应用于药物过敏时，将患者血清与正常人白细胞混合，再加可疑药物，测定由于嗜碱性粒细胞游离的组胺量。或在患者抗凝血中直接添加药物后测定游离组胺量。

（3）嗜碱性粒细胞脱颗粒试验法 用

嗜碱性粒细胞与致敏的药物（直接法）或用兔嗜碱性粒细胞与患者血清加致敏药物（间接法）使嗜碱性粒细胞发生脱颗粒现象，以检查药物过敏源。

（4）淋巴细胞转化试验　外周血液中致敏小淋巴细胞在抗原存在的条件下在试管内培养2~3天，可转化为淋巴母细胞样。根据这种特性可用作鉴定药物过敏中的变应原。

（5）巨噬细胞游走抑制试验　体外培养的致敏淋巴细胞在抗原刺激下可产生巨噬细胞抑制因子，根据这一原理来检查致敏药物。

（6）药物诱导淋巴细胞刺激试验　取患者末梢血单核细胞与可疑药物共培养2个小时以上，测定淋巴细胞增殖反应，如超过正常180%或200%以上即为阳性反应。

此外还有玫瑰花瓣法、皮肤窗试验等方法。但所有这些体外方法结果报道不一，其原因大致为：①药物变态反应类型不同，各个试验法对不同类型的变态反应的结果自然有所不同。②各种药物引起的药疹的抗原决定簇还不清楚，特别是药物进入人体后的复杂代谢过程，更增加了各种试验结果的差异。③用作试验的抗原多半是半抗原性的，在体外未能形成完全抗原也会影响试验结果。

由于以上原因这些试验临床上还未广泛应用，还有待于进一步研究。

3. 组织病理

药物引起的荨麻疹、多形性红斑、结节性红斑、湿疹、红皮症、毛囊炎、血管炎与其他特发性的疾病组织病理是相像的，下面叙述一下有特征性的药疹。

（1）固定药疹　表皮内见到多数坏死的角朊细胞，棘层细胞气球变形，可发展成表皮内水疱。由于破裂细胞的膜仍留在疱内，使疱呈蜂窝状。真皮乳头高度水肿，

可出现表皮下水疱，真皮上部可见到大量的噬色素细胞。真皮浅深层可见到淋巴细胞浸润及少许嗜酸、嗜中性白细胞，还可见到组织细胞及肥大细胞。

（2）药物性大疱性表皮坏死松解症　表皮角朊细胞大片融合性坏死，细胞结构消失，可见核溶解、核固缩及核碎裂。角质层仍呈网篮状，界面空泡变性，表皮下水疱，真皮浅层水肿，浸润细胞以淋巴细胞为主，少许组织细胞及嗜酸性粒细胞浸润。

（3）扁平苔藓样药疹　角质层出现灶性角化不全，颗粒层变薄或消失，界面空泡变性，真皮乳头炎细胞呈带状致密浸润，主要为淋巴细胞、组织细胞，有时还可见到浆细胞及嗜酸性粒细胞，炎症浸润不只在表层，还可达深层。

（二）辨证诊断

1. 血热发斑证

（1）临床证候　起病急，皮疹色鲜红灼热，压之褪色，常为荨麻疹、猩红热、麻疹样的各种形态，波及面广，密集分布或融合成片，也可有紫癜样皮疹，压之不褪色。黏膜较少发病，可有低热，自觉瘙痒，咽干口渴，便秘溲黄，舌质红、苔薄黄，脉数。

（2）辨证要点　红斑为主，病情较轻，黏膜较少发病，舌红苔黄，脉数。

2. 湿热发斑证

（1）临床证候　起病急，皮肤鲜红，压之褪色，圆形、椭圆形或不规则形，间有红色丘疹或水疱，散布或密集，黏膜可受损，出现糜烂、渗出。可伴低热、口干不渴，胃纳欠佳，局部瘙痒，舌质红、苔薄黄或黄腻，脉滑数或弦数。

（2）辨证要点　红斑、水疱为主，皮肤黏膜均可见受累，舌红，苔黄腻，脉弦数。

3.毒热发斑证

（1）临床证候　发病急骤，病情较重。皮疹为泛发大片潮红、深红或暗红斑，或斑上有大疱，疱壁松弛，易擦破脱落，或全身皮肤肿胀潮红，渗出，结痂，继而有大量片状皮屑脱落，黏膜水肿，糜烂，溃疡。常伴有高热，恶寒，头痛，恶心，呕吐，纳呆。舌质红、苔黄或腻，脉弦数。

（2）辨证要点　发展急，皮疹泛发，面积广泛，水疱松弛，黏膜水肿、破溃，舌红，苔黄或腻，脉弦数。

4.气阴两虚证

（1）临床证候　本证多有毒热发斑证转化而来，经过治疗周身皮肤转为暗褐色，干燥脱屑，神疲形倦，气少懒言，口干咽干，舌红少津，苔净或剥脱，脉虚数或沉细。

（2）辨证要点　皮肤转为褐色，气少懒言，舌红少津，苔净或剥脱，脉虚数或沉细。

本病临床表现多种多样，以上四种证型较为常见。血热发斑证以红斑为主，病情较轻，可见于各种药疹的初期。湿热发斑证以红斑、水疱为主，病情较重，多见于水疱类药疹，皮肤黏膜均可受累。毒热发斑证以周身弥漫潮红斑为主，病情严重，多见于剥脱性皮炎、恶性大疱性多形性红斑、大疱性表皮坏死松解症。毒热发斑证经过治疗，病情好转，但耗气伤阴，故后期则转化为气阴两虚证。

三、鉴别诊断

1.麻疹及猩红热

发疹型药疹常需要与麻疹及猩红热等疾病需要鉴别，麻疹的皮肤损害先发生于耳周或耳后、颈两侧、两颊后部及发际，24小时内可遍及面部、颈部、上肢和上胸，继之背部、腹部、大腿，到第3日遍及全身，此时面部表现可以逐渐开始消退，消退次序与发展持续相同，除伴有发热与卡他症状外，还可见柯氏斑，且疹退后遗留色素沉着伴糠麸样脱屑为麻疹的特征。猩红热样的药疹，外观酷似猩红热，但猩红热患者有草莓状舌、口周苍白圈为其特征。最主要是发疹型药疹发病前存在用药史。

2.非药物引起的荨麻疹和多形性红斑

非药物引起的荨麻疹和多形性红斑往往在皮疹的分布上较荨麻疹型药疹和多形性红斑型药疹较差，而且非药物诱发病情的患者主观瘙痒程度也较药疹患者程度稍轻。

3.血小板减少性紫癜

紫癜型药疹需要和血小板减少性紫癜等进行鉴别，血小板减少性紫癜患者瘀点和瘀斑可呈不规则分布，血小板计数减少，骨髓象见巨核细胞成熟障碍。药疹患者有服药史，皮疹常分布于全身，停药且及时规范治疗后，药疹一般缓解较迅速。

总的来说药疹难以与其他原因引起类似症状相区别，需要根据病史及发展过程加以分析做出诊断。

四、临床治疗

（一）提高疗效的基本要素

易患药疹的患者具有先天禀赋的特殊素质，体内具有特殊的内在致病因素，不耐药毒刺激。故该类人群要尽量避免口服、肌内注射、静脉滴注等方式接触到致敏药物，以免病情反复发作。

（二）辨病治疗

首先要去除病因，这是药物反应后要立即采取的第一个措施，虽然不一定能够制止反应的发展，但轻型的反应一般具有自限性，停药后反应常可自动逐渐减轻以至消失。如患者用了几种药物，则根据药物的抗原性和其反应的一般发展规律加以分析，找出可疑药物而去除之。无法确定哪一种药物是致敏药物时，则应停用所有药物。同时嘱患者多饮水或静脉输液以促使体内药物排泄。

1. 轻型药疹

（1）局部治疗　炎症较轻，无水疱的皮疹给予有止痒作用的外用制剂，如炉甘石洗剂等。局限性有水疱，无破溃，瘙痒明显的皮疹可短期外用糖皮质类固醇制剂。对已破溃糜烂的皮疹可先局部湿敷，局部渗出不明显后可使用灭菌消炎的外用药。

（2）系统用药　对于轻型药疹，可口服抗组胺药。瘙痒剧烈甚至影响睡眠者可选用有镇静作用的抗组胺药。病情略严重者，可短期合并应用小到中等剂量的糖皮质激素，病情好转后可逐渐减量以至停药。

① 抗组胺类药物：抗组胺药通常指 H_1 受体拮抗剂。药物通过阻断组胺与效应细胞的 H_1 受体结合而拮抗组胺引起的炎症反应，或通过稳定肥大细胞的细胞膜，阻止组胺及其他炎症介质释放，以治疗变态反应性疾病。组胺 H_1 受体拮抗剂是皮肤科最常用的一类内服药。组胺 H_2 受体拮抗剂抑制胃酸分泌，主要用于消化道溃疡，但也可与 H_1 受体拮抗剂联合治疗慢性荨麻疹及其他一些有关的皮肤病。

乙醇胺类：此类药物有较强抗组胺作用和抗胆碱能作用，常用的有苯海拉明、茶苯海明、氯马斯汀。

烷胺类：此类药物药理作用较强，不良反应小，有的药物可有中枢兴奋的倾向。常用的一代有氯苯那敏、曲普利啶；二代有阿伐斯汀。

哌啶类：此类也称氮杂环己烷类，其抗组胺作用强，并具抗 5- 羟色胺及抗胆碱能作用。常用的一代有赛庚啶；二代有氯雷他定、特非那定、阿司咪唑、咪唑斯汀。

哌嗪类：此类药物作用强而持久。常用的一代有羟嗪、去氯羟嗪、氯环利嗪；二代有西替利嗪。

吩噻嗪类：此类药物抗组胺作用强，多具有显著的镇静作用，并有明显的抗组胺和镇吐作用，可引起光敏。常用的有异丙嗪、美喹他嗪。

其他作用于 H_1 受体的抗组胺药：肥大细胞膜稳定剂是通过抑制过敏反应介质的释放而抗变态反应的一类药物，此类药物常用的有酮替芬、曲尼司特、色甘酸钠。起作用可能是药物抑制肥大细胞内的磷酸二酯酶，抑制细胞内环磷腺苷（cAMP）的破坏和降解，使细胞内 cAMP 浓度增加，阻止细胞外钙离子转运到细胞内，稳定肥大细胞膜，因而阻止肥大细胞释放组胺、5- 羟色胺、过敏性慢反应物质等多种活性介质，阻断变态反应。另外，如奥沙米特、桂利嗪、美喹他嗪、多塞平也是作用于 H_1 受体的抗组胺药。

H_2 受体拮抗剂：H_2 受体拮抗剂与 H_1 受体拮抗剂联合治疗慢性荨麻疹、皮肤划痕症、血管性水肿，可以改善色素性荨麻疹的症状，降低血中组胺水平。常用的作用于 H_2 受体的抗组胺药有西咪替丁、雷尼替丁、法莫替丁。

② 糖皮质激素：能抑制缩血管活性物质的缩血管作用，解除小动脉痉挛，稳定溶酶体膜，减少心肌抑制因子的形成，防止蛋白水解酶的释放和由心肌抑制因子引起的心肌收缩减弱，改善微循环，有抗休克作用。

2. 重型药疹

病情特别严重的，如大疱性表皮坏死松解症，重症大疱性多形性红斑及药物超敏综合征，则需及早采取有效措施。

（1）局部治疗

① 对重症药疹的皮损，如果有烧伤病房的条件，按烧伤处理，采取全身暴露干燥疗法，皮疹局部可用红外线照射。在不具备烧伤病房的条件下，应在采取严格消

毒、隔离、无菌操作的环境下，治疗主要是以减少糜烂皮肤和黏膜渗出、防止局部感染，促进糜烂面愈合为原则。

②皮疹早期渗出明显时可用1：5000或1：10000高锰酸钾湿敷，3%硼酸溶液湿敷，或0.5%~1%聚维碘酮溶液局部湿敷，糜烂面可使用0.5%呋喃西林溶液、0.1%依沙丫啶或含有抗生素的溶液的单层纱布覆盖，并注意保暖。

③口腔黏膜损害可用3%的硼酸溶液3%的苏打溶液或1%过氧化氢清洗或用康复新液、金银花水漱口。疼痛剧烈或进食前可用1%丁卡因或2%利多卡因或2%普鲁卡因溶液含漱。口腔黏膜损害较局限者，可用局部贴敷口腔黏膜薄膜。

④眼部损害也可用3%的硼酸溶液或1%过氧化氢清洗，此后局部用醋酸可的松滴眼液、氯霉素滴眼液滴眼。睡前涂以足够量的金霉素眼药膏或红霉素眼药膏，以免结膜粘连的发生。

⑤皮疹渗出减少，变得干燥脱屑时，可选用0.1%依沙丫啶氧化锌油、1%金霉素软膏、0.5%呋喃西林软膏，或0.1%曲安奈德、1%金霉素、0.3%尿囊素乳膏等比例混合使用。

（2）系统治疗

①大量糖皮质激素静脉滴注，通常以泼尼松每日1~2mg/kg进行换算，可选用甲基泼尼松龙每天80~120mg，或地塞米松每天10~20mg，或氢化可的松每天200~400mg。直至病情稳定后逐渐减量至泼尼松口服。必要时采用大剂量糖皮质激素冲击疗法，甲基泼尼松龙每天250~500mg，连用3日，冲击量后用泼尼松每天1~2mg/kg，然后根据病情逐步减量至停用。

②预防继发感染，因表皮大量剥脱，加之糖皮质激素的大量使用极易引发全身感染，故应采取严格隔离消毒措施，如对房间、床单等的无菌消毒，医护人员无菌操作，以减少感染的发生，如已继发感染则选用适当抗生素治疗。

③注意补液，维持水电解质平衡。使用大剂量糖皮质激素时应注意其储钠排钾作用，同时患者皮肤大面积糜烂的情况下也易造成电解质紊乱。在渗出较多的情况下除补充液体外还要注意补充胶体，必要时输血或血浆。

3. 过敏性休克的治疗

过敏性休克是药物不良反应中最紧急和严重的一种。起病急骤，可出现呼吸道阻塞、周围循环衰竭及中枢神经系统的症状，如胸闷、憋气、四肢厥冷、血压下降、抽搐昏迷、神志不清、大小便失禁等。故必须抓紧时间，就地抢救。

①密切观察呼吸、血压、心率和尿量。取平卧位，立即吸氧，皮下或肌内注射0.1%肾上腺素0.5~1ml，视病情也可将上述剂量加入50%葡萄糖溶液20~50ml中静脉注射。可同时给予100~200mg氢化可的松或地塞米松5~10mg加入5%~10%葡萄糖500ml中静脉滴注。若血压仍低于10.67kPa（80mmHg），可重复注射0.1%肾上腺素0.5~1ml，或去甲肾上腺素2~4mg，或多巴胺20~40mg，或间羟胺20~40mg，加入5%~10%葡萄糖250~500ml中静脉滴注，根据血压情况调整滴注的速度。

②呼吸困难或有呼吸衰竭征兆时可用氨茶碱0.5g加入5%~10%葡萄糖250~500ml中静脉滴注，或哌甲酯20mg，或尼可刹米250mg加入50%葡萄糖溶液20ml中静注。可同时合并使用洛贝林3~10mg肌内注射。对呼吸道阻塞严重者，应及时气管插管，必要时气管切开。

③注意扩张血容量。首日输液量控制在3000~4000ml。首次给药可选用低分子右旋糖酐500ml静脉滴注，滴速宜快。此后给予5%~10%葡萄糖溶液或生理盐水。次日起根据血压、脉搏、尿量或中心静脉压

调整输液量。

④休克后往往合并代谢性酸中毒，可先用5%碳酸氢钠溶液100~200ml或11.2%乳酸钠溶液100ml加入葡萄糖溶液中静脉滴注，此后根据二氧化碳结合率及血气分析结果酌情补充碱性液体。

（三）辨证治疗

1. 辨证论治

（1）血热发斑证

治法：治以清热凉血解毒。

方药：皮炎汤加减。生地黄20g，白茅根12g，生石膏03g，金银花15g，杭白芍12g，知母12g，玄参12g，牛蒡子15g，荆芥9g，防风9g，升麻6g，甘草9g。若红斑面积较大者，重用生地黄，若有紫色或紫红色斑疹，压之不退色，加紫草、白茅根、丹参，瘙痒者，加白鲜皮、白蒺藜。

（2）湿热发斑证

治法：清热利湿，解毒退斑。

方药：龙胆泻肝汤化裁。龙胆草12g，黄芩12g，栀子12g，泽泻12g，木通6g，车前子15g，当归9g，生地黄20g，柴胡15g，薄荷9g，甘草9g，若龟头、外阴等处黏膜处糜烂者可与导赤散合方，胃纳欠佳者，加藿香、佩兰。

（3）毒热发斑证

治法：清营凉血解毒。

方药：清瘟败毒饮化裁。生石膏30g，生地黄30g，犀角6g，生栀子15g，桔梗12g，黄芩15g，知母12g，赤芍12g，玄参12g，连翘12g，竹叶15g，甘草12g，牡丹皮15g，黄连12g，若有糜烂渗出者，加木通、车前子、泽泻；恶心、呕吐者，加竹茹、木香。

（4）气阴两虚证

治法：益气养阴、清解余毒。

方药：增液解毒汤加减。生地黄30g，玄参15g，麦冬15g，石斛12g，沙参12g，丹参15g，赤芍15g，金银花15g，连翘9g，炙鳖甲6g，炙龟甲6g，甘草12g。若气虚明显，去丹参、赤芍，加党参、黄芪，胃纳欠佳者，加白术、茯苓。

2. 外治疗法

（1）皮疹焮红、瘙痒者，可选用九华粉洗剂或三石水外涂。每天2~6次。

（2）若有糜烂、渗出者，可选用地榆湿敷汤水煎放凉后湿敷，每次15分钟，每天2~4次。

（3）皮疹肿胀，无渗出者，可用五石膏外涂，每天2次。

（4）皮肤表皮剥脱者，可用紫冰冬青油纱条外敷、地榆炭油剂或紫草油外涂。

（四）新疗法选粹

（1）静脉注射免疫球蛋白，一般每天5~20g，一般连用3~5天。

（2）血浆置换，清除致敏药物及其代谢毒性产物和介质。

（3）免疫抑制剂，如环孢素可以单用于史－约综合征和中毒性表皮坏死松解症的治疗，其他免疫抑制剂如环磷酰胺、马替麦考酚酯、利妥昔单抗、TNF-α抑制剂等，也有报道应用在药疹的治疗中。

五、预后转归

一般药疹预后良好，而重症药疹如剥脱性皮炎，恶性大疱性多形性红斑，大疱表皮松解症型药疹等预后不良，尤其是大疱表皮松解症型药疹死亡率较高。

六、预防调护

药物反应，尤其是重症药疹对患者危害性大，因此预防有很重要的意义。对药物反应的预防做到完全彻底是不容易办到的，但如能从药物的制造入手，以至医生给药、患者服药，均能审慎从事，则可以大量减少药物反应的发生。

（1）对药物使用严加控制，在用药前首先明确诊断，有的放矢，尽量减少用药品种，杜绝滥用药品，以求减少药物反应的机会，即便出现药疹，也较易明确致敏药物，以便更换或停用致敏药物。

（2）对新用药的成分，包括赋形剂、性能、适应证、禁忌证、不良反应、配伍禁忌等要完全了解，以提高警惕。

（3）用药前要详细询问药物过敏史，避免再次使用曾经过敏的药物，对化学结构相似的药物也要尽量避免使用，以避免交叉过敏反应。对家族药物过敏也要有足够的警惕。

（4）某些器官功能障碍，对药物不能耐受，应特别注意。

（5）用药期间注意警告症状，如发热、皮肤瘙痒、皮疹等，发现时做好停药观察。

（6）有些药物如青霉素、普鲁卡因、抗血清等在使用前要严格遵照操作规程进行划痕或皮内试验。

七、专方选要

1. 荆防汤

荆芥、防风、白鲜皮、黄芩、黄柏、苦参各9g，连翘12g，生石膏30g，升麻3g，蝉蜕、甘草各6g。祛风清热，利湿解毒。用于风热证：全身痒性丘疹或风团性皮疹，怕冷轻，怕热重，口渴心烦，热则痒重，痒重则心烦不安，脉濡或浮滑，舌尖红，黄白苔。方中荆芥、防风、蝉蜕祛风解毒，黄芩、连翘清上焦热，生石膏清中焦热，升麻解毒透疹，甘草和中。加减：便秘，舌苔黄燥加大黄9g，舌质绛红或脉弦滑或皮疹潮红明显者加生地黄30g。

2. 凉血消风汤

生地黄、茅根、生石膏各30g，金银花15g，白芍12g，知母、玄参、牛蒡子、荆芥、防风各9g，升麻3g，甘草6g。凉血清热，解毒祛风。用于气血两燔兼风证：全身性红斑丘疹性皮疹、口干、发热、遇热痒重、烦躁不安、尿赤、便秘、脉洪滑或弦滑有力，舌质绛红，舌体充盈，白干苔或黄燥苔或黄腻苔。方中重用生地黄、玄参、杭白芍、白茅根清血热、生石膏、知母清气分热，牛蒡子清热利咽，荆芥、防风祛风解表，升麻解毒透疹，甘草和中。重症加广角或水牛角粉1g冲服；毒热重加五味消毒饮或三黄汤；舌苔黄燥带刺，便秘者加大黄10g。

3. 土茯苓汤

土茯苓、白鲜皮各30g，茵陈24g，金银花、生薏仁各15g，黄芩、黄柏、栀子、苦参各9g。清热利湿，解毒止痒。用于湿热证：红肿渗出糜烂性皮疹，口干不欲饮，瘙痒，迁延日久不愈，脉濡或滑数，舌质红，舌苔黄腻。方中土茯苓、茵陈清利肝胆湿热，生薏仁清胃热利湿，黄芩、黄柏、栀子苦寒燥湿，苦参、白鲜皮祛肌肤湿热，金银花清热解毒。便秘加大黄9g，外阴或胸腹侧皮疹加柴胡。皮疹潮红明显，舌质绛红者加生地黄30g、玄参9g。

八、研究进展

（一）病因病机

王刚研究团队发现，通过对重症药疹患者血液和皮损组织外泌体非编码RNA进行系列研究，发现重症药疹患者血浆外泌体和皮肤损害组织中存在一种特殊的非编码RNA——miR-375-3p。

这种非编码RNA有两个方面的作用。一方面可作用于皮肤角质，形成细胞内的X连锁凋亡抑制蛋白（XIAP），进而引起细胞凋亡。另一方面，还通过靶向谷胱甘肽过氧化物酶4（GPX4）和铁死亡抑制蛋白1（FSP1），导致角质形成细胞铁死亡，共同参与重症药疹发病。此外，重症药疹患者的皮损组织外泌体高表达Galectin-7和

ALG-2等分子，调控角质形成细胞线粒体凋亡。细胞凋亡、铁死亡和线粒体凋亡，都是重症药疹发生发展过程中，造成表皮细胞广泛死亡的重要环节。为了明确miR-375-3p是否能成为重症药疹的生物标记物，研究团队进行了临床样本的研究和统计学分析。结果显示，miR-375-3p在重症药疹SJS/TEN患者血浆外泌体中的水平，与疾病的严重程度指标呈正相关，也就是药疹越严重，miR-375-3p的含量就越高。当患者经过糖皮质激素等治疗使病情得到控制缓解时，血浆外泌体miR-375-3p水平也随之逐渐降低。因此，通过检测miR-375-3p的水平，不仅可以帮助早期诊断重症药疹，判断病情严重程度，还可用于评估患者的疗效和预后，指导临床救治。研究人员目前正在探索将miR-375-3p作为重症药疹治疗新靶标的可能性。希望能通过抑制其产生，阻断重症药疹的发病过程，起到早期、高效、特异性治疗的作用，以提高救治成功率，挽救更多患者的生命。

（二）治法探讨

（1）李君蒂等用清热凉血法治疗药疹。基本方：紫草、银花、丹参、生槐花、牡丹皮、赤芍、黄芩、制大黄各9g，茯苓皮15g，甘草6g，每日1剂煎服。口干、舌绛者加生地黄12g，玄参9g；高热者加生石膏30g；痒甚者加白鲜皮、地肤子各9g，苦参12g；小便赤黄者加车前子9g。组方中以丹参、赤芍、牡丹皮、槐花为主，入血分，直清血中之蕴热，紫草、金银花性凉，宣透血中之郁毒，佐以大黄、黄芩苦寒，攻泻脏腑之留邪；茯苓皮、甘草为使，利湿解毒。诸药相伍，止沸与抽薪并进，达到"清其内，以杜其源"之目的。

（2）张枫、王香兰以除湿解毒汤治疗湿疹皮炎样药疹。药物组成：白鲜皮、生薏苡、金银花、土茯苓、大豆黄卷各15g，连翘、滑石、紫花地丁各12g。牡丹皮、栀子各9g，木通、生甘草各6g。病发于上部者加升麻、菊花各9g；病发于下部者加牛膝9g；糜烂渗出明显者加黄柏9g、马齿苋30g；瘙痒甚者加苦参9g、地肤子15g。每日1剂，第一、二煎量各为200ml，混匀后，早晚分2次服；第三煎所得液用于皮损面积大者洗浴，小者湿敷每次30分钟，每日2次，一周为1个疗程。忌食鱼虾辛辣之品。白鲜皮既能清热解毒，又能燥湿止痒，兼利小便；生薏米、木通、滑石、大豆黄卷除湿利水；金银花、连翘、土茯苓、紫花地丁清热解毒；栀子、牡丹皮二药相伍，一走气分，一走血分，两清气血之湿热毒邪；甘草不仅能调和诸药，并能"解百药毒"，又可与滑石为伍而成六一散，使湿热毒邪从小便而出。全方共奏除湿利水、清热凉血解毒之效，并且本方外用能更充分地发挥其治疗作用，达到减少渗出，消炎止痒，加速愈合之目的。

（3）宋兆治疗药物性皮炎。所治21例中，服用氯丙嗪所致者8例，奋乃静所致者10例，三氟拉嗪所致者3例。临床表现为局部出现不同程度的斑丘疹、荨麻疹、多形性红斑。治则：益气滋阴，祛风泻火。处方：生黄芪、炒枳壳、牛蒡子各15g，当归、连翘、防风、桑叶、荆芥、玉竹各10g，生地黄、白芍、白鲜皮、地肤子各20g。水煎，分3次温服，以5剂为1个疗程。方中以黄芪生用，重在走表外达肌肤，益气固表，表固则邪不易入；当归、生地黄、白芍、玉竹滋阴养血，使阴血内守；方中牛蒡子取《本草从新》所载本药"辛苦而寒，泻热散结，除风散结，消斑疹，行十二经散诸肿疮痈"之说而加大用量；防风、桑叶、荆芥疏散风邪，透热于外；以白鲜皮、地肤子清热除湿；方中重用枳壳，辛能发散，苦能燥湿，凉能清血热，取其理气、除湿止痒之功，故用之屡效；更以连翘清热解毒，消肿散结。诸药共奏益气滋阴、祛风泻火之功。18例药疹全部消退，3例由于药疹消失约30%，症状减轻未来复诊，无法继续观察。

（4）李立用中医药治疗低分子右旋糖酐迟缓反应性药疹128例。在临床中，每可见到静脉滴注低分子右旋糖酐所致的迟缓反应，虽经西药抗过敏、解毒、镇静及激素治疗，常常疗程长，效果差，给患者在身心上带来了很大的痛苦和不适。在六年中，李立共诊治了此类患者128例，均经过西药抗过敏、解毒、镇静及激素治疗，因疗效较差而停用一切西药，改用中医中药的辨证治疗，全部获得治愈。

该病为药物过敏所致，根据患者的不同临床表现，将该病分为以下二型予以辨证论治。

卫分风毒证：临床表现静脉滴注低分子右旋糖酐后，自觉心急心慌，剧烈瘙痒，甚则如针刺样剧烈瘙痒，奇痒难忍，痒无定处，游走不定，皮肤可见抓痕，冷风吹拂或活动时内衣接触摩擦皮肤均可诱发或加重瘙痒，热水烫擦身体或者抓破皮肤方可暂缓。舌质淡红或红、苔薄白，脉弦或弦数。治法：祛风攻毒。方药：消风散加减。药物组成：荆芥15g，防风15g，蝉蜕10g，胡麻仁15g，淡豆豉15gg，当归15g，生地黄18g，苦参10g，石膏20g，知母10g，甘草6g，僵蚕15g，全蝎2~6g（研末冲服），蜈蚣2~6g（研末冲服）。每日1剂，水煎服。

血分风毒证：临床表现除见卫分风毒之表现外，还可见到皮肤红斑，压之褪色，放手又复，奇痒难忍，同时心急心慌更加严重，令人寝食难安，每欲做狂，表情焦虑，神情疲惫，舌红脉数。方药：清营汤化裁。药物组成：水牛角50g（先煎），珍珠母30g（先煎），生地黄30g，玄参18g，

天花粉18g，淡竹叶6g，麦冬18g，牡丹皮18g，紫草10g，金银花18g，连翘12g，板蓝根18g，黄连3g，黄芩12g，丹参18g，僵蚕12g，淡豆豉12g，全蝎2~6g（研末冲服），蜈蚣2~6g（研末冲服）。每日1剂，水煎服。所有患者全部获得治愈。其中疗程最短的3天，最长的16天，收到了非常满意的效果。

（5）李刚以抗敏止痒汤治疗药疹60例。治疗方法予抗敏止痒汤。这种用药后引起的炎症反应统称为中药毒，进入人体血液，迫血妄行，使血液不循常道，溢于脉外，出于皮肤或黏膜之下，而见鲜红样皮疹；风善行而数变，故见皮疹瘙痒无度，出现抓痕。因此，药疹为药毒夹风入血所致。治宜疏风、清热、解毒、凉血。药物组成：生何首乌15~30g，生麻黄5~15g，大黄（后下）5~15g，薄荷10g，防风10g，蝉蜕10g，僵蚕10g，紫草10~15g，牡丹皮10~15g，赤芍药10~15g，苦参10~15g，黄芩5g，生甘草5g。发热，热重，口干，烦躁不安，小便黄，大便正常者，加板蓝根10~15g，大青叶10~15g，石膏10~30g；伴有消化不良，大便稀者，去大黄、黄芩，加莱菔子5~20g，神曲5~20g，山楂5~20g，茯苓5~20g；大便干结者，加重大黄用量，加杏仁5~10g，桃仁5~10g，火麻仁5~10g；口干不欲饮，舌红苔少，阴虚者，去大黄、黄芩、生麻黄，加生地黄15~20g，玄参15~20g，麦冬15~20g；皮疹成瘀斑连成片者，加蒲黄10~15g、丹参10~15g、川芎10~15g、三七3g。每日1剂，水煎2次取汁300ml，分早、晚2次服；第3煎取汁3000ml沐浴。方中生何首乌清热解毒；薄荷、防风、僵蚕、蝉蜕，疏风止痒；生麻黄、生甘草，发汗平喘透疹；黄芩、紫草、牡丹皮、赤芍药，清热解毒凉血；大黄清热解毒；苦参解毒利湿止痒。诸药合用，共奏疏风清热、解毒凉血、止痒之效。服

药期间禁食生冷、油腻、辛辣及发散食物，少食面食。

主要参考文献

［1］边天羽. 中西医结合皮肤病学［M］. 天津：天津科学技术出版社，1996.

［2］边天羽. 临床皮肤病性病学［M］. 天津：天津科学技术出版社，1997.

［3］徐宜厚. 中医皮肤科诊疗学［M］. 武汉：湖北科学技术出版社，1986.

［4］荆方轶，贾淑琳，范瑞强. 中药制剂所致药疹的特点［J］. 中国医学文摘－皮肤科学，2016（6）：789-792.

［5］陈京京，姚煦，王宝玺. 药物斑贴试验与药疹［J］. 国际皮肤性病学杂志，2014（4）.

［6］李嘉健，王麟鹏. 梅花针治疗药疹医案［J］. 北京中医药，2014，12（33）：960.

［7］张胜利. 中药致药疹患者的临床研究［J］. 临床医药文献电子杂志，2015（26）：5452-5452.

［8］宋坪，杨柳. 药疹的中医辨证论治［J］. 中国社区医师，2010（6）：5.

第十章　红斑鳞屑性皮肤病

第一节　多形红斑

多形红斑是一种以靶形或虹膜状红斑为典型皮损的急性自限性炎症性皮肤病。中医认为多形红斑属于"雁疮""寒疮""猫眼疮"范畴，本病多因禀赋不耐，外受风、寒、湿、热等邪气侵袭，或湿热内蕴，或寒邪内生，致机体营卫失调，经络阻滞，气血凝滞，蕴结肌肤而发。

一、病因病机

（一）西医学认识

目前，多形红斑发病机制还未完全阐明。近年研究表明，多形红斑多因感染和药物诱发，其中细菌、肺炎支原体、沙眼衣原体、单纯疱疹病毒、肝炎病毒、柯萨奇病毒、EB病毒等均可引发多形红斑，而苯巴比妥、磺胺类、青霉素、红霉素等药物进入机体后也会引发多形红斑。多位医学研究者认为，本病是由外源性抗原诱发机体特异性细胞毒反应而导致的急性非化脓性炎症。

（二）中医学认识

关于多形红斑的发病机制，《医宗金鉴》概括为："由脾经久郁湿热，复感外寒凝结而成。"《诸病源候论》指出本病病因病机为："血虚者，亦伤于邪，若重触风寒，则冷气入于疮，令血涩不行，其疮则顽。"

中医认为本病主要是由于素体禀赋不耐，血热或湿热内蕴，复感风热或风寒湿之邪；亦可因饮食失节，食入禁忌，致营卫不和，气血凝滞，拂郁肌肤；甚则毒热炽盛，内陷营血而成危候。总结起来，大致分为以下四类。

（1）风寒侵袭　内因阳气不振，外因风寒之邪外束，卫阳被遏，气血凝滞，寒邪结于肌肤而发为本病。

（2）脾经湿热　由于嗜食辛辣肥甘厚味，损伤脾胃，脾失健运，积湿生热，湿热内蕴而发为本病。

（3）血热内蕴　青年血气方刚，素体血热，阳气旺盛，易生内热，血热内蕴，外淫肌肤，复感风邪，风热搏于肌肤而发为本病。

（4）药毒内攻　素体禀赋不耐，复感药毒，毒热内攻，入于营血，药毒外发，或毒热与湿热搏结，浸淫肌肤而成本病。

二、临床诊断

（一）辨病诊断

1.临床表现

常发病较急，初起可有乏力，畏寒发热，头痛，咽喉痛和咳嗽，关节、肌肉酸痛等是多形红斑的常见前驱症状，约见于1/3病例。重型多形红斑的前驱症状更明显。皮损为多形性，可出现红斑、丘疹、斑丘疹、水疱、大疱、紫癜和风团等。临床根据皮损形态不同可分为红斑-丘疹型、水疱-大疱型及重症型。

（1）红斑-丘疹型　此型常见，病情较轻，全身症状不重。好发于面颈和四肢远端伸侧，口、眼等黏膜处较少受累。皮损主要表现为红斑，初起为0.5~1.0cm大小圆形或椭圆形水肿性红斑，颜色鲜红，境界清楚，逐渐扩大；典型皮损为暗红色斑疹或风团样皮损，中央为青紫色或为紫癜，严重时出现水疱，形成同心圆形靶样皮损或虹膜样皮损。可伴有瘙痒、轻度疼痛和灼热感。皮损经 2~4 周消退，可留有暂时性色素沉着。

（2）水疱-大疱型　常由红斑-丘疹型发展而来，常伴有全身症状。除四肢远端外，可向心性扩散至全身，口、眼及外生殖器黏膜也可出现糜烂。渗出较严重，皮损常发展为浆液性水疱、大疱或血疱，周围有暗红色晕。

（3）重症型　又称史-约综合征，发病急骤，全身症状严重。皮损为水肿性鲜红色或暗红色虹膜样斑点或瘀斑，迅速扩大，相互融合，泛发全身，在此基础上出现水疱、大疱或血疱，尼科利斯基征阳性。累及多部位黏膜，口鼻黏膜可出现糜烂、灰白色假膜，疼痛明显；眼结膜充血、渗出，甚至可发生角膜炎、角膜溃疡、全眼球炎及失明；外阴、肛门黏膜可出现红肿糜烂；呼吸道、消化道黏膜受累可导致支气管肺炎、消化道出血等。可并发坏死性胰腺炎、肝肾功能损害，也可因继发感染引起败血症，若不及时抢救，短期可出现衰竭状态，死亡率可达 5%~15%。

2. 相关检查

（1）一般检查　血常规可出现白细胞总数增多。尿常规可出现尿蛋白、红细胞阳性。其他可出现血沉增快、尿素氮升高。

（2）组织病理　因临床类型不同而有所差异。基本改变为：角质形成细胞坏死，基底细胞液化变性，表皮下水疱形成；真皮上部水肿，血管扩张；红细胞外渗，血管周围淋巴细胞及少数嗜酸性粒细胞浸润。免疫荧光检测无特异性，IgM 和 C3 呈颗粒状沉积在真皮浅表血管丛周围及局灶性真皮、表皮交界部位。

（二）辨证诊断

1. 风寒袭表证

（1）临床证候　多见于冬季，在气候寒冷或潮湿时发作或加重，皮疹好发于四肢末端，色暗红或紫红，指（趾）可肿胀，或见猫眼状斑疹、水疱、风团等，自觉疼痛，遇寒加重；可伴有恶寒，肢冷；舌淡，苔薄白，脉濡缓。

（2）辨证要点　遇寒发作或加重，好发于四肢末端，色暗红或紫红，伴有恶寒、肢冷。

2. 湿热蕴结证

（1）临床证候　皮疹为鲜红色斑或斑丘疹，上有水疱，瘙痒，灼热，甚或糜烂滋水，有黏膜损害；常伴有发热、咽痛、口干、关节酸痛、便秘、小便黄；舌红，苔薄黄或黄腻，脉滑数。

（2）辨证要点　皮疹为鲜红色，灼热感，甚或糜烂滋水，有黏膜损害，伴有发热、咽痛、口干等表现。

3. 热毒炽盛证

（1）临床证候　发病急骤，皮疹广泛，可见红斑、大疱、糜烂、出血及黏膜损害；常伴有高热，畏寒，头痛，甚至神昏，谵语；舌红，苔黄，脉滑数。

（2）辨证要点　起病急，皮疹广泛，常伴有高热，畏寒，甚至神昏，谵语。

三、鉴别诊断

（一）西医学鉴别诊断

多形红斑要注意与下列疾病相鉴别。

1. 冻疮

寒冷季节多发，皮损好发于暴露部位，如四肢末端、面部和耳廓，特征性皮损为紫红色水肿性斑块，气温升高时可自行消退，皮疹常伴有瘙痒感。

2. 手足口病

手足口病主要表现为口腔黏膜溃疡性疱疹及四肢末端水疱样皮疹，近年来常在儿童中流行。主要病原体为柯萨奇病毒 A16 和 EV71。多见于 5 岁以下儿童。潜伏期 3~7 天，发病前可有不同程度的低热、头痛、纳差等前驱症状。主要表现为疼痛性口腔炎，在口腔的硬腭、颊部、牙龈及舌部出现疼痛性小水疱，很快破溃后形成溃疡，周围绕以红晕。1~3 天后手足口部出现皮损，皮损初为红色斑丘疹，很快发展为 2~4mm 大小水疱，疱壁薄，内液清亮，周围绕以红晕，水疱溃破后可形成灰白色糜烂面或溃疡。皮损可同时发生在手、足和口腔，也可呈不全表现，以口腔受累最多见，可达 90% 以上。皮肤及黏膜病变较轻，以斑丘疹多见，少见多形性皮疹。重症病例可见心脏及脑部病症，但皮疹反而不典型，部分年龄较小的儿童伴有厌食、吞咽困难、呕吐和腹痛。病程为自限性，约 1 周左右，愈后极少复发。

3. 大疱性类天疱疮

大疱性类天疱疮是一种好发于 60 岁以上老年人的自身免疫性表皮下大疱病。好发于胸、腹部，四肢近端及手足部。典型皮损为在外观正常的皮肤或红斑的基础上出现紧张性水疱或大疱，疱壁较厚，呈半球状，直径可从小于 1cm 至数厘米，疱液清亮，少数可呈血性，疱不易破，破溃后糜烂面常覆以痂或血痂，可自愈。少数患者也可出现口腔等黏膜损害，但较轻微。本病进展缓慢，如不予治疗可持续数月至数年，也会自发性消退或加重。

4. 红斑狼疮

本病可与亚急性红斑狼疮中的环形红斑型鉴别。由小红斑或小丘疹逐渐扩大，中央消退，外周为轻度隆起浸润的环形或弧形水肿型红斑，红斑平滑或有少许鳞屑，环形红斑可融合成多环形或不规则形。常伴有发热、口腔溃疡、浆膜炎、关节痛等症状，也可有血沉加快，部分患者抗核抗体（ANA）阳性、抗 Ro/SSA 和抗 La/SSB 抗体阳性。

5. 皮肤黏膜淋巴结综合征

本病与多形红斑有相似之处，可见口、眼、皮肤病变，但少见疱疹、紫癜及痂疹。

6. 水痘及疱疹样皮炎

可见斑丘疹、疱疹、痂疹，但其皮疹大小差异不多，病情一般较轻。

7. 中毒性表皮坏死性溶解症

中毒性表皮坏死性溶解症与多形红斑有许多相似之处。发病与过敏有关，易伴细菌感染，尤以金黄色葡萄球菌多见，以婴儿患病者多。发热、皮肤红斑及压痛为先驱症状，出现疱疹后迅速出现广泛的表皮坏死，上皮大片脱落。也见口炎及结膜炎。病程进展很快，常伴脱水、继发感染，甚至出现败血症，预后不良。

（二）中医学鉴别诊断

1. 风热疮

红斑为椭圆形，黄红色，边缘不整齐，呈锯齿状，斑的长轴与皮纹方向一致，好发于躯干及四肢近端，无黏膜损害。

2. 火赤疮

皮疹呈多形性，以簇集性的成群小水疱为主，常排列成环状，皮疹分布于躯干及四肢近端，瘙痒剧烈，黏膜较少累及，病程反复，呈慢性。

四、临床治疗

（一）提高临床疗效的要素

（1）根据病因病机，掌握治疗总则，治疗可能存在的感染，停用可能相关的药物，尽可能做好皮肤黏膜的护理。

（2）内治和外治相结合，内外合治，标本兼顾。

（3）根据临床表现掌握病情严重程度，重症者中西医结合积极治疗。

（二）辨病治疗

应积极寻找病因，可能为药物引起者应停用一切可疑药物。轻症患者多在数周内自愈，仅需对症处理；重症型往往可危及生命，需积极治疗。

1. 外用药物治疗

原则为消炎、收敛、止痒及预防感染。无糜烂处可外用炉甘剂洗剂或糖皮质激素霜，有渗出糜烂时可用3%硼酸溶液或生理盐水湿敷，局部破溃者可外用0.5%新霉素霜、莫匹罗星等预防感染；加强口腔、眼部护理，口腔黏膜糜烂者可用1%~2%利多卡因外涂，防止眼睑粘连和失明。

2. 系统药物治疗

（1）轻症患者口服抗组胺药。

（2）重症患者应尽早给予足量糖皮质激素，如泼尼松每天1~1.5mg/kg口服，或等剂量的氢化可的松、地塞米松或甲基泼尼松龙静脉注射，待病情控制后逐渐减量，同时给予支持疗法，维持水、电解质平衡，保证足够的热量、蛋白质和维生素摄入。

（3）若明确合并感染者，应积极抗感染治疗。如细菌感染，则应给予足量敏感抗生素，如明确病毒感染，则及时给予抗病毒治疗。经常复发的单纯疱疹病毒相关多形红斑患者，需给予至少6个月的抗病毒治疗。

（4）重症患者可早期静脉滴注免疫球蛋白治疗，每天400mg/kg，可以抑制Fas-FasL介导的角质形成细胞凋亡，同时可以中和毒素。可单独使用，也可和糖皮质激素联合应用。

（5）免疫抑制剂治疗　免疫抑制剂为一类非特异性抑制机体免疫功能的药物，通常在治疗自身免疫性皮肤病时与糖皮质激素联用，以增强疗效，有助于激素减量及减少不良反应。目前用于治疗重症型多形红斑的免疫抑制剂不多，主要药物包括环磷酰胺和环孢素。有研究表明，环孢素A可降低死亡率，但其使用仍存在争议。在临床实践中，由于环磷酰胺与环孢素起效慢且不良反应较大，因此不作为治疗重症型多形红斑的一线用药，一般在其他药物治疗无效或不宜使用的情况下使用。

（三）辨证治疗

1. 辨证论治

（1）风寒袭表证

治法：和营散寒，温经通络。

方药：桂枝汤加减。桂枝（去皮）15g，芍药9g，生姜9g，大枣（切）9g，甘草（炙）6g。

（2）湿热蕴结证

治法：清热解毒，祛风利湿。

方药：消风导赤散加减。生地黄15g，赤茯苓15g，牛蒡子10g，白鲜皮10g，金银花10g，薄荷10g，木通10g，黄连30g，甘草30g，荆芥6g，肉桂6g。

（3）热毒炽盛证

治法：清热凉血，解毒利湿。

方药：犀角地黄汤加减。犀角（水牛角代替）30g，生地黄24g，芍药12g，牡丹皮9g。

2. 外治疗法

（1）针灸疗法

①体针：风寒证取肝俞、肾俞、命门、内关、关元、足三里、阿是穴，用温针或灸法，先泻后补，留针20~30分钟，每日1次。风湿热证取足三里、曲池、阿是穴，施泻法，留针20~30分钟，每日1次。热毒炽盛证取委中、合谷、曲泽、曲池、大椎，施泻法，留针15分钟，每日1次。

②徐氏针刺疗法：取疹局部、血海、足三里穴。风寒型酌加列缺、合谷；风热型加大椎、曲池、外关；湿甚者加阴陵泉。

皮损部常规消毒后，取三棱针，用攒刺法直刺皮损红斑点的中央，进针 1~2mm，行震颤手法，使针刺周围产生热胀感，持续数秒钟退针。其他穴位用毫针行泻法，得气后留针 30 分钟。10 分钟捻针 1 次，隔日治疗 1 次，5 次为 1 个疗程。

③耳针：取肾上腺、皮质下、神门，毫针刺或埋针，每日 1 次。

（2）中药外敷治疗

①斑疹潮红而不渗液，瘙痒无度者，用九华粉洗剂外洗，每日 1~2 次。

②皮肤糜烂者，用三黄洗剂外擦，或用青黛散麻油调捺，或祛毒油膏外用，或紫色消肿膏外用；黏膜糜烂者，用青吹口散或锡类散外吹，每日 4~5 次；伴有口腔损害时，金莲花片含服，每次 1 片，每日 2~3 次。

③对糜烂渗出较多者，用生地黄榆、黄柏各 30g，硼砂 15g，煎水待凉，渍渍局部，每日 3~4 次，每日 20 分钟。

④取鲜马齿苋 100g，地榆 30g，洗净捣碎，加水 1000~1500ml，煮沸，不宜久煎，待水温降至 40℃左右时，用 5 层纱布制成湿敷垫，浸入药液后取出，拧至不滴水为宜，然后敷于皮疹处，每 10 分钟更换 1 次，连续更换 3 次，共 30 分钟，每日 2~3 次。

⑤自拟中药外敷方：白鲜皮、苦参各 20g，鸡血藤 30g，白芷、地肤子、当归、牡丹皮、刺蒺藜、乳香、没药、怀牛膝、土茯苓各 10g。用水 400ml 煎煮至 200ml，取汁浸湿无菌纱布后外敷患处皮疹 10~15 分钟，每日 2 次。

3. 成药应用

（1）白芍总苷胶囊 治以养血柔肝，敛阴收汗，每次 2 粒，每日 2~3 次。

（2）雷公藤多苷片 用于风湿热瘀，毒邪阻滞，治以祛风解毒、除湿消肿，每次 2 片，每日 2~3 次。

4. 单方验方

（1）三花一子藤 生槐花 10g，红花 10g，白菊花 10g，地肤子 10g，何首乌藤 15g，水煎服，每日 1 剂，早、晚分服。

（2）二甘汤 甘遂、甘草各 9g，水煎先熏后洗患处 10~15 分钟，每日 1 次，连续 2 周为 1 个疗程。

（3）取昆明山海棠根（木心去皮）20g，用水 400ml，先浸泡 24 小时，用原浸泡水煎煮 40 分钟，将煎煮液倒出，再加水 400ml，再煎煮 40 分钟，将两次煎煮液在 1 日分 3 次服（饭后半小时），连服 6 日，休息 1 日，为 1 个疗程。

（四）新疗法选粹

1. 卡介菌多糖核酸注射液肌内注射

卡介菌多糖核酸注射液是一种新型免疫调节剂，通过调节机体的细胞免疫、体液免疫，刺激网状内皮系统，激活单核 - 巨噬细胞，从而增强机体的抗病能力。操作方法为肌内注射，每次 1ml，每周 2~3 次。适应证：红斑 - 丘疹型多形红斑。

2. 生物制剂皮下注射

依那西普为可溶性抗肿瘤坏死因子融合蛋白，是肿瘤坏死因子 α（TNF-α）拮抗剂，通过抑制 TNF-α 可以起到控制炎症、阻断病情进展的作用。操作方法为皮下注射，注射部位可为大腿、腹部和上臂。成人推荐剂量为 1 次 25mg，1 周 2 次。儿童推荐剂量为 1 周 400μg/kg，最大剂量为 50mg，分次皮下注射。适应证：重症型多形红斑。

3. 血液净化治疗

包括以往的血浆置换疗法以及目前较新的血液灌流技术。虽然存有不少争议，但是积极效果的报道占多数。适应证：重症型多形红斑。

（五）医家诊疗经验

1. 赵炳南

赵炳南认为，本病多因血热或内有蕴湿，复感风热或风寒之邪，以致营卫不和，气血凝滞，郁于肌肤或因饮食失节、食入禁忌而诱发。临床辨证为血热型及寒湿型。血热型主症为损害色红或鲜红，水疱较多，自觉灼热，常有发热、咽痛、口干、关节痛，大便干，小便黄，舌质红，苔白或微黄，脉弦滑或微数。病机为血热夹湿，复感毒邪。治法：清热凉血，解毒利湿。方剂：凉血五根汤加减。具体用药：白茅根30g，茜草10g，紫草根10g，生地黄15g，牡丹皮10g，板蓝根12g，防己10g，车前草15g，薄荷3g（后下），菊花10g。寒湿型主症为皮疹颜色较暗，遇寒冷则加重，关节疼痛，下肢沉重，手足发凉，大便不干或溏，小便清长，舌质淡，苔白，脉沉细或迟缓。病机为脾湿内蕴，复感寒邪。治法：健脾除湿，温散寒邪。方剂：当归四逆汤加减。具体用药：桂枝10g，吴茱萸10g，干姜6g，当归10g，白芍10g，茯苓10g，白术10g，鸡血藤15g，陈皮6g。

2. 朱仁康

朱仁康认为，多形红斑大致可分为风热型和风寒型两型。风热型证属风热伤营，血郁成斑，多于春秋发病，发于颜面及四肢，斑色鲜红或起水疱，略见瘙痒，脉弦滑，苔薄黄。治宜散风清热，活血消斑。方用升麻消毒饮加减，具体用药：当归尾、赤芍、金银花、连翘（去心）、牛蒡子（炒）、栀子（生）、羌活、白芷、红花、防风、甘草（生）、升麻、桔梗（小剂各3g，中剂各5g，大剂各6g）。风寒型证属风寒外袭，寒凝血瘀，多发于寒冬之季，病发于肢端、耳边等处，斑色紫红或暗红，类似冻疮，苔薄白，脉缓。治宜温经通络，活血和营。方以当归四逆汤加减。

3. 张志礼

张志礼治疗本病分血热型和寒湿型两型。血热型症见损害色红或紫红，水疱较多，自觉灼热，常有发烧、咽痛、口干、关节痛，大便干，小便黄，舌质红，苔白或微黄，脉弦滑或微数。辨证属血分蕴热，兼感湿毒。治宜清热凉血，解毒利湿。方选凉血五根汤加减：白茅根30g，茜草根10g，紫草根10g，生地黄15g，牡丹皮10g，板蓝根12g，防己10g，车前草15g，薄荷3g，菊花10g。寒湿型症见皮疹颜色较暗，遇寒冷则加重，关节疼痛，下肢沉重，手足发凉，大便不干或溏，小便清长，舌质淡，舌苔白，脉沉细或迟缓。辨证属脾虚湿盛，兼感寒邪。治宜健脾除湿，温散寒邪。方选当归四逆汤加减：桂枝10g，吴茱萸10g，干姜6g，当归10g，白芍10g，茯苓10g，白术10g，鸡血藤15g，陈皮6g。

4. 王文春

王文春根据病因病机、症状分为两型。①风寒湿型：每于气候寒冷潮湿时发病或症状加重，天气转暖后逐渐减轻或消失，以秋、冬季节多见，易复发。皮疹以斑丘疹为主，色泽暗红或紫红色，可查及特征性损害——虹膜样红斑，多见于四肢远端、耳廓等部位，形如冻疮，患处痒而微痛，皮温下降，指（趾）肿胀，肢冷，遇冷加重，得热则减，腹痛，小便清长，便溏，舌质淡苔白，脉沉濡。治以温经通络，祛寒化湿。方用当归四逆汤加减：桂枝10g，吴茱萸10g，干姜6g，当归10g，白芍10g，茯苓10g，白术10g，鸡血藤15g，陈皮6g。②风湿热型：多见于春、秋季节，红斑色呈鲜红，或以水疱、大疱为主，甚则糜烂，可分布全身，常常累及黏膜，全身症状明显，可查及虹膜样红斑，发热头重，神倦乏力，纳呆呕恶，关节酸痛，便秘或黏滞不爽，甚则高热恶寒，恶心呕吐，病程长，舌红苔黄，脉多滑或数。治以清热利湿，凉血解毒。方用解毒泻心汤加减：黄连、防风、荆芥、栀子、黄芩、牛蒡子、滑石、玄参、知母、石膏各3g，甘草、木通各1.5g。

5. 周宝宽

周宝宽治疗多形红斑以疏风、清热、散寒、除湿、解毒、化瘀、解郁为治法，随证加减。

临床辨证为湿热毒蕴结肌肤，治以清热解毒，健脾利湿，疏风消疹，方用自拟疏风解毒消斑汤外洗，药物组成：金银花、连翘、蝉蜕、防风、荆芥、苦参、马齿苋、白术、茯苓、泽泻、知母、葛根、甘草各10g。水煎外洗及浴足，每天2次，每次30分钟。联合自拟疏风消斑膏外涂，药物组成：防风、荆芥、柴胡、浮萍、牛蒡子、野菊花、黄柏、地肤子、蛇床子、苦参、当归、丹参、甘草各10g。将以上药粉打为细末后过筛，用白凡士林为基质调成30%软膏，每天2次外涂。

临床辨证为寒湿阻络，毒瘀互结，治以疏风散寒，化瘀通络，方用自拟散寒通络汤外洗，药物组成：桂枝、白芷、羌活、制附子、防风、荆芥、苍耳子、白术、茯苓、当归、川芎、香附、牛膝、桃仁、红花、蒲公英、甘草各10g，细辛5g。水煎外洗及浴足，每天2次，每次30分钟。联合散寒消斑酊外涂，药物组成：桂柳、白芷、羌活、制附子、苍耳子、白鲜皮、苦参、白芍、当归、丹参、鸡血藤、白矾、土荆皮、地肤子、蛇床子、甘草各10g，细辛5g。将上药用75%乙醇浸泡10天过滤，每100ml过滤液中加水杨酸5g，溶解后备用。每日外涂患处1~2次。

临床辨证为肝郁气滞，风热袭表，治以疏肝解郁，疏风清热，泻火消斑，方用自拟解郁疏风消斑汤外洗，药物组成：柴胡、郁金、佛手、香附、丹参、三七、蝉蜕、牛蒡子、防风、金银花、连翘、北沙参、甘草各10g。水煎外洗及浴足，每天2次，每次30分钟。联合行滞消斑酊外涂，药物组成：柴胡、郁金、木香、枳实、青皮、蒲公英、紫花地丁、苦参、白鲜皮、蝉蜕、当归、何首乌、地肤子、蛇床子、天冬、麦冬、甘草各10g。将上药用75%乙醇浸泡10天，过滤备用。2次/天，外涂。均取得显著疗效。

五、预后转归

轻型多形红斑新皮损一般出现3~5天，偶可达1~2周。病程一般短于4周，大部分在2周左右。有些复发性轻型多形红斑的患者，复发可发生于前一次发作的病损消退之前。重型多形红斑患者大多数可在6周后痊愈。虽然重型多形红斑可有复发，但比轻型多形红斑少得多。

典型的轻型多形红斑没有重要的并发症，但重型多形红斑常常导致严重的并发症。最常见的是眼并发症，角膜炎和继发的视力减退可并发于黏膜表面的急性损害或作为结膜瘢痕的晚期并发症。亦有报告眼球穿孔和虹膜炎者。有眼受累的患者10%造成永久性视力减退。偶有报告胃肠道并发症，特别是食管炎和狭窄。可能伴发药物诱发性肝炎。心肌损害、血液学并发症和肾累及都曾有报告，但不常见。重型多形红斑病例30%有上呼吸道受累和肺炎，偶尔可见气胸和纵隔气肿，严重者所发生的死亡常与肺炎有关。重型多形红斑皮损严重而广泛时，亦可发生甲脱落和发疹性痣。如果有些皮损为中毒性表皮坏死松解症的形式，则死亡率可达50%。这些患者的死亡率与受累皮肤表面积的百分比有关。液体和电解质平衡和败血症是重要的问题。

六、预防调护

（1）**一般调护**　注意防寒和保暖，避免病情加重。因药物诱发者，宜立即停药。

（2）**饮食调护**　注意慎食鱼虾等海鲜及姜蒜、辣椒、韭菜等腥发之物。多食富含维生素的新鲜水果及蔬菜。风寒型最忌生冷之物，可选服性味辛甘温热之食品以温通经脉、祛散寒邪；湿热型忌肥甘之品，宜食健脾助运、淡渗利湿之品。

（3）**加强消毒隔离**　本病皮损明显，部分患者达到"体无完肤"的严重程度，增加了感染的风险，因此应加强消毒隔离。可予单间隔离，禁止陪伴，定时探视，进入病房者应加穿隔离衣及戴外科口罩，操作者戴无菌手套。空气净化机 24 小时运转，紫外线空气消毒每天 2 次，每次 30~60 分钟；用含氯消毒液湿拖病室地面并擦拭床头柜、椅、门窗，床上物品经高压消毒后方可使用。

七、专方选要

1. 自拟消斑汤

（1）**风寒凝滞证**　桂枝 10g，附子 10g，干姜 10g，细辛 10g，白芍 15g，川芎 20g，当归 15g，生地黄 25g，黄芪 30g，麻黄 10g，党参 15g，陈皮 15g。桂枝、附子、干姜、细辛温阳散寒通络，白芍、川芎、当归、生地黄行气活血养血，黄芪、党参健脾益气，麻黄解表散寒、解肌止痛，陈皮行气燥湿。

适用范围：多于秋、冬季发病，皮损颜色暗红，遇寒冷则加重，下肢沉重，大便不干，小便清长，舌淡，苔黄白，脉缓。

（2）**风湿热毒证**　牛蒡子 10g，黄芩 15g，黄连 15g，金银花 25g，连翘 15g，板蓝根 15g，生地黄 25g，赤芍 15g，紫草 15g，生甘草 15g，土茯苓 15g。牛蒡子、黄芩、黄连、金银花、连翘、板蓝根清热解毒泻火，生地黄、赤芍凉血活血解毒，紫草凉血清热解毒，生甘草解毒和药，土茯苓祛风利湿止痒。

适用范围：多于春、秋季发病，皮损颜色鲜红，水疱较多并有渗液，伴有发热，咽干口燥，关节疼痛，便硬溲黄，舌红，苔薄黄或黄腻，脉滑数。

（3）**热毒炽盛证**　水牛角 10g，板蓝根 15g，生石膏 15g，大青叶 15g，牡丹皮 15g，赤芍 15g，大黄 9g，地肤子 15g，紫草 15g，路路通 15g，苦参 15g，白芷 15g。生石膏、水牛角清热泻火，板蓝根、大青叶清热解毒，牡丹皮、赤芍滋阴凉血，大黄泄热凉血、燥湿解毒，地肤子、紫草、路路通解毒利湿，苦参、白芷祛风利湿止痒。

适用范围：皮疹色鲜红，高热，头痛，乏力，关节疼痛，胸痛，呕吐腹泻，周身黏膜广泛糜烂、溃疡、结痂，口干渴欲饮，烦躁不安，舌绛，苔黄糙，脉弦细数。

2. 桂枝汤合玉屏风散加减

药物组成：黄芪 30g，白芍、鸡血藤各 20g，防风、白术各 15g，桂枝、蝉蜕、僵蚕各 10g，甘草 6g，生姜、大枣各 5g。桂枝汤方中桂枝辛温发散以调卫，白芍酸苦微寒以和营，二药配伍，既可调和营卫，又可散中有敛，使汗出不伤正，敛不碍邪。配生姜、大枣以增强桂枝、白芍和营卫之功，甘草调和诸药。玉屏风散益气固表，方中黄芪益气健脾，白术健脾益气，防风祛风邪，三药合用使腠里得密，卫表得固，邪不得入。鸡血藤养营通络，蝉蜕、僵蚕祛风凉血。加减：风寒症状明显者加麻黄 15g，细辛 6g，干姜 9g，半夏 12g；湿热症状明显者加黄芩 15g，黄连 9g，连翘 15g，茯苓 15g，泽泻 12g，薏苡仁 20g；热、毒、瘀症状明显者加金银花 25g，连翘 15g，蒲公英 30g，生地黄 30g，紫草 15g，三七粉 3g（冲服）。

适用范围：阳气不足，卫外不固，风寒湿外袭，以致营卫不和；或湿热内蕴，风热外感，郁于皮肤；或热毒炽盛，蕴阻肌肤者。

3. 当归四逆汤加减

药物组成：当归 12g，桂枝 9g，白芍 9g，细辛 3g，通草 6g，大枣 8 枚，炙甘草 8g，黄芪 18g，徐长卿 10g。方中当归为血中圣药，与白芍相合，共奏补血荣经之用；桂枝、细辛温经散寒，温通血脉关节；黄芪补气固表，徐长卿活血祛风，消肿止痛，大枣益气健脾养血，甘草益气，调和药性，助君药之力。

适用范围：寒湿阻络型多形红斑。

4. 清热解毒方

药物组成：石膏 9g，水牛角 20g，金银花 10g，知母 10g，红花 20g，连翘 10g，柴胡 10g，甘草 20g，怀牛膝 15g，竹叶 20g。方中石膏清透邪热生津，清热降火，利尿益气；水牛角解热凉血；金银花清热解毒；知母清热泻火；红花散瘀止痛；连翘清热解毒；柴胡解表退热；甘草清热解毒，调和诸药；怀牛膝补肝肾，强筋骨；竹叶清热利尿，生津止渴；诸药合用，清热凉血。

适用范围：热毒炽盛型多形红斑。

主要参考文献

[1] 赵炳南，张志礼. 简明中医皮肤病学 [M]. 北京：中国中医药出版社，2014.

[2] 陆闻生. 重症多形红斑及中毒性表皮坏死松解症治疗的研究进展 [J]. 中国临床保健杂志，2014，17（4）：437-439.

[3] 王弦聪. 吕培文辨证论治多形性红斑临床经验 [J]. 中国中医药，2014，（12）：15.

[4] 周探，周宝宽. 多形红斑外治验案 [J]. 辽宁中医药大学学报，2013，15（1）：210-211.

[5] 韩宪伟，刘贵军. 自拟消斑汤治疗多形红斑 50 例报告 [J]. 中国民康医学，2013，25

（8）：52-53.

[6] 陈丽娜. 王玉玺治疗多形性红斑经验 [J]. 实用中医药杂志，2013，29（2）：117.

[7] 赵宇. 玉屏风散合桂枝汤加减治疗多形红斑 43 例 [J]. 实用中医药杂志，2014，30（4）：283-284.

[8] 姜丽华. 当归四逆汤治疗寒冷性多形红斑的临床价值分析 [J]. 当代医学，2015，21（28）：159-160.

[9] 李琼，赵芬. 清热解毒方联合免疫球蛋白治疗重症多形红斑型药疹的疗效观察 [J]. 湖北中医杂志，2020，42（3）：18-20.

[10] 张淼. 中药外敷联合西药治疗儿童多形性红斑（热毒内蕴型）临床疗效观察 [J]. 湖北中医药大学学报，2019，12（1）：77-80.

第二节　玫瑰糠疹

玫瑰糠疹是一种急性炎症性红斑、丘疹、鳞屑性皮肤病，以分布广泛的、覆有糠秕状鳞屑的玫瑰色斑疹为特征，多见于健康的儿童和青年人，病程呈自限性。

一、病因病机

（一）西医学认识

迄今，玫瑰糠疹的病因尚未明了，可能与以下因素相关。

1. 感染因素

本病有好发于春、秋季的倾向，患者可有前驱症状，近期常有上呼吸道感染史，皮肤上先出现母斑，发病可集中，很可能与病毒感染有关。

2. 免疫机制

研究柯萨奇 B 组病毒与玫瑰糠疹的关系时发现，柯萨奇 B 组病毒对机体的感染损伤是通过形成循环免疫复合物、激活补体造成的，即通过体液免疫造成。

（二）中医学认识

中医文献对本病早有记载，《诸病源候论》首先提出本病病名并对其病因做了分析："风癣，是恶风冷气客于皮，折于血气所生，亦作圆文匡郭，但抓搔顽痹，不知痛痒，其里亦有虫。"《医宗金鉴》认为："此证由风热闭塞腠理而成，形如紫疥，痛痒时作，血燥多热。"《外科秘录》称"风热疮"，《外科正宗》称"风癣"，并对本病的症状做了描述："风癣如云朵，皮肤娇嫩，抓之则起白屑。"

1. 风热蕴肤

血热之体，感受风邪，或汗出当风，风邪闭塞腠理，郁于肌肤形成本病。

2. 风热血燥

过食辛辣炙煿，或情志抑郁化火，血分蕴热，热伤阴液而化燥生风，或复感风热外邪，两邪合而致病。

3. 湿毒蕴结

脾失健运，湿热内生，外感毒邪，湿与毒蕴结肌肤，发为本病。

二、临床诊断

（一）辨病诊断

1. 临床表现

（1）本病好发于10~40岁，春、秋季多见。

（2）好发于躯干和四肢近心端，面部、小腿一般不受累。

（3）少数病例发疹前1~2周可有全身不适、头痛、低热、咽痛、淋巴结肿大等前驱症状。

（4）皮疹初期为椭圆形或圆形淡红色或黄褐色斑片，直径为3~5cm，边缘略高起，被覆糠皮样鳞屑，称为母斑或先驱斑，常为1个，多位于胸、颈、腹、背或四肢等处。

（5）母斑出现1~2周，躯干及四肢近端相继出现大批形态与母斑基本相同，但较母斑较小的继发斑，特征性继发斑的直径是0.5~2cm的圆形或卵圆形斑，淡红色或黄褐色，有细小皱纹，边界清楚，覆有稀薄的糠秕样鳞屑，皮损长轴与皮纹方向一致。

（6）部分患者可有口腔损害。

（7）非典型玫瑰糠疹表现为母斑缺乏或出现2个以上的损害，继发斑缺乏或呈不对称分布，有丘疹型、水疱型、紫癜型、荨麻疹型、湿疹样型等。

（8）多有轻度或中度瘙痒，少数剧痒或不痒。

（9）病程自限，一般为4~6周，少数可半年以上，很少复发。

2. 相关检查

（1）发作期表现为血IgM升高，IgA正常，C3下降，CD4$^+$正常，CD8$^+$明显升高，CD4$^+$/CD8$^+$明显降低，循环免疫复合物明显增多。

（2）皮肤病理特征类似于浅表性血管周围性皮炎改变。

（二）辨证诊断

1. 风热蕴肤证

（1）临床证候　发病急，疹色较红，覆有糠疹鳞屑，瘙痒较重，伴身热恶风，心烦口渴，小便黄，大便干；舌红，苔白或薄黄，脉数或浮数。

（2）辨证要点　发病急，疹色较红，覆有糠疹鳞屑，瘙痒较重。

2. 风热血热证

（1）临床证候　皮损为鲜红或玫瑰红斑片，上覆少量鳞屑，分布于躯干和四肢，瘙痒，病程长。溲赤，便秘。舌红，苔薄，脉滑数。

（2）辨证要点　病程较长，疹色红，鳞屑少，瘙痒较重。

3. 血虚风燥证

（1）临床证候　主要见于病程已久，皮肤干燥，皮疹色淡红，鳞屑较多，或有剧烈瘙痒；伴有咽干。舌质红，少津，脉沉细。

（2）辨证要点　病程久，皮损色淡红，皮肤干燥，瘙痒重。

三、鉴别诊断

（一）西医学鉴别诊断

1. 脂溢性皮炎

无母斑，好发于皮脂腺旺盛处，鳞屑较油腻，若不治疗，皮损将持续存在，而不会自行消退。

2. 二期梅毒疹

皮损呈铜红或暗红色，全身分布，手掌及足跖有铜红色的圆形脱屑性红斑，梅毒血清反应阳性可确诊。

3. 钱币状湿疹

发病部位不定，炎症明显，皮损多形，有丘疹、水疱，或丘疱疹，倾向湿润糜烂，自觉瘙痒剧烈。

（二）中医学鉴别诊断

1. 圆癣

一般皮疹数目不多，中心有向愈倾向，四周常有红晕、丘疹、小水疱等。

2. 紫白癜风

多发于胸背、颈侧、肩胛等处，皮损为黄豆至蚕豆大小的斑片，微微发亮，先淡红或赤紫，将愈时成灰白色斑片。

3. 白疕

皮损为大小不等的红色斑片，其上覆有较厚的银白色鳞屑，搔抓后有露水珠样点状出血，病程较长，易在冬季复发。

四、临床治疗

（一）提高临床疗效的要素

（1）熟练掌握诊断要点。

（2）中医辨证准确。

（3）中西医结合综合治疗。

（二）辨病治疗

1. 止痒

口服抗组胺药可以减轻瘙痒，口服氨苯砜100mg，每天2次，对个别水疱型玫瑰糠疹有效；肌内注射曲安奈德20~40mg，或口服泼尼松，每天15~40mg，可使泛发型或严重的玫瑰糠疹很快减轻。但必须指出，糖皮质激素可减轻皮损和瘙痒，但并不能缩短病程，在部分患者中甚至可使病情加重。

2. 光疗

（1）半导体激光治疗（红光治疗）　适用于初期周身红斑疹，伴瘙痒明显者，可选用半导体激光治疗，每天2次，5~10天为1个疗程。

（2）窄谱中波紫外线治疗（黑光治疗）　周身暗红斑疹，鳞屑明显，浸润厚者，进行全身窄谱中波紫外线治疗，隔日1次，7次为1个疗程。

3. 局部外用药治疗

少数玫瑰糠疹患者伴剧痒，因搔抓而致皮损湿疹化者，除外用糖皮质激素以缓解症状，对皮肤干燥者还可外用润肤剂。

4. 免疫增强药和丙种球蛋白

静脉滴注丙种球蛋白2.5g，1日1次，连续10天为1个疗程。

（三）辨证治疗

1. 辨证论治

（1）风热蕴肤证

治法：疏风清热，解毒止痒。

方药：银翘散加减。金银花 12g，连翘 12g，桔梗 9g，薄荷 3g，荆芥 6g，蒲公英 12g，竹叶 9g，炙桑皮 9g，甘草 5g，芦根 15g，桑叶 12g，菊花 9g，木通 3g，黄芩 9g，龙胆草 6g。

痒甚者加白鲜皮 15g，地肤子 15g。

（2）血热风热证

治法：清热凉血，祛风解毒。

方药：消风散加减。当归 6g，生地黄 6g，防风 6g，蝉蜕 6g，知母 6g，苦参 6g，胡麻仁 6g，荆芥 6g，苍术 6g，牛蒡子 6g，石膏 6g，甘草 3g，木通 3g。

（3）血虚风燥证

治法：养血润肤，祛风止痒。

方药：当归饮子加减。当归 20g，川芎 20g，白芍 20g，生地黄 20g，白蒺藜 20g，防风 20g，荆芥 20g，何首乌 10g，黄芪 10g，甘草 10g。

2. 外治疗法

（1）针灸疗法

① 毫针：主穴取曲池、血海、风池。风热蕴肤证配风门、尺泽以疏风清热；血热风盛证配委中、耳尖以清热凉血；血虚风燥证配膈俞、足三里、三阴交以养血润燥。留针 20~30 分钟，每天 1 次，7 天为 1 个疗程；

② 耳针疗法：情绪烦躁者，或瘙痒明显、夜寐欠安者，选神门、心、肝、内分泌等腧穴埋耳针，或以王不留行籽行耳穴贴压以安神止痒，2~3 天治疗 1 次；初起皮损色红，瘙痒明显者，可在耳尖行放血疗法以清热泄火，1 日 1 次，7 天为 1 个疗程。

（2）拔罐疗法　主穴取大椎、曲池（双）、血海（双），根据发病部位取配穴，躯干上部加大杼（双）、肺俞（双）；躯干中部加膈俞（双）、肝俞（双）；腰以下加肾俞（双）；上肢加外关（双）、肩髃（双）；下肢加委中（双）、足三里（双）。首先取主穴，以 75% 乙醇常规消毒后，用

一次性三棱针对准穴位迅速刺入 2~4mm，立即出针，用闪火法将玻璃罐吸附在穴位上，留罐 10~15 分钟，使拔罐处出血 1~2ml。起罐后用 75% 乙醇棉球涂擦针孔及附近血迹，并用乙醇棉球按压止血片刻，然后根据发病部位取配穴，进行针刺，施平补平泻法，留针 20 分钟。每日 1 次，5 次为 1 个疗程。

（3）中药湿敷　皮疹初起，色鲜红，伴瘙痒明显者，可选用马齿苋、黄柏、连翘、白鲜皮等中药水煎，置凉后予冷湿敷以清热解毒，每次治疗 30~60 分钟，10 分钟更换 1 次，每天 2 次，7 天为 1 个疗程。

（4）中药熏洗　风热蕴肤证、血热风盛证，可选用马齿苋、连翘、黄柏、黄芩等清热凉血中药煎水进行熏洗；血虚风燥证，可选用当归、鸡血藤、丹参等养血活血润肤的中药煎水熏洗、泡浴。每次 20~30 分钟，每天 1 次，7 天为 1 个疗程。

（5）中药涂擦　根据皮疹情况选用解毒、润肤、止痒的中药软膏涂擦皮疹处。

3. 成药应用

（1）防风通圣丸　适用于风热蕴肤证，每次 6g，每日 2 次。

（2）疏风解毒胶囊　适用于风热蕴肤证，每次 4 粒，每日 3 次。

（3）一清胶囊　适用于血热风盛证，每次 2 粒，每日 3 次。

（4）复方青黛丸　适用于血热风盛证，每次 6g，每日 3 次。

（5）润燥止痒胶囊　适用于血虚风燥证，每次 4 粒，每日 3 次。

（6）当归丸　适用于血虚风燥证，每次 10~20 丸，每日 2 次。

4. 单方验方

（1）自拟玫瑰祛疹汤　玫瑰花 30g，生地黄 15g，金银花 15g，板蓝根 20g，天花粉 10g，生槐花 15g，苦参 10g，白鲜皮 15g，地肤子 20g，防风 10g，蝉蜕 10g，白

茅根10g。血热风盛证加生石膏20g，黄连10g；燥伤营血证加沙参15g，石斛10g，白芍10g，火麻仁20g。水煎汤剂，分2次温服，12天为1个疗程。

（2）治玫瑰糠疹验方　生地黄、土茯苓各30g，知母10g，黄芩9g，栀子8g，紫草12g，白附子25g，马钱子5g，荆芥穗6g，透骨草10g，蜈蚣3条，冰片15g。共研细末，加醋与酒比例3∶1调稀擦患处，1日6次，7天为1个疗程。

（3）取紫草、金银花、地肤子各10g，板蓝根30g，大青叶15g，莲房、荆芥、防风各12g，生甘草6g。水煎服，每日1剂，分早、晚2次服。

（4）紫草合剂　紫草30g，当归、麦冬、玄参、荆芥、防风、白鲜皮各10g，生地黄15g，蝉蜕、甘草各5g。水煎服，早、晚分服，每日1剂，7天为1个疗程。

（5）单方紫草　紫草15~30g，煎服，每日1次；小儿剂量为6~15g。一般10日为1个疗程。

（四）新疗法选粹

308nm准分子激光治疗

首次照射剂量200J，每周2次。照射后未出现红斑、水疱或疼痛者，逐渐增加照射剂量，每次增加50J。

（五）医家诊疗经验

1. 欧阳恒

欧阳恒用多皮饮结合各种药物来治疗本病，具体用药：若发病较急，皮疹色泽鲜红，瘙痒较剧，伴舌质红、苔薄黄、脉数者，用茯苓15g，扁豆皮10g，大腹皮10g，冬瓜皮10g，牡丹皮10g，地骨皮10g，桑白皮10g，白鲜皮15g，川槿皮10g，干姜皮10g，紫草10g，刺蒺藜10g；若病程较长，皮肤干燥，鳞屑细少，伴舌质红、苔少、脉细者，将茯苓减为10g，加

当归12g，鸡血藤10g，其余药物药味、剂量不变，每日1剂，口服。7天为1个疗程，共治疗2个疗程。

2. 赵炳南

赵炳南用凉血五花汤加减治疗玫瑰糠疹，具体用药：白茅根30g，生地黄15g，牡丹皮10g，生槐花15g，紫草根15g，赤芍10g，白鲜皮15g，地肤子10g，防风10g，剧痒者加刺蒺藜、苦参；心烦口渴者，加生玳瑁、天花粉；病程长者，加鸡血藤、何首乌藤、丹参。

3. 王文春

王文春治疗玫瑰糠疹，风热犯表型处方：银翘散加减。药用金银花30g，连翘10g，牛蒡子10g，大青叶30g，板蓝根30g，山豆根6g，焦栀子10g，干生地黄10g，牡丹皮10g，生薏苡仁30g，六一散30g，玄参10g。水煎服，每日1剂，每天2次。同时予炉甘石洗剂外用。属血虚风燥型者，治以清热凉血，散风止痒，予自拟紫草槐花汤加减。药用龙胆草10g，黄芩15g，干生地黄30g，牡丹皮15g，白茅根30g，板蓝根30g，紫草15g，槐花30g，车前子15g，车前草15g，泽泻15g，白鲜皮30g，苦参15g，地肤子10g，土茯苓30g，生石膏（先煎）30g。水煎服，每日1剂，每天2次。同时予炉甘石洗剂外用。

五、预后转归

玫瑰糠疹是一种急性、自限性丘疹鳞屑性皮肤病，病程一般为4~8周，少数可半年以上，很少复发，预后较好。

六、预防调护

（1）生活起居　注意劳逸结合；保持室内通风，适宜湿度；保持皮肤清洁，忌搔抓皮肤，避免外用刺激性药物；宜穿着宽松、浅色棉质衣物以减少对皮肤的刺激；洗浴时水温不宜过高以避免刺激皮损；夏

季避免日光暴晒皮肤。

（2）饮食调理　嘱患者清淡饮食，勿食辛辣刺激及油腻等食物，光疗期间勿服用光敏性食物。

（3）情志调摄　玫瑰糠疹患者多以青壮年为主，多存在焦虑情绪，应及时与患者沟通，疏导其不良情绪。

七、专方选要

1. 三花透疹汤

邢荣升以三花透疹汤治疗血热型玫瑰糠疹，以凉血清热化瘀、活血消风止痒为治则。基本组方：槐花20g，生地黄20g，板蓝根20g，紫花地丁20g，玫瑰花20g，大青叶20g，白鲜皮15g，金莲花12g，紫草10g，牡丹皮6g，炙甘草6g。方中以槐花、玫瑰花、金莲花为主药，生地黄、紫草、紫花地丁入营血，以清解血分之瘀热，具凉血消斑之效；板蓝根、大青叶、白鲜皮共用解肌清热，使在肌表之风热有外泄之机，配合辛温可防单用寒凉而凉遏肌膜，增强开郁达邪之功；牡丹皮走表达郁，对热伤阴血而致的血分蕴热皮肤瘙痒效力极佳；甘草调和诸药，并有缓和病势之功。现代药理研究证实，生地黄有抑制毛细血管通透性、抗渗出、改善微循环的作用。紫草、甘草既有抗病毒作用，又可抗变态反应。其中紫草广泛用于变态反应性皮肤病，对多种炎症有抑制作用。牡丹皮能显著抑制5-羟色胺、组胺和缓释肽等炎症介质释放，抑制多形核细胞向炎症区移行浸润，对毛细血管的通透性有显著抑制作用。

2. 平玫汤

陈建宏等以自拟平玫汤加减内服治疗风热血燥型玫瑰糠疹。基本组方：地骨皮15g，莪术15g，土茯苓20g，苦参10g，生地黄20g，生石膏20g，牡丹皮15g，徐长卿15g，赤芍15g，鱼腥草20g，甘草10g。方中生地黄可清热凉血，生津，降燥去火；土茯苓可解毒除湿；生石膏可泻火清热，解肌发汗；鱼腥草可清热解毒，消炎；牡丹皮可消炎止痛，活血清热，祛瘀；徐长卿可止痒消肿；莪术可祛瘀消肿，破血行气；地骨皮可凉血，清肺降火；赤芍可清热凉血；苦参可祛风止痒；甘草可补气、调和诸药。诸药合用，共奏活血、祛风止痒、清热解毒之效。现代药理研究表明，土茯苓具有抑制炎症介质、免疫细胞等效果，可通过抑制致敏T淋巴细胞，减轻炎症反应；鱼腥草、牡丹皮具有提高免疫力、抗菌、抗炎、抗过敏等作用；莪术具有增强免疫功能、抗菌抗炎等作用；赤芍提取物具有抑制血小板聚集、抗炎、抗菌、抗溃疡等作用。

主要参考文献

［1］曹凤娟，刘吉元，徐海环，等. 308nm准分子激光联合口服依巴斯汀等药物治疗玫瑰糠疹的效果［J］. 武警医学，2019，30（11）：921-923.

［2］周文丽，王思农. 王文春治疗玫瑰糠疹经验［J］. 中医药导报，2014，20（16）：100.

［3］冯蕙裳，蔡玲玲，杨柳，等. 李元文教授治疗玫瑰糠疹经验［J］. 环球中医药，2015，8（6）：730-732.

［4］邢荣升. 三花透疹汤治疗玫瑰糠疹50例临床疗效观察［J］. 世界最新医学信息文摘，2016，16（44）：104.

［5］杨武韬，林鹃. 黄柏合剂湿敷配合耳穴治疗玫瑰糠疹血热风盛证100例的临床疗效研究［J］. 中国医学工程，2015，23（12）：141.

［6］王鹏，刘付华，唐岚，等. 复方氟米松软膏联合窄谱中波紫外线治疗玫瑰糠疹40例临床观察［J］. 中国药业，2017，26（14）：20-22.

［7］畅晓元，刘岩. 自拟生青汤联合窄谱中波紫外线治疗玫瑰糠疹的疗效观察［J］. 中国

医药指南，2020，18（11）：176-177.

［8］陈建宏，何秀玉，王欣，等. 中西医结合
治疗风热血燥型玫瑰糠疹临床研究［J］. 按
摩与康复医学，2019，10（16）：34-36.

［9］孙凯亮，贺朝霞，赵晔. 凉血消风散加味
联合氟芬那酸丁酯及 NB-UVB 治疗玫瑰糠
疹临床观察［J］. 光明中医，2019，34（7）：
1091-1093.

［10］褚娜，温小美. 消疹散联合紫外线光疗、
盐酸左西替利嗪治疗玫瑰糠疹疗效观察
［J］. 四川中医，2018，36（10）：152-155.

第三节　银屑病

银屑病是一种以皮肤损害为主要表现的慢性、复发性、炎症性疾病，典型皮损为鳞屑性红斑、斑块，此外还可影响关节、心血管和代谢系统等，造成多系统损害。本病的确切病因尚未清楚，目前认为，本病是在遗传背景下与环境、感染、免疫、内分泌、药物等多种因素相互作用而导致的疾病。中医古籍中有关"白疕"的描述与银屑病的典型临床表现最为接近，如《医宗金鉴·外科心法要诀》载："（白疕）生于皮肤，形如疹疥，色白而痒，搔起白皮。"

一、病因病机

（一）西医学认识

1. 流行病学

本病的发病率在世界各地差异很大，与种族、地理位置、环境等因素有关。大体来说，寒冷地区人们的患病率较热带地区偏高，白种人患病率较高，其次为黄种人，最低的为黑种人。

2. 发病机制

国内外对本病的病因和发病机制都进行了不少研究，虽然取得了进展，但至今尚未完全清楚。对本病的发生和发展的主要原因和诱因有以下几种学说。

（1）遗传因素　流行病学、HLA 分析和全基因扫描分析研究均支持银屑病的遗传倾向。据国内报道，10%~23.8% 的银屑病患者有家族史，国外文献报告 10%~80% 不等。

（2）感染因素　感染一直被认为是促发或加重银屑病的重要因素。

（3）免疫因素　近年来，多认为银屑病是在遗传因素影响下，T 淋巴细胞介导的多种细胞因子异常引起的免疫性皮肤病。

（4）内分泌因素　临床中常见到妊娠期间银屑病皮损明显改善，甚至消失，但分娩后却又加重的现象，这可能与妊娠期间雌激素及孕酮的水平改变有关。

（5）神经精神因素　神经精神因素在银屑病发病中的作用已越来越受到人们的重视，精神压力、过度紧张均可诱发或加重本病，一些学者已将银屑病归为皮肤身心疾病一类。

（6）其他因素　吸烟、酗酒、季节、环境因素等均为诱发银屑病的危险因素。吸烟和酗酒已被研究证实与银屑病相关。我国 1984 年的银屑病流行病学调查发现，银屑病初次发病为春季最高，加重为春季和冬季最高，缓解为夏季最高，可见银屑病的发病与复发与季节呈相关性。

（二）中医学认识

中医认为，本病主要是由于素体热盛，复因外感六淫，或过食辛发酒酪，或七情内伤等因素使内外合邪，内不得疏泄，外不能透达，化火生热，热壅血络，拂郁肌肤而成。若病久或反复发作，则阴血被耗，气血失和，化燥生风，或经脉阻滞，气血凝结。若血热炽盛，毒邪外袭，蒸灼皮肤，气血两燔，则郁火流窜，瘀滞肌肤，形成红皮；若湿热蕴久，兼感毒邪，则见密集

脓疱；若风湿毒热或寒邪痹阻经络，则手足甚至脊椎大关节肿痛变形。

1. 素体热盛

湿热内蕴或阳盛阴虚之体质，感邪易从阳化热、化燥，火热之邪蕴伏营血，流于肌肤，发为红斑；热伤营血，肌肤失养，则起白屑；化燥生风，风盛则痒。因而素体热盛是银屑病发生的主要原因。

2. 外邪侵袭

初起多因风寒、风热、风湿之邪侵袭肌表，致营卫不和，气血失调，郁于肌肤；或因外感风邪或夹杂燥热之邪，客于肌表；或因湿热蕴积，兼感毒邪，内不得利导，外不得宣泄，阻于肌表。

3. 七情内伤

情感内伤，气机壅滞，郁久化火，以致心火亢盛，热伏营血，流于肌表。

4. 脾胃失和

过食腥发物或辛发酒酪，脾胃失和，气机不畅，郁久化热，复受风热毒邪，发于肌肤。

二、临床诊断

（一）辨病诊断

1. 诊断要点

（1）皮损初为针尖至扁豆大的炎性红色丘疹，常呈点滴状分布，迅速增大，表面覆盖银白色多层性鳞屑，状如云母。鳞屑剥离后，可见薄膜现象及筛状出血，基底浸润，可有同形反应。陈旧皮疹可呈钱币状、地图状等。

（2）皮疹好发于头皮、四肢伸侧，以肘关节面多见，常可泛发全身。

（3）部分患者可见指、趾甲病变，轻者呈点状凹陷，重者甲板增厚，光泽消失。发于头皮者可见束状发。

（4）起病缓慢，易于复发。常有明显季节性，一般冬重夏轻。

（5）可有家族史。

2. 临床分型

根据银屑病的临床特征，一般可分为寻常型、红皮病型、脓疱型及关节病型四种类型。

（1）寻常型银屑病　此型临床最多见，大多急性发病，皮损初起为针尖大小丘疹，逐渐扩大为绿豆至扁豆大的淡红或鲜红色丘疹或斑丘疹，可融合成形态不同的斑片，境界清楚，表面覆盖多层银白色鳞屑，状如云母，刮除成层鳞屑尤如轻刮蜡滴（蜡滴现象），鳞屑剥离后可见淡红色发光半透明薄膜（薄膜现象），剥去薄膜可见点状出血（筛状出血）。银白色鳞屑、薄膜现象及筛状出血是本病的临床特征。皮损形态各异，急性期可呈点滴状，陈旧皮疹可呈钱币状、盘状、地图状、环状或回状以及蛎壳状等多样。病程一般可分为3期。

①进行期：新皮损不断出现，原皮疹不断扩大，皮损浸润炎症明显，周围可有红晕，鳞屑较厚，针刺、搔抓、手术等损伤可导致受损部位出现典型的银屑病皮损，称为同形反应。

②静止期：皮损稳定，既不扩大，也不缩小，基本无新皮损出现，皮疹颜色淡红，炎症较轻，鳞屑减少，皮肤干燥、脱屑。

③消退期：皮损缩小或变平，颜色变淡，炎症基本消退，鳞屑减少，或遗留色素减退或色素沉着斑。

（2）红皮病型银屑病　又名银屑病性剥脱性皮炎。此型比较少见，属严重的一种类型，约占银屑病患者的1%。多见于成人，极少累及儿童。临床有两种，大多数因银屑病患者在急性进行期中的某些超强的刺激因素（如外用刺激性较强的或不适当的药物）、急性细菌或病毒感染、变态反应等引起，如长期大量应用糖皮质激素后突然停药或减量过快，而使病情急剧复发，皮疹迅速增多，面积扩大而引起红皮病；此外，脓疱型银屑病在脓疱消退过程中以及关节型银屑病，也可出现红皮病改变。少数可由慢性寻常型银屑病自行演变而成，初发即为红皮病的很少见。本病初起时，在原有皮损部位出现潮红，迅速扩大，最后全身皮肤呈弥漫性红色或暗红色，炎症性浸润明显，表面覆有大量麸皮样鳞屑，大量脱屑，瘙痒较严重，可伴有发热、恶寒、头痛、关节痛，浅表淋巴结肿大。发生于手足者，常呈片状角质剥脱。同时可伴有口、眼、外生殖器等部位的黏膜损害，毛发脱落及指（趾）甲混浊、肥厚、变形，甚至引起甲剥离而脱落等。大多病程漫长，预后欠佳，亦常复发。

（3）脓疱型银屑病　临床较少见，分局限型（掌跖脓疱型银屑病）和泛发型（泛发性脓疱型银屑病）。目前确切病因尚不十分清楚，考虑可能与感染、使用强烈刺激性或不恰当的治疗有关。掌跖脓疱型银屑病多发于40~60岁成人，女性稍多，皮损好发于掌跖部，也可扩展到指（趾）背侧，常对称分布。皮损表现为在红斑基础上出现多个粟粒大小的无菌性脓疱，不易破溃，脓疱经1~2周后即可自行干涸，表面结有污褐色痂皮及鳞屑。脓疱反复出现，在同一皮损上可见在红斑基础上新发脓疱、鳞屑、结痂等不同时期的损害。皮损可伴有不同程度的瘙痒或疼痛。指（趾）甲亦可被侵犯，发生变形、浑浊、肥厚，并有不规则的嵴状隆起，严重者可有甲下、甲缘积脓。患者身体其他部位如小腿、双肘伸侧、发际等可以见到银屑病皮损，常伴有沟状舌。患者一般状况较好，亦可伴有低热、头痛、食欲不振及全身不适等症状。病情较顽固，易反复发作。泛发性脓疱型银屑病是比较严重且少见的一种类型。本病发病急骤，可在数日内全身皮肤迅速潮红肿胀，泛发密集脓疱，可融合成片状

"脓湖"。皮损以四肢屈侧及皱襞部为多见，也可初发于掌跖，之后波及全身。临床表现为在银屑病红斑的基本损害上出现针头至粟粒大小的浅在无菌性小脓疱，常密集分布，之后脓疱迅速增多，随之皮疹不断扩大，呈片状或环状红斑，边缘部分往往有较多的小脓疱。脓疱一般于1周左右干涸、结痂，之后又可再发新的脓疱。腋下、腹股沟、四肢屈侧、乳房下等皱褶处常因潮湿、摩擦而糜烂、渗液。指（趾）甲可出现萎缩、肥厚、浑浊，甲床亦可出现小脓疱。患者舌面常有沟纹，口腔颊黏膜亦可出现簇集或多数散在小脓疱。多伴高热、寒战、关节肿痛、淋巴结肿和双下肢水肿等全身症状。病情缓解后，可出现具有特征性的寻常型银屑病皮损。病程较长，大多数呈周期性反复发作，也可发展为红皮病。可因继发感染、电解质紊乱、低蛋白血症等导致全身衰竭而危及生命。

（4）关节病型银屑病　又称银屑病性关节炎，是指关节炎除有银屑病皮肤损害外，还伴发关节炎症状，研究发现，有关节损害的银屑病患者占6%~42%，其关节症状往往与皮肤症状同时加重或减轻。多数病例继发于银屑病之后，或银屑病反复发作后，症状加重而出现关节损害的，或与脓疱型银屑或红皮病型银屑病并发。关节改变常不对称，可同时发生于大小关节，亦可见于脊柱，但以手、腕及足等小关节为多见，多侵犯指（趾）关节，特别是指（趾）末端关节。受累关节弥漫红肿、疼痛，大关节积液，重者可致不可逆的关节畸形、活动障碍，严重者可侵及多个大、小关节及脊柱、骶髂关节，日久关节可以强直，导致肌肉萎缩。并可伴有发热、乏力、消瘦等全身症状。

3. 相关检查

皮肤组织病理检查有助于寻常型、红皮病型和脓疱型的确诊，实验室检查和物

理学检查有助于关节病型银屑病的诊断。

（1）组织病理检查　角化过度伴角化不全，有时角质层内或其下方可见 Munro 微脓肿，颗粒层变薄或消失，棘层增厚，表皮突整齐向下延伸。真皮乳头上方棘层变薄，毛细血管扩张充血，真皮上部有轻度至中度的淋巴细胞、中性粒细胞浸润。脓疱型银屑病棘层上部出血，可见 Kogoj 海绵状脓疱，疱内主要为中性粒细胞。

（2）实验室检查　红皮病型表现多为白细胞总数升高，血沉增快，可有低蛋白血症、肌酐尿素氮降低或血钙降低等。关节病型的特征为类风湿因子阴性，可有血沉增快。

（3）物理学检测　X 线检查显示受累关节边缘轻度肥厚，亦有呈类风湿关节炎改变者，病变关节 MRI 或骶髂关节 CT 有助于诊断银屑病关节炎的早期损害。

（二）辨证诊断

1.寻常型银屑病

寻常型银屑病的辨证论治规律是"辨血为主，从血论治"，血热证、血燥证和血瘀证是基本证型。如外感因素明显可兼用六淫辨证，如夹热毒、夹湿热、夹风寒、夹风热等；如脏腑失调明显，可兼用脏腑辨证，如兼肝郁、肝火旺盛、脾虚等。

（1）血热证　本证多见于银屑病进展期，发病急骤，新生点状皮疹迅速出现，旧有皮疹迅速扩大，皮疹鲜红，鳞屑较多，鳞屑不能掩盖红斑，易于剥离，可见点状出血，同形反应常见，瘙痒相对较著，常伴有心烦易怒、口干舌燥、咽喉肿痛、便秘溲赤等全身症状。舌质红或绛，舌苔白或黄，脉弦滑或数。

主症：①皮损鲜红；②新出皮疹不断增多或迅速扩大。次症：①心烦易怒；②小便黄；③舌质红或绛；④脉弦滑或数。证候确定：具备全部主症和一项以上次症

即可诊断。

（2）血燥证　本证多见于银屑病静止期、消退期。病程日久，皮疹颜色淡红，皮肤干燥、脱屑。可伴口干咽燥，女性月经量少。舌质淡红，舌苔薄白或少苔，脉细或缓。

主症：①皮损淡红；②鳞屑干燥。次症：①口干咽燥；②舌质淡，舌苔少或薄白；③脉细或细数。证候确定：具备全部主症和一项以上次症即可诊断。

（3）血瘀证　本证多表现为病程较长，反复发作，经年不愈，皮损紫暗或有色素沉着，鳞屑较厚，有的呈蛎壳状，或伴有关节活动不利，舌苔薄，舌有瘀斑，脉细涩。

主症：①皮损暗红；②皮损肥厚浸润，经久不退。次症：①肌肤甲错，面色黧黑或唇甲青紫；②女性月经色暗，或夹有血块；③舌质紫暗或有瘀点、瘀斑；④脉涩或细缓。证候确定：具备全部主症和一项以上次症即可诊断。

（4）兼夹证

①夹热毒：皮疹多见点滴状，咽红，可见乳蛾，舌红，脉浮数。②夹湿：鳞屑黏腻，头身困重，苔腻，脉滑。③夹风：阵发瘙痒，皮疹变化较快。④兼肝火旺盛：心烦易怒，胁痛，口苦，脉弦。⑤兼肝郁：情志抑郁，胸胁苦满，善太息，脉弦。⑥兼脾虚：便溏，纳呆，腹胀，舌体胖大，有齿痕，脉濡或濡弱。⑦兼血虚：面色萎黄或淡白，爪甲淡，月经延后或色淡量少，舌质淡苔薄，脉沉或细。⑧兼阴虚：五心烦热，形体瘦，舌红，少苔或剥苔，脉细。⑨兼阳虚：面色萎黄或淡白，畏寒肢冷，喜热饮，唇色淡，小便清长，脉沉或弱。

2.红皮病型银屑病

本型多为火毒炽盛证。主症：火热炽盛为毒，入于营血，煎灼肌肤而见周身皮肤弥漫性潮红、浸润、水肿，大量脱屑或

伴有渗出，常伴发热、烦躁、便秘、溲赤。舌红绛，苔黄，脉弦数。

3. 关节型银屑病

本型多为风湿寒痹证。主症：初期关节红肿热痛，后期畸形弯曲，多侵犯远端指（趾）关节。皮疹红斑不鲜，鳞屑色白较厚，抓之易脱，常冬季加重或复发，夏季减轻或消失。伴畏冷，关节楚或疼痛，瘙痒不甚。皮疹或轻或重，皮损的病情变化多与关节症状的轻重相平行。舌苔薄白，脉濡滑。

4. 脓疱型银屑病

本型常为脓毒蕴结证。主症：在水肿、灼热的潮红斑片上可见密集的粟粒大小脓疱，伴寒战高热，烦躁，大便秘结，小便短赤。舌红，苔黄腻或有沟纹，脉弦滑数。

三、鉴别诊断

（一）西医学鉴别诊断

根据本病的临床表现、发病及季节的关系等，一般诊断不难。但有时需要与下列疾病鉴别。

1. 脂溢性皮炎

皮损好发于头皮、面颈、胸背等部位。典型皮损为红斑基础上的油腻性鳞屑，皮损边界不十分鲜明，无薄膜现象及点状出血。

2. 玫瑰糠疹

皮疹好发于躯干和四肢近端，呈圆或椭圆形，皮疹长轴与皮纹一致，细薄糠秕样脱屑，可有母斑。病程多仅数周，消退后极少复发。

3. 扁平苔藓

典型皮疹为紫红色的多角形扁平丘疹，鳞屑细薄而紧贴，表面可见蜡样光泽，有网状纹理（Wickham纹）。一般瘙痒较剧。

4. 毛发红糠疹

糠状鳞屑性红斑周围常能见到毛囊性角化丘疹，掌跖常有过度角化。

5. 副银屑病

鳞屑性炎症性丘疹、斑块，长期存在。皮疹发病部位不定，无薄膜现象及点状出血。

6. 神经性皮炎

皮疹为苔藓样斑块，少量鳞屑，无薄膜现象及点状出血。瘙痒剧烈。

7. 慢性湿疹

皮疹瘙痒剧烈，浸润肥厚，苔藓样变与色素沉着同时存在。有少量鳞屑，无薄膜现象及点状出血。

8. 汗疱性湿疹

掌跖脓疱型银屑病需与汗疱性湿疹鉴别。后者原发损害为水疱，炎症明显，瘙痒剧烈。

9. 盘状及播散性盘状红斑狼疮

慢性经过，皮损境界清楚，中央轻度萎缩，边缘略高起，形如盘状，损害表面覆有灰褐色黏着性鳞屑，鳞屑下有角质栓，伴毛细血管扩张、色素沉着和色素减退。

10. 甲癣

指（趾）甲银屑病需与癣鉴别。甲癣先自游离缘或侧缘发病，甲屑内可查见真菌，同时可伴有手足癣。

11. 头癣

头皮银屑病需与头癣鉴别。头癣为灰白色糠状皮屑，有断发及脱发，查见真菌，多见于儿童。

（二）中医学鉴别诊断

1. 摄领疮

本病亦可见红斑、鳞屑，自觉瘙痒。但多发生与颈项、四肢伸侧、肘、眼睑等部位。皮损肥厚，呈苔藓化，没有薄膜现象及点状出血。

2. 白屑风

本病亦可于头皮出现红斑、鳞屑，自觉瘙痒，但束状发不明显，其他部位没有浸润性红斑、薄膜现象及点状出血。

3.风热疮

本病亦可出现红斑、鳞屑，自觉瘙痒。但皮损多呈向心性分布，为椭圆型，长轴与皮纹一致，鳞屑细小而薄，没有薄膜现象及点状出血。

四、临床治疗

（一）提高临床疗效的要素

（1）仔细观察临床表现，掌握病因病机，辨证求因，精准施治。

（2）内治和外治相结合，内外合治，标本兼顾。

（3）根据临床表现掌握病情严重程度，重症者中西医结合积极治疗。

（二）辨病治疗

本病治疗方法虽多，一般只能暂时缓解，很难防止复发。治疗中应注意寻找和去除可能使银屑病复发、加重的因素，根据分型、分期、皮损严重程度及部位选择合适的治疗方法。

1.对症治疗

如由上呼吸道感染、扁桃体炎或咽炎诱发或加剧者，给予合适的抗生素。如与精神因素有关，治疗中可辅以心理疗法或镇静剂。如患者瘙痒重，可予抗组胺药口服以止痒。此外还可给予维生素A、维生素C、维生素D_2等口服治疗。

2.外用药物治疗

（1）进行期 宜以保护皮损处皮肤为主，可外用白凡士林、10%硼酸软膏等。

（2）静止期和消退期 可选用作用较强的药物。

①蒽林：配成0.1~2%软膏或糊剂，从低浓度开始使用。

②焦油制剂：常用2%~10%煤焦油、松焦油、黑豆馏油、糠馏油软膏，安全性好，无刺激性。

③糖皮质激素：小面积短期使用，可配成各种浓度、强度的霜剂、软膏和溶液等，根据患者皮疹情况、部位、分期，进行选用。可单独使用，亦可配合其他药物使用。

④维甲酸：可单独使用，亦可配合其他药物使用或配合紫外线治疗。

⑤卡泊三醇：疗效较好，可用于顽固性或较重的皮损。

⑥其他：水杨酸软膏、尿素软膏、硫黄软膏等，可酌情选用。

3.系统药物治疗

（1）糖皮质激素 一般不主张使用，因不良反应大，减量或停药后会出现病情反复并加重。特殊型银屑病危重症时使用。

（2）免疫抑制剂 可用于重症特殊型银屑病。

①甲氨蝶呤：每周10~25mg，顿服或肌内注射；或2.5~7.5mg，每12小时服1次，连服3次，每周1次。同时注意监测血常规、尿常规、肝肾功能。肝肾功能异常、贫血、感染者禁用。

②环孢菌素A：开始剂量为每天2.5mg/kg，无效则逐渐增至每天5mg/kg。长期治疗的不良反应为肾功能障碍、高血压和转氨酶升高。

（3）维甲酸类 适用于重症寻常型银屑病、红皮病型银屑病和脓疱型银屑病。阿维A脂、阿维A酸每天0.5~1mg/kg，治疗2个月左右，病情控制后，减量维持。不良反应包括高血脂、肝损害、黏膜干燥、脱发、致畸等。

（4）免疫疗法 可试用各种免疫调节剂。

（5）雷公藤多苷片 10~20mg，每日2~3次。注意监测血常规、尿常规、肝肾功能。仅适用于红皮病型、关节病型和脓疱型银屑病。

4.物理治疗

（1）沐浴疗法　如硫黄浴、焦油浴、淀粉浴、海水浴等，可去除鳞屑，改善血液循环。

（2）紫外线治疗　窄波紫外线用于中、重度银屑病和局部顽固性皮损的治疗，一般每周2~3次。初始剂量为最小红斑量（MED）。

（3）光化学疗法　内服或外用补骨脂素后用长波紫外线照射，一般每周2次。初始剂量为最小光毒量（MPD）。

（三）辨证治疗

1.辨证论治

根据银屑病的病因病机、皮疹形态、伴随症状等，一般临床辨证为六个证型。本病中医总的治疗法则是：血热内蕴证宜清热解毒，凉血活血；血燥证宜养血解毒，滋阴润肤；血瘀证宜活血解毒，养血润燥；火毒炽盛证宜清热泻火，凉血解毒；脓毒蕴结证宜清热凉血，解毒除湿；风湿寒痹证宜疏风散寒，和营通络。本病急性发病初期多以血热、湿热、脓毒、火毒等实证为主，中期多见血燥证，病程日久，则多以血瘀证论治，部分关节病型银屑病表现为风湿寒痹证。并应注重应用内、外合治的方法，方能取得好的临床疗效。

（1）血热证

治法：清热解毒，凉血活血。

方药：凉血活血汤或犀角地黄汤加减。生槐花15g，白茅根30g，生地黄30g，牡丹皮15g，紫草根15g，赤芍15g，丹参15g，鸡血藤30g，板蓝根30g，白鲜皮30g，羚羊角粉0.6g或水牛角30g。

加减：热盛加龙胆草、黄芩、栀子；风盛痒甚者加刺蒺藜；大便干结者加大黄、栀子；皮损以头面部为主加野菊花、玫瑰花、鸡冠花、凌霄花；皮损以下肢为主者加瓜蒌根、茜草根；伴有咽炎或扁桃体炎者加玄参、北山豆根。

（2）血燥证

治法：养血解毒，滋阴润肤。

方药：当归饮子或养血解毒汤加减。当归6g，丹参15g，生地黄15g，熟地黄10g，白芍10g，鸡血藤15g，天冬10g，麦冬10g，土茯苓15g，露蜂房6g。

加减：风盛瘙痒明显者加白鲜皮、苦参；仍有少数新起皮疹者加白茅根、紫草、茜草、板蓝根；兼湿盛者加猪苓、泽泻；脾虚者加白术、茯苓；女性更年期或内分泌失调者加女贞子、墨旱莲、香附、丹参、茯苓、柴胡等调理冲任。

（3）血瘀证

治法：活血解毒，养血润燥。

方药：桃红四物汤或活血散瘀汤加减。桃仁10g，红花6g，熟地黄15g，当归12g，赤芍10g，川芎15g，丹参15g，甘草5g。

加减：兼有热象者加赤芍、牡丹皮；蕴湿者加茯苓、泽泻；皮损色紫暗，酌加三棱、莪术以破血祛瘀；病程久，皮损肥厚者可适当加乌梢蛇、地龙、露蜂房；皮损面积大，久治不愈者加藏红花、三七粉。

（4）火毒炽盛证

治法：清热泻火，凉血解毒。

方药：犀角地黄汤合清瘟败毒饮加减。羚羊角粉0.6g（冲服）或水牛角30~60g（先煎），生石膏30g，生地黄15g，牡丹皮15g，赤芍12g，金银花15g，连翘15g，蒲公英30g，紫草12g，甘草10g。

加减：皮疹红肿明显，加冬瓜皮、茯苓皮清热消肿；便秘者，加大黄清泻腑热；小便不利者，加白茅根、车前子利尿泄毒；瘙痒甚者，加白鲜皮、地肤子清热止痒；三焦热盛者可合黄连解毒汤加黄连、黄芩、黄柏泻上中下三焦之火，栀子通泄三焦；后期阴虚口干者，加麦冬、石斛。

（5）脓毒蕴结证

治法：清热凉血，解毒除湿。

方药：解毒凉血汤加减。生玳瑁3g或羚羊角0.6g，板蓝根30g，金银花15，连翘15g，生地黄30g，白茅根30g，牡丹皮15g，赤芍15g，生石膏30g，生薏苡仁30g，茵陈15g，土茯苓30g，草河车15g。

加减：瘙痒较著者，加白鲜皮、地肤子；小便不畅，加六一散、泽泻；后期气阴两伤加南沙参、北沙参、石斛、玄参、太子参等。

（6）风湿寒痹证

治法：疏风散寒，和营通络。

方药：桂枝汤加减。桂枝10g，芍药10g，炙甘草5g，生姜3片，大枣10枚，苍耳子10g，白芷10g，白鲜皮20g，地肤子10g，当归15g。

加减：发热口渴者，加生石膏、知母；关节红肿明显者，加金银花藤、豨莶草、络石藤；关节红肿不甚，肿胀明显者，加苍术、海风藤；如有关节畸形，功能障碍者，可加羌活、独活、桑寄生、桑枝、秦艽、威灵仙、乌梢蛇、地龙以祛除风湿，活络通经；下肢重者，加木瓜、怀牛膝；肝肾不足者加熟地黄、山茱萸。

2.成药应用

（1）复方青黛胶囊 每次4粒，每日3次，功能清热解毒，消斑化瘀，祛风止痒。

（2）克银丸 每次1袋，每日2次；功用清热解毒，祛风止痒。

（3）雷公藤多苷片 每次2片，每日3次，功能祛风解毒，除湿消肿，舒筋通络。

（4）独活寄生丸 每次1丸，每日2次，功能养血舒筋，祛风除湿，补益肝肾。

（5）滋补肝肾丸 每次1~2丸，每日2次，功能滋补肝肾，养血柔肝。

3.外治疗法

（1）中药湿敷 适用于血热证，皮损色红者。清热消肿洗剂（院内制剂）稀释30倍，以8层纱布浸湿后贴敷患处，每次20~40分钟，每日1~2次。

（2）中药浸浴 主要适用于血燥证、血瘀证，皮损色暗或淡，静止或趋于消退者。

归藤洗剂（北京中医医院院内经验方）：当归、鸡血藤、何首乌藤、白蒺藜、透骨草、白鲜皮、地肤子、大皂角、楮桃叶各60g，生艾叶30g。煎汤浸浴或熏蒸，每次20~40分钟，每日或隔日1次。

加减：瘙痒著加苦参60g；皮损肥厚加红花60g，蛇床子60g；皮损红加槐花60g，龙胆草60g，白茅根60g。

血热证患者可选择中药浸浴，但要避免刺激，药物选择以清热解毒、凉血止痒之品为主，如黄柏、马齿苋、白鲜皮、地肤子、楮桃叶、生侧柏等。

（3）中药软膏或中药油外涂 清爽膏、芩柏软膏、复方黄连膏、甘草油等适用于血热证患者；黑豆馏油软膏等适用于血瘀证患者。外涂患处，每日2次。肥厚皮损可使用封包方法。

（四）新疗法选粹

1.生物制剂

（1）肿瘤坏死因子-α（TNF-α）抑制剂 通过阻止TNF-α与其受体的结合来降低TNF-α的生物活性从而达到减轻炎症反应的目的，主要有依那西普、英夫利昔单抗、阿达木单抗、戈利木单抗、赛妥珠单抗等。

（2）白细胞介素-17A（IL-17A）抑制剂 通过抗体特异性结合血清中的IL-17A蛋白阻断IL-17A与其受体结合，从而对IL-17A过表达的斑块状银屑病、中轴型脊柱关节炎等自身免疫性疾病达到治疗效果。主要有司库奇尤单抗、依奇珠单抗、Brodalumab、赛立奇单抗等。

（3）白细胞介素-12/23（IL-12/23）抑

制剂 乌司奴单抗能与 IL-12、IL-23 的共有 p 亚基结合，抑制 IL-12、IL-23 的活性，破坏 IL-12、IL-23 介导的信号转导和细胞因子级联反应，阻断银屑病发病进程。

（4）白细胞介素 -23（IL-23）抑制剂 通过与 IL-23 的 p19 亚基特异性结合，从而降低 Th17 通路活性，来减轻银屑病患者的炎症反应。主要有古塞奇尤单抗、瑞莎珠单抗、米吉珠单抗等。

（5）白细胞介素 -36（IL-36）抑制剂 Spesolimab 是一种靶向 IL-36 受体（2L-36R）单抗，其机制在于能阻断 IL-36R 的作用，目前美国食品药品监督管理局（FDA）批准其上市用于泛发性脓疱性银屑病的治疗。

2. 小分子口服药

（1）磷酸二酯酶（PDE4）抑制剂 研究发现，抑制 PDE4 活性可使细胞内 cAMP 水平升高，激活蛋白激酶 A（PKA），从而抑制 NFκB 和 NFAT 等信号通路而减少下游细胞因子和趋化因子的释放。这些因子控制炎症介质如 IL-2、IL-4、IL-31 等的表达，继而可以调控 T 细胞、Th2 细胞等的炎症反应。此外，抑制炎症介质还能增强角质形成细胞和上皮细胞的屏障功能。阿普米司特获 FDA 批准用于治疗银屑病关节炎。

（2）JAK1/2/3 抑制剂 研究发现，JAK-STAT 通路可介导 I 型和 II 型细胞因子受体下游的信号转导，参与调节银屑病发病机制中的许多关键靶点，如核心致病通路 IL-23/IL-17 通路，因此，JAK 抑制剂被认为是银屑病治疗的有效药物。托法替布、乌帕替尼先后获 FDA 批准用于银屑病关节炎的治疗。

（3）TYK2 抑制剂 氘可来昔替尼是一种选择性 TYK2 抑制剂，通过选择性与 TYK2 蛋白调控结构域结合，使 TYK2 呈非活性构象，来达到抑制 TYK2 活性的目的。

（五）医家诊疗经验

1. 赵炳南

赵炳南将本病分为血热和血燥两种类型。

（1）血热型 相当于寻常型银屑病进行期。治宜清热凉血活血，选用白疕一号（经验方）：生槐花 50g，紫草根 25g，赤芍 25g，白茅根 50g，大生地黄 50g，丹参 25g，鸡血藤 50g。若风盛者，可加白鲜皮、刺蒺藜、防风、秦艽、乌梢蛇；若夹杂湿邪者，可加薏苡仁、土茯苓、茵陈、防己、泽泻；若热盛者，可加龙胆草、大黄、栀子、黄芩、牡丹皮；血瘀者可加红花。外用药可选普连软膏、清凉膏、香蜡膏。

（2）血燥型 相当于寻常型银屑病静止期。治宜养血润肤，活血散风，选用白疕二号（经验方）：鸡血藤 50g，土茯苓 50g，当归 25g，干生地黄 25g，威灵仙 25g，山药 25g，蜂房 25g。若兼脾虚内湿者，加白术、茯苓、生薏苡仁、猪苓、扁豆皮；阴虚血热者，加知母、黄柏、二冬（天冬、麦冬）、槐花；痒感明显者，加白鲜皮、地肤子；血虚明显者，加熟地黄、白芍、丹参。外用药可选 10%~20% 京红粉软膏、2.5%~25% 黑豆油软膏、5%~10% 黑红软膏、豆青膏。

2. 朱仁康

朱仁康将本病分血热、血燥、风湿、毒热 4 型治疗。

（1）血热型 多见于银屑病进行期，由于血热内盛，外受风邪，伤营化燥，症见皮损发展较快，呈鲜红色，不断育新的皮疹出现，心烦，口渴，大便干，脉弦滑，舌质红紫、苔黄。治以凉血、清热、解毒为主，以土茯苓汤（经验方）加减：生地黄 30g，紫草 15g，生槐花 30g，土茯苓 30g，重楼 15g，白鲜皮 15g，大青叶 15g，山豆根 9g，忍冬藤 15g，生甘草 6g。

（2）血燥型　多见于银屑病静止期，证属风燥日久，伤阴耗血。症见病久不退，皮肤干燥，呈淡红色斑块，鳞屑层层，新的皮疹已出现不多，脉弦细，舌淡，苔净，治宜养血活血，滋阴润燥，药用：生地黄、熟地黄各15g，当归12g，丹参12g，桃仁9g，红花9g，玄参9g，天冬、麦冬各9g，麻仁9g，甘草6g。

（3）风湿型　由于风湿阻络，伤营化燥。症见周身泛发皮损，并见关节疼痛，尤以两手指关节呈畸形弯曲，不能伸直。脉弦滑，苔薄白腻。治宜通络活血，祛风除湿。药用：桂枝9g，当归12g，赤芍12g，知母9g，桑寄生9g，防风9g，桑枝15g，怀牛膝9g，忍冬藤15g，络石藤9g，鸡血藤30g，甘草6g。

（4）毒热型　证属风湿热之邪，郁久化毒。症见身发皮损，两手掌皮肤深层起脓疱，脉弦滑数，舌红，苔薄黄。治宜理湿清热，搜风解毒。药用：乌梢蛇9g，秦艽9g，漏芦9g，大黄6g，黄连9g，防风6g，生槐花9g，土茯苓30g，苦参9g，苍术、白术各9g，白鲜皮9g。外用药进行期可用玉黄膏加黄柏末，静止期可用红粉膏或红油膏。

3. 金起凤

（1）血热证　皮疹颜色鲜红，层层银屑，瘙痒剧烈，抓之血露，伴口干、心烦，咽痛，尿黄，便秘，舌质红，苔薄黄，脉滑数。治法：凉血清热，解毒消斑。方药犀角地黄汤加减：水牛角片30g，生地黄30g，赤芍15g，牡丹皮15g，紫草15g，大青叶12g，生槐花15g，苦参10g，栀子10g，重楼20g。

（2）血瘀证　皮损颜色暗红，浸润肥厚，经久不退，呈斑块状或地图状，舌质暗红，有瘀斑，苔白，脉弦涩或沉细。治法：活血化瘀，解毒通络。方药桃红四物汤加减：桃仁10g，红花10g，当归12g，

赤芍15g，丹参20g，鸡血藤30g，莪术12g，鬼箭羽15g，白花蛇舌草20g，虎杖15g。

（3）血燥证　病程较长，皮损颜色淡红，鳞屑干燥，时有皲裂，自觉瘙痒或干痛，伴口咽干燥，舌质红少津，苔白，脉沉细。治法：养血滋阴，润肤息风。方药当归饮子加减：当归12g，生地黄、熟地黄各15g，赤芍、白芍各10g，丹参30g，鸡血藤15g，何首乌10g，天冬、麦冬各10g，白蒺藜15g，土茯苓20g，蜂房10g。

（4）湿毒证　皮损多发生在腋窝、腹股沟等皱褶部位，红斑糜烂，痂屑黏厚，瘙痒剧烈，或掌跖红斑、脓疱、脱皮，或伴关节酸痛肿胀，下肢沉重，舌质红，苔黄腻，脉滑。治法：清利湿热，解毒通络。方药萆薢渗湿汤加减：萆薢20g，黄柏10g，苍术、白术各15g，生薏苡仁30g，土茯苓30g，赤芍15g，苦参10g，泽泻15g，金银花藤30g。

（5）火毒证　全身皮肤红肿灼热，大量脱皮，或有密集小脓疱，伴壮热，口渴，尿赤，便秘，舌质红绛，苔薄，脉弦滑数。治法：清热泻火，凉血解毒。方药清瘟败毒饮加减：羚羊角粉1g（冲服），生地黄30g，黄连10g，黄芩15g，栀子10g，生石膏30g，知母10g，牡丹皮15g，白茅根30g，石斛15g，生甘草6g。

4. 禤国维

禤国维自拟方银屑灵片（由生地黄、当归、赤芍、川芎、紫草、莪术、金粟兰、土茯苓、乌梅、甘草等组成）治疗寻常型银屑病。关节型银屑病多为风湿寒痹证，治以疏风散寒，和营通络。方以桂枝汤加减：桂枝10g，白芍10g，炙甘草5g，生姜3片，大枣10枚，苍耳子10g，白芷10g，白鲜皮20g，地肤子10g，当归15g。如有关节畸形、功能障碍者，可加羌活、独活各10g，桑寄生、秦艽、威灵仙各15g，桑

枝 30g 以祛除风湿，活络通经，减去白芷、牛蒡子等解表之品。

5. 马绍尧

马绍尧将本病辨证分为血热、血瘀两型。血热证，药用生地黄30g，赤芍9g，紫草9g，水牛角30g，大青叶30g，白花蛇舌草30g，丹参30g，桃仁9g，生甘草3g；血瘀证，药用丹参30g，三棱9g，莪术9g，虎杖30g，红藤30g，生甘草6g。瘙痒剧烈者，加白鲜皮30g，徐长卿15g，苦参15g；皮肤肥厚者，加夏枯草30g，昆布9g，海藻9g，煅牡蛎30g；头皮损害多者，加白蒺藜9g，生侧柏叶9g，墨旱莲30g；小腿损害不退者，加宣木瓜9g，川牛膝10g，络石藤30g，积雪草12g。

对特殊类型银屑病，马绍尧认为因风寒湿邪，合而为痹，阻于肌肤经络，日久流注关节所致。郁久化热，灼血伤肤，湿热熏蒸，可并发脓疱。治宜散风祛湿，清热通络。方选独活寄生汤加减：羌活、独活、秦艽、桑寄生、苍术、鸡血藤、虎杖、乌梢蛇、炙地龙、忍冬藤。加减法：伴有脓疱者，加黄芩、黄连、黄柏、白花蛇舌草；伴有红皮病者，加鲜生地黄、紫草、白茅根、水牛角；伴皮肤糜烂、流汁者，加土茯苓、粉萆薢、泽泻、车前草。对关节肿痛，外用阳和解凝膏，或外贴香桂活血膏、麝香镇痛膏等。

6. 徐宜厚

徐宜厚将本病辨证分为13型：风热证，治宜清热消风，凉血退斑，方选消风散加减，药用苦参、知母、荆芥、防风、蝉蜕各6g，生地黄、牡丹皮、炒牛蒡子、黄芩各10g，红花、凌霄花各4.5g。风寒证，治宜疏风散寒，活血调营，方选四物麻黄汤加减，药用生麻黄、桂枝各15g，当归、白芍、生地黄、北沙参各12g。湿热证，治宜渗湿清热，方选消银二号汤加减，药用炒龙胆草、苦参、黄芩、苍术各6g，茯苓、泽泻、萆薢、北豆根各10g，草河车、土茯苓各15g，牡丹皮12g。风湿痹阻证，治以独活寄生汤加减，药用羌活、独活、防风、秦艽各10g，桑寄生、木防己、豨莶草、透骨草、乌梢蛇各12g，络石藤、半枝莲、鬼箭羽各15g，制川乌、制草乌各6g。血热证，方选金银花虎杖汤加减，药用金银花、虎杖、丹参、鸡血藤各15g，生地黄、当归尾、赤芍、槐花各12g，大青叶、牡丹皮、紫草、北豆根、沙参各10g。血瘀证，治以活血化瘀，通络散结，方选黄芪丹参汤加减，药用丹参、泽兰、茜草、大血藤各15g，黄芪、香附、青皮、陈皮各10g，赤芍、三棱、莪术、凌霄花、丝瓜络、乌梢蛇各6g。血虚证，治以养血合营，益气祛风。方选养血祛风汤加减，药用黄芪、党参、当归、麻仁各10g，玄参、白芍、熟地黄、鸡血藤、麦冬各12g，白鲜皮、白芷、白蒺藜各6g。血燥证，治宜滋阴润燥，养血活血，方选养血润肤饮加减，药用当归、丹参、牡丹皮、赤芍各10g，何首乌、生地黄、熟地黄、北豆根、天冬、麦冬各12g，草河车、白鲜皮、白蒺藜各15g。冲任不调证，治以调摄冲任，方选二仙汤加减，药用仙茅、黄柏、知母、淫羊藿、巴戟天、菟丝子、生地黄、熟地黄各12g，当归10g，女贞子、墨旱莲各15g。肝肾不足证，治以健步虎潜丸加减，药用熟地黄、山茱萸、续断、炒杜仲各12g，木瓜、龟甲、乌梢蛇、伸筋草、豨莶草各10g，金毛狗脊、土茯苓各15g。湿热蕴毒证，治以祛湿清热，凉血解毒。方选克银一号加减，药用北豆根、生地黄、牡丹皮、草河车、野菊花各12g，生石膏、蒲公英、紫花地丁各15g，泽泻、黄芩、炒龙胆草、车前子各15g。脾虚毒恋证，治以健脾除湿，清解余毒。方选除湿胃苓汤加减，药用炒白术、苍术、厚朴、陈皮、焦栀子、黄芩各10g，茯苓、泽泻各12g，草河车、半枝莲、土茯苓、薏苡仁各15g。毒热伤营证，方选羚羊化斑汤加减，药用羚羊角3g，生地黄30~45g，金银花、紫草、白花蛇舌草各15~30g，牡丹皮、赤芍、玄参、沙参、连翘各10g，黄芩、黄连、知母各6g，生石膏30g。

关节型银屑病可辨为风湿痹阻证、肝肾不足证两型。风湿痹阻证，治宜祛湿清热，解毒通络，方选独活寄生汤加减，药用羌活、独活、防风、秦艽各10g，桑寄生、木防己、豨莶草、透骨草、乌梢蛇各12g，络石藤、半枝莲、鬼箭羽各15g，制川乌、制草乌各6g。肝肾不足证，方选麦味地黄丸加减，药用生地黄、熟地黄、炒牡丹皮、麦冬各10g，五味子、泽泻、茯苓各4.5g，伸筋草、千年健、鬼箭羽、金毛狗脊、钩藤各15g，当归、牡丹皮各12g。

9. 欧阳恒

欧阳恒将本病辨证分为血热证、湿热蕴结证、血虚风燥证和火毒炽盛证4型。血热证，治以凉血地黄汤，酌加紫草、白鲜皮、蒲公英、水牛角等凉血清热解毒；湿热蕴结证，治以萆薢渗湿汤，酌加土茯苓、金银花、白鲜皮等清热利湿解毒；血虚风燥证，治以二仙汤，酌加丹参、女贞子、墨旱莲等养血祛风润燥；火毒炽盛证，治以清营汤，酌加紫草、金银花、牡丹皮、大青叶、生石膏等清热凉血，解毒化斑。

欧阳恒治疗泛发性脓疱型银屑病要点为：以高热为要害，宜按温病辨证。按正邪消长不同，可分为高热危笃期、发热缓解期、稳定康复期。高热危笃期治以清热泻火，方用凉血解毒汤，酌加青黛、紫草、狼毒，并选西洋参、玄参等扶正护阴之品；发热缓解期治以清解余热，益气养阴，方用竹叶石膏汤、黄连解毒汤和鞠通玉女煎加减；稳定康复期治以益胃汤、增液汤加西洋参之属。病情危重复杂，宜综合救治。①首当重视发热，分析其原因，采取相应对策。②妥善处理皮损，局部以皮损1号（桑白皮、地骨皮、白鲜皮、芒硝、黄柏、黄连、大青叶、漏芦等）外洗，或以青黛调麻油外涂；后期可以药熏1号（苦参、蛇床子、白鲜皮、白芍、紫苏等）行全身药浴或熏蒸浴，效果良好。③注意固护气阴。在以上基础上坚持足够疗程，合理应用西药，加强护理，保持环境与卫生等都是不容忽视的。

五、预后转归

（一）寻常型银屑病

本型如治疗得当，一般均能取得一定疗效，使症状改善，病情稳定，但在根治和预防复发方面还存在一定困难。少数患者由于用药不当、外界刺激、病情发展等原因演变成脓疱型或红皮病型银屑病。

（二）脓疱型、关节病型、红皮病型银屑病

一般病程较长，病情顽固，且容易复发，如治疗得当，愈后常留有寻常型银屑病皮损。泛发性脓疱型银屑病在脓疱发展过程中以及关节病型银屑病，均可同时出现红皮病改变。脓疱型银屑病可因继发感染、电解质紊乱或衰竭而危及生命。关节病型银屑病可引起关节红肿、变形，关节畸形往往是不可逆的，活动明显受限，关节严重影响患者的生存质量。

六、预防调护

（1）由于银屑病是一种常见的红斑鳞屑性皮肤病，该病经过缓慢，具有复发倾向，严重影响了患者的身心健康。因此，对银屑病患者进行精神调理是十分重要的，治疗上不能操之过急，多与患者沟通，使之保持良好的心态，树立战胜疾病的信心，避免精神过度紧张和焦虑，保持良好的心

理状态，有利于病情向良好的方向转归。

（2）生活要有规律，起居有常，不熬夜，多饮水。养成良好的饮食习惯，多食新鲜蔬菜、水果、瘦肉、蛋、奶、豆制品等。忌食辛辣、腥发、油腻食品，不宜饮酒、吸烟。

（3）增强体质，加强身体锻炼，在秋冬、冬春季节交替之时，要特别注意预防感冒、咽炎和扁桃体炎。对反复发作的扁桃体炎合并扁桃体肿大者，可以考虑手术摘除。

（4）避免各种物理性、化学性物质和药物的刺激，防止外伤（如搔抓、针刺、纹身、昆虫叮咬、热水烫洗），不要滥用药物。

（5）选择正规的治疗方案，急性发作期皮损以安抚为主，不要用刺激性大、浓度高的外用药物，否则会使皮损面积扩大或转为脓疱型、红皮病型，使治疗更加困难。外用药物时，须从温和无刺激药物开始，浓度由低到高，不要长期大面积使用皮质类固醇激素类药膏，避免不良反应的发生。

七、专方选要

1. 凉血解毒汤

生槐花、板蓝根、土茯苓、大青叶各30g，白茅根15~30g，山豆根、紫草、赤芍、生地黄、牡丹皮、丹参、金银花、白鲜皮各15g，连翘12g。生槐花清肝泻火，凉血止血；生地黄抑制表皮细胞增殖；丹参活血散瘀，镇静止痛；牡丹皮解斑毒，利咽喉，滋阴降火；土茯苓性甘平，利湿热解毒，祛风通络；白鲜皮清热燥湿，祛风解毒；紫草清热凉血；赤芍止痛，凉血，消肿；板蓝根凉血消肿，利咽，清热解毒；大青叶凉血止血，清热解毒；金银花清解血毒，祛邪；连翘消肿散结，疏散风热，止痛消肿。诸药合用效果显著。赤芍、山

豆根、紫草根、白茅根、板蓝根等能够对血清内白介素 -8 水平及血浆血栓素 B2 水平进行抑制，改善患者体内花生四烯酸代谢异常现象，从而对炎症介质释放进行抑制，有效提高患者治愈率。丹参素能够影响患者外周血单个核细胞黏附分子的表达。适用于寻常型银屑病血热证。

2. 养血解毒汤

鸡血藤30g，土茯苓30g，当归15g，生地黄15g，山药15g，威灵仙15g，蜂房15g。方中鸡血藤、当归养血活血润肤；生地黄滋阴润燥；山药养阴益气；土茯苓、蜂房散风解毒；威灵仙走窜通络，散风除湿通痹。诸药共奏养血润肤、除湿解毒之功效，可达到气血津液同治的作用。现代研究表明，养血解毒汤可通过改善皮损区闭合蛋白家族的表达情况，调节紧密连接功能，恢复表皮通透屏障受损情况，起到治疗银屑病的作用。

主要参考文献

［1］范瑞强，邓丙戌，杨志波. 中医皮肤性病学［M］. 临床版. 北京：科学技术文献出版社，2010.

［2］赵辨. 中国临床皮肤病学［M］. 南京：江苏科学技术出版社，2010.

［3］北京中医医院. 赵炳南临床经验集［M］. 北京：人民卫生出版社，2006.

［4］中医研究院广安门医院. 朱仁康临床经验集［M］. 北京：人民卫生出版社，2005.

［5］金起凤，周德英. 中医皮肤病学［M］. 北京：中国医药科技出版社，2001.

［6］顾伯华. 实用中医外科学［M］. 上海：上海科学技术出版社，1995.

［7］张志礼. 张志礼皮肤病临床经验辑要［M］. 北京：中国医药科技出版社，2001.

［8］陈达灿，禤国维. 皮肤性病科专病中医临床诊治［M］. 北京：人民卫生出版社，2005.

[9] 马绍尧. 现代中医皮肤病学 [M]. 上海: 上海中医药大学出版社, 2001.

[10] 娄卫海, 张志礼, 邓丙戌, 等. 凉血活血汤治疗进行期银屑病的临床及实验研究 [J]. 中华皮肤科杂志, 1999, 32 (2): 81-82.

第四节 毛发红糠疹

毛发红糠疹, 又称毛发糠疹, 是一种病因不明的慢性鳞屑性炎症性皮肤病, 临床表现为特征性毛囊角化性丘疹、掌跖角化过度和红皮病等, 好发于头皮、颜面或掌跖部位, 属中医学"狐尿刺"范畴。

一、病因病机

(一) 西医学认识

本病病因至今不明, 除遗传因素外, 维生素 A 缺乏、内分泌功能障碍、角化障碍和肝功能不良也可能是起病的因素, 具体如下。

(1) 遗传因素 本病存在一定家族聚集现象, 但多后天发病, 有不同遗传度的常染色体显性遗传, 也有报告为常染色体隐性遗传。

(2) 维生素 A 缺乏 有些病例与维生素 A 缺乏有关, 试用维生素 A 治疗有效。然而, 毛发红糠疹患者血清维生素 A 水平常正常, 且无眼、口病损, 故尚有争议。部分患者显示可能存在维甲醇结合蛋白的合成缺陷。

(3) 角化障碍 表皮增殖过度, 表皮的生成速度明显快于正常皮肤, 但一般慢于银屑病或与之相近。

(4) 可与自身免疫性疾病同时发生, 如重症肌无力、甲状腺功能低下、糖尿病、白癜风及肌炎、关节炎等, 及与低丙种球蛋白血症、疖病或 T 淋巴细胞异常相关。

(5) 内分泌功能障碍 有人认为甲状腺功能低下或肾上腺素 – 脑下垂体轴功能发生障碍时, 影响维生素 A 在代谢过程中的转换, 从而促使本病的发生。

(6) 近年来报道显示, 许多毛发红糠疹病例与 HIV 感染有关, 其中有些患者伴有结节囊肿性痤疮、化脓性汗腺炎或小棘苔藓样发疹。

(7) 其他 有的患者可出现肝功能障碍或伴肝脏疾病。另外, 结核或扁桃体炎、种痘、注射破伤风血清或抗生素、月经不调、腹泻、感冒、手术及各种化学物质刺激皆可能为本病的诱因, 甚至有食用某种食物而使病情恶化或加重者。神经功能失调也可诱发本病。

毛发红糠疹有家族性 (先天型) 和获得型之分, 前者常于儿童期发病, 后者常于成人时期出现, 可分为典型成人型、不典型成人型、典型幼年型、幼年局限型、非典型幼年型等。

Ⅰ型: 典型成人型。为最常见, 占所有病例半数以上, 患者为成人, 40~60 岁占多数。皮损常多始于头、颈及躯干上部, 表现为红斑伴毛囊角化性丘疹。在几周内发展成泛发性红斑, 除近端指节背侧可见皮疹外, 其余部位常见不到毛囊性丘疹。头皮可见弥漫性糠秕状鳞屑损害, 掌跖角化过度。在 2~3 个月内发展成红皮病, 预后最好, 80% 以上的患者可在 1~3 年内痊愈, 愈后可复发, 但很少见。偶见合并肌无力及甲状腺功能减退或并发白血病和多发性脂溢性角化病。

Ⅱ型: 不典型成人型。较少见, 占所有病例的 5%。临床表现不典型, 患者为成人。在某些部位有显著的毛囊角化性丘疹, 而在别处, 尤其是小腿可见较多的层片状鳞屑, 常见到湿疹样变化, 很少发展成红皮病。

Ⅲ型: 典型幼年型。占所有病例的

10%。患者为5~10岁的儿童，皮损特点与第Ⅰ型相似，有的患者有急性感染史，随后很快发展成毛发红糠疹。通常在1~2年内自愈。

Ⅳ型：幼年局限型。约占所有病例的1/4，出生几年后发病，皮疹主要限于肘膝部，为境界清楚的斑块，由红斑性毛囊性角化性丘疹组成，躯干和头皮常见到少数散在鳞屑性红斑，有些病例出现显著掌跖角化。此型仅30%的病例能在3年内自愈。

Ⅴ型：非典型幼年型。患者在出生后不久或生后数年内发病，表现为红斑、角化过度及毛囊性角栓。本型可发展成红皮病。此型可能与毛囊性鱼鳞病和红斑角化病重叠，少数病例伴有肢段硬皮病样变化，常有家族史，很少能治愈。

Ⅵ型：合并HIV感染相关性毛发红糠疹。患者有HIV感染，皮损类似毛发红糠疹，面部及躯干上部表现丝状形角化症，常有严重的聚合性痤疮。少数病例有免疫缺陷和低丙种球蛋白血症。

（二）中医学认识

本病属中医"狐尿刺"范畴，此病名出自《千金翼方》卷二十，又名"狐狸刺"，《外台秘要》及《圣济总录》二书均记载为"狐尿刺"。《千金翼方》："凡诸螳螂之类，盛暑之时，多有孕育，着诸物上，必有精汁，其汁干久则有毒，人手触之……则成其疾，名曰狐尿刺，日夜磣痛，不识眠睡，百方治之不瘥，但取蒲公英茎叶根中断之，取白汁涂之，令厚一分，涂即瘥，神验。"《圣济总录》："狐尿刺者，狐狸尿草棘上，人有误犯，则发肿痛焮热，多在于手足指节，然亦有端居不出而被此毒者，盖毒有相类之症，亦不必狐尿乃尔也。"

中医认为本病内因为先天禀赋不足或素体积热，外因风热燥邪侵袭，内外合邪，阻于肌肤而发病。热灼肌肤则起红斑丘疹；生风化燥，肌肤失润则瘙痒起屑；血虚有瘀则皮疹坚硬如棘刺，具体如下。

（1）血热风燥　脏腑积热，血热生风，风盛化燥，燥热客于肌肤，肌表失于濡润而致。

（2）气虚风热　先天禀赋不足或后天失养，脾胃虚弱，中气不足，精微不化，不能温分肉、肥腠理、司开合，风热之邪伺隙袭表，客于肌肤，致营卫不合而发病。

（3）血虚夹瘀　热邪久羁，耗伤阴血，脉络闭塞，气血瘀阻，肌肤失养而致。

二、临床诊断

（一）辨病诊断

1. 临床表现

本病初起时，头皮常先有较厚的灰白色糠秕状鳞屑，很快累及面部，出现黄红色干性细薄鳞屑性损害，类似干性脂溢性皮炎，继而可泛发全身。也有半数病例初发部位为掌跖。特征性皮疹是小的毛囊角化性丘疹和散在性融合成糠秕状鳞屑性棕红色或橘红色斑片或斑块，对称分布。丘疹为针头或粟粒大，干燥而坚硬，顶部尖锐或呈现圆锥形，淡红色或棕红色，其顶端中心有一角质小栓，常贯穿一根失去光泽的细弱毛发。角质栓深入毛囊较深，故不易剥去，除去角栓遗留凹陷性小坑。毛囊性丘疹多出发于颈旁、四肢的伸侧、躯干和臀部，特别在手指的第一和第二指节背面（占27%~50%）最为清楚，具有诊断意义。多数丘疹聚集成片，呈"鸡皮"样外观，触摸时有粗糙或刺手感。逐渐发展，丘疹可互相融合成黄红色或淡红色斑块，边界清楚，表面覆盖糠秕状鳞屑，好发于两肘膝伸侧、髋部和坐骨神经结节处，也可播散全身。此种皮损酷似银屑病或扁平苔藓，但其边缘仍可见到独立的毛囊角化性丘疹。有时在抓痕上可见到新损害发生。偶见头面部出现类似红斑狼疮样瘢痕性红色斑块。77%~97% 的患者有掌跖角化过度，表面有鳞屑性红斑、干燥、皲裂、角质增厚，黄色，非常坚实，如着凉鞋。久病者指（趾）甲常失去光泽，灰暗，甲增厚，甲板下角化过度、开裂及出血。但极少出现银屑病中特征性指甲点状凹陷，甲板无营养不良。少数患者在口腔黏膜，如硬腭处有白色线状、点状或弥漫性花边状斑疹和斑块或糜烂。个别病例可伴有结膜炎、角膜混浊或形成树枝状角膜溃疡。

病情严重时，皮疹常在数周内泛发全身，发展成干燥鳞屑性红皮病，大量的糠秕状鳞屑脱落，皮肤呈暗红色或橘红色，光滑而萎缩。对轻微的温度改变很敏感。严重者口唇皲裂，下眼睑外翻，眉毛和头发可脱落变稀疏。此时，典型的毛囊性丘疹则不明显，弥漫性皮损中常可见到夹杂的特征性岛屿状小片正常皮肤，直径约 1cm，称为皮肤岛，常见于胸部及腋下。骨隆突处皮肤因外伤或摩擦易发生溃疡。

自觉症状有程度不等的瘙痒、干燥、灼热和紧绷感。患者除合并系统性疾病和恶性肿瘤之外，全身健康状况一般不受影响。发展至红皮病时可出现全身倦怠、畏寒、体重下降及精神不振等。老年人，尤其长期患红皮病者可发生外周性水肿，甚至发生心力衰竭。患者在夏天或日光暴晒后常病情加重。病程慢性。

毛发红糠疹的临床和组织病理变化表现多样性，早期或晚期阶段有时缺乏特征性表现，因此有时需要反复几次做病理才能确定诊断。

通常根据颈部、四肢伸侧及指背具有特征性棕红或黄红色毛囊角化性丘疹，丘疹融合成淡红色或橘红色的细鳞屑斑片，斑片周围仍可找到毛囊性丘疹。头面部可见干性鳞屑性皮损，掌跖角化过度，严重者呈脱屑性红皮病，但常有正常皮肤岛。一般诊断不难。

2. 相关检查

本病的组织病理学变化可随着病程的阶段和部位的不同而有变化，故活检标本，应取毛囊较多的皮损部位。表皮可见角化过度，在毛囊口处有毛囊角质栓和灶性角化不全。

有些病例在增厚的角质层水平方向及垂直方向上都有交替存在的角化过度和角化不全，使角质层呈现方格样外观，较为特殊。颗粒层稍增厚，或仍可见棘层不规则的轻度肥厚。真皮上部毛细血管扩张，真皮有轻度的淋巴细胞和组织细胞浸润。角质形成细胞对 β-D- 半乳糖染色增加。在家族性病例的皮损内有表皮增生的标记角蛋白 K6/K16 表达。

（二）辨证诊断

毛发红糠疹以毛囊角化性丘疹、掌跖角化过度和红皮病等为特点，初起血热证时皮损色鲜红，逐渐发展可致全身皮肤受累，热邪耗损阴血，发展为血燥证，皮损色淡红。

1. 血热证

（1）临床证候　病程短，头皮、面部或躯干皮疹色鲜红，有细碎脱屑，可见坚硬之丘疹，自觉瘙痒，或伴口干，舌红或淡红，苔薄白或薄黄，脉弦或滑。

（2）辨证要点　病程短，皮损色鲜红。

2. 血燥证

（1）临床证候　病程日久，全身皮损干燥、脱屑，掌跖角化过度，指（趾）甲增厚，可伴口唇干燥，皮肤发紧，便秘，少汗或无汗，舌质淡红，苔薄少，脉沉缓或细。

（2）辨证要点　病程长，皮损淡红、干燥。

三、鉴别诊断

（一）西医学鉴别诊断

需要与毛发红糠疹鉴别的主要疾病要从毛囊角化性丘疹、鳞屑性淡红色斑块及灰白色糠秕样鳞屑等几方面进行鉴别。

1. 银屑病

二者均可有黄红色或淡红色斑块，表面覆盖鳞屑；多伴有掌跖角化过度。但银屑病为浸润性丘疹、斑片，上覆盖白色云母样多层鳞屑，剥去鳞屑后基底有点状出血；累及头皮时，头发呈束状，伴黏着性鳞屑。毛发红糠疹多具有毛囊角化性丘疹，可呈"鸡皮"样外观，鳞屑为糠秕样；在发展为红皮病时，典型的毛囊角化性丘疹不明显，常可见到皮损中夹杂着岛屿状的正常皮肤。

2. 扁平苔藓

扁平苔藓丘疹为紫色或暗红色，顶部扁平，多角形，发亮，表面可见白点或白色纹，很少累及头、面和掌跖部。无明显毛囊角化性丘疹。病理改变有特征性。

3. 脂溢性皮炎

毛发红糠疹早期发生于面部者与脂溢性皮炎不易区别。但脂溢性皮炎为面部具有油腻性鳞屑的黄色斑片，无毛囊角化性丘疹。

4. 毛发苔藓

毛发苔藓损害为非炎症性多发性毛囊性小丘疹；长期存在，不进一步发展融合成黄红色或淡红色斑块；好发于上臂上外侧和股部伸侧；有一定的遗传因素。

此外，毛发红糠疹还需与掌跖角化病、维生素A缺乏症、砷角化病、进行性对称性红斑角化症及维生素B缺乏症相鉴别。当发生红皮病时，需与由其他原因引起的红皮病相鉴别。

（二）中医学鉴别诊断

1. 白疕病

头皮为黏着性鳞屑，毛发呈束状。躯干、四肢红斑所覆鳞屑为银白色云母状，皮疹很少累及掌跖部。

2. 紫癜风

皮疹很少累及头、面及掌跖部位。丘疹色紫红或暗红，顶部扁平、多角形，表面发亮，可见灰白色纹。

3. 面油风病

早期患病头面部皮损不易区别，典型皮疹为面部油腻性鳞屑的黄色斑片，无毛囊角化性丘疹。

四、临床治疗

（一）提高临床疗效的要素

1. 从血论治，诸法合参

本病主要从血分论治，多从血热、血燥论治，采用清热凉血、养血润燥的方法治疗；但同时也应看到还有很多兼夹证出现，如脾虚、湿盛、湿热、肝郁、瘀血等，这些也要一并考虑，加以处理。

2. 凉血养血，不忘脾胃

治疗本病多从凉血、养血治疗，多用寒凉、滋腻类药物，易伤及脾胃，以致后天之本受损，故须时时兼顾脾胃功能，稍入健脾、醒脾、行气等药物。

3. 中西并举，内外兼顾

本病顽固，病程长，可采用中西医结合的方法，如中药结合维A酸类药物口服等，既可以提高疗效，也可以用中药减轻某些西药的不良反应。另外，除内服药外，外用药也很重要，主要以改善皮肤角化、消炎及润肤为主。

（二）辨病治疗

（1）维A酸类药物　常用的为异维A

酸、阿维A酯、阿维A酸等，是目前治疗毛发红糠疹较好的药物。但注意其不良反应，维A酸类药物可能导致高血脂或肝功能异常，有致畸作用和骨变化（如骨肥大），在治疗中应定期监测肝功能、血清甘油三酯和胆固醇水平。

（2）甲氨蝶呤（MTX）为治疗顽固性毛发红糠疹的替代方法。由于MTX有很多不良反应，因此，必须对患者仔细随访，注意有无肝毒性、骨髓抑制、致畸性和精子生成缺陷。

（3）口服维A酸类药物和MTX联合用于治疗严重的或顽固性毛发红糠疹患者。尽管联合疗法能良好耐受，但因有发生中毒性肝炎的危险而应谨慎使用。需将剂量减至最小，且常进行临床和实验室检查评价，包括在前6~8周内每周进行肝功能检查。

（4）一般来说，毛发红糠疹对糖皮质激素治疗不敏感。

（5）外用卡泊三醇、焦油类药物、糖皮质激素和角质剥脱剂、维A酸乳膏，可以在一定程度上改善局部症状体征。

（三）辨证治疗

1. 辨证论治

（1）血热证

治法：清热解毒，凉血疏风。

方药：凉血活血汤合消风散加减。赤芍10g，生地黄15g，白茅根30g，茜草根15g，白鲜皮15g，地肤子10g，生槐花15g，黄芩6g，栀子6g。

（2）血燥证

治法：健脾益气，养血活血。

方药：健脾润肤汤加减。党参10g，苍术、白术各10g，赤芍10g，丹参10g，当归10g，鸡血藤15，陈皮10g，茯苓10g，白鲜皮15g。

2. 成药应用

（1）复方青黛胶囊 由青黛、紫草、土茯苓、萆薢、蒲公英、马齿苋、贯众、丹参、白鲜皮、白芷、乌梅、五味子、建曲、焦山楂等组成。有清热凉血、解毒消斑的功效。可用于治疗毛发红糠疹证属血热证者。口服，一次4粒，一日3次。脾胃虚寒者不宜服用，孕妇禁用，连服4周以上应定期检查血象及肝功。

（2）湿毒清胶囊 由地黄、当归、苦参、白鲜皮、土茯苓、黄芩、丹参、蝉蜕、甘草等组成。有养血润肤、祛风止痒的功效。可用于治疗毛发红糠疹血燥证。口服，一次3~4粒，一日3次。湿热俱盛或火热炽盛者慎用，孕妇慎用。

（四）针刺疗法

（1）体针 ①取风池、血海、三阴交、脾俞、太溪，用泻法。每日1次，10次为1个疗程。②取曲池、血海、风池、三阴交、足三里、合谷、内关、肺俞，平补平泻。每日1次，7次为1个疗程。

（2）耳针 取肺、神门等，留针5天后取出，7次为1个疗程。

（五）医家诊疗经验

1. 赵炳南

赵炳南将本病辨证为脾胃虚弱、中气不足，复感外邪致精微不化、气血生化失职而发。方用健脾润肤汤加减，药用党参、白术、苍术、茯苓、山药、陈皮、丹参、赤芍、鸡血藤、白鲜皮等。

2. 顾伯华

顾伯华将本病的治疗分为三个阶段，第一阶段以养阴凉血清热为主，药用生地黄、玄参、天花粉、牡丹皮、紫草、白花蛇舌草、虎杖、土茯苓、萆薢、玉竹、苍术、沙参；第二阶段加入活血祛瘀之品；第三阶段以养阴清热活血为主，药用生地黄、玄参、天花粉、虎杖、侧柏叶、白花蛇舌草、鸡血藤、茶树根、茵陈、苍术、补骨脂、沙参。

3. 张志礼

张志礼认为本病属毒热炽盛，熏灼肌肤，气营两燔。治以清营凉血，解毒利湿，药用白茅根、干生地黄、牡丹皮、地骨皮、生石膏、茜草、冬瓜皮、车前草、羚羊角粉等，后期扶脾养血护阴以善其后。

4. 禤国维

禤国维将本病分为血热风热型和血虚风燥型，前者选用荆芥、牛蒡子、金银花、蝉蜕、生地黄、当归、赤芍、紫草、地肤子等疏风清热、凉血解毒药；后者选用生地黄、熟地黄、白芍、当归、鸡血藤、桃仁、红花、全蝎、紫草、白蒺藜、制何首乌、牡丹皮等养血祛风润燥药。

5. 欧阳恒

欧阳恒认为，本病是风邪外侵，郁于肌肤所致。证分两型：风热外侵、气血不和证，选四物消风饮加减；阴虚内热、气血瘀滞证，选知柏地黄汤合四物汤加减。

6. 边天羽

边天羽认为，本病多由风湿毒热，瘀阻经络所致，或气血生化失职，肌肤失养而发病。在急性发作或形成红皮时，多属气血风热证，治以清热凉血，祛风止痒，选用凉血消风汤加犀角；慢性者，多由于血虚风燥，肌肤失养，治以养血润燥，选用血燥方。

7. 艾儒棣

艾儒棣认为，本病为本虚标实之证，气阴亏虚为本，湿毒阻络为标。急则治其标，以清热解毒、除湿通络为主，方用化斑解毒汤、萆薢化毒汤、龙胆泻肝汤、桃红四物汤加减；缓则治其标，治以健脾益气，佐以解毒通络，方选参苓白术散合桃红四物汤。

8. 王萍

王萍认为，本病急性发作期证属毒热炽盛、蒸灼肌肤，宜清热解毒、凉血护阴，方药以解毒清营汤加减。皮损局限者及毒热炽盛型治疗后期，多为血虚风燥、肌肤失养证，宜健脾益气，养血润肤，方药以健脾润肤汤加减。

五、预后转归

毛发红糠疹发病率不高，幼儿及成人均可患病，无明显性别差异，有报道 10 岁和 40~60 岁为两个高发病期。一般患者 3 年内能自愈。该病良性经过，很少复发，只极少数患者伴发遗传性综合征或存在免疫缺陷。

六、预防调护

（一）预防

（1）忌吃辛辣刺激性食物，少食煎炸食品。

（2）注意补充新鲜蔬菜、水果和高蛋白营养。

（3）养成良好生活习惯，保证充足睡眠，保持精神和情绪的稳定，避免工作、学习过于紧张。

（4）保持大便通畅，有良好排便习惯。

（二）调护

（1）避免暴晒。

（2）保持皮肤润泽，外搽油性护肤品，避免过度洗烫。

七、专方选要

1. 凉血活血汤

出处：《简明中医皮肤病学》。

组成：生槐花 30g，紫草根 15g，赤芍 15g，白茅根 30g，生地黄 30g，丹参 15g，鸡血藤 30g。

方解：生槐花、白茅根、生地黄清热凉血，其中生槐花能疏皮肤风热。赤芍、紫草、丹参、鸡血藤凉血活血。诸药合用，共奏清热凉血活血之功。

功用：清热凉血活血。

2. 健脾润肤汤

出处：《简明中医皮肤病学》。

组成：党参10g，茯苓10g，苍术、白术各10g，当归10g，生地黄15g，丹参10g，鸡血藤15g，赤芍、白芍各10g，陈皮6g。

方解：党参健脾、益肺、养血、生津，为君药；茯苓利水、渗湿、健脾、宁心，白术健脾、益气、利水，陈皮理气、健脾，共为臣药；当归补血、活血，生地黄清热、凉血、养阴，赤芍清热、化瘀，丹参凉血、活血，鸡血藤补血，白芍养血、敛阴，共为佐药。诸药合用，具有健脾燥湿、养血润肤的功效。

功用：健脾燥湿，养血润肤。

主要参考文献

[1] 王萍，张苍. 中医皮肤科主治医师748问[M]. 北京：中国协和医科大学出版，2010.

[2] 赵辩. 中国临床皮肤病学[M]. 南京：江苏科学技术出版社，2009.

[3] 陈凯，蔡念宁. 皮肤病中医特色治疗[M]. 沈阳：辽宁科学技术出版社，2001.

[4] 朱仁康. 朱仁康临床经验集[M]. 北京：人民卫生出版社，2006.

[5] 罗和古. 中华名医医案集成外科医案[M]. 北京：中国医药科出版社，2004.

[6] 禤国维，范瑞强，陈达灿. 中医皮肤病临证精粹[M]. 广州：广东人民出版社，2001.

[7] 欧阳恒，杨志波. 颜面皮肤病中西医结合诊治[M]. 北京：人民卫生出版社，2003.

[8] 卢桂玲. 当代中医皮肤科临床家丛书——边天羽[M]. 北京：中国医药科技出版社，2014.

[9] 曾宪玉. 当代中医皮肤科临床家丛书——徐宜厚[M]. 北京：中国医药科技出版社，2014.

[10] 陈明岭，艾华. 当代中医皮肤科临床家丛书——艾儒棣[M]. 北京：中国医药科技出版社，2014.

第五节　扁平苔藓

扁平苔藓是一种丘疹鳞屑性疾病，近年来发病率有升高趋势。本病的皮疹特点为扁平发亮的多角形丘疹，颜色紫红，与文献中记载的"紫癜风"相类似。

一、病因病机

（一）西医学认识

扁平苔藓是一种常发生于皮肤、毛囊、黏膜和指（趾）甲的常见的病因不明的慢性炎症性疾病。其病因与自身免疫、遗传、精神神经、药物、慢性病灶、代谢和内分泌有关。在人群中的患病率为0.5%~1%。

1. 免疫学说

扁平苔藓和丙型肝炎间的相关性已确定，丙型肝炎诱导的细胞因子和趋化因子变异可诱发感染个体发生扁平苔藓，相似的机制可构成扁平苔藓和乙型肝炎相关联的基础。许多研究表明，在扁平苔藓的形成中由角质形成细胞、活性T细胞等分泌的细胞因子可能起着重要的作用，如胸腺细胞活性因子（ETAF）、T细胞生长因子（TGF）、淋巴细胞趋化因子（LCF）及白细胞介素1（IL-1）、白细胞介素-3（IL-3）等活化或吸引T细胞，活化的T细胞分泌的白细胞介素2（IL-2）、肿瘤坏死因子（TNF）和粒细胞-单核细胞集落刺激因子（GMCSF），尤其是1型干扰素（IFN-1）进一步促进淋巴细胞游出并形成浸润，最后破坏基底细胞，出现基底细胞液化变性，这个过程有多种因子的参与并形成一个连锁反应，最终引起扁平苔藓的病理变化。

2. 遗传因素

扁平苔藓在一个家庭中可有数人发病，其阳性家族史者为 1.5%~10.7%，姐妹同患病最多见，也有单卵双胞胎同发病者，常为急性泛发性，发病较早，约40%，初发病于20岁前。

3. 精神因素

本病通常在精神紧张后发病或恶化，报道有10%的患者发病时有精神紧张因素，而60%的患者病情因慢性精神紧张而加剧。扁平苔藓通常在精神神经紧张1~2周后发病或恶化。

4. 感染因素

有病毒感染的假说，但无确切证据。亦有人认为白色念珠菌与扁平苔藓有一定关系。有研究发现在电镜下扁平苔藓组织中有革兰阴性杆菌或螺旋体。

5. 吸烟

在口腔扁平苔藓患者中，吸烟者占15%~93%。

6. 药物

受体阻滞剂、非甾体抗炎药、甲基多巴、血管紧张素转换酶（ACE）抑制剂、青霉胺和抗疟药已被认为与扁平苔藓的发病有关。

7. 缺氧

缺氧可能导致基底细胞损伤，血管性疾病（如高血压、糖尿病）能导致组织缺氧和基底细胞损伤，受损的血管可能释放某种物质，引起角朊细胞异常角化。

（二）中医学认识

中医学文献记载的"紫癜风"与扁平苔藓类似。《证治准绳》记载："夫紫癜风者，由皮肤生紫点，搔之皮起而不痒痛者是也。此皆风湿邪气客于腠理，与气血相

搏，致营卫痞涩，风冷在于肌肉之间，故令色紫也。"指出了该病的临床特点和发病机制。《圣济总录》记载："紫癜风之状，皮肤生紫点，搔之皮起而不痒痛是也，此由风邪挟湿，客在腠理，荣卫壅滞，不得宣疏，蕴瘀皮肤，致令色紫，故名紫癜风。"《疡科会粹》："夫紫癜风者……此皆风湿邪气客于腠理，与气血相搏，致营卫痞涩，风泛于肌肤之间，故令色紫也。"《医林改错·通窍活血汤所治症目》："紫癜风，血瘀于肤里，治法照白癜风，无不应手取效。"其口腔损害类似中医的口蕈。

中医对扁平苔藓病因的认识，多从内因、外因两个角度加以阐述，中医认为本病可由素体阴血不足，脾失健运，湿蕴不化，复感风热，湿热凝滞，发于肌肤而成；或因肝肾不足，阴虚内热，虚火上炎于口而致。素体阴血、肝肾不足，可视为病本，在此基础上的风、热、湿等合而为病，又有虚实之异，当需明辨。七情失调，五志化火，则血热生风，蕴于肌肤；或饮食失调，脾胃失和，湿热内生，外受风邪侵扰，则风湿热邪，阻于肌腠，壅滞经络，外发肌肤而致病。

二、临床诊断

（一）辨病诊断

1. 诊断要点

（1）典型皮损　为红色或紫红色扁平多角形、圆形丘疹或斑丘疹，边界清楚，表面有蜡样光泽。以放大镜观察，上有灰白色斑点或网状白色条纹，称威克姆纹。可见同形反应。

（2）皮疹分布　可散发全身，但以腕屈侧、前臂、股内侧、胫前及腰臀部为多见，常对称分布。

（3）皮肤外损害　还可累及黏膜、毛发及指（趾）甲。指（趾）甲特征性损害

为甲胬肉样改变。黏膜损害以口腔黏膜较常受累，表现为树枝状或网状的白色细纹。病变累及毛发时可引起永久性脱发。

（4）自觉症状　瘙痒或无明显自觉症状。

2. 临床分型

扁平苔藓症状表现不一，据其发病情况、皮疹特点，可分多种类型，表现各异。

（1）急性泛发性扁平苔藓　初为红色扁平丘疹，多见于前臂内侧，发展很快，数日内可扩展至大部或全部皮面，尤多见于腹部、背部、股部及前臂。丘疹可互相融合成斑片，形如玫瑰糠疹。随后斑片颜色加深，炎症加重，水肿明显，甚至有水疱发生。此型常伴有剧烈瘙痒。

（2）慢性局限性扁平苔藓　此型最多见，通常可见到典型扁平丘疹，密集分布，范围局限，慢性病程。在发病过程中，有时症状增重，损害增多，有时自行缓解。经数月或数年后症状消退，或转为肥厚性扁平苔藓。

（3）肥厚性扁平苔藓　又称疣状扁平苔藓。皮疹为疣状增殖之肥厚性斑块，有薄的鳞屑。斑块多呈圆形或卵圆形，周围有散在性扁平丘疹。好发于胫部前方。病程很长，常数年甚至十多年不愈。损害消退后，留有色素沉着及皮肤萎缩。

（4）线状扁平苔藓　为扁平丘疹排列成线条状，有时可在抓痕或受外伤处的皮面上发生扁平丘疹，形成同形反应。损害多分布在一侧肢体上，尤以下肢后侧多见，也可见于胸部。本病应与线状痣、线状苔藓和线状银屑病相鉴别。

（5）萎缩性扁平苔藓　损害特点是出现萎缩性斑片，边缘高起，中央凹陷的多角形小丘疹，有时覆有细薄鳞屑。丘疹中央有毛囊性小角质栓。损害多呈紫红色或黄褐色，萎缩明显的丘疹呈淡白色。本病应与硬化性萎缩性苔藓鉴别。

（6）毛囊扁平苔藓　又名扁平毛发苔藓，成年女性多见，在发病过程中出现毛囊性圆顶或尖顶丘疹，丘疹中央可有棘刺状角质栓。好发于颈、肩胛、胸部及四肢外侧。发于头皮者可形成萎缩性瘢痕，出现永久性脱发。应与毛囊角化病及结核性苔藓鉴别。

（7）大疱性扁平苔藓　在扁平丘疹处或正常皮面上，发生水疱或大疱，尼科利斯基征阳性，又称天疱疮样扁平苔藓。口腔黏膜亦可有水疱或大疱。此型多在急性泛发性扁平苔藓的基础上发病。

3. 相关检查

组织病理有诊断价值，表现为角化过度；颗粒层楔形增厚；棘层不规则肥厚，表皮突呈锯齿状；基底细胞液化变形；真皮上部可见以淋巴细胞为主的带状浸润；表皮和真皮乳头层可见胶样小体。

（二）辨证诊断

1. 风热搏结证

（1）临床证候　发表较急，皮疹泛发全身，红色丘疹或斑丘疹或起大疱，自觉痒重，舌质红，苔少，脉浮数。

（2）辨证要点　风热相搏则起病迅速，皮疹泛发，风盛则痒，浮脉主风，数脉主热，热盛耗液伤津而舌红少苔。

2. 风湿蕴结证

（1）临床证候　皮疹以斑丘疹相互融合成带状或斑块为主，色泽紫红，表面光滑，如蜡所涂，女性患者伴带下淋漓，自觉瘙痒，舌质淡红胖嫩，苔薄白或微腻，脉濡缓。

（2）辨证要点　风湿聚阻则皮疹肥厚，风盛而痒，湿性重浊、黏腻而出现女性带下，湿邪困脾则舌淡胖嫩，脉濡缓。

3. 脾虚湿热证

（1）临床证候　病程缓慢，在口腔黏膜或外阴部位，出现灰白色斑丘疹或大疱，或者糜烂、破溃，时轻时重，时愈时发，舌质淡红，苔薄白，脉虚细。

（2）辨证要点　病程迁延致脾气亏虚，湿热内郁，皮疹倾向渗出、糜烂，湿性黏腻，致皮疹反复发作。

4. 肝肾阴虚证

（1）临床证候　损害主要发生在口腔、唇部、颊黏膜、舌和齿龈处，可见乳白色网状条纹，或者斑丘疹，严重时会出现糜烂，兼有头昏目涩，视物不明，周身软弱无力，舌质红，苔少或无苔，脉沉细。

（2）辨证要点　邪热郁久化火，耗伤肝肾，阴虚火旺，症见头昏目涩，视物不明，腰膝酸软，舌红少苔，脉沉细数。

以上诸证，以脏腑论，病变涉及肝、脾、肾；病机变化又有风、湿、热、虚、瘀的差异，应详辨之。

三、鉴别诊断

（一）西医学鉴别诊断

本病应与皮肤淀粉样变、神经性皮炎、结节性痒疹、银屑病、药疹、结核性苔藓、硬化性萎缩性苔藓、线状苔藓、寻常型天疱疮和多形红斑鉴别。根据各自皮损特征及组织病理改变特征可资鉴别。

1. 皮肤淀粉样变

皮疹多对称分布于两小腿伸侧及两小臂伸侧，为半球形或略显扁平的丘疹，皮面粗糙而无光泽。刚果红试验阳性。皮肤组织病理检查有助于鉴别。

2. 神经性皮炎

皮疹多位于颈项、肘部及腘窝等处，常呈典型的苔藓样硬化性斑片，无威克姆纹及口腔病损。

3. 结节性痒疹

肥厚性扁平苔藓与钝头性扁平苔藓的皮疹有时和结节性痒疹的皮疹相似，但在该两型扁平苔藓的斑片与斑块周围，往往

有典型的扁平苔藓的扁平丘疹，结合组织病理检查进行鉴别。

4. 银屑病

银屑病应与皮损泛发全身，累及头皮，并有甲改变的皮肤病鉴别。点滴状银屑病可与点滴状扁平苔藓相似，有的寻常型银屑病可与红斑性扁平苔藓相似，当银屑病出现慢性肥厚性皮疹时可与慢性局限性扁平苔藓相似，但银屑病鳞屑多，往往层层堆积，刮去鳞屑可见到薄膜，刮去薄膜可见到点状出血。

5. 药疹

多在用药数日至数周后发疹，起病急，皮疹对称分布，停药后多会逐渐消退。

6. 结核性苔藓

为半球形丘疹，粟粒大，多见于躯干部，散在分布或密集成片，无自觉症状。

7. 硬化性萎缩性苔藓

好发于外阴及肛门，为淡白色扁平丘疹，周围微有红晕，丘疹表面有黑头粉刺样角质栓。晚期皮疹表面出现羊皮纸样皱纹。

8. 线状苔藓、线状表皮痣

皮损呈线状损害应与线状苔藓、线状表皮痣鉴别。线状苔藓为苔藓样小丘疹排列成条状，可仅有一条，亦可为数条平行排列，不痒，好发于一侧上肢或下肢，皮肤病理检查有助于鉴别。线状表皮痣常出生后即有，损害为密集的淡褐色至褐黑色丘疹，排列成条形，表面呈乳头状瘤样，角质增厚。

9. 寻常型天疱疮和多形红斑

寻常型天疱疮和多形红斑要注意与糜烂性或大疱性口腔扁平苔藓相鉴别。寻常型天疱疮为正常皮肤上出现松弛性水疱，尼科利斯基征阳性。多形红斑为累及皮肤、黏膜的过敏性皮肤病，可有红斑、丘疹、水疱等多形损害。

此外，环形损害应与环状肉芽肿、基

底细胞癌、肉样瘤、盘状红斑狼疮鉴别。龟头的皮损应与银屑病、疥疮、固定性药疹鉴别。

（二）中医学鉴别诊断

1.摄领疮

皮疹多对称分布于两小腿伸侧及两小臂伸侧，为半球形或略显扁平的丘疹，皮面粗糙而无光泽。

2.扁瘊

扁瘊丘疹常位于面部及手背等暴露部位，散在或密集分布，有的皮疹可呈条状排列。皮疹可为圆形、椭圆形或多角形，表面光滑，浅褐或正常皮色，无明显自觉症状或偶有微痒。

3.白疕

泛发于头面、躯干、四肢，为颜色鲜红的浸润性斑片、丘疹，上多层白色云母样鳞屑，剥去鳞屑后基底有点状出血，可有束状发、顶针甲等改变，皮疹迁延难愈，易于复发。

4.马疥

好发于四肢伸侧及手足背部，尤以小腿伸侧更为显著。皮损初为淡红色丘疹，渐发展成暗红或灰褐色黄豆至蚕豆大小半球形坚实性结节，呈疣状，散在孤立。可见抓痕、血痂，结节周围皮肤有色素沉着及肥厚、苔藓样变。瘙痒剧烈，夜寐不宁。

四、临床治疗

（一）提高临床疗效的要素

（1）通过各代医家不断总结和创新，对扁平苔藓进行准确辨证，并内外结合，标本兼顾。

（2）适当应用引经之药，可使药力直达病所，提高疗效。

（3）应用中医特色外治疗法，并且可将外治疗法两种或两种以上联合使用，灵活变化，有利于提高临床疗效。

（二）辨病治疗

目前对扁平苔藓多采用综合治疗，尚缺乏高质量的临床研究证据。首先应停用可能诱发本病的药物，避免接触致病因素，如戒烟戒酒。光线性扁平苔藓的患者应尽量避光，对药物性扁平苔藓患者要明确致敏药物，避免再次使用同类药物。目前对本病进行系统治疗的首选药物为糖皮质激素，能使损害和瘙痒消退（一般用小或中等剂量）。对于顽固或病情严重的病例可考虑联合免疫抑制剂等进行综合治疗。对瘙痒患者可给予抗组胺剂等。

在外用药物的选择上，首选也是糖皮质激素，对小面积的损害可单独使用。对肥厚性损害用超强效或强效糖皮质激素。对口腔及黏膜损害可采用激素雾化吸入或漱口治疗，同时可也考虑应用钙调磷酸酶抑制剂局部外用。但要注意长期外用糖皮质激素有致皮肤萎缩等不良反应，故对面部及外阴部损害不宜长期应用。同时光疗、二氧化碳激光、放射治疗、冷冻治疗等辅助治疗手段均可考虑纳入治疗方案。

（三）辨证治疗

1.辨证论治

（1）风热搏结证

治法：疏风清热，佐以通络。

方药：消风散加减。当归、生地黄、防风、蝉蜕、知母、苦参、胡麻仁、荆芥、苍术、牛蒡子、石膏各6g，甘草、木通各3g。

（2）风湿蕴结证

治法：祛风利湿，活血通络。

方药：大防风汤加减。防风5g，熟地黄5g，白术5g，羌活5g，人参5g，川芎5g，黄芪5g，牛膝5g，炮附子7.5g，当归7.5g，杜仲7.5g，芍药7.5g，炙甘草2.5g。

（3）脾虚湿热证

治法：扶脾化湿，清热解毒。

方药：参苓白术散加减。人参 5g，茯苓 12g，炒白术 15g，山药 15g，白扁豆 12g，莲子 12g，薏苡仁 9g，砂仁 6g，桔梗 6g，甘草 9g。

（4）肝肾阴虚证

治法：养肝滋肾，滋阴降火。

方药：麦味地黄汤加减。生地黄 30g，牡丹皮 20g，山药 15g，山茱萸 15g，泽泻 15g，茯苓 15g，五味子 20g，麦冬 20g。

2. 外治疗法

本病外治，重在缓解症状，减轻瘙痒，以防皮肤进一步受损，继发感染。

（1）皮损泛发，瘙痒明显者，可给予中药浸浴疗法，选择清热解毒、祛风止痒的药物，如马齿苋、白鲜皮、蒲公英、苦参等，做全身药浴；或外涂苦参酊、百部酊或土槿皮酊；或用三黄洗剂外涂。皮损局限肥厚者，可给予复方黄连膏、黑豆馏油软膏，以解毒止痒，剥脱角质。损害发于口腔伴糜烂者，宜选用养阴生肌散、锡类散、西瓜霜、喉风散喷涂患处，或以甘草、金银花、菊花、肉桂煎水含漱。损害发生在外阴兼有糜烂，先用路路通水洗剂洗涤患处，然后外用珠香散，每日 1~2 次。

（2）大风子油祛风除湿、润肤止痒，冰片蛋黄油滋润肌肤止痒，二者混匀，用棉签蘸药涂患处，每日 2~3 次。百部膏有解毒杀虫、养血润肤之功，每日外涂 1 次。粉霜神丹有收敛解毒、止痒润肤之功，用时以白酒调药如糊状，用棉签蘸药涂于患处，每日 2~3 次。此方适用于日久不愈，瘙痒剧烈者。汞过敏者禁用。

（3）新青黛散外涂于疮面，每日 2~3 次，有清热燥湿、解毒搜风之功，适用于口腔扁平苔藓。

（4）穿心莲片，将药片含于口中，待其自然化开，每日 4~6 次，每次 1 片。适用于口腔扁平苔藓，有清热解毒之功。

（5）生石膏、生地黄、当归、防风、蝉蜕、苦参、白鲜皮、鸡血藤水煎，趁热先熏再擦洗患处，每次 30 分钟，每日 2 次。本方有活血润肤、祛风除湿之功。

（6）甘草、金银花、菊花煎汁含漱，每日 5~6 次。本方具有清热解毒、祛风化瘀之功。

3. 成药应用

复方青黛胶囊：每次 4 粒，每日 3 次。原为治疗银屑病的方药，可酌情应用于治疗扁平苔藓。但本品含有青黛，可引起肝功能异常、月经紊乱、便血、剧烈腹泻及药疹等，故连服 4 周以上应定期检查血象及肝功能，如异常应停用，脾胃虚寒者不宜服用，孕妇禁用，老年体弱者、哺乳期妇女、过敏体质者应慎用，儿童药量不宜过大。

4. 单方验方

苔藓方：王守儒以益气活血祛湿法拟定，基本药物组成有太子参、焦白术、黄芪、茯苓、当归、赤芍、牡丹皮、白鲜皮等。方中太子参补气生津，且药性平和，《本草再新》载："补脾土，消水肿，化痰止渴。"《饮片新参》曰："补脾肺元气，止汗生津，定虚惊。"现代药理研究认为太子参有强壮、生津、健脾作用，对大黄所致脾虚模型有明显改善作用。当归补血活血，且补中有动，行中有补，为血中之气药，《神农本草经》谓当归："主诸恶疮疡、金疮。"二药合用，益气养血活血，为君药。黄芪具有补益中气、升发清阳之功效；茯苓功能利水渗湿，健脾，安神；赤芍清热凉血，散瘀止痛，临床常用于热毒痈肿疮毒；白鲜皮能清热燥湿，祛风解毒。四药合用益气活血，清热祛湿，共为臣药。另用牡丹皮清热凉血，活血散瘀；焦白术补气健脾，燥湿利水。全方益气活血、清热祛湿，使气虚得补，湿热得行，瘀血得下，标本兼顾，相得益彰。脾胃湿热型，症见黏膜充血糜烂、疼痛感者，酌加淡竹叶、薏苡仁、连翘等；气滞血瘀型，症见有粗糙麻木感或刺痛感者，酌加柴胡、牡丹皮、郁金等；气血亏虚型，症见神疲乏力，伴有乏味感者，易太子参为党参，酌加熟地黄、茯苓等。

（四）新疗法选粹

1. 他克莫司

本药是从链霉菌属中分离出的发酵产物，是一种钙调磷酸酶抑制剂，通过抑制白介素 -2 的释放，作用于 T 淋巴细胞，能够抑制 T 淋巴细胞的免疫活性，还能抑制多种炎症因子的释放，而且局部应用方便，对胶原合成无抑制作用，不会引起皮肤黏膜萎缩。作为一种新型外用免疫调节剂，其疗效相当于中效糖皮质激素。近年来，国内外学者们将其用于局部治疗难治性糜烂型扁平苔藓，在减小病损面积和改善疼痛方面疗效较好，常见的不良反应是局部烧灼感和暂时性味觉障碍。0.03% 他克莫司软膏和 0.1% 他克莫司软膏，临床上均可用于治疗口腔扁平苔藓；0.1% 他克莫司软膏亦多用于成年患者或皮肤损害。

2. 匹美克莫司

本药是大内酰胺类药物，比他克莫司更具亲脂性，与皮肤有高度亲和性。治疗口腔扁平苔藓疗效较好。

3. 卡泊三醇

作为维生素 D_3 的活性代谢产物，能抑制角质形成细胞增生，促进细胞分化，并有免疫抑制和抗炎作用而治疗扁平苔藓。

4. 环孢素

主要抑制辅助性 T 细胞和细胞毒性 T 细胞，能抑制核酸前体的掺入和 RNA 的合成，干扰白介素 -22 的释放而治疗口腔扁平苔藓。

5. 光化学治疗和物理疗法

包括窄谱中波紫外线（NB-UVB）、308nm 准分子激光，其作用机制可能是使细胞间黏附分子 -1 表达下调，诱导抗炎因子白细胞介素 -10、促黑色素激素和前列腺 E_2 的产生而治疗扁平苔藓；长波紫外线（波长为 340~400nm）能强烈诱导淋巴细胞凋亡，抑制炎症反应而治疗扁平苔藓。

（五）医家诊疗经验

1. 赵炳南

赵炳南认为，本病由于素体阴血不足，脾失健运，湿蕴不化，复感风热，湿热凝滞，发于肌肤而成，或因肝肾不足，阴虚内热，虚火上炎于口而致。风湿蕴阻型发于皮肤者的治疗原则为祛风利湿，活血通络。方用止痒合剂加减。

2. 朱仁康

朱仁康认为，本病由于风湿蕴聚，郁久化毒，阻于肌腠，气滞血瘀所致。治疗原则以搜风燥湿、清热解毒为主。以乌梢蛇、蝉蜕搜风化毒为主药，佐以荆芥、防风、羌活、白芷祛风止痒，并以黄连、黄芩、金银花、连翘、甘草清热解毒为辅。亦可加用活血化瘀之桃仁、红花、茜草等药活血消风。

3. 徐宜厚

徐宜厚认为，本病因七情失调，五志化火，致血热生风，蕴于肌肤；或饮食失调，脾胃失和，湿热内生，外受风邪侵扰，则风湿热邪，阻于肌腠，壅滞经络，外发体肤。辨为风热搏结、风湿蕴结、脾虚湿热、血瘀经脉、肝肾阴虚五证，分别以消风散、大防风汤、参苓白术散、通经逐瘀汤和麦味地黄汤加减治疗。

4. 许履和

许履和认为，本病皮肤上丘疹密集，粗糙增厚，犹如霉苔状，断其为血燥生风，用祛风换肌丸（汤）以润燥祛风，切中病机。局部用苦楝皮膏、杏脂膏交替外搽，一取苦楝皮之苦寒清热，一取杏仁之宣壅润燥，则润燥祛风之功更为完备。

五、预后转归

病程慢性，可持续数月至数十年。发生在黏膜的损害，少数有发生癌变的可能，应及时予以治疗。

六、预防调护

（1）注意休息，消除精神紧张，减轻忧虑。

（2）消除感染病灶，限制刺激性饮食，纠正胃肠道功能紊乱。

（3）切勿用热水洗浴或过度搔抓，以免皮损产生同形反应而扩散。

（4）口腔黏膜受累者应避免酗酒、吸烟、假牙等的刺激。

（5）忌用可能激惹本病的药物如链霉素、砷剂及磺胺类药物等。

主要参考文献

[1]李乐. 口腔扁平苔藓的中医证治[J]. 四川中医, 2014, 32（10）: 40.

[2]唐志凌. 扁平苔藓临床与治疗进展[J]. 中国中西医结合皮肤性病学杂志, 2013, 12（6）: 395.

[3]周勤, 简晓清. 扁平苔藓药物治疗进展[J]. 医学研究生学报, 2013, 26（1）: 30.

[4]郑旭瑛, 谢逸瑞, 吴月蓉. 复方丹参滴丸在口腔扁平苔藓患者中的应用效果及对其血液流变学的影响分析[J]. 中国医药科学, 2020（6）: 32-34, 107.

[5]孙桂芳, 吕建新, 于洁. 中药超声雾化治疗口腔扁平苔藓疗效分析[J]. 中国误诊学杂志, 2010, 10（31）: 7651.

[6]陈立新, 李钦峰. 扁平苔藓的诊断与治疗进展[J]. 皮肤病与性病, 2021, 43（3）: 342-347.

[7]李延风, 潘洪飞, 史晓钰. 半夏泻心汤治疗脾胃湿热型口腔扁平苔藓的随机平行对照研究[J]. 中医药导报, 2016, 22（15）: 94-96.

第十一章　神经功能障碍性皮肤病

第一节　瘙痒症

瘙痒症是一种无原发皮疹，只有瘙痒的一种皮肤病。本病临床好发于老年及青壮年，其特点是皮肤瘙痒剧烈，搔抓后引起抓痕、血痂、皮肤肥厚、苔藓样变。多见于冬季，少数亦有夏季发作。中医学称为"风瘙痒""风痒""痒风""爪风痒""血风疮"。

一、病因病机

（一）西医学认识

瘙痒的发生机制十分复杂。皮肤、结膜和黏膜是产生瘙痒感觉的外周组织。在皮肤中，感觉神经支配表皮、真皮及皮下脂肪组织，而自主神经不支配表皮。近年的研究认为，瘙痒的外周起源限于皮肤浅层，特别是表皮和基底膜周围的真皮浅层。瘙痒的初级和次级传入神经中可能存在几条神经通道，但还很难断定瘙痒的特异性神经通道。目前已知可引起瘙痒的物质有组胺、P物质、降钙素基因相关肽（CGRP）、血管活性肠肽、炎症介质（如肿瘤坏死因子TNFα、前列腺素、白三烯、白介素）、神经营养因子（NGF）。目前认为角质形成细胞可能在激活及致敏瘙痒感受器方面发挥重要作用。尽管产生组胺的细胞如肥大细胞和T细胞在这一过程的初始非常重要，表皮细胞属于信号通道，可以导致瘙痒。尤其是角质形成细胞中转瘙痒信号直至瘙痒神经纤维调制信息。在某些情况下，它们无需组胺刺激便可以传导瘙痒。

已证明炎症时释放许多经典的炎症介质如缓激肽、5-羟色胺、组胺和前列腺素，不仅能急性敏化伤害感受器，而且能激活瘙痒感受器。伤害性神经性输入至脊髓，即熟知的在脊髓使疼痛过程敏化被称为"中枢敏化"。正是由于中枢敏化的存在，在瘙痒部位周围触或刷即可诱发瘙痒，部分患者身上正常的疼痛性刺激被感受为瘙痒。

1. 流行病学

在一般人群中，急性瘙痒的患病率是8.4%，其中东亚人瘙痒发生率在14%。

2. 发病机制

瘙痒按发病机制有以下几类。

（1）皮肤源性瘙痒　由于皮肤炎症或皮肤屏障功能损伤导致瘙痒，如接触性皮炎、异位性皮炎、银屑病。

（2）神经病性瘙痒　感觉神经传入通路中发生病理改变而引起瘙痒，如带状疱疹后遗神经痛伴随的瘙痒。

（3）神经源性瘙痒　没有神经损伤而在神经系统中产生的痒感，瘙痒由中枢性作用介质诱发，如胆汁淤积。

（4）心源性瘙痒　心理异常引发的瘙痒，如寄生虫恐怖症。

（5）混合性瘙痒　由两种或两种以上的机制引起，如特应性皮炎既有皮肤源性瘙痒，又有神经源性瘙痒、胆汁淤积性瘙痒。

瘙痒其实是由不同的致痒因子（如组胺、5-羟色胺、P物质等）刺激感受器产生冲动通过一种特异的C纤维将冲动传至脊髓背侧角，然后通过脊髓丘脑束至丘脑的板层核最终到达大脑皮层，从而产生瘙痒感觉。

（二）中医学认识

1.瘙痒

瘙痒是皮肤病的主要自觉症状之一，何谓"瘙痒"呢？辞海解释为："瘙"：像长疥疮那么发痒。"痒"：一种皮肤不适、引起欲搔的感觉。《周礼》曰："夏时有痒疥疾。"《礼记》曰："疾痛苛痒而敬抑搔之。"

中医认为，痒是由于风、湿、热、虫、毒等因素客于肌肤所致，也有因血虚、血瘀、湿热、痰饮、虫淫所致者。《灵枢·刺节真邪》说："邪气……搏于皮肤之间，其气外发，腠理开……则痒。"而在瘙痒的病因病机中，"风"和"热"的因素最为重要。

风邪为六淫之首，百病之长，其善行数变，有隙必乘，客于腠理，发为瘙痒；且风邪四季常有，可兼其他病邪，如风寒、风热、风湿、风燥等，故与瘙痒症的形成关系最为密切。而无论内外、虚实、寒热等病邪，必稽留于皮肤腠理，气机不畅，郁而化热，而为瘙痒，此所谓"热微而痒，热甚为痛"，如《诸病源候论》所载："风瘙痒，此由游风在于皮肤，逢寒则身体疼痛，逢热则瘙痒。风瘙痒者，是体虚受风，风入腠理与血气相搏而俱，往来在于皮肤之间，邪气微不能冲击为痛，故但瘙痒也。"故热是瘙痒形成的直接原因。

一般急性皮肤病的瘙痒多由外风所致，故其症状有流窜不定、起病迅速、泛发周身的特点，可有风寒、风热、风湿热的不同。风寒所致瘙痒，遇寒加重而皮疹色白，兼畏寒、脉浮紧等；风热所致的瘙痒，皮疹色红，遇热加重，可有恶风、口渴、脉浮数等；风湿热所致的瘙痒，抓破后有渗液或起水疱或起苔藓等。此外，营血有热所致的瘙痒，皮损色红灼热，见丘疹、红斑、风团，瘙痒剧烈，抓破出血，并有心烦不安、舌红绛、脉细数等。

慢性皮肤病的瘙痒原因复杂，寒、湿、痰、瘀、虫淫、血虚风燥等因素均可导致。其中寒证瘙痒除因寒邪外袭外，尚可由脾肾阳虚生内寒而致瘙痒，兼见形寒肢冷、腹胀、大便溏稀、腰膝酸痛等症状，皮疹色红发热症状不明显，或呈寒性结节、溃疡等；湿热所致瘙痒可表现为慢性湿疮、少量流滋或出现水疱；瘀血所致瘙痒可见紫斑、色素沉着等；瘀血夹湿所致瘙痒剧烈，皮损结节坚硬、顽固难愈；痰邪所致瘙痒则常呈结节；血虚风燥所致瘙痒常有血痂或糠秕状脱屑、皮肤干裂、苔藓样变等；虫淫所致瘙痒，痒如虫行或蚁走，阵阵奇痒难忍，且多具传染性。

2.瘙痒症

中医称瘙痒症为"风瘙痒""风痒""痒风"等。如《诸病源候论》曰："风瘙痒，此由游风在于皮肤，逢寒则身体疼痛，逢热则瘙痒。风瘙痒者，是体虚受风，风入腠理与血气相搏而俱，往来在于皮肤之间，邪气微不能冲击为痛，故但瘙痒也。"《外科证治全书》曰："痒风，遍身瘙痒，并无疮疥，搔之不止。肝脉血虚，燥热生风，不可妄投风药，养血定风汤主之。外用地肤子、苍耳叶、浮萍煎汤暖浴。"

中医认为，风瘙痒病因复杂，与禀赋差异、六淫侵袭、情志过极、饮食失调、伤病虚损等多种因素有关，或肝肾亏虚，或气血虚弱，或气滞血瘀，或血热内蕴等，均可导致本病的发生。不正确的沐浴，以及皮毛、羽绒等衣物接触、磨擦等也可诱发或加重本病。具体来讲其病因病机主要有以下几种。

（1）禀赋差异 气血强盛之人及青壮年人，多血气方刚，血热内蕴，一旦受到外邪侵袭，血热生风，以致瘙痒症；而气血虚少之人或年老体弱之人，或久病体虚，气血亏虚，气虚则失于外固，风邪乘隙外袭，血虚生风，肌肤失养而致病，或气血循行瘀滞，经脉阻滞，营卫不得畅达，肌肤难得濡煦，皆能导致瘙痒症。

（2）六淫侵袭　风、寒、暑、湿、燥、火等六淫之邪，侵袭人体，客于皮肤腠理，稽留不去，导致经气不宣，故瘙痒不已。其中风邪为六淫之首，百病之长，其善行数变，有隙必乘，客于腠理，发为瘙痒；且风邪四季常有，可兼其他病邪，如风寒、风热、风湿、风燥等，故与瘙痒症的形成关系最为密切。另外，夏秋感受湿、热之邪，皮肤多喜凉而湿痒；冬春感受燥、寒之邪，皮肤多喜温而燥痒等。

（3）饮食失调　一方面，饮食不节，过食鱼腥海味，五辛发物，使脾胃失运、湿热内蕴，湿热熏蒸肌肤，内不得疏泄，外不得透达，郁于皮肤腠理，而发为瘙痒；另一方面，饮食亏少或搭配不当，以致营养不均，气血亏少而成瘙痒。

（4）情志过极　"五志过极皆为热甚"，情志偏激，也可致痒。如长期恼怒，以致肝郁气滞，气机不畅，气血瘀阻皮肤，而致瘙痒；思虑过甚，耗伤脾血，血虚生风而致瘙痒；情志抑郁、焦虑、神经紧张，以致气机失调、阳气亢奋，血热内蕴，化热动风，淫于肌肤而致瘙痒。

（5）伤病虚损　外伤、产后、手术、重大疾病后，气血严重亏损，瘀血内停，气机不畅，以致血虚风燥、瘀血阻络、肝肾阴亏、肝风内动等，皆可导致瘙痒症的发生。

（6）其他因素　如频繁沐浴、游泳，以致皮肤干燥瘙痒；皮毛、羽绒、被褥等接触、磨擦导致瘙痒症发生等。

二、临床诊断

（一）辨病诊断

1.临床表现

临床常将瘙痒症分为全身性瘙痒症和局限性瘙痒症。外来刺激常会加重瘙痒，如冬季寒冷皮肤干燥、夏季炎热皮肤多汗，穿着化纤织品、使用碱性过强肥皂均可成为瘙痒症致病因素。

（1）全身性瘙痒症　全身性瘙痒症常为多种全身性疾病的伴发或首发症状。最常见的皮肤科疾病有特应性皮炎、银屑病、湿疹、过敏性皮炎、荨麻疹型药疹。根据视觉模拟评分法，其中特应性皮炎引起的瘙痒应该是最严重的。此外，疥疮引起的瘙痒也很常见，临床医师需要仔细查体、询问病史以免漏诊。

最常见的系统性疾病主要有糖尿病、肾功能不全、胆汁淤积、真性红细胞增多症、恶性肿瘤、脑部病变（如基底动脉瘤、脑血管意外等）。慢性肾病相关性瘙痒是肾病患者进展期或晚期常见的恼人的问题。有一些研究显示，透析量的增加可以改善肾源性瘙痒，肾移植后使用免疫抑制剂治疗中，即使肾功能基本丧失，也不会发生瘙痒，所以考虑肾源性瘙痒主要还是通过免疫方面机制发病。在胆汁淤积时，已发现胆盐、孕激素代谢产物、组胺和内源性阿片类物质的累积可以诱发瘙痒。糖尿病患者常伴发泛发性瘙痒、皮肤真菌感染、细菌感染等。恶性肿瘤如皮肤淋巴瘤、蕈样肉芽肿、塞扎里综合征、白血病等可见到顽固、不易控制的瘙痒。

（2）局限性瘙痒症　局限性瘙痒症的病因有时与全身性瘙痒症相同，如糖尿病引起的局限性瘙痒症。而肛门瘙痒症多与蛲虫病、肛瘘、局部环境潮湿有关，阴囊瘙痒症与局部多汗、股癣有关，女阴瘙痒症也可能与内分泌失调、性激素水平低下有关。

外阴及生殖器瘙痒在女性糖尿病患者中多见，且多与糖尿病血糖控制不佳有关，但具体机制尚不明确。在许多特应性皮炎患者中，即使是少量的粪便污染或轻度痔疮的分泌物，都可能引起肛门瘙痒。

肥胖患者和漏斗状肛门患者由于肛周潮湿、不透气，局部皮肤接触汗液、粪便等刺激致痒。

此外，还应注意药物引起的瘙痒。药物引起的瘙痒可以局限，也可以泛发，可发生于第一次用药，也可延迟数周甚至数月发生。其发生机制尚不清楚。目前报道较多的引起瘙痒的药物有：阿片类药物、万古霉素、抗生素、β肾上腺素受体阻滞剂、血管紧张素酶抑制剂、沙坦类药物、别嘌呤醇、他汀类、非甾体抗炎药、低分子肝素等。

2. 诊断要点

（1）症状　全身或局部瘙痒。

（2）体征　未见原发皮疹；可以见到抓痕。

3. 相关检查

由全身性疾病引起者可出现相应辅助检查异常，如糖尿病者出现血糖升高，尿毒症性瘙痒出现血肌酐、尿素氮升高，肝脏疾病者出现谷丙转氨酶、谷草转氨酶、胆红素等升高。

（二）辨证诊断

瘙痒症多从血热、血虚、血瘀生风，湿热下注，风邪外犯论治。

1. 血热生风证

（1）临床证候　多见于青壮年；好发于夏季；皮肤瘙痒，触之灼热，搔破处呈条状血痕，遇热逢暖则剧，近寒得冷则愈，每随心绪烦躁或食入辛辣而瘙痒加甚，伴心烦口渴，时大便干；舌红、苔薄黄，脉弦数。

（2）辨证要点　瘙痒逢暖加剧，得冷则愈，皮肤触之灼热，心烦口渴，舌红苔黄，脉弦数。

2. 湿热蕴结证

（1）临床证候　多见于肛周、女阴、阴囊等部位。瘙痒为阵发性，夜间尤甚，因搔抓局部可出现水肿、水疱、脓疱、丘疹、丘疱疹、糜烂、渗液等多种形态皮疹，皮疹可有渗出倾向。鼠蹊部常有行臀核，触之疼痛，女性常伴有带下色黄、腥臭；舌红、苔黄腻，脉弦滑数。或伴口干口苦，胸胁闷胀，小便黄赤，大便秘结。舌红、苔黄腻，脉滑数。

（2）辨证要点　瘙痒阵发，多发于肛周、外阴，搔抓后可出现水疱、糜烂等皮疹，口干苦，小便黄，大便秘结，舌红苔黄，脉弦滑数。

3. 血虚生风证

（1）临床证候　多见于老年或体虚之人，好发于秋冬季节，夏季多减轻或自愈。皮肤干燥，遍布抓痕，夜间痒甚，经常搔抓处皮肤肥厚，上覆细薄鳞屑，或遍布血痕，病程迁延数月至数年。瘙痒每遇劳累而加剧，常伴心悸失眠，神情倦怠，面色苍白，食欲不振；舌淡红或红、苔薄白，脉弦细。

（2）辨证要点　瘙痒秋冬及夜间加重，皮肤干燥，神情倦怠，面色苍白，脉弦细。

4. 瘀血阻滞证

（1）临床证候　可发于任何年龄，不分季节。瘙痒多限于腰围、足背、手腕部等受挤压部位，皮肤抓痕累累，伴有紫色条痕，面色晦暗，口唇色紫，口干不欲饮；舌质暗或有瘀点或瘀斑，脉涩滞。

（2）辨证要点　瘙痒局限于受压部位，皮肤可有紫色条痕，口唇色紫，口干不欲饮，舌暗有瘀斑，脉涩滞。

5. 风盛作痒证

（1）临床证候　多见于春季，周身皮肤瘙痒，痒无定处，抓破出血，随破随收，破处多为干性，经年累月，皮肤肥厚，或状如牛领之皮；舌红、苔薄黄，脉弦数。

（2）辨证要点　痒无定处，抓破出血，随破随收，舌红苔黄，脉弦数。

6.风湿外袭证

（1）临床证候　多发于长夏之季，以青壮年为多见，皮肤瘙痒剧烈，由于反复搔抓，患处可见糜烂、流滋、水疱、脓疱、潮红等继发性皮疹；舌红苔腻，脉弦滑。

（2）辨证要点　皮肤瘙痒剧烈，患处可见糜烂、潮红，多见于长夏季节，舌红苔腻，脉弦滑。

7.风寒束表证

（1）临床证候　多发于冬季，常见于阳气不足之人，瘙痒可见于周身，以胫前为甚。每多由于寒冷诱发或加剧。皮肤干燥，上覆少许细薄干燥鳞屑如糠似秕，抚之即落，瘙痒逢暖或汗出时则可减轻或痊愈；舌淡、苔薄白，脉浮紧或缓。

（2）辨证要点　瘙痒遇寒加剧，遇暖减轻，舌淡、苔薄白，脉浮紧或缓。

三、鉴别诊断

（一）西医学鉴别诊断

1.慢性湿疹

慢性湿疹由急性湿疹、亚急性湿疹发展而来。病程迁延，瘙痒明显，可见原发皮损：丘疹、丘疱疹、红斑等，边界不清，皮疹往往对称分布，可融合呈苔藓样变。

2.神经性皮炎

神经性皮炎好发颈、项、骶尾及四肢伸侧，因搔抓迅速出现皮肤苔藓样变。加重或复发常与精神压力大、工作紧张、失眠有关。

3.荨麻疹

荨麻疹突然发生，皮疹为大小不一的风团，色红或白，迅速出现，消退亦快，消退后不留任何痕迹。皮肤划痕征实验呈阳性。

（二）中医学鉴别诊断

1.牛皮癣

瘙痒症以皮肤瘙痒、无原发皮疹为主症。随着湿热，寒湿和血热、血燥、瘀血内阻等的不同病理演变，瘙痒可呈现季节、局部继发皮疹的不同变化。牛皮癣主症是身起红斑伴剧烈瘙痒，肌肤瘙痒同时伴见红斑、抓痕、血痂，甚则局部皮肤苔藓化。

2.瘾疹

瘙痒症之病因为禀赋特异，素体血虚或血热或血瘀，又或感受湿热或风邪而发病。病机为邪正相搏，内外合邪，风邪客于腠理皮肤，素体血虚或血热或血瘀，经气不宣则瘙痒不已。瘾疹病因多因外感风湿热，或风寒湿邪，或久病体虚血燥、肌肤失养所致。

瘙痒症以皮肤瘙痒、无原发皮疹为主症。随着湿热，寒湿和血热、血燥、瘀血内阻等的不同病理演变，瘙痒可呈现季节、局部继发皮疹的不同变化。瘾疹主症是身起红色或皮色风团伴瘙痒，肌肤瘙痒同时伴见红色风团，皮肤划痕征实验呈阳性，不久皮疹可自行消退，不遗留任何痕迹。

3.慢性湿疮

瘙痒症以皮肤瘙痒、无原发皮疹为主症。随着外邪、体质不同，瘙痒的伴随症状各异。慢性湿疮是身起红斑、丘疹、脱屑伴瘙痒，局部皮损多肥厚，可见抓痕、血痂，多种皮疹共存一体。

四、临床治疗

（一）提高临床疗效的要素

1.谨守病机，辨证论治

瘙痒症病因多样，需按照血热、血虚、血瘀、湿热、风湿、风寒等辨证论治。诸邪致皮肤肌腠、经气失养则痒。或内伤，或外感。总需在血分和风邪两端的辨识方面下功夫。血分从热、虚、瘀三方入手；风邪致病需辨清夹邪性质，不外风邪犯肤、风湿、风寒三者常见。治则或清热凉血，或润燥养血，或活血化瘀，或疏风利湿，或祛风散寒等，需随证治之。

2. 内外合治，双管齐下

皮肤病均"有诸内，形于外"。治疗时除了内服药物调节气血阴阳平衡，尚可利用外治（包括非药物疗法）缓解外表之瘙痒等不适，例如通过药物浸浴提高表皮含水量，通过润肤解毒药物疏风清热止痒；外用清热解毒或养血润燥药膏修复皮肤屏障功能、润燥止痒；外用熏药疗法解毒杀虫止痒；外用清热利湿解毒中药冷湿敷安抚镇静减轻痒感。把内服外治二者有机地结合起来，协同发挥治疗作用，既除内乱，又解外患，不失为一条提高临床疗效的捷径。

（二）辨病治疗

瘙痒病因多而复杂，局部或系统的抗瘙痒治疗必须依据患者的年龄、原发疾病、服用药物、过敏史、瘙痒严重程度和对生活质量的影响程度而定。首先要积极查找原发病，治疗原发病。根据原发病因不同，对原发疾病进行特异性治疗，如避免接触变应原，停止使用可疑药物，药物或外科治疗原发肿瘤等。其次，建议患者采取一般的缓解瘙痒的措施，进行对症治疗。顽固的慢性瘙痒常常由于多种因素导致及多种辅助因子参与，因而治疗相对复杂。

个性化的治疗方案的确定，需要综合患者的年龄、原发疾病、服用药物及瘙痒程度和特点而定。对于长时间无法确定病因的慢性瘙痒患者，由于治疗失败常产生挫败感和心理压力，通常对患者的护理需要持续很长一段时间。医生应和患者讨论诊疗方案，以争取患者信任达到良好的依从性。

治疗开始时，应该告知患者缓解瘙痒应采取的一般措施，如使用含薄荷脑、樟脑、尿素等的乳膏或乳液，可暂时减轻瘙痒，由患者在白天或夜间瘙痒时自行应用。这些具体措施有：①避免增加皮肤干燥的因素，如干燥的环境、热（如桑拿）、乙醇敷布、冰袋、过度频繁的洗浴等。②避免接触刺激性物质（如用乳酸依沙丫啶、洋甘菊、茶树精油的敷布）。③避免食用过热及辛辣食物，避免饮用大量热饮和酒。④避免过度兴奋和压力。⑤使用温和的、非碱性肥皂、保湿洗浴剂和浴油（表面活性剂含量低的油）。使用微温的水，洗浴时间不超过20分钟。洗浴后立即根据个人肤质使用护肤品。⑥如果存在原发皮肤疾病，擦干皮肤时勿用力揉搓，因为这样会使本来就损坏的皮肤剥离并造成进一步损害。⑦根据个人皮肤情况使用补水护肤品来进行日常保湿。⑧穿足够柔软、宽松的衣服，比如棉质（不含羊毛、不含化纤物）。⑨如果是特应性体质，避免房屋内有灰尘或尘螨，这些会加重瘙痒。⑩短期缓解瘙痒（如夜间瘙痒）：使用含尿素乳液、樟脑、薄荷脑、鞣酸，保湿剂或浓缩清凉剂、清凉浴液。⑪教育患者如何通过使用阻断瘙痒–搔抓–循环的适当方法来对抗瘙痒，比如使用冷水湿敷、光照治疗，告诉患者搔抓并无益处。转移注意力，一位好的照料者会事半功倍，尤其是对孩子。⑫放松运动（自我锻炼），放松疗法，避免压力，了解并营造良好的社会心理环境。

1. 内用药物治疗

（1）抗组胺药 第一代抗组胺药如马来酸氯苯那敏、赛庚啶、苯海拉明等由于可以通过血脑屏障，可以在止痒同时起到一定的镇静作用。对于瘙痒夜间加重，影响睡眠患者，服用中药同时，可使用有镇静作用的抗组胺药或多塞平。但要注意一代抗组胺药对青光眼、前列腺肥大引起排尿困难者慎用。对于瘙痒白天明显者，可于第二代抗组胺药止痒，如氯雷他定、西替利嗪、咪唑斯汀等，由于不透过血脑屏障，嗜睡作用不明显。

（2）三环类抗抑郁药 对于部分顽固瘙痒伴有焦虑等情绪的患者，可酌情使用三环类抗抑郁药。比较常用的有多虑平、阿米替林。

2.外用药物治疗

可外用止痒剂，如炉甘石洗剂，皮肤干燥者外用低 pH 的清洁剂和润肤剂。若皮肤干燥明显，外用润肤剂宜采用油剂、乳剂，甚则霜剂，如凡士林、甘草油、维生素 E 乳等。糖皮质激素短期局部应用，可作为顽固性局部瘙痒的首选应急治疗，但只对炎症性皮肤病的瘙痒有效。下面就常见的外用药举例说明。

（1）薄荷脑 薄荷脑诱导冷感觉，因此能减轻瘙痒感觉。1%~5% 的薄荷醇霜或洗剂能快速缓解瘙痒，可持续达 70 分钟。因此使用包含薄荷脑的霜剂可短期减轻瘙痒。

（2）辣椒素 萃取于辣椒植物和源于辣椒种属的其他植物，是自然产生的顺 -8- 甲基 -N- 香草基 -6-noneamide。在皮肤科，辣椒素常用于治疗感觉异常，如带状疱疹后遗神经痛、瘙痒等。研究表明，辣椒素既能阻断组胺诱导的瘙痒，也能有效治疗非组胺引发的瘙痒。但在尿毒症性瘙痒、特应性皮炎中疗效欠佳。但辣椒素可能会引起疼痛、烧灼、热痛觉过敏和红斑，许多患者因为这些不良反应而中断治疗。因此使用前需与患者进行充分的沟通。

（3）钙调磷酸酶抑制剂（他克莫司、吡美莫司） 兼有免疫抑制作用和抗炎特性。在治疗瘙痒上，钙调磷酸酶抑制剂比糖皮质激素制剂更快改善症状，能治疗非炎症性瘙痒性疾病的瘙痒。但有 15%~60% 的患者发生明显不良事件，其中在应用第

一天发生烧灼感和瘙痒。这些感觉是暂时的，通常 1 周后消失。

（3）炉甘石洗剂 为治疗瘙痒的传统用药。由碳酸锌及少量氧化铁组成。研究表明，含有炉甘石的制剂治疗肛周瘙痒症有效。

（4）樟脑 樟脑亦可用于瘙痒的治疗。但其过敏和刺激限制了应用。

（5）多塞平霜 5% 的多塞平霜作为组胺和乙酰胆碱的拮抗剂，可以减轻特应性皮炎的瘙痒。

（6）糖皮质激素软膏 糖皮质激素具有强大的抗炎、止痒作用。

（三）辨证治疗

1.辨证论治

（1）血热生风证

治法：凉血清热、消风止痒。

方药：止痒息风汤。生地黄 30g，玄参 9g，当归 9g，丹参 9g，白蒺藜 15g，煅龙牡各 12g，炙甘草 6g。血热甚者，加地榆、紫草；风盛者，加全蝎、防风；夜间痒甚者，加地骨皮、牡蛎；口渴便秘者，加生大黄、知母；夹湿者，加威灵仙、茯苓皮。

（2）湿热蕴结证

治法：清热利湿止痒。

方药：龙胆泻肝汤加减。龙胆草 10g，黄芩 10g，栀子 10g，车前子 10g，木通 6g，泽泻 10g，生地黄 15g，当归 10g，生甘草 6g。女阴瘙痒，带下腥臭黄浊者，加土茯苓、萆薢；肛门瘙痒者，加黄柏、苦参、地肤子；阴囊瘙痒者，加浮萍、白茅根、柴胡。

（3）血虚生风证

治法：养血润燥，祛风止痒。

方药：养血润肤饮。生地黄 15g，熟地黄 15g，当归 10g，黄芪 9g，麦冬 9g，天冬 9g，天花粉 9g，升麻 6g，黄芩 9g，桃仁 9g，红花 9g。心悸失眠者，加酸枣仁、

柏子仁；神疲乏力者，加党参、何首乌；血虚便秘者，倍用当归身，加肉苁蓉；瘙痒甚者，加白蒺藜、皂角刺；皮肤肥厚脱屑者，加阿胶珠、丹参。

（4）瘀血阻滞证

治法：活血化瘀，消风止痒。

方药：活血祛风汤。丹参30g，川芎10g，白芷10g，灵仙10g，荆芥10g，当归10g，白蒺藜15g，桃仁10g，红花10g，赤芍10g，蝉蜕6g，甘草6g。病程日久者，加苏木、三棱；瘙痒甚者，加皂角刺、炙山甲；皮肤肥厚者，加姜黄、莪术。失眠、多梦，加生龙骨、炒酸枣仁、夜交藤、合欢皮各15g。

（5）风盛作痒证

治法：搜风清热，败毒止痒。

方药：乌梢蛇驱风汤。乌梢蛇9g，蝉蜕6g，荆芥9g，防风9g，羌活9g，白芷6g，黄连6g，黄芩9g，金银花9g，连翘9g，甘草6g。痒无定处者，酌加全蝎、白僵蚕；皮肤肥厚者，加牡丹皮、莪术；瘙痒剧烈者，加乌梅、五味子。

（6）风湿外袭证

治法：祛风胜湿，清热止痒。

方药：全虫方加减。全蝎9g，皂角刺10g，皂角10g，白蒺藜15g，槐花10g，威灵仙10g，苦参10g，枳壳10g，白鲜皮15g，黄柏10g。瘙痒甚烈，皮损肥厚，明显色素沉着者，加赤芍、当归、丹参、乌梢蛇等；伴大便干燥者，可加大黄10g；伴渗水湿烂者，加茯苓、泽泻；苔腻，溲赤者，加六一散、车前子、黄芩；舌红绛者，加牡丹皮、赤芍。

（7）风寒束表证

治法：祛风散寒，调和营卫。

方药：桂枝麻黄各半汤。麻黄5g，桂枝、甘草各6g，赤芍、杏仁各9g，生姜3片，大枣5枚。口渴，苔白干者，加生石膏30g；苔黄，便秘者加大黄9g。周身瘙痒剧烈者，加川芎、蜈蚣；恶寒肢冷者，加炮附子；表虚自汗者，加生黄芪、白术、防风；伴血虚者，加当归身、白芍。

2.外治疗法

（1）外用药治疗

①周身皮肤瘙痒者，可选用百部酊、苦参酒外搽。

②皮损有湿疹化者，用三黄洗剂外搽。

③皮肤干燥发痒者，可外用各种润肤膏薄搽。

④阴痒者，可用苦参汤外洗。

（2）针刺疗法

①体针：取穴曲池、足三里、合谷、三阴交、血海，用泻法，每日1次。

②耳针：取神门、交感、肾上腺、内分泌、肺区、痒点等区域，单耳埋针，双耳交替，每周轮换1次。

（3）药浴疗法　可用药浴或熏洗、熏蒸疗法。如苦参片、白鲜皮、百部、蛇床子、地肤子、地骨皮、花椒等煎水作全身熏浴。

（4）中药熏蒸疗法　苦参、黄柏、地榆、夜交藤、当归、蛇床子和地肤子各30g，百部15g，川芎12g，蝉蜕10g。适用于瘙痒症、银屑病、神经性皮炎。熏蒸中注意观察患者生命体征及有无心慌、头晕、乏力等。空腹及过饱不宜熏蒸。

3.单方验方

艾叶50~100g，加水2000~3000ml煮10~15分钟后擦洗。

（四）新疗法选粹

窄谱中波紫外线（NB-UVB）照射可以抗过敏、抑制炎症因子产生、抑制角质细胞过度增殖。适用于老年瘙痒症，肝病、肾病引起的瘙痒症均可应用。有文献报道对肝病引起的瘙痒缓解期较短。治疗后要及时涂抹润肤霜，加强皮肤保湿。

（五）医家诊疗经验

1. 赵炳南

赵炳南教授以"五法"论治瘙痒。

（1）散风止痒法 适用于风盛所引起的瘙痒。若病程短，皮疹鲜红，病在表者，首先用荆防方，若病程稍长，开始入里则用麻黄方，经久不愈者，则用全虫方。

（2）清热止痒法 适用于毒热盛而兼有皮肤瘙痒者，治疗时应以清热治本为主，重用清热解毒药即可止痒，而不需要单纯止痒，但是应当分辨为虚热还是实热，属于虚热者，则养血安神兼清虚热即可止痒；属于实热者，则重用清热解毒，佐以凉血泻肝，常用的药物如犀角（水牛角代）、生玳瑁、生地黄、牡丹皮、龙胆草等，常用方剂如龙胆泻肝汤、犀角地黄汤等。

（3）养血润肤止痒法 适用于血虚、血燥者，常用的如养血润肤饮等。

（4）除湿止痒法 适用于脾失健运，蕴湿不化或外感湿邪而致者，常用方如除湿胃苓汤。

（5）杀虫止痒法 适用于虫疾作痒者，除辨证内服汤药外，外用药多用百部、雄黄、轻粉等杀虫止痒。

2. 朱仁康

朱仁康教授把瘙痒症多分为四型论治：血热型，治以凉血清热、消风止痒，方用止痒息风汤加减，药用：生地黄 30g，牡丹皮 9g，赤芍 9g，丹参 9g，玄参 9g，白鲜皮 9g，煅龙牡各 12g，白蒺藜 9g，生甘草 12g；血虚型，治以养血润燥、消风止痒，方用当归饮子加减，药用：生熟地黄各 12g，何首乌 12g，当归 9g，白芍 9g，荆芥 9g，白蒺藜 9g，黄芪 12g，麻仁 9g，麦冬 9g，甘草 9g；失眠者加酸枣仁 12g、茯苓 9g、合欢皮 9g；风湿型，治以祛风胜湿、清热止痒，以《局方》消风散加减，药用：荆芥 9g，防风 6g，羌活 9g，蝉蜕 4.5g，陈皮 6g，茯苓皮 9g，白芷 4.5g，枳壳 9g，金银花 9g，甘草 6g；风重型，治以搜风清热，方用乌梢蛇驱风汤。

3. 张志礼

张志礼教授认为，血虚风燥，肌肤失养，或风湿蕴肤不能宣泄是瘙痒症的发病原因，治以养血祛风，除湿安神。方用当归饮子（当归 9g，川芎 6g，白芍 9g，熟地黄 9g，鸡血藤 9g，何首乌 6g，防风 9g，荆芥 9g，五味子 9g，酸枣仁 9g，柏子仁 9g，甘草 6g，薏苡仁 15g）；若有湿热下注选用龙胆泻肝汤内服，局部以蛇床子水剂坐浴。

五、预后转归

因瘙痒症病因比较复杂，应仔细询问病史，寻找和消除病因，予以根治，以达到止痒的目的。排除或积极治疗糖尿病、肾炎、肝脏的疾病。如果肛门或女阴瘙痒，要查明是否由于肠道寄生虫、真菌或滴虫的感染，应用适当的杀虫和抗真菌的药物。原因不明的慢性瘙痒症往往与饮食和情绪有关。有的患者需改变食物或停止饮酒，瘙痒才能减轻。精神紧张的患者应该心情舒畅，要适当休息。如无合并其他内科疾病如糖尿病、慢性肾功能不全等，本病预后尚可。

六、预防调护

（一）预防

1. 治疗原发病

合并糖尿病者积极控制血糖至达标。合并肾功能不全者加强内科治疗、促进体内毒素代谢。合并胆汁淤积者针对胆汁淤积进行治疗。针对原发病的治疗对减轻瘙痒有一定作用。

2. 避免刺激

提高个人护肤意识。做好各种宣传工

作，培养正确的护肤观念，如：温水洗浴、不搔抓皮肤等。

（二）调护

（1）去除病因，调适寒温，避免暑热。饮食宜清淡、新鲜。多食新鲜蔬菜、水果。忌食辛辣刺激性食物如饮酒，喝浓茶、咖啡等。

（2）治疗瘙痒症，养成良好的护肤习惯相当重要。应通过多种媒介宣传介绍正确的护肤知识。瘙痒处应避免搔抓、摩擦、热水烫洗，或用碱性强的肥皂洗涤。建议使用低 pH 洁肤剂及润肤剂。不要用刺激性强的外涂药物。

（3）生活规律，保证充足睡眠。

（4）调情志，保持心情舒畅。

（5）内衣要柔软宽松，宜穿棉织品或丝织品而不宜穿毛织品。

（6）食疗

① 地黄粥：生地黄 20g，白茅根 50g，玉竹 30g，粳米 100g。先将白茅根、玉竹煎汤去渣，再入生地黄、粳米熬粥。餐点食用。方中生地黄清热凉血，白茅根凉血利湿，玉竹滋阴润燥，合用以滋阴降火。

② 蝉蜕糯米粥：蝉蜕 15g，糯米 60g，黄酒少量。将蝉蜕焙酥或晒干研末，糯米炒至焦黄，加水 150ml，文火煎 15 分钟，加入蝉蜕末和黄酒，用武火煎 1~2 分钟即可。每晚临睡前服，服后盖被取微汗更佳。方中蝉蜕疏风清热止痒，糯米健脾养胃，共奏疏风止痒之功。

③ 猪肤汤加味：猪肤 200g，白蜜 120g，米粉（炒香）120g，生熟地黄各 50g。煎煮方法：将猪肤洗净去肥，置瓦罐内，再入生地黄、熟地黄，加水 100ml 文火煎汁呈稠状，去渣取汁 150ml，入米粉（炒香）120g，复置于文火煮沸为度，兑入蜂蜜 120g，搅拌成糊状，冷却后分 4 次服（1 日量）。

猪肤养血润燥，以皮达皮，白蜜、米粉健脾养血润燥，生熟地黄凉血养血，全方共奏养血润燥止痒之功。痒甚者加天麻 10g，烦躁者加知母 10g。

七、专方选要

当归饮子加味

熟地黄、何首乌、黄芪、白蒺藜、当归各 15g，白芍、川芎、荆芥、防风各 10g，甘草 6g。瘙痒冬季加重者加蝉蜕 10g、麻黄 6g；夏季加重者加紫草 10g、黄芩 10g；瘙痒顽固者加全蝎 10g；气虚明显者加党参 15g。

当归饮子的主要功用是祛风止痒、养血润燥。方中当归为补血圣药，和营养血以治其本，为方中君药。生地黄、白芍、何首乌集滋阴养血为一体，加益气养血之黄芪，四药为臣，助当归治血之力。荆芥、防风透散开泄，疏风解表，合白蒺藜共奏祛风止痒之效，川芎行气活血，四药共为佐药。甘草调和诸药为使。纵观全方，养血滋阴而不留邪，疏风散邪而不伤正，补中有散，标本兼固，对血虚风燥之瘙痒疗效确切。有研究表明，当归饮子与常规抗组胺药物相比较，有着更高的有效率及治愈率，且疾病复发率及不良反应发生率更低。

八、研究进展

研究发现蛇床子有抗组胺、抗炎、抗变态反应止痒的作用，可显著提高磷酸组胺导致的痒阈值，能减少右旋糖醉诱发的搔抓的次数、降低痉痒持续时间；抑制由 2,4- 二硝基氯苯（DNCB）所诱发的迟发超敏反应；对组胺引起的离体回肠平滑肌收缩亦有明显的抑制作用；同时外用未发现皮肤过敏反应，对完整皮肤无刺激性，对破损皮肤有轻度刺激性。近来发现艾叶水煎外用也有止痒效果。

主要参考文献

[1] 谢志强. 瘙痒 [M]. 北京: 北京大学医学出版社, 2014.

[2] 朱学骏, 王宝玺, 孙建方, 等. 皮肤病学（第 2 版）[M]. 北京: 北京大学医学出版社, 2011.

[3] 赵炳南, 张志礼, 孙在原. 简明中医皮肤病学 [M]. 北京: 中国中医药出版社, 2014.

[4] 霍伟红, 任建军, 郑颖. 中药熏蒸联合 NB-UVB 照射治疗老年性皮肤瘙痒症 46 例临床观察 [J]. 中国皮肤性病学杂志, 2017, 31（3）: 355-356.

第二节　结节性痒疹

结节性痒疹又称疣状固定性荨麻疹或结节性苔藓，是一种慢性、炎症性、瘙痒性的皮肤病，以皮肤结节损害、剧烈瘙痒特征。多见于成年人，尤以妇女为多，病程较长。

一、病因病机

（一）西医学认识

1. 发病原因

本病病因不明，有学者认为可能与超敏反应有关，也可能与神经精神因素、遗传过敏体质有关，其他因素如蚊虫、臭虫或其他虫类叮咬，食物或药物过敏，胃肠道功能紊乱及内分泌障碍等。

2. 发病机制

角化过度，棘层肥厚，表皮突向下呈不规则增生，形成假上皮瘤状；真皮血管扩张、水肿，血管周围有淋巴细胞、组织细胞、浆细胞、肥大细胞和嗜酸细胞浸润；表皮和真皮间有粗大结缔组织形成的硬化现象；结节的边缘或中央有明显的神经组织增生。

（二）中医学认识

本病与中医学文献中记载的"马疥""痒风"相类似。如《诸病源候论》记载："马疥者，皮肉隐嶙，起作根，搔之不知痛。"明代《证治准绳》记载："马疥、水疥、干疥、湿疥种类不一，生于手足，乃至遍体，或痒，或痛，或燃，或肿，或皮肉隐嶙，或抓之凸起，或脓水浸淫。"《外科证治全书》记载："痒虽属风，亦各有因。凡初起作痒者，风热相搏，搔甚即痛是也。溃后作痒者，脓沤冒风，突起颗瘩是也。将敛作痒者，因初时肌肉结滞，气血不通，至此气血渐和，助养新肉，痒若虫行是也。他如皮肤瘙痒，由血燥而风生。疥癣延绵，属风淫而虫蚀。证有不同，治有微别，勿视为一类也。"

一般认为本病或由体内脾虚湿蕴，复感外邪风毒导致；或由昆虫叮咬，湿邪风毒凝聚，经络阻隔，气血凝滞导致；或由情志内伤所致，造成气血失调，营血不足，脉络受阻，气血瘀滞，肌肤失养导致。

赵炳南称本病为"顽湿聚结"，多由体内蕴湿，外感风毒或昆虫叮咬，湿邪风毒凝聚，经络阻隔，气血凝滞导致。所谓"顽湿聚结"，一指本病病程日久，缠绵难愈，乃湿邪特点之一；二指湿邪阻遏气机，经络受阻，气血运行不畅，聚而形成结节，乃湿邪特点之二；三指瘙痒剧烈，昼夜不休，乃湿邪特点之三。另外，若结节皮色不变者属湿邪凝聚，结节皮色紫红或紫褐者属湿邪凝聚兼有气滞血瘀等。

二、临床诊断

（一）辨病诊断

1. 临床表现

（1）病程　经过缓慢，可迁延多年。

（2）好发于四肢伸侧及手足背部，亦

可见于腰围、臀部及四肢其他部位。

（3）原发皮疹为孤立、散在、不相融合的黄豆至樱桃大，正常皮色、褐红或黑褐色坚硬干燥的半球状结节，初起为水肿性淡红色丘疹，逐渐形成黄豆至蚕豆大小坚实的半球状结节，呈红褐色或灰褐色，散在孤立，触之有坚实感。结节表面角化粗糙呈疣状，光滑，被覆不易剥离的灰白色鳞屑，经过中决不形成水疱、脓疱，亦不继发湿疹变化，严重时可呈疣状，周围色素增深，可继发苔藓化改变。

（4）阵发性剧痒，有些病例在虫咬后发生，但其后皮损是自己产生的。自觉剧烈瘙痒，以夜间或情绪紧张时为甚。

（5）分布　对称分布，皮肤损害皮损单发或多发，孤立而散在。可见抓痕、血痂。

2.相关检查

（1）病史　部分患者特别是青年期发病，可能具有一定的遗传素质。与有精神障碍、虫咬、胃肠功能紊乱、内分泌失调有关。

（2）体格检查　四肢伸侧单发或多发的孤立散在的疣状结节损害，患处常有色素沉着及苔藓样改变。

（3）实验室及其他检查　组织病理示表皮角化过度，棘层肥厚，表皮略不规则地向真皮增生，形成假性上皮瘤状，真皮内显示非特异性炎症浸润，并可见神经组织明显增生。假上皮瘤样增生。真皮胶原增多，有施万细胞增生、真皮血管周围淋巴细胞浸润。

（4）伴发疾病　麦胶性肠病，精神社会性疾病，大疱性类天疱疮（结节样类天疱疮）。

3.诊断要点

（1）发病部位　好发于四肢伸侧，这点有很重要的提示作用。

（2）皮损形态　为单发或多发，孤立

散在的疣状结节损害，这点是重要的诊断依据。

（3）临床症状　剧烈瘙痒，病程呈慢性经过。

（4）病理　假性上皮瘤样增生，真皮胶原纤维增多，有施万细胞增生。

（二）辨证诊断

1.湿热聚结证

（1）临床证候　病程较短，皮损为结节。表面略有粗糙，色泽灰褐，瘙痒剧烈，部分搔破则有污血渗出，或结血痂，舌淡红，脉弦数或弦滑。

（2）辨证要点　病程短，表面略粗糙，瘙痒剧烈，舌淡红，脉弦数或弦滑。

2.血瘀风燥证

（1）临床证候　病程较长，皮损硬实呈现结节性增生，表面粗糙、硬实，经久不消，皮损色紫暗，瘙痒难忍，舌淡红，脉迟缓或涩。

（2）辨证要点　病程短，舌淡红，表面硬实，舌淡红，脉迟缓或涩。

三、鉴别诊断

（一）西医学鉴别诊断

1.肥厚性扁平苔藓

二者同为疣状增殖的肥厚的圆形或卵圆形斑块，结节性皮损呈疣状结节改变，有时皮疹可融合成块状。但肥厚性扁平苔藓皮损呈紫红色或紫色，斑块表面有黏着性鳞屑。胫前多发，对称分布，有特异的组织病理学改变可资鉴别。

2.多形性日光疹

多形性日光疹可以表现为丘疹和结节，可误诊为痒疹，但其主要发生在暴露部位，除四肢伸侧外面部，颈部亦为好发部位，发病有明显季节性。

3. 组织样麻风瘤

组织样麻风瘤的临床特点是在面部、四肢或躯干发生突起的棕褐色质地坚实、大小不等的结节，严重者可破溃，患者往往合并眉毛脱落、神经粗大等症状，组织抗酸染色可见大量麻风杆菌。

4. 原发性皮肤淀粉样变

原发性皮肤淀粉样变可分为多种类型，最常见的苔藓状淀粉样变可见粟粒至绿豆大、质坚硬半球形疹，亦好发于小腿伸侧，但密集而不融合，呈串珠样排列，表面粗糙。组织病理结晶紫染色真皮乳头有淀粉样蛋白沉积。

5. 疣状扁平苔藓

疣状扁平苔藓临床表现为疣状增殖肥厚性斑块，并有细薄鳞屑。斑块为圆形或卵圆形，但其周围有散在性扁平丘疹。

6. 丘疹性荨麻疹

丘疹性荨麻疹临床表现为风团，中央有丘疹及小水疱形成，病程较短，好发于儿童。

7. 寻常疣

寻常疣表面角质增殖，呈乳头样，色灰白或污黄，大多无自觉症状，好侵犯儿童及青年。

（二）中医学鉴别诊断

1. 紫癜风

紫癜风也可出现肥厚的圆形、卵圆形斑块及疣状结节改变，但紫癜风皮损呈紫红色或紫色，斑块表面有黏着性鳞屑。组织病理学改变可资鉴别。

2. 松皮癣

松皮癣的皮损可表现为粟粒至绿豆大、质坚硬半球型丘疹或结节，好发于小腿、上肢伸侧等，但密集而不融合，呈串珠样排列，表面粗糙。组织病理学改变可资鉴别。

3. 水疥

水疥临床表现为水肿型红斑或风团，多成纺锤型，中央有丘疹及小水疱形成，病程较短，好发于儿童。

4. 疣目病

疣目病表面角质增殖，呈乳头样，色灰白或污黄，大多无自觉症状，好侵犯儿童及青年。

四、临床治疗

（一）提高临床疗效的要素

1. 谨守病机，顽湿立论

赵炳南教授认为，本病的核心病机为"顽湿"。湿邪缠绵难愈，阻遏气机，经络受阻，气血运行不畅，故聚而形成结节；气血不足，顽湿聚结，生风生毒，故剧烈瘙痒。若夹瘀，则皮损呈紫红或紫褐色。故本病当以"顽湿"立论，治以利湿散风、化瘀解毒等为主。

2. 治皮治痒，二者兼顾

本病的两个突出表现，一为顽固剧烈的瘙痒，二为严重的皮损。治疗时应二者兼顾。治痒以散风为主，皮损以利湿为主，二者兼顾，参以解毒、化瘀、行气、益气、养血、安神诸法。

3. 中西并举，内外兼顾

本病顽固、病程长，可采用中西医结合、内外兼顾的方法，如外用糖皮质激素类软膏等，可以有效地减轻瘙痒和皮损，提高患者的依从性。

（二）辨病治疗

治疗原则：应避免精神紧张和蚊虫叮咬，若病因不清的，要以对症治疗为主，主要目的是止痒和软化结节。依据病情的不同阶段选择不同的治疗方法，坚持治疗，才能使疾病缓解。

1. 局部治疗

（1）常用外擦剂　包括止痒剂、润肤剂、糖皮质激素制剂及角质剥脱剂等，如卤米松、尿素、水杨酸、维A酸及焦油类制剂等，封包可以增加疗效。

（2）局部封闭治疗　如用2%苯甲醇溶液或糖皮质激素混悬液皮损内注射；0.5%普鲁卡因10ml加泼尼松龙5mg，做痒疹结节周围封闭，每处0.5~1.0ml，每周封闭2次等。

2. 系统治疗

（1）消除促发因素，对症处理。

（2）口服抗组胺药及镇静催眠药。

（3）沙立度胺每天200mg，分次口服，连续半年，一般在用药2~4周内瘙痒消失。

（4）异维A酸1mg/（kg·d），用2~5个月，对部分患者有效。

（5）循证治疗（表11-1）

表11-1　循证治疗步骤

项目	内容	证据强度
一线治疗	沙利度胺（每天200mg，连用6个月以上，可能最有效）	E
	中效和强效的糖皮质激素	D
	强/超强效糖皮质激素封包	E
	皮损内注射激素	B
二线治疗	辣椒碱乳膏	—
	他克莫司/卡泊三醇联合外用	—
三线治疗	冷冻	E
	UVB光疗	E
	窄波段的UVB	E
	PUVA	C
	环孢素	E
	口服维A酸类	

3. 物理疗法

光疗PUVA对局限性病变疗效较好，而UVB适用于泛发性病变。补骨脂素加长波紫外线照射（PU-VA）对一些病例有效。可用二氧化碳雪或液氮冷冻疗法，亦可用电凝或激光治疗。

4. 放射疗法

对少数孤立散在的结节性痒疹可用浅部X线照射或放射性^{32}P、^{90}Sr贴敷。

（三）辨证治疗

本病治疗的总原则是除湿解毒、疏风止痒、活血软坚。病情早期结节较小浸润不深者，以除湿解毒、疏风止痒为主，重用荆芥、防风、苦参、刺蒺藜、白鲜皮、全蝎等药。至后期，结节坚硬较大、顽固不愈者，除前法外，宜加用或重用活血软坚之药，如赤白芍、当归、丹参、威灵仙、大黄等，或加用丸药如大黄䗪虫丸、散结灵等。若脾胃失和，运化失职者宜加用枳壳、厚朴、陈皮等。

1. 辨证论治

（1）湿热聚结证

治法：除湿解毒，疏风止痒。

方药：全虫方加减。全蝎6g，皂角刺12g，刺蒺藜10g，炒槐花15g，威灵仙12g，苦参6g，白鲜皮15g，黄柏15g。水煎服。久不愈者加丹参、红花活血软坚；湿热重者加黄芩、苍术清热燥湿；纳食欠佳者加枳壳、砂仁、白术、神曲健脾开胃。

（2）血瘀风燥证

治法：活血化瘀，疏风止痒。

方药：四物消风散加减。当归10g，川芎10g，赤芍15g，生地黄15g，荆芥10g，防风10g，白鲜皮15g，蝉蜕6g，柴胡10g，薄荷10g，独活10g，大枣10g，红花10g，丹参10g。水煎服。血虚者加阿胶、鸡血藤养血活血；心烦不眠者加夜交藤、合欢皮、酸枣仁养心安神解郁。

2. 外治疗法

（1）外用药物　结节较小、浸润不深者，以外涂药粉、酊剂、水洗为主。可用鲜芦荟折断取其新鲜汁蘸雄黄解毒散或化毒散（雄黄解毒散、化毒散清热解毒、杀虫止痒）外搽；或用黄瓜尾巴蘸黄药粉外搽；或单独搽黄药粉（黄药粉祛风止痒、剥脱皮损）；或用脱色拔膏棍、稀释拔膏（脱色拔膏棍、稀释拔膏促进局部血液循环，密闭皮损，软化角质，加速剥脱）外敷；或用25%百部酊或复方土槿皮酊外搽，每日数次；蛇床子酊（蛇床子燥湿杀虫止痒）外涂（蛇床子、75%乙醇）。有溃疡疮面者禁用。

结节硬大、浸润较深者，以外用硬膏剂为主，促进角质软化、上皮剥脱，保持局部温度，促进炎症吸收。如用黑色拔膏棍（黑色拔膏棍促进局部血液循环、密闭皮损、软化角质、加速剥脱）加温外贴；或将黑色拔膏棍加温融化后，加入

10%~20%的紫硇砂粉（紫硇砂粉外用消积软坚，兼可腐蚀皮损）外贴予无损伤正常皮肤；个别较大且明显角化的结节可适量外涂巴豆油（巴豆油蚀疮杀虫止痒）。

无论结节大小均可应用：大风子、白鲜皮、荆芥、苦参、三棱、莪术、牡丹皮、煎水浸洗患处，其中白鲜皮、荆芥祛风除湿止痒；三棱、莪术、牡丹皮活血软坚；大风子、苦参清热燥湿、杀虫止痒；也可以用苍耳子、土槿皮、蛇床子、苦参、蚕沙、当归、红花、细辛、金毛狗脊，水煎取汁擦洗患处，每日1~2次，每次30分钟。其中苍耳子、土槿皮、蛇床子、苦参、蚕沙燥湿杀虫止痒；当归、红花活血软坚；细辛祛风通经；金毛狗脊祛风除湿。还可以外用祛风止痒酒（苦参、白蒺藜、明矾、百部、樟脑，白酒浸泡1周，去渣备用）涂擦患处，每日2次，其中苦参、百部、明矾、樟脑燥湿杀虫止痒；白蒺藜祛风止痒；白酒通经活血、软坚散结。

（2）针刺疗法　针刺曲池、血海、三阴交、神门等穴。对苔藓化明显者可用艾条灸患处，每日1~2次，每次10~20分钟，或梅花针叩打局部。

（3）围刺法　适用于早期结节。常规消毒后，取毫针从皮损的四周进行斜刺，针尖向中央集聚，留针30分钟，每日1次，7次为1个疗程。

（4）火针治疗　选用常规火针，选取局部皮疹顶部中央及基底部，先用75%乙醇常规消毒患处及周围皮肤，操作者左手持酒精灯，右手持针，将针头在酒精灯上烧至瓷白色，快速直刺入皮损，深度近皮损基底部为度，随即迅速出针。结节较小者中点处点刺1~2针，结节较大者可在此基础上在其上下左右各围刺1针。火针后针眼处用75%乙醇消毒。7日治疗1次，一般4次为1个疗程。

（5）耳针疗法　取穴肺、神门、肾上

腺、皮质下或敏感点。

（6）注射疗法　用5ml一次性注射器抽取曲安奈德1ml（40mg）、2%利多卡因4ml配成混合液，结节性痒疹局部碘伏消毒后，斜刺入结节基底部，注药至稍隆起，每次最多注射15个，结节数目多者分次注射，每2周1次。

（7）穴位封闭　0.5%盐酸普鲁卡因3~5ml加维生素B$_1$ 10mg，穴位封闭。选取足三里、神门、血海、大椎、三阴交、合谷等，每次可选1~2穴，每穴注射0.5ml。

3. 成药应用

（1）复方秦艽丸　散风止痒之力较强，兼有调和气血之功，各证均可配合使用。每次1丸（9g），每日2次。

（2）内消连翘丸　疾病早期，结节较小浸润不深、证属湿热聚结者配合使用。每次6g，每日2次。

（3）活血消炎丸　本病后期，结节较大、浸润较深者，或伴有血瘀证者配合使用。温黄酒或温开水送服。一次3g，一日2次。

（4）大黄䗪虫丸　本病后期，结节较大、浸润较深者，或伴有血瘀证者可配合使用。每次3g，每日1~2次。

（5）散结灵　本病后期，结节较大、浸润较深者，或伴有血瘀证者可配合使用。每次1.2g，每日3次，温开水送服。

（6）雄黄解毒散（寒水石、雄黄各30g，生白矾120g）30g加百部酒100ml，摇匀外擦患处。

4. 单方验方

（1）通络活血方（《朱仁康临证经验集》）　当归尾、赤芍、桃仁、红花、香附、青皮、王不留行、茜草、泽兰、牛膝。可活血祛瘀、通经活络，用于结节性红斑、硬红斑、结节性痒疹、硬皮病等。

（2）止痒醇（《经验方》）　水杨酸2g，苯酚2g，薄荷脑1g，70%乙醇加至100ml，

外搽患处。可止痒杀菌，用于皮肤瘙痒病、神经性皮炎、皮肤淀粉样变、结节性痒疹等。

（四）新疗法选粹

研究显示，结节性痒疹患者的皮损中IL-4的表达水平明显升高，而IL-4和IL-13作为Th2细胞炎症因子，是特应性或过敏性疾病重要的驱动因素，且可以引发剧烈瘙痒，抑制IL-4和IL-13信号通路或可有效干预结节性痒疹。度普利尤单抗可以与IL-4和IL-13受体共有的α亚基特异性结合，从而抑制IL-4和IL-13的信号传导而控制瘙痒。目前度普利尤单抗已被美国FDA批准用于治疗成人结节性痒疹，为治疗提供了新选择。

（五）医家诊疗经验

1. 赵炳南

赵炳南教授认为，本病多由体内蕴湿，外感风毒或昆虫叮咬，湿邪风毒凝聚，经络阻隔，气血凝滞，形成结节。治疗总则为疏风止痒，活血软坚。常用方药为全虫方加减，配合活血化瘀药物。主要药物为荆芥9g，防风9g，全蝎3~9g，皂角刺6g，苦参9~15g，车前子9~15g，泽泻9g，萆薢9~15g，白鲜皮15~30g，刺蒺藜15~30g，当归9g，赤、白芍各9g。至后期，结节坚硬较大，顽固不愈者，除前法外，宜加用活血软坚之药，如赤芍、当归、丹参、威灵仙、大黄等或加用丸药，如大黄䗪虫丸、散结灵（小金丹）等。若脾胃失和，运化失职者，宜加枳壳、厚朴、陈皮等。

2. 朱仁康

朱仁康教授认为，本病多由风湿热内蕴，外受毒虫咬蜇，气血凝滞，结聚成疮，日久未经发泄，皮肤剧痒，历久不愈。总的治疗方法为除湿解毒、疏风止痒，活血软坚。初病以除湿解毒，疏风止痒为主，

方用全虫方加减。久病不愈则以搜风清热、除湿止痒为主，可选用乌梢蛇驱风汤加减。若结节坚硬，经久不消，可在前方基础上加用或重用活血软坚之品，如赤芍，红花、当归尾、丹参、大黄等药。

五、预后转归

本病病程长，迁延难愈，瘙痒和皮损给患者带来诸多烦恼，要对患者进行必要的宣教，既要客观认识本病的复杂性，不要迷信、盲目使用一些不良反应较大的药物，同时要坚定战胜疾病的信心，坚持治疗。

六、预防调护

（一）预防

戒烟戒酒，患者保持良好情绪。多吃蔬菜、水果，不喝浓茶、咖啡，不吃或少吃辛辣刺激、鱼虾腥发食物。提高睡眠质量，穿纯棉柔软衣物。

（二）调护

（1）减轻瘙痒感觉，维持合适的室温和湿度。

（2）洗澡不应过勤，不能用热水烫、用肥皂水过度清洗，洗浴后擦适量的护肤乳液和护肤油。

（3）穿着柔软棉质的衣物，内衣不宜过紧。

（4）出门穿长袖衣物或者帽子，不宜阳光直射暴露部位。

（5）局部瘙痒剧烈，皮肤温度过高，可使用冷湿敷。

（6）保持患者指甲平整，必要时睡眠戴面质手套，防止搔抓破溃皮肤。

（7）如果被日光晒伤，应先做好冷湿敷，再涂保护性糊剂，如有水疱，先用无菌空针抽取疱内液体再进行上述治疗。

（8）心理护理　安抚患者紧张焦虑的情绪。不能指责患者过分搔抓。

（9）禁用强效糖皮质激素类药物涂抹面部等皮肤娇嫩处。

七、专方选要

（1）全虫方（《赵炳南临床经验集》）　全蝎6g，皂角刺12g，猪牙皂角6g，刺蒺藜10g，炒槐花15g，威灵仙12g，苦参6g，白鲜皮15g，黄柏15g等。

本方功效除湿解毒，疏风止痒。全蝎，取其辛平，走而不守，味辛能散邪祛风，性平而不会助邪伤正；配以皂角刺辛散温通，功能消肿托毒，治风杀虫；猪牙皂角通肺及大肠之气，涤清胃肠湿滞，消风止痒解毒。以上各药共用能息内外表里之风，对于顽固蕴久深在络脉之湿毒作痒最为相宜；亦以白鲜皮清热燥湿止痒，随全蝎直达病所，而增强燥湿止痒之力；加蒺藜散风、行血，去除皮毛风湿；威灵仙驱风除湿通络，透达表里内外；酌情加枳壳、黄柏、炒槐花清胃肠湿热，既给湿邪以出路，又能绝风湿蕴阻之内应。临床应用时，因猪牙皂角有毒，多不入汤剂，枳壳、黄柏、炒槐花药量可酌情加量使用。

（2）四物消风散（《医钞类编》）　当归10g，川芎10g，赤芍15g，生地黄15g，荆芥10g，防风10g，白鲜皮15g，蝉蜕6g，柴胡10g，薄荷10g，独活10g，大枣10g，红花10g，丹参10g

功效：活血化瘀，疏风止痒。四物消风散方中当归、川芎活血祛瘀，对结节之消散有明显作用；生地黄、赤芍药清热，合白鲜皮共除湿热作痒之毒；蝉蜕、独活、薄荷、荆芥祛风；柴胡、防风、大枣扶正气，祛毒邪。诸药合用既能祛风又除湿热，对风、湿、热引起的肌肤瘙痒疗效颇佳。可用于结节性痒疹血瘀风燥型。

主要参考文献

[1] 北京中医医院. 赵炳南临床经验集 [M].
北京：人民卫生出版社，1975.

[2] 范瑞强，邓丙戌，杨志波.《中医皮肤性病
学》[M]. 北京：科学出版社，2013.

[3] 中医研究院广安门医院. 朱仁康临床经验
集 [M]. 北京：人民卫生出版社，1979.

[4] 吕晓红，王芯蕊. 结节性痒疹 64 例护理分
析 [J]. 中国伤残医学，2013（4）：331-332.

第三节　慢性单纯性苔藓

慢性单纯性苔藓，又名神经性皮炎，
是一种以阵发性剧痒及皮肤苔藓样变为特
征的慢性炎症性皮肤病。患者以青壮年多
见，在中医古文献中称为"扭扣风""牛皮
癣""顽癣""摄领疮"等。《诸病源候论》
记载："摄领疮如癣之类，生于颈上，痒痛，
衣领拂着即剧，云是衣领揩所作，故名摄
领疮也。"《外科正宗》中记载："牛皮癣如
牛项之皮，顽硬且坚，抓之如朽木。"本病
皮损多是圆形或多角形的扁平丘疹，可融
合成片，搔抓后皮肤增厚，皮沟加深，皮
峭隆起。此病多以局限性皮损为主，皮损
常对称分布，好发于颈项部，其他部位如
肘、眼睑、腋窝、小腿、前臂等，自觉瘙
痒症状明显。

一、病因病机

（一）西医学认识

本病的病因及发病机制一般认为是与
大脑皮层兴奋和抑制功能失调有关。患者
常有头晕、失眠、烦躁易怒、焦虑不安等
神经衰弱的症状。内分泌紊乱、胃肠功能
障碍、感染病灶、过度疲劳、精神紧张及
搔抓、日晒、饮酒、机械物理性刺激等均
可促发本病，使病情加重。随着我国经济
水平的高速发展，人们的生活、工作节奏
也越来越快，随之而来的压力也逐渐增加，
因此该病的发病率在逐年升高。

（二）中医学认识

目前，中医学认为本病多为风湿热邪
阻滞肌肤，肝火瘀滞，造成气血运行失和，
经脉失疏，日久血虚风燥，肌肤失养所致。
"风瘙痒者，体虚受风，风入腠理，与血气
相搏，而俱往来在皮肤之间，邪气微，不
能冲击为痛，故但瘙痒也"，就是说痒的发
生是邪气与卫气相搏，在腠理之间，影响
卫气的正常运行，即邪气与卫气胶结，往
来窜行，而产生痒感。明代陈实功在其所
著《外科正宗》中有云："纽扣风皆由风
湿凝聚生疮，久则瘙痒如癣，不治则沿项
背。"这段论述中描述了慢性单纯性苔藓的
发病部位，并且强调了本病的病因病机为
血燥风湿，日久困于肺、脾二经所致。隋
代《诸病源候论》曰："摄领疮，如癣之类，
生于颈上痒痛，衣领拂着即剧，云是衣领
揩所作，故名摄领疮也。"本段论述突出了
物理摩擦刺激为本病的重要发病因素。"朱
仁康认为本病："本病以内因为主，由于心
绪烦扰。七情内伤，内生心火而致。初起
皮肤较红，瘙痒较剧，因心主血脉，心火
亢盛，伏于营血，而产生血热。血热生风，
风盛则燥，为血热风燥；病久，皮损肥厚，
纹理粗重，呈苔藓样变者，为久病伤血，
风盛则燥，属血虚风燥。"此段论述可以看
出，朱仁康对于本病的认识是首先突出情
绪刺激的影响。

综上所述，本病的病因不外乎内因和
外因两方面。内因首先突出心火的致病作
用，同时情绪刺激致肝气郁滞，郁久化热，
热伏营血，而生风化燥致皮肤瘙痒，外因
为风湿热邪克于肺、脾二经所引起，并且
外界物理摩擦刺激亦是本病的重要诱发因
素之一。

二、临床诊断

（一）辨病诊断

1.临床表现

本病为慢性病程，可经年不愈或反复发作，多见于30~50岁的成年人，老年人和儿童少见。先有剧烈瘙痒，后有皮损。皮疹多为扁平多角形丘疹，苔藓样变，无渗出。皮疹好发于颈项、肘膝关节伸侧、骶尾部、眼睑、小腿及前臂伸侧，也可泛发，常伴有阵发性剧痒的自觉症状，搔抓后可有血痕及血痂，夜晚尤甚，严重者影响睡眠。

本病初发时，仅有瘙痒感，而无原发皮损，由于搔抓及摩擦，皮肤逐渐出现粟粒至绿豆大小的扁平丘疹，圆形或多角形，坚硬而有光泽，呈淡红色或正常皮色，散在分布。因有阵发性剧痒，患者经常搔抓，丘疹逐渐增多，日久则融合成片，肥厚、苔藓样变，表现为皮纹加深、皮嵴隆起，皮损变为暗褐色，干燥、有细碎脱屑。斑片样皮损边界清楚，边缘可有小的扁平丘疹，散在而孤立。皮损斑片的数目不定，可单发或泛发周身，大小不等，形状不一。

2.诊断要点

通过患者典型的临床表现即可对本病做出诊断。

（1）发病年龄　30~50岁的成年人多见，老年人、儿童少见。

（2）皮疹的演变过程　起初发病时，患者皮肤仅有瘙痒感，而无皮疹发生。经常搔抓或摩擦后，出现粟粒大的丘疹，顶端扁平，呈圆形或多角形，散在分布。丘疹逐日增多，密集，融合，形成皮纹加深和皮嵴隆起的苔藓样变。可呈淡红色、黄褐色或正常肤色，也可有色素沉着。皮疹上覆有鳞屑，边界清楚，周边有散在扁平的丘疹。皮疹可能融合成斑片状，斑片的数目不定、大小不等，呈圆形或不规则形。皮疹表面多干燥，无明显渗液，可因搔抓而有抓破、出血点或血痂。

（3）好发部位　本病好发于颈后及颈两侧、肘窝、窝、股内侧、尾骶及腕部、胫前和踝部等部位，但其他部位亦可发生。

（4）自觉症状　本病常表现为阵发性剧烈瘙痒，每到夜晚时，瘙痒症状更加明显，泛发性神经性皮炎更表现为奇痒难忍，可严重影响工作与睡眠。搔抓后，可出现表皮剥脱及血痂。

（5）病程　慢性病程，常多年不愈，治疗后也易复发。

3.相关检查

皮肤病理检查：表皮角化过度，棘层肥厚，表皮突延长、增宽。真皮乳头延长，其中可见较多与表皮垂直走向的胶原纤维。真皮浅层血管周围单一核细胞浸润。

（二）辨证诊断

1.肝郁化火证

（1）临床证候　皮损色红，瘙痒剧烈，心烦易怒或精神抑郁，失眠多梦，眩晕，心悸，口苦咽干，舌边尖红，脉弦滑数。

（2）辨证要点　皮损色红，瘙痒剧烈，心烦易怒，舌红，脉弦。

2.风湿蕴阻证

（1）临床证候　皮疹呈淡褐色，皮损成片，粗糙肥厚，阵发性剧痒，夜间尤甚。身重乏力，口淡不渴，舌红苔薄或白腻，脉滑濡缓。

（2）辨证要点　皮疹色暗，质粗糙，身重口不渴，舌红苔白，脉滑。

3.血虚风燥证

（1）临床证候　皮损色淡或灰白，肥厚粗糙，素体虚弱，心悸怔忡，气短健忘，或月经不调等，纳差便溏，舌质淡，脉沉弦。

（2）辨证要点　皮损色淡，体质虚弱，

纳差便溏，舌质淡，脉沉。

三、鉴别诊断

（一）西医学鉴别诊断

1. 慢性湿疹

慢性湿疹多有糜烂、渗液等急性发病的过程。苔藓样变不如神经性皮炎显著，其边界也不如神经性皮炎清楚，但浸润肥厚较神经性皮炎明显。

2. 扁平苔藓

扁平苔藓为多角形中央凹陷的扁平丘疹，呈暗红、紫红或正常肤色。口腔黏膜可受累，瘙痒较轻。

3. 原发性皮肤淀粉样变

原发性皮肤淀粉样变好发于小腿伸侧和肩胛，多为绿豆大的半球状丘疹，质坚硬，密集融合成片。皮疹多呈紫褐色，分布对称，瘙痒可轻可重。

4. 遗传过敏性皮炎

遗传过敏性皮炎患者及其家族中常有过敏性鼻炎、花粉症及荨麻疹等病史。乳儿期可有婴儿湿疹史。皮损好发于肘、膝关节屈侧。实验室检查，血清中 IgE 及血中嗜酸性粒细胞常增高。

四、临床治疗

（一）提高临床疗效的要素

1. 谨守病机，治风为主

本病的主要症状为阵发性的剧烈瘙痒，瘙痒总的原因不离乎风。风又可以分为外风、内风。外风可有风热、风湿，内风可有血热生风、血虚生风及血瘀生风。壮年多见血热生风，一般常见于夏季瘙痒，老年多为血虚生风，尤以冬季瘙痒症为多见，故而有"治风先治血，血行风自灭"。

2. 审病查因，辨病与辨证相结合

要重视寻找病因，认真辨证，采用辨病与辨证相结合的方法进行治疗。如老年患者多因血虚风燥、肌肤失养所致。气血二者相互依存，气虚血运受阻，血虚不能濡养肌肤，故见皮肤瘙痒，治宜养血润肤、疏风止痒。夏秋发病，青壮年者，常为风湿蕴阻，肌肤失养，表现为通身作痒，皮肤增厚，痒势缠绵不愈，此类患者多因饮食不节，酒后当风所致，故烟、酒、浓茶、辛辣及腥发动风食物可能是重要的内在诱发因素，治宜祛风除湿、养血润肤。

3. 辨证用药，标本同治

瘙痒患者，虽共有瘙痒症状，但其本因不一，如一味止痒，未必奏效。故而在治疗时，尤其在应用中药时，除应用止痒药外，更要辨因而施治。治疗瘙痒症，多用祛风类药物，但不宜过多，以防过于疏散，耗伤阴液，对于顽固日久者，还需加入一二味疏风通络、祛风止痒类药物。

（二）辨病治疗

1. 全身治疗

一般适用于播散性神经性皮炎，也可用于少量皮损，但瘙痒剧烈的患者，可选择各种抗组胺类药物，如马来酸氯苯那敏、赛庚啶及特非那丁以及最新的抗组胺类药西替利嗪。用法：马来酸氯苯那敏每次 4mg，一日 3 次，赛庚啶每次 2mg，一日 3 次，特非那丁每次 60mg，一日 2 次，西替利嗪每次 10mg，一日 1 次。以上抗组胺药的使用一般以 1 周为 1 个疗程，可连续使用 1~3 个疗程。神经精神负担较重者可选用安定类镇静剂，一般以选用作用比较弱的如：谷维素每次 10~20mg，一日 3 次。播散型急性期发生时可采用短期口服或注射皮质类固醇激素，以便迅速控制病情，减轻患者的痛苦。一般采用的激素类药有泼尼松每次 5~10mg，一日 3 次、氟米松每次 0.75~1.5mg，一日 3 次，口服，一般以 3 天为宜，或以病情被控制后再逐渐减量，防止因突然停药造成反跳加重病情。如有

感染应同时给予抗感染治疗。以上的治疗量均为成人剂量，小儿、老人、孕妇视情况剂量酌减。

2.局部皮损的治疗

这是治疗神经性皮炎最重要的一种方法。外用药一般可选用皮质类固醇制剂或维甲酸软膏；皮损肥厚者，可选用皮炎灵硬膏贴敷，亦可用曲安舒松加等量的1%普鲁卡因皮损封闭疗法，常规消毒，每周1次。

（三）辨证治疗

1.辨证论治

（1）肝郁化火证

治法：疏肝理气，清肝泻火。

方药：丹栀逍遥散加减。柴胡10g，栀子10g，龙胆草10g，牡丹皮10g，生地黄15g，当归15g，赤芍10g，白芍10g，何首乌藤30g，钩藤15g。

方解：柴胡疏肝理气，栀子、龙胆草清肝热，牡丹皮、生地黄养阴凉血清热，当归、赤芍、白芍、何首乌藤、钩藤养血活血，息风止痒。

加减：肝郁气滞明显者加香附6g、郁金6g以疏肝理气；血虚风燥者重用当归30g以养血祛风；湿热明显者加黄芩10g、白蒺藜10g、白鲜皮10g以清热燥湿。

（2）风湿蕴阻证

治法：祛风利湿，养血润肤。

方药：全虫方加减。全蝎6g，皂角刺6g，防风10g，刺蒺藜15g，苦参10g，白鲜皮15g，当归10g，何首乌藤30g。

方解：全蝎、皂角刺、防风、刺蒺藜祛风止痒，苦参、白鲜皮利湿止痒，当归、何首乌藤养血润肤。

加减：热偏重者，加野菊、蒲公英；湿偏重者加滑石、竹叶。

（3）血虚风燥证

治法：养血疏风，润肤止痒。

方药：止痒合剂加减。何首乌藤30g，鸡血藤30g，丹参30g，全当归15g，刺蒺藜30g，地肤子15g，生地黄15g，苦参10g。

方解：方中何首乌藤、鸡血藤、丹参、全当归、生地黄养血活血润肤，刺蒺藜、地肤子、苦参疏风止痒。

2.外治疗法

（1）雄黄解毒散30g，百部酒120ml，振荡均匀后外擦。

（2）普榆膏、止痒药膏、10%黑豆馏油软膏，均可外擦。

（3）大风子油涂后外扑五倍子粉。

（4）针刺疗法　播散性神经性皮炎者，取曲池、血海、大椎、足三里、合谷、三阴交等，隔日1次。

（5）艾灸法　小块肥厚者，可艾灸患处，每次15~30分钟，每日2~3次。

（6）梅花针　苔藓样变明显者，用梅花针在患处来回移动叩击，每日1次。

3.成药应用

（1）龙葵水剂　外搽、湿敷，每日2~3次，清热解毒，杀虫止痒。

（2）楮桃叶水剂　浸浴，凉血解毒，润肤止痒。

（3）复方斑蝥酊　外涂，每日2~4次，解毒、祛风、消肿。

（四）医家诊疗经验

1.赵炳南

赵炳南教授认为，神经性皮炎为脾经湿热、肺经风毒客于肌肤腠理之间，兼感风湿热邪所致。热盛则肌肤起瘰，风盛则明显瘙痒，湿性黏腻，故时起时伏，且以顽固性内湿为主，故以长期临床实践基础上摸索出的具有搜风祛湿止痒的"全虫方"（全蝎、皂角刺、皂角、白蒺藜、槐花、威灵仙、苦参、白鲜皮、黄柏等）为基本方进行加减，如急性泛发全身者加海桐皮以祛风止痒；皮损肥厚角化过度者可加养血润燥之品如鸡血藤、当归、白芍等，取得了很好的临床疗效。

2. 朱仁康

朱仁康教授主张局限性神经性皮炎以外治法为主，泛发性神经性皮炎以内治法为主，将本病分为三型论治：血热型治宜凉血清热、消风止痒，以经验方"皮癣汤"（生地黄、牡丹皮、赤芍、黄芩、苍耳子、白鲜皮、苦参、地肤子、甘草等）为主加减治疗，风燥型治宜养血润燥、消风止痒，以"风癣汤"（熟地黄、当归、白芍、牡丹皮、红花、荆芥、苦参、鲜皮、白蒺藜、苍耳子等）为主进行加减，风盛型治宜搜风清热，以乌梢蛇祛风汤（乌梢蛇、蝉蜕、荆芥、防风、羌活、白芷、川黄连、黄芩、金银花、甘草等）为主加减治疗。

3. 庄国康

庄国康教授认为，在本病的治疗过程中，应结合患者病情进行辨证治疗，邪则驱之，瘀则通之，虚则补之，浮则安之。风邪，是该病发生的重要致病因素，可引起剧烈瘙痒；特别是疾病初期，皮损尚不明显，患者往往以瘙痒为首发症状。因此，祛风止痒是该病的重要治法之一，庄教授常用荆芥、防风、羌活等。荆芥，其性微温，具有解表散风，消疮透疹之功；防风，为风中之润药，治风之通药，且药性缓和，无伤阴津；羌活，具有解表寒、祛风湿之功，与防风合用，可进一步增强其祛风之效。

神经性皮炎患者发病过程中，多伴有失眠、多梦等心神不安之症。因此在治疗中，庄教授多采用灵磁石、煅龙骨、煅牡蛎、珍珠母之品以潜敛浮越之心神；重镇之品，亦具平潜肝阳、敛风止痒之功，能有效缓解患者瘙痒症状，减少患者在皮损处的搔抓刺激，促使疾病康复。通行血脉与藏神功能皆为心所主，互相影响，血脉阻塞，营血运行不畅，势必导致心神失养，所以在治疗过程中应加入活血化瘀之品，血脉得通，则心神得养，夜寐安宁。此外血络瘀阻，亦是皮损形成与加重的重要因素，因此在治疗中，活血通络应贯穿始终，常用药物为丹参、当归、赤芍、夜交藤、钩藤、络石藤、丝瓜络等，若患者病程日久，瘀滞较重，则酌加三棱、莪术等破血通滞之品。在疾病治疗过程中，若一味破血通血，往往病犹未去，而其人已伤。因此，在化瘀通络的同时，需用甘润之品，填补真阴，如此则通而不竭，常用生地黄、熟地黄、何首乌等滋阴养血。

五、预后转归

一般的瘙痒症经过对症治疗后，消除病因，瘙痒的症状可以很快消失。部分顽固性瘙痒症，尤其是由内脏疾病所引发者，可因反复搔抓，导致皮肤苔藓样变化色素沉着。抓伤的皮肤也容易感染而发生各种脓皮病及淋巴结炎。也可因瘙痒而致失眠，甚至可导致神经衰弱。如因体内恶性肿瘤所引发的瘙痒，特别严重的瘙痒提示预后不良，并加速病情的恶化。虽然治疗神经性皮炎的方法多种多样，或多或少都可收到一定效果，但由于神经性皮炎较为特殊的病因（精神因素），目前还无法阻止其复发，还有待以后的探讨研究。

六、预防调护

（一）预防

预防神经性皮炎发病，首先应以去除它的病因为主。

（1）如由于饮酒而引发该病的，即控制饮酒、禁酒。

（2）如硬质衣领、毛织品磨擦引起本病发生的，即换软质衣领、棉织品以减少磨擦，这些病因的去除往往能收到很好的预防本病的效果。

（3）情志因素对本病影响较大，应注意保持心情舒畅，学会自我调节、自我放松。

（二）调护

（1）起居规律，生活有节制，劳逸结合。

（2）避免搔抓、摩擦、蹭刮等刺激，可以局部拍打缓解阵痒。

（3）饮食宜清淡，不宜抽烟、饮酒、浓茶、咖啡等，禁食辛辣刺激与腥发动风之品，多食蔬菜、水果，保持大便通畅。

（4）部分外用药不适于全身大面积、长时间应用，应注意。

（5）需注意对诱发本病的其他疾病进行治疗（如慢性胃肠功能障碍、内分泌失调、感染性病灶、神经衰弱等）。

七、专方选要

养血祛风汤

当归 15g，白芍 15g，生地黄 15g，丹参 15g，苦参 10g，秦艽 10g，苍耳子 10g，黄芩 12g，栀子 12g，白鲜皮 12g，生甘草 10g。一日 1 剂，水煎服，一日 3 次，饭前服用。方中当归、生地黄、白芍、丹参养血同时活血，使血充热不生，血行风自灭。苦参、秦艽、苍耳子等药祛风，风去痒自止。因肺主皮毛，所以加入黄芩、栀子清泻肺热，肺正而皮毛自能安。诸药合用，共奏养血祛风之功。初发神经性皮炎者加牡丹皮、赤芍；病史长久，加减：皮损浸润较肥厚者加白蒺藜、红花，若病史较长而皮损弥漫性浸润肥厚面积大者加乌梢蛇、羌活、白芷。

主要参考文献

［1］北京中医医院. 赵炳南临床经验集［M］. 北京：人民卫生出版社，1975.

［2］仓田. 陈彤云治疗神经性皮炎经验［J］. 中医杂志，2013，5（54）：380-381.

［3］中医研究院广安门医院. 朱仁康临床经验集［M］. 北京：人民卫生出版社，1979.

［4］王俊慧. 庄国康教授治疗神经性皮炎临床经验［J］. 实用皮肤病学杂志，2012，5（3）：170-171.

第十二章　色素障碍性皮肤病

第一节　黄褐斑

一、病因病机

（一）西医学认识

1. 内分泌因素

内分泌异常目前被公认为黄褐斑发病的首要原因。体内具有激素分泌功能的器官，如脑垂体、肾上腺、卵巢、睾丸等分泌的激素均可直接作用于黑色素细胞。黑色素的合成主要受垂体中某些多肽类激素的影响，同时一定程度上也受类固醇激素的影响。黄褐斑多在妊娠后至绝经前发病，而有些黄褐斑在绝经后逐渐减轻，人工流产、妊娠、口服避孕药常成为黄褐斑重要的诱发因素。某些黄褐斑患者还合并月经紊乱、卵巢囊肿、子宫肌瘤等妇科疾病，均提示性激素在黄褐斑的发病中起重要作用。

2. 遗传因素

黄褐斑与遗传因素有关的证据主要来自两方面：①黄褐斑发病与人种或人群有关，据不完全统计，拉丁美洲的发病率可达到60%~70%，远高于其他地区。黄褐斑还好发于先天愚型患者，这可能和遗传基因连锁有关。②已有较多家族性黄褐斑报道。一项关于黄褐斑病因的全球性调查发现，在324例黄褐斑患者中，156例患者有至少一位亲属患有黄褐斑，其中145例为一级亲属。深色皮肤较浅色皮肤更容易受遗传因素影响，34%皮肤分型为Ⅰ~Ⅱ型的患者有家族史，而57% Ⅲ~Ⅵ型患者有家族史。对于男性患者，遗传因素可能起

到更重要作用。

3. 紫外线照射

目前的研究一致认为紫外线照射是诱发和加重黄褐斑的重要原因。紫外线照射可以刺激黑色素细胞增殖和促进黑色素细胞黑色素合成。

4. 氧自由基

黄褐斑患者氧化和抗氧化之间的平衡大多遭到破坏，黄褐斑患者血清过氧化脂质、丙二醛等自由基过氧化反应产物增多，临床上应用非酶类抗氧化剂如维生素C、维生素E、谷胱甘肽等对黄褐斑有一定效果。

5. 微生态失衡

微生态系统的大部分暂住菌可通过其特殊配体，透过皮肤的保护膜和表皮，继而达到真皮，并可诱导真皮免疫反应，引发局部或系统性疾病，其中包括黄褐斑。

6. 精神因素

黄褐斑的发生还与精神创伤有关，有报道情绪抑郁所致的黄褐斑病例，黄褐斑发生于情绪抑郁后，患者无其他病史和黄褐斑易感因素，故认为情绪改变是其主要致病原因。精神因素影响黄褐斑发病的机制可能是通过下丘脑–垂体系统释放促黑色素激素等相关神经肽而致色素沉着。

7. 其他疾病

黄褐斑常继发或伴发于某些慢性疾病，特别是妇科疾病如月经失调、痛经、子宫附件炎、卵巢囊肿、子宫肌瘤、不孕症、乳房小叶增生等，肝炎、肝硬化、慢性乙醇中毒、甲状腺疾病及一些自身免疫性疾病也常发生本病。

8. 药物与化妆品

除了口服避孕药及雌激素替代疗法可能会引起黄褐斑，有报道称长期应用一些

药物如苯妥英钠、氯丙嗪、二苯乙内酰脲等也可诱发黄褐斑样皮损。口服螺内酯亦能诱发黄褐斑，可能与其抗雄激素作用有关。痤疮患者外用维甲酸制剂既可治疗黄褐斑，也能诱发黄褐斑。

化妆品也可诱发黄褐斑，这可能与化妆品中的某些成分如氧化亚油酸、枸橼酸、水杨酸盐、重金属、防腐剂、香料、染料甚至蜂蜡基质有关，尤以劣质化妆品更为显著。

（二）中医学认识

根据中医藏象理论，面部内应脏腑，为经络所会，所以体内的脏腑功能失调和疾病，可以反映在颜面上。人体五脏六腑、十二经脉，皆上于面，血行通畅则表里俱荣。腠理受风，或痰浊内生，或血气不和，经脉涩滞，或脾胃受损，气血生化乏源，气虚血少，不能荣于皮肤，则易变生黄褐斑。黄褐斑的发生与肝、脾、肾三脏失调有关，即情志内伤，肝失条达，肝郁血滞，气机逆乱，饮食不节，饥饱失调，损伤脾脏，化湿生痰，三焦失调，气机不利，以及房事不节，先天不足，久病及肾，肾阴不足，木火偏亢，煎熬阴血而致黄褐斑。

1. 肝气郁结

肝藏血，主疏泄条达，若情志不遂，或暴怒伤肝，疏泄失司，肝气郁结，郁而化热，灼伤阴血，致使颜面气血不和，气滞血瘀，络脉瘀滞而引起黄褐斑。

2. 肝肾不足

久病房劳致肝肾亏虚，或七情不调，相火妄动，日久灼伤肝肾精血，颜面失养，肾水不足，虚火上炎，致面部气血失和，皆可导致本病。

3. 脾胃虚弱

脾失健运，气血不足，肌肤失养，或运化失调，清阳不升，则不能上荣于面，浊阴不降，则痰湿水饮上蒙于面。

4. 瘀血阻络

肝气郁结，气滞血瘀，久病入络，瘀血内阻，致气血不能上荣，诱发黄褐斑。

二、临床诊断

（一）辨病诊断

1. 诊断要点

黄褐斑表现为淡褐色或淡黑色斑，形状不规则，对称分布于面部，一般无自觉症状，根据皮损表现、好发部位及无自觉症状，一般不难诊断。

2. 相关检查

（1）滤过紫外线检查（伍德灯）：借助伍德灯可以将黄褐斑进行分型诊断，具体分为表皮型、真皮型、混合型、不确定型4型，对于大多数真皮型黄褐斑单纯外用药收效甚微。

①表皮型：伍德灯下，皮损区颜色同正常区域皮肤相比，明显加深，颜色更明显，此型最常见，约占黄褐斑70%以上。

②真皮型：色素沉着斑不明显，边界不清，灯下皮损颜色同正常区域皮肤相比不加深。

③混合型：灯下表皮型和真皮型表现均可见到。

④不确定型：多见于极深肤色皮肤，在灯下不能观察到皮损，如黑人和深色人种。

（2）组织病理学检查

①普通病理。表皮型黑色素沉积主要位于基底层及基底层上，有时偶可达棘细胞层甚至角质层。光镜下，HE染色切片中黑色素细胞为高度树突状化的色素细胞，真皮乳头区微血管周围可见少量噬黑色素细胞。Fontana-Masson染色（黑色素染色）能显示表皮内的色素沉着，可看到色素沉着局限于基底层及基底层上，角质形成细胞中的黑色素颗粒清晰可见，甚至角质层

中亦可见散在黑色素，黑色素细胞树枝状突起可伸至基底层上的角质形成细胞，并与之接合。真皮型主要表现为真皮浅层和深层血管周围噬黑色素细胞，真皮浅层微血管和毛囊周围有淋巴细胞浸润。表皮中也有色素沉着，类似表皮型改变，但不是主要表现。

②超微病理：电镜下黄褐斑的基本变化为表皮中色素紊乱，基底层黑色素细胞树突常深入真皮。细胞核周体内充满了粗线粒体、高尔基体、核糖体及粗面内质网，提示黑色素细胞活性增加。黑色素细胞胞浆内可见许多散在分布的Ⅳ期黑色素小体及各阶段黑色素小体。黑色素细胞内还可偶见单个或成群的胞浆内单层膜性液泡和黑素体复合物。液泡较小，外形不规则，有可能是脂滴。皮损内表皮下层的角质形成细胞含有大量单个或聚集的黑色素颗粒。角质形成细胞内的黑色素分布无固定形式。在颗粒层中的黑色素颗粒稍有降解，并分散排布于其中。皮损内真、表皮连接处基底板完整、致密，真皮内可见噬黑色素细胞呈散在分布，由于某些胞内黑色素复合体直径较小，因而这些噬黑色素细胞的胞浆显得很丰富。

另外，在真皮乳头层或网状层还可偶见有髓和无髓神经，施万细胞还吞噬大量的黑色素颗粒和脂滴，但神经内膜及轴索中无黑色素颗粒沉积。

（二）辨证诊断

黄褐斑发病责之于肝、脾、肾功能失调，气血不能上荣，辨证应分清虚、实，其中虚为肝肾精血不足或气虚血弱，实为肝郁气滞血瘀或脾湿蕴热。"无瘀不成斑"，说明血瘀在黄褐斑发病中有重要作用。

1.肝郁气滞证

（1）临床证候　色斑深褐或略带青蓝，弥漫分布，以面颊部为主，伴有情志抑郁，胸胁胀满或少寐多梦，月经不调，痛经，舌红，或夹有瘀点、瘀斑，舌苔薄白，脉弦。

（2）辨证要点　患者多有情志不畅的表现，女性常伴月经不调。

2.脾虚湿热证

（1）临床证候　色斑黄褐，状如尘污，以颧、唇部为主，兼有肢体困倦，纳呆，白带多，舌淡，有齿痕，脉濡或脉滑无力。

（2）辨证要点　色斑污浊，患者伴脾虚湿重的表现。

3.肝肾阴虚证

（1）临床证候　色斑褐黑，面色晦暗不泽，兼有头晕目眩，腰膝酸软，舌红少苔，脉细或细数。

（2）辨证要点　色斑褐黑，患者有房劳过度或家族史，常伴腰膝酸软等肝肾不足表现。

4.气滞血瘀证

（1）临床证候　色斑黄褐色，急躁易怒，胸胁胀痛，舌质暗、苔薄白，脉沉细。

（2）辨证要点　色斑黄褐色，患者多急躁易怒，舌暗。

三、鉴别诊断

（一）西医学鉴别诊断

根据黄褐斑好发于面部、倾向融合、形态不规则、对称分布、无自觉症状等临床特征，通常诊断不难，但尚需与下列疾病鉴别。

1.太田痣

好发于眶周、颞、前额、颧部和鼻翼，即三叉神经第一、二分支分布的区域，多为单侧发生，偶为双侧性。皮损颜色偏蓝，患者可有结膜、巩膜累及，亦呈青蓝色。皮损广泛者，可累及头皮、躯干、四肢。太田痣幼年发病，与黄褐斑不能区分。

2. 雀斑

色素斑较小，直径 1~5mm，互相不融合，夏季明显，冬季消退或变浅，多在 5 岁左右出现，为常染色体遗传性疾病。

3. 里尔黑变病

色斑为褐色或蓝灰色，边缘有毛囊周围的小色素斑点，通常好发于暴露部位，如面部，特别是额、颞、颈、胸及手背，患者常有用过煤焦油的衍生物同时暴露于日光的病史。

4. 炎症后色素沉着

色斑局部常先有炎症性疾病，之后出现色素沉着，炎症消失后，色斑可缓慢消退，病程数周至数月。根据色斑部位及病史可与黄褐斑相区分。

5. 色素性化妆品皮炎

面部弥漫性或斑片状棕褐色斑，有外用化妆品史，发病初期有红斑、丘疹性炎性皮损，伴有不同程度瘙痒。化妆品斑贴试验阳性。黄褐斑则无早期炎症反应，皮损对称分布，日光和妊娠等可加重，与色素性化妆品皮炎不同。

6. 颧部褐青色痣

皮损主要为颧部散在的色素斑点，直径 1~3mm，灰褐、灰蓝或深褐色，对称分布，不累及眼及上腭。发病较晚，可有阳性家族史。病理改变为真皮乳头层下部有较少的黑色素细胞。

7. 西瓦特皮肤异色病

好发于面部和颈侧，红棕色或青铜色网状色素沉着斑，夹杂萎缩的色素脱失斑，有明显的毛细血管扩张。

8. 光化性扁平苔藓

光化性扁平苔藓皮损色泽偏灰蓝色，黄褐斑以棕色为主，除面部外，全身各处均可发病，常可累及眶周。组织病理具有扁平苔藓病理特征。光化性扁平苔藓与服用药物有关，如异烟肼、氯喹酮、磺丁脲等。

（二）中医学鉴别诊断

中医学据黄褐斑的临床表现，有"面尘""面黑如黧""黑皯""黧黑斑"等称谓，民间则称之为"肝斑""蝴蝶斑""妊娠斑"。

其中"面尘""面黑如黧"虽有黄褐斑表现，但泛指面部色素增加性皮肤病。"黑皯"则不仅是黄褐斑，还包括雀斑，临证应仔细区分。

四、临床治疗

（一）提高临床疗效的要素

（1）查找诱因　应尽可能找到诱因，有口服避孕药者必须停用，改用工具避孕。避免日晒，尤其治疗时和治疗好转后均应避免日晒并使用遮光剂，禁止日光浴和去日光强烈的地方，怀孕期应每日使用遮光剂。尽量避免使用有香味的化妆品和光毒性药物。有内科疾病者彻底治疗内科病。

（2）调理心身　黄褐斑由于发生于面部，常给患者带来较大心理负担，导致患者情绪抑郁、焦虑等不良心理状态，黄褐斑的发生也同不良情绪有密切关系，因此黄褐斑是一种心身疾病，在治疗的同时，还要针对黄褐斑患者的心理状态，进行耐心疏导，帮助其调整不良心态，安定情绪，消除顾虑，树立信心，才能达到良好治疗效果。

（3）综合治疗　黄褐斑目前虽无特效治疗药物，但综合应用多种疗法，可有明显效果。包括内服、外用药物、美容激光、美容外科、中医中药等，其中尤其是中医中药在临床取得良好效果。

（二）辨病治疗

1. 系统药物治疗

（1）维生素类　维生素 C 能将颜色较

深的氧化型色素还原成色浅的还原型色素，将多巴醌还原为多巴，抑制黑色素的形成。维生素 C 也是体内重要的抗氧化剂，能使机体代谢产生的 H_2O_2 还原，还可保护维生素 E 免受氧化。一般口服维生素 C，每次 200mg，每天 3 次。也有报道采用大剂量静脉滴注或推注，每次 1.0~3.0g，每天 1 次，10~20 次为 1 个疗程。维生素 E 具有抑制自由基诱导的脂质过氧化、吸收紫外线、防止色素沉着的作用。口服维生素 E，每次 100mg，每天 3 次，1 个月为 1 个疗程。

（2）还原型谷胱甘肽　还原型谷胱甘肽可通过巯基与体内自由基结合，转化成容易代谢的酸类物质从而加速自由基排泄，临床利用其清除自由基、抗氧化机制治疗黄褐斑。

（3）氨甲环酸　具有抗纤维蛋白溶解的作用。紫外线照射能引起纤溶酶原激活物合成，增强角质形成细胞纤溶酶活性，刺激花生四烯酸合成并释放，后者可通过代谢产物前列腺素刺激黑色素合成，也可直接促进纤溶酶合成黑色素细胞刺激素。氨甲环酸能够抑制纤溶酶原与角质形成细胞结合，减少花生四烯酸、前列腺素合成，从而降低黑色素合成，抑制紫外线照射诱导的色素沉着。此外氨甲环酸化学结构与酪氨酸部分相似，容易产生竞争性抑制，减少酪氨酸代谢的最终产物黑色素的合成。氨甲环酸每次 250mg，与维生素 C 每次 200mg，维生素 E 每次 100mg 同服，每天 3 次，疗程为 2 个月。

（4）绿茶提取物　儿茶素或茶多酚是从绿茶中脱咖啡因的高纯度提取物，具有较强的抗氧化活性，是天然的抗氧化剂，茶多酚还具有抑制或杀灭细菌、病毒、真菌，抗辐射、抗癌和增强免疫力的作用。目前临床上有口服胶囊或胶丸制剂或外用儿茶素霜。

2. 外用药物治疗

（1）遮光剂　包括物理遮光剂、化学遮光剂两类。物理遮光剂通过反射或散射光线而起到防晒作用，对中波和长波紫外线都有效，如氧化锌、二氧化钛，其他还有滑石粉、高岭土、氧化镁、碳酸钙等。物理遮光剂无刺激，化学性质稳定，且不易引起过敏，但其白色不易于光吸收，通过添加氧化高铁等色素增加光吸收，并可减少可见光的透射。其中最常用的是二氧化钛，一般多与化学遮光剂联合应用。化学遮光剂能吸收一定光谱范围的光线，一般无色，可加入化妆品使用。常用的化学遮光剂如下。①对氨基苯甲酸及其脂类，5% 的对氨基苯甲酸的 75% 乙醇溶液效果较好，因为它能与角质层蛋白结合，效果不会因沐浴或出汗而减弱。②水杨酸脂类，如水杨酸甲酯、水杨酸苄酯、水杨酸甘油酯、水杨酸苯脂等。③二苯甲酮类，如羟甲氧二苯甲酮、二羟甲氧二苯甲酮、羟甲氧甲基二苯甲酮、3- 苯 -4- 羟 -6- 甲氧基二苯甲酮等，具有光谱紫外线吸收特性，浓度在 3%~10% 时可吸收长波紫外线（UVA）和中波紫外线（UVB）。④苯酰苯乙烯，常用浓度为 0.025%~0.1% 乳剂。⑤丙烯腈，可配置成洗剂或乳剂，其中 20% 丙烯腈霜防晒效果较好。⑥二乙醇氨 – 对甲氧基 – 桂皮酸酯、对甲氧基 – 桂皮酸乙基己酯，能吸收 UVA 和 UVB。⑦喹啉，3%~5% 霜剂。⑧叔丁基甲氧基二苯酰甲烷：对 UVA 吸收较强。应用化学遮光剂主要应注意预防过敏反应。

（2）氢醌　属于酪氨酸酶抑制剂，氢醌与酪氨酸酶的底物酪氨酸化学结构相似，可竞争性抑制酪氨酸酶活性，还可抑制黑色素细胞中 DNA 及 RNA 的合成，高浓度有细胞毒作用，加速黑色素细胞降解。常用浓度为 2%~5% 的乳膏，每晚 1 次，5~7 周显效，可维持治疗 3 个月至 1 年。氢醌应用的不良反应有局部刺激性、过敏性接触性皮炎、色素减退斑等。氢醌引起的色素渐退一般可以恢复，但少部分会持久存在，尤其是氢醌浓度比较高时（≥5%），发生率高。目前临床普遍将氢醌与其他外用药联用，可提高疗效和减少不良反应。

（3）曲酸　通过螯合酪氨酸酶中的铜离子抑制酪氨酸酶活性，外用浓度为1%~2%的凝胶，每日2次，疗程2个月。曲酸脱色效果轻微，较氢醌差，常联合氢醌等外用。不良反应为接触性皮炎，另外曲酸是一种光敏剂，治疗期间需注意避光。

（4）壬二酸　能够抑制酪氨酸酶活性，通过干扰线粒体的呼吸链和DNA合成起到细胞毒及抗增殖作用，主要作用于高活性的黑色素细胞，抑制黑色素合成。外用常见浓度为15%~20%的乳膏，每天2次，1~2个月后起效，但需持续应用数月，最长可至8个月。新发皮损疗效好，表皮型较混合型者起效快。对氢醌耐受性差者，可用壬二酸治疗。

（5）维A酸　能够抑制酪氨酸酶转录，从而抑制黑色素合成。还可加速表皮更替时间，促进含有较多黑色素颗粒的表皮剥脱；改善角质形成细胞的角化，黑色素细胞和角质形成细胞接触减少，黑色素细胞中的黑色素颗粒不能及时转递至角质形成细胞。临床应用浓度为0.05%~0.1%，治疗黄褐斑一般用药24周左右见效。

（6）寡肽　一种新型的酪氨酸酶抑制剂，具有良好的疗效和低细胞毒性。有研究对比八肽和氢醌抑制酪氨酸酶活性的强度，发现八肽优于氢醌，且对皮肤细胞毒性极小。

（7）三联乳膏疗法　三联乳膏（4%氢醌+0.05%维甲酸+0.01%氟轻松醋酸酯）各种成分之间具有协同作用。其中氢醌可竞争性抑制酪氨酸酶，维甲酸可抑制酪氨酸酶并增强氢醌的渗透，同时可以抑制氢醌的氧化，而局部类固醇可以通过减少炎症介质的产生直接抑制黑色素生成。

（8）外泌体经皮渗透　干细胞来源的外泌体（SC-Exos）是一种具有双层脂膜和30~150nm分子长度的纳米颗粒。SC-Exos具有类似于干细胞的特性，具有抗衰老、抗炎和抗氧化特性，有助于美白和促进皮肤再生。进一步研究发现，人脐带间充质干细胞来源的外泌体可作为再生医学和美容医学的一种新的无细胞治疗策略。

（9）富血小板血浆（PRP）+光电治疗　用自体血提取的血小板浓聚物，经激活后释放多种生长因子，各生长因子的比例与体内正常比例相符，使各生长因子间有最佳的协同作用，在一定程度上弥补了单一生长因子刺激创面修复不佳的缺点，对皮肤有良好的修复效果。它不仅可以修复面部的颜色斑点，而且可以使皮肤白皙光滑。多项前瞻性研究表明，PRP联合Q开关激光可加速黄褐斑消退，提高治疗效果，安全性好，复发率低。还有学者联合PRP与强脉冲光治疗，结果显示黄褐斑有显著改善。

（10）甘草提取物　治疗黄褐斑的主要有效成分为甘草黄酮，能够抑制酪氨酸酶活性，比氢醌强16倍，还可抑制黑色素小体的转运，其长期使用不良反应远小于其他药物，是较有前途的新型脱色剂。

（11）熊果苷　氢醌的β-D葡萄糖苷衍生物，因它具有氢醌基团，其脱色作用可能与此有关。熊果苷能抑制酪氨酸酶活性和黑色素小体成熟。目前合成的α-熊果苷对酪氨酸酶的抑制作用是β-熊果苷的10倍，常用浓度为3%~7%。有研究用3%熊果苷霜剂或溶液治疗黄褐斑28例，每日2次，12周后有效率为75%。熊果苷性质稳定，不易被氧化，无明显刺激性。

（12）水飞蓟素　来源于乳蓟植物水飞蓟，是一种主要成分为水飞蓟宾的多肽类黄酮，具有抗氧化、抗辐射作用，还可以抑制黑色素合成。

（13）原花青素　存在于苹果、肉桂皮、野樱莓、咖啡豆、葡萄籽及沿海松树皮中，从法国松树皮中提炼出的萃取物又名碧萝芷，主要包含酚类化合物及黄酮类（原花青素）成分。通过清除自由基及下调核转录因子κB介导的信号通路，具有较维生素C、维生素E更强的抗氧化及抗炎作用，并与浓度相关。每日碧萝芷75mg是治疗黄褐斑的有效安全剂量。口服富含原花青素的葡萄籽萃取物对黄褐斑也具有一定疗效。

（14）其他　除以上介绍外，目前发现的一系列天然或化学提取物，包括积雪草、黄豆、桑椹、类黄酮等，具有抑制酪氨酸酶活性或抗氧化、清除自由基的作用，可作为有效的脱色剂。

3. 美容外科治疗

（1）物理剥脱　包括液氮冷冻、磨削术等，液氮冷冻可使表皮坏死剥脱，采用磨削术将表皮磨去一层，待创面愈合后外用防晒霜。物理剥脱深度可达真皮上部，因此易形成瘢痕，对表皮型黄褐斑及瘢痕体质者忌用。

（2）化学剥脱　包括浅层、中层和深层剥脱，通常表皮型治疗反应较好。化学剥脱通过皮肤局限性剥脱，导致真、表皮重建，清除黑色素。化学剥脱术对浅肤色人群通常能很好耐受，深肤色需警惕发生炎症后色素沉着或黄褐斑加重，并发症发生的危险与剥脱的深度相关，浅层剥脱最安全，通常只有轻度短暂的不适如红斑、刺痛，深层剥脱可能导致强烈的烧灼感和炎症后色素沉着。常用的化学剥脱剂如下。①果酸，低浓度果酸（10%）可降低表皮黏合力，高浓度（20%~70%）可导致表皮松解，通过创伤和表皮再形成去除色斑。常与其他外用脱色剂联用，作为黄褐斑的辅

助治疗。②羟基乙酸，Javaheri 等使用羟基乙酸剥脱治疗23例黄褐斑，3次治疗后，有效率达91%。③三氯醋酸，常用浓度为30%~35%，可与三联霜联用，具有协同作用。Chun 等以10%~50%的三氯醋酸治疗20例患者，有效率为55%。④Jessner溶液，为含雷锁辛、水杨酸、乳酸的乙醇溶液，治疗时先用0.05%维A酸治疗1~2周，然后用Jessner溶液剥脱，先用丙酮擦洗2分钟，再涂Jessner溶液，每月1次，共治疗3次。皮肤剥脱期间用温和肥皂和温水清洗，并外用杆菌肽锌和多黏菌素B等抗生素软膏防止感染，直至恢复，待创面愈合后，再每天在面部交替使用0.05%维A酸和4%氢醌。

（3）激光　激光近年来被尝试用于黄褐斑的治疗，大光斑（光斑直径5~7mm以上）、低能量Q开关Nd：YAG（1064nm）激光治疗黄褐斑疗效肯定。此外，新一代点阵激光亦可用于黄褐斑等色素性疾病的治疗，显示出良好的应用前景。①Q开关翠绿宝石激光：主要用于治疗真皮型黄褐斑，有作者采用Q开关翠绿宝石激光结合超脉冲CO_2激光治疗，取得满意效果，较单用效果提高，但容易复发，且炎症后色素沉着、接触性皮炎等不良反应发生率高。近期有报道采用小能量、多次治疗方式治疗3例真皮型黄褐斑，效果良好且未发生色素沉着，随访2年未见明显复发，但样本量偏小，尚需更多病例来评估有效率和安全性。②Nd：YAG激光（1064nm）：1064nm波长穿透深，表皮吸收少，能在最大限度减轻损伤的前提下破坏黑色素细胞，分解黑色素，且对真皮型、深肤色的患者也有效。目前采用大光斑、小能量、多次治疗的方式，取得较好效果，成为亚洲人群主流的激光治疗方案。③剥脱性激光：包括CO_2激光、铒激光（2940nm）。铒激光治疗黄褐斑可获得暂时性效果，但停止治

疗容易复发，不良反应为炎症后色素沉着，建议仅用于难治性黄褐斑。CO_2 激光主要配合 Q- 开关激光治疗，可提高 Q- 开关激光疗效。④脉冲染料激光：脉冲染料激光的主要吸收介质是血红蛋白，因此主要用于血管瘤、毛细血管扩张等血管性疾病的治疗。近年发现血管因素在黄褐斑发病中起到一定作用，人们尝试用脉冲染料激光治疗黄褐斑，有报道对于伴有毛细血管扩张的黄褐斑患者采用 Q- 开关 Nd：YAG 激光结合脉冲染料激光治疗，取得较好效果。⑤点阵激光：主要适应证是嫩肤除皱、外伤性瘢痕、痤疮萎缩性瘢痕等，近年有学者尝试用于黄褐斑的治疗。点阵激光是介于有创剥脱和无创非剥脱激光的最新激光技术，既有剥脱式治疗的快速和显著效果，又具有非剥脱式治疗不良反应少、易恢复的优点，已有报道显示对表皮、真皮色素均有一定效果。但对比非剥脱激光，其治疗后色素沉着仍较明显。⑥强脉冲光：强脉冲光是由氙灯发出的高功率的普通光，波长 500~1200nm，根据患者肤质及皮损情况选择相应滤光片，筛选出不同波长的光用于皮损的治疗，作用原理是选择性光热作用和光化学作用。

激光治疗黄褐斑最常见的不良反应是炎症后色素沉着，主要发生于治疗能量过大、剥脱性激光治疗、激光治疗后未注意防晒等情况下，一般可在 3~6 个月恢复，个别可持续更久。此种情况，可予维生素 C、维生素 E 等治疗，并注意治疗后的防晒。此外还能出现继发性色素渐退，发生率低，主要在部分剥脱性激光治疗后，或 Nd：YAG 激光治疗次数过多时，急性色素减退，一般在 1~3 个月恢复正常，但对于慢性色素减退，恢复较困难，治疗中需要控制能量及治疗次数。

4. 治疗方案的选择

黄褐斑治疗的目的是去除色斑，改善外观，减少复发。治疗过程中应根据患者的具体病情，选择适当的治疗方案，并尽量减少不良反应。治疗方案的选择主要从以下几个方面考虑：黄褐斑分型、Fitzpatrick 皮肤类型、病情严重程度、既往治疗史、日光暴露史、心理状态等。

5. 疗效评估

中国黄褐斑诊疗专家共识（2021 版）提出的疗效判定方法如下。

（1）主观评价

①黄褐斑面积和严重指数（MASI）评分：按黄褐斑的面积、颜色深度和颜色均匀性进行定量。色素沉着面积评估分前额（F）、右面颊（MR）、左面颊（ML）、下颌（C）4 个区域，分别赋予 30%、30%、30% 和 10% 的权重。依色素斑累及这 4 个区域面积的百分比，分别计分（A）：1 分为 < 10%，2 分为 10%~29%，3 分为 30%~49%，4 分为 50%~69%，5 分为 70%~89%，6 分为 90%~100%。

颜色深度（D）和均匀性（H）评分，计为 0~4 分：0 为无，1 分为轻微，2 分为中度，3 分为明显，4 分为最大限度。

MASI = 前额 [0.3A（D + H）] + 右面颊 [0.3A(D + H)] + 左面颊 [0.3A(D + H)] + 下颌 [0.1A（D + H）]。最大为 48 分，最小为 0。

②医生整体评价（PGA）：根据色斑治疗后残留情况，计为 0~6 分：0 分为完全清除（100%）或仅残留极少的色素沉着，1 分为基本被清除（≥ 90%），2 分为明显改善（75%~89%），3 分为中度改善（50%~74%），4 分为轻度改善（25%~49%），5 分为无改善（< 25%），6 分为较治疗前加重。

③患者满意度评价：通过问卷形式，调查患者对疗效的满意度，分为非常满意（改善 > 75%）、满意（改善 50%~75%）、一般（改善 25%~49%）、不满意（改善 < 25%），统计满意率。

（2）评价方法

①扫描反射比分光光度仪检测技术：治疗前后，测定 L*a*b* 值的变化 ［L*：皮肤的黑白亮度（黑色素）；a*：皮肤的红绿平衡（血红蛋白）；b*：皮肤的黄蓝平衡（脂色素）］。

②VISIA 图像分析：采用不同光源拍摄面部超高像素影像，量化不同层次的色素及血管。通过标准白光观察表面色斑，紫外光观察紫外线色斑，正交偏振光观察真皮层肉眼不可见的棕色斑、深层血管，治疗前后对比，评价色素及血管改善情况。

③无创性皮肤生理功能测试：定量测定治疗前后的皮肤黑色素指数（MI）和红斑指数（EI）变化。

④RCM：观察皮损处增殖的树突状黑色素细胞数量及真皮炎性细胞数量的变化，评价色素及炎症改善程度。

⑤皮肤镜：评价黄褐斑治疗前后皮损处血管数量及形态的改善情况。

（三）辨证治疗

1. 辨证论治

（1）肝郁气滞证

治法：疏肝解郁，清泄内热。

方药：丹栀逍遥散加减。牡丹皮 10g，炒栀子 10g，柴胡 6g，白术、白芍各 15g，茯苓 12g，薄荷 3g（后下），当归 10g，甘草 6g。

加减：月经不调加女贞子、香附；心烦胸胁胀满者加川楝子、郁金。

（2）脾虚湿热证

治法：健脾化浊，清利湿热。

方药：参苓白术散加减。莲子 9g，薏苡仁 9g，砂仁 6g，桔梗 6g，白扁豆 12g，茯苓 15g，人参 15g，白术 15g，山药 15g，甘草 6g。

加减：湿盛者加苍术、黄柏；便秘溲赤者加制大黄、滑石、车前子。

（3）肝肾阴虚证

治法：补益肝肾，养颜消斑。

方药：六味地黄汤加减。熟地黄 30g，山茱萸（制）30g，牡丹皮 12g，山药 30g，茯苓 20g，泽泻 15g。

加减：腰膝酸软者加枸杞子、女贞子、墨旱莲；阴虚火旺明显者加知母、黄柏。

（4）气滞血瘀证

治法：理气活血，化瘀消斑。

方药：桃红四物汤加减。熟地黄、当归各 15g，白芍 10g，川芎 8g，桃仁 9g，红花 6g。

加减：两胁胀痛者加川楝子、郁金、白芍；面色黧黑者加白蒺藜、白菊花、白芷。

2. 外治疗法

（1）针刺治疗

①取肾俞、肝俞、气海穴，进针得气后行平补平泻。

②根据色素沉着的部位选刺以下穴位：太阳、颊车、下关、四白、印堂、迎香、地仓、风池、合谷，平补平泻法。肝郁气滞配内关、太冲；脾胃虚弱补足三里、三阴交、公孙；气血不足补足三里，灸气海，隔日 1 次，10 次为 1 个疗程。

③面部取斑片进行围刺，面积较大或泛发者采用循经排刺的方式，留针 30 分钟，每周 3 次，10 次为 1 个疗程。体针以曲池、外关、合谷、血海、足三里、三阴交为主穴。情志不畅者加太冲；便秘者加天枢、支沟、照海；月经不调者加关元、气海、列缺。留针 30 分钟，行针 1 次，每周 3 次。

（2）刺络放血　取大椎、肺俞、膈俞、肝俞、心俞。穴位常规消毒后，用一次性采血针点刺出血，然后用闪罐法拔罐，再于瘀紫较重处留罐 6~10 分钟，出血量以 1~2ml 为宜。隔日治疗 1 次，10 次为 1 个疗程。

（3）刺络拔罐　取膀胱经两侧线，以梅花针从颈部至腰部两侧膀胱经弹叩，以潮红为度，并重叩大椎、肺俞致出血，加拔罐放血，每周1次。

（4）耳穴点刺放血　耳穴选神门、交感、肝、脾、子宫、内分泌、面颊。每次选4~6穴。治疗前先捏揉耳廓5分钟左右，然后以一次性注射器无菌针头点刺，深度为刺透软骨不穿透对侧皮肤，出血后用力挤压以出血5滴左右为宜。每5~7天1次，10次为1个疗程。

（5）耳压疗法　取耳穴心、肺（上、下）、交感、皮质下、内分泌、月经不调、痛经配子宫、附件，失眠配神经衰弱点、神门，心脾两虚配小肠，心肾不交配肾，肝火上扰配肝、胆、三焦，胃气不和配胃、脾，慢性肝胆病配肝炎区、胆、脾。以王不留行籽贴压，每天自行按压2~3次，每次10分钟。5~6天换贴1次，两耳交替，5次为1个疗程。

（6）穴位注射　取肺俞、心俞、肝俞、脾俞、肾俞，每次选取2穴，交替使用。血虚者用5%当归注射液4ml，血瘀者用复方丹参注射液4ml，每穴注射1ml。每周2次，10次为1个疗程，疗程间隔1周。

（7）穴位埋线　取双侧肺俞、膈俞、肝俞、脾俞、肾俞、血海、足三里、三阴交及关元穴，将医用羊肠线埋入所选穴位中，15天治疗1次，4次为1个疗程。

（8）按摩结合隔药饼灸　祛斑药粉选用黄芪、当归、川芎、赤芍、羌活、白附子，混匀研细末备用，另用肉桂、大黄、冰片，分别研细末装瓶备用。施灸前，患者取俯卧位，首先沿督脉和两次膀胱经从颈部至肘部用掌根各行旋转揉法3~5遍，用拇指在大椎穴两旁同时行揉按、点压手法2遍。对背脊部明显痛点采用一指禅手法，或用掌摩法治疗2~5分钟，再以掌根旋转法从颈至腰骶部按摩督脉、膀胱经2遍，最后双手击拍督脉、膀胱经3遍。按摩完毕，气滞血瘀者，取祛斑药粉5~10g，加冰片1g，用末调成糊状，做成药饼填于脐中，上置蚕豆大艾炷点燃，燃烧至患者感局部发烫时去除，此为1壮，每次灸3壮。胃肠积热或大便秘结者，在祛斑药粉中加大黄粉2g，脾肾两虚者加肉桂2g，余操作同上。灸毕以塑料薄膜覆盖药饼，医用胶布固定。每周治疗1~2次，8次为1个疗程。

（9）中药面膜　珍珠粉2g，白芷10g，白附子10g，白僵蚕15g，当归15g，泽泻15g，冬瓜仁20g，益母草20g，共研细末备用。患者洁面后用离子喷雾机喷面10分钟，同时配以面部按摩，用中药粉1汤匙，温水调成糊状涂于面部（暴露口、鼻、眼），40分钟后洗去，每周1次，12次为1个疗程。

（10）中药熏蒸　取白菊花3g，白薇6g，白蔹6g，白术6g，白僵蚕9g，细辛3g，放入离子药物美容器的蒸发盘中，边熏蒸边行手法按摩及穴位按摩，黑斑处重点按摩，促进药物吸收，每次15~20分钟，每周1~2次，2个月为1个疗程。

3.成药应用

（1）逍遥丸　用于肝郁气滞证，每次8粒，每日3次。

（2）参苓白术散　适用于脾虚湿热证，每次6~9g，每日2~3次口服。

（3）六味地黄丸　适用于肝肾阴虚证，每次8丸，每日3次。

（4）血府逐瘀胶囊　适用于气滞血瘀证，每次6粒，每日2次。

（5）龙胆泻肝丸　适用于肝经湿热重者，每次4.5g，每日2次。

（6）杞菊地黄丸　适用于肝肾阴虚证，每次3g，每日2次。

4.单方验方

（1）玉容散　甘松、山奈、茅香各

15g，白僵蚕、白及、白蔹、白附子、天花粉、绿豆粉各20g，防风、零陵香、藁本、皂角各9g，香白芷30g，共研细末，每日早晚蘸末搽面。

（2）茯苓粉，每次1汤匙，早晚洗面。

（3）附子、白芷、滑石各250g，共研细末，早晚洗面，擦患处。

（4）益肾化斑汤　淫羊藿15g，菟丝子20g，地黄15g，当归12g，川芎12g，芍药12g，桃仁12g，红花12g，僵蚕10g，水煎服。

（5）四二五合方　当归、赤芍、白芍、菟丝子、车钱子、覆盆子、淫羊藿各10g，川芎、仙茅各6g，生地黄15g，女贞子12g，水煎服，每日2次，适于肾阳亏虚、气血失和者。

（6）祛斑霜　当归、白芷、丹参、紫草各30g，经醇提浓缩，制成水包油型霜，早、晚各用1次，薄薄涂于患处。

（7）仙茅、淫羊藿、益母草、香附各15g，知母、黄柏、当归、巴戟天、川断各12g，水煎服，每日2次，适于冲任不调者。

（8）柴胡12g，薄荷6g，杭白芍12g，当归10g，土炒白术15g，茯苓10g，醋香附9g，益母草15g，橘叶9g，蒺藜9g，白芷4.5g，炙甘草6g。水煎服，适于肝脾不和者。

（9）党参15g，荆芥10g，当归12g，杭芍12g，熟地黄15g，柴胡15g，枇杷叶12g，茯苓15g，甘草10g。气虚明显者加黄芪15g，白术15g，怀山药15g；血虚明显者加阿胶15g；热象明显者加黄芩15g，栀子15g，牡丹皮12g。每日1剂，水煎服，30天为1个疗程。

（10）当归、白芍、白术各15g，茯苓、黄芪、玉竹、青蒿各30g，郁金、红花、牡丹皮、栀子、女贞子各10g，柴胡、薄荷、白附子、甘草各6g，每日1剂。脾虚便

溏者去牡丹皮、栀子，加山药、薏苡仁各30g；血瘀甚者加桃仁10g；肾气亏损或肾阴不足者去柴胡、薄荷，加熟地黄、山茱萸各10g；病程较长者，配合外擦3%氢醌霜，每晚1次。

（四）新疗法选粹

MITF-siRNA乳膏

MITF是黑色素细胞信号转导通路下游的信号分子，在黑色素细胞分化、发育、功能调节中起到重要作用，同时，作为Rab27A的关键性转录因子，调控黑色素小体的转运过程。MITF—siRNA可抑制MITF基因的表达，从而抑制其下游的酪氨酸酶基因、酪氨酸酶相关蛋白-1、酪氨酸酶相关蛋白-2基因等的表达，调控酪氨酸酶转录及成熟过程，最终使黑色素生成减少。Yi等采用含有0.005%MITF-siRNA乳膏治疗黄褐斑，取得安全、满意的疗效。

（五）医家诊疗经验

1. 陈彤云

陈彤云根据中医五色归五脏的脏象理论认为，黄褐斑的发生与肝、脾、肾三脏关系密切，指出肝、脾、肾三脏功能失常均会导致气血悖逆，气血瘀滞，或气虚血亏，运行涩滞而发病。根据脏腑辨证将黄褐斑分为肝郁气滞、脾失统摄、脾失健运、肾阴虚、肾阳虚5型，同时强调"治斑不离血"，治疗中注意活血化瘀药物的应用。

2. 蔡瑞康

蔡瑞康认为黄褐斑的发生与肝、肾功能失调密切相关，气滞血瘀又是其发病的关键。在治疗上，蔡瑞康主张内外合治。内治根据辨证分为2型，肝肾亏虚型治以滋补肝肾，化瘀消斑，方用六味地黄丸加减；气滞血瘀型治以活血化瘀，通络消斑，方用桃红四物汤加减。外用壬二酸霜。

3. 艾儒棣

艾儒棣认为，本病病因虽多端，但在脏总与肝、肾、脾相关，临床辨证分为3型：肝气郁结，气血凝滞，风邪合而为病，治拟疏肝解郁，活血祛风；禀赋素亏，精亏血虚风著而发斑，治拟补肾养精；后天乏源，血虚生风而发褐斑，治拟健脾补气养血。同时指出色斑的形成又与血和风邪上扰关系密切，故无论何种类型之褐斑，在临证辨证用药的基础上，皆加入一两味祛风药随证治之。

4. 王玉玺

王玉玺从六淫之风，脏腑之肝、肾，八纲之血四个方面辨证论治，通过祛风解表、疏肝行气、温肾散寒、活血化瘀之法，取得较好临床效果。

（1）从风论治　六淫之中风为阳邪，易袭阳位，阳主疏泄，人体禀赋虚弱，正气不足，腠理疏松，卫阳不固，易为风邪所袭，黄褐斑常因日晒发病，首责之于风。风邪所致褐斑常伴有脱屑；风性善行数变，走窜不定，侵扰肌肤，使其自觉瘙痒；风热之邪日久入里耗伤津液，或出现小便黄，口渴喜饮水。治宜祛风解表，滋阴清热，选用赵炳南的经验方"荆防方"为基础方加减变化，以达疏风解表止痒之功：荆芥、防风、蝉蜕、黄芩、僵蚕、连翘、生地黄、牡丹皮、赤芍药、薄荷、白鲜皮、白芷、白术、怀山药、竹叶、甘草。方中以荆芥、防风、薄荷、蝉蜕为主药。荆芥、防风宣在表之风，薄荷清轻凉散，善疏上焦风热，蝉蜕质轻性寒，凉散风热，善于透发。四味主药合用，清热疏风较强。若伴小便黄，心烦口渴，咽干口燥者，加连翘、竹叶。连翘既能透热达表，又能清里热而解毒，内外之邪并除；竹叶与连翘同用，以增强疏风清热之力，又可泻火除烦。同时加大黄芩用量可清上焦火。若瘙痒重，加白芷、白鲜皮，清热燥湿，祛风止痒。

（2）从肝论治　黄褐斑古时又称肝斑，肝主疏泄，情志不舒导致肝气郁滞。王玉玺认为，黄褐斑多发于女性，与女性生理特点有关，女性以血为本，以肝为先天。气行则血行，气滞则血瘀。血瘀上犯于面，聚而成斑。治宜疏肝行气，活血化瘀。王玉玺常以小柴胡汤为基础方加减：柴胡、羌活、升麻、枳壳、郁金、丹参、益母草、怀牛膝、泽兰、僵蚕、生地黄、赤芍药、当归、川芎、甘草。小柴胡汤去半夏、人参，加枳壳、川芎，疏肝解郁，理气宽胸，配以郁金活血行气。升麻和羌活引诸药上行，且升麻可升举脾胃清阳之气，顾护正气。月经不调常配丹参、益母草、当归、怀牛膝、泽兰用以活血化瘀，调经温通。怀牛膝还可以补肝肾、强筋骨。泽兰辛散温通，药性平和不峻。若心烦、咽干口苦明显，即热入营血，加生地黄、赤芍药用以清热凉血，养阴生津，当归、川芎养血活血，和营润燥。

（3）从肾论治　王玉玺认为北方处寒水之地，阳虚体质较多，肾阳虚本色上泛而为黑色，畏寒肢冷，脉沉细尺弱，显露出肾火虚衰之象，肾火虚衰则不能温养肾水，肾虚精亏，肾水不能上行滋养颜面肌肤，故而成斑。王玉玺认为肾阳虚衰之证，应采用温肾散寒之法，以右归丸为主方加减：淫羊藿、菟丝子、制附子、肉桂、鹿角霜、肉苁蓉、巴戟天、杜仲、僵蚕、白芷、甘草。现代药理研究表明，白芷对酪氨酸酶活性有抑制作用，具有抗炎活血的作用，故加白芷有美白祛斑的效果，可改善皮肤色素沉着。伴畏寒乏力，大便不实，矢气恶臭者，加焦三仙行气消食导滞。褐斑日久色深，且少气乏力者，加丹参、黄芪补气活血，加大黄芪用量可大补元气。

（4）从血论治　人之皮肤靠气的温养，血的濡润，气血充沛，则皮肤维持并发挥其正常功能。气血的任何一方出现问题，或气血之间的协调出现异常，气滞血瘀，皮肤失去气血的温养、濡润，则见瘀斑瘀点。王玉玺常以桃红四物汤为基础方进行加减：桃仁、红花、白芍、赤芍、当归、生地黄、川芎、柴胡、枳壳、川牛膝、丹参、益母草、泽兰叶、鸡血藤、土鳖虫、三七粉、羌活、木香。方中取桃红四物汤与四逆散为主要配伍，加川牛膝活血祛瘀，引药下行，引瘀血下行，使血不郁于胸中，桔梗、枳壳，一升一降，宽胸行气，桔梗并能载药上行。再加行气之品，柴胡、川芎、羌活、木香。现代药理研究证明，川芎有抑制酪氨酸酶活性的作用，从而抑制黑色素的细胞合成，有助于褐色斑点的消除。月经量少、色暗者，加丹参、益母草、鸡血藤。褐斑日久色深，且舌质紫黯，有瘀斑者，加配泽兰、土鳖虫、红花、白芍、三七粉以达活血通经、祛瘀生新之效。若伴大便燥结者，加生地黄、赤芍药，生地黄偏养阴凉血，赤芍药偏凉血活血，二者同用，共致养阴凉血之效

五、预后转归

黄褐斑病因复杂，目前尚缺乏特效疗法，但采取综合治疗可取得明显效果。本病不影响整体健康，主要是影响患者外貌，因此易导致患者情绪不良，除了治疗还应注意心理疏导，帮助患者树立信心，也有利于本病的康复。

六、预防调护

（一）预防

（1）避免日晒。

（2）育龄妇女可采用其他避孕方式，尽量不用口服避孕药。

（3）治疗月经不调、痛经等相关疾病。

（4）慎用化妆品。

（5）调畅情志，保持心情舒畅。

（二）调护

（1）劳逸结合、锻炼身体。

（2）少食油腻、辛辣刺激及海鲜、牛羊肉等易致敏食物。多食新鲜水果、蔬菜、西红柿等富含维生素C的食物。

（3）食疗

①桑椹蜜膏：桑椹100g，黑芝麻50g，制何首乌30g，当归20g，麦冬20g，生地黄20g。加水适量，煎煮30分钟提取一次药液，反复3次。3次药汁合并，文火煎熬浓缩至黏稠如膏状，加蜂蜜一倍，拌匀再次煮沸，停火置冷，装满贮藏。服用时每次1匙，用沸水冲化，早晚服用。

②猪肾粥：猪肾1对（去筋膜后切碎），粳米200g，山药100g（去皮切碎），薏苡仁50g。将切碎的猪肾去血水后，与山药、薏苡仁、粳米加水适量，文火炖烂成粥，加入适量盐、味精，分顿食用。

③黄芪炖甲鱼：黄芪50g，枸杞子30g，甲鱼500g。黄芪切片，用纱布包扎，甲鱼去内脏后切细，黄芪、甲鱼、枸杞子同放入锅内，加水适量，炖熟后去药渣，放入盐、葱、姜等调味品调味，即可食用。

七、专方选要

（1）益气健脾祛斑汤 党参15g，黄芪30g，陈皮10g，半夏10g，砂仁10g（后下），白术15g，茯苓20g，当归10g，丹参15g，川芎15g，鸡血藤20g，丝瓜络10g，炙甘草10g。方中党参、黄芪益气养血生肌；白术、茯苓健脾祛湿，使脾健而运化有权，气血生化有源；半夏辛温性燥，能燥湿化痰，和胃降逆；陈皮理气行滞、燥湿化痰；砂仁温中化湿；川芎可外散，上达颠顶，下通血海；当归、鸡血藤补血活血；丹参一味功同四物，活血而不留瘀，祛瘀而不伤正；丝瓜络通脉络脏腑。诸药相合，补脾益气、理气祛湿、化瘀通络而

达到祛斑的良好效果。

（2）水蛭化斑汤　水蛭5g，益母草20g，桃仁10g，当归15g，何首乌15g，丹参15g，凌霄花6g，柴胡9g，香附9g，川芎12g，白芷6g。方中以水蛭为主药破瘀通络，辅以桃仁、丹参、益母草、凌霄花助水蛭行血消瘀；柴胡、香附、川芎疏肝理气，调和气血，气行则血行；当归、何首乌补肝肾，悦颜色；白芷善行头面，引药直达病所。药渣煎水外敷，直接改善面部皮肤血液循环，促进药物的渗透和吸收，缩短治疗期。

八、研究进展

（一）中药研究

（1）曹丽楠的研究显示，以滋阴补肾活血为主的补肾化瘀胶囊（熟地黄、山茱萸、牡丹皮、茯苓、泽泻、女贞子、墨旱莲，每粒0.5g），每次6粒，每天3次，可明显改善患者的皮损面积，同时降低皮损颜色均一性评分、皮损颜色评分、黄褐斑严重度指数（MASI）评分以及含药血清黑色素、酪氨酸酶活性测定值，其机制是通过有效清除机体过剩的自由基，提高机体防御能力，抑制酶促反应，进一步抑制酪氨酸酶活性，控制黑色素生成，改善黄褐斑皮损。

（2）李峰等研究表明补肾祛斑颗粒（菟丝子、枸杞子、当归、白芍各9g，覆盆子、补骨脂、川芎、蒲黄各6g，䗪虫3g）可能通过上调p-ERK来抑制细胞内TYP及其相关蛋白表达，抑制细胞内黑色素合成，从而达到治疗黄褐斑的目的。

（二）评价与展望

黄褐斑病因复杂，目前西医学尚缺乏行之有效的治疗手段。中医学治疗黄褐斑有悠久的历史，积累了丰富的经验，经临床验证，有众多有效的内治、外治方法。临床在辨证论治，审证求因治疗，同时采用外治特色疗法，能提高疗效，达到事半功倍的目的。且中药资源丰富、不良反应小，可根据患者不同的情况选用，极大的丰富了黄褐斑治疗手段。随着对黄褐斑发病机制认识的深入，采用中西医结合的方法，将能进一步提高疗效。

主要参考文献

［1］柏亚萍. 蔡瑞康教授治疗黄褐斑经验［J］. 世界中西医结合杂志，2010，5（11）：929-930.

［2］翟玉红. 沈家骥主任治疗黄褐斑的经验［J］. 云南中医中药杂志，2010，31（6）：3-5.

［3］杜长明. 艾儒棣论治黄褐斑的经验［J］. 江苏中医药杂志，2011，43（12）：13-14.

［4］李晓红，王秋英，倪玲. 益气健脾祛斑汤治疗脾虚血瘀型黄褐斑61例［J］. 中国中医药现代远程教育，2016，14（23）：71-73.

［5］赵琴，刘丽，何翔. 自拟消斑汤经验方与逍遥丸内服辨治肝气郁结型黄褐斑的临床效果随机对照研究［J］成都中医药大学学报. 2017；40（1）：22-25.

［6］曹丽楠，徐保来，王倩. 补肾化瘀胶囊治疗黄褐斑的临床效果及其作用机制［J］. 中药药理与临床，2017；33（1）：170-172

［7］李峰，汤慧，李世梅，等. 补肾祛斑颗粒抑制细胞内黑色素合成机制［J］中国中西医结合杂志，2016，36（11）：1373-1377.

第二节　里尔黑变病

里尔黑变病是一种发生于暴露部位的弥漫性色素沉着性皮肤病，好发于成年妇女面颈部，可能是一种光敏性炎症反应，也有可能是一种光毒性皮炎，与多种因素有关。属中医学"黧黑斑""面尘"范畴。

一、病因病机

（一）西医学认识

1.黑变病与化妆品

长期外用含光敏物质、香料、防腐剂、表面活性剂或药效成分的化妆品或接触煤焦油类制剂可能导致黑变病。

2.紫外线照射

接触光敏性物质或光毒性物质，日光照射后诱发光敏性炎症或光毒性皮炎，可能是黑变病的重要原因。

3.营养因素

部分瑞尔黑变病患者维生素 A、维生素 C、维生素 D、烟酸等水平低于正常值。维生素 A 缺乏可导致毛囊过度角化而使巯基减少，从而解除了巯基对酪氨酸酶的抑制作用，产生色素沉着。维生素 C 缺乏减乏减弱了其对黑色素代谢中间产物还原作用，使黑色素增加。烟酸缺乏可增加对光敏感而出现色素沉着。

4.精神因素

有报道部分黑变病发生于重大心理应激事件后，调查发现精神抑郁或焦虑等负性情绪可能在黑变病发病中起到一定作用，其具体机制有待进一步阐明。

（二）中医学认识

中医学认为，本病系肝郁气滞，日光照射及复染化妆品之毒，热毒结滞；或脾虚失运，气血亏虚，血弱不华；或肝肾阴虚，水不制火，火燥结成。

1.肝郁气滞

情志不畅，肝失调达，郁而化热，复感外毒，热毒结滞，遂致气血不和，气滞血瘀，络脉瘀滞而发色斑。

2.脾虚失运

气血生化乏源，致气血亏虚，肌肤失养。

3.肝肾阴虚

久病肝肾阴虚，水不制火，虚火上炎，其色外泛而见黑斑。

二、临床诊断

（一）辨病诊断

1.诊断要点

（1）好发于成年女性，皮损常累及面、颈部，特别是额、颞部，而口周、下颏常不受累。

（2）典型皮损为紫灰、紫褐至褐黑色网状色素沉着斑，局限于毛孔周围，以后融合成大小不一的斑片，边界不清，上有微细鳞屑，呈粉尘样外观，可伴有毛囊角栓。

（3）患者常有使用化妆品、日光照射或接触光敏物病史。

2.相关检查

（1）组织病理学检查　表皮轻度角化过度，基底层液化变形，真皮血管周围炎性细胞浸润，噬黑色素细胞内外有大量黑色素颗粒。

（2）斑贴试验　通过斑贴试验，查找可能的致敏物质。

（二）辨证诊断

1.肝郁气滞证

（1）临床证候　多见于发病初期，皮疹潮红，自觉刺痒，日晒更甚，常伴有性情急躁，五心烦热。舌质红、苔薄黄，脉弦数。

（2）辨证要点　发病初期，皮疹潮红，瘙痒明显，舌质红、苔薄黄，脉弦数。

2.脾虚失运证

（1）临床证候　色斑灰暗无华，伴疲倦乏力、食少纳呆，便溏。舌质胖有齿痕、苔白滑，脉濡。

（2）辨证要点　色斑灰暗无华，舌质

胖有齿痕、苔白滑，脉濡。

3.肝肾阴虚证

（1）临床证候　多见患病日久，面色无华，伴头晕耳鸣、腰膝酸软。舌质红、苔少，脉细数。

（2）辨证要点　病程日久，舌质红、苔少，脉细数。

三、鉴别诊断

（一）西医学鉴别诊断

1.炎症后色素沉着

此病色斑局部常先有炎症性疾病，之后出现色素沉着，炎症消失后，色斑可缓慢消退，而黑变病初期虽有炎症表现，但色斑更为弥漫。

2.西瓦特皮肤异色病

本病好发于面部和颈侧，皮损呈红棕色或青铜色网状色素沉着斑，夹杂有萎缩的色素脱失斑，有明显的毛细血管扩张。而黑变病的色素沉着斑中无明显毛细血管扩张和萎缩现象。

3.黄褐斑

色斑好发于鼻、颞、颊部，呈蝶形对称分布，初起无炎症反应，常有妊娠、口服避孕药或妇科、肝脏疾病等诱发因素。黑变病则好发于面颈部，色素沉着为弥漫性。

四、临床治疗

（一）提高临床疗效的要素

（1）去除诱因　首先应去除各种可能的诱发因素，避免日晒，避免接触光敏性物质，慎用化妆品，加强劳动保护，避免接触焦油类物质。

（2）中西医结合治疗　本病治疗较为困难，各种治疗方法都疗效欠佳，治疗上应采用中西医结合的方法，综合治疗方能奏效。

（二）辨病治疗

1.系统药物治疗

（1）维生素类　口服维生素C，每次200mg，每天3次；维生素E，每次100mg，每天3次；维胺脂胶囊，每次50mg，每日3次。

（2）还原型谷胱甘肽　静脉点滴1.8g，每日1次，连用4周为1个疗程。

2.外用药特治疗

同黄褐斑的治疗。

（三）辨证治疗

1.辨证论治

（1）肝郁气滞证

治法：疏肝解郁，清热消斑。

方药：丹栀逍遥散加减。牡丹皮10g，炒栀子10g，柴胡6g，白术、白芍各15g，茯苓12g，薄荷3g，当归10g，甘草6g。皮损潮红刺痒者加赤芍药、黄芩、生地黄、金银花；日晒更甚者加青蒿、地骨皮。

（2）脾虚失运证

治法：健脾祛湿，化瘀消斑。

方药：参苓白术散加减。莲子9g，薏苡仁9g，砂仁6g，桔梗6g，白扁豆12g，茯苓15g，人参15g，白术15g，山药15g，甘草6g。便溏者加苍术、扁豆；血瘀者加当归、川芎。

（3）肝肾阴虚证

治法：滋补肝肾，补益肝肾，养颜消斑。

方药：六味地黄丸加减。熟地黄30g，山药30g，山茱萸15g，牡丹皮12g，茯苓20g，泽泻15g，淫羊藿、女贞子、墨旱莲各10g。

2.外治疗法

（1）针刺治疗

①肝郁气滞证：取主穴足三里、三阴交、太冲，配穴阴陵泉、行间、肝俞、脾

俞；脾虚失运证取主穴中脘、足三里、三阴交，配穴脾俞、上脘、下脘；肝肾阴虚证取主穴太溪、三阴交，配穴肾俞、阴陵泉。针刺手法采用实证泄法，虚证补法。

②针刺取穴以肝经、肾经、脾经穴位为主。风池、肺俞、膈俞、肝俞、脾俞、肾俞为第一个体位，百会、曲池、手三里、血海、足三里、阴陵泉、三阴交、太溪、太冲，病变部位围针为第二个体位。手法采用平补平泻。隔日1次，1个月为1个疗程。

（2）灸法　取穴肾俞、脾俞、膈俞，点燃艾条在上述穴位施雀啄术，每穴持续5分钟，每日1次，10次为1个疗程。

（3）耳针　取穴肝、肾、脾、面，痛经配卵巢、内分泌；体倦乏力配皮质下、神门。隔日1次，10次为1个疗程。

（4）穴位注射

①取穴肺俞、心俞、肝俞、肾俞。血虚者用当归注射液，血瘀者用川芎注射液，肝郁者用丹参注射液。每穴推注2ml，隔日1次，10次为1个疗程。

②采用复方倍他米松注射液及2%利多卡因穴位注射：依据皮损的部位、范围和就近取穴的原则选择1~6个穴位注射，一般选取穴位为太阳、颊车、印堂、地仓、四白、翳风、百会等。复方倍他米松注射液1ml稀释于利多卡因注射液2~5ml中制备成封闭液，每次注射用量不超过1ml。每3~4周1次。

（5）中药面膜　以白芷、白及、白茯苓、当归、白附子、氧化锌、滑石粉、石膏粉制成中药面膜，常规操作，每周1次。

3.成药应用

（1）八珍丸　口服，一次8丸，一日3次，适于脾虚失运者。

（2）六味地黄丸　口服，一次5g，一日2次，适于肝肾阴虚型。

（3）加味逍遥丸　口服，一次6g，一日2次，适于肝郁气滞型。

4.单方验方

（1）普济白面方　牡蛎打粉，水飞，蜜丸梧子大。每次30丸，一日1次。

（2）白附子、茯苓、滑石粉共研细末和匀，每次1匙，每日早晚洗面后摩擦患处，然后用清水洗净。

（3）云母粉30g，杏仁30g，共研细末，白蜜调匀，每晚洗面后外涂，次日清晨洗净。

（4）白薇10g，白及10g，白僵蚕10g，白附子10g，白鲜皮10g，白扁豆15g。煎水外洗，每日1剂。

（5）生白术40g，陈醋250ml，浸泡5~7日，局部涂擦，每日2次。

（6）桃花、杏花各100g，清水浸泡3~5日后，外洗面部。

（四）新疗法选粹

（1）天津市中医药研究院采用内服自拟祛斑2号（生石膏、厚朴、酸枣仁、丹参、白附子、生甘草、当归、生龙骨），冲服羚羊角粉0.1g；超声波治疗仪导入川芎提取液加以按摩及自制中药面膜粉（白芷、白及、白茯苓、当归、白附子、氧化锌、滑石粉、石膏粉）做面膜，效果明显。

（2）李波等采用调Q 1064nm激光治疗颜面部黑变病22例，痊愈4例，显效15例，有效2例，无效1例，未见严重并发症。孙志文以长脉冲翠绿宝石755nm激光联合光子嫩肤仪治疗面颈部黑变病19例，痊愈1例，显效6例，有效8例，无效4例。临床观察结果显示，治疗次数越多效果越明显。唐小辉等采用Q开关Nd：YAG 1064nm激光治疗面颈部黑变病患者32例，痊愈4例，显效12例，有效11例，无效5例，未见明显的不良反应。

（五）医家诊疗经验

张志礼

张志礼认为，本病系因脾虚不能化生精微，肾虚气血亏耗，肌肤失养，或因肾水亏耗不能制火，久致燥结而发病。临证分为脾虚型、肾虚型。脾虚型治以健脾益气，中和气血。处方：生白术10g，扁豆15g，陈皮10g，黄芪15g，党参10g，当归10g，红花10g，鸡血藤15g，甘草10g；肾虚型治以养血益肾，中和气血。处方：当归10g，赤白芍各15g，熟地黄10g，丹参15g，鸡血藤15g，菟丝子10g，红花10g，山药30g，山茱萸10g，制附子6g，桂枝10g，木香10g。

五、预后转归

本病病程缓慢，一般数月后停止发展，少数可自行消退。除非找到光敏因素，大部分治疗效果欠佳。

六、预防调护

（一）预防

（1）避免日晒。

（2）避免接触可疑致敏物。

（3）慎用化妆品，尤其是含有光敏性物质的化妆品，避免接触焦油类化学物质。

（二）调护

（1）保持心情舒畅，不宜过度疲劳。

（2）适当补充维生素E、C、烟酸等。

主要参考文献

［1］吴美达，贺莉雅，曾秋菊，等. 廖列辉从中焦虚寒治疗面部黑变病撷要［J］. 浙江中医药大学学报，2022，46（8）：909-919.

第三节 白癜风

白癜风（又名白驳风）是一种因自身免疫异常，同时氧化应激等因素导致的黑色素细胞在表皮基底层的消失的后天获得性疾病。其中有的伴发有遗传因素。中医最早关于白癜风的描述为西汉马王堆出土的《五十二病方》，称白癜风为"白毋凑"。到了隋朝的《诸病源候论》提出了"白癜"。清代《医宗金鉴》提出了"白驳风"的病名。中医认为，本病初期多因外风入侵导致气血失和，风血相搏，从而致气血瘀阻，皮肤不荣导致白斑，中期多因肝郁气滞，而后期多为肝肾阴虚肌肤失荣。

一、病因病机

（一）西医学认识

1. 遗传因素

研究发现白癜风与远端染色体6q27显著相关。最新研究表明，大约有36个基因片段与白癜风的发病密切相关。这些基因片段中90%参与编码免疫调节蛋白质，10%参与编码黑色素细胞。这些基因突变会引起TYR、HLA-A、NLRP1和GZMB的改变，从导致白癜风的发病。

2. 季节因素

有人对504例白癜风患者进行临床分析发现，年度中5~10月份就诊最多，占总人数的69.05%。提示日光对白癜风的发生相关性。

3. 自身免疫

Spriz等报告寻常型白癜风易感基因与自身免疫性甲状腺病存在相关。504例白癜风126例接受甲状腺抗体检测，阳性者占38人（30.16%）。白癜风体液中抗黑色素细胞相关抗体外，多种免疫细胞因子都参与了白癜风的发病。

（二）中医学认识

中医最早记载为马王堆出土的西汉时期《五十二病方》。书中记载"白毋奏，取丹沙与鳢鱼血，若以鸡血，皆可"。这里的白指白色，毋是没有的意思，奏即腠理，皮肤的古称。此后，晋代《肘后备急方》："白癜风，一名白癞"。隋代《诸病源候论》载有"白癜者，面及颈项身体皮肉色变白，与肉色不同，亦不痒痛，谓之白癜"，其病机为风（春）邪相搏，气血失和。这里首次提出了白癜风发病部位为面及颈项、身体，其皮疹特点为变白与肉色不同，临床症状特点是不痒痛。到了宋代，提出了白癜风的发病机制为肺有壅热，又风气外侵，热与风交并，邪毒之气，伏留于腠理，与卫气相搏，不能消散，令皮肤发生白色斑点。治疗上采用清热解毒去湿，祛风通络之法，用苦参散方。《备急千金要方》："白癜风，灸左右手中指节去延外宛中三壮，未瘥报之。"元代危亦林《世医得效方》称本病为"白癜"。明代王肯堂《证治准绳》："面上白驳方，每服壹钱……更用此散醋调涂之甚妙。"李时珍的《本草纲目》中对于白癜风从风论治，提出了用蒺藜祛风的治疗方法。到清代吴谦等提出，"此证面及颈项，肉色忽然变白，状类斑点，并不痒痛……若因循日久，甚至延及遍身"，认为该病与风邪相搏于皮肤相关，风邪导致气血失和，因此提出了治疗宜消风之浮萍丸，外涂以脂。至王清任提出了白癜风为"血瘀皮里"，治疗采用活血化瘀之法，采用通窍活血汤治疗。

古代在白癜风外用药方面也积累了不少的方法。有人对自唐代以后《千金翼方》《备急千金要方》《外台秘要方》等34部古代医籍83首处方进行了总结，发现治疗白癜风的用药中居于前六药分别是解毒杀虫止痒药（硫黄、明矾、雄黄、蜂房、雌黄、蛇床子、绿矾、川槿皮）、拔毒化腐生肌药（水银、砒霜、铅丹、密陀僧、轻粉）、解表药（防风、苍耳根茎、羌活、细辛、生姜、白芷、藁本、大葱、浮萍）、化痰止咳平喘药（天南星、皂荚、杏仁、贝母、百部、桑白皮、黄荆子）、祛风湿药（天雄、川乌头、踯躅花、茄子根茎、草乌、白马骨、桑枝、防己）、温里药（附子、肉桂、川椒、吴茱萸、丁香、干姜、山柰），使用频率占外用药总数的73.82%，第一位的是解毒杀虫止痒药频数为91次，频率为28.71%，拔毒化腐生肌药频数39次，频率为12.30%，解表药频次为32，频率为10.09%，三者合计使用频率为51.00%，提示白癜风发病与毒邪及风邪密切相关性。

古代对于白癜风的认识，从开始的皮损描述，到病变机制的阐述与风邪相关，内在气血失和，血瘀皮里，以及治疗上采用祛风，调和气血及活血化瘀，形成了治疗白癜风完整的理法方药体系，在外用药物方面注重风邪毒邪，重在解毒去风。

近代名老中医赵炳南认为，白癜风的发生是因风邪袭腠，气血失和，但有七情内伤，肝气郁结，气机不畅的发病基础，在此基础上复感风邪，治疗上采用白驳丸，祛风采用防风和白蒺藜，走气分者用陈皮、黄芪，走血分者用当归、川芎、赤芍药、红花、鸡血藤、何首乌藤。配以补骨脂、黑豆皮益肾复其本色。张志礼认为，白癜风与肝肾阴虚致肌肤失养使皮肤变白。边天羽认为，白癜风本病在脏为肺，因肺主皮毛，白为肺之本色。当肺气不足，不能推动血运，皮肤失荣可变为白色，此为正虚；皮肤不荣的另一方面是经络瘀阻，风邪侵袭，为实证。所以本病为本虚标实之证，治疗上补气用黄芪等，化瘀用清代王清任的通窍活血汤，祛风采用白蒺藜和白芷。

纵观古代及近代医家对于白癜风的认

识，开始重在外邪入侵，逐渐发现与内在脏腑失调相关，包括气滞血瘀，及肝肾阴虚等。这些对于后人对白癜风的认识，及治疗具有重要价值。

二、临床诊断

白癜风其临床表现为皮肤色素出现瓷白色的斑疹，一般无自觉症状，如果白斑周围颜色模糊不清，病史在一年之内，或外伤后在白斑区域出现新的白斑者为活动期，且时间越短，其皮疹向周围扩展的概率及新出皮疹的概率就越大。如果白斑周围颜色清晰，呈锯齿样，中央有色素岛出现，则为稳定期的标志，如果皮疹缩小，色素岛逐渐增大到色素到融合则为恢复期白癜风。

（一）辨病诊断

1. 诊断要点

（1）白癜风严重程度评级 手掌面积约为体表面积1%。1级为轻度，白斑＜1%体表面积；2级为中度，白斑占1%~5%体表面积；3级为中重度，白斑占6%~50%体表面积；4级为重度，白斑＞50%体表面积。对于白斑面积＜1%体表面积的皮损，可参考手掌指节单位评定，1个手掌面积分为32个指节单位，掌心面积为18个指节占0.54%，1个指节占0.03%。白斑面积也可按白癜风面积评分指数（VASI）来评判。VASI＝∑（身体各部位占手掌单元数）×该区域色素脱失所占百分比，VASI值范围0~100。白斑面积还可借助白癜风严重程度评分系统（VES）在线评分或者进行图表比对判定。

（2）分期 进展期判定：参考白癜风疾病活动度评分（VIDA）、临床特征、同形反应、伍德灯检查结果。VIDA积分：近6周内出现新皮损或原皮损扩大计"+4分"，近3个月出现新皮损或原皮损扩大计"+3分"，近6个月出现新皮损或原皮损扩大计"+2分"，近1年出现新皮损或原皮损扩大计"+1分"，至少稳定1年计"0分"，至少稳定1年且有自发色素再生计"−1分"。VIDA总分＞1分即为进展期，≥4分为快速进展期。出现皮损边缘模糊、炎性白癜风（包括瘙痒、红斑等）、三色白癜风、纸屑样白斑或色素减退斑等临床表现时可判定为进展期白癜风。同形反应即皮肤损伤部位1年内出现白斑，损伤可以是物理性（创伤、切割伤、抓伤、机械摩擦、持久压迫、热灼伤、冷冻伤）、化学性、过敏性（变应性接触性皮炎）或其他炎症性皮肤病、刺激性反应（接种疫苗、文身等）、治疗（放射治疗、光疗）等。伍德灯显示皮损颜色呈灰白色，边界欠清，伍德灯下皮损面积＞目测面积，提示是进展期。上述VIDA积分、临床特征、同形反应、伍德灯检查结果中符合任何1条即可考虑病情进展。

稳定期判定：①VIDA积分为0分；②临床特征：白斑呈瓷白色，边缘清晰或色素沉着；③无同形反应（≥1年）；④伍德灯：皮损颜色呈白色，边界清晰，伍德灯下皮损面积≤目测面积，符合以上条件提示稳定期。可同时参考激光共聚焦扫描显微镜（简称皮肤CT）和皮肤镜的图像改变，辅以诊断。

（3）分型 节段型白癜风：通常指沿某一皮神经节段分布（完全或部分匹配皮肤节段）的单侧不对称白癜风。少数可双侧多节段分布。

非节段（寻常）型白癜风：包括散发型、泛发型、面颈型、肢端型和黏膜型。散发型指白斑≥2片，面积1~3级；泛发型指白斑面积4级（＞50%）；面颈型、肢端型、黏膜型均有发展为泛发型的可能。

混合型白癜风：节段型与非节段型并存。

未定类型白癜风（原局限型）：指单片皮损，面积为1级，就诊时尚不能确定为节段或非节段型。

2. 相关检查

（1）伍德灯检查　在伍德灯下皮损颜色呈灰白色，边界欠清，伍德灯下皮损面积大于目测面积，提示是进展期。皮损颜色是白色边界清，伍德灯下皮损面积与目测面积一致，提示是稳定期。

（2）激光共聚焦扫描显微镜（简称皮肤CT）　观察皮损处黑色素细胞的形态、数量，评估色素脱失等级，为后期治疗提供依据。

（3）酪氨酸活性检测　酪氨酸酶是黑色素合成的关键酶，它的活性强弱直接影响到黑色素的合成。检测患者体内的酪氨酸酶活性，为下一步白癜风临床分型分期、治疗及愈后提供依据。

（4）抗黑色素细胞抗体检测　白癜风患者血清中抗黑色素细胞IgG抗体与疾病活动性及发病类型有一定的关系。抗黑色素细胞抗体升高，会损伤黑色素细胞，影响黑色素形成。该项检查与酪氨酸酶检查是临床诊断及治疗白癜风的重要依据。

（5）微量元素检测　酪氨酸酶以铜离子为辅基，其活性与铜离子密切相关，因此铜元素对于白癜风患者黑色素合成影响较大。该检测可以让患者了解自身体内微量元素的缺失状况，方便通过食疗、药疗等途径来及时补充，为后期治疗起到辅助作用。

（6）甲状腺抗体　甲状腺抗体升高会破坏黑色素细胞功能，减少黑色素活性，从而诱发白癜风。白癜风患者甲状腺球蛋白抗体、抗甲状腺微粒体抗体等自身抗体的检测阳性率明显增高。而且自身抗体检出率与白癜风类型有关，如泛发型和局限型白癜风患者自身抗体检出率较其他类型患者要高，说明部分白癜风患者可能有自身免疫异常。

（二）辨证诊断

白癜风分为进展期和稳定期，临床一般分为风血相搏证、肝郁气滞证、肝肾不足证、瘀血阻络证）。进展期表现为风血相搏证、肝郁气滞证，而稳定期表现为肝肾不足证、瘀血阻络证，阳损及阴，病久入络。而在儿童常表现为脾胃虚弱。治疗上进展期以驱邪为主，疏风解表，理气解郁；稳定期以滋补肝肾、化瘀通络为主，在儿童期则采用健脾和胃之法。同时根据部位选择相应中药。

1. 风血相搏证

（1）临床证候　本型一般与季节相关，多发生在春季，春季为风邪所主，风邪袭表，郁于皮里，导致气血失和，肌肤失荣，皮肤变白。因风性善行数变，所以皮疹表现波动明显，皮疹边界不清楚，有的患者可伴有轻度瘙痒。风行轻扬，多袭击人之上部，所以该型白癜风往往以面部为多见，因白癜风多发生于局部，所以全身恶风并不常见，舌质淡红、苔薄，脉浮。该类型白癜风因风而致，病邪在表，所以邪去则正自安，所以本型白癜风其预后较好。

（2）辨证要点　多在春季发病，或病变初期，舌苔薄，脉浮。

2. 肝郁气滞证

（1）临床证候　与上证不同的是与情志相关，患者发病前往往有情志不舒的病史或者近期内有巨大精神创伤的经历。长期抑郁，致肝气不舒，导致气机不利，肝气的调达可以疏泄三焦，可以调达血液的正常运行，肝气郁结则气不能推动血行，导致肌肤失荣，皮肤变白。在生理上肝主疏泄调达，恶抑郁，所以本证表现为情志不舒，胁肋胀满，急躁易怒。由于肝脉循行于身之偏侧，所以往往表现为单侧分布，也可以全身泛发。在女性则可见月经不调，或先期，或后期，后先后不定期。舌边红、苔薄黄，脉弦。该型白癜风因病变在脏，所以一般临床治疗难度明显高于风血相搏型。

（2）辨证要点　与情志相关，胁肋不舒，女性经血不调，舌边红，脉弦。

3.肝肾不足证

（1）临床证候　肾为先天之本，所以该型白癜风往往有家族遗传的病史，此外风血相搏和肝郁气滞也可以病久阳损及阴，伤及肾水，肾其荣在发，所以该型白癜风往往在皮肤变白的基础上同时有毛发变白。腰为肾之府，患者有腰膝酸软。肝脉布于两胁，故常有两胁不适，肾主纳气，肝主疏泄气机，患者常有善太息。舌淡红、少苔，脉弦细。该类型患者因其累及先天，所以其预后较风血相搏和肝郁气滞更差。

（2）辨证要点　常有遗传病史，病程持久，毛发变白，腰膝酸软，舌红少苔，脉细无力。

4.瘀血阻络证

（1）临床证候　在风血相搏和肝郁气滞的另一转归是瘀血阻络。因风邪郁于皮里，肝气郁结可以造成气血失和，均与血有关，所以初期为气滞，病久入络为血瘀。所以该型特点是病久，时间长，皮疹固定，为西医学的稳定期。舌暗红，可有瘀斑，脉细。

（2）辨证要点　常因其他型病久不愈，病程长，边缘色素加深，舌暗红，脉细。

5.脾胃不和证

（1）临床证候　该型往往发生在儿童，因脾胃为后天之本，气血生化之源，当脾胃不合，不能化水谷为精微，导致气血不足，使皮肤失去濡养，所以皮肤变白。在成人中也可以见到该种类型。临床表现为纳差，肢倦乏力，面色不华，舌淡红有齿痕，脉缓。

（2）辨证要点　儿童多见，也可见于成人，纳差乏力，舌淡有齿痕，脉缓。

三、鉴别诊断

（一）西医学鉴别诊断

1.贫血痣

贫血痣表现为在无其他异常的皮肤出现形状不规则的苍白斑片，皮损呈淡白色与早期白癜风相似。但两者从发病机制上可以鉴别：①贫血痣经摩擦或拍打后，皮损处不发红，周围正常皮肤充血发红；而白癜风皮损区由于血管功能正常，经摩擦或拍打后会引起局部充血而使皮损也发红。②贫血痣皮损处皮肤色素是正常的，因此皮损周围正常皮肤经玻片压迫失血后与皮损呈相同色泽，从而使皮损消失，而白癜风不会有此现象。③贫血痣在伍德灯下无荧光增强反应。

2.滴状色素减退

滴状色素减退多发生在老年人又称作老年性白斑，是一种皮肤自然老化或光老化。白斑边界清晰，多散在分布，呈圆形或椭圆形，皮肤表面稍凹陷，纹理消失，边缘无色素增多表现。可通过患者年龄及白斑形态与白癜风相鉴别。

3.花斑糠疹

花斑糠疹俗称"汗斑"，由糠秕马拉色菌感染所致、反复发作的浅部真菌病，好发于皮脂溢出部位，表面有细微鳞屑，起初以毛孔为中心，呈雨滴状，以后逐渐扩大，互相融合成大片，界限清楚。真菌检查可见弯曲或弧形短菌丝和成群圆形厚壁孢子。花斑癣感染活动期伍德灯下可观察到浅黄色、浅棕色荧光。可从皮损好发部位、表面鳞屑、真菌检查、伍德灯下表现等和白癜风鉴别。

（二）中医鉴别诊断

在中医诊断中应与汗斑相鉴别。在古

代，把汗斑呈之为紫白癜风。因为汗斑表现与白癜风不一样，从颜色上有的是淡白色，有的为褐色，因为是糠皮孢子菌引起的角质层病变，所以除了色素改变，还有少许鳞屑。因该菌需要一定的温度和湿度，所以该病都夏季发生，因该菌的寄生部位为皮脂溢出部位，所以背部及胸部是好发部位。又因为是外缘性条件致病菌参与发病，所以本病有明显的自限性，往往到了秋冬季节可以自愈。这些都与白癜风不同。

四、临床治疗

（一）提高临床疗效的要素

1. 知常达变，活用祛风和血

任何疾病的发生总有其主要原因，据有关资料统计，其春季发病高于其他季节。白癜风一般在春季发作，如果把握祛风这一环节就是把握了疾病的要害。但春季为风季，同时肝为风木之脏，故同样在春季发病的白癜风不能只顾及到风邪。无论是风邪入侵，还是肝气郁结，均影响到气血失和，因此和血为治疗白癜风的核心。从西医学研究发现，春季是日光紫外线从南向北回归的时刻，紫外线的强度增高，但春季的温度不高，因此黑色素细胞活性降低，由于紫外线的照射，使得低功能的黑色素细胞不能将酪氨酸完全转化为黑色素，其中间产物及大量的自由基会堆积到细胞内，造成细胞的自毁。因此春季避免日光的暴晒及保温对于白癜风十分重要。风寒入侵，血瘀皮里，瘀血为邪，故祛风活血，就是清除细胞内堆积的产物和自由基。

2. 谨守病机，注重活血化瘀

在白癜风的发生初期多为风邪入侵，血瘀皮里，在肝气郁结后也与血瘀相关，病久入络更是疾病向纵深发展，因此白癜风病机在于血不达表，肌肤失荣，因此造成白癜风的发生。所以在白癜风治疗中从

始至终贯穿活血化瘀的基本思路。西医学认为，黑色素细胞位于表皮基底层，表皮中无血管和淋巴管，而真皮乳头有丰富的血管，活血化瘀药物一般可以改善血管内皮细胞的功能，而血管内皮细胞可以分泌内皮素-1，该物质是黑色素细胞的重要有丝分裂原，因此通过活血化瘀改善血管内皮细胞的功能，增加内皮素的分泌，从而促进黑色素细胞的增殖。

3. 中西合璧，权衡祛邪与扶正

白癜风的治疗一定采用早期、联合、足疗程。联合就是指重视中西结合治疗。中医治疗着眼于整体特征，而西医治疗重点在点上治疗。本病主要与自身免疫和氧化应激有关，所以治疗上调节免疫，抗氧化应激就是最重要的。在调节免疫方面，可以采用胸腺肽、转移因子、左旋咪唑等，如果调节免疫方法不能阻止病情发展，可以采用小剂量激素以抑制免疫反应对黑色素细胞的攻击。同时选用窄谱的 UVB（311nm），或 308nm 准分子激光。二者一方面抑制皮肤内的免疫活性细胞，另一方面可以激活毛囊内未活化的黑色素细胞，并逐渐移行到表皮的基底层。

4. 内外结合，双管齐下

白癜风的治疗中要采用内外结合的治疗方法。外治中可以选用补骨脂酊治疗。同时外治中也可以选择皮质类固醇激素软膏，如卤米松，也可以选择钙调磷酸酶抑制剂，如他克莫司及吡美莫司，以调节皮肤内免疫活性细胞，控制病情的发展。

5. 见微知著，巩固防变

白癜风在治疗中一定要仔细观察病情的变化，一是要看其白斑的边界是否清晰，色素是否加深，周围是否出现锯齿样外观，中央有无色素岛的出现，皮疹是否变小，综合这些微细的变化，可以判定治疗后的效果，同时在每个证型中注意其证的变化，将局部皮损变化与证的变化结合起来，根

据患者的皮损的情况及时调整治疗方案，防止病情出现大的变化。

（二）辨病治疗

临床上重点在针对病变发生的机制进行干预。在活动期白癜风患者重心在免疫机制的异常，控制疾病的发展刻不容缓。在控制疾病中包括免疫调控的中药如白芍总苷，抗氧化的黄芩素、黄芪等，同时配合胸腺肽、转移因子以及左旋咪唑，对于在1个半月内发展的患者应该以小剂量皮质类固醇激素治疗，同时配合外用皮质类固醇激素及钙调磷酸酶抑制剂，窄谱311nm和308nm准分子激光都是最好的选择，这些从不同的靶点进行干预会收到良好的效果。

（1）糖皮质激素　活动期白癜风，即在近3个月内出现新的白斑者可以选用皮质类固醇激素治疗，成人可口服每天0.3mg/kg（按照标准体重60kg计算则为4片激素），连续治疗1~3个月，见效后逐渐减量。也可以得宝松每3周或1个月用1ml，1~4次。儿童活动期者可以用激素1~2片，连续2~3周，1个月后在重复使用。

（2）311nm窄谱UVB　NB-UVB可使表皮上部朗格汉斯细胞和真皮淋巴细胞数目减少，从而有效抑制白癜风局部的免疫反应。同时NB-UVB可使黑色素细胞体积增大，树状突延长，细胞内酪氨酸酶活性提高，最终使黑色素合成增加。因此该方法可用于活动期及稳定期白癜风。

（3）308nm准分子激光　其能量密度是311nm窄谱UVB的10倍。308nm准分子激光能刺激毛囊根部的无活性黑色素细胞转化为有功能的黑色素细胞。国外学者发现其治疗皮肤病时可诱导T细胞凋亡，抑制IFN-γ、TNF-α、IL-8等细胞因子的产生。所以对活动期及稳定期白癜风均可以应用，一般每周1次，10~15次1个疗程。

（4）外用药　可以选用卤米松等超强效激素软膏，在面部以及阴囊等皮肤较薄的区域，应该选用钙调磷酸酶抑制剂，包括他克莫司软膏，吡美莫司乳膏，每日2次，连续3~5个月。维生素D_3衍生物如卡泊三醇及他卡西醇，每日2次，该药物可以增强NB-UVB的疗效，所以可以两者联合使用。

（三）辨证治疗

1.辨证论治

（1）风血相搏证

治法：祛风通络。

方药：通窍活血汤（《医林改错》）。

组成：赤芍药5g，川芎5g，桃仁15g，红花15g，老葱3根，鲜姜15g，红枣7个，麝香0.15g。

方解：方中麝香为君药，芳香走窜，通行十二经脉，开通诸窍。臣以桃仁、红花、赤芍药及川芎活血化瘀。姜枣为佐通阳调营卫；老葱为使通阳入络。全方共呈现活血通窍的功效。

（2）肝郁气滞证

治法：疏肝理气。

方药：柴胡疏肝散（《景岳全书》）。

组成：柴胡6g，芍药4.5g，陈皮（醋炒）6g，香附4.5g，枳壳（麸炒）4.5g，川芎4.5g，甘草1.5g。

方解：柴胡和芍药两药和用，一为疏肝之用，一为柔肝之体，共同达到疏肝解郁，陈皮、香附和枳壳助柴胡以理气，气滞则血瘀，故用川芎、甘草为使，调和诸药。

（3）瘀血阻络证

治法：化瘀通络。

方剂：桃红四物汤（《医宗金鉴》）。

组成：当归15g，熟地黄15g，川芎15g，白芍药15g，桃仁15g，红花15g。

方解：当归、熟地黄、川芎、白芍药

为四物汤，补血活血，桃仁、红花活血化瘀。方中川芎和红花，当归具有改善微循环作用。

（4）肝肾阴虚证

治法：滋补肝肾。

方药：六味地黄丸（《小儿药证直诀》）。

组成：熟地黄24g，山药12g，山茱萸12g，牡丹皮9g，茯苓9g，泽泻9g。

方解：该方通常采用丸剂口服，取其丸者缓也之意。以熟地黄用量最大，滋补肾阴为君，所以本方尽管由六味药组成，以地黄命名，故名六味地黄丸。该方三补三泻，熟地黄补肾、山药补脾，补益脾气而填精、山茱萸补肝，肝肾同源，配以牡丹皮（入肝，清肝泄火）、茯苓（入脾，淡渗脾湿）、泽泻（入肾，泄肾利湿）三泻，是本方滋而不腻，补而不滞。

（5）脾胃不和证

治法：健脾和胃。

方药：人参健脾丸。

方组：人参、麦芽、白术、橘皮各60g，枳实90g，山楂45g，蜜丸或糊丸，每服9g。

方解：人参补气，白术健脾，橘皮和枳实理气，麦芽和山楂消食积。共呈健脾和胃之功。

2.外治疗法

中医的外治疗法一般适用于稳定期白癜风，即白癜风患者在1年以上没有新的皮疹，原有的皮疹边界清晰，边缘呈锯齿样外观，中央有色素岛等。如果患者在一年以内有新的皮疹，原有皮疹扩大则不适用于外治，以免引起同形反应。

（1）针刺治疗　针刺疗法特别适用于节段型白癜风患者，即皮疹分布于皮肤的一侧，按照神经节段分布，可以按照皮疹的分布循经取穴。对于局限性白癜风也可以采用皮损围刺之法。根据辨证论治的原

则风血相搏者可以选择大椎、风池、尺泽；肝郁气滞者可以选择肝俞、三阴交、阳陵泉；肝肾阴虚者可选择太溪、肾俞、肝俞穴；脾胃不合可以选择中脘、足三里、脾俞穴；在面部选择合谷穴。

（2）三棱针　适用于稳定期局限型白癜风。点刺皮损处出血3~5滴，每周2次。10次为1个疗程。

（3）灸法　主要适用于虚证患者，如脾胃不合可以灸中脘、足三里穴。肝肾不足可以灸肝俞穴和肾腧穴及涌泉穴。也才可以采用白斑局部灸法，方法是用艾条灸其患处，灸至白斑充血为度，每日1次。局部艾灸的原理是根据黑色素细胞培养时其细胞培养的温度为37℃，而皮肤表面的温度为30℃，通过温灸改善皮肤的温度，改善局部微循环，为黑色素细胞建立良好的生长环境，从而促进毛囊黑色素细胞的增殖和移行。

（4）耳针　取肺、内分泌、肾上腺三穴，隔日1次。也可以采用划耳疗法，即在耳廓耳轮脚（即耳轮前上端伸入耳腔内有横行隆起），用细瓷碗打破后的锋利处，经消毒将其划在耳轮角处，以轻微出血为度，3~7天1次，适用于面部白癜风。

（5）拔罐法　白癜风为气血失和，因此对于白癜风局部可以用拔罐疗法，以疏通气血，在稳定期患者可以常用局部刺络后在进行拔罐疗法，刺络不适用于活动期白癜风。也可以在白斑区域采用滑罐疗法，一般3天1次。

（6）发疱法　在稳定期白癜风患者，尤其是局限性患者采用发泡疗法也可以促进白癜风恢复。其原理是去瘀生新。因白癜风皮损区域长期不愈往往是表皮黑色素单元出现了病变，因此，通过发疱疗法，去除损伤的表皮单元，这样在真表皮基底层存在的情况下，周围的表皮及黑色素就会逐渐填充脱去的表皮，同时毛囊中的未

活化的黑色素细胞及表皮干细胞激活，从而达到治疗白癜风的目的。

3. 中药外治

外用补骨脂酊，对于稳定期白癜风具有促进黑色素恢复的作用。

（1）复方何首乌酊　药物组成为何首乌30g，女贞子、黄芪、白蒺藜、补骨脂、白芷各20g，红花、细辛各10g研细，浸泡于75%乙醇中，1周后过滤，取其浸出液外用，在皮损部位边搽边按摩，每天2次，适当日晒或用长波紫外线照射，3个月为1个疗程。

（2）消白酊　将补骨脂、骨碎补等打成粗粉，用75%乙醇100ml常温下密闭浸泡2周后，滤过除渣，取液，时外涂患处，每日2次，涂药后照射太阳1~2分钟。

（四）新疗法选择

（1）新型小分子拮抗剂　Janus激酶（JAK）抑制剂。细胞毒性CD8[+]T淋巴细胞是白癜风中黑色素细胞破坏的最终效应器，JAK抑制剂主要通过抑制JAK激酶阻断IFN-γ-JAK-STAT通路及CXCL9、CXCL10因子产生，达到阻断细胞毒性T淋巴细胞（CTL）对黑色素细胞的特异性杀伤作用，如：托法替尼、鲁索替尼等。研究表明，口服、外用JAK抑制剂可较好控制白癜风病情并使皮损复色，联用UVB效果更佳。

（2）肿瘤坏死因子-α（TNF-α）　研究表明，白癜风外周血及皮损中TNF-α升高，提示TNF-α水平与白癜风疾病的活动相关，因此提议将TNF-α抑制剂用作治疗白癜风方案。

（3）局部外用拉坦前列素　拉坦前列素可促进人正常黑色素细胞增殖，并可能通过上调MITF、TYR、TYRP1 mRNA和蛋白水平促进酪氨酸酶活性和黑色素合成。研究表明，外用拉坦前列素对局限型、稳定期白癜风皮损效果显著。

（五）医家诊疗经验

1. 赵炳南

赵炳南认为白癜风为七情内伤，肝气郁结，气机不畅，复感风邪，搏于肌肤，致气血失和，而使白癜风发生。临床表现为颜面及躯干白色斑片，形状不规则，无炎症及皮屑，精神忧郁或心烦急躁。舌质淡或瘀斑、苔薄白，脉缓。中医辨证为风邪袭腠，气血失和。治法为养血疏风，中和气血。方用白驳丸加减。处方为当归10g，鸡血藤15g，防风10g，白蒺藜30g，补骨脂10g，赤芍10g，红花10g，陈皮10g，黄芪15g，川芎10g，黑豆皮15g，何首乌藤15g。方中当归、赤芍、川芎、红花养血活血；黄芪益气；鸡血藤、何首乌藤养血通络；白蒺藜、防风疏风；补骨脂、黑豆皮补肾乌须；以上诸药共奏养血益气疏风，中和气血之功；陈皮理气和中。

2. 边天羽

边天羽认为，白癜风为卫气不固，风邪搏于皮肤气血失和，肌肤不得濡养而发白斑。治疗采用祛风活血之法。祛风药采用白蒺藜、防风、芥穗之品，同时用固护卫气之黄芪，活血采用桃仁、红花、川芎、当归等。共呈补气固表，祛风通络之功效。也可以选用通窍活血汤、白驳丸等。根据风邪袭表，也可以单独口服白蒺藜粉3~6g，1~2个月，有效可以继续服用。还可以服用白芷60~120g，每日1剂，煎服，1~2个月。

3. 朱光斗

朱光斗认为，在临床中大约2/3的白癜风患者在起病和皮损发展阶段曾有精神创伤或思虑过度，病后忧心忡忡、寝食不安等"因郁治病"与"因病致郁"的因素。且女性病例中更有痛经、脘腹胀满、乳房结块与月经不调等症。此外，白癜风好发于头面等暴露部位，易受风邪侵袭。由此提示白癜风是由肝气郁结，复受风邪，搏于皮肤，以致气血不和、血不养肤而发病，应用疏肝解郁、活血祛风法治疗白癜风，其内服基本方药有当归9 g，杭白芍药9g，郁金3g，预知子15~30g，益母草12~16g，白蒺藜12~18g，苍耳草12~15g，茯苓9~12g，磁石（或自然铜）30g。加减：兼见心情急躁、易怒、面赤、大便干结者，属热盛，加牡丹皮、栀子、重楼等以清泄肝火等。

4. 王莒生

王莒生认为白癜风基础病变部位在肌肤，本在肝肾不足，所以基础用方为味辛走表之品白芷、羌活、白蒺藜、白僵蚕、桑白皮、荆芥、防风；加上滋补之补骨脂、黑芝麻。在本方基础上，肝郁气滞者选用柴胡、香附、郁金等。肝火上炎者加龙胆草、夏枯草、黄芩等；肝阳上亢者加龙骨、牡蛎等。对于有家族遗传，白斑处毛发变白者加用沙苑子、女贞子。有风邪外感者加用麻黄以宣肺。润肺用沙参、麦冬等。脾虚者配以四君子汤，选取山药、焦三仙等。在活血药物选择上注重虫类药物，如地龙、蜈蚣、全蝎、水蛭。在四季中还可以配以不同的应季用药。春季除荆芥、白蒺藜外，加用白芍药；夏季选用藿香、佩兰白术等；秋季选用麦冬、乌梅。冬季加二至丸和淫羊藿、沙苑子。

5. 欧阳恒

欧阳恒将白癜风分为以下几个证型论治。气血失和、风湿内扰证，证见皮肤有乳白色斑片，伴有汗液增多，自觉瘙痒热感，兼见肢体困倦酸胀、舌红、舌苔黄腻、脉浮数。治法以散风除湿，调和气血。方药：紫铜消白方（紫铜、铁锈、紫草、紫丹参、紫背浮萍、紫苏、紫河车、刺蒺藜、豨莶草、郁金、红花、鸡血藤、大枣、核桃肉）。肝肾不足证，表现为患者年龄较大，白斑为乳白色，白斑内毛发变白，病程已久，发展缓慢，伴头昏眼花，耳鸣，两胁隐痛，腰膝酸软，月经量少，舌质红、苔少，脉细弱。治法：滋养肝肾，乌肤增色。方药：消白合剂（黑芝麻、黑大豆、核桃、紫背浮萍、路路通、红花、大枣）。气血不足证，表现皮肤白斑浅淡。伴神疲乏力，气短懒言，面色淡白或萎黄；头晕目眩，唇甲色淡，舌淡、苔薄白，脉细弱。治法：健脾益气，养血祛白。方药：养血祛白颗粒（阿胶、川芎、白芍药、熟地黄、生黄芪、党参、大枣、何首乌、全蝎、路路通）。脾肾阳虚证，表现为皮肤白斑，日久不愈，伴畏冷肢凉，面色白，腰酸，腹部冷痛，舌淡胖、苔白滑，脉沉迟无力。治法：温脾益肾消白。

6. 余土根

余土根认为，白癜风病因病机是风客肌表，气血失和及脉络瘀阻。临床在此基础上有脾胃亏虚、肝气郁结、肝肾不足、气血瘀滞4个不同证型。脾胃亏虚方用白癜饮合参苓白术散加减。方药如下：菟丝子、枸杞子、制何首乌、当归、扁豆、陈皮、荆芥、白蒺藜、补骨脂、白薇各12g，黄芪、山药、白鲜皮、自然铜30g，川芎、砂仁、豆蔻9g，甘草6g。方中菟丝子、枸杞子、白蒺藜、补骨脂、白薇、自然铜、当归、制何首乌、川芎为治疗白癜风要药。肝气郁结方用白癜饮合逍遥散加减。方药如下：菟丝子、枸杞子、制何首乌、当归、柴胡、白蒺藜、茯苓、白术、白芍药、补骨脂、白薇各12g，自然铜30g，香附、郁金、川芎各9g，甘草6g。肝肾不足方用白癜饮合六味地黄丸加减。菟丝子、枸杞子、女贞子、墨旱莲、制何首乌、当归、熟地黄、白蒺藜、茯苓、牡丹皮、泽泻、补骨脂、白薇各12g，山药、丹参、鸡血藤、自然铜30g，川芎、川牛膝、杜仲各9g，甘草6g。气滞血瘀方用白癜饮合桃红四物汤加减。方药如下：菟丝子、枸杞子、制何首乌、当归、熟地黄、白蒺藜、泽兰、柴胡、补骨脂、白薇各12g，丹参、自然铜各30g，川芎、赤芍药、红花各9g，白芷、甘草各6g。

五、预后转归

白癜风的预后分为痊愈，好转，稳定，进展。白癜风的预后与白斑分布部位有关，一般面部效果最好，其次是颈部、躯干，而四肢末端及黏膜交界部位效果最差；预后与皮疹面积相关，一般面积越大，治疗难度就越大，面积越少效果越好；此外与病程长短相关，病程越长，治疗效果越差，相反病程越短治疗效果越好。因此强调早期干预，一是疗效好，其次防止在其他区域出现新的皮疹。白癜风的预后与治疗规范与否也具有相关性，一般采用联合、早期、足疗程干预是提高疗效较理想的方法，采用单一的方法治疗，不能涵盖白癜风复杂的机制，往往效果不佳。

六、预防调护

（一）预防

因为白癜风与免疫异常和氧化应激相关，并非代谢性和过敏性疾病，因此包括维生素C及含有维生素C的饮食，蔬菜水果均对白癜风有利，因为维生素C是抗氧化剂，能清除白癜风发病中的自由基，对于黑色素细胞具有保护作用，所以不需要禁忌。因为白癜风尤其是活动期白癜风黑色素细胞的结构和功能损伤，一旦日光暴晒，则其酪氨酸不能代谢为终产物，就会造成黑色素细胞损毁，所以避免日光暴晒非常重要。白癜风的黑色素细胞和真皮神经细胞均来源于神经嵴，结构上一在表皮基底层，一在真皮乳头层，非常紧密，所以神经末梢释放的神经肽，如P物质可以直接损伤黑色素细胞，因此放松心情是必

要的。此外，由于活动期白癜风自身免疫系统攻击全身所有色素细胞，当一旦外伤，则表皮的角质形成细胞容易恢复，而黑色素细胞不能恢复，即出现同形反应。所以白癜风应该避免外伤。

（二）调护

（1）均衡饮食 这点非常重要，白癜风的黑色素细胞合成的黑色素是来源于蛋白质的氨基酸，其中酪氨酸和苯丙氨酸是黑色素合成的重要原料，所以蛋白质的摄入有利于色素的合成，此外，复含维生素C和E的饮食通过抗氧化应激对白癜风的黑色素细胞具有保护作用，因此不提倡控制维生素C的输入。总之饮食不需要禁忌。

（2）加强体育锻炼 白癜风乃风邪入侵，血瘀皮里，外邪之所以侵入人体，正气虚是根本，因此，锻炼身体，保持正气的充沛，对于固护肌表，增强卫气的卫外功能，让卫气"温分肉，充皮肤，肥腠理，司开阖"，邪不得入，血不得瘀，从而有利于白癜风的恢复。

（3）调情志 七情内伤，尤其情志不畅，导致肝气郁结，气滞则血滞，皮肤失荣。因此调节自己的情志，让气血通畅，脉络才不瘀阻。此外，中医认为"恬淡虚无，真气从之"，说明调节情志，对于正气的恢复极其重要。

（4）防暴晒 在白癜风患者黑色素细胞受到系统攻击后，处于结构或功能受损的情况下，剧烈的日光会让黑色素细胞产生大量的中间产物，这些有毒性产物造成黑色素细胞损毁。因此，在夏天防晒对于白癜风患者非常重要。

七、专方选要

白癜饮合桃红四物汤加减治疗气血瘀滞型白癜风。药物组成：白芷6g，红花9g，川芎9g，赤芍药9g，菟丝子12g，白

蒺藜 12g，白薇 12g，枸杞子 12g，熟地黄 12g，补骨脂 12g，柴胡 12g，制何首乌 12g，泽兰 12g，当归 12g，丹参 30g，自然铜 30g，甘草 6g。用 300~400ml 水煎服，每日 1 剂，分 2 次服用。方中熟地黄可补血滋阴；红花、赤芍药具有散瘀止痛活血作用；当归、丹参、川芎能活血养血；白蒺藜具有平肝、活血祛风之效；菟丝子、制何首乌、枸杞子益补肝肾；甘草可调和诸药。诸药合用可加强活血、散瘀、祛风功效。现代药理研究证实，本方中红花、桃仁、当归、川芎能加快血液流动，调节局部皮肤微循环，激活黑色素细胞活性，促进其增殖与合成；菟丝子、补骨脂中含有丰富的补骨脂素，可提高皮肤对紫外线敏感性，增加黑色素细胞密度、活性，促进黑色素生化、合成，促使皮肤恢复正常；自然铜可补充机体内铜离子，增加铜氧化酶，提高血清铜离子水平；甘草可激活络氨酸酶，促进黑色素生成。

八、研究进展

（一）外治疗法

（1）梅花针　周辉等以梅花针叩刺皮损区至微微泛红或轻度点状渗血后外擦中药酊剂，郑耀庭选取白癜风患者予梅花针结合艾灸治疗，刘焕强采用梅花针局部叩刺后照射窄谱中波紫外线治疗白癜风。梅花针叩刺疗法是中医传统疗法之一，通过刺激人体某些部位，达到调整机体、治疗疾病的目的。由于十二经脉、十五别络与皮部络脉的络属关系，刺激皮损区同样可达到邪气外泄、疏通经络、调和气血、以达气血荣肤的目的。

（2）围刺　何静岩将稳定期白癜风患者随机分为观察组和对照组，观察组采取毫针围刺白癜风皮损边缘；对照组给予辨证取穴；观察组总有效率为 96.67%，对照组为 73.33%。提示针灸围刺优于传统辨证取穴，其机制可能是针刺直接刺激病变皮肤细胞，促进黑色素细胞分裂和增殖。

（3）刮痧疗法　刮痧是一种皮肤损伤，继而引起机体相应免疫反应，调节免疫抗炎系统及激素水平，改善经络循行处的血液循环。刘桂英等给予白癜风患者中药消白灵内服，祛白酊外涂，同时配合中药刮痧综合治疗，调节免疫抗炎系统及激素水平，改善经络循行处的血液循环。

（二）评价与展望

中西医结合治疗白癜风是行之有效的治疗方法。中医更多的是从疾病发生的整体背景去评价和调整，尽管白癜风仅发生在表皮，但其发病与外在自然界息息相关，同时与内在的五脏六腑也密不可分，中医治疗白斑不仅重局部，更重视整体。其天人合一，皮肤与内脏的协调统一，贯穿于中医治疗白癜风的整个过程。现代医学认为，白癜风主要的发病机制为免疫损伤，多认为与遗传、免疫功能异常、神经精神因素、代谢产物损伤以及微量元素缺乏等有关。白癜风治疗的目标是控制皮损发展，促进白斑复色，维持治疗防止再脱色。白癜风治疗应争取确诊后尽早治疗，治疗尽可能采取个性化的中西医相结合综合疗法，外用内服药物相结合，药物和理疗相结合，药物和理疗及外科手术疗法相结合等，治疗应长期坚持，1 个疗程至少 3 个月以上。随着基础医学对白癜风机制研究的越来越清晰，随着白癜风治疗临床经验的不断积累，更加有效的治疗方法会越来越多，也会使更多的白癜风患者受益。

主要参考文献

［1］刘青，刘欣会，王明莲，等. 淄博地区白癜风流行病学调查分析［J］. 中国麻风皮肤病杂志，2013，29（10）：673-674.

［2］卢涛，高天文，王安辉，等. 陕西省白癜风患病率调查［J］. 中华皮肤科杂志，2004，37（7）：406–407.

［3］张敏，张学军. 白癜风遗传学研究及其进展［J］. 中国保健营养，2013（4）：124–125.

［4］Barlea SA. 孤立的欧洲人群白癜风全基因组关联分析发现 IDD8 附近的 SMOC2［J］. 皮肤病研究，2010，130：798–803.

［5］权晟. 全基因组关联分析在 6q27 和 MHC 区域发现白癜风易感基因［J］. 自然遗传，2010，42：614–618.

［6］唐先发. 关联分析确定中国汉族人群白癜风的 3 个易感位点［J］. 皮肤病研究，2013，133（2）：403–410.

［7］赵越，赖维. 第 22 届欧洲皮肤病性病学年会精粹［J］. 皮肤性病诊疗学杂志，2014，21（1）：91–92.

［8］张跃营. 白癜饮合桃红四物汤加减治疗气血瘀滞型白癜风疗效观察［J］. 实用中西医结合临床，2021，21（23）：51–52.

［9］刘国艳，张晓杰，白癜风的中西医发病机制研究进展［J］. 山东中医杂志 2014，33（3）：242–243.

［10］龙思敏，姜政男. 中医外治法治疗白癜风的研究进展［J］. 中国社区医师，2021，37（16）：4–5.

第十三章　皮肤附属器疾病

第一节　脂溢性皮炎

脂溢性皮炎又称脂溢性湿疹，是发生在头皮、面颈部和胸背部等皮脂腺丰富部位的一种慢性丘疹鳞屑性炎症性皮肤病。本病多见于成人和新生儿，常自头面部开始向其他脂溢部位扩展，多伴有瘙痒。中医文献有较多的记载，将发于头面者称为"白屑风"，单发于面部者称为"面游风"，并发颈、胸、背、腋等处者为"纽扣风"。

一、病因病机

（一）西医学认识

1. 流行病学调查

脂溢性皮炎是皮肤科的常见病之一，在青年人群中的发生率为3%~5%。

2. 发病机制

脂溢性皮炎病机尚未明确，认为是由多方面因素综合作用引起的皮肤继发性炎症。推测可能是在遗传性皮脂溢出体质基础上继发病原微生物感染，导致皮脂成分发生改变，皮肤发生炎症反应。精神情绪、内分泌、感染、免疫、饮食、B族维生素缺乏等因素可不同程度地影响本病的发生和发展。

（1）马拉色菌　马拉色菌是人体皮肤正常菌群之一，脂溢性皮炎由马拉色菌引起的观点直到20世纪80年代以后才被广泛接受。过去大家认为菌丝相才会致病，目前认为该菌菌丝相和酵母相都与本病的发生发展有关联。

（2）皮脂溢出　对于皮脂溢出与脂溢性皮炎发病间的关系，皮肤科学者至今未能达成一致。

（3）免疫因素　普通人群的脂溢性皮炎发病率为1%~3%。与之相比，HIV感染者发病率就高得多，达30%~50%，并且有人发现HIV患者的脂溢性皮炎均在感染症状出现之前、之中发生，故目前认为严重的脂溢性皮炎很可能是免疫系统异常的早期信号。早在20世纪80年代我们就已经知道患者的血清中有抗马拉色菌特异性抗体。

（4）微量元素　角质层脂质是构成表皮角质层的重要组成部分，有学者发现胆固醇代谢紊乱能够导致角质层剥脱，并且锌与脂蛋白和胆固醇代谢有密切关系。

（5）美容护理　美容护理不规范、化妆品使用不当会破坏皮肤水油平衡，减弱皮肤抵御能力。此外，过食辛辣油腻可增加皮脂溢出，诱使本病发生。过度劳累、焦虑、环境污染也是本病的发病因素。

（二）中医学认识

（1）血热风燥　平素为血燥之体，复食辛辣厚味、油腻、酒类，致使脾胃运化失常，内蕴积热，外感风热之邪，使血热风燥，肤失濡养而成。正如《医宗金鉴》所说："平素血燥，过食辛辣厚味，以致阳明胃经湿热受风而成。"

（2）阴伤血燥　风为阳邪，久郁不散，导致阴血暗伤；血虚阴伤，肤腠失其温煦，则易生风化燥，两者互为因果，症见肤燥脱皮、瘙痒无度等。

总之，中医学认为本病内因为过食油腻、辛辣和炙煿食品，使之积热在里；外因为触犯风湿热邪，以致热壅上焦，气血沸扬。表现为风热盛，症见红斑、丘疹、灰白色鳞屑；湿热聚则出现油腻性鳞屑或痂皮，甚至滋水外溢等。

二、临床诊断

（一）辨病诊断

（1）病变往往局限或开始于头皮部，逐渐发展可向面部、耳廓、腋部、胸部等处蔓延，以多皮脂、多汗部位易发病。

（2）特征性皮损为初期毛囊性丘疹，扩大融合成暗红或黄红色斑片，境界清楚，被覆油腻性鳞屑或痂皮，可见糜烂渗液呈湿疹样改变。皮损泛发者，全身皮肤弥漫性潮红，显著脱屑呈剥脱性皮炎（脂溢性红皮症），伴不同程度的瘙痒，病程缓慢，反复发作。

（3）头皮部皮损有干性型（鳞屑型）和湿性型（结痂型）之分。干性型皮损呈片状灰白色糠秕状脱屑，伴红色毛囊丘疹，头发干燥、稀疏或脱发，轻度瘙痒。湿性型皮损呈油腻性黄色痂皮，伴渗液、臭味。

（4）颜面部病变常与痤疮伴发，眶上部、眉间红斑上有薄层鳞屑，伴瘙痒；耳后部糜烂，有黄厚痂皮、皲裂；鼻唇沟、鼻翼处可见暗红色油腻性斑片。在男性唇部易发生毛囊炎。

（5）躯干部皮损呈淡红色圆形或椭圆性斑片，边界清楚，在皱褶部位，皮损似体癣，易继发念珠菌感染。

（6）好发于皮脂溢出部位，典型损害为带油腻性鳞屑的黄红色斑片，有不同程度瘙痒、慢性经过等可以诊断。

（二）辨证诊断

1.血热风燥证

（1）临床证候 头皮、颜面等处可见浅红斑或黄红斑，散在少量红丘疹，覆有灰白色糠秕状鳞屑，皮肤粗糙，自觉轻度瘙痒，舌质红、苔薄，脉数。

（2）辨证要点 疹色浅红至黄红，灰白色秕糠状鳞屑，舌质红、苔薄，脉数。

2.湿热内盛证

（1）临床证候 头面、胸背及腋窝等处见大片红斑、黄红斑，覆有较多油腻性鳞屑，或少量渗出后结橘黄色厚痂皮，自觉瘙痒，咽干，口不渴，便溏，纳呆，舌质红、苔腻，脉弦滑。

（2）辨证要点 皮疹面积大，油腻性鳞屑，可见渗出后形成痂皮，舌质红、苔腻，脉弦滑。

三、鉴别诊断

（一）西医学鉴别诊断

根据本病好发于成年人及新生儿，有皮脂溢出体质，典型损害为带油腻性鳞屑的黄红色斑片，常自头部开始，逐渐向下蔓延，有不同程度瘙痒，呈慢性经过，诊断不难。一般应与以下疾病进行鉴别。

1.头部银屑病

头部银屑病损害颜色较鲜红，表面附有多层银白色的鳞屑，损害处头发呈束状，可以鉴别。

2.玫瑰糠疹

玫瑰糠疹主要发生在颈部、躯干及四肢近端，一般不侵犯头部。常有一个较大的前驱疹。皮损呈椭圆形，长轴与肋骨或皮纹走向一致，鳞屑细薄，不带油腻，与皮脂溢出体质无关，往往能自愈。

3.湿疹

湿疹有一定好发部位，无油腻性鳞屑及油性痂皮。皮疹为多形性，常有水疱、渗出，境界往往不清楚，瘙痒剧烈。

4.婴儿异位皮炎

婴儿脂溢性皮炎需与婴儿异位皮炎相鉴别。后者好发部位以两颊部为主，头皮较少发生。

5. 体癣

体癣损害数目少，不对称，呈中心痊愈周围扩展的炎性环，鳞屑不呈油腻状，真菌检查阳性。

（二）中医学鉴别诊断

1. 白屑风

白屑风虽也有油腻性或灰白色鳞屑，但无边界清楚的红斑。

2. 浸淫疮

浸淫疮的皮损呈多形性，如红斑、丘疹、水疱、糜烂、渗出等，境界不清，多对称分布，伴剧痒。而脂溢性皮炎多境界清楚。

四、临床治疗

（一）提高临床疗效的要素

对于脂溢性皮炎的治疗多种多样，一般治疗时应注意生活规律，调节饮食，限制多脂多糖饮食，忌饮酒和辛辣刺激性食物，少用肥皂、热水洗澡，避免机械性刺激如搔抓等；同时要适当增加运动量，调整心态，保持精神舒畅、睡眠规律等。

（二）辨病治疗

1. 糖皮质激素

0.5%醋酸泼尼松乳膏外用具有抗炎、抗过敏、止痒作用；复方地塞米松乳膏（皮炎平）含醋酸地塞米松、樟脑、薄荷脑，具有抗炎、抗过敏、促进局部血液循环和轻度消炎、止痛、止痒等作用；丁酸氢化可的松软膏属弱效类，可用于面部。

糖皮质激素类外用制剂长期应用或强效糖皮质激素制剂应用于皮肤薄弱部位，能引起皮肤变薄、萎缩、毛细血管扩张等一系列不良反应。因此，外用糖皮质激素类制剂一般疗程不要超过2周，而且强效激素不能用于面部、会阴部位。

2. 抗真菌药物

伊曲康唑为合成的二氧戊环三唑类药物，是一种广谱抗真菌药。其具有较强的抗菌活性，能够有效抑制真菌的数量。伊曲康唑可干扰细胞色素P-450依赖性酶、14A-去甲基酶的活性，以减少真菌细胞中的14A-去甲基酶的堆积和麦角固醇，从而改变许多膜参与的细胞功能，可以有效地抑制头皮真菌感染。

采乐洗剂是合成的咪唑二烷衍生物，对头皮真菌如头癣菌属、小孢子菌属、表皮癣菌属以及酵母菌如念珠菌和糠秕马拉色菌具有强效的抑制作用，能有效地抑制糠秕马拉色菌繁殖，控制真菌数量。

3. 吡硫翁锌气雾剂

脂溢性皮炎多与马拉色菌感染有关，而吡硫翁锌可以抑制马拉色菌等表皮真菌生长，抑制表皮细胞过度增殖及皮脂过度分泌，消除炎性细胞。

4. 异维A酸

异维A酸为一种全反式维A酸的异构体，可抑制皮脂腺分泌，使皮肤中亚油酸含量增加，从而抑制痤疮丙酸杆菌的生长，起到抗炎杀菌的作用，并且还具有减少毛囊角化过度的作用。

5. 吡美莫司

吡美莫司是一种免疫调节剂，是亲脂性抗炎性的子囊霉素巨内酰胺衍生物，可选择性抑制前炎症细胞因子的产生和释放，治疗脂溢性皮炎能够获得和糖皮质激素相类似的效果，且复发率低，还能避免应用糖皮质激素可能会发生的不良反应，在治疗时可根据患者情况进行选择。

6. 维胺酯胶囊

维胺酯胶囊为维生素A衍生物，其能够抑制皮脂腺分泌，抑制程度与剂量呈正相关；还能破坏厌氧环境，影响痤疮杆菌的生存条件，间接发挥抗炎、杀菌作用。

（三）辨证治疗

1. 辨证论治

（1）血热风燥证

治法：凉血清热，消风止痒。

方药：消风散加减。荆芥 6g，防风 6g，蝉蜕 6g，生地黄 15g，生石膏 15g，当归 10g，苍术 10g，牛蒡子 10g，升麻 10g，红花 10g，苦参 10g。

方解：防风、蝉蜕消风止痒；生地黄、生石膏凉血清热；当归、红花养血活血；苍术、苦参燥湿止痒；牛蒡子疏散风热而解毒，炒用寒性略减；升麻发表透疹。

加减：瘙痒较重，加白僵蚕、荆芥；皮肤粗糙、鳞屑多，加何首乌、胡麻仁。

（2）湿热内盛证

治法：清热利湿。

方药：泻黄散加减。藿香 12g，佩兰 12g，黄连 3g，黄柏 6g，羌活 6g，赤茯苓 10g，生薏苡仁 10g，茵陈 10g，泽泻 10g，桑叶 10g，杭菊花 10g，车前子 10g。

方解：藿香、佩兰芳香利湿醒脾；黄连、黄柏清热燥湿，炒后以防苦寒伤胃；赤茯苓、生薏苡仁、茵陈、泽泻利湿健脾清热；车前子利尿，使热从下行；桑叶、杭菊花疏散风热；羌活疏通经络。

加减：干性鳞屑较多、瘙痒较重时，加何首乌、小胡麻、干地黄、徐长卿；滋水较多并结痂成黄或脓疱，加炒龙胆草、炒黄柏、金银花、炒地榆；大便秘结，加酒大黄、炒枳壳；热重，加寒水石、白花蛇舌草；皮损若累及外阴、脐周、乳头等，加柴胡、焦栀子、炒龙胆草、郁金。

2. 外治疗法

（1）选用金银花、野菊花、龙胆草各 30~60g，加水适量，煎取药汁，湿敷。适用于滋水较多或伴感染阶段。

（2）蝮蛇胆汁做成霜剂，适用风热偏盛证。

（3）用三黄洗剂外搽患处或颠倒散洗头，适用于湿热蕴阻证。

（4）苍耳子、苦参各 30g，白鲜皮、明矾各 10g，水煎取汁，湿敷或外洗，每天 1~2 次，适用于热盛风燥证。

（5）针刺　面游风的好发部位多属督脉、足太阳膀胱经、足少阳胆经，可选用风池、完骨、上星、百会及夹脊穴。面部皮损加合谷、迎香、太阳；耳廓皮损加耳门。施泻法，留针 15 分钟，每天 1 次，10 次为 1 个疗程。

（6）耳针　在肾上腺、内分泌、神门、皮质下及皮损相应部位取穴。埋针或用王不留行籽压贴穴位，每天自行按揉 3~4 次。湿热证者加耳尖、脾、胃、大肠穴。

（四）新疗法选萃

光疗：有学者研究，皮肤经强脉冲光照射后，使真皮中的 Ⅰ、Ⅲ 型胶原增加，表皮增厚，真皮炎症细胞浸润减少，可促进组织自我防御功能，从而起到间接抑菌作用。窄谱中波紫外线照射治疗脂溢性皮炎效果明显。但长期光疗易使皮肤变黑，影响美观。

（五）医家诊疗经验

1. 朱仁康

名医朱仁康将本病分三型论治：血热风燥证，治以清热凉血，祛风润燥，方用《医宗金鉴》消风散加减；脾胃湿热证，以清利湿热为治则，方用龙胆泻肝汤加减；阴伤血燥证，治以养阴祛风，方用《医宗金鉴》祛风换肌丸加减。

2. 陆德铭

上海中医药大学陆德铭教授认为，脂溢性皮炎属本虚而标实之证，阴虚不仅是发病的根本原因，也是决定本病发展变化的关键。养阴清热为治疗脂溢性皮炎之大法，但当肺胃湿热偏盛时，亦当先祛其邪而治其标，所谓祛邪可以扶正，扶正又助祛邪。在治病过程中，治标祛邪不能忘记固本。脂溢性皮炎发病之本重在阴虚，临床上使用苦寒燥湿时，又常伤阴耗液，故治疗时当邪去大半，即以养阴生津以扶正固本，此亦保得一分津液，即存一分生机之意。

3. 陶春祥

陶春祥也分三型辨证论治，但与朱仁康分型略有不同。肝胆湿热型，治宜清化肝胆湿热，方选龙胆泻肝汤加减；血热风盛型，治宜清热凉血，疏风止痒，方选疏风清热饮加减；阴虚血燥型，治宜滋阴润燥，消风止痒，方选当归饮子加减。

4. 王玉玺

王玉玺认为，治疗脂溢性皮炎从干性与湿性这两方面着手，他认为干性脂溢性皮炎是由于平素血燥阴伤，又感风热之邪，郁久化热，肌肤失养，治疗以养血润燥、清热凉血、祛风止痒为法。多用制何首乌、川牛膝、当归、天花粉、生地黄、牡丹皮、地榆、赤芍、僵蚕、蝉蜕、川芎、荆芥、防风。湿性脂溢性皮炎由于平素喜食肥甘厚味，致脾胃湿热，蕴结肌肤，糜烂渗出，治法以清热利湿解毒为主，药用苍术、苦参、石菖蒲、黄芩、车前子、金银花、连翘、紫花地丁，油多者加生山楂，痒甚者加白蒺藜、白鲜皮。临床均取得较好的疗效。

5. 董圣群

董圣群认为，脂溢性皮炎患者体质大多表现为湿热偏盛，加之饮食肥甘厚味，致体内湿热蕴结，熏蒸肌肤而发病，且疾病初期有风邪侵袭，故治疗方法多以清热利湿、祛风止痒为主。方以金银花、连翘、黄芩燥湿，车前子、地肤子通水道，杏仁宣利肺气，气化则湿化，白蔻仁芳香化湿，薏苡仁渗利湿热而健脾，白鲜皮、白芷祛风除湿，白蒺藜祛风止痒，牛蒡子疏散风

热。素体血燥阴虚的患者复感风热，或病程久者因风邪久郁，两者均可使肌肤失养，病久不愈易损伤正气，兼有血瘀，治疗常用生地黄、当归、丹参、牡丹皮、赤芍、白芍等来养阴凉血活血，并用生黄芪、太子参补益正气，补而不热。

6. 黄蜀

黄蜀运用玉女煎治疗脾胃湿热型脂溢性皮炎，主症为额头油腻起红斑伴痒，有鳞屑，口渴纳呆，大便溏，舌质红，苔黄腻，脉细数。治以利湿清热、祛风止痒、凉血润燥、养阴清热。方用石膏、知母、银柴胡、胡黄连清热泻火，玉竹、石斛、乌梅、五味子滋阴润燥，生津止渴，薏苡仁利湿热，白术健脾利水，炒二芽、鸡内金健脾，黄芪补气健脾，蒲公英清热解毒，甘草调和诸药，并清热解毒之效，白芷祛风止痒，引诸药上达头面。

7. 顾伯华

顾伯华认为，脂溢性皮炎多阴虚火旺，治疗以滋阴降火，清热解毒，顾老根据临床经验研究了治疗此病证的皮炎汤，组成为：生地黄、玄参、白花蛇舌草、生石膏、黄芩、桑白皮、生大黄、侧柏叶、生山楂。

8. 刘奕锋

刘奕锋用单味薏苡仁治疗头部脂溢性皮炎，症见头皮上覆有油腻性鳞屑，暗红色斑丘疹，部分融合成片，头发油腻，伴明显脱发，舌胖嫩，舌苔白腻，脉濡。证属脾胃不运，内湿蕴积。予薏苡仁100g健脾渗湿，每日煮粥食用代早餐。

9. 竺炯

竺炯亦分三型治疗脂溢性皮炎。疏风清热治疗风热上受型，方用银翘散加减；清肺胃热治疗肺胃郁热型，方用自制春蕾合剂或枇杷清肺饮加减；清肝解郁治疗肝郁化热型，方用柴胡疏肝散或丹栀逍遥散加减。

10. 钟以泽

钟以泽分四型论治脂溢性皮炎。肺胃热盛证，以三皮饮加减，便秘加熟大黄、车前仁，痒甚加蜈蚣、地龙、僵蚕、白鲜皮、地肤子等。脾虚湿困证，也用三皮饮加减治疗，去牡丹皮、白花蛇舌草，加薏苡仁、白术等健脾除湿药；肺脾气虚证，药用黄芪、白术、防风、女贞子、墨旱莲、黄精、山楂、生地黄；血虚风燥证，药用黄芪、黄精、太子参、女贞子、山楂、制何首乌、枸杞子、菟丝子、桑椹、赤芍、石菖蒲。

五、预后转归

脂溢性皮炎的预后与严重程度和病程有关。婴儿脂溢性皮炎经对症处理后，病程一般持续数周至数月，预后良好，复发罕见。成人脂溢性皮炎有慢性化和复发倾向，病变可持续数年至数十年，温暖季节症状改善，寒冷季节则加重。皮损亦可扩展到全身，甚至发展为脂溢性红皮病。一旦发展到红皮病，治疗较为困难，预后差。亦可因搔抓继发感染出现毛囊炎、疖肿、淋巴结炎，或处理不当引起接触皮炎或湿疹样变等。

六、预防调护

（一）预防

（1）注意生活规律，睡眠充足。

（2）少用热水、肥皂洗头；忌用热水烫洗和使用刺激强的外用药。

（3）避免各种机械性刺激，如篦头发等。

（二）调护

（1）宜食入富含维生素 A、维生素 B_2、维生素 B_6、维生素 E 的食物，因维生素 A、维生素 B_2、维生素 B_6 对脂肪的分泌有调节和抑制作用。维生素 E 有促进皮肤血液循环、改善皮脂腺功能的作用。富含上述维生素的食物有动物肝、胡萝卜、南瓜、土豆、卷心菜、芝麻油、菜子油等。

（2）忌食辛辣刺激性食物，因刺激性食物可影响机体内分泌，从而造成皮肤瘙痒，影响治疗。辛辣刺激性食物有辣椒、胡椒面、芥末、生葱、生蒜、白酒等。

（3）忌食油腻食物，这类食物摄入过多会促进皮脂腺的分泌，使病情加重。同时，还要注意少吃甜食和咸食，以利于皮肤的康复。

（4）膳食中要注意控制脂肪量，脂肪不宜过多，否则会加重症状，每天供给总膳食脂肪量应在 50g 左右。可适当给予高蛋白饮食，因为蛋白质有利于保持正常皮肤角化代谢和毛囊正常畅通。还应注意少吃甜食，因为含糖较多的饮食可促使脂肪异生后产生更多的脂肪。

（5）日常配合食疗方，常用食疗方如下。

①薏苡仁红缨粥：薏苡仁、萝卜缨、马齿苋各 30g。将上 3 味洗净，萝卜缨和马齿苋切碎，加水适量，煮粥，每日 1 剂，1 个月为 1 个疗程。

②大枣猪油汤：大枣 100g，生猪油 60g。将大枣、生猪油放入锅内加适量水，煮熟食用。每周 3 次，12 次为 1 个疗程。

七、专方选要

1. 中药外洗方

组成：苦参、王不留行、明矾、苍耳子、金银花、野菊花、蛇床子、地肤子、地榆、石菖蒲各 30g。

用法：每日 1 剂，水煎外洗。连续用 15 日观察疗效。治疗期间忌食辛辣、油腻食物，禁烟、酒类。

功效：燥湿收敛，凉血散结，祛风止痒，清热解毒。

2. 参肤霜

组成：含有白鲜皮、苦参、蛇床子、

地肤子。

用法：清洁皮肤后，在患处直接涂抹即可，一天3次，本品由皮肤自动吸收，无需事后清洁。

功效：疏风祛湿，清热解毒，养血润燥，活血化瘀，适用于皮炎的调理养护。

3. 清肺方

组成：党参、金银花、紫花地丁、蒲公英、生何首乌各30g，黄连3g，黄柏、菊花、生山楂各10g，桑白皮、枇杷叶（布包）、丹参各15g，炙甘草5g。发病较急，皮损潮红明显，有渗出、糜烂，同时有口渴心烦，大便干燥，舌质红，苔白或白腻，脉弦滑或滑数。湿热内蕴，热重于湿者，酌加清热利湿、凉血之品，如炒栀子、泽泻、生地黄等；发病较缓，皮损淡红，大便不干或伴有便溏，舌质淡红，苔白腻，脉滑，辨证属于湿热内蕴，湿重于热者，酌加健脾利湿之品，如猪苓、茯苓、白术等。

用法：每日1剂，水煎2次，每次约200ml，早、晚各服1次。

功效：健脾化湿，清热解毒，凉血泻肺。

4. 玉女煎

组成：石膏20g，知母10g，丹皮15g，黄芩15g，生地10g，玉竹10g，石斛10g，麦冬10g，玄参15g，柴胡10g，白芷10g，牛膝10g，升麻10g。

用法：将以上中药冷水浸泡20分钟，然后置于煎药容器中，加水煎煮两次，煎药时间为沸后文火煎煮20分钟，过滤，合并滤液，煎煮液早中晚饭后半小时温服。共服用6周。

功效：清热滋阴，疏肝理气，凉血消风。方中石膏、知母为君药，石斛、麦冬、生地、玉竹、玄参等为臣药，具有较好的清热、滋阴润燥效果。牛膝可导热引血下行，生地、柴胡和丹皮可疏肝理气和凉血

消风，桑白皮和黄芩可清肺热，白芷与升麻具有疏风退热的作用。诸药合用，能补肾滋阴，清热祛风，燥湿敛精。减轻患者的红斑、脱屑、脂溢等症状，改善患者生活质量。

主要参考文献

[1]中医研究院广安门医院. 朱仁康临床经验集［M］. 北京：人民卫生出版社，1979.

[2]潘学东. 王玉玺教授治疗脂溢性皮炎的经验［J］. 吉林中医药，2008，28（8）：557.

[3]程钟慧，唐静，黄蜀. 中医治疗脂溢性皮炎的研究进展［J］. 中国处方药，2022，（20）：3.

[4]张静，林莹宣，冉宁晶. 钟以泽教授治疗脂溢性皮炎的经验［J］. 云南中医中药杂志，2009，30（8）：10-12.

[5]喻文球. 论清热利湿法治疗皮脂溢出性皮肤病［J］. 光明中医，1999，14（8）：13-16.

[6]李鸣九，江光明，禤国维. 补肾法治疗脂溢性皮肤病探析［J］. 中医药学刊，2004，22（6）：1109-1110.

[7]中华中医药学会皮肤科分会. 脂溢性皮炎中医治疗专家共识［J］. 中国中西医结合皮肤性病学杂志，2020，19（3）：283-284.

[8]何飞，董圣群. 辨治脂溢性皮炎经验［J］. 浙江中西医结合杂志，2010，20（3）：136-137.

第二节 痤疮

中医称痤疮为"粉刺"，是一种与性腺内分泌功能失调有关的毛囊、皮脂腺慢性炎症性皮肤病。本病好发于颜面部位，临床上以面部的粉刺、丘疹、脓疱或结节、囊肿为特征，易反复发作。历代中医对本病均有描述，最早在《黄帝内经》中就有"诸痛痒疮，皆属于心""汗出见湿，乃生痤痱"的记载。明代《外科正宗》曰："肺风、粉刺、酒渣鼻，三名同种。粉刺属肺，

酒渣鼻属脾，总皆血热郁滞不散。"清代《医宗金鉴》认为："此证由肺经血热而成，每发于面鼻，起碎疙瘩，形如黍屑，色赤肿痛，破出白粉汁……宜内服枇杷清肺饮，外敷颠倒散。"

一、病因病机

（一）西医学认识

1.痤疮的病因

痤疮丙酸杆菌可能在痤疮炎症中，尤其是在维持痤疮严重度方面起到重要的作用。然而，痤疮丙酸杆菌并不是痤疮炎症发生的唯一因素。

2.痤疮炎症发生机制

痤疮炎症发生的早期，完整的粉刺腔内发现有中性粒细胞存在，由于早期不涉及毛囊壁断裂，认为可能是粉刺腔中存在某些水溶性小分子量的促炎症物质，从而吸引中性粒细胞，小分子量的促炎症物质也可以从粉刺中扩散进入真皮，从而引起真皮的炎症反应。炎症的晚期，中性粒细胞到达粉刺，释放溶酶体水解酶。这些物质能破坏毛囊壁，使毛囊壁断裂，从而使角蛋白、毛发和脂质等物质进入真皮，引起外来体反应，产生真皮损伤。由淋巴细胞、异物巨细胞浸润构成了慢性炎症过程。

3.脂质和痤疮炎症

脂质分泌量和痤疮严重程度相关。脂质除了为痤疮丙酸杆菌大量增殖提供厌氧环境外，其中的一些成分也直接或间接参与痤疮炎症的发生。

4.促炎症因子的作用

研究发现，皮脂腺中表达肿瘤坏死因子α（TNF-α），其含量明显高于角质形成细胞和毛囊及汗腺细胞，而且白细胞介素-1（IL-1）局部诱导产生的单核细胞趋化因子-1、白细胞介素-8（IL-8）、单核细胞生长因子-α、粒细胞和巨噬细胞集落刺激因子等次级细胞因子既能活化血管壁上的白细胞，也能使白细胞产生趋化作用。白细胞介素-1α（IL-1α）能促进培养的来源于毛囊皮脂腺单位的真皮乳头细胞和毛囊角质形成细胞表达血管内皮生长因子，因此在寻常性痤疮毛囊周围炎症中，毛囊皮脂腺细胞与其相邻细胞之间或许存在着影响痤疮炎症过程的密切联系。

5.神经精神因素

临床发现情感因素如压力可以诱发痤疮。

（二）中医学认识

中医认为本病主要是由于先天素体阴阳失调，肾阴不足，相火天癸过旺，加之后天饮食生活失理，肺胃火热上蒸头面，血热郁滞而成。

1.肾阴不足

肾为先天之本，藏精，主人之生长发育与生殖。其中由肾产生的天癸是直接影响人生长发育与生殖功能的物质，如《素问·上古天真论篇》说："女子七岁，肾气盛，齿更发长；二七而天癸至，任脉通，太冲脉盛，月事以时下，故有子……七七，任脉虚，太冲脉衰少，天癸竭，地道不通，故形坏而无子也。丈夫八岁，肾气实，发长齿更；二八，肾气盛，天癸至，精气溢泻，阴阳和，故能有子……七八，肝气衰，筋不能动，八八，天癸竭，精少，肾脏衰，形体皆极。"若素体肾阴不足，肾之阴阳失调，会导致女子二七和男子二八时相火亢盛，天癸过旺，阴虚内热而脸生粉刺。因而肾阴不足，肾之阴阳失调，天癸相火过旺，阴虚内热是痤疮发生的最主要原因。

2.肺胃血热

面部皮肤主要由肺经和胃经所司。《素问·五脏生成篇》说："肺之合皮也，其荣毛也。"在中医五行理论中，肺属金，肾属水，若素体肾阴不足，肾水不能上滋于肺，可致肺阴不足。另外肺与大肠相表里，若饮食不节，过食膏粱厚味，大肠积热，上蒸于肺胃，合而致使肺胃血热，脸生粉刺、丘疹、脓疱。

3.痰瘀互结

肾阴不足，肺胃血热，日久煎熬津液为痰，阴虚血行不畅为瘀，痰瘀互结于脸部而出现结节、囊肿和瘢痕。

4.冲任不调

肝肾同源，肾阴不足，肝失疏泄，肝经郁热，可使女子冲任不调。冲为血海，任主胞胎，冲任不调，则血海不能按时满盈，以致女子月事紊乱和月经前后脸部粉刺增多、加重。

二、临床诊断

（一）辨病诊断

目前痤疮的发病年龄不仅仅局限于青春期，许多过早发育的少年儿童和青春期过后的中年男女患痤疮的也越来越多。根据皮疹形态和病情轻重，一般可将痤疮分为丘疹性、脓疱性、结节性、囊肿性、萎缩性、聚合性6个类型。

1.临床分型

（1）丘疹性痤疮　皮损以皮色非炎症性丘疹或红色炎症性丘疹为主，部分丘疹顶端有黑头或白头粉刺，可挤出脂栓或奶白色物质。部分丘疹顶端形成小脓疱。多为初起或病情较轻的患者。

（2）脓疱性痤疮　皮损以小脓疱和红色炎症性丘疹为主，伴有粉刺或黄豆大小的小结节。

（3）结节性痤疮　皮损以花生至指头大小红色或暗红色结节为主，伴有疼痛或小脓疱。

（4）囊肿性痤疮　皮损以大小不一的皮脂腺囊肿为主，表面红色或暗红色，常继发化脓感染形成脓肿，破溃流脓，或形成窦道和瘢痕。穿刺时可抽出脓血。

（5）萎缩性痤疮　皮损开始为红色丘疹或脓疱，后形成多数凹陷性大小不一的萎缩性瘢痕。

（6）聚合性痤疮　表现为多种皮损同时聚集出现，整个脸部满布丘疹、粉刺、结节、脓疱、囊肿或形成脓肿窦道、瘢痕疙瘩，凹凸不平，自觉疼痛，灼热不适。

2.痤疮分级

目前多采用 Pillsbury 分级系统，根据皮疹的形态、数量、部位，将痤疮分为Ⅰ～Ⅳ度。

Ⅰ度（轻度）：黑头粉刺散发或多发；炎症丘疹散发。

Ⅱ度（中等度）：Ⅰ度皮疹并散在脓疱，炎症丘疹数量增加，局限于面部。

Ⅲ度（重度）：Ⅱ度并深在的炎症性丘疹，发生于面、颈、胸背部。

Ⅳ度（重度—集簇性）：Ⅲ度并囊肿，易形成瘢痕，发生于上半身。

（二）辨证诊断

1.阴虚内热证

（1）临床证候　面部皮疹以红色或皮色粉刺丘疹为主，或伴有小脓疱、小结节。口干、心烦、失眠多梦、大便干结、小便短赤。舌红少苔或薄黄苔，脉数或细数。

（2）辨证要点　粉刺为主，失眠多梦，舌红少苔或薄黄苔，脉数或细数。

2.瘀热痰结证

（1）临床证候　面部皮损以红色或暗红色结节、囊肿和凹凸不平的瘢痕为主，或伴有小脓疱、丘疹粉刺和色素沉着。舌红或暗红有瘀点、苔薄黄，脉弦滑或细弦。

（2）辨证要点　结节、囊肿、瘢痕为主，舌红或暗红有瘀点、苔薄黄，脉弦滑或细弦。

3.冲任不调证

（1）临床证候　本证见于女子，面部

痤疮皮损的发生和轻重与月经周期有明显关系。月经前面部皮疹明显增多加重，月经后皮疹减少减轻。或伴有月经不调，月经量少，经前心烦易怒，乳房胀痛不止。舌红、苔薄黄，脉弦细数。

（2）辨证要点　女性，面部皮损与月经周期及量存在明显联系，舌红、苔薄黄，脉弦细数。

三、鉴别诊断

1. 酒渣鼻

皮损多局限于鼻部，早期以红斑、毛细血管扩张、肿胀为主，中后期伴有明显结节增生。常有家族发病史。

2. 药源性痤疮

有服药史，多由溴、碘、皮质激素等药引起，皮损常为全身，没有典型黑头粉刺，发病年龄不限。

3. 职业性痤疮

发病与工种有关，多发生于与焦馏油、机器油、石油、石蜡等密切接触的工人。皮疹发生在接触部位，如手背、前臂，为毛囊角化性丘疹，类似粉刺样损害。

4. 颜面播散性粟粒性狼疮

多见于成年人，皮损为半球状的丘疹小结节，呈半透明红褐色，主要分布于颊部、眼睛和鼻唇沟，中央常有坏死。用玻片按压皮损可见淡黄色或褐黄色斑点。愈合后常有色素性萎缩性瘢痕。

5. 面部汗管瘤

为面部汗腺导管增生所致，多发生在眼睑或前额，皮损为粟粒大、皮色硬实丘疹，不形成粉刺。

6. 口周皮炎

多为女性，皮损对称分布于口周，开始为红色斑片，其上有小水疱和脓疱，随着病情加重，在弥漫性红斑基础上，出现直径为 1~2mm 的丘疹或丘疱疹，严格局限于毳毛的毛囊。口唇周围有一狭窄皮肤不受累，无粉刺样疹出现。

7. 胶样粟丘疹

好发于光照部位，皮损为 1~2mm 的黄褐色丘疹，有时为半透明。发展缓慢，呈不规则的小群，对称分布。触摸感觉柔软，戳破后释放凝胶状物质。

四、临床治疗

（一）提高临床疗效的要素

体质是指导人体先天和后天获得的基础上所形成的形态结构、生理功能和心理状态方面综合的、相对稳定的固有身体特质。痤疮患者不同的体质类型决定了不同的致病特点，表现出了不同的外在体征，具体论述如下：阳虚体质易感风、寒、湿邪，所患痤疮轻为粉刺，重者为疮，且愈后容易遗留瘢痕；气郁体质也是诱发痤疮的重要病理环节，很多痤疮患者初病和加重都与心情郁闷不舒，肝气郁滞有关；血瘀体质之人，因瘀阻经脉，气血运行不畅，所发痤疮多为坚硬疼痛的结节；痰湿体质之人，皮损多表现为丘疹、脓疱、囊肿，红肿疼痛，迁延不愈；气虚体质之人，因脏腑气虚而不能升清降浊，湿浊上犯，发为痤疮，此类痤疮多有气虚发热、气虚血瘀、气虚挟湿等兼证；特禀质体质之人由于先天禀赋不足和禀赋遗传等因素，较其他体质之人，皮肤对外界环境的变化更加敏感，此类患者所患痤疮多易留有瘢痕；平和体质的人由于当今激烈的生存环境，在各种诱因之下，也会产生痤疮；对于阴虚型痤疮，上海中医药大学陆德铭认为，痤疮发病主要机制在于阴虚火旺，肺胃蕴热，血瘀凝滞肌肤。故提高临床治疗痤疮的疗效，重点在于根据患者体质，辨证论治。

（二）辨病治疗

1.系统用药

（1）抗菌药物 首选四环素类药物如多西环素、米诺环素等。四环素类药不能耐受或有禁忌证时，可考虑用大内酰胺类，如红霉素、罗红霉素、阿奇霉素等代替。剂量：多西环素每天 100~200mg（通常每天 100mg），米诺环素每天 50~100mg，红霉素每天 1.0g。疗程建议不超过 8 周。炎症反应严重的重度痤疮患者早期可先使用抗菌药物，再序贯使用口服维 A 酸类药，或维 A 药酸类药疗效不明显时可改用抗菌药物治疗；抗菌药物治疗应规范，用药中要关注耐药性的产生，防止滥用。

（2）维 A 酸类 目前系统用维 A 酸类药物包括口服异维 A 酸和维胺酯。异维 A 酸可作为首选，通常 0.25~0.5mg/kg·d 作为起始剂量，重度结节囊肿性痤疮可逐渐增加至 0.5~1.0mg/kg·d。维胺酯是我国自行研制生产的第一代维 A 酸类药物，每次 50mg，每日 3 次。两种药物均需与脂餐同服，以增加其口服吸收的生物利用度。疗程通常应不少于 16 周。一般 3~4 周起效，在皮损控制后可以适当减少剂量继续巩固治疗 2~3 个月或更长时间。口服维 A 酸类药物具有显著抑制皮脂腺脂质分泌、调节毛囊皮脂腺导管异常角化、改善毛囊厌氧环境从而减少痤疮丙酸杆菌繁殖以及抗炎和预防瘢痕形成等作用，是目前针对痤疮发病 4 个关键病理生理环节唯一的口服药物。

（3）抗雄激素药物 雄激素是痤疮发生中最重要的内源性因素，抗雄激素药物可以通过抑制雄激素前体生成或作用于皮肤内雄激素代谢酶和雄激素受体，进而减少或拮抗雄激素活性作用而减少皮脂腺分泌脂质和改善痤疮。常用抗雄激素药物主要包括雌激素、孕激素、螺内酯及胰岛素

增敏剂等。

（4）糖皮质激素 中小剂量糖皮质激素具有抗炎作用，适用于重度炎性痤疮的早期治疗。推荐使用方法：针对暴发性痤疮、聚合性痤疮及较重炎症反应的重度痤疮，选择泼尼松每天 20~30mg，或等量地塞米松治疗，疗程不超过 4 周，并联合口服异维 A 酸治疗；严重的经前期加重痤疮，泼尼松每天 5~10mg 或等效地塞米松经前 7~10 天开始，每晚服用 1 次至月经来潮为止，不超过 6 个月。应避免长期大剂量使用糖皮质激素，以免发生相关不良反应。

2.外用药物

（1）维 A 酸类药物 可改善毛囊皮脂腺导管角化，溶解微粉刺和粉刺，抗炎，预防和改善痤疮炎症后色素沉着和痤疮瘢痕。在联合治疗中可以增加外用抗菌及抗炎药物的疗效。常用药物包括阿达帕林和他扎罗汀等。

（2）抗菌药物 过氧化苯甲酰具有杀灭痤疮丙酸杆菌、抗炎及轻度溶解粉刺作用，可作为炎性痤疮首选外用抗菌药物，可以单独使用，也可联合外用维 A 酸类药物或外用抗生素使用。此外，常用外用抗生素包括红霉素、林可霉素及其衍生物克林霉素、氯霉素及夫西地酸等。不同浓度与剂型的壬二酸、二硫化硒、硫黄和水杨酸等药物具有抑制痤疮丙酸杆菌、抗炎或者轻微剥脱作用，临床上也可作为痤疮外用药物治疗的备选。

（三）辨证治疗

1.辨证论治

（1）阴虚内热证

治法：滋阴泄火，清肺凉血。

方药：消痤汤加减。女贞子 20g，墨旱莲 20g，知母 12g，黄柏 12g，鱼腥草 20g，蒲公英 15g，连翘 15g，生地黄 15g，丹参 25g，甘草 5g。

加减：大便秘结不通，加大黄（后下）10g、枳实12g通腑泄热；大便稀烂不畅，舌苔黄腻厚浊，去生地黄，加土茯苓15g、茵陈蒿20g利湿清热解毒；失眠多梦严重者，加合欢皮15g、茯苓20g宁心安神；口干口苦明显，肺胃火热盛，加生石膏20g、地骨皮15g以清泻肺胃之火。

（2）瘀热痰结证

治法：养阴清热，化瘀散结。

方药：二陈汤合桃红四物汤加减。茯苓15g，姜半夏9g，陈皮9g，川芎9g，丹参15g，当归12g，莪术15g，夏枯草15g，红花9g，生甘草6g。

加减：如结节明显者加三棱12g，海藻12g，象贝母9g，山慈菇15g；如丘疹颜色较红者加菊花9g，金银花12g，黄芩9g。

（3）冲任不调证

治法：养阴清热，调理冲任。

方药：二仙汤加减。女贞子12g，墨旱莲12g，生地黄18g，玄参12g，仙茅9g，淫羊藿12g，当归12g，丹参15g，益母草12g，桑白皮12g，凌霄花12g，生甘草6g。

加减：如伴有胸胁胀满者，加柴胡9g，郁金9g，香附9g；如痛经明显加延胡索12g，木香9g。

2. 外治疗法

轻中度痤疮常用中药熏蒸、中药湿敷、中药面膜、刮痧疗法等外治疗法。中重度痤疮，特别是以囊肿结节为主的聚合性痤疮，常用中药外搽、火针、刺络拔罐等两种及以上的综合疗法。色暗者可予以火针配合膈俞、肝俞等刺血拔罐，体虚者可配合穴位埋线疗法调节脏腑、气血阴阳。

（1）中药外敷　消痤散外敷治疗寻常型痤疮。药用黄连、丹参、皂角刺、夏枯草、白鲜皮、栀子、当归、白芷、白花蛇舌草等，共研细末。用法：温水洁面并消毒后用粉刺针压出脂栓，将消痤散调匀后敷于面部，上覆保鲜膜保留30~45分钟后洗净，每日1次，7天为1个疗程。

（2）体针疗法　取下关、颊车、攒竹、足三里、手三里、曲池、三阴交、丰隆，留针半小时。

（3）穴位注射　①用丹参注射液或鱼腥草注射液2ml，分别选取双手三里穴（或双足三里、双曲池、双血海），各注射1ml，隔天或3日1次，10次为1个疗程。②取足三里（双），常规消毒后，抽自己的静脉血3.5ml，迅速刺入足三里，每侧注入1.5~2.5ml，1周2次，7次为1个疗程。

（4）自血疗法　对一些反复发作结节囊肿聚合性痤疮，可用自身静脉血4ml抽出后即刻肌内注射，隔天1次，10次为1个疗程。

（5）耳穴压豆法　主穴选取肺、内分泌、皮质下，将中药王不留行籽置于小块胶布中央，然后贴在穴位上，嘱患者每天按压穴位数次，每次压10分钟，10日为1个疗程。

（6）耳穴埋针法

①主穴取肺、内分泌、皮质下，用皮内针埋入，每天按压数次，每次压10分钟。②取内分泌穴，严格消毒后，将揿针1枚刺入皮下，有麻胀感后，外用胶布固定，并嘱患者每日轻巧按压5分钟，15日换1次，两耳交替选用，6次为1个疗程。

（7）刺血疗法　用三棱针消毒后在耳垂前或耳垂后，或耳廓的内分泌穴、皮质下穴速刺出血，隔天1次，10次为1个疗程。

（四）新疗法选粹

（1）近年来研究发现，真皮内微滴注射A型肉毒毒素，可以减少皮脂分泌，有效治疗痤疮。注射剂量控制在每次20~30U，注射层次仅限于真皮层内，同时行全面部微滴注射，可以避免因注射层次过深和剂量过大而带来的表情肌僵硬；每次注射间隔均在 3~6 个月，不会产生自身抗体的风险。

（2）近年来，真皮内注射脂肪干细胞胶等物质作为治疗痤疮的新方法。

（五）医家诊疗经验

1. 朱仁康

朱仁康认为，痤疮大致可分为肺风型和痰瘀型两证。肺风型主要是由过食油腻，脾胃积热，上熏于肺，外受于风所致，皮损以红丘疹、粉刺或小脓疱为主，治宜清理肺胃积热，用枇杷清肺饮加减：生地黄 30g，牡丹皮 9g，赤芍 9g，枇杷叶 9g，桑白皮 9g，知母 9g，黄芩 9g，生石膏 30g，生甘草 6g。痰瘀型是由痰瘀交结而成，皮损以囊肿结节和瘢痕为主，治宜活血化瘀，消痰软坚，用化瘀散结丸：当归尾 60g，赤芍 60g，桃仁 30g，红花 30g，昆布 30g，海藻 30g，炒三棱 30g，炒莪术 30g，夏枯草 60g，橘皮 60g，制半夏 60g。上药研细末，水泛为丸，每日 2 次，每次服 9g。

2. 陆德铭

上海中医药大学陆德铭认为痤疮发病的主要机制在于阴虚火旺，肺胃积热，血瘀凝滞肌肤。其中阴虚火旺为发病之本，肺胃积热、血瘀凝滞为发病之标。故临证以养阴清热为大法，配合清热活血、化痰软坚、清泻肺胃。养阴清热常用药物有生地黄、丹参、麦冬、天花粉、女贞子、栀子、生何首乌等；清热解毒、活血祛脂用白花蛇舌草、虎杖、丹参、茶树根、生山楂。加减法：皮疹色红加赤芍、牡丹皮、连翘；脓疱加金银花、半枝莲、蒲公英、野菊花；结节囊肿加三棱、莪术、桃仁、石见穿、皂角刺、海藻、夏枯草、浙贝母、全瓜蒌；皮疹作痒加苦参、白鲜皮、地肤子；皮脂溢出多者加侧柏叶、薏苡仁；大便干结者加火麻仁、郁李仁、枳实、大黄。陆德铭在临证中常重用丹参、白花蛇

舌草、生山楂 3 味药，认为 3 药合用既可调节内分泌，又可抑制皮脂腺分泌，可抗痤疮杆菌。

3. 徐宜厚

徐宜厚将其诊治痤疮的经验归纳为"四辨""十法"。

四辨：①辨部位，根据中医经络的分布和走向，认为皮损发生于前额与胃有关，在口周与脾有关，在面颊两侧与肝有关，发于胸部与任脉有关，发于背部与督脉有关。②辨皮损，黑头粉刺为湿重于热，白头粉刺为热重于湿；结节多为血瘀气滞，囊肿多为痰湿血瘀互结；脓疱多为肺胃炽热。③辨体质，形体瘦弱多为阴虚燥热，体型肥胖多为湿热积滞。④辨兼症，认为痤疮的兼症主要是辨胃肠大便功能和冲任月经情况。

十法：把治疗痤疮的方法归纳为清泄肺胃、解毒散结、调理冲任、疏肝清解、湿敷除痤、活血散瘀、面膜洁肤、毫针、耳针、挑刺十个大法。清泄肺胃常用白虎汤合枇杷清肺饮，调理冲任常用益母胜金丹合二仙汤，疏肝清热多用丹栀逍遥散，活血散瘀多用桃红四物汤加减。

4. 蔡英奇

蔡英奇分期论治痤疮经验，根据本病病因病机、临床表现及病势转变，分为早期、中后期进行分期论治。早期多见于青壮年，好发于颜面、胸背部，皮损以浅在性炎性丘疹为主，多见于颜面和胸背部，皮肤油腻，皮疹红肿疼痛，甚或小脓疱，或有囊肿，或有痒痛，或伴口渴喜饮，或伴口臭，心烦，或见大便秘结，小便短赤，或女性经前加重，或伴月经不调，舌质红，苔薄黄或黄腻，脉弦数或脉弦滑。此期病机主要突出"热""毒"，故治疗此期患者应以清热解毒为主，药用牛蒡子、金银花、连翘、牡丹皮、苦参、桑叶、蛇莓、荆芥穗、黄芩、甘草、马齿苋等。中后期病程

较长，多为痤疮经久不愈，反复发作，皮疹颜色暗红，颜面、胸背部有较多结节、脓肿、囊肿，或遗留有瘢痕、色素沉着，或呈细小米粒样丘疹隐现于皮下，颜色暗红或呈皮肤色，或丘疹随月经周期而变化，同时伴有月经不调或痛经，或伴腹胀纳呆，舌质暗红，苔薄白或白腻，脉弦滑或滑数。此期病机突出一个"瘀"字，治疗原则为活血化瘀，软坚散结，药用丹参、红花、赤芍、土鳖虫、淫羊藿、夏枯草、皂角刺、牡蛎、鹿角霜、白芷、白鲜皮、白蒺藜等。

五、预后转归

痤疮是青少年时期多发的皮肤病，大多青春期过后本病会逐渐减轻和消失，但亦有部分患者一直延续至中年，反复发作。严重的痤疮治疗不及时或不恰当，可遗留继发性瘢痕疙瘩或永久性色素沉着而影响容貌的美观。

六、预防调护

（1）忌吃辛热煎炸食物，适当增加新鲜蔬菜、水果的摄入。

（2）养成良好生活习惯，保证充足睡眠，保持精神和情绪稳定，避免工作、学习过于紧张。

（3）保持大便通畅，有良好排便习惯。

（4）忌用手挤压粉刺和乱用药物。

（5）女性痤疮与月经周期密切的，应在月经前1周到医院请大夫给予调治。

（6）面部皮脂分泌过多、油腻明显的患者应经常洗脸，保持脸部干净清洁。

主要参考文献

[1]邓宇呈. 痤疮的现代文献研究［D］. 南京：南京中医药大学，2006.

[2]王亭. 痤疮初诊患者中医体质与证型相关性研究［D］. 济南：山东中医药大学，2013.

[3]张仪雯，王娟，席秦，等. 中医治疗痤疮（肺风粉刺）的进展分析［J］. 智慧健康，2018，4（24）：46-47，53.

[4]陈勇，刘桂华. 痤疮中医病因病机及治疗的研究进展［J］. 中国当代医药，2018，25（23）：34-36，41.

[5]禤国维，范瑞强. 中医皮肤科临证精粹［M］. 广州：广东人民出版社，2006.

[7]朱仁康. 皮肤外科临床经验集［M］. 北京：人民卫生出版社，2005.

[8]霍晓玲. 从"郁"辨治痤疮［J］. 湖南中医杂志，2013，29（2）：7-8.

[9]中华中医药学会皮肤科分会. 痤疮（粉刺）中医治疗专家共识［J］. 中国中西医结合皮肤性病学杂志，2017，16（4）：382-384.

[10]徐渴鑫，罗赛，郝立君. 整形美容外科领域治疗寻常痤疮的新疗法进展［J］. 中国美容整形外科杂志，2019，30（3）：188-190，193.

第三节　酒渣鼻

酒渣鼻，西医称"玫瑰痤疮"，是一种好发于面中部、主要累及面部血管及毛囊皮脂腺单位的慢性炎症性疾病。初起鼻部潮红，继而发生丘疹、脓疱，最后可形成鼻赘，病程慢性，时轻时重。发病年龄在30~50岁。古人认为，本病与饮酒有关，故称"酒齄""酒糟鼻"。早在《素问·热论篇》中就有记载："脾热病者，鼻先赤。"又《素问·生气通天论篇》中说："劳汗当风，寒薄为皶，郁乃痤。"《诸病源候论》中说："此由饮酒，热势冲面，而遇风冷之气相搏所生，故令鼻面生齄，赤疱匝匝然也。"

一、病因病机

（一）西医学认识

1.幽门螺杆菌与酒渣鼻

酒渣鼻患者常与胃酸过少症、胃炎及空肠黏膜异常相联系，其季节性病情变化的规律与消化性溃疡类似，均春季加重。多数酒渣鼻患者有不同程度的胃炎，尤其是胃窦胃炎及十二指肠异常改变，组织学上胃部炎症占93.5%，幽门螺杆菌感染阳性率升高，100%患者血清学或组织学其中一项阳性。

2.蠕形螨与酒渣鼻

酒渣鼻患者皮损中蠕形螨感染率较面部湿疹及面部盘状红斑狼疮患者皮损中及健康对照相应部位明显升高，颊部螨密度最高，前额及下颌部其次，螨计数在酒渣鼻丘疹脓疱期及红斑毛细血管扩张期中均明显升高，在皮质类固醇诱发的酒渣鼻患者中尤为显著。

（二）中医学认识

1.肺胃积热

素体肺经阳气偏盛，郁而化热，热与血相搏，血热上蒸，入肺窍使鼻潮红，而生病矣。如《景岳全书》所说："肺经素多风热，色伪红黑而生疠者，亦有之。"

2.脾胃有热

脾与胃以膜相连，若脾胃素有积热，复因嗜酒及辛辣之品，生热化火，酒气熏蒸，亦使鼻部潮红，络脉充盈。

3.寒凝血瘀

寒主收引，风寒客于皮肤，或冷水洗面，以致血瘀凝结，交阻肌肤所致，鼻部先红后紫，久则变为暗红。《证治准绳》说："酒渣乃热血入面，为寒所拂，热血得寒，污浊凝滞而然。"

二、临床诊断

（一）辨病诊断

1.常见类型

酒渣鼻分为4种亚型。

（1）红斑毛细血管扩张型　表现为面部中央持续性红斑，红斑持续时间通常超过10分钟，颈部、耳及前胸也可受累，一般不会累及眼周皮肤。患者通常自诉日晒、外用化妆品后局部有烧灼感、刺痛感及瘙痒感。

（2）丘疹脓疱型　此型表现为面部中央持续性红斑伴随丘疹及脓疱，眼周皮肤通常不累及，与明显潮红的邻近皮肤形成鲜明对比。部分患者可以表现为长达数天的轻微水肿。部分患者眉间、前额、上眼睑和面颊出现非凹陷性水肿。

（3）赘生型　多继发于以上两型，或与之并发。扩张的毛囊内含有角蛋白和蠕形螨。肥大性酒渣鼻最为常见，但赘生组织亦可发生于前额、下颌、眼睑和耳等处。鼻翼和鼻尖由于广泛的炎症浸润、皮脂腺增生肥大和结缔组织、纤维化等因素，常表现为较大的叶状、结节状隆起斑块，即鼻赘。

（4）眼型　此型在酒渣鼻患者中的比例为3%~58%，皮肤与眼常先后受累，20%病例可首先出现眼部病变，53%病例皮损先于眼受累。眼部病变以眼结膜炎最为常见，患者常自诉刺痛、干燥感、瘙痒、灼热、光敏和视物模糊等。如累及角膜，以角膜下部受累多见，轻者出现浅层点状角膜炎，重者发生下2/3角膜周边新生血管、浸润、溃疡和穿孔。酒渣鼻性角膜炎预后较差。

2.变异型

酒渣鼻还有变异型，即肉芽肿型酒渣鼻和暴发型酒渣鼻。

（1）肉芽肿型酒渣鼻　以质硬的棕褐色结节或丘疹为特征，主要发生于下眼睑和面颊等部位，部分患者可有面部以外的皮损。

（2）暴发型酒渣鼻　有学者认为此型是酒渣鼻的一种特殊变型，主要发生于年轻女性，初期仅表现为轻度的酒渣鼻，后发展为突发的丘疹、脓疱、深部脓肿、较大的结节和融合性的窦道。面颊、下颌和前额是好发部位，严重者整个面部均可受累。

（二）辨证诊断

1.肺胃热盛证

（1）临床证候　红斑多发于鼻尖或两翼，在红斑上出现痤疮样丘疹、脓疱，压之褪色。常嗜酒，便秘，饮食不节，口干口渴、便秘。舌红、苔薄黄，脉弦滑。

（2）辨证要点　红斑基础上痤疮样丘疹、脓疱，舌红、苔薄黄，脉弦滑。

2.热毒蕴肤证

（1）临床证候　毛细血管扩张明显，局部灼热，口干。舌红绛、苔黄。多见于丘疹期。

（2）辨证要点　毛细血管扩展明显，舌红绛、苔黄。

3.气滞血瘀证

（1）临床证候　鼻部组织增生，呈结节状，毛孔扩大。舌略红，脉沉缓。多见于鼻赘期。

（2）辨证要点　鼻部组织增生，舌略红，脉沉缓。

4.肝胆湿热证

（1）临床证候　心烦急躁，大便不畅，嗜食辛辣油腻，体态偏胖，舌红、苔厚，脉弦数。男性多有饮酒、抽烟习惯，女性多伴见带下黄稠。男性主要集于青春期；女性主要见于中年时期。

（2）辨证要点　心烦急躁，体态偏胖，舌红、苔厚，脉弦数。

三、鉴别诊断

1.盘状红斑狼疮

为境界清楚的鲜红或淡红斑，中央凹陷萎缩，有毛细血管扩张，毛囊角栓，表面常有黏着性钉板样鳞屑，皮损常呈蝶形分布。以此表现可资鉴别。

2.寻常痤疮

多见于青春期男女，损害为毛囊性丘疹，用手挤可有皮脂溢出，有化脓倾向，好发于颜面及胸背部，有黑头粉刺，鼻部常不受侵犯，通过发病部位可鉴别。

3.面部湿疹

皮损多形性，瘙痒剧烈，无毛细血管和毛囊口扩张现象，颜面以外部位也有湿疹表现，以此鉴别。

4.脂溢性皮炎

皮损除在面部，还可在头发，为淡红色斑，其上有油腻状细碎屑，毛细血管扩张少见，以此鉴别。

四、临床治疗

（一）辨病治疗

1.系统治疗

（1）抗微生物制剂

①抗生素：抗生素治疗为丘疹脓疱型酒渣鼻的一线系统治疗。推荐多西环素50mg或100mg，每晚1次，或米诺环素50mg或100mg，每晚1次，疗程8~12周。对于8岁以下及四环素类抗生素不耐受或者有用药禁忌者，可选用大内酰胺类抗生素如克拉霉素0.5g，每日分1~2次服用，或阿奇霉素0.25g，每日1次。②抗厌氧菌类药物：甲硝唑具有抗毛囊蠕形螨及抗炎作用，可作为二线用药，常用200mg，每日2~3次，疗程4周左右。

（2）异维A酸　异维A酸具有抗基质

金属蛋白酶及抑制炎症细胞因子的作用，可作为增生肥大型患者的首选系统治疗以及丘疹脓疱型患者在其他治疗效果不佳情况下的二线选择。常每天 10~20mg，疗程一般 12~16 周。异维 A 酸不可与四环素类药物同时使用。

（3）羟氯喹　具有抗炎、抗免疫、抗紫外线损伤等多种作用，羟氯喹可通过抑制白细胞介素 -37（IL-37）诱导激活的肥大细胞，减少炎症因子的释放，对于阵发性潮红或红斑的改善优于丘疹和脓疱。0.1~0.2g，每日 2 次，疗程一般 8~16 周，可视病情酌情延长疗程。如果连续使用超过 3~6 个月，建议行眼底检查，以排除视网膜病变。

（4）β 肾上腺素能受体抑制剂　卡维地洛兼有 α_1 受体阻滞和非选择性 β 受体阻滞作用，可作用于心肌 β_1 肾上腺素受体而减慢心率，减缓患者的紧张情绪，主要用于难治性阵发性潮红和持续性红斑明显的患者。剂量为 3.125~6.25mg，每日 1~3 次，疗程 6~28 个月。需警惕低血压和心动过缓，注意监测心率和血压。部分患者在停药时存在一定程度的反跳，需注意缓慢减量，逐渐停药。

（5）抗焦虑类药物　有报道抗抑郁药米氮平和帕罗西汀等均可通过调节血管功能治疗更年期潮热，并可通过多种机制发挥抗炎作用。

2. 外用药物治疗

（1）四环素、克林霉素及红霉素有效，浓度以 0.5%~2.0% 为佳。四环素及红霉素均可降低白细胞趋化及吞噬作用。

（2）1% 甲硝唑霜，每日 1 次，对酒渣鼻安全有效，对减轻炎症及红斑均有效。0.75% 甲硝唑凝胶，每日 2 次，可维持中、重度酒渣鼻的缓解持续，用于治疗或治疗后巩固疗效。2% 甲硝唑溶液，每日 1~2 次，可根据病情所需长期使用。外用甲硝唑的不良反应为烧灼感或刺痛感等局部反应。甲硝唑可能对血管有微妙的直接作用，但更可能通过阻断炎症反应起效。②唑类如酮康唑霜，每日 1~2 次，对酒渣鼻有效，机制可能是抗炎或抑制免疫。唑类药物毒性低，可被敏感性皮肤很好耐受。

（3）外用维 A 酸对痤疮样的皮损有效。0.2% 异维 A 酸霜剂有效，它比维 A 酸刺激性小且在酒渣鼻的第 2、3 期抑制炎症反应。

（4）20% 壬二酸霜对酒渣鼻的丘疹、脓疱及红斑有效，可能其抗炎活性在治疗中起作用。

（5）皮质类固醇制剂应不用，但对暴发性酒渣鼻短期涂高效皮质类固醇可减轻炎症。

3. 光电等物理治疗

在患者病情稳定状态下，可以采用适当的光电治疗来改善炎症状态，减少扩张的毛细血管及增生肥大皮损。比如强脉冲光、脉冲染料激光、CO_2 激光或铒激光、Nd：YAG 激光、可见光、射频、光动力疗法等。

4. 手术疗法

对于单纯以毛细血管扩张或赘生物损害为主的酒渣鼻，药物治疗很难奏效，需酌情选用手术疗法。

（二）辨证治疗

1. 辨证论治

（1）肺胃热盛证

治法：清泻肺胃积热。

方药：枇杷清肺饮。枇杷叶 9g，桑白皮 9g，黄连 6g，黄柏 9g，甘草 6g，人参 6g。

加减：脓疱密集，加半枝莲、皂角刺；皮肤油腻，加生薏苡仁、葛根。

（2）热毒蕴肤证

治法：凉血清热，化湿解毒。

方药：凉血四物汤合黄连解毒汤加减。

生地黄 15g，当归 15g，川芎 10g，赤芍 10g，黄芩 10g，黄连 5g，黄柏 10g，栀子 10g，茯苓 10g，陈皮 6g，红花 5g，甘草 6g。

加减：红肿明显，加蒲公英、紫花地丁；大便干燥，加生大黄。

（3）气滞血瘀证

治法：活血化瘀，行气散结。

方药：通窍活血汤加减。当归尾 15g，赤芍 12g，桃仁 10g，红花 10g，川芎 12g，五灵脂 10g，蒲黄 10g，生地黄 15g，黄芩 15g，大黄 10g，陈皮 10g

加减：鼻赘结节大，加丹参、鬼箭羽。

（4）肝胆湿热证

治法：清利肝胆湿热。

方药：龙胆草 6g，黄芩 9g，栀子 9g，泽泻 12g，木通 9g，车前子 9g，当归 3g，生甘草 6g。

注意女性受体质影响，不宜长时间服用苦寒清热之品。

加减：伴见妇科病者应加入补肾益气之品，如黄芪、菟丝子、续断、狗脊等。

2. 外治疗法

鼻部有红斑、丘疹者可用一扫光或颠倒散洗剂外搽。鼻部见脓疱者可用四黄膏或皮癣灵外涂。鼻赘可先用三棱针刺破放血，然后用颠倒散外搽。

（四）新疗法选粹

近年来，多种类型的激光已经越来越多地用于酒渣鼻的治疗，1064nm 的 Nd：YAG 激光、强脉冲光、CO_2 激光对治疗酒渣鼻的血管病变均有效。

（五）医家诊疗经验

1. 朱仁康

朱仁康认为，酒渣鼻可分为肺火型（多见于初期）和血瘀型（见于中、后期）两型，肺火型治以清理肺胃积热，用枇杷清肺饮加减；而血瘀型先以凉血、活血清热为法，用凉血四物汤，后用活血祛瘀之法，予通窍活血汤。

2. 管汾

管汾认为，酒渣鼻可能是在皮脂溢出的基础上，由于各种因素作用，使患部血管神经失调，毛细血管长期扩张所致。此外，长期饮酒、消化道功能紊乱、内分泌功能失调以及冷热、风吹、日晒等物理因素长期刺激，情绪激动及精神紧张均可成为促使发病的因素。辨证时当分析是以热为主或以瘀为主。一般早期表现以血热为明显，而晚期则以血瘀为主，故治疗时亦有所侧重。在清热祛脂汤中重用黄芩、桑白皮、栀子、生石膏清肺胃之热，辅以蒲公英、半枝莲、白花蛇舌草清热解毒，丹参活血祛瘀，牡丹皮、赤芍清热凉血，决明子、生山楂祛脂，以炙甘草调和诸药为使。同时配合服用维生素C、维生素 B_6 以促进脂质代谢。

五、预后转归

本病好发于中年人，易复发，在早期如红斑期和丘疹脓疱期及时治疗，可以治愈，若失治或治疗不当，可发展为鼻赘期，则治疗较为困难，可留下继发性瘢痕。

六、预防调护

（1）寻找致病因素，并给予相应治疗。

（2）忌食辛辣、酒类等刺激食物，少饮浓茶，饮食宜清淡。

（3）保持大便通畅。

（4）平时洗脸水温适宜，避免过冷过热刺激。

（5）保持心情舒畅，忌恼怒。

主要参考文献

[1]董玉喜，彭冬青，王秋红. 火针配合毫针针刺治疗酒渣鼻45例［J］. 河北中医，

2010, 12: 1850-1851.

[2] 徐天华, 徐媛媛, 刘佳, 等. 595nm/1064nm 双波长激光治疗酒渣鼻的疗效观察 [J]. 中国美容医学, 2012, 21 (4): 613-615.

[3] 孔婧妍, 夏庆梅. 中医辨治酒渣鼻临床研究现状及展望 [J]. 中国美容医学, 2018, 27 (10): 164-167.

第四节　斑秃

斑秃是一种T细胞介导的毛囊自身免疫性疾病。中医学对斑秃早有研究, 中医称之为"圆秃""油风", 俗称"鬼舔头""鬼剃头"。

一、病因病机

(一)西医学认识

1. 流行病学

斑秃可发病于任何年龄, 但以5~40岁之间为多, 一般无自觉症状, 常无意中发现, 头发呈片状脱落, 脱发区呈圆形、椭圆形或不规则形, 表面光滑, 略有光泽, 无炎症, 一部分人可反复发作。严重者全身毛发均可脱落, 成为全秃。两性均可受累。

2. 发病原因

斑秃的发病原因目前尚不完全清楚, 有人推测与自身免疫性疾病有关。在患者免疫学研究发现患者血清中抗甲状腺抗体、抗胃壁细胞抗体、抗肾上腺皮质抗体比正常人高。本病与精神创伤、过度紧张、遗传、内分泌障碍、局部病灶感染、中毒、肠寄生虫或其他内脏疾病有关。上述诱因皆可引发斑秃或使本病迅速加重。

3. 发病机制

发病可能与血管运动中枢功能紊乱、自主神经系统失调有关, 引起患部毛细血管持久收缩, 毛发供血障碍, 引起毛发营养不足。

4. 病理变化

早期在毛球、毛乳头血管周围有以淋巴细胞为主的浸润。退行期及休止期的毛囊数目增多, 炎症细胞明显减少。

5. 分型

日本 Ikeda 经长期调查研究认为斑秃可分4型, 其发病年龄、临床表现及其预后均不同。

Ⅰ型: 遗传过敏性 (10%), 发病早, 病程长, 75% 发展为全秃。

Ⅱ型: 自身免疫性 (5%), 常于40岁以后发病, 病程长, 仅10% 发展为全秃。

Ⅲ型: 高血压前性 (4%), 青年成人发病, 其双亲或双亲之一为高血压患者, 进展迅速, 全秃的发生率为39%。

Ⅳ型: 寻常型 (83%), 不属于Ⅰ~Ⅲ型者, 发病于儿童后期或青年人, 总病程常在3年以内, 单个斑秃可在6个月内长头发, 6% 发生全秃。

注: 上面括号内数字表示在日本的相对发生率。

(二)中医学认识

1. 认识源流

斑秃在《黄帝内经》称"毛拔""发落""发坠", 《难经》称"毛落", 隋代《诸病源候论》称"鬼舐头"。此后对本病认识有详细记述, 如《诸病源候论》中指出: "人有风邪, 在于头, 有偏虚处, 则发秃落, 肌肉枯死……或如钱大, 或如指大, 发不生, 亦不痒, 故谓之鬼舐头"。明代《外科正宗》首提"油风"一词, 称: "油风乃血虚不能随气荣养肌肤, 故毛发根空, 脱落或片, 皮肤光亮, 痒如虫行, 此皆风热乘虚攻注而然。"又如《医宗金鉴》记载: "油风毛发干焦脱, 皮红光亮痒难堪, 毛孔风袭致伤血。"

在论证方面, 明、清两代有许多创见

性的阐发。清代《冯氏锦囊秘录》提出内治"当滋补精血为本"，明代《外科正宗》采用标本同治、内治与外治相结合的方法，内服神应养真丹以培其本，外洗海艾汤以治其标，仍有实用价值。

2. 病因病机

中医学认为，肝藏血，肾藏精。本病多因肝肾虚亏，阴血不足，血为气母，气血两虚，腠理不固，毛孔开张，风邪乘虚而入，风盛血燥，发失所养则发脱落。清代《冯氏锦囊秘录》有段原则性论述，该书说："发乃血之余。焦枯者血不足也；忽然脱落，头皮多痒，须眉并落者，乃血热生风，风木摇动之象也；病后疮后产后发落者，精血耗损，无以荣养所致也。"这段论述，可视为本病病因的高度概括，具有指导临床实践的意义。

中医学对本病的病因病机提出了十种学说。

（1）肾虚说 此说倡于《黄帝内经》，该书说："女子七岁，肾气实，齿更发长……五七，阳明脉衰，面始焦，发始坠……丈夫八岁，肾气实，发长齿更……五八，肾气衰，发落齿枯。"肾藏五脏六腑之精华，精虚不能化生阴血，致使毛发生化少源，故症见脱发或头发过早花白。

（2）肺损说 张仲岩说："肺主皮毛，肺败则皮毛先绝。可知周身之毛，皆肺主之。察其毛色枯润，可以觇肺之病。"肺位最高，为脏之华盖，主一身之气。肺气旺则能助津液营血的宣发与敷布，内则荣养脏腑，外则润滋肌肤皮毛和空窍。若肺损则会变生诸证，其中毛发稀少、枯黄或花白脱落，就是最多见的外症之一。

（3）血瘀说 清代《血证论》说："凡系离经之血，与养荣周身之血已睽绝而不合，瘀血在上焦，或发脱不生。"《医林改错》更是明确指出："头发脱落，各医书皆言伤血，不知皮里肉外血瘀，阻塞血路，

新血不能养发，故发脱落。"血瘀毛窍，经气不宣，新血难以灌注于发根而失其濡养，故而迅即出现大面积的头发脱落。

（4）血热说 金代《儒门事亲》说："年少发早白落，此血热太过也。世俗止知发者血之余，血衰故耳。岂知血热而发反不茂。肝者，木也。火多水少，木反不荣；火至于顶，炎上之甚也。热病汗后，发多脱落，岂有寒耶？"血为水谷精微所化，以奉养周身。若过食辛热、炙煿之味，或情志抑郁化火，或者年少气血方刚，肝木化火皆能暗耗阴血，或者血热生风。风热随气上窜于顶，毛根得不到阴血的滋养，头发则会突然脱落或焦黄，或早白等。

（5）失精说 汉代《金匮要略》说："失精家，少腹弦急，阴头寒，目眩，发落，脉极虚芤迟，为清谷亡血失精。"所谓失精家，是指平素失精的男性患者，精泄过多，造成精室血海空损，阳气也随精而外泄，症见龟头冷、目眩、发落等。

（6）血虚说 隋代《诸病源候论》说："冲任之脉，为十二经之海，谓之血海，其别络上唇口。若血盛则荣于须发，故须发美；若血气衰弱，经脉虚竭，不能荣润，故须发秃落。"营血虚损，冲任脉衰，均可出现毛发枯而不润，或者萎黄稀少，乃至毛发脱落等症。

（7）偏虚说 隋代《诸病源候论》说："人有风邪在头，有偏虚处，则发秃落，肌肉枯死。或如钱大，或如指大，发不生，亦不痒，故谓之鬼剃头。"头皮空虚，外风乘虚攻注，使之发根空松，濡养不足，故现斑块状脱发。

（8）湿热说 清代《临证指南医案》说："湿从内生者，必旁洁酒醴过度，或嗜饮茶汤，或食生冷瓜果及甜腻之物。"说明恣食甘肥，容易伤胃损脾，湿热内蕴，循经上蒸颠顶，侵蚀发根白浆，导致头发黏腻，或头发稀少，或均匀性脱落。

（9）忧愁说　唐代《千金翼方》说："忧愁早白，远视䀮䀮风泪出，手足烦热，恍惚忘误。"所思不遂，情志内伤，损及心脾，脾伤则运化失职，气血化生无源，故而在外形伤，表现为白发、脱发，在内神伤，故有烦劳虚热等症。

（10）胎弱说　古人认为怀孕七个月后，始见毛发生长。受胎之时，若禀赋不足，胎气虚怯，则肾气匮乏，头发生长迟缓或者稀少，或者焦枯色黄少华。诚如清代《兰台轨范》所说："发久不生，生则不黑，皆胎弱也。"

上述文献说明，本病发生的原因，不外乎虚与实。所谓虚，一指气血之虚，一指肝肾之虚。人受水谷精微，化生为气血、阴精，一旦阴血亏损，不能化生精血，毛根空虚，发无生长之源，即致头发大片脱落。所谓实，多因过食辛热、炙煿厚味，或者情志抑郁化火，暗耗阴血，血热生风，或者血瘀毛窍，毛根得不到阴血的濡养，都能导致头发不知不觉地脱落。

二、临床诊断

（一）辨病诊断

1. 诊断要点

主要依据病史及临床表现，头部突然出现圆形、椭圆形的秃发区，局部皮肤无炎症光滑发亮及无自觉症状，诊断不难。

2. 相关检查

组织病理：毛囊下部绕有圆细胞浸润，在毛发已脱落的毛囊中可有新的毳毛形成，新长的毛发缺少色素。圆细胞浸润可侵入毛囊壁，并有发基质细胞的变性。晚期，供应毛囊的某些血管有血栓形成，而无浸润。毛球及其真皮乳头均缩小，乳头下的结缔组织呈血管周围变性。基质也缩小，它的缩小比乳头的缩小更为显著。皮质激素治疗后毛发暂时再长时，基质增多，但乳头体积不增。

（二）辨证诊断

1. 血热生风证

临床证候：突然脱发成片，偶有头皮瘙痒或蚁走感，或伴有头部烘热，心烦易怒，急躁不安，舌质红，苔少，脉细数。个别患者还会相继发生眉毛、胡须脱落的现象。

2. 肝郁血瘀证

临床证候：脱发前先有头痛、头皮刺痛或胸胁疼痛等自觉症状，继而出现斑片状脱发，甚者发生全秃。常伴有夜多噩梦，失眠，烦躁易怒，或胸闷不畅，胁痛股胀，喜叹息，舌质紫暗或有瘀斑，苔少，脉弦或沉涩。

3. 肝肾不足证

临床证候：病程日久，平素头发枯黄或灰白，发病时头发呈大片均匀脱落，甚或全身毛发尽脱，或有脱发家族史。常伴膝软，头昏，耳鸣，目眩，遗精滑泄，失眠多梦，畏寒肢冷，舌淡，苔薄或苔剥，脉细或沉细。

4. 气血两虚证

临床证候：病后、产后或久病脱发，脱发往往是渐进性加重，范围由小而大，数目由少而多，头皮光亮松软，在脱发区还能见到散在性参差不齐的残存头发，但轻轻触摸即脱落，伴唇白，心悸，神疲乏力，气短懒言，头晕眼花，嗜睡或失眠，舌质淡红，苔薄白，脉细弱。

三、鉴别诊断

（一）西医鉴别诊断

1. 假性斑秃

症状类似斑秃，但患部头皮萎缩，光滑而带有光泽，看不见毛囊开口，毛发不能再生，损害边缘有细狭的红晕带，毛发无松动现象，多见于儿童。

2. 黑点癣

毛发出头皮即折断，非脱发，病发镜检可查到芽孢，自觉轻微瘙痒。根据这些临床表现可以鉴别。

3. 拔毛癣

患者有精神异常，常不自觉地频频拔除毛发，根据病史及以上特征可鉴别。

4. 麻风

脱毛最先开始于眉毛外 1/3，头部脱发是自发际开始，逐渐向上蔓延，严重时仅沿血管经路有片状或线状的毛发残留，他处均完全脱落。除脱发外兼有感觉消失、眶上神经粗大等麻风其他损害，与斑秃可以区别。

5. 秃发性毛囊炎

先发生毛囊化脓性炎症，愈后呈萎缩性瘢痕，易反复再发。斑秃无此特点。

6. 黄癣

呈萎缩性瘢痕，其上稀疏散在残存毛发，有时尚见有黄癣的典型症状。多发生于儿童，为永久性秃发。依据黄癣的典型症状可与斑秃相区别。

7. 梅毒性秃发

呈斑状秃发，头皮无瘢痕形成，但边缘不规则，呈虫蛀状，脱发区脱发也不完全，数目众多，好发于后侧，伴有其他梅毒症状，梅毒血清学检查阳性。斑秃则无梅毒症状。

8. 毛囊黏蛋白病

头发亦可呈斑片状脱落，但局部头皮见红斑、丘疹、斑块、结节，可演变为蕈样肉芽肿，组织病理可资鉴别。

（二）中医鉴别诊断

1. 白秃疮

白秃疮（白癣）以儿童多见，毛发干枯，容易折断，日久也会引起脱发，但到青春发育期，大部分可以不治自愈。依据

这些特点可与斑秃区别。

2. 白屑风

白屑风（干性皮脂溢出）患者头部能见到弥漫而均匀的干性糠秕状鳞屑，落之又生，自觉痒重，日久也会出现脱发。斑秃则无干性糠秕状鳞屑症状。

四、临床治疗

（一）提高临床疗效的要素

斑秃的治疗目的是控制病情进展，促使毛发再生，预防或减少复发，提高患者生活质量。充分的医患沟通和患者心理咨询在斑秃治疗中十分重要。对于单发型或脱发斑数目较少、面积小的患者可以随访观察，或仅使用外用药；对于脱发面积大、进展快者，主张早期积极治疗；对于久治不愈的全秃、普秃或匍形性斑秃患者，也可充分沟通后停止药物治疗。使用假发和发片也是一种合理的对策。

（二）辨病治疗

1. 系统治疗

（1）糖皮质激素 对于急性进展期和脱发面积较大的中、重度成人患者，可酌情系统使用糖皮质激素。口服一般为中小剂量，如泼尼松≤每日 0.5mg/kg，通常 1~2 个月起效，毛发长出后按初始剂量维持 2~4 周，然后逐渐减药直至停用。注意减量过快或停药后复发率较高，应缓慢减药。若系统使用糖皮质激素 3~6 个月后无明显疗效，应停止使用。对于儿童斑秃患者，应根据病情酌情谨慎使用系统糖皮质激素治疗。

（2）免疫抑制剂 临床不作为一线药物使用。当患者病情重或不宜系统应用糖皮质激素或对糖皮质激素无效的患者可酌情使用。主要药物为环孢素，口服剂量一般≤每日 3mg/kg，也可联合小剂量糖皮质

激素治疗，治疗期间应注意监测血药浓度及不良反应。

2.局部治疗

（1）外用糖皮质激素　斑秃的一线疗法，推荐使用卤米松、糠酸莫米松及丙酸氯倍他索等强效或超强效外用糖皮质激素。

（2）皮损内注射糖皮质激素　复方倍他米松注射液每3~4周1次，曲安奈德注射液每2~3周1次，可重复数次，如3个月内仍无毛发生长，即应停止注射。

（3）局部免疫疗法　本疗法适用于重度斑秃（脱发面积≥50%的多发性斑秃、全秃和普秃），因有较多不良反应要谨慎使用。

（4）钙调磷酸酶抑制剂　可用于治疗头皮、眉毛或胡须斑秃。

（5）外用米诺地尔　外用米诺地尔可促使头发再生，常需与其他治疗联合应用，避免单用于进展期斑秃。

（6）局部外用前列腺素　可以作为治疗睫毛斑秃的一线治疗。

（三）辨证治疗

根据斑秃的病因病机，本病中医治疗总的法则是凉血息风，疏肝解郁，补益肝肾，健脾养血生发。在治疗方法上应内治和外治相结合，内外合治，标本兼顾，以达到较好的治疗效果。

1.辨证论治

实证以清、以通为主。血热清之则血循其经，血瘀祛之则新血易生，均有利于发根局部营养物质的摄取和血液的供应。虚证以补、以摄为要，补可填虚，摄可秘精，精血得补，更能助益毛发的生长。由于"发为肾之候"，肾……其华在发，本病常可见肾虚征象，而肝藏血，肝肾同源，故多采用滋补肝肾法治疗。治疗时一要慎温燥，由于发为血之余，血属阴，不论脾虚，还是肝肾两虚，应用补肝肾、健脾胃

等法时，应以滋养温润之品为宜，慎用温燥之品如锁阳、肉桂、大剂党参等；二要慎消散，由于油风主要是内风所致，与外感风邪不相干，故不可过用消散祛风之品，以免耗伤阴液。

（1）血热生风证

治法：凉血息风，养阴护发。

方药：四物汤合六味地黄汤。生地黄15g，女贞子15g，桑椹子15g，牡丹皮10g，赤芍、白芍各10g，山茱萸10g，玄参12g，菟丝子12g，当归15g，白蒺藜15g，珍珠母30g。

加减：失眠者，加决明子15g、磁石30g以平肝镇潜安神；风热偏盛，脱发迅猛者，加天麻10g、白附子10g以平肝疏风；瘙痒剧烈者，加白鲜皮12g、酸枣仁12g、僵蚕9g等以祛风安神止痒。

（2）肝郁血瘀证

治法：疏肝解郁，活血化瘀。

方药：逍遥散合桃红四物汤加减。柴胡12g，素馨花9g，丹参15g，赤芍12g，川芎6g，当归12g，桃仁9g，红花9g，青皮6g，鸡血藤30g，酸枣仁30g，甘草6g。

加减：夜寐难安，酌加夜交藤12g、合欢皮12g、珍珠母30g、磁石30g，百合10g以养心除烦；肝郁化火者加牡丹皮9g、栀子9g以清热凉血解郁；肝郁气滞较甚、胸肋疼痛者，加香附9g、陈皮9g、延胡索12g以疏肝解郁止痛。

（3）肝肾不足证

治法：滋补肝肾，填精生发。

方药：七宝美髯丹加减。制何首乌、枸杞子、菟丝子、当归各15g，女贞子20g，黑芝麻30g，怀牛膝、黄精各12g，桑寄生、怀山药、茯苓、山茱萸各15g，炙甘草6g。

加减：偏阳虚者，加补骨脂、淫羊藿、巴戟天各12g以补肾壮阳；偏阴虚者，选加墨旱莲、知母、牡丹皮、积雪草各12g

以清热凉血；兼有血瘀者，加侧柏叶、丹参各12g以活血化瘀；失眠多梦者，加五味子、益智仁、合欢皮、酸枣仁各12g，以宁心安神除烦；与情志有关者，可用代赭石15g、郁金10g以重镇潜阳解郁。

（4）气血两虚证

治法：健脾益气，养血生发。

方药：人参养荣汤加减。党参15g，黄芪15g，白术12g，茯苓12g，制何首乌15g，黄精15g，熟地黄15g，当归12g，大枣12g，白芍12g，五味子9g，甘草3g。

加减：心悸，夜难入眠，加五味子9g、百合12g、柏子仁15g以养心安神；血虚有热者，加黄芩9g、牡丹皮12g，熟地黄、生地黄各15g以清热凉血。

2. 外治疗法

（1）生姜（老者更佳）切片，擦患处至有热灼感为好，每天3~4次。

（2）斑蝥7g，骨碎补、补骨脂各12g，鲜侧柏叶30g，上药切碎泡入75%的乙醇或普通白酒500ml中，1周后外搽，以患处皮肤微红为度。

（3）10%的斑蝥酊外搽。

（4）30%补骨脂酊（补骨脂30g，75%乙醇100ml泡调后用）外涂患处，每天3次。

3. 成药应用

（1）七宝美髯丸　具有补益肝肾、乌发壮骨之功效。主治肝肾不足证。早、晚各服1丸，淡盐开水送服。

（2）补肾养血丸　补肝肾，益精血。用于身体虚弱，血气不足，须发早白。口服，大蜜丸1次1丸，1日2~3次。

此外，人参养荣丸、养血生发胶囊、斑秃丸、逍遥丸也可辨证选用，遵医嘱口服。

（四）新疗法选粹

近年来，国内外有研究报道口服JAK抑制剂、抗组胺药物（如依巴斯汀和非索非那定等）和复方甘草酸苷，外用前列腺素类似物，以及应用联合长波紫外线（PUVA）、窄谱中波紫外线（UVB）、308nm准分子激光、低能量激光及局部冷冻治疗等治疗斑秃有效，但这些治疗的疗效及安全性还有待进一步评估。

（五）医家诊疗经验

1. 梁剑辉

梁剑辉用固肾生发汤治肝肾不足、气血亏虚之脱发取得较好疗效。方药组成为熟地黄、何首乌、木瓜、党参、丹参、枸杞子、桑椹子、川芎、黑芝麻、女贞子等。治疗肝肾不足、气血亏虚之斑秃、全秃、普秃等161例，总有效率为88.2%。老年患者可加淫羊藿、金樱子、巴戟天等；女性患者可加鹿角胶、阿胶、墨旱莲；儿童患者可加怀山药、龙眼肉、茯苓等。

2. 邓铁涛

邓铁涛认为，肝藏血，肾藏精，肝肾互为子母，精血互生，当肝肾得养，精足血旺，毛发则生长旺盛；反之，如果肝不藏血，肾精耗伤，则毛发失其滋养，故发枯脱落。这就是为何脱发病都有肝肾不足的见证。邓铁涛常运用地黄、黄精、桑椹以滋肾益精，黑豆、当归、何首乌、鸡血藤、桑椹以养肝生血。特别是黑豆、何首乌、地黄、桑椹，在脱发中为必用之药。在益精补血之药中，邓铁涛还常加入鸡血藤之类活血之品，使滋而不腻，活血生新。

邓铁涛还认为，气为血帅，血为气母，血虚则气亦虚，气虚则血更虚。当肺气虚时，则宣发无权，"外合皮毛"的功能就低下，这就更易导致脱发，同时亦是头发难以复长的原因之一，这一点也是脱发者在出现血虚的同时为什么兼见气虚证候的内在联系。故此，邓铁涛认为在治疗脱发一证中，除了抓住补血之法不放外，还应紧密配合补气。补血为头发的生长提供了物质基础，补气则为头发的生出提供了推动力，只有既补精血，又补气分，才能相得益彰。邓铁涛常用黄芪、五爪龙、太子参、茯苓以补益肺脾之气以达补气之目的。

还有一点需要强调的是，邓铁涛认为肝肾不足者，易导致阴虚内热，临床上多表现为失眠多梦，易烦躁，脉细数，舌红，舌尖有大头针帽样的红点。特别是最后一体征，是邓氏判断患者有否阴虚内热的关键。如有阴虚内热者，还应养阴清热，常用二至丸以达此目的。为防阴虚内热的出现，邓铁涛认为补血不宜太温热，补气不宜太温燥，所以在补血药中除喜用温热之性不大的药物外，有时还用生地黄易熟地黄，补气药中喜欢用太子参和五爪龙，就是这个道理。至于针刺、酒搽患部，目的全在于通过局部性刺激，增强局部血液循环，改善气血运行，促其发生。常配合使用外治法如下：①每天晨起用白兰地酒搽全头全脚，脱发处多搽一些。②如脱发面积较大者，则在脱发处配合运用毫针平压挑刺患部。

3. 董建华

董建华治斑秃以补肾养血为主。他根据《黄帝内经》"肾藏精，主骨生髓"，"肾气实，发长齿更；肾气衰，发堕齿槁"，以及精血相生，精足血旺则毛发繁茂润泽等理论，认为头发的生机根源于肾，发的润养来源于血，所以治疗斑秃须抓住肾虚精血不足这个本，故以补肾养血为主，方用二至丸加味。《医方集解》提出："二至丸，此是少阴药也，女贞子甘平，益肝补肾；墨旱莲甘寒，入肾补精，故能益下而荣上，强阴而黑发也。"董建华认为，二至丸滋而不腻，补而不燥，有凉血润燥作用，是治疗斑秃的良方，再加上何首乌、黄精、当归、生地黄、熟地黄、枸杞子、黑芝麻等味以增强滋补之力，配用牡丹皮、侧柏叶、栀子等品以助泻热、凉血润泽之功，这样药效更好。

根据董建华经验，认为《医宗金鉴》提出的用祛风药羌活治斑秃的理论，是值得商讨的，因为辛温散风药，有耗血动血之弊，斑秃患者精血本来亏虚不足，再去耗其阴血，势必虚上加虚，不仅无效，反而会使病情加重。因此，在临床上治疗斑秃，是绝对不能用羌活一类辛温散风药的。

4. 吕志连

吕志连认为，斑秃虚证少实证多。大凡脱发初起，来势缓慢，多在梳头时见大片落下，小如指甲，大如钱币，同时兼失眠、耳鸣、健忘等类似神经衰弱症状者，此属虚证；脱发迅速，成片脱下，呈圆形或不规则形，甚至全部脱落，体格壮实者，此属实证。临床所见，虚证少而实证多，纯虚者更少（不包括化疗、放疗后的脱发），常是虚中夹实。吕志连常用王清任之通窍活血汤加减。属虚证者，加墨旱莲、枸杞子、黑芝麻各15g，山茱萸12g，制何首乌20g；实证者加丹参、代赭石、刺蒺藜各15g，生薏苡仁30g。平时应调摄精神，稳定情绪，增加营养，多食水果。

5. 李树棠

李树棠用利水、祛湿、化痰法治疗斑秃。斑秃一病，临床上多按风盛血燥和血瘀阻络进行论治。李树棠发现在多数儿童患者中并无明显的风盛血燥和瘀血阻络之症，他认为是由水湿津液代谢失调，痰饮隐避于毛囊而形成斑秃，因此必须用利水、祛湿、化痰的方法治疗。

李树棠采用芫花5g，甘遂5g，加米醋50g，浸泡24小时后加入清水50g，在浸泡24小时备用，用法是用棉球蘸药液，每日搽3~4次。用后痛止而后毛发生出，灵验者一周后即可见效，不论儿童或成年人，只要是痰饮之邪所致的斑秃均能明显见效。

6. 欧阳恒

欧阳恒以六味地黄丸治疗斑秃。他认

为本病临床血虚风盛者，一般脱发时间较短，脱发还可有轻度的瘙痒或蚁行感，而肝肾不足者，病程长久，甚或发展到全秃或普秃，在这种情况下，单纯以神应养真丹、逍遥散或七宝美髯丹类疗效欠佳，考虑到疏肝活血补血仅仅是一方面，强肾六味地黄丸方药必须添加，以疏肝活血，助益肾精，合而为一方，疗效可见。

五、预后转归

在多数情况下，只要辨证准确，综合治疗，尽早控制本病活动期，大多可治愈。中年患者，一般恢复较青年患者慢；老年人的斑秃尤以大片斑秃较难恢复；枕部1~2片斑秃，无明显进展者，部分病例可自行恢复，但要注意防止其复发；双颞侧耳上部的斑秃较难恢复；有遗传倾向及遗传过敏体质的斑秃预后较差，病程长，如临床上有一种较少见的"蛇形斑秃"，多见于儿童，成人也可发病，主要表现为沿枕部、颞发际线环状脱发，患者往往伴有异位性体质，对治疗不敏感，大多数病例在青春期前变全秃，不易恢复，完全治愈的很少，同时合并颈鲜红斑痣的预后更差。

斑秃的病程很不一致，数月甚至数年，一般说来，秃发范围较大，长时间处于活动期，且为多发性斑秃者病程较长。本病有自愈倾向，但易反复发作。即使是经过临床治疗头发全部长出的病例，也有33%~50%复发，复发时间多在1年之内。少部分患者甚至在5年后才复发。儿童患者复发较多，也易发展成全秃，治疗上较难恢复。有4%~30%的斑秃患者会发展成普秃，尤以青少年较为常见。普秃可在几周内发生，但通常从斑秃发展成普秃的时间间隔为2年。部分斑秃患者在发病后5年或5年以上才发展成普秃，这部分病例临床难以治愈。

六、预防调护

（一）预防

（1）精神调理　注意劳逸结合，保持心情舒畅，切忌烦恼、悲观、忧愁和动怒。发现本病后，在调治中要有信心和耐心，处方用药不宜频繁更改，应该守法守方，坚持治疗，不急不躁。

（2）生活调理　讲究头发卫生，不要用碱性太强的肥皂洗头发，不滥用护发用品，平常理发后尽可能少用电吹风和染发。

（3）饮食调理　饮食要多样化，克服和改正偏食的不良习惯。斑秃是一种与膳食关系密切的疾病，要根据局部的皮损表现辨证分型，制订食疗方案。

（二）调护

在一般情况下，本病以青壮年居多，常与心绪烦扰有关，故除保持情志条达外，应给予镇静安神的食品，如百合、莲子、牡蛎肉、酸枣仁等；精血不足的患者，应多食用含有高蛋白的补精益血食品，如海参、大虾、鱿鱼、黑芝麻、核桃仁等。病情日久，痰血阻滞者，应食用通络化痰作用的食品，如丝瓜、青鱼、藕、红糖、荠菜等。

可作为饮食治疗的药材与食物有黑芝麻、桑椹、何首乌、女贞子、枸杞子、山药、大枣、黑豆、桃仁、菊花、猪瘦肉、羊肉、胡萝卜、菠菜、动物肝脏、卷心菜、鱼、鸡肉、生藕、莴笋、山楂、茄子、海带、黑枣等。

主要参考文献

[1]刘惠芸. 论内治斑秃六法 [J]. 光明中医，2004，19（4）：31-32.

[2]武德珍，刘世峰，岳永焕. 中西医结合治疗斑秃96例临床观察 [J]. 河北中医，

2005, 27（6）: 444-445.

［3］李亚丽, 张娜, 邢恩鸿, 等. 何首乌饮对亚急性衰老大鼠的抗氧化和调血脂作用［J］. 中国新药杂志, 2008, 17（4）: 289-291.

［4］王和平, 李悦. 斑秃的中医研究进展［J］. 世界最新医学信息文摘, 2018, 18（92）: 72-73, 76.

［5］颜艳. 斑秃的中医病因分析［J］. 世界最新医学信息文摘, 2017, 17（22）: 86.

［6］王静文, 武忠. 斑秃的中医临床治疗研究概况［J］. 中国民族民间医药, 2020, 29（23）: 64-67.

［7］李树春. 梅花针扣刺配合针灸治疗斑秃36例［J］. 河南中医, 2012, 32（3）: 353-354.

［8］王冰, 高险峰, 徐百灵. 生发梅花针环压扣刺法治疗斑秃的临床研究［J］. 吉林中医药, 2010, 30（12）: 1065-1066.

［9］中华医学会皮肤性病学分会毛发学组. 中国斑秃诊疗指南（2019）［J］. 临床皮肤科杂志, 2020, 49（2）: 67-72.

第十四章　皮肤血管炎疾病

第一节　过敏性紫癜

过敏性紫癜是侵犯皮肤或其他器官的毛细血管及毛细血管后静脉的一种过敏性小血管炎。中医称之为"葡萄疫"。《外科正宗》中有关"葡萄疫"的描述为："葡萄疫，其患多生于小儿，感受四时不正之气，郁于皮肤不散，结成大小青紫斑点，色若葡萄。"《医宗金鉴》云："此证多因婴儿感受疠疫之气，郁于皮肤，凝结而成。大、小青紫斑点，色状若葡萄，发于遍身，惟腿胫居多。"《外科证治全书》："葡萄疫，此证多生于小儿。盖感四时不正之气，郁于肌肤而发，发成大小青紫色斑点，色如葡萄，头面遍身随处可发，身热口渴者，羚羊角化斑汤主之。不渴倦怠者，补中益气汤加生地黄主之。有邪毒传胃、牙根腐烂出血者，内用羚羊角化斑汤去苍术加升麻、葛根服之，外搽珍珠散。"

一、病因病机

（一）西医学认识

西医学认为过敏性紫癜是由抗原抗体反应，免疫复合物在血管壁沉积，激活补体，导致毛细血管和小血管壁及其周围产生炎症，使血管壁通透性升高，从而产生紫癜和各种局部及全身症状。

1. 流行病学

遗传因素在过敏性紫癜发病中的研究提示基因因素直接或（和）间接参与发病，但家族发病倾向不显著。有文献研究显示，过敏性紫癜的发病具有种族倾向，亚洲人的发病率最高，黑人的发病率低于其他种族。

2. 病因

本病病因不明，发病前多有上呼吸道感染等症状（常见的是病毒或链球菌性咽炎），也可能与药物（如非那西汀、青霉素、灰黄霉素、四环素、红霉素、奎尼丁）、食物、支原体感染、昆虫叮咬、化学毒物、物理因素（如寒冷）、妊娠、其他变应原或淋巴瘤等有关。亦有报道有家族中同患本病者。

（1）感染因素　感染因素影响着过敏性紫癜患者的发病。其中链球菌、幽门螺杆菌以及病毒是主要感染因素。

（2）药物因素　不同的研究资料中发现，部分患者在应用药物（包括阿糖胞苷、厄洛替尼、三磷酸腺苷辅酶A）后出现过敏性紫癜的症状。其中阿糖胞苷与厄洛替尼均属于抗肿瘤药物。

（3）遗传学研究　通过对过敏性紫癜患者临床病例资料进行分析，并将其基因型与健康人的基因型进行对比，观察对比结果发现，基因组中HLA-A1、B49、B50相较于健康组而言表达有所缺失，而HLA-A2、A11、B35相较于健康组而言表达增加，说明遗传学因素也是引发过敏性紫癜的原因之一。

3. 发病机制

体液免疫、细胞因子、细胞免疫、Toll-like受体等均影响过敏性紫癜的相关规律。总的来说，过敏性紫癜的发病机制主要是免疫因素诱导的一类全身血管炎症，往往同遗传、药物及感染等有着一定的联系，也多伴发其他疾病。

（二）中医学认识

中医认为本病主要是由于热（毒）邪侵犯人体，风热相搏或热毒炽盛，扰动血络，导致血液运行不畅，迫血妄行，离经之血外溢肌肤而发斑，内渗于里，损伤肾络而尿血，内迫肠胃则便血，久则耗伤气血，气虚血瘀发为本病。

1. 病因

本病的发生可分为内因、外因、不内外因 3 种。

（1）内因　本病的易感体质包括下列几种：脾虚气弱，不能约束脉道，壅遏营气；肝胆火盛，疏泄过度，导致血流薄疾；阴虚失养，虚火灼伤，脉道破损；血瘀体质，气血运行不畅，间接导致出血。

（2）不内外因　因房事不节，精血煎熬，导致或瘀或虚，造成进一步的出血现象。本病也可以继发于恶性肿瘤、肝肾疾病、自身免疫性疾病。这些因素可以导致机体阴阳失衡，气血失常，为发病准备了条件，同样属于不内外因。

（3）外因　主要包括风、火阳邪，侵袭血脉，导致血热；毒热邪气、湿热邪气直接损伤脉络，导致络破血溢。本病的外因往往难以确定，但发病前多有上呼吸道感染等症状，尤其与链球菌感染有关，其中链球菌性咽峡炎最为常见。本病可能与细菌、病毒、寄生虫及其代谢产物有关，近来研究认为还与药物（如水杨酸、青霉素、链霉素、氯霉素、阿托品、非那西丁、酚噻嗪、磺胺、灰黄霉素、四环素、红霉素、奎尼丁和抗癫痫药等）、食物（包括牛奶、蛋、鱼、蛤、虾等异体蛋白）、病毒感染、蚊虫叮咬或化学中毒（包括除草剂、杀虫剂），以及吸入天花粉、注射疫苗等多种因素有关。物理因素如寒冷等亦可引起本病。中医认为上述致病因素可以归纳于风、寒、湿、燥、火、毒等六淫邪气的范畴。一般而言，抗生素多属于寒凉之品，而异体蛋白、天花粉等多属于风热邪气。但具体而言，各种因素属于哪种邪气，需要结合患者体质进行分析。如牛奶，对于健康人属于补气养血之品，对于脾胃虚寒者则属于寒湿之品，对于禀赋异常、不能耐受者，饮用牛奶之后则会出现感受风邪、热邪、湿邪等不同的表现。

总的来说，中医认为本病内因为主，外因是条件，内外相合导致疾病的发生。对于特殊类型的过敏性紫癜，如腹型紫癜，多与肠道湿热积滞有关；肾型紫癜多与虚、瘀、毒三者有关；关节型紫癜则多与风湿热邪侵袭有关。

2. 病机

病机方面，过敏性紫癜是在一定内因基础上，又感受外邪，内外合邪而发生。但也有单纯由于邪气炽盛导致发病者。邪气炽盛，直中脏腑经络，在短时间内迅速造成某一脏腑、经络、皮部范围内的阴阳失衡而发病，也属于内外合邪的一种形式。此外，正气虚弱，不能摄血者，似与外来因素无关，是由内因导致发病，但正气虽弱，仍需外邪侵袭才能破坏其阴阳的平衡，因此也属于内外合邪致病。

中医认为本病可分虚、实二端。实证：一由热迫血行，血流薄疾，溢于脉外，凝滞成斑；二由湿热浸淫，熏灼营血，损伤脉络，血液不循常道，溢于脉外；三由风热或热毒邪气从口鼻入，迅速侵入血分，毒热逼血溢出脉外。虚证：气不摄血，脉道失约，统摄无权，血不归经，外溢脉外成斑；阴虚火旺，煎熬营血，损伤脉络，血随火动，络破血出。在整个发病过程中，瘀血既是虚实寒热病理改变的结果，是疾病的外在表现，又是新生的致病因素，可以导致疾病进一步发展。

二、临床诊断

（一）辨病诊断

1. 诊断要点

（1）过敏性紫癜的特征主要是四肢伸侧出现可触及的瘀斑、瘀点，常间歇反复发作。皮损多在出现后5天左右开始消退，数周后又可出现新发皮疹。在发病的某些阶段可能出现风团、水疱、坏死或血管瘤样损害。

（2）本病好发于儿童，主要见于男孩，但成人也可发病。

（3）部分病例在皮肤损害发生前2周内有前驱症状，如轻度发热、头痛、不适及食欲缺乏、关节肿痛和腹痛，偶以腹绞痛或关节痛为主要表现。在疾病的任何阶段都可发生腹痛或胃肠出血，也可发生麻痹性肠梗阻，出现呕吐，腹部压痛、反跳痛和胀气。还可能因为肾损害而出现腰痛，肾区叩击痛，血尿甚至肉眼血尿。

（4）皮损多见于下肢、臀部，以小腿伸侧为主。重者可波及上肢、躯干，对称分布。

（5）皮损特点 以针尖到黄豆大小的瘀点、瘀斑为主，可稍隆起呈斑丘疹状，部分有融合倾向。非单纯型患者，除瘀点、瘀斑外，可并发风团、丘疹、血疱等多形性损害。

（6）过敏性紫癜的几种特殊类证

①关节型紫癜：最常见的表现是关节痛，呈固定性或游走性，肿痛在皮疹发展时最为剧烈，以致关节变形，功能受到严重影响，少数有关节积液。膝关节最易受累，其次为肘、踝及腕关节等，常伴小腿下1/3肿胀，或伴有四肢肌肉，尤其是腓肠肌疼痛、肿胀与触痛。

②胃肠型紫癜：脐周或下腹部隐痛或绞痛，伴有食欲减退，恶心，呕吐，呕血，便秘，腹泻，便血。

③肾型紫癜：过敏性紫癜患者伴有肾损害，小儿发病率尤其高。血尿是最常见症状，有时肉眼可见，持续数周至数个月，易转为慢性。

2. 相关检查

（1）血液检查 血小板计数及出凝血时间正常，少数患者血沉增快。

（2）尿液检查 过敏性紫癜患者应常规检查尿常规，及早发现肾脏损害。常出现血尿、蛋白尿。

（3）大便检查 对伴有腹痛的患者应做大便潜血检查。

（4）皮肤组织病理检查 真皮浅层毛细血管及小血管管壁因纤维素样物质沉积而红染、结构不清。小血管扩张，内皮细胞水肿，管腔狭窄，部分可有血栓形成，血管壁水肿，有纤维蛋白渗出、变性及坏死。发病早期，血管壁及血管周围有嗜中性粒细胞为主的浸润，可见核尘及血管外红细胞，发病晚期则以单核细胞浸润为主。

（5）皮损及皮损旁皮肤直接免疫荧光检查 真皮血管壁中有IgA、C3和纤维素的沉积。

（二）辨证诊断

根据疾病发展过程、皮损情况以及伴随症状，结合舌脉表现，本病临床辨证分为6个证型。皮损颜色鲜红，进展迅速者，常处于疾病进展阶段。皮损颜色转暗，病势缠绵，反复发作者，疾病多处于慢性恢复阶段，或呈胶着状态，不易速愈。

1. 风热伤营证

（1）临床证候 皮疹突然发生，初起颜色鲜红，后渐变紫，分布较密，甚则皮损融合成片，发生与消退均较快，部位游走不定；伴有微痒，发热，咽痛，全身不适，或有关节疼痛，舌质红，苔薄黄，脉浮数。

（2）辨证要点　起病迅速，皮疹色鲜红。

2. 湿热蕴阻证

（1）临床证候　皮疹多发于下肢，间见黑紫色血疱，疱破糜烂，常伴腿踝肿痛，多见腹痛较甚，甚则便血或柏油样便，轻者腹微胀痛，纳呆，恶心，呕吐，舌红或带紫，苔白腻或黄腻，脉濡数。

（2）辨证要点　皮疹可伴见血疱，疱破糜烂，腿踝肿痛。

3. 阴虚火旺证

（1）临床证候　病程较长反复发作，皮疹紫红其色不鲜，分布不密，伴低热，颧红，盗汗，腰酸膝软，舌质红，无苔或光苔，脉细数。

（2）辨证要点　病程较长，反复发作，皮疹色暗不鲜。

4. 脾不统血证

（1）临床证候　起病缓慢，迁延日久，皮疹淡紫斑，分布稀疏，伴腹胀，便溏，恶心，纳呆，倦怠无力，面色萎黄，或间见心悸，头晕，目眩，面色无华，唇淡，舌质淡，少苔，脉沉细或弱。

（2）辨证要点　皮疹色淡，分布稀疏，常伴腹胀、便溏。

5. 脾肾阳虚证

（1）临床证候　病程日久，斑色淡紫，触之不温，遇寒加重，并见面色苍白，或紫暗，头晕，耳鸣，身寒形冷，腰膝酸软，纳少便溏，腹痛喜按，舌质淡或带紫色，脉细弱或沉迟。

（2）辨证要点　病程日久，皮疹色淡，触之不温，遇寒加重。

6. 气滞血瘀证

（1）临床证候　多见于腹型紫癜，皮疹色紫暗，脐周及下腹部绞痛，伴有恶心呕吐，便血或肠套叠，舌质紫或有瘀斑、苔白，脉涩。

（2）辨证要点　疹色紫暗，常伴胃肠道症状。

三、鉴别诊断

（一）西医学鉴别诊断

1. 特发性血小板减少性紫癜

皮肤、黏膜发生广泛严重的出血，可见瘀点、大片瘀斑，甚至血疱、血肿。常伴鼻腔、口腔、胃肠道、泌尿生殖道出血，严重者颅内出血。实验室检查：血小板减少，出血时间延长，凝血时间正常，毛细血管脆性试验阳性；骨髓巨核细胞数增多等。过敏性紫癜往往不存在以上化验异常，以此鉴别。

2. 维生素 C 缺乏症

齿龈肿胀、糜烂，口腔黏膜时见出血，皮肤稍轻碰伤，即出现瘀斑，维生素 C 治疗有效，以此鉴别。

3. 血友病

有家族遗传史，可因轻微外伤而有严重出血，凝血时间延长。过敏性紫癜无家族史。

4. 进行性色素性紫癜性皮病

新发皮疹为胡椒粉样瘀点，陈旧的皮疹为淡棕黄褐色；多见于成年男性，好发部位为小腿及踝部周围；病程缓慢，进行性发展，亦可自行消退，普鲁士蓝染色往往阳性，而过敏性紫癜为阴性，可资鉴别。

5. 变应性皮肤血管炎

皮疹多形，有红斑、丘疹、风团、紫癜、血疱、浅表小结节或溃疡、坏死，皮疹鲜红至紫红色，大者可达数厘米，好发于下肢、踝部，亦可发生在其他部位，常对称分布，皮疹消退后可遗留萎缩性瘢痕。过敏性紫癜皮损形态单一，无以上特征，可资鉴别。

6. 持久性隆起性红斑

皮损主要发生在四肢伸侧受压部位，病程长，持续不消退。初发的皮损为小丘疹与结节，逐渐扩大、融合，形成紫红色或褐红色斑块，边界清楚，质地坚实，表面光滑。皮损持续数月、数年不消退。仅有个别患者皮损可以发生水疱与破溃。皮损部位有疼痛、压痛、灼热感，或瘙痒。一般无全身症状。

7. 急性发热性嗜中性皮病

急性发病，皮肤损害为水肿性隆起的斑块与结节，颜色鲜红或紫红，边界清楚。皮损很快增大，周边形成假性水疱或水疱、脓疱。皮损部位自觉疼痛、灼热感，不痒。部分患者伴有发热、不适、关节痛、肌肉痛等症状。小剂量激素即可见效。

（二）中医学鉴别诊断

1. 血证

根据临床表现，与血小板减少性紫癜相似。除皮肤紫癜外，常有鼻出血、牙龈等黏膜和内脏出血、脾肿大、血小板数目减少、出血时间和凝血时间延长。

2. 血疳

临床常以下肢多发性紫癜及色素沉着斑为主要表现，周围有胡椒粉样出血点或细小铁锈色紫癜样丘疹，常伴有不同程度的瘙痒。

四、临床治疗

（一）提高临床疗效的要素

（1）本病主要是由于血分热毒迫血外溢肌肤所致。总的治疗法则是清热解毒，凉血止血，化瘀消斑。但本病论治首先应辨明虚实，虽然实证属血热损络者为数较多，但也不能一见本病即按血热论治。少数病例属脾虚、气虚、阳虚之证，治法迥异，同病异治，不可不辨。属血热而单纯凉血止血效果不佳者应考虑血瘀的问题。

（2）在治疗过程中，积极寻找和去除可能的致病原因，有助于迅速控制病情，防止疾病反复发作。特别要重视感染灶的寻找，以预防为主，防治结合。

（3）注意休息，避免感冒和劳累等诱发因素。对于肾型紫癜者应及早干预，避免产生严重的不良后果。腹型紫癜者应着重关注消化道出血情况，注意大便性状及颜色。

（4）本病腹痛，痛有定处而不移者，属湿热蕴阻，兼有瘀血在肠胃，用桃核承气汤祛瘀血有效。腹痛较重而属实证者，适当加大大黄用量，实证不明显者，加芍药、甘草以缓急止痛。脾不统血者宜健脾益气，方选归脾汤加减，气不摄血者宜益气摄血，方选补中益气汤加减，气血两虚者合芎归胶艾汤化裁。若有慢性反复，病程日久，斑色淡紫，触之欠温，遇寒加重，并见面色苍白或紫暗，头晕，耳鸣，身寒肢冷，腰膝酸软，纳少便溏，腹痛喜按，舌淡或偏紫，脉细弱或沉迟者，证属脾肾阳虚，当补肾健脾，温阳摄血，方用黄土汤加菟丝子、仙鹤草治之。

（二）辨病治疗

1. 一般治疗原则

急性期应卧床休息，积极寻找和去除致病因素，补充维生素，注意保持水、电解质平衡。有消化道出血时应禁食，如腹痛不重，仅大便潜血阳性，可用流食。注意寻找和避免接触变应原。

2. 内服药治疗

（1）单纯型紫癜

①抗组胺药，如氯雷他定10mg，每日1次；或马来酸氯苯那敏（扑尔敏）4mg，每日1~3次。②降低血管通透性药物，如口服维生素C，0.1g，每日3次；或芦丁20~40mg，每日3次；或葡萄糖酸钙1.0~2.0g，每日3次。

（2）有感染病灶如扁桃体炎者，酌情应用抗生素。

（3）对于病情较重，伴有全身症状的

肾型、关节型、腹型紫癜，可应用糖皮质激素制剂口服。如强的松20~40mg，每日1次。对于药物导致过敏性紫癜，病情严重者可配合静脉输液治疗。

（4）在糖皮质激素疗效不佳或重症、急进性肾炎时，考虑使用免疫抑制剂，如环磷酰胺、吗替麦考酚酯、环孢素、硫唑嘌呤等。

（5）在糖皮质激素疗效不佳或重症、急进性肾炎时，考虑使用静注人免疫球蛋白。

3.外用药治疗

（1）局部对症处理，可选用糖皮质激素类霜剂、乳膏、软膏，可控制或改善皮疹。皮疹颜色偏红者可先使用炉甘石洗剂外涂。

（2）皮疹情况改善，病情处于稳定消退期时，应注意保湿润肤剂的使用，促进皮肤屏障功能修复。

4.其他

对于难治性紫癜、重症紫癜、严重肾功能损害以及急进性肾炎者可考虑采用血液净化技术。

（三）辨证治疗

1.辨证论治

（1）风热伤营证

治法：疏风清热，凉血活血。

方药：消风散合凉血五根汤加减。荆芥10g，防风10g，紫草根15g，板蓝根30g，白茅根15g，茜草根15g，天花粉15g，牛膝15g，蝉蜕10g。

加减：大便秘结者，加大黄、枳实通腑泻热；口干口苦明显者加地骨皮、生石膏泻火解毒；关节肿痛者加羌活、独活；咽痛较甚者加牛蒡子、黄芩。

（2）湿热蕴阻证

治法：清利湿热，活血化瘀。

方药：三仁汤、芍药甘草汤合方化裁。

桃仁10g，杏仁10g，薏苡仁30g，白芍15g，虎杖15g，黄柏10g，苍术10g，甘草6g。

加减：便血明显者，加槐花炭、地榆炭。

（3）阴虚火旺证

治法：滋阴清热，凉血化斑。

方药：知柏地黄汤加减。生地黄15g，怀山药30g，茯苓15g，泽泻10g，牡丹皮10g，知母10g，黄柏6g，紫草10g。

加减：失眠多梦者加合欢皮、茯苓宁心安神。

（4）脾不统血证

治法：健脾益气，活血化瘀。

方药：归脾汤加减。党参15g，茯神15g，白术10g，黄芪30g，当归10g，酸枣仁15g，龙眼肉15g，远志10g，丹参15g，玄参15g，甘草6g。

加减：便血者加地榆、槐花清热止血。

（5）脾肾阳虚证

治法：补肾健脾，温阳摄血。

方药：黄土汤加减。灶心土30g，白术10g，干地黄15g，阿胶10g，附子10g，黄芩10g，甘草6g。

加减：兼有阴虚症状者加菟丝子、墨旱莲滋养肝肾。

（6）气滞血瘀证

治法：行气活血化瘀。

方药：桃红四物汤加减。熟地黄15g，川芎8g，白芍10g，当归12g，桃仁6g，红花4g。

加减：血瘀而有郁热者加黄芩、牡丹皮；气虚而不摄血者，可加党参、黄芪、白术。

2.外治疗法

过敏性紫癜在外治方面，应注意保护创面，防止破损，避免感染，减轻主观不适症状。

（1）熏洗疗法 透骨草、仙鹤草、板

蓝根、茜草、紫草各60g，红花、赤芍、黄柏、大黄各30g，冰片15g，煎水熏洗，每日1次。

（2）灌肠疗法　治疗小儿腹型过敏性紫癜，方剂组成：仙鹤草10g，荷叶10g，地榆炭10g，白芍10g，延胡索10g，甘草3g。用法：保留灌肠，每日1次，7天为1个疗程。

（3）中药敷脐疗法　方药：苍术10g，黄柏6g，花椒10g，乌梅10g，五味子10g，生蒲黄10g，五灵脂10g，炒白芍15g，炙甘草15g，延胡索10g，木香6g。用开水调成糊状，敷神阙穴，每日2次，可酌情连用7~10天。

（4）针刺治疗

①取曲池、足三里、气海、内关、天枢、合谷、膝眼、三阴交等穴位，常规针刺。

②耳穴压豆法：取肾上腺、脾、内分泌及肺等穴，用王不留行籽贴压，每日按压数次。

③耳穴埋针法：取肾上腺、神门、脾、内分泌、皮质下、肺等穴，可用强刺激手法，两耳交替，每日1~2次。

（5）穴位注射法　取血海、膈俞，用注射器抽取维生素 B_1 200~300mg，加入辅酶Ⅰ（辅酶A）50U混合液，针刺得气后，缓慢推注0.5~1.0ml。每日1次，10天为1个疗程。

3.成药应用

（1）雷公藤多苷片　每天1mg/kg，分3次口服，疗程3~6个月。

（2）银杏达莫　功能祛风解毒，除湿消肿，舒筋通络。银杏达莫注射液10~25ml静脉滴注，一日1次，连用2周。

（3）银黄口服液　每次10~20ml，每日3次。主治风热伤营证兼咽红肿热痛者。

（4）银翘解毒丸　每次1丸，每日2次。主治风热伤营证兼咽红肿热痛者。

（5）防风通圣丸　每次6g，每日2~3次。适用于风热伤营证伴发热恶寒、皮肤瘙痒、关节肿痛及大便燥结者。

（6）八珍益母丸　每次1丸，每日2次。适用于气虚血亏证。

4.单方验方

（1）透骨草30g，鸡血藤30g，丹参30g，白及30g。煎水熏洗，每日1次。

（2）马齿苋30g煎水后滤出药液，稀释后湿敷皮疹处，每日2次。

（四）新疗法选粹

（1）孟鲁司特　既往研究发现白三烯在IgA血管炎前炎症及前纤维化阶段中发挥作用。孟鲁司特可缓解皮肤、胃肠道及关节受累相关症状，减少蛋白尿及血尿。

（2）咪唑立宾　可抑制肌苷单磷酸脱氢酶和鸟苷单磷酸合成酶，抑制DNA合成，减少增殖（尤其是B细胞及T细胞）。有研究示其与糖皮质激素联合治疗5例成人型IgA血管炎患者，所有患者均可见临床症状显著改善，尿蛋白及血尿缓解，无明显不良反应。

（五）医家诊疗经验

1.周耀庭

（1）热毒之中夹有风邪　阳斑，热毒是主因，与此同时还夹有风。根据有四：①斑发突然，多一夜之间布满双下肢，符合"风者善行而数变"的特点。②斑发初起有痒感，痒是有风的表现。③本病具有斑与疹的双重特性。吴坤安在《伤寒指掌》中说："斑者，有触目之形，而无碍手之质，即稠如锦纹，稀如蚊迹之象也。"又说："疹者，有颗粒之象，肿而易痒，即痦瘟之属。"过敏性紫癜即有斑的"触目之形"又有疹的"碍手之质"，这一点在病发之初尤为明显；疹每兼风热之邪，该病包含有疹的特点，故兼风可知。④本病还可合并神经血管性水肿，相当于中医的风水。有风邪治疗当用散风之品，但古人早有血证禁用风药之训，故周耀庭采取在凉血解毒的同时，适当加入风药的治法，临床疗效明显提高。

（2）热毒之中夹有湿邪　根据有三：①本病患者舌苔多腻。②斑点多发于身半以下。《黄帝内经》指出："伤于风者，上先受之，伤于湿者，下先受之。"本病夹湿，故多犯人体下部。③本病常合并风水，这一现象，一方面说明有风，同时也说明有湿。故在治疗中加入清热利湿之品，疗效进一步提高。

（3）热毒之中夹有血瘀　中医理论认为离经之血即为瘀血，此病亦不例外。周耀庭认为，夹瘀问题在此病尤为突出。这个认识是通过1个病例得到的启示：一个过敏性紫癜严重腹痛的患者，应用一般理气止痛法无效后，改用化瘀止痛法，加失笑散、延胡索治疗，不仅腹痛消失，且促进了斑点的吸收。

（4）治疗原则与方药　从以上分析可以看出，本病病因风湿毒热瘀兼而有之，且具斑与疹的双重特性。制定治法如下：散风利湿，凉血解毒，活血化瘀。参考大连翘饮、犀角地黄汤、犀地清络饮、大秦艽汤、失笑散、身痛逐瘀汤等作为制方依据，制成周氏散风利湿消斑汤：防风10g，浮萍6g，秦艽10g，生地黄10g，赤芍10g，牡丹皮10g，紫草10g，大青叶15g，水牛角10g，黄芩10g，连翘15g，泽兰10g，泽泻10g，茜草10g，桃仁10g，红花10g。药物加减：腹痛者加生蒲黄、五灵脂、延胡索；关节痛者加牛膝、地龙、川芎；便血者加槐花、地榆；血尿者加生侧柏、小蓟、棕榈炭。

2. 荣大奇

荣大奇从清营汤化裁治疗本病，组成：水牛角（先煎）30g，生地黄20g，牡丹皮15g，玄参20g，麦冬15g，金银花50g，连翘15g，苦参20g，黄芩10g，紫草15g，棕榈炭20g，甘草10g。

伴皮肤瘙痒加白鲜皮、地肤子、荆芥、防风以祛风止痒；伴关节疼痛可加薏苡仁、木瓜、忍冬藤以清热除湿利关节；伴有血尿、蛋白尿可加玉米须、白茅根、茜草、地榆炭、仙鹤草等凉血止血消蛋白；伴腹痛者加白芍、川楝子、延胡索等缓急止痛；便血者加槐花、地榆等清热利湿，涩肠止血；斑点红紫者加三七、丹参化瘀祛斑。

3. 裴正学

裴正学认为治疗过敏性紫癜不离清热解毒，金银花、连翘、蒲公英、败酱草为治疗过敏性紫癜必不可少之药。"治风先治血，血活风自灭"，赤芍药、牡丹皮类是此谓也。桂枝芍药知母汤意在祛风胜湿，《金匮要略》云："诸肢节疼痛，身体魁羸，脚肿如脱，头眩短气，温温欲吐，桂枝芍药知母汤主之。"历代医家用此方加减治疗各种关节疾患多获佳效。长期服用激素者对激素有较大依赖性，一时无法撤减，经用桂枝芍药知母汤后则可逐渐撤减激素，使患者的病痛得到进一步缓解。裴正学常谓："健脾莫如补肾，补肾莫如健脾。"四君子汤意在健脾益气，山药、黄精、菟丝子、女贞子、墨旱莲等补肾填精。过敏性紫癜后期更应健脾补肾，以期扶正祛邪。

4. 郑建民

（1）出疹期　风热之邪与血相搏，灼伤血络，血不归经溢于脉外，疹出鲜红或紫红，密集，或融合成斑片状。郑建民以清热凉血、祛风通络法治疗。常用药物有水牛角、牡丹皮、赤芍、黄芩、连翘、茜草、仙鹤草、蝉蜕、徐长卿、地锦草、三七粉等。皮肤瘙痒加白鲜皮、浮萍草等；腹痛加白芍、甘草；关节肿痛加川芎、当归、地龙、桃仁、红花、醋延胡索；尿血加白茅根、大蓟、小蓟、墨旱莲、紫珠草；

蛋白尿加地龙、墨旱莲、地锦草。

（2）恢复期 皮疹消退，或间断出现少量散在点状疹，或血尿、蛋白尿持续不消失，郑建民常责之于气血亏虚，瘀血阻络，使疾病迁延不愈。常以益气养血、散瘀通络兼以祛风法治疗。常用药物有黄芪、党参、茯苓、当归、白芍、丹参、川芎、赤芍、三七粉、徐长卿、蝉蜕、制何首乌、枸杞子等。

郑建民治疗本病，第一，非常重视风邪在发病中的作用。在方中使用多味祛风药，如蝉蜕、徐长卿、地龙、白鲜皮等，同时，也配合养血活血药，如当归、白芍、川芎、丹参等，寓养血祛风之意。第二，重视本病瘀滞的病机，注重活血化瘀药的运用，使瘀血祛，新血生，常用三七、丹参、赤芍、当归、川芎等活血化瘀之品。对于反复发作，日久不愈者，重点给予益气养血之法，常以黄芪、党参、茯苓、白术等益气健脾，又以当归、白芍、枸杞子、制何首乌等养血，气血充盛，腠理固密，抵御外邪入侵，以防复发。

五、预后转归

（1）本病常呈反复过程，多数数周至数月治愈，但也有持续1年以上者。本病的病程长短与急性期的严重程度、重要脏器是否受累、是否反复发作等因素有关。单纯皮肤型和关节型者病程较短，1~2周。腹型者病程3~5周，肾型病程最长，最长达5年以上。

（2）胃肠型紫癜常因肠壁出血致局部蠕动亢进或麻痹而发生肠套叠，或因肠出血导致肠穿孔。约1/10病例可无皮疹表现，故临床上有时误诊为阑尾炎、肠套叠而施行手术。

（3）关节损害往往可在几周内消退，不遗留畸形。

（4）肾脏病变的有无直接影响本病的预后，一般说来，紫癜性肾病预后多数较好，但超过2年者治愈可能性小。约10%的病例发生无尿、水肿、高血压等进行性肾功能衰竭。这种倾向随年龄增大而增加，故成年人有肾脏损害者预后较差。

（5）紫癜皮损的范围与内脏受累的程度往往不一致，除肠穿孔、急性肾功能不全、脑出血外，95%以上的患者预后良好。病死率很低，一般低于5%。皮肤型、关节型预后均良好，腹型若无肠套叠、肠梗阻等并发症者预后较好。肾脏有病变者大多数经治疗后可以恢复，儿童伴有肉眼血尿者远期预后好。少部分人会发展为进行性肾小球疾病和肾衰竭，所以对血尿的患者仔细追踪观察是必要的。预后差及死亡的患者大多为慢性紫癜肾患者。

六、预防调护

（一）预防

（1）避免服用可致敏的药物和食物，忌食辛辣发物。

（2）防止上呼吸道感染，如有感染病灶，应加以去除。

（3）注意适当休息，加强皮肤护理，防止外伤。

（二）调护

（1）患病期间应避免各种外界刺激，如热水洗烫等。

（2）应注意饮食清淡，以富含维生素C的新鲜蔬果为主。

七、专方选要

（1）归脾汤加减 茯神15g，白术10g，黄芪30g，当归10g，酸枣仁15g，龙眼肉15g，远志10g，人参9g，木香9g，甘草6g。方中以黄芪、人参、白术、甘草之甘温补脾益气；以酸枣仁、远志、茯神宁心安神，当归、龙眼肉补血养心；用木香行气舒脾，以使补气血之药补而不滞，得以流通，更能发挥其补益之功。

（2）十灰散加减　大蓟、小蓟、荷叶、侧柏叶、白茅根、茜草、栀子、大黄、牡丹皮、棕榈皮各9g。主治气火上冲，迫血妄行所致上部各种出血。方中主药大蓟、小蓟、茜草、侧柏叶、白茅根凉血止血，棕榈皮收敛止血；辅以栀子清热泻火，大黄导热下行，折其上逆之势；佐以牡丹皮凉血祛瘀，荷叶凉血止血；十药均烧灰存性，故名十灰散。凉血与清降并用，化瘀与收涩兼顾，凉血止血不留瘀血。

（3）六味地黄汤　由熟地黄、山茱萸、山药、泽泻、牡丹皮、茯苓组成。方中熟地黄滋阴补肾，填精益髓，为君药。山茱萸补养肝肾，并能涩精，取"肝肾同源"之意；山药补益脾阴，亦能固肾，共为臣药。三药配合，肾肝脾三阴并补，是为"三补"，但熟地黄用量是山茱萸与山药之和，故仍以补肾为主。泽泻利湿而泄肾浊，并能减熟地黄之滋腻；茯苓淡渗脾湿，并助山药之健运，与泽泻共泄肾浊，助真阴得复其位；牡丹皮清泄虚热，并制山茱萸之温涩。三药称为"三泻"，均为佐药。六位合用，三补三泻，其中补药用量重于泻药，是以补为主；肝、脾、肾三阴并补，以补肾阴为主，这是本方的配伍特点。

主要参考文献

［1］许济群，王绵之. 方剂学［M］. 2版. 北京：人民卫生出版社，2008.

［2］于霖. 过敏性紫癜中医辨证及临床应用举隅［J］. 中国中西医结合皮肤性病学杂志，2020，19（3）：280-282.

［3］赵辨. 中国临床皮肤病学［M］. 南京：江苏科学技术出版社，2009.

［4］范瑞强，邓丙戌，杨志波. 中医皮肤性病学［M］. 北京：科学技术文献出版社，2010.

［5］吴志华，郭红卫. 过敏性紫癜治疗进展［J］. 皮肤病与性病，2010，32（3）：14-18.

［6］王庆谊，孟昭影. 过敏性紫癜发病机制的研究进展［J］. 中国中西医结合皮肤性病学杂志，2020，19（3）：285-287.

［7］郑文华，曹琳琳，朱荣华，等. 过敏性紫癜的中医防治源流探析［J］. 中医临床研究，2021，13（20）：115-117.

第二节　色素性紫癜性皮病

色素性紫癜性皮病也称色素性紫癜性皮疹、毛细血管炎，是一组紫癜性皮肤病。临床常以下肢多发性紫癜及色素沉着斑为主要表现，周围有胡椒粉样出血点或以细小铁锈色紫癜样丘疹为特征，常伴有不同程度的瘙痒。其成因主要是真皮浅层的毛细血管炎。

本病包括进行性色素性紫癜性皮病、色素性紫癜性苔藓样皮炎以及毛细血管扩张性环状紫癜。由于本病有色素沉着和紫癜样损害，久之耗伤阴血，故中医谓之"血疳"。历代中医对本病均有描述，《外科真诠》："血风疮生于两胫内外廉，上至膝，下至踝骨。乃风热、湿热、血热交感而成。初起瘙痒无度，破流脂水，日渐沿开，形同针眼。"《外科大全》："血疳，形如紫疥，痒痛多血，由风热闭塞腠理也，宜清肌渗湿汤。"《医宗金鉴》："血疳，此证由风热闭塞腠理而成，形如紫疥，痛痒时作，血燥多热，宜服消风散。"

色素性紫癜性皮病的发生无明显种族差异性。有文献报道，本病男性多见。但毛细血管扩张性环状紫癜则女性多见，进行性色素性紫癜性皮病可发生于任何年龄，而色素性紫癜性苔藓样皮病主要见于中年男女，一般少见于儿童和青少年。

一、病因病机

（一）西医学认识

本病属淋巴细胞围管性毛细血管炎。重力和静脉压升高是重要的局部诱发因素。运动可能是激发因素。

1. 病因

本病病因仍不清楚，有家族性发病的报道，药物、静脉高压和淤滞、毛细血管脆性增加、运动、重力作用、外伤、局灶性感染、化学物质摄入、对衣服染料的接触过敏等均有可能诱发本病。药物是最常报告的激惹因素，包括钙通道拮抗剂、β-受体阻滞剂、血管紧张素转换酶抑制剂、抗组胺药、抗抑郁药等多种药物。

2. 发病机制

本病可能有以下发病机制。

（1）细胞介导免疫反应　对进行性色素性紫癜性皮病皮损做免疫组织学检查，显示有树枝状细胞 $CD3^+$、$CD4^+$、$CD1a^+$ 的血管周围浸润，并与淋巴细胞间有密切的主体接触。

（2）细胞因子介导　在色素性紫癜性皮病皮损内肿瘤坏死因子 α 可导致血浆酶原活化剂的不完全释放。

（3）免疫复合物作用　本病皮损真皮血管周围可有免疫球蛋白或补体沉积。

（4）朗格汉斯细胞　朗格汉斯细胞在本病发病过程中起一定的作用。

（5）静脉压升高　患者多伴有局部静脉压升高的因素，如下肢静脉曲张或因长期站立而致下肢静脉回流不畅。

（6）血管通透性增高　红细胞外溢和崩解导致含铁血黄素沉着而发为本病。

（7）局灶性感染　有人认为局灶性感染可导致变态反应性疾病，从而引起局部血管改变。

目前本组疾病具体发病机制尚不明确，

Davis 和 Lawlew 通过毛细血管镜发现胡椒粉样改变是由于末梢血管圆顶部分动脉瘤样扩张引起，毛细血管继发性破裂可导致紫癜，巨噬细胞吞噬外漏的红细胞导致含铁血黄素堆积。亦有人认为本病发生与变态反应、内分泌失调、肝功能异常、胆固醇代谢障碍及血管神经障碍等有关。

（二）中医学认识

中医认为，本病主要是由于内有血热，复感风、热邪气所致。或因热邪伤络，血溢脉外，或因肺脾气虚，失于统摄，血溢脉外而成。若患病日久，离经之血阻滞络脉，则又耗伤阴血，导致肌肤失养，血燥生风。瘙痒或因风盛血燥，或因日久血燥伤阴，肌肤失养。紫癜乃血出于脉管之外，积于腠理之间的表现。风、热、瘀阻于肌肤可导致本病的发生。

二、临床诊断

（一）辨病诊断

1. 诊断要点

本组疾病在发病前可有长期站立或静脉曲张史。好发于下肢，尤以小腿伸侧多见，偶可累及躯干下部及上肢，常对称发生。本病包括进行性色素性紫癜性皮病、色素性紫癜性苔藓样皮病以及毛细血管扩张性环状紫癜，在临床表现方面各有其特征。患者无明显全身症状，部分患者自觉瘙痒，但痒感程度不一，多较轻。病程多较缓慢，可反复发作，迁延数月，病程长者可达数十年，有自愈倾向。

（1）进行性色素性紫癜性皮病

①以青壮年男性多见，也可发生于包括儿童在内的任何年龄。

②一般无自觉症状，少数可有轻度瘙痒。极少数病例具有家族性发病。可伴有浅表静脉曲张。

③损害初起为针头大小红色瘀点，逐渐密集成片，形态不规则，并逐渐向外周扩展，随病程延长，皮损中心部位由于含铁血黄素的沉积逐渐转变为棕色或棕褐色，但新的瘀点不断发生，散在于陈旧皮损内或其边缘，呈辣椒粉样外观，此为本病的特征。

④皮疹数目多少不等，好发于小腿及踝周围，可缓慢向近心端扩展，亦可发生于其他部位，包括手掌。

⑤病程慢性，进行性发展，亦可自行消退。

（2）色素性紫癜性苔藓样皮病

①常见于40~60岁，男性多于女性。

②皮疹初起为针头至粟粒大小铁锈色苔藓样丘疹，伴有紫癜性损害，逐渐融合为境界不清的含有不同颜色丘疹的斑块（伴有轻度苔藓样变的紫癜），呈特征性的紫红色或紫褐色，表面有少量鳞屑，边缘有瘀点。

③好发于小腿部位，亦有发生于大腿或躯干下部者。

④可伴有不同程度瘙痒。

⑤病程慢性。

（3）毛细血管扩张性环状紫癜

①青年女性多见。

②初为对称性发生于小腿伸侧环状、半环状毛细血管扩张，中央见针尖大小出血点。单个皮损持续数月或数年不变，远心性扩展形成同心圆样、多环状或弧形，日久皮损消退，由于含铁血黄素沉积而呈黄色或褐色色素沉着。病变发展可至大腿及躯干。有时旧皮损消失，周边又出现新皮损。

③一般无自觉症状，偶有痒感。

2.相关检查

（1）本组疾病皮肤组织病理显示表皮呈亚急性皮炎改变。真皮乳头层可见轻度水肿和毛细血管内皮细胞肿胀、增生，红

细胞外渗，含铁血黄素细胞沉积。真皮浅层血管周围有致密的淋巴细胞浸润，也可见到组织细胞、少量中性粒细胞、嗜酸性粒细胞。直接免疫荧光检查显示真皮乳头血管壁有C3、C1q、纤维蛋白和免疫球蛋白沉积，电子显微镜检查在血管内皮细胞和基底膜带有细颗粒状沉积。

（2）本组疾病一般无明确的血液学异常和凝血缺陷。可行血常规检查除外血小板减少性紫癜。另外，凝血检查有助于排除其他紫癜的可能。其他相关检查包括出血时间、血小板凝集功能试验、毛细血管脆性试验以及抗核抗体、类风湿因子等。

（二）辨证诊断

多发性针尖至针头大小，压之不褪色的红色或紫色胡椒粉样瘀点，可融合成大片状瘀斑，提示本病的诊断。结合皮疹的好发部位，与其他原因引起的紫癜、淤积性皮炎鉴别后，可做出本病诊断。进一步根据皮疹形态区分不同的类型。

1.血热生风证

（1）临床证候　起病迅速，皮疹为针头至粟米大小的圆形或多角形丘疹，颜色鲜红或互相融合，常对称分布，瘙痒明显，舌质淡，舌尖红，苔薄黄，脉弦数。

（2）辨证要点　起病迅速，皮损色红。

2.气不摄血证

（1）临床证候　多见于体虚之人，时轻时重，反复不愈，常于劳累后加重。皮损淡红，伴见色素沉着，面色萎黄，倦怠无力，气短懒言，纳呆乏力，口干唇燥，舌质淡，舌体胖大或有齿痕，苔白，脉细弱或沉缓。

（2）辨证要点　皮损色淡红，劳累后加重。

3.阴虚血瘀证

（1）临床证候　多见于久病之人，病程较长，皮肤干燥脱屑，皮疹以暗红色丘

疹和融合成片的暗褐色苔藓样斑片为主，伴有瘙痒，舌质淡红，边尖可见瘀点、瘀斑，苔白，脉弦紧或弦细。

（2）辨证要点　病程较长，皮疹色暗或呈苔藓样斑片。

三、鉴别诊断

（一）西医学鉴别诊断

1. 静脉曲张性淤积性皮炎

小腿皮肤暗黑，轻度肿胀，硬韧无弹性。局部可见有丘疹、脱屑或苔藓样变；受刺激后可见渗液、糜烂；日久皮肤营养障碍可出现溃疡及色素沉着，常伴有明显的下肢静脉曲张。主要鉴别点为明显的下肢皮肤营养障碍。

2. 过敏性紫癜

多见于儿童和青少年，皮损主要为发生于小腿的瘀点或瘀斑，常成批出现，对称分布，血液检查血小板数目正常，毛细血管脆性试验阳性。肾型可伴有蛋白尿、血尿及管型尿；关节型可伴有发热、关节疼痛；腹型可伴有腹痛、腹泻、消化道出血。主要鉴别点为过敏性紫癜皮损形态单一，多发于儿童、青少年。

3. 慢性湿疹

患部皮肤肥厚粗糙，多有暗黑色素沉着、少量脱屑。可因刺激而急性发病，而出现糜烂、渗出。主要鉴别点为湿疹有明显渗出倾向，瘙痒剧烈。

4. 高球蛋白血症性紫癜

血浆中多克隆γ球蛋白异常增多，直立性紫癜伴色素沉着，中青年女性多见，反复发作，有触痛或灼热感。部分患者伴有结节病、癌肿。实验室检查可鉴别。

5. 匐形血管瘤

女性多见，发病较早，大多在20岁以前发生。皮损为鲜红色或紫红色血管瘤状小斑点，可融合成匐形，周围不出现新皮疹，中央无瘀点，褪后也无色素沉着。

（二）中医学鉴别诊断

1. 湿疮

可发生于各年龄阶段。皮疹呈多形性，表现为丘疹、水疱、糜烂、渗出、结痂、脱屑，慢性期呈现肥厚、苔藓样外观。在身体各部位均可发生。有一定季节性，秋冬及春季常反复发作。皮疹瘙痒剧烈，常对称分布，有渗出倾向。

2. 葡萄疫

多发生于儿童和青少年。皮损主要为发生于小腿的瘀点或瘀斑，常成批出现，对称分布，血液检查血小板数目正常。病情严重者累及肾脏，出现蛋白尿、血尿；胃肠道受累则出现腹痛、黑便；还可伴有关节疼痛症状。

四、临床治疗

（一）提高临床疗效的要素

（1）本组疾病以紫癜样皮疹为主要表现，在临床治疗方面当从血论治，重视祛风，更须深究热迫血行之外导致紫癜的发生。除此之外，还要注意到气虚不能统摄血液致血溢脉外的情形。简单地说，本病发生于体质壮实之人与体弱之人表现是不同的，有虚实之异。

（2）离经之血，既是本病发生发展过程中产生的病理结果，又是导致进一步出血、出现紫癜的原因，因此在止血的同时又不能忘记化瘀。

（3）本病多迁延难愈，因而在急性期与迁延阶段治疗重点不同，前者重视止血、祛邪，后者重视化瘀通络。

（二）辨病治疗

1. 一般治疗原则

首先应适当休息，避免长久站立及持

重，应积极去除使下肢静脉压升高的因素，如合并静脉曲张的患者应避免长期站立，轻者可采用加压治疗，如打绑腿或用弹力绷带，重者手术治疗，积极治疗原发病。

2. 内服药治疗

（1）口服维生素 C，0.1g，每日 3 次。

（2）芦丁 20~40mg，每日 3 次。

（3）葡萄糖酸钙 1.0~2.0g，每日 3 次。

3. 外用药治疗

（1）局部对症处理　可选用糖皮质激素类霜剂、乳膏、软膏，可控制或改善皮疹及瘙痒，常用 4~6 周，但临床疗效不肯定。

（2）保湿润肤剂使用　皮肤干燥瘙痒时，可配合使用保湿润肤剂，促进皮肤屏障功能修复。

（三）辨证治疗

本病一般可以分为血热生风、气不摄血、阴虚血瘀三个证型进行治疗，治法分别是凉血散风、益气摄血、养血活血。在治疗方法上应内治和外治相结合，内外合治，标本兼顾，才能达到较好的治疗效果。

1. 辨证论治

（1）血热生风证

治法：清热凉血疏风。

方药：凉血五根汤加减。板蓝根 30g，紫草 15g，茜草 10g，白茅根 30g，天花粉 15g，小蓟 15g。

加减：瘙痒明显者加白鲜皮、荆芥炭、防风以增强疏风止痒之力；皮疹鲜红，热象明显者，加牡丹皮、赤芍以凉血解毒。

（2）气不摄血证

治法：益气摄血，活血化瘀。

方药：补中益气汤加减。党参 10g，炙甘草 10g，白术 10g，当归 6g，陈皮 10g，生黄芪 15g，升麻 10g，柴胡 6g，茯苓 15g。

加减：若斑色瘀紫，舌质紫暗，加

三七粉或琥珀粉；色素沉着明显者加桃仁、地龙以加强活血化瘀之功；皮肤干燥脱屑，加何首乌、火麻仁；疲乏无力可加仙鹤草。

（3）阴虚血瘀证

治法：养血润肤，活血化瘀。

方药：养血润肤饮加减。生地黄 15g，熟地黄 15g，天冬 9g，麦冬 9g，天花粉 9g，当归 9g，黄芪 9g，升麻 6g，黄芩 9g，桃仁 9g，红花 6g。

加减：热象明显者加牡丹皮、赤芍以凉血解毒；皮损色紫，舌质暗红者加丹参、琥珀粉散瘀；皮损肥厚者可加秦艽、乌梢蛇以疏风除湿；色素沉着明显，加地龙、全蝎活血通络；瘙痒明显者加苦参、防风以疏风除湿。

2. 外治疗法

（1）中药外洗　透骨草、仙鹤草、蒲公英、石菖蒲、红花、黄柏、泽兰、大黄各 30g，煎水外洗，每日 1 次。

（2）用鲜芦荟蘸云苓粉、寒水石粉、冰片粉外搽。

（3）中药湿敷　马齿苋 30g 煎水后滤出药液，稀释后湿敷皮疹处。每日 2 次。

（4）中药浴法　苍耳秧、楮桃叶各 150g 煎水洗浴，隔日 1 次。

（5）针刺治疗

①体针：主穴取大椎、阳陵泉、曲池、足三里。配穴取血海、三阴交、合谷、阴陵泉。急性者，用泻法；慢性者，用补法。1 日 1 次。

②耳针：取肾上腺、皮质下、内分泌等穴，可用强刺激手法，两耳交替，每天 1~2 次。

3. 成药应用

（1）血美安胶囊　有清热养阴、凉血活血之功效，1 日 3 次，对于小儿应当遵医嘱酌减用量，必要时需连续用药 1 个月。

（2）益气补血片　有益气补血、健脾滋肾之功效，及早用药可淡化皮肤瘀点，改善瘙痒等不适。一日 3 次，连续用药 4 周为 1 个疗程。如遇到眩晕、呕吐等不良反应，则要立即停用。

（四）新疗法选粹

有报道应用补骨脂素联合 A 波段紫外线（PUVA）、窄谱中波紫外线（NB-UVB）等光疗治疗本组疾病，且适当的维持治疗可预防本病的复发。PUVA 的作用机制为免疫调节，改善 T 淋巴细胞的活性，同时抑制白细胞介素-2（IL-2）的产生。窄谱中波紫外线作用皮肤深度为 1~2mm，红斑剂量的照射具有良好的抗炎作用，使局部血管扩张，促进血液循环，改善局部营养状况，促进上皮和结缔组织生长，从而促进创伤愈合。考虑到本组疾病的长期自然病程、复发及其药物治疗的相关不良反应，光疗不失为一种值得推荐的治疗方案。

（五）医家诊疗经验

1. 赵炳南

赵炳南以凉血散风、活血化斑治疗本病。赵炳南认为，本病多因风邪入于血分化热，热迫血行，溢于孙络而见发斑，郁久血燥伤阴，肌肤失养则皮肤粗糙作痒，一般多属实证。治以凉血散风、活血化斑，因日久灼阴耗血，佐以养阴补血为其总则。因其血溢脉络，阻隔气血，辅以活血通络，使之气血归经，脉络得通，紫癜得以消退。赵炳南习惯使用的凉血药物有牡丹皮、生地黄、紫草根、茜草根、槐花等；活血通络药物有鸡血藤、桃仁、红花、川芎、丝瓜络、橘络等；祛风止痒药物有浮萍、川槿皮，入血分，能祛血分之风，白鲜皮，表里相兼，祛风止痒。

2. 张志礼

张志礼用凉血活血消斑法治疗本病。张志礼认为，本病是与静脉压升高有关的毛细血管炎。发病多因内有蕴热，外受风邪，风热闭塞腠理，热伤血络，迫血妄行，溢于脉外，而见发斑，日久伤阴可见肌肤失养，皮肤粗糙瘙痒。治疗本病多以凉血活血消斑为主。方中以紫草、茜草、白茅根、当归、川芎、赤芍、鸡血藤、三七粉、凉血活血；生地黄炭、大蓟炭、小蓟炭凉血止血；白术、茯苓健脾除湿，使脾能统血；木瓜为腿部引经药。诸药配合，使凉血活血而不凝血，清热而不伤脾胃，收到良好的临床效果。

3. 欧阳恒

欧阳恒分两型治疗血疳。

（1）血热生风证　治宜疏风清热，药用荆芥、防风、金银花、蝉蜕、苦参、全蝎、皂角刺、猪牙、紫草、牡丹皮。

（2）血虚生风证　治宜养血祛风，药用生地黄、熟地黄、何首乌、当归、白蒺藜、牡丹皮、僵蚕、威灵仙、红花、甘草。临床具体运用时多佐以皮类药物，取"以皮治皮"之意。

五、预后转归

色素性紫癜性皮病是一组慢性皮肤疾病，皮损常持续存在，随时间而扩展，经数月乃至数年自然消退，可反复发作。定期随访和会诊是必要的，掌握疾病的演变过程，及时做出诊疗方案的调整。

六、预防调护

（一）预防

（1）加强营养，多食新鲜水果和蔬菜，忌食辛辣发物。

（2）避免过度搔抓和皮肤外伤，防止继发感染。

（3）保持心情舒畅，注意休息。

（二）调护

（1）适当运动，避免过度劳累和长时

间站立。

（2）做好基础皮肤护理，避免洗烫刺激，勤涂保湿润肤剂。

七、专方选要

（1）养血润肤饮加减　当归9g，熟地黄、生地黄、黄芪各15g，天冬、麦冬各9g，升麻、黄芩各3g，桃仁泥、红花各9g，天花粉4.5g。方中用当归、生地黄、熟地黄养血润肤为君药；配以黄芪益气生血，加强君药作用；佐以二冬、天花粉滋阴清热，桃仁、红花活血化瘀，使瘀血得去，新血得生，阴虚必有内热，故加黄芩以清热，升麻性升散引诸药出于皮毛，配二冬、黄芩以清内热，诸药合用共奏养血润肤、滋阴生津之功。

（2）荆芥炭方　荆芥炭10g，藕节炭10g，紫草根10g，茜草根10g，金银花炭10g，板蓝根15g，天花粉15g，白茅根15g。荆芥炭为君药，色黑，性敛，长于止血，善于祛邪，用之无太过之虑；臣药为藕节炭、紫草根、茜草根、金银花炭、板蓝根、天花粉、白茅根，其中板蓝根、天花粉、白茅根具有清热凉血的功效，紫草根、茜草根具有化瘀消斑的功效，金银花炭具有清热解毒的功效，藕节炭具有化瘀止血的功效。诸药相互配合，能够有效清热解毒，化瘀止血，消斑祛邪。

主要参考文献

［1］赵辨. 中国临床皮肤病学［M］. 南京：江苏科学技术出版社，2009.

［2］赵炳南，张志礼. 简明中医皮肤病学［M］. 北京：中国展望出版社，1983.

［3］颜正华. 中药学［M］. 2版. 北京：人民卫生出版社，2006.

［4］许济群，王绵之. 方剂学［M］. 2版. 北京：人民卫生出版社，2008.

［5］范瑞强，邓丙戌，杨志波. 中医皮肤
病学［M］. 北京：科学技术文献出版社，2010.

［6］陈瑞萍，李媛丽，杨庆琪，等. 浅谈色素性紫癜性皮病从血分论治［J］. 中华中医药杂志，2018，33（6）：2285–2287.

第三节　结节性红斑

一、病因病机

（一）西医学认识

西医认为结节性红斑病因复杂，其发生可由病毒、真菌或细菌（如链球菌、结核杆菌）等感染及药物（如溴剂、碘剂、避孕药等）引起。某些自身免疫性疾病，如结节病、溃疡性结肠炎、白塞综合征、恶性肿瘤、白血病等疾病亦可有类似的表现。

（1）感染性病因　结节性红斑与多种病原体感染有关，包括细菌感染、病毒感染、真菌感染、蛔虫感染、弓形虫感染等。

（2）药物因素　磺胺类、溴化物、口服避孕药这3种药物，长期以来都被认为是结节性红斑急性发作最常见的药物因素，但事实上相关的药物种类非常之多，非甾体消炎药（NSAIDs）、抗抑郁药也与结节性红斑的发病有关。

在药物为致病因素的病例中，皮疹通常不局限于双下肢，常蔓延至股部、上肢甚至面颈部，且伴有全身症状，如发热、乏力、头痛等，只要停止使用相关药物，皮损不会再复发。

（3）系统疾病　结节性红斑最常见的伴发疾病依次为结节病、恶性肿瘤、炎症性肠病和急性发热性嗜中性皮肤病等。继发性的结节性红斑成人患者中，结节病是最常见的致病因素之一。在北欧的一些国家，结节性红斑和双侧肺门腺病则是结

病最为常见的早期并发症。然而，结节性红斑和双侧肺门腺病并不只与结节病有关，像淋巴瘤、结核、链球菌感染、球孢子菌病、组织胞浆菌病以及肺炎衣原体的急性感染都会引起结节性红斑和双侧肺门腺病。

（4）雌激素与妊娠　结节性红斑多见于年轻女性，妊娠时常发生结节性红斑，提示雌激素可促使发病。

（二）中医学认识

结节性红斑是一种以下肢红斑结节为主要表现的血管炎性皮肤病。本病好发于小腿伸侧，临床上因结节多发，缠绕小腿，状若瓜藤缠绕而得名，中医又名"瓜藤缠""肾气游风""湿毒流注""室火丹"等。本病的特点是小腿伸侧散在分布疼痛性皮下结节，小如蚕豆，大如核桃，色泽鲜红或暗红。本病好发于青年女性，常反复发作，以春、秋季发病为多。历代中医对此病均有描述，但均未能将本病和易破溃的硬红斑等区别开来。

1. 病名解析

文献中明确指出了瓜藤缠有结核的特征，这与红斑尤其相似。《证治准绳》云："或问，足股生核数枚，肿痛久之，溃烂不已何如？曰，此名瓜藤缠。"《医宗金鉴》云："绕胫而发，即名瓜藤缠，结核数枚，日久肿痛，溃烂不已。"《外科证治全书》："绕胫结核数枚，不红微痛或不痛，初起以子龙丸，每服三分，淡姜汤每日服三次，至消乃止，或小金丹亦可。若日久肿痛腐溃不已者，则必服犀黄丸，兼服温补祛痰之剂，外贴阳和解凝膏，渐冀收功。"

肾气游风具有游走不定、烧灼痛的临床特点，其游走不定与结节性红斑可以自行消退的表现一致。《彤园医书》曰："腿胫红肿，形如云片，游走不定，痛如火燎。"《医门补要》中描述为："足胫皮肤红肿坠痛，为肾气游风。"

湿毒流注好发于足胫部，也可发于全身其他部位，其形状似牛眼大小，与结节性红斑的临床表现也非常相似。《证治准绳》云："足胫之间生疮，状如牛眼，或紫或黑，脓水淋漓，止处即溃烂，久而不敛，何如？曰，此名湿毒流注。"《彤园医书》曰："生小腿前后，流行不定或发一二处。顶似牛眼，根脚漫肿，轻则色紫，重则色黑，溃破脓水，浸渍好肉，破烂日久不敛。"《外科心法》记载有："一子年十九，腰间肿一块，无头不痛，色不变，三月不溃……名曰湿毒流注。"

室火丹具有结节性红斑发病部位在小腿及红肿热痛的特点。《诸病源候论》曰："室火丹，初发时必在腓肠，如指大……色赤而热。"

2. 病因病机

明代王肯堂认为，"瓜藤缠"发病的部位"属足太阳经，由脏腑之湿热流注下部所致"。《医宗金鉴》也认为是湿热下注。

《彤园医书》认为，"湿毒流注"是"由暴风疾雨、寒暑湿火侵袭腠理而肌肉为病"。《外科大成》认为，"由风湿外侵"导致。《外科心法》曰："寒搏腠理，荣气不行，郁而为肿也"，认为是感受寒邪。外感之邪搏于腠理，闭郁而为痈肿。正如《素问·生气通天论篇》云："营气不从，逆于肉理，乃生痈肿。"

《医宗金鉴》认为，"肾气游风"是"由肾虚之人相火内蕴，外受风邪及膀胱气滞而成"。《医门补要》认为，"肾气游风"是"脾肾两虚，气血错乱，湿邪内扰，每临暑湿之令，外湿激动内湿"所致。

故本病发病部位在肌肉腠理之间，邪气与肌腠相搏击而形成红斑，脏腑主要责之于肝、脾、肾三脏，与足之三阴三阳经有密切关系。

从经络辨证来看，《医宗金鉴》认为，红斑部位"生外廉者，属足三阳经湿热结聚，早治易愈；生内廉者，属三阴经，有湿郁而兼血分虚热者，况廉骨皮肉浇薄，难于取效，极其缠绵"。《证治准绳》曰："瓜藤缠生于足股，生核数枚肿痛……属足太阳经，由脏腑之湿热流注下部所致。"《医宗金鉴》则将"生膝眼下外侧前廉两筋间三里穴上"的三里发认为是"劳力伤筋，胃热凝结而成"，当属足阳明胃经。可见，经络辨证主要是观察红斑发病的部位，审属某经所过，则定位于某经而治疗。从脏腑辨证来看，明代王肯堂认为是膀胱湿热证及风邪犯肺证；清代吴谦等总结为脾胃湿热，肝气不足的虚实夹杂证；清代赵濂认为是脾肾两虚，湿邪内扰证。

二、临床诊断

（一）辨病诊断

1. 诊断要点

（1）结节性红斑皮损常突然发生，发病前常有低热、倦怠、咽痛、骨节酸痛等症状。春秋季节好发。

（2）皮损好发于小腿伸侧，严重时也可见于大腿、上肢伸侧。多为对称性。结节多发，触痛明显，蚕豆至核桃大小，局部皮肤鲜红、肿胀、灼热。结节对称性分布，可融合，不破溃。病情控制后颜色变为暗红色、黄褐色，直至消退。自觉疼痛，压之更甚。发病初可有前驱症状，如低热伴肌痛、关节酸痛及全身乏力不适。

（3）实验室检查血沉可增快，白细胞升高，抗溶血性链球菌素O升高。组织病理特点为间隔性脂膜炎表现。真皮浅层、深层血管周围炎症细胞浸润，脂肪小叶纤维间隔增宽，炎症细胞浸润。

（4）本病一般预后良好，病程6周左右，愈后不留瘢痕。可反复发作。慢性结节性红斑病程可持续数年。

根据小腿多发黄豆至核桃大的疼痛性结节，不化脓，不破溃，排除可以引起本病的结节病、溃疡性结肠炎、白塞综合征、恶性肿瘤、白血病等。

2. 相关检查

真皮深层血管周围呈慢性炎症性浸润，脂肪小叶纤维间隔中小、动静脉有炎症浸润和内膜增生及部分闭塞和血栓形成，血管壁有淋巴细胞、数量不等的中性粒细胞及少量组织细胞、嗜酸性粒细胞浸润，间隔组织中有红细胞外渗；慢性结节性红斑还可有组织细胞及巨噬细胞浸润。

（二）辨证诊断

临床上本病以红斑、结节为主要表现，证属气血瘀滞，脉络血瘀；皮损多发于下肢、小腿，常有肿胀表现，证属湿邪侵袭。比较而言，湿邪侵袭是诱发因素，而气血瘀滞是病之结局。

患病之人各有不同体质：血热者，外感湿邪，湿与热结导致气滞血瘀，瘀阻经络而发。湿盛者，湿邪郁久化热，湿热下注，壅结于血脉肌肤，致使经络阻隔，气血凝滞而发病；复有阳虚者，腠理不固，以致风寒湿邪乘虚而入，流注经络，致使气血运行不畅，阻滞血脉而成。

发病之后，依据体质之不同，感受邪气之不同，又有从阳、从阴转变传化之别，常见下列诸证。

1. 湿热蕴结证

（1）临床证候 起病急促，双小腿结节鲜红，自觉灼热，疼痛明显，伴发热、咽痛，肌肉关节疼痛，小便黄赤，口干口苦，舌红苔黄，脉浮数或滑数。

（2）辨证要点 多见于壮实之人，常出现于发病初期。因素体血分蕴热，外感湿邪，湿与热结，或脾虚失运，水湿内生，湿郁化热，湿热下注，阻滞经络，导致局部气血瘀滞而发病，症状突出，疼痛明显。

2. 气滞血瘀证

（1）临床证候　病程日久未愈，结节逐渐成紫红色或暗红色，疼痛或压痛明显，硬度增加，伴口干口苦，大便秘结，舌红或紫红，有瘀点，苔薄黄，脉涩。

（2）辨证要点　病程迁延日久，病久成瘀，病久入络，气血运行不畅，致气滞血瘀，结节瘀滞疼痛。

3. 脾虚血瘀证

（1）临床证候　双小腿结节暗红不鲜或淡红，反复发作，日久不愈，双足浮肿，倦怠乏力，纳少，大便溏稀，舌苔淡白，脉细弱。

（2）辨证要点　素体正气不足之人，常在疾病迁延不愈阶段出现。体虚气血不足，卫外不固，寒湿之邪乘虚外袭，客于肌肤腠理，流于经络，运化失司，痰浊内生，阻碍气机之运行，导致气血凝结而发，疼痛不剧，但病情缠绵难愈。

4. 肝肾不足证

（1）临床证候　双下肢结节淡红，或暗红，病程日久，伴头晕乏力，腰膝酸软，五心烦热，舌淡或绛，脉细数无力。

（2）辨证要点　邪热郁久化火，耗伤肝肾，阴虚火旺，症见头昏目涩，视物不明，腰膝酸软，舌红少苔，脉沉细数。

三、鉴别诊断

（一）西医学鉴别诊断

1. 变应性血管炎

皮损可以表现为结节，但会破溃，形成溃疡。皮损常表现为多形性，主要为出血性斑丘疹，伴有瘙痒、疼痛，可同时见到血疱、坏死、结节、紫癜、溃疡等损害。痊愈后可留有色素沉着或浅表瘢痕。重症有内脏受累。主要鉴别点为本病皮损可破溃，多形态。

2. 结节性脂膜炎

多发于腹部、臀部，发疹时全身症状明显，结节可坏死破溃，流出油状液体，遗留皮下萎缩；病理组织有特异变化，可与结节性红斑相鉴别。

（二）中医学鉴别诊断

腓䐃疽

起病缓慢，结节多发生于小腿屈侧，数目较少，轻微疼痛，可相互融合成斑块，可破溃；组织病理有结核样结构，表现为皮下组织小叶性脂膜炎。主要鉴别点为皮损破溃后可留下瘢痕。

四、临床治疗

（一）提高临床疗效的要素

（1）通过各代医家不断总结和创新，进行准确辨证，并内外结合，标本兼顾。

（2）适当应用引经之药，可使药力直达病所，提高疗效。

（3）应用中医特色外治疗法，并且可将两种或两种以上外治疗法联合使用，灵活变化，有利于提高临床疗效。

（二）辨病治疗

急性发作期应卧床休息，抬高患肢以减轻局部水肿。寻找潜在病因，如有明显感染者，可用抗生素治疗。经典的结节性红斑可对症处理，湿敷、使用弹力长袜对治疗有帮助；疼痛显著者可内服止痛药物或非甾体抗炎剂，如吲哚美辛等。严重病例可应用糖皮质激素治疗，顽固性病例可试用秋水仙碱。对于有炎症性肠病的结节性红斑，应避免使用非甾体抗炎药（可触发肠病的发作或抵消维持治疗的疗效），可系统应用羟氯喹、环孢素、沙利度胺和英夫利西单抗。英夫利西和依那西普单抗治疗结节性红斑均有报道，但与引起结节性红斑的不良反应相矛盾。

（三）辨证治疗

1. 辨证论治

（1）湿热蕴结证

治法：清热利湿，疏经通络。

方药：萆薢渗湿汤加减。萆薢12g，黄柏10g，生薏苡仁20g，泽泻12g，滑石15g，鸡血藤15g，赤芍12g，丝瓜络8g，蒲公英15g。

加减：关节疼痛明显者加羌活、独活各10g以疏风通络止痛；咽痛者加牛蒡子10g、玄参10g以清利咽喉。

（2）气滞血瘀证

治法：行气活血，散瘀化结。

方药：桃红四物汤加减。桃仁15g，红花6g，生地黄20g，川芎10g，当归尾10g，芍药10g，丹参15g，鸡血藤15g，牛膝15g，白花蛇舌草15g，浙贝母10g，玄参15g，甘草6g。

加减：气虚不摄血者，可加党参15g、黄芪15g；大便秘结者加大黄10g、枳实8g以清热散结。

（3）脾虚血瘀证

治法：健脾利湿，化瘀散结。

方药：北芪化瘀汤。北黄芪30g，白术15g，茯苓30g，泽泻15g，怀山药15g，薏苡仁15g，川芎10g，丹参15g，鸡血藤20g，苍术12g，牛膝15g，炙甘草5g。

加减：结节明显，坚实不散者加三棱、昆布、山慈菇活血化痰，软坚散结；下肢浮肿，关节痛者加防己10g、木瓜12g消肿通络。

（4）肝肾不足证

治法：滋阴养肝，活血散结。

方药：秦艽鳖甲汤。秦艽10g，鳖甲10g，白芍15g，生地黄15g，熟地黄10g，地骨皮10g，黄柏10g，知母10g，青蒿10g，龟甲10g，丹参15g，鸡血藤20g，牛膝15g，玄参15g，甘草6g

加减：舌红、口干多饮者加麦冬10g、沙参12g以养阴生津；热甚伤阴劫液而致肠燥便秘者加麦冬12g、当归10g以养阴润燥通便。

2. 外治疗法

（1）化毒散软膏、芙蓉膏 将药膏厚涂于纱布上，然后盖于患处，每日1次。适用于病程短，双小腿结节鲜红，自觉灼热、疼痛明显之湿热证，肿块坚硬不溃时。过敏者慎用。

（2）紫色消肿膏、消化膏或如意金黄散、紫色消肿粉 将紫色消肿膏、消化膏药膏厚涂于纱布上，然后盖于患处，每日1次；或如意金黄散、紫色消肿粉等量以红糖水调敷患处，每日1次。适用于病程迁延日久，双下肢淡红，或有暗红结节者。过敏者慎用。

3. 成药应用

（1）当归拈痛丸 成人每次口服9g，一日2次，空腹温开水送服。适用于湿热蕴结型。

（2）龙胆泻肝丸（片） 水丸剂，成人每次3~6g，一日3次，温开水送服；7岁以上儿童服1/2成人量。片剂每次4~6片，一日3次，温开水送服。适用于湿热蕴结型。

（3）三妙丸 每次口服6~9g，一日2次，温开水、姜汤或温黄酒送服。小儿酌减。适用于湿热蕴结型。

（4）四妙丸 每次口服6g，一日2次，温开水送服。适用于湿热蕴结型。

（5）木瓜丸 每次口服30丸，一日2次，温开水送服。7岁以上儿童服1/2成人量。适用于气滞血瘀型。

（6）散结灵片（胶囊） 片剂成人每次口服2~4片，一日2~3次，温开水送服。胶囊剂则每次3粒，一日3次，温开水送服。适用于气滞血瘀型。

4.单方验方

（1）茵陈赤小豆汤 茵陈24g，赤小豆12g，苦参10g，生薏苡仁30g，炒苍术10g，炒黄柏10g，泽泻12g，滑石18g，木通6g，木防己12g，豆蔻12g，佩兰10g，甘草3g。

（2）凉血五根汤 白茅根、紫草根各80g，瓜蒌根、茜草根、板蓝根各15g，凉血活血，解毒化斑。

（四）医家诊疗经验

1.赵炳南

赵炳南认为，本病对应中医学"瓜藤缠"，多因湿热下注，滞凝气血，气血运行不畅，经络阻滞而致。所以治疗原则以清热除湿、活血破瘀、软坚散结为主。多应用其经验方治疗（鬼箭羽15g，丹参15g，牡丹皮10g，三棱10g，莪术10g，木瓜12g，防己10g，厚朴8g，伸筋草15g，红花6g，鸡血藤15g）。热甚者加紫草、茜草、金银藤；结节坚实者加土贝母、夏枯草；热甚伤阴者加玄参、生地黄、白芍。

2.朱仁康

朱仁康认为，本病由于湿热下注于血脉经络之中，致气血运行不畅，气滞则血瘀，瘀阻经络，不通则痛，瘀乃有形之物，因此结节如梅核。结节新起鲜红，热甚则灼热而肿，湿甚则足踝浮肿，瘀久则结节趋于暗紫。治疗本病多从血分来考虑用药，治宜通络祛瘀，行气活血，予通络活血方（当归尾、赤芍、桃仁、红花、泽兰、茜草、青皮、香附、王不留行、地龙、牛膝各9g，水煎服）。加减法：①结节初起，鲜红赤肿，小便黄，大便秘，舌质红，脉滑数，加生地黄、牡丹皮、大青叶、金银花以凉血清热。②斑块大，色紫暗，舌质淡，脉细滑，加麻黄、桂枝以温经通络；久而不散者加炙穿山甲、海藻、山慈菇以软坚散结；溃而难敛者加党参、炙黄芪、熟地黄以培补气血。③足踝浮肿，久而不消者，宜重用黄芪、防己、陈皮以利水行气。④关节酸痛加威灵仙、秦艽、木瓜以祛风胜湿。

3.金起凤

金起凤治本病以清利湿热、活血化瘀通络为主。药用萆薢、炒黄柏、生薏苡仁、防己利湿清热；牡丹皮、赤芍、桃仁、红花活血化瘀；川牛膝通络散结；若腿肿明显，加黄芪、白术、茯苓益气健脾利水。以上诸药主要用于疾病初起。若久病不愈而见结节坚硬、色暗，痛胀明显，伴舌质暗紫，有瘀斑，说明络脉闭阻较重，新瘀已变为宿瘀，故结节难消。金起凤认为，此时已非草木所能宣通，必须用虫药搜络开痹，方能取效，多加用水蛭、土鳖虫等，再配以莪术破血化瘀，即可获效。另外，本病虽以湿热血瘀型居多，但也有少部分为寒湿血滞型，症见下肢沉重，肢端发凉，舌质淡，苔薄白或白腻，脉沉迟或缓，属脾阳不足，水湿内生，温化无权，寒湿下注络阻血瘀而成，故加炮附子、白芥子、桂枝以散寒，消肿痛，合活血通络及健脾除湿之药可建奇功。

五、预后转归

目前西医一般采用对症治疗，给予解热镇痛药、肾上腺皮质激素，有明显感染者给予抗生素地磺胺类药物等，对急性发作者效果较好，但对于反复发作者效果较差；中医多应用辨证论治的内服、外用中药，具有较好的临床优势，但对于复发者亦需进一步研究。

六、预防调护

（一）预防

应积极寻找原发疾病进行治疗，并注意患者阴阳气血之偏盛偏衰，补偏救弊，避免风寒风热邪气侵袭。

（二）调护

调整饮食，慎用磺胺类、溴化物、口服避孕药等，对预防复发具有重要意义。

主要参考文献

［1］林辰青，沈宏春. 结节性红斑中医文献研究［J］. 辽宁中医药大学学报，2011，13（10）：163-164.

［2］杨文超. 结节性红斑证治规律的现代中医文献研究［D］. 济南：山东中医药大学，2005.

［3］北京中医医院. 赵炳南临床经验集［M］. 北京：人民卫生出版社，1975.

［4］中国中医研究院广安门医院. 朱仁康临床经验集——皮肤外科［M］. 北京：人民卫生出版社，2005.

［5］李映琳，周德瑛. 金起凤老中医治疗结节性红斑举隅［J］. 北京中医药大学学报，1994，17（1）：42.

［6］李颖，易军. 中医药治疗结节性红斑近况［M］. 实用中西医结合临床，2014，14（6）：90.

［7］王见，黄静，张毅. 结节性红斑的宏观和微观辨证论治规律探讨［J］. 中国中医急症，2004，13（10）：670.

［8］柴辰，薛晓红. 中医药治疗结节性红斑的研究进展［J］. 光明中医，2016，31（20），3039-3042.

［9］李丹，刘巧. 近十年从瘀论治结节性红斑总结［J］. 江西中医药，2016，47（3）：78-80.

第四节　变应性皮肤血管炎

变应性皮肤血管炎是由免疫反应所致的累及真皮浅层毛细血管和小血管的炎症性皮肤病，属变应性白细胞破碎性血管炎中仅累及皮肤的一个临床亚型，以下肢出血性丘疹、结节、坏死为主要临床特征，可伴有发热、乏力及关节痛，常发生于青壮年女性，病情容易反复。

变应性皮肤血管炎大致属于中医"瘀血流注""瓜藤缠"范畴。如《外科证治全书》记载本病："生两腿胫，流注不定，或发一二处，色赤肿痛溃脓，乃湿热下注……如患色微红，或初期粟米，渐大痒痛相兼，破流黄水，浸淫成片，甚则腿肉浮肿。"又如《证治准绳·疡医》记载："足股生核数枚，肿痛，久之溃烂不已，何如？曰，此名瓜藤缠，属足太阳经，由脏腑湿热流注下部所致。"

一、病因病机

（一）西医学认识

诱发皮肤变应性血管炎的原因很多，外源性可有感染、药物、吸入物及食物等。药物被认为是主要诱因，包括磺胺类、氨基水杨酸、碘化物类、巴比妥酸盐类、阿司匹林、青霉素和异体蛋白等。除药物外，感染也是相当一部分皮肤变应性血管炎的诱因，包括细菌、病毒、真菌、蠕虫感染等。内源性常因患者患有某种疾病产生自身抗体所致。常见疾病如皮肌炎、白塞综合征、系统性红斑狼疮、冷球蛋白血症、类风湿关节炎、原发性胆汁性肝硬化等亦可引起皮肤变应性血管炎。此外，尚有特发性因素即目前难以确定的因素。本病的发生常与Ⅲ型变态反应有关。下肢血流的静脉压高，易使血循环中的免疫复合物沉积于小血管壁而导致血管炎形成。

（二）中医学认识

中医学对于变应性血管炎尚无确切记载，但对于类似变应性血管炎的症状及发病特征历代文献中有较为详细的记载。如

《华氏中藏经》云："夫痈疽疮肿之所作也，皆五脏六腑，蓄毒不流则生矣，非独因营卫壅塞而发者。其行也有处，其主也有归，假令发于喉舌者，心之毒也；发于皮毛者，肺之毒也。发于肌肉者，脾之毒也；发于骨髓者，肾之毒也；发于外者，六腑之毒也；发于内者，五脏之毒也。故发于下者，阴中之毒也；发于上者，阳中之毒也。内曰坏，外曰溃，上曰从，下曰逆。发于上者得之速，发于下者得之缓，感于六腑则易治，感于五脏则难瘥也。"

《素问·四时刺逆从论篇》："阳明有余，病脉痹，身时热。"《金匮要略》曾载："血痹……脉自微涩。"清代张璐曰："夫血痹者，即《黄帝内经》所谓在脉则血凝不流，仲景直发其所以不流之故，言血既痹，脉自微涩，然或寸或关或尺，其脉见小急之处，即风入之处也，故其针药所施，皆引风外出之法也。"可见古代医学认为本病为正气不足，邪气入里导致气血运行失常，气虚或气滞血瘀，脉络受阻所致。病因可为外感，又可为内伤，病机或虚或实，或虚实夹杂，但多为气血瘀滞所致，呈现本虚标实的特点。"实为寒、湿、热毒邪搏结，阻塞脉道，虚为气、血、阴、阳亏虚，脉道不充"，如《类证治裁》曰："诸痹……良由营卫先虚，腠理不密，风寒湿乘虚内袭，正气为邪所阻，不能宣行，因而留滞，气血凝涩，久而成痹。"

二、临床诊断

（一）辨病诊断

1.诊断要点

（1）部位 皮损常对称分布在双下肢和臀部，尤以小腿及足踝部多见，也可发生在上肢和躯干。

（2）发病年龄 常发生于青年人，多为急性发作。

（3）皮损特点 初起为红色粟粒大或豆大斑丘疹，或瘀斑，有时为红色小风团样，甚至伴有出血现象；在炎症较重时可以出现水疱或血疱；可有大小不等的皮下结节，结节破溃形成溃疡，愈后形成萎缩性浅瘢痕。皮疹常成批出现，多种损害同时存在，但以紫癜、结节、坏死和溃疡为特征。

（4）自觉症状 自觉痒或烧灼感，甚至疼痛。部分患者可有不规则发热、乏力、关节肌肉疼痛等全身不适，也有无症状者。

（5）病程 慢性病程，可不定期反复发作，持续多年。部分病例可侵犯心、肝、肾等多种脏器。

2.相关检查

（1）实验室检查 常无特异性诊断指标。一般可有血沉加快、中性粒细胞升高、血小板减少、贫血、高球蛋白血症、补体下降及类风湿因子阳性等。

（2）组织病理学表现 主要见于真皮乳头下和网状层的毛细血管炎和小血管炎。典型改变可有毛细血管扩张，内皮细胞肿胀，管腔变窄、闭塞，血栓形成，管壁有纤维蛋白样变性或坏死。血管壁及其周围有中性粒细胞浸润。可见白细胞破碎及核尘和红细胞外渗等。直接免疫荧光检查，皮损早期血管壁可见 IgG 为主的免疫球蛋白和补体 C3 沉积。

（二）辨证诊断

1.湿热阻络证

（1）临床证候 以皮肤损害为主，为紫癜性丘疹、血疱、溃疡，伴有关节疼痛，大便溏薄，小便短赤，舌质红，苔薄黄，脉滑数。

（2）辨证要点 皮损表现以紫癜、血疱为主，伴有关节疼痛，舌质红，苔薄黄，脉滑数。

2.热毒聚结证

（1）临床证候　发病急骤，下肢、躯干泛发紫癜样丘疹、坏死性溃疡，色紫红，灼热疼痛，伴有发热、乏力、咯血、便血，舌质红绛，苔黄燥，脉数。

（2）辨证要点　皮疹泛发，以紫癜、坏死性溃疡为主，灼热疼痛，舌质红绛，苔黄燥，脉数。

3.气虚血瘀证

（1）临床证候　皮疹反复发作，留有色素沉着，萎缩性瘢痕，或溃烂经久不愈，腐肉不脱，新肉难生，伴有气短、纳少、倦怠、头晕，舌淡或有瘀斑，脉细涩无力。

（2）辨证要点　皮疹反复发作，或溃烂经久不愈，舌淡或有瘀斑，脉细涩无力。

4.阳虚寒凝证

（1）临床证候　病程日久，反复发作，畏寒肢冷，面色苍白，皮疹颜色灰暗，结节日久难消，脓液稀薄，新肉不生，下肢浮肿，腰膝酸软，舌质淡胖，苔白滑，脉沉细。

（2）辨证要点　病程日久，皮疹色暗，日久难消，脓液稀薄，新肉不生，舌质淡胖，苔白滑，脉沉细。

三、鉴别诊断

（一）西医学鉴别诊断

1.过敏性紫癜

多发于儿童及青少年。皮损较单一，以瘀点、瘀斑为主。组织病理易于区别。

2.丘疹坏死性结核疹

多发于青年。皮损以四肢伸侧为主，呈暗红色实质性丘疹或中央有坏死性之结节，无瘀点、瘀斑，多无自觉症状。结核菌素试验阳性，组织病理有结核样改变。变应性血管炎无此改变。

3.血栓闭塞性脉管炎

绝大多数发生于20~40岁的青壮年男性，有吸烟史，多见于寒冷潮湿地区，为慢性周围血管闭塞性炎症，病变主要累及膝以下中小动脉及伴行静脉，动脉可存在节段性狭窄或闭塞，伴行静脉内可有血栓，正常血管和病变血管界线分明。下肢较常见。主要表现为间歇性跛行，足背动脉搏动减弱或消失，重症患者可有肢端溃疡或坏死等。通过下肢血管超声及个人病史可鉴别。

4.血栓性浅静脉炎

沿静脉走行方向发生条索样痛性结节，急性期红肿疼痛较明显，慢性期红肿减退，疼痛亦减轻，多伴有静脉曲张。无明显全身症状。而变应性血管炎沿静脉走行不明显。

（二）中医学鉴别诊断

葡萄疫

好发于儿童及青年，常对称分布于四肢伸侧及臀部，典型皮损为散在分布大小不一的瘀点或瘀斑，可伴有腹绞痛或关节痛症状，毛细血管脆性试验阳性。而变应性血管炎好发于青年女性，典型皮损为风丘疹、瘀斑、溃疡同时存在。

四、临床治疗

（一）提高临床疗效的要素

变应性血管炎的病因、发病机制尚未十分明确，病变早期临床症状多为非特异性，皮肤损害亦多样，使疾病的早期诊断十分困难。因此，在治疗上应全面分析，抓住时机实施治疗。治疗上首先应排除感染、致敏因素及其他慢性病灶，去除病因后再行药物治疗。抗过敏及抗凝药物对本病的治疗具有辅助作用。通过辨证分型给予方药治疗变应性皮肤血管炎，内外合治，标本兼顾，其疗效较好，且复发率较低。根据其病因病机，中医总的治疗原则是清热解毒，利湿通络，养阴清热，温经散寒，行气活血。

（二）辨病治疗

1. 治疗原则

（1）避免诱因 变应性皮肤血管炎病因较为复杂，多数患者没有明显诱因，而在有诱因的患者中常见的主要是药物反应和感染。感染包括病毒、细菌、白色念珠菌、支原体、衣原体等感染。常见药物有丙基硫尿嘧啶、苯妥英钠、奎尼丁、磺胺、青霉素、别嘌呤醇等，药物诱导的患者组织病理学发现嗜酸性粒细胞较多，而血管纤维素样坏死没有显著差异。故避免诱因为其首要，如停用可疑诱发致敏性药物。对慢性感染病灶尤应仔细检查，除去病灶常可使症状迅速减轻或消退。

（2）防止血管扩张 该病的发病机制已被证明是免疫复合物沉积，故消除变应原是预防免疫复合物沉积的最好方法。防止血管扩张能抑制免疫复合物沉积，抬高患肢、穿弹力丝袜等均可预防免疫复合物沿下肢扩张的血管进一步沉淀。

2. 药物治疗

（1）糖皮质激素 糖皮质激素为治疗变应性皮肤血管炎的常用药物。其抑制局部血管扩张，降低血管通透性，减少血浆渗出和白细胞浸润，从而达到抗炎作用。剂量为泼尼松每天 20~40mg，待病情稳定后（发热及关节症状得到改善，皮疹停止发展）逐渐减量至激素维持量（每天 10mg 左右）。危重者可用大剂量甲泼尼龙静脉冲击治疗。多数患者在应用糖皮质激素治疗的初期，炎症可有效控制，但减药的过程中常复发，维持缓解的时间亦较短。

（2）氨苯砜 每天 100~150mg，不少报告对本病治疗有效。氨苯砜的作用机制可能是稳定溶酶体膜。

（3）秋水仙碱 当该病变成慢性或呈复发性时可选用秋水仙碱治疗，秋水仙碱可抑制中性粒细胞脱颗粒和减轻内皮细胞黏附分子的表达，从而达到抑制中性粒细胞炎症反应的目的。

（4）免疫抑制剂 免疫抑制剂治疗变应性皮肤血管炎疗效显著。甲氨蝶呤成人每周 5~20mg，分 3 次服用，其抑制参与免疫或炎症反应的细胞增殖并诱导其凋亡，抑制单核和淋巴细胞因子的功能；静脉注射环磷酰胺已成为全身疾病活动性患者诱导缓解治疗中常用的给药方案，环磷酰胺通过抑制 T 和 B 淋巴细胞增殖，抑制淋巴母细胞对抗原刺激的反应及降低血清免疫球蛋白水平等作用发挥其细胞毒作用、免疫抑制作用和抗炎作用；严重和极为顽固的白细胞碎裂性血管炎患者，推荐使用硫唑嘌呤 4~6 周。使用免疫抑制剂时，应注意骨髓抑制、继发感染和肝肾功能等重要脏器功能损害。

3. 手术治疗

对于破溃面积较大的患者，多采用外科清创术、植皮术、局部皮瓣肌皮瓣转移术等治疗措施，手术时机一般选择患者不存在严重的炎症反应且不再进行糖皮质激素治疗时。

（三）辨证治疗

1. 辨证论治

（1）湿热阻络证

治法：清热利湿，解毒通络。

方药：四妙散合四妙勇安汤加减。苍术 10g，黄柏 10g，薏苡仁 50g，川牛膝 30g，焦术 30g，茯苓 30g，赤芍 30g，当归 15g，玄参 30g，金银花 30g，甘草 10g。

加减：若皮疹色紫红，热象明显者，加紫草、茜草凉血散血；下肢肿胀明显者，加车前子、泽泻、泽兰利水消肿。

（2）热毒聚结证

治法：清热解毒，凉血化瘀。

方药：犀角地黄汤加减。芍药9g，地黄24g，牡丹皮12g，水牛角30g。

加减：若下肢肿胀加土茯苓、生薏苡仁以除湿利水；关节疼痛者加海风藤、秦艽以祛风清热利湿；腹痛明显者加延胡索、川楝子以行气止痛；溃烂脓多者，宜加黄连、蒲公英、白花蛇舌草、天花粉以清热排脓。

（3）气虚血瘀证

治法：益气化瘀，清解余毒。

方药：补阳还五汤合四妙勇安汤加减。黄芪、金银花、玄参、当归各30g，赤芍、川牛膝、升麻各15g，川芎、桃仁、红花、伸筋草、甘草各10g。

加减：若伴有结节久不消退，加川贝母、夏枯草、白僵蚕以化痰散结；若溃疡痛甚者，加乳香、没药以活血止痛。

（4）阳虚寒凝证

治法：温阳散寒，利湿化瘀。

方药：阳和汤合参苓白术散加减。党参20g，茯苓20g，麸炒白术15g，山药20g，麸炒薏苡仁20g，莲子10g，炒白扁豆20g，桔梗10g，甘草10g。

加减：若溃疡脓液稀薄，日久难敛，肉色灰暗，宜加鹿角霜、阿胶、龟甲胶以温阳和血生肌；若脓液秽暗而腥臭者，加忍冬藤、土茯苓以解毒利湿。

2.外治疗法

皮损表现为红斑、风团、丘疹、紫癜者用三黄洗剂（黄芩、黄柏、大黄）外搽；溃疡用生肌玉红膏或生肌白玉膏外涂；结节用紫色消肿膏（紫草、升麻、贯众、紫荆皮、白芷、红花、儿茶等）或黑布药膏（五倍子、蜈蚣、蜂蜜、陈醋）敷患处。

3.成药应用

（1）复春片　具有活血通络、行气逐瘀的功效，在临床上主要用于治疗气滞血瘀，经脉阻滞。口服，每次4~8片，每日3次。

（2）复方丹参片　具有活血化瘀、理气止痛的治疗效果。口服，一次3片，一日3次。

（四）医家诊疗经验

1.禤国维

禤国维认为本病以外感湿邪蕴阻肌肤，郁而化热，热盛肉腐，气血凝滞，血络损伤所致，日久迁延成毒，而成湿、瘀、毒阻滞之复杂病机。临床辨证时当首分寒热，常见湿热瘀阻证与寒湿瘀阻证。且本病之治，当先除湿，故用祛湿法。常以苦温燥湿、淡渗利湿、健脾除湿、滋阴除湿等法。药用苍术、白术、茯苓、泽泻、薏苡仁、布渣叶、积雪草、木棉花等平和之品，很少使用黄连、黄芩、黄柏等苦寒燥湿而过用易伤正之品，即使急性发作期，亦仅短暂使用，中病即止。在"湿郁"而"瘀阻"的致病过程中，"瘀血阻络，血络损伤"是皮肤血管炎发生的最直接、最根本的原因，贯穿疾病始终，故活血、化瘀、通络之法是本病最直接、最根本的治法。唯其如此，才能较快地疏通血脉，缓解病痛，促进痊愈。治疗过程中，必选用各种活血化瘀药物，如赤芍、丹参、毛冬青、三七、莪术、桃仁等。但疾病的时期不同，活血通络方药必须辨证使用。如急性期，湿热毒邪炽盛，活血通络药必须慎用，不能选用温性的活血药物，否则会加重病情。常选用赤芍、牡丹皮、生地黄、丹参等凉血活血药物，或加水牛角而成犀角地黄汤意以加强活血凉血解毒之功。配合金银花、蒲公英、白花蛇舌草、紫花地丁、积雪草等清热解毒除湿药。缓解期或慢性迁延期，则须加强活血通络之力。偏热者常加赤芍、丹参、毛冬青、地龙等；偏寒者加鸡血藤、三七、莪术、桃仁、红花等；久病入络，瘀阻甚者，须加全蝎、蜈蚣、地龙、土鳖虫、水蛭等虫类药以活血破瘀通络。

2. 奚九一

奚九一提出"因邪致瘀，祛邪为先"的观点，奚老认为在血管炎的发病过程中，邪之为物，多为风邪、寒邪、热邪和湿邪，邪盛致瘀，最终导致血络损伤，湿热瘀毒。并指出了"因虚招邪，因邪致疲，因瘀致损"的病理演变规律。对该病的治疗，奚老强调分期辨证的治疗原则，将其分为3期。急性发作期治疗以清除病之主邪为主，此期亦有虚证及瘀证的表现，治疗时初虚不必骤补，活血化瘀更应慎用。在好转缓解期，证属"邪去新生，正虚瘀留"，治疗以扶正与化瘀相结合。恢复稳定期，主辨"虚"的性质，据气血阴阳之虚实而补之。在分期辨治的同时，重视辨证及药物应用的随证加减变化。阳虚寒凝，症见肢冷、神疲乏力、舌淡苔薄、脉细者，治宜温经散寒化痰，方用阳和汤加减；兼有气血亏虚，症见面色少华、爪甲色淡、肢冷痛者，治宜温经养血通脉，方用当归四逆汤加减。局部辨证为热毒，症见皮肤红斑皮疹、溃脓质稠、条索红肿者，常用清热解毒之白鹤方（白英、白花蛇舌草、仙鹤草等）；同时结合外治，一般予云南白药与0.5%甲硝唑液调敷，或用新癀片与米醋调涂。局部作痒者，可酌用荆芥、防风、蝉蜕以祛风止痒。局部灼热者，可加用生地黄、地榆、石膏、知母、牡丹皮、水牛角片以清热凉血；有分泌物渗出者，可选用茵陈、栀子、苦参、黄柏、苍术以清热利湿；肉芽色淡者，可选用黄芪、党参以补脾益气；若合并系统性血管炎，伴有关节痛者，可加徐长卿、金雀根、忍冬藤清热通络；伴有发热者，可加柴胡、黄芩、青蒿以清热。

3. 陈柏楠

陈柏楠按该病的发展过程将其分为3期，认为急性期为热毒之邪郁于血分，致脉络损伤，治以清热解毒、凉血活血为法，中药以板蓝根、忍冬藤、连翘、蒲公英等清解热毒，配合牡丹皮、生地黄、赤芍凉血活血，当归、川芎活血祛瘀。迁延期为热毒渐退，邪伏血分，瘀血阻络，治以解毒活血、祛瘀通络为法，治疗应在使用解毒活血药物的基础上，重用桑枝、鸡血藤、牛膝、当归等加强活血通络之效。稳定期则为邪退正亏，气虚血滞，脉络瘀结，治以益气活血、化瘀散结为主，瘀结型应加夏枯草、皂角刺、穿山甲、连翘等活血散结药物，气虚型则重用黄芪、白术、桑寄生益气扶正固本。此外陈柏楠在治疗的全过程中应用大量黄芪，急性期黄芪与大量清热解毒、凉血活血药物配用，以防伤正；迁延期多瘀血阻络，重用黄芪补气以行血，气行则血行；稳定期久病失养，正气耗伤，重用黄芪以益元气。

4. 崔公让

崔公让认为，该病常由气滞而致血瘀，日久化火，瘀热互结而发。临床上血瘀和气滞往往同时存在，在凉血化瘀消斑的同时加用少许疏肝理气药物，如木香、香附之类。临床用柴胡、黄芩、葛根、浮萍、蝉蜕、白茅根、水牛角、薏苡仁、香附、甘草为基本方，在辨证基础上进行加减，治疗该病取得较好的疗效，且复发率明显降低。

5. 张池金

张池金将本病分为风热挟湿型和血热挟瘀型。在治疗中主要强调以清热疏风、化湿通络和清热凉血、活血化瘀为主。风热挟湿型表现为红斑、丘疹、风团，可见紫癜及浅表结节、水疱，自觉瘙痒或灼热感、关节痛等，常应用四妙勇安汤加减治疗，并习惯运用玄参、金银花、当归、赤芍、连翘、野菊花、泽泻、白鲜皮、僵蚕、黄芩、鬼箭羽、虎杖、萆薢、甘草等药物以疏风清热、化湿通络、泄热消瘀、搜风祛湿。瘙痒明显者可酌情加僵蚕、白鲜皮以助祛风止痒；小腿或踝部水肿明显者加用防己、泽泻助利水渗湿。血热挟瘀型表现以紫癜、紫斑、溃疡为主，可兼见红斑、丘疹或结节，舌红或绛，苔黄，脉象多弦。治疗多以四妙勇安汤合活血化瘀药治疗，且常使用玄参、黄柏、金银花、当归、地骨皮、炒槐花、川牛膝、虎杖、鸡血藤、牡丹皮、丹参、生地黄、生薏苡仁、益母草、鬼箭羽等药物清热凉血，清热解毒、补血活血，滋阴，化瘀。张池金擅用藤类药物，如鸡血藤、忍冬藤、夜交藤等，以及运用有向下趋势药性的药物，如虎杖、川牛膝、泽泻等。本病治疗着重清除湿热之邪，所谓"邪去正自安"，但"正气存内，邪不可干，邪之所凑，其气必虚"，正因为此病程较缠绵，患者常常表现正气不足，在治疗同时要注意帮助患者扶助正气；此外，对于女性患者还需要在治疗的时候注意问月经史，可酌情加用当归、杜仲补肾养血之药。在行经期血量较多者，可暂时停止服用药物，以免活血药物导致经量增多，而引起气血不足。

6. 孙光荣

孙光荣认为，应该以益气活血、疏肝解郁、清热解毒、行气化痰为主，在药物组方上，宜采用丹参、生黄芪、西洋参为君，以猫爪草、山慈菇、半枝莲为臣。

7. 马绍尧

马绍尧将该病分为5种证型进行辨证论治。①血热妄行，瘀血阻络证：治宜凉血清热解毒，散瘀化湿通络，方用犀角地黄汤加减。②湿热火毒，瘀血阻络证：治宜清热解毒，燥湿利尿，活血通络，方用黄连解毒汤合二妙丸加减。③气郁湿热，血瘀阻络证：治宜疏肝理气，清热利湿，活血通络，方用柴胡疏肝散加减。④气滞血瘀，湿热阻络证：治宜活血化瘀，清热解毒，利湿通络，方用《外科全生集》夺命丹加减。⑤湿热下注，气血凝结证：治宜清热燥湿，理气活血，方用《丹溪心法》

二妙散加味。

五、预后转归

皮肤出现症状后，首先考虑是否已累及肾脏，能在患者出现肾功能不全之前，及时采用最佳治疗方案，可明显改善预后。除暴发型及严重内脏损害外，一般预后好。

六、预防调护

本病应注意避免外界风、湿、寒、热、邪气的侵袭，患者应适当休息，抬高肢体以减轻局部水肿。本病与Ⅲ型变态反应关系密切，对于一些有明显诱因的患者，应避免再与诱发因素接触，针对病因进行预防。其他病因不明确的患者，除了积极进行治疗外，还需要严格地筛查，查找出病因，进而采取预防措施。

七、专方选要

南奇饮：透骨草30g，生黄芪30g，胆南星15g，牡蛎30g，玄参10g，重楼10g，牛膝10g，珍珠菜15g，南蛇藤20g，肉桂0.3g，甘草5g，水煎服，一日1剂。热重加金银花，寒者加附子，阴虚加知母、黄柏，脾虚加薏苡仁，肢肿加防己。配合敛疮净（主要成分为冰片、枯矾、硼酸等）外用以收敛燥湿，减少渗液、消炎，或元虎散外敷硬结、紫斑处。

主要参考文献

[1] 王满响，刁占帅. 显微镜下多血管炎致急性肾衰竭1例报告并文献复习 [J]. 当代医学，2010，16（3）：60-61.

[2] 曾小燕. 血管炎合剂在皮肤血管炎疾病中的应用 [J]. 中成药研究，2009，11（1）：17-18.

[3] 查晓冰. 高压氧治疗及预处理变应性血管炎临床疗效分析 [J]. 临床军医杂志，2009，37（5）：844-845.

［4］王庄斐, 余美嫦, 陈少霞. 超声雾化药物透
　　入治疗变应性皮肤血管炎的效果观察［J］.
　　护理研究, 2011, 25（3）: 705 -706.

［5］朱景琳, 吴九一. 辨治变应性皮肤血管
　　炎经验［J］. 上海中医药杂志, 2010, 44
　　（12）: 9-10.

［6］张陆, 陈健, 陈柏楠. 治疗变应性血管炎
　　经验［J］. 山东中医杂志, 2009, 28（10）:
　　730-731.

［7］吴建萍, 崔炎, 崔公让. 中药治疗变应
　　性皮肤血管炎 32 例［J］. 辽宁中医杂志,
　　2010, 37（11）: 2171-2172.

［8］黄新灵, 周忠志. 茵陈蒿汤加减治疗湿热
　　阻络型变应性皮肤血管炎溃疡的临床观察
　　［J］. 上海中医药大学学报, 2019, 33（4）:
　　43-47.

［9］张幼雯, 宋奎全, 王玉涛, 等. 中西医结
　　合治疗变应性血管炎研究进展［J］. 中国中
　　西医结合外科杂志, 2021, 27（5）: 792-796.

［10］陈柴棋, 沈巍, 丁华强, 等. 变应性皮肤
　　血管炎的中医治疗综述［J］. 中国乡村医
　　药, 2019, 26（15）.

［11］李娟娟, 王红梅, 林鹏, 等. 边天羽治疗
　　变应性皮肤血管炎的临床经验［J］. 内蒙
　　古中医药, 2019, 38（5）.

［12］李军. 分期辨证治疗变应性皮肤血管炎
　　［J］. 环球中医药, 2020, 13（8）.

第五节　白塞综合征

白塞综合征是一种以血管炎为病理基础的多系统疾病, 又称口-眼-生殖器综合征。白塞综合征临床以成年人多见, 最常见于 30~40 岁, 男性发病率高于女性, 且病情更重。其特点是口腔阿弗他溃疡、外生殖器溃疡和虹膜炎三联征, 也可出现多系统病变如心脏、肺、胃肠道等相关症状。本病为慢性疾病, 病程较长, 长达数年或数十年, 反复发作。轻者无全身症状,

仅表现为口腔、生殖器溃疡, 部分患者遗留视力障碍, 少数因内脏受损可危及生命, 大多数患者预后良好。中医学称为"狐惑病"。

一、病因病机

（一）西医学认识

（1）感染学说　本病可能与单纯疱疹病毒, 或链球菌, 或分枝杆菌与口腔黏膜或表皮细胞的抗原有自身免疫或交叉反应有关。

（2）自身免疫学说　本病患者血清、皮肤 T 细胞中 Th1 细胞因子干扰素（IFN）升高, Th2 细胞因子白细胞介素 -6（IL-6）升高, 且免疫荧光证实血管壁有 IgM、IgA 和 IgG 沉积, 糖皮质激素治疗有效均提示为自身免疫性疾病。

（3）遗传学说　有研究表明, 本病与人类白细胞抗原（HLA）有关。眼型和 HLA-B5、关节型和 HLA-B27、皮肤黏膜型与 HLA-B12 正相关。

（4）其他　也有报道本病与胃肠道病变、情绪紊乱、过度劳累、内分泌因素有关。

（二）中医学认识

最早在汉代《金匮要略》中已有关于白塞综合征的记载:"狐惑之为病, 状如伤寒, 默默欲眠, 目不得闭, 卧起不安, 蚀于喉为惑, 蚀于阴为狐。"隋代《诸病源候论》谓:"初得状如伤寒, 或因伤寒而变成斯病……此皆湿毒之所为也。"元代《金匮玉函经二注》谓:"狐惑病, 谓虫蚀上下也……盖因湿热久停, 蒸腐气血而成瘀浊, 于是风化所腐为虫矣。"认为本病因湿热瘀浊而成。《金匮要略方论本义》又提出了虚热说, 曰:"狐惑者, 阴虚血热之病也。""治虫者, 治其标也; 治虚热者, 治

其本也。"因肝、脾、肾三脏为本，湿热蕴毒为标，实为本虚标实之证。邪正相搏，内外合邪是本病发生的主要机制。本病病位在肝、脾、肾，病理机制是脾肾不足或肝肾阴亏，湿热火毒内阻。

初发多为心脾积热，胃火偏旺，致生口腔溃疡。郁怒伤肝，七情化火，或脾失运化，湿浊内生，郁久化热，湿热互结，蕴结于肝脾，不得透泄，上灼口眼，下炎阴肛而致病。素体阴虚失于调治，或劳倦内伤，精血暗耗，或伤寒误治，汗下太过，津液亡失，均可致肝肾阴虚，虚火内炽或脾失健运，湿热火毒内生，充斥上下，走窜于口、眼、阴部，致气血凝滞，蚀烂溃疡而病。久病脾肾阳虚，或阴损及阳，或过服苦寒，中阳受损而致脾肾阳虚，清阳不升，湿浊内停，阴寒内盛，湿毒蕴阻，上阻气血，则口眼不能濡养，下则寒湿流溃阴部，而致病情反复、缠绵。

二、临床诊断

（一）辨病诊断

1.诊断要点

根据口、生殖器溃疡及眼部病变，结合相应的临床症状、体征、实验室检查等，可诊断白塞综合征。参照 1990 年国际白塞综合征研究组织制定的诊断标准，诊断白塞综合征需要 1 条必要条件加 4 条次要条件中的 2 条。

（1）必要条件　复发性口腔溃疡：在一年内观察到至少 3 次口疮样或疱疹样溃疡，溃疡出现后，一般 1~2 周愈合，不留瘢痕，但亦有持续数周最终遗留瘢痕者。常反复发作，有的连续不断发作，也有的长期不发作。

（2）次要条件

①复发性生殖器溃疡：好发于龟头、阴道、阴唇和尿道口，也见于阴囊、肛周和会阴等处。②眼损伤：可有前、后葡萄膜炎，虹膜睫状体炎，前房积脓，结膜炎和角膜炎，重者可发生脉络膜炎、视神经乳头炎、视神经萎缩及玻璃体病变，可导致青光眼、白内障和失明。或眼科医生用裂隙灯查到玻璃体有细胞，或视网膜血管炎。③皮肤损伤：目前或以往有过结节性红斑样损害或假毛囊炎，或脓性丘疹，或痤疮样结节（见于青春发育期后，未服激素者）。④针刺试验阳性：用生理盐水皮内注射，无菌针头皮内刺入，以及静脉穿刺等，均可在受刺部位于 24 小时左右出现毛囊炎和脓疱，48 小时左右最明显，以后逐渐消退。由医生在 24~48 小时判断。此种反应阳性者达 40%~70%。

口腔溃疡、眼部损害、生殖器溃疡及皮肤损害可先后发生，有时无眼部损害，则称为不全型。

其他系统表现还可出现关节、胃肠道、肺、心、肾、附睾及中枢神经系统等病变。如伴发多发性游走性关节炎、扁桃体炎、腮腺炎、心肌炎、胸膜炎、间质性肺炎、非特异性胃肠炎和溃疡、胰腺炎、节段性回肠炎、附睾炎、尿道炎等。

2.相关检查

部分患者可有贫血，白细胞总数增多。部分病例 C 反应蛋白升高，抗中性粒细胞质抗体（ANCA）、抗心磷脂抗体阴性。

（二）辨证诊断

1.肝脾湿热证

（1）临床证候　口腔、二阴有溃疡点，赤肿糜烂，灼热疼痛，甚至腐烂臭秽，患者进食及行走困难，目赤羞明，眼睑肿烂，伴发热身重，关节酸痛，纳差腹胀，便溏不爽，小溲赤涩，舌红，苔黄腻，脉弦滑数或濡数。

（2）辨证要点　发热身重，便溏不爽，小溲赤涩，舌红，苔黄腻，脉弦滑。

2.肝肾阴虚、湿毒内蕴证

（1）临床证候　口咽、外阴溃疡反复发生，长期不愈，溃处暗红，糜烂灼痛，双眼红赤干涩，视物不清或视力减退，下肢出现红斑结节，伴五心烦热，目眩，口苦咽干，心烦不寐，腰膝酸软，舌红少津或有裂纹，苔少或薄白苔，脉弦细或细数。

（2）辨证要点　五心烦热，口苦咽干，心烦不寐，腰膝酸软，舌苔少，脉细。

3.脾肾阳虚证

（1）临床证候　长期反复出现口腔、阴部溃疡，平塌凹陷，覆有灰白色苔膜，此起彼伏，缠绵难愈，目涩昏蒙，甚或失明，皮肤有暗红色斑块，伴面目、肢体浮肿，神志恍惚，腰膝冷痛，五更泄泻，舌质淡胖，苔白滑，脉沉细。

（2）辨证要点　面目、肢体浮肿，腰膝冷痛，舌质淡胖，脉沉细。

三、鉴别诊断

一般认为任何有复发性和广泛的口腔溃疡者均应疑有白塞综合征的可能。但在诊断该病前应排除其他以口腔溃疡为表现的疾病如炎症性肠病、口腔单纯疱疹、天疱疮、口腔癌、重症大疱性多形红斑。女性早期只有外阴溃疡者，需和女阴溃疡进行鉴别。结合反复发作、皮肤针刺同形反应阳性及全身多系统症状，鉴别一般不难。

1.阿弗他口腔炎

阿弗他口腔炎溃疡较多且深，引起唾液增多，局部淋巴结肿大。好发于上唇内侧、颊部、舌缘，也可侵入软腭和咽部。初发损害为粟粒大小的红斑或小丘疹，易成溃疡，基底柔软无硬结，数目不定，疼痛，愈后不留瘢痕。病程为7~14天。

2.急性女阴溃疡

好发于青年女性，发病急剧，损害为溃疡、坏疽，分泌物中有革兰阳性粗大杆菌，并发下肢结节性红斑及滤泡性口腔炎，

自觉灼热、瘙痒、剧痛。分坏疽型、下疳型和粟粒型。

3.结节性红斑

好发于小腿的急性炎症，皮下有疼痛性结节，青年女性较多，春秋季多见，无口腔、阴部溃疡及眼部损害。

四、临床治疗

（一）提高临床疗效的要素

本病中医治疗总的法则是疏肝理脾，清热解毒，滋养肝肾，温阳活血。发作期以泻为主，辅之以补；缓解期以补为重，助之以泻。在治疗方法上应内、外治相结合，标本兼顾，才能达到较好的治疗效果。

（二）辨病治疗

治疗目的：控制症状，保护脏器功能，减缓病情进展，防止复发。

急性活动期，应卧床休息，发作间歇期应注意预防复发，控制口咽部感染，避免进刺激性食物，伴感染者可行相应治疗。

1.局部治疗

口腔溃疡可局部用糖皮质激素膏、冰硼散、锡类散、珠黄散等，生殖器溃疡用高锰酸钾清洗后加用抗生素软膏，或给予中药外洗；眼结膜炎、角膜炎可应用皮质激素眼膏或中药滴眼液，如千里光滴眼液、鱼腥草滴眼液等，眼色素膜炎须应用散瞳剂以防止炎症后粘连，重症眼炎者可在球结膜下注射肾上腺皮质激素。

2.全身治疗

（1）非甾体消炎药　评估患者胃肠道及心血管风险后酌情选择，具消炎镇痛作用，对缓解发热、皮肤结节红斑、生殖器溃疡疼痛及关节炎症状有一定疗效，常用药物有布洛芬、萘普生、双氯酚酸钠。

（2）秋水仙碱　可抑制中性粒细胞趋化，对关节病变、结节红斑、口腔和生殖

器溃疡、眼色素膜炎有一定作用，不良反应主要是肝、肾损害及粒细胞减少等。

（3）沙利度胺　对口腔、生殖器溃疡疗效较好。不良反应有口干、头晕、嗜睡、水肿、腹痛等。妊娠妇女禁用。

（4）糖皮质激素　对控制急性症状有效，重症患者如严重眼炎、中枢神经系统病变、严重血管炎患者可考虑采用静脉应用大剂量甲泼尼龙冲击，与免疫抑制药联合效果更好。定期监测血糖、血压，预防感染及骨质疏松，控制体重。

（5）免疫抑制剂　重要脏器损害时应选用此类药，常与糖皮质激素联用，此类药物不良反应较大，用药时应注意严密监测。

（6）生物制剂　常用英夫利西单抗和依那西普，国外有报道用于治疗严重或难治性皮肤损害、眼部病变及神经系统病变并取得较好疗效，但应注意长期应用可导致继发感染或肿瘤。

（7）其他　抗血小板药物（阿司匹林、双嘧达莫）及抗纤维蛋白疗法（尿激酶、链激酶）可用于治疗血栓疾病，但不宜骤然停药，以免反跳。

（8）手术治疗　重症肠白塞综合征并发肠穿孔时可行手术治疗，复发与手术方式及原发部位无关，故选择手术时应慎重。血管病变手术后也可于术后吻合处再次形成动脉瘤，故一般不主张手术治疗，采用介入治疗可减少手术并发症。眼失明伴持续疼痛者可手术摘除。手术后应继续应用免疫抑制药以减少复发。

（三）辨证治疗

1.辨证论治

（1）肝脾湿热证

治法：疏肝理脾，除湿清热。

方药：龙胆泻肝汤合泻黄散加减。龙胆草 10g，栀子 12g，黄芩 10g，柴胡 12g，黄连 8g，生石膏 15g，生地黄 15g，藿香 12g，泽泻 12g，牡丹皮 15g。

加减：目赤肿痛者，加杭菊花 12g，千里光 15g；口腔溃疡甚，加穿心莲 10g，淡竹叶 10g；阴部溃疡甚，加黄柏 10g，土茯苓 30g；关节痛甚，加秦艽 10g，金银花藤 30g。病情较重者，可辅以雷公藤多苷片或火把花根片。

（2）肝肾阴虚、湿毒内蕴证

治法：滋养肝肾，佐以清热解毒除湿。

方药：知柏地黄汤加减。知母 12g，黄柏 10g，生地黄 20g，山茱萸 10g，牡丹皮 15g，泽泻 12g，山药 30g，女贞子 30g，墨旱莲 15g，土茯苓 30g。

加减：视力减退者，加枸杞子 15g，草决明 12g；小腿结节红斑者，加牛膝 10g，赤芍 15g，夏枯草 30g；外阴溃疡持久不愈者，加生黄芪 50g，白蔹 10g；腰膝酸软者，加菟丝子 15g，韭子 10g。

（3）脾肾阳虚证

治法：温阳补肾，健脾除湿，活血通络。

方药：附子理中汤合四君子汤加减。制附子 30g（先煎），肉桂 0.5~3g（冲服），补骨脂 12g，丹参 30g，益智仁 12g，黄精 20g，党参 30g，茯苓 15g，白术 12g，赤小豆 15g，女贞子 30g，黄柏 10g，蜈蚣 1 条。

加减：关节疼痛者，加威灵仙 30g，淫羊藿 15g。

2.外治疗法

（1）体针疗法　取合谷、内关、少冲、风池、足三里，关节疼痛按部位循经取穴，施平补平泻法，留针 20~30 分钟，每日 1 次。

（2）耳针疗法　取肝、脾、肾、神门、皮质下。口腔溃疡配口、咽；外阴溃疡配外生殖器、内分泌；眼部病变取眼。每次 3~5 穴，每日 1 次或埋针。

（3）口腔溃疡可外用冰硼散、锡类散、

珠黄散外涂。

（4）生殖器溃疡可用苦参 30g，黄柏 15g，土茯苓 30g，地榆 20g，白矾 15g，蛇床子 15g，煎水洗患处，再外涂青黛膏或黄连膏，每日 1 次。亦可用生肌散或海浮散换药，每日 1 次。

（5）眼部出现目赤肿痛者，可用千里光眼液、鱼腥草眼液滴眼。

3. 成药应用

（1）雷公藤多苷片　适用于风湿热瘀，毒邪阻滞者，一次 10~20mg，每日 3 次，饭后口服。

（2）知柏地黄丸　适用于阴虚火旺者，每次 8 丸，每日 3 次，口服。

（3）杞菊地黄丸　适用于肝肾阴虚者，大蜜丸一次 1 丸，一日 2 次，口服。

（4）金匮肾气丸　适用于肾虚水肿者，水蜜丸一次 4~5g（20~25 粒），大蜜丸一次 1 丸，一日 2 次，口服。

4. 单方验方

（1）口腔溃疡用金银花 10g、野菊花 10g、锦灯笼 10g 泡水，一日含漱多次。

（2）生殖器溃疡可用苦参 60g，煎汤熏洗患处。

（四）新疗法选粹

1. 激光

低功率 CO_2 激光：选用 CO_2 激光器，功率 20~30W，光斑直径约 10cm，照射距离 1m，直接照射外阴病变部位，照后 1~2 分钟出现红斑反应（停照后即消失），局部皮肤温度升高至 45℃ 左右，以自觉温热舒适为宜，每次照射 15~20 分钟，10~15 次为 1 个疗程。氦氖激光：输出波长为 632.8nm，红色光属原子激光器，常用的激光器功率为 1~30mW，低功率 1~10mW 可以作为光针照射体穴或耳穴，10~30mW 激光器可经透镜扩束后直接照射病损部位。在激光治疗前，先要排除是否合并滴虫性

及霉菌性阴道炎，如滴虫或霉菌阳性者先以药物对症治疗，对年老患者尚需化验血糖和尿糖除外糖尿病。

2. 高压氧联合药物疗法

高压氧联合免疫抑制药物（如糖皮质激素、左旋咪唑），以及其他如 B 族维生素治疗白塞综合征（运用免疫抑制剂治疗效果不佳者）。将患者置于密闭的高压舱内，以空气加压至 2.5 绝对大气压，戴上氧气面罩吸纯氧 60 分钟，每日 1 次，10 次为 1 个疗程。

（五）医家诊疗经验

1. 朱良春

朱良春认为，本病临床多见虚中夹实，阴阳不济，湿热邪毒蕴结心、肝、脾经络，上熏下迫所致。结合临床经验，治疗本病拟土苓百合梅草汤加减，配合吴茱萸生栀散外敷两足心涌泉穴，内外同治，随用皆宜，重在灵活。土苓百合梅草汤乃取百合有安心益志、清泄肺胃之热，而通调水道、导泄郁热之功，又取其益气、利气、养正祛邪、渗利和中之妙用；土茯苓、味甘淡而平，益脾胃，通肝肾，清湿热，解邪毒，强筋骨，利小便，除湿毒，能补，能和。《本草正义》云其"利湿去热，能入络，搜剔湿热之蕴毒"，颇合狐惑病之病机，大剂量使用，颇能提高疗效，必须指出本品忌铁锅煎煮，切勿忽视。朱良春强调"治肝之法，宜敛不宜散，宜补不宜攻，本病湿热相搏成疳，责其脾胃虚弱，脾胃何以弱，肝木克之也"，故用乌梅敛肝舒脾，乌梅合甘草，虚证重用有奇功，实证少用亦效宏，虚中夹实当不忌。重用甘草乃取仲景甘草泻心汤补泻兼施、寒温同用之意。外用吴茱萸生栀散采用生吴茱萸、生栀子各 30g，研粉，晚间外敷两足心涌泉穴。

2. 赵炳南

赵炳南认为，本病主要是由于肝肾阴

虚、湿热蕴毒所致，临床可以分为肝肾阴虚型、湿热型、脾虚型三型，分别治以滋补肝肾、清热除湿、健脾，方用解毒养阴汤加减。除湿清热解毒，方药：黄柏10g，土茯苓15g，茵陈10g，茯苓15g，炒白术10g，泽泻10g，车前子10g，炒薏苡仁15g，女贞子10g，当归10g，白芍10g，厚朴6g，陈皮6g。健脾除湿解毒，方药：党参10g，黄芪10g，白术10g，茯苓10g，生薏苡仁15g，扁豆10g，陈皮10g，金银花10g，连翘10g，车前子15g。

3. 路志正

路志正认为，湿浊内生，郁而化热，湿热熏蒸成毒，肉腐成疡是本病的常见病机。治疗该病多着眼中焦，调脾胃、除湿热、解毒邪，以消除致病根由。本病病情缠绵，反复不愈，久之则耗气伤阴，且久病者每次溃疡复发常与劳倦有关，患者就诊时常有气阴两虚之证候。在祛邪与补虚的同时，亦重视狐惑病发作期间的局部外用治疗，常以冰硼散清热解毒、消肿止痛，锡类散化腐生肌，两药混合，涂敷患处，以达解毒化腐生肌、促进溃疡愈合的目的。

4. 沈丕安

沈丕安认为，湿热瘀毒阻滞经络，气血痹阻不畅是白塞综合征的根本病机，受损脏腑以肝、脾、肾为主。因此，治疗上应根据这一特点清热解毒，活血通络补肾，使气机疏达，脉络顺畅流通。同时认为白塞综合征以湿热瘀毒相互交结，阻滞经络，弥漫充斥上下，必累及奇经八脉，因此，在白塞综合征的诊治中，他还十分重视奇经八脉的作用，奇经中尤为推崇任、冲二脉，常用入任、冲二脉的生地黄、黄芩以养阴清热。热甚加石膏以增泻火之力，湿甚加土茯苓除湿，血瘀明显者加牡丹皮，气滞加郁金以辛润通络调冲，阻络加莪术以搜络通痹，皮肤瘙痒酌加白鲜皮、地肤子凉血祛风止痒。处方用药时护脾顾胃是

他用药的又一特点。他认为脾主运化，胃主纳食，脾以升为健，胃以降为和，故以黄连、吴茱萸共奏辛开苦降、和胃降逆之效；以陈皮、佛手、枳壳共担疏肝下气通腑之责；若遇带脉不摄，平素易泻者，酌加芡实、高良姜、炮姜等固摄之品，佐以健脾化湿之剂，如藿香、白豆蔻等。因为担心出现机体变态反应，故处方忌用虫类药物。

5. 王新陆

王新陆集多年临床经验提出本病病机强调本虚标实，责之湿热脾虚，肝肾阴亏。湿热蕴结重在除湿，健脾是关键；肝肾阴虚，滋阴必以引火归元，常以一贯煎加减变化；稳定期常见脾肾阳虚，余邪未尽之证，常配甘草泻心汤、黄芪桂枝汤、胃苓汤、真武汤、金匮肾气丸、补中益气汤等方。

6. 柴守范

柴守范提出从络病的角度来论治，认为病邪入络是白塞综合征的病理基础，络脉瘀滞、络脉损伤是白塞综合征的主要病理变化，络脉的三维立体网络结构是白塞综合征病邪传变的主要途径，通络的法则贯穿于白塞综合征治病的全过程，白塞综合征初期以邪实为主，其以湿热、热毒为主要致病之邪，首先清络中湿热毒邪，以清热利湿通络、泻火解毒通络为主要治法；如为热毒蕴结，致络脉失和，应泻火解毒，兼以凉血护阴；如为湿热壅盛，阻滞络脉，则以清热利湿通络为法。

7. 高凤云

高凤云亦从络病角度诊治本病，收效甚好，急性期治以清热燥湿、凉血解毒、通经透络为主，方用玄花解毒饮；缓解期为气血亏虚，络脉失荣型，治以益气养血、养络荣络，兼清余热为主，方用八珍汤加味；络阴亏虚，脉络失荣型，治以滋补肝肾，养阴润络，兼清余毒为法，方用一贯

煎加减；络阳亏虚，寒凝络痹型，治以温阳散寒，煦络通络为法，方用补阳通络汤。

五、预后转归

白塞综合征的临床过程各不相同，不易做出长期的预后判断。大多数病程很长，反复发作，甚者反复达 41 年。少数为顿挫型，短期发作后不再复发。发作的程度、症状的轻重、持续时间的长短差异较大。大多数症状较轻，少数症状严重。常可自然缓解，缓解期短则月余，长则数年甚至十余年。眼部受累者可导致失明。本病死亡率不高，可死于神经系统、血管疾病、肠穿孔、心肺疾病或是免疫抑制剂治疗的并发症。

六、预防调护

（一）预防

由于白塞综合征的血管病变最常见是动脉瘤和动脉闭塞，累及主动脉、颈总动脉等可出现无脉症、雷诺现象、间歇性跛行、动脉瘤、多发性大动脉炎、四肢末端营养障碍甚至缺血坏死，因此若发现白塞综合征合并主动脉瘤者需转外科处理，常规治疗一般无效，以防严重后果。

（二）调护

白塞综合征的调护非常重要，需要从心理护理、相关受累脏器或部位护理、用药指导几方面注意。同时注意适当休息，生活起居要规律化，积极参加户外锻炼，保持精神愉快，心情舒畅。

1. 心理护理

由于本病无根治方法，治疗目的在于控制症状，防止重要脏器损害，减缓疾病进展。但由于本病易复发，因此患者易产生焦虑、抑郁等情绪，时常烦躁或情绪低落。医护人员及家属要多关心患者，并通过健康宣教告知患者本病的自然病程、预后及注意事项，使其放心，端正治疗预期，理解治疗目的。

2. 受累部位及脏器护理

（1）口腔护理　口腔溃疡是白塞综合征最常见症状。由于患者口腔黏膜损伤，张口、进食困难，同时口腔黏膜溃疡易继发细菌感染，激素及免疫抑制剂的长期应用亦易诱发感染，因此口腔护理十分重要。患病期间应注意口腔的清洁卫生，每天用淡盐水漱口 2 次，养成饭后漱口的良好卫生习惯。也可用玄参、麦冬、甘草、桔梗等中药煎汁含于口腔内。告之患者进食清淡易消化的饮食，忌食酸、辣等刺激性食物，忌烟酒，以免刺激溃疡面引起疼痛加剧。刷牙时不宜太猛，以防损伤黏膜。口腔溃疡面可局部用糖皮质激素膏、冰硼散、锡类散等。

（2）会阴护理　会阴部易受感染，应每天用温开水淋洗患处，保持局部清洁，溃疡期禁止性生活，避免骑自行车或长时间步行。会阴部溃疡用 1：5000 高锰酸钾溶液坐浴，早、晚各 1 次，溃疡表面喷促生长因子喷剂，有利于愈合。用金霉素软膏涂患处，可避免创面与内裤发生粘连而摩擦。

（3）眼部护理　加强眼部卫生，在滴药前先用消毒棉签清除分泌物，再用生理盐水清洗后用眼药水滴眼，每天用 0.5% 醋酸氢化可的松液滴眼，睡前涂眼膏。必要时可用阿托品滴眼液散瞳，防止虹膜睫状肌粘连。嘱患者避免强光刺激，不宜久看电视、久用电脑，外出戴墨镜，防止再度损伤。

（4）皮肤护理　若出现结节性红斑、毛囊炎样皮疹，保持患者皮肤的清洁、干燥，忌用热水洗患处，以免损伤皮肤，做到勤换衣服，局部皮肤红肿、有脓疱时，切忌挤压。

（5）内脏损害护理 由于白塞综合征可累及全身多系统，故常出现多种临床表现。肠型白塞综合征从食管至直肠均可发生溃疡，以回盲部病变最常见，溃疡可孤立分布，也可多发反复出现，甚至发生肠腔狭窄，并易穿孔、肠瘘，故应注意观察有无腹痛、腹胀、恶心、嗳气，有便秘或腹痛时应及时报告医师，进行肠镜检查，并应根据溃疡的程度选择软食、半流质、流质，给予易消化、富含蛋白质和维生素的食物，少食多餐，忌食刺激性强的食物；本病肺脏受累最主要的特点是肺血管炎，同时患者由于大量使用激素和免疫抑制剂，易于感染，出现咳嗽、咳痰、咯血、胸闷、气急等症状，根据患者血氧饱和度及时给予氧疗，定时为患者拍背，指导患者进行深呼吸，有效地咳嗽、排痰等。

七、专方选要

甘草泻心汤：方中甘草用量一般为20~30g，黄芩与黄连的用量遵原方3∶1比例，黄芩10g，黄连3g，干姜用量一般为9~12g，清半夏24~30g，党参15~20g。若伴发热者加柴胡30g；若伴见毛囊样皮疹或痤疮者加荆芥、防风各10g，苦参12g，地肤子、土茯苓各30g；若伴结节性红斑者合麻杏薏甘汤；若伴有关节疼痛者合防己黄芪汤；若伴见胃痛、吐酸者加吴茱萸3g；急性期发热、关节红肿疼痛者配合防己地黄汤加减。

主要参考文献

［1］朱学骏，王宝玺，孙建方，等. 皮肤病学［M］. 2版. 北京：北京大学医学出版社，2011.

［2］赵炳南，张志礼，孙在原. 简明中医皮肤病学［M］. 北京：中国中医药出版社，2014.

［3］刘俊丽，徐伟. 基于数据挖掘的白塞病中医用药规律研究［J］. 光明中医，2022，37（15）：2705-2708.

［4］张志瑞，何等旗，杜洪亮，等. 中医及中西医结合治疗白塞病疗效的Meta分析［J］. 山东医药，2014，54（42）：91-94.

第十五章　结缔组织病

第一节　红斑狼疮

红斑狼疮（LE）是一种自身免疫介导的，以免疫性炎症为主要表现的弥漫性结缔组织病。

一、病因病机

（一）西医学认识

1.病因

红斑狼疮的病因尚不清楚，现在发现与本病发病有关的因素有如下几种。

（1）遗传因素　本病有明显的家族倾向，一般家族发病率在1.5%以上，在同卵双生子中，表现更为明显，发病率可达69%，二人发病间隔时间一般在2年内，且临床表现颇为相似。患者家族成员中高γ球蛋白血症、类风湿因子、抗核抗体阳性发生率较高，在直系亲属中的发病率可达5%~12%，发病间隔时间在9年以内，父母或祖父中有红斑狼疮的发病间隔约20年。

（2）病毒　有人认为系统性红斑狼疮的发病与病毒感染有关。在受累和非受累的真皮浸润细胞中和真皮毛细血管、静脉和动脉的内皮细胞中可发现黏病毒样管状结构，系统性红斑狼疮累及肾脏的患者肾小球内皮细胞中也发现一样的黏病毒样管状结构，但这些结构尚不能肯定来源病毒，可能是对病毒的免疫反应也可能是内皮细胞的吞噬成分。

患者血清中往往有几种抗病毒抗体，如抗麻疹病毒、风疹病毒、EB病毒等抗体。在系统性红斑狼疮患者中抗逆转录病毒双链RNA抗体的阳性率可达70%。

（3）药物　药物可激发潜在的系统性红斑狼疮使其发病和使已是系统性红斑狼疮的病情加重，如磺胺、青霉素、保泰松、口服避孕药等，这些药物是通过变态反应的作用，发病率低；一类药物是具有产生系统性红斑狼疮强有力的致病作用的药物，如肼苯哒嗪、普鲁卡因酰胺、异烟肼等为代表药物，这类系统性红斑狼疮是自发性的，是真正的药源性系统性红斑狼疮，称为系统性红斑狼疮综合征，停药后数周临床症状可以消退，但抗核抗体等试验异常变化可持续数月之久。

（4）物理因素　在系统性红斑狼疮病程中，日晒可激发或加重病情达60%，患者对中波紫外线和长波紫外线的最小红斑剂量也降低。

（5）性激素　一般认为雌激素与本病发生有关。已发现系统性红斑狼疮患者特别是女性患者，常有较强而持久的雌激素效应和较弱的雄激素效应。

（6）其他　细菌感染、精神抑郁、人种、地区、妊娠及环境污染等其他环境因素等对本病的发病均有影响。

2.发病机制

本病的发病机制尚未完全阐明。大量的研究证明本病是一种自身免疫性疾病。

免疫调节障碍是系统性红斑狼疮发病的重要因素之一，患者体内存在着多种免疫调节异常，如高滴度自身抗体、系统性炎症反应及多器官功能损害，包括淋巴细胞减少、巨噬细胞和NK细胞功能异常、免疫耐受的缺失、补体成分减少，多种淋巴因子如1L-1、1L-2和TNF的表达异常。体内产生多种自身抗体，如抗核抗体，95%以上的系统性红斑狼疮患者存在此抗体，抗 dsDNA 抗体和抗 Sm 抗体是系统性红斑狼疮的特异性抗体，抗 DNA 抗体与肾损害有关，抗核糖体 P 抗体与精神症状有关，抗 Ro 抗体与心脏传导阻滞和亚急性皮肤红斑狼疮有关等等。

（二）中医学认识

红斑狼疮属于中医"红蝴蝶疮""鬼脸疮""痹症""臟症"等范畴。中医认为红斑狼疮发病包括先天和后天两大因素。先天因素主要是先天禀赋不足，后天失其荣养，七情内伤，致使阴阳失调，气血不和；后天因素主要包括日光暴晒，外感邪毒，过度疲劳等重要的诱发因素。内外致病因素相搏，阴阳失调，气血失和，病阻脉络，五脏六腑受损以及皮、肉、筋、脉、关节等失养而致生本病。

1. 先天不足

肾为先天之本，主藏精；肝主藏血，精血互生。先天肝肾亏虚，真阴不足，易致阴虚内热火旺。到了春天"生发之季"或夏天"炎热之时"。则"阳得阳升，火得火亢"，内热外热相搏，疾病萌发，外泛皮肤，内阻肌肉、关节、脏腑而产生红斑、发热、关节痛等皮肤和全身红斑狼疮诸症。

2. 后天失调

孕产、房事失节，五志过极、肝气郁结，或思虑过度，暗耗阴津，或烈日暴晒，阳毒所伤，致使气血不和，气血凝滞，瘀阻经络均可致发本病。

本病发病之根本在于阴阳失调，气血失和。本病为本虚标实，虚实夹杂之病，初期阴虚津涸，必然产生气血运行失常，阻于经络，造成气滞血瘀，所以气滞血瘀是本病病机总的枢纽。由于患者素体阴虚，瘀久化热，易为热毒等外邪所扰，诸如日晒，各种感染等均易引起本病的发作。患者因正气不足，热邪内陷，所谓"邪之所凑，其气必虚"，热邪可直中血分，导致面部及其他一部分皮肤发斑，正如《金匮要略》："阳毒之为病。面赤斑斑如锦纹……"大抵颜面蝶形红斑，系统性红斑狼疮的泛发性红斑及掌趾红斑，皆可归于温毒发斑之范畴。在热毒炽盛时，则可出现气血两燔的证候，根据中医学"热盛灼津，壮火食气"的观点，在热毒累及营血之后，必然会导致气阴两虚，这是由于久热耗气伤阴所致，可出现长期低热，疲劳无力，唇干舌红，语音低微等症状。如热毒凝滞，阻隔经络，出现的症状则为肌肉酸楚，关节疼痛。系统性红斑狼疮本因先天禀赋不足，又因后天失调，七情郁结，病久不愈，致使五脏俱虚，出现各种错综复杂的证候。病邪入心，证见惊悸怔忡；病邪入肝，证见胁肋间疼，口苦咽干；病邪入脾，则可见四肢无力，胸脘满闷，并可出现肢体水肿；邪入心包，则有神昏谵语等，病久又可出现阴阳俱虚或肝肾俱虚等证。

二、临床诊断

红斑狼疮为一病谱性疾病，一端为皮肤型红斑狼疮，另一端为系统型红斑狼疮。皮肤型红斑狼疮临床又分为急性皮肤型红斑狼疮、亚急性皮肤型红斑狼疮、慢性皮肤型红斑狼疮。慢性皮肤型红斑狼疮包括：①盘状红斑狼疮；②疣状红斑狼疮；③肿胀性红斑狼疮；④深在性红斑狼疮；⑤冻疮样红斑狼疮；⑥黏膜性红斑狼疮。

1. 皮肤型红斑狼疮

（1）急性皮肤型红斑狼疮（ACLE）ACLE 皮损分布有局限型和播散型之分。局限型的皮损仅见于面颈部，播散型的皮损不仅见于面颈部，还可见于其他部位。

1）局限型：蝶形红斑是局限性 ACLE 皮损最典型的表现，详见于系统性红斑狼疮皮肤黏膜表现。

2）播散型：播散型 ACLE 皮损可见于头面、颈、上胸、肩背、上臂伸侧和手背、指背等处，也可泛发遍及全身。主要表现为红斑，呈麻疹样或多形红斑样，以光暴露部位多见。皮疹常急性发生，持续数天或数周。消退后多有炎症后色素沉着，不留瘢痕。常见的播散型 ACLE 皮损按照其分布部位称为指（趾）腹红斑、甲周红斑、甲端弓性红斑、手（指）背红斑、掌红斑等，这些皮损多见于系统性红斑狼疮患者，具体皮肤特征详见于系统性红斑狼疮皮肤黏膜表现。

组织病理学特点：表皮萎缩，基底细胞液化变性。真皮浅层水肿，皮肤附属器散在或灶状淋巴细胞浸润。真皮上部水肿区及真皮毛细血管壁可有纤维蛋白样沉积。

实验室检查特点：80% 以上患者抗核抗体（ANA）阳性，抗 Sm 抗体、抗双链（ds）DNA、抗 Ro/SSA 和抗 La/SSB 抗体也可以阳性。还可有白细胞减少、贫血、血小板减少、血沉加快、蛋白尿和血尿等。

（2）亚急性皮肤红斑狼疮（SCLE）本病女性多见，患者以青中年为主。

根据皮损特点可分为：① 环形 / 多环型，损害初起为水肿性红斑、斑块，逐渐向外扩大成环形或弧形，可与邻近皮损融合成多环形或脑回形，边缘红色、隆起，内侧覆细小鳞屑，中央消退后留有浅灰色色素沉着和毛细血管扩张。或呈离心性环，环中央消退处又起新环。② 丘疹鳞屑型（银屑病型），初起为红色丘疹，逐渐扩大成大小不等环形不规则斑丘疹，上覆菲薄鳞屑，呈银屑病样或糠疹样。

上述两种类型的皮损均可持续数周或数月，不留瘢痕，以后可在原位或他处复发。通常只出现一种类型皮损，偶有两型同时存在。皮损好发于颊、鼻、耳轮、上胸、肩、背、上臂和前臂外侧、手和指背等部位，腰以下罕见。除皮损外，还可有系统性表现如关节痛和关节炎、发热、肌痛、浆膜炎、肾脏病变、光敏感、狼疮发、

雷诺现象等。其中光敏感的发生率很高。

组织病理学特点：和盘状红斑狼疮相似，可表现为基底细胞液化变性，真皮血管及皮肤附属器周围可见淋巴细胞和单核细胞浸润，但炎性浸润较盘状红斑狼疮部位浅而轻。

实验室检查特点：血常规白细胞降低很多见。患者可有抗核抗体（ANA）阳性（80%）抗 SS-A/R$_0$ 抗体（63%）和抗 SS-B/La（50%~70%）阳性，该两种抗体高阳性是该病重要的免疫学特征。

（3）慢性皮肤红斑狼疮（CCLE）根据其临床特点分为下列 6 类。

1）盘状红斑狼疮（DLE）

临床特点：皮肤型红斑狼疮中 50%~85% 是盘状红斑狼疮。DLE 最常发生于头皮、面部、耳廓、口唇、手背、指背、胸和背等。典型表现为境界清楚的盘状红斑、斑块，表面黏附性鳞屑，剥离鳞屑可见背面扩张的毛囊口形成毛囊角栓，外周色素沉着，中央色素减退、轻度萎缩，并可产生萎缩性瘢痕。发生于头皮、眉毛处的 DLE 可导致不可逆的永久性脱发，称假性斑秃。患者多无自觉症状，少数可有轻度瘙痒。若皮损限于头面部，则为局限性 DLE，一般无全身症状，预后好。若皮损广泛分布于躯干、四肢手足，称为播散性 DLE（DDLE），可伴有轻度关节酸痛、低热乏力等症状。日晒后，皮损常加重。

组织病理学特点：表皮角化过度，毛囊口扩张，有角质栓，颗粒层增厚，棘层萎缩，表皮突变平，基底细胞液化变性，有时可见基膜增厚，表皮下层或真皮浅层可见胶样小体，真皮血管和皮肤附属器周围较致密的灶状淋巴细胞浸润。

2）疣状红斑狼疮（VLE）

临床特点：又称肥厚型红斑狼疮。皮损好发于面部、上肢伸侧、上背部、为非瘙痒性丘疹结节样损害，皮损显著高出皮

肤表面，皮损肥厚呈疣状，类似角化棘皮瘤或肥厚性扁平苔藓。疣状红斑狼疮皮损有时与扁平苔藓皮损在同一患者身上同时出现，二者需要鉴别。但具有疣状红斑狼疮皮损者在其他部位常有典型的 DLE 皮损，这对确诊很有帮助。

组织病理学特点：基本同 DLE，表皮有角化过度，棘层增生肥厚，基底层细胞明显液化变性，真皮中浅层血管周围可见炎症细胞小灶状浸润。皮损组织病理有时与鳞癌和角化棘皮瘤相似。但鳞癌能转移，疣状红斑狼疮却不会转移。

3）肿胀性红斑狼疮（LET）

临床特点：皮损早期，由于真皮中有过多黏蛋白沉积，可使局部皮损肿胀、水肿、饱满，出现荨麻疹样的斑丘疹。好发于面部或肢体，光敏明显。

组织病理学特点：表皮变化轻微，可有轻度毛囊角化过度伴基底层空泡变性，主要变化是真皮可见明显的淋巴细胞浸润和黏蛋白沉积。

4）深在性红斑狼疮（LEP）

临床特点：又称狼疮性脂膜炎，多见于女性，皮损可见于任何部位，以颊、臂臀部多见，腿、胸次之。皮损为境界清楚、质地坚实的皮下结节或斑块，单个或多个，蚕豆大至巴掌大，表面皮肤正常或淡红色，皮损经过缓慢，有的结节持续不变，有的逐渐扩大与邻近皮损融合。结节可液化，有的可吸收，表面组织凹陷呈杯状；有的可破溃，流出油性液体，形成窦道，以后局部形成萎缩性瘢痕。

组织病理学特点：表现为皮下脂肪组织、脂肪小叶间隔内胶原有不同程度的透明变性甚至纤维化，毛细血管特别是毛细静脉壁及周围可见纤维蛋白变性或坏死，可见灶状或弥漫性淋巴细胞浸润，有时可见少量浆细胞。邻近脂肪细胞坏死、脂肪溶解及钙化。

5）冻疮样红斑狼疮（CHLE）

临床特点：皮损多发生于寒冷而潮湿的环境，表现为面颊部、鼻背、耳廓、手足和膝肘部紫红色斑块。该型多数患者有雷诺现象。大部分患者缺乏冷球蛋白或冷凝集素的证据。

组织病理学特点：有表皮萎缩，真、表皮交界处空泡形成，真皮血管和毛囊皮脂腺周围大量淋巴细胞浸润。

实验室检查特点：实验室检查大多正常，其中 4%~20% 患者抗核抗体（ANA）可以低滴度阳性；1%~3% 患者有抗 SSA 抗体；< 5% 患者出现抗 dsDNA 抗体。血液检查少数可有贫血、白细胞下降、血小板减少、血沉增快等。尿液检查很少异常。

6）黏膜性红斑狼疮

临床特点：慢性皮肤红斑狼疮可累及黏膜，除口腔黏膜外，鼻腔、眼结膜以及阴部黏膜也可累及。受累部位以颊黏膜最为多见，上腭、牙槽和舌部黏膜累及较少。皮损初起是无痛的红斑，成熟的慢性皮损则与扁平苔藓皮损很相似。颊黏膜的慢性斑片边界清楚，具有不规则的扇贝壳状的白色边缘，斑片间也有白色条纹斑和毛细血管扩张呈放射状分布。

2. 系统性红斑狼疮

临床特点：系统性红斑狼疮的早期表现多种多样，初发时可仅有单个器官累及，如皮肤、关节、肾脏，或多系统同时受累。关节及皮肤表现为本病最常见的早期症状，80%~90% 系统性红斑狼疮患者会有皮肤黏膜的损害，皮疹表现多形，主要有面部蝶形红斑，是本病特有的皮肤症状，为略具水肿性的红斑，颜色鲜红或有灰白鳞屑。好发于鼻颊部，呈对称性蝶形分布。广泛者可发展至前额、下颌、耳、颈前三角区、四肢。其他皮肤损害有紫癜、网状青斑、慢性荨麻疹、雷诺现象、光感性皮损以及脱发、狼疮发、鼻咽部溃疡、大疱样损害、扁平苔藓和色素改变等。关节症状往往是本病最早表现，关节痛、肿胀是临床上最常见的症状，几乎所有患者（95%）都有不同程度的关节症状。X线检查无关节破坏征象，亦无关节挛缩及强直表现。全身症状如发热、乏力、疲倦等，有时可长达数年而查不出原因。系统性红斑狼疮出现其他系统损害，包括肾脏损害、心血管系统、消化系统、神经系统、单核巨噬细胞系统、眼部病变等。

组织病理学特点：系统性红斑狼疮早期红斑水肿性皮损组织学变化可以很轻微且不具特征性，有时基底细胞只见空泡变，有时表皮萎缩更明显，有时见基底细胞液化及真皮乳头层水肿。有时在皮肤结缔组织、真皮毛细血管壁及表皮下基底膜带见纤维蛋白样沉积物，呈深嗜伊红染色。75%系统性红斑狼疮患者皮损处或正常皮肤狼疮带试验阳性。

实验室特点：血常规多见正细胞性正色素性贫血，淋巴细胞、白细胞、血小板等减少较常见。红细胞沉降率升高；梅毒血清假阳性率约20%；类风湿因子可阳性；IgG水平升高，丙种球蛋白升高，白蛋白降低。尿常规可见红细胞、蛋白、管型等。免疫学检查：抗核抗体（ANA）阳性率达95%以上；抗双链DNA（dsDNA）抗体的特异度96%~99%；抗Sm抗体的特异度99%，但敏感度仅25%；血清补体常处于低水平，常提示病情活动和肾脏受累。其他抗心磷脂抗体、RNP抗体、抗单链DNA（ssDNA）抗体可阳性。

系统性红斑狼疮的诊断习惯应用1997年美国风湿病协会（ACR）修订的标准，其特异性及敏感性均可达96%。系统性红斑狼疮诊断标准（1997年修订）：

（1）颧颊部红斑 持续性红斑，扁平或高起，在两颧突出部位，常不累及鼻唇沟。

（2）盘状红斑 片状高起的红斑，黏附有角质鳞屑和毛囊栓，老的病变可发生萎缩瘢痕。

（3）光线过敏 从病史中得知或医生观察到日晒所致异常反应的皮疹。

（4）口腔溃疡 医生观察到的口腔或鼻咽部溃疡，一般为无痛性。

（5）关节炎 非侵蚀性关节炎，累及2个或更多的外周关节，特征为压痛、肿胀或积液。

（6）浆膜炎

①胸膜炎：明确的胸膜炎性疼痛史或医生听到摩擦音或有胸膜积液。②心包炎：有心电图异常，或闻及心包摩擦音或有心包积液。

（7）肾损害

①持续性蛋白尿：尿蛋白定量每天超过0.5g或定性＞+++。②细胞管型：可为细胞、血红蛋白、颗粒样、管样或混合性。

（8）神经系统病变

①抽搐：无诱发药物或已知的代谢紊乱，例如尿毒症、酮症酸中毒或电解质紊乱。②精神病：无药物影响或已知的代谢紊乱，如尿毒症、酮症酸中毒或电解质紊乱。

（9）血液学异常

①溶血性贫血伴有网织红细胞增多；②白细胞减少：2次或多次低于4×10^9/L；③淋巴细胞减少：2次或多次低于1.5×10^9/L；或④血小板减少：在无药物影响下低于100×10^9/L。

（10）免疫学异常

1）抗dsDNA抗体；

2）抗SM抗体阳性；

3）抗心磷脂抗体阳性：

①抗心磷脂抗体IgG或IgM水平异常。②狼疮抗凝物（LA）阳性（标准法）。③假阳性梅毒血清反应，至少持续6个月，并经梅毒螺旋体固定试验或荧光抗体吸收

实验证实。

（11）抗核抗体　在任何时间和不属于药物性狼疮综合征的情况下，用免疫荧光抗核抗体测定滴度异常或其他相当于该法的其他试验滴度异常。

在上述11条标准中，患者连续或同时出现4条或4条以上，则诊断为系统性红斑狼疮。不足4项标准者，并不能排出本病。

三、鉴别诊断

盘状红斑狼疮与酒渣鼻、寻常狼疮、冻疮、扁平苔藓鉴别：酒渣鼻虽亦发生于面部、鼻部，但主要是潮红，并伴有丘疹、脓疱，毛细血管扩张较明显，晚期鼻端可肥大，形成鼻赘，无萎缩，无角栓形成；寻常性狼疮损害有狼疮结节，玻片压迫不退色，破坏性大，易破溃形成瘢痕，组织病理有结核状结构；冻疮一般发生在冬季，好发于面、手，自觉灼痒，遇热尤甚，无角栓无鳞屑。

DLE与扁平苔藓的区别，因两者均可有口腔损害、呈紫红色、中央萎缩、基底细胞液化现象。作狼疮带试验（LBT）检查，DLE的LBT阳性率60%~90%。而扁平苔藓则阴性或假阳性（IgM线状沉着），且光镜所见为明显淋巴细胞带状浸润，真表皮交界处有细胞样小体（胶样小体）的沉着，而多数的细胞样小体则分布在乳头层或更深部位。

四、临床治疗

（一）提高临床疗效的要素

（1）盘状红斑狼疮主要是皮肤损害，全身症状不明显，治疗初期以清热凉血解毒为主。病久则宜养阴补肾或活血化瘀。

（2）系统性红斑狼疮临床表现较多，可累及全身五脏六腑。一般认为系统性红斑狼疮属本虚标实、虚实夹杂；正虚是本，邪实是标。所以系统性红斑狼疮的治疗原则是急则治其标，缓则治其本，治本补虚勿忘祛邪，治标祛邪勿忘治本。其中扶正祛邪为治疗系统性红斑狼疮的基本大法。由于系统性红斑狼疮可累及全身五脏六腑，证候复杂，所以辨证分型各家不一，其中热毒炽盛、阴虚内热、脾肾阳虚为最基本证型，其他证型多从这三型衍生或变转。轻度活动和病情稳定的系统性红斑狼疮可单纯用中医药治疗，但中、重度活动期的患者宜中西医结合治疗。

（二）辨病治疗

1. 皮肤型红斑狼疮的治疗

皮肤型红斑狼疮（CLE）的治疗原则是所谓"上台阶"疗法，即：选用药物治疗时由弱到强。除ACLE患者因大多都存在系统性红斑狼疮的诊断依据，需要系统应用免疫抑制剂如泼尼松、硫唑嘌呤及环磷酰胺外，一般不需要系统应用强烈的免疫抑制剂（顽固型CLE除外）。

红斑狼疮特异性皮损的"上台阶"治疗方案如下。

一线：避光或防光措施；局部治疗包括外用糖皮质激素、皮损内注射糖皮质激素、能起到美容效果的遮盖剂。

二线：系统性治疗包括抗疟药如羟基氯喹、氯喹、羟基氯喹＋阿的平、氯喹＋阿的平。

三线：系统性治疗包括非免疫抑制剂、抗炎药及其他，如：氨苯砜、β胡萝卜素、金制剂（金诺芬、金硫丁二钠）、氯法齐明、沙利度胺、雷公藤。

四线：系统性治疗：免疫抑制剂包括口服或静脉使用糖皮质激素（泼尼松或泼尼松龙）、硫唑嘌呤、甲氨蝶呤、环磷酰胺。

五线：尚无定论的方法：苯妥英、柳

氮磺吡啶、抗 CD4 单克隆抗体、体外光化学疗法、UVA 光疗、阿维 A 酯。

六线：手术方法：磨削术、激光。

以 DLE 为例，皮肤型红斑狼疮的治疗方案大致如下。ACLE 与 SCLE 的治疗可参照之。而 LE 非特异性皮损的治疗与其他疾病类似。

一般生活指导：大多数皮肤型 LE 患者对中波紫外线（UVB）与长波紫外线（UVA）均敏感，因此应避免暴露于紫外线，包括自然光（如日光浴）或人工紫外光，如无遮蔽的荧光灯。另外，应避开正午（上午 10 点到下午 3 点）的阳光；同时应避开高纬度及雪地、沙滩及水面的反射光。还应带宽沿帽，穿长袖衫裤。

应告诉患者不能用诱发或加重光敏的药物，如噻嗪类利尿药、地尔硫䓬，它们均有光敏作用。吸烟可拮抗抗疟药的作用，故必须戒烟。

（1）局部治疗　应用糖皮质激素时应当注意，只有在局部治疗（包括外用及皮损内注射糖皮质激素）效果不明显时，才开始系统应用糖皮质激素治疗。

①防晒霜：应当鼓励正确使用 SPF 值在 15 以上的防水的宽谱防晒霜。

②外用糖皮质激素：皮肤型 LE 患者面部宜使用弱效至中效的糖皮质激素，如 0.025%~0.1% 醋酸曲安奈德霜。要减少局部使用，以免引起的皮肤萎缩及毛细血管扩张，建议中强效制剂使用 2 周再停用 2 周的间歇治疗方案。封包治疗（氟轻松）疗效好，但局部不良反应的发生率更高。软膏适用于角化明显的皮损如肥厚性 DLE，而溶液、凝胶及气雾剂特别适用于治疗头部损害。

③皮损内注射糖皮质激素：通常 DLE 皮损比 SCLE 的少，因此皮损内注射糖皮质激素，DLE 比后者反应更好。2.5~5.0mg/ml 的曲安奈德溶液可用于面部。皮损内注射糖皮质激素可引起皮肤及皮下萎缩，不宜注射过深。小针头垂直刺入皮损内能减轻疼痛。应特别注意在活动性皮损的边缘用药。对过度角化的皮损，外用糖皮质激素疗效差，而对皮内注射反应良好。

（2）系统治疗

①抗疟药：当局部疗效差时，应考虑单用或联用抗疟药，该方案可使 SCLE 及 DLE 的缓解率达 70%~90%。通常用羟基氯喹，一般成年人初始剂量为每日 200~400mg 口服；儿童及成人的剂量为每天 6.5mg/kg，6~8 周后当血中药物浓度达稳定时，疗效开始明显。之后将剂量递减至每天 200mg 的维持量，至少维持 1 年以减少复发。由于羟氯喹能缓慢地在体内许多组织积储，特别是视网膜的色素上皮细胞，引起视网膜病，开始用药后 6 个月应作一次眼底检查，以后每 3 个月复查一次。

②非免疫抑制性抗炎治疗：非免疫抑制性抗炎药如沙利度胺、氨苯砜、金制剂、氯法齐明等已经常规用于治疗抗疟药疗效差的皮肤型 LE 患者。

服用沙利度胺每天 100~200mg，症状控制后逐渐减量，可长期用药。主要用于治疗 SCLE 及 DLE，疗效显著。不良反应有致畸、嗜睡、便秘及末梢神经炎。

氨苯砜每天 100~200mg 治疗大疱性系统性红斑狼疮疗效较好。该药有血液、肝和肾毒性，需经常监测。

氯法齐明每日 100mg，不良反应为皮肤红染。

口服金制剂（如金诺芬）或静脉用金制剂（硫代苹果酸金、硫代葡萄糖金）可用于其他治疗无效的皮肤型 LE 患者。金制剂有皮肤黏膜毒性，而较少引起血液系统、肾及肺损害。使用任何一种金制剂时，都应仔细监测其毒性。

③免疫抑制剂治疗：对于严重的 LE 皮损，偶尔可以考虑系统使用免疫抑制剂，

如系统性使用糖皮质激素（泼尼松、甲泼尼龙冲击）、硫唑嘌呤、甲氨蝶呤或环磷酰胺。羟基氯喹与甲氨蝶呤合用时，在一定程度上能减轻后者的胃肠道及肝不良反应，此方案特别适用于难治的皮肤型 LE。一些顽固的皮肤型 LE 可以试用抗 CD4 的单克隆抗体。

（3）LE 非特异性皮损的处理 雷公藤对 LE 非特异性皮损的效果要比它对 LE 特异性皮损的效果好，故可在处理常见炎性非特异性皮损时优先考虑之。

（4）治疗特殊类型 CLE 时需注意 即使最轻微的外伤，也会使 LE 性脂膜炎的深在性损害破溃。因此皮损内注射糖皮质激素时应格外谨慎，大多数 LE 性脂膜炎可用单一疗法或联合抗疟药有效治疗，然而，部分病例需要系统应用糖皮质激素、沙利度胺和金制剂。有报告对单一疗法或联合抗疟药均无效的肥厚性 LE 皮损，用系统性维 A 酸如异维 A 酸治疗有效。推荐用硫唑嘌呤治疗抗疟药无效的掌跖 DLE。大部分水肿性 LE 和黏膜 DLE 损害对抗疟药治疗有效。

（5）建议 对皮肤型 LE 患者皮损区域或 LE 患者非皮损区进行任何手术均可加重皮损活动（同形反应），因此为了避免病情加重，正在服用抗疟药的活动期 LE 患者，应慎用磨削术。

在抗疟药及糖皮质激素使用之前，曾用冷冻治疗皮肤型 LE。近来，已经用脉冲式染料和氩激光治疗皮肤型 LE。

2. 系统性红斑狼疮的治疗

系统性红斑狼疮的治疗原则与皮肤型红斑狼疮的治疗原则相反，是属于"下台阶疗法"。即：应用强有力的治疗措施首先控制病情发展，稳定后再逐步减药。

系统性红斑狼疮中针对皮损的治疗方法参见皮肤型红斑狼疮的治疗，这里不再赘述。系统性红斑狼疮中针对系统损害的治疗主要由系统应用糖皮质激素与系统应用免疫抑制剂构成，加上辅助治疗与预防并发症。

（1）系统应用糖皮质激素原则是早用、足量、长程。早用，即确诊后立即开始应用，而不是先用其他药物，再用糖皮质激素。足量，即一旦应用，起始量应足够大，而不是先小剂量再加大。长程，即应用时间要足够长，而不是短期内迅速减药乃至停用。是否做到早用、足量、长程，对患者的远期疗效与远期生存率影响极大。

①糖皮质激素类型的选择：应尽可能选用泼尼松、泼尼松龙、甲泼尼龙这类血浆半衰期短而又不含卤族元素的类型，以正确评估病情控制与剂量之间的关系并防止并发症。

②糖皮质激素的起始剂量：以泼尼松为计量标准：成人每天 1~1.5mg/kg，儿童每天 1.5~2.0mg/kg。对于有严重内脏损害而又无禁忌证者，可以给予每天 2.5mg/kg 或予冲击疗法。

经典的糖皮质激素冲击疗法是：每天甲泼尼龙 1g 静脉给药，连续 3 天，然后迅速减至常规用量或用 3mg/kg，维持 2~3 天，以抢救濒危患者，尤其对中枢神经受累的狼疮脑病患者。

对于病情相对较重而又尚未濒危的患者，可以予以"3，2，1"或"2，2，2"改良的糖皮质激素冲击疗法。即：第 1 天给予甲泼尼龙 300mg 静脉滴注，第 2 天给予甲泼尼龙 200mg 静脉滴注，第 3 天给予甲泼尼龙 100mg 静脉滴注，然后回复到原先每日剂量。或每天甲泼尼龙 200mg 静脉给药，连续 3 天，然后回复到原先每日剂量。也可用泼尼松龙第 1 天 300mg，晨顿服，第 2 天 200mg，晨顿服，第 3 天 100mg，晨顿服，然后 60mg 隔日 1 次，或回复到原先每日剂量。

在应用糖皮质激素冲击疗法前，要检

查患者的心血管系统、消化系统、水和电解质平衡状态。有严重心律失常、缺血性心脏病、高血压、糖尿病者慎用。

③糖皮质激素的疗程：依据病情逐渐减药，一般至少应用一年以上。

（2）系统应用免疫抑制剂　在病情需要时，如系统应用糖皮质激素不能有效控制病情；患者病情不允许再增加糖皮质激素剂量；出于"上台阶疗法"考虑，应开始用"糖皮质激素＋免疫抑制剂"来迅速控制病情，以改善远期存活率与患者生活质量，常用的用环磷酰胺和硫唑嘌呤。

①环磷酰胺（CTX）：属细胞毒药物，是治疗系统性红斑狼疮最常用的免疫抑制剂。用于狼疮肾炎、中枢神经病变、各种血管炎及肺动脉高压等，尤以狼疮肾炎最为常用，是治疗该病的金标准。

CTX不良反应包括感染、不可逆性骨髓抑制、胃肠道反应、肝功能异常、脱发、性腺抑制、膀胱毒性和致癌等，但静脉用药该危险性明显减少。目前没有统一的CTX用法，可根据病情采用不同的给药方式，如口服每天50~100mg，隔日静脉注射每天200mg，或每周静脉注射400mg，或两周静脉注射600mg，或每个月静脉注射800~1000mg。静脉注射CTX不仅可用于狼疮肾炎，对弥漫性中枢神经病变，血小板减少症以及间质性肺炎有时也可奏效。经典的环磷酰胺静脉冲击疗法是：每月静脉滴注1次，0.5~0.75g/m^2（体表面积），要求60分钟内注射完毕，随后24小时内多饮水，诱导迅速利尿。根据病情可重复6次，以后可改为每3个月1次。

②硫唑嘌呤（AZA）：剂量为每日1~4mg/kg，AZA起效较慢，通常6~12个月才有明显疗效，当病情控制且激素减至维持量后，可减量。该药的不良反应主要是骨髓抑制（特别是白血病）和肝损害，尤其是前者，发生率大于CTX。此药具体的

不良反应有感染（特别是带状疱疹）、卵巢功能低下、骨髓抑制（特别是白血病）、肝损害以及恶性肿瘤发病率增高，但较CTX轻。

③霉酚酸酯（MMF）：初始计量为每日1~1.5g，疗效不满意可加至每日2g。疗效满意后逐渐减量至每日0.5g，少数患者可减至每日0.25g，维持6~9个月。该药常用于狼疮肾炎的维持治疗。也可在狼疮肾炎治疗起始就用糖皮质激素合并MMF治疗。该药特点是肝、肾毒性和骨髓抑制等不良反应小。但少数患者用该药会发生严重感染，很难控制。所以用药起始阶段剂量不宜过大。MMF起效比AZA更快。

④环孢素A（CyA）：在系统性红斑狼疮治疗中，可作为第二线的免疫抑制药物。优点是无骨髓抑制作用，对胎儿影响小，孕妇服药安全，但免疫抑制作用也较弱，可用于经其他药治疗无效的系统性红斑狼疮患者。目前广泛用于器官移植和自身免疫性疾病的治疗。诱发感染的危险性小。常用剂量为3~5mg/kg（体重），可一次或二次口服。如4~8周无效，可每日增加0.5mg/kg（体重），最大剂量为每天5mg/kg（体重）。如疗效好，稳定3个月后，每隔1~2个月，每天减量0.5~1mg/kg（体重），以最低有效剂量维持。主要不良反应除肾毒性外，还有高血压、多毛症、肝损害及牙龈肿大。用药时注意患者血肌酐，如其较治疗开始前升高50%，则应减量或停药。

⑤甲氨蝶呤（MTX）：较少用于系统性红斑狼疮治疗，多用于类风湿关节炎（RA）的治疗。当CTX等免疫抑制剂疗效不佳时才选用该药。一般用量为每周10~15mg。对某些系统性红斑狼疮患者的关节炎、肌炎、血管炎、浆膜炎有效，但对重症系统性红斑狼疮患者较少奏效。因有肾毒性，狼疮肾炎患者不宜采用。

⑥长春新碱：近年来，用该药治疗系

统性红斑狼疮患者严重的血小板减少症，替代脾切除治疗。剂量为 $1\sim2mg/m^2$（体表面积），加入 500ml 液体中缓慢静脉滴注 6 小时以上，每周 1 次，连续 4 周为 1 个疗程。

⑦来氟米特：可用于狼疮性肾病的治疗，常用剂量为每日 20mg。

（3）免疫调节剂　可以使低下的细胞免疫回复正常。常用的胸腺素和转移因子等。胸腺素 $5\sim25mg$，肌内注射，每日 1 次，2 周后，隔日或每周 2 次，连用数月；转移因子 2ml，上臂内侧皮下注射，每周 $1\sim2$ 次，3 个月为 1 个疗程。

（4）丙种球蛋白　近年来，使用该药日渐增多，常用于危重症系统性红斑狼疮患者，特别是合并严重感染，白细胞或血小板严重减少，不适合大剂量用药或使用其他免疫抑制剂时。一般用激素合用，剂量为每天 $300\sim400mg/kg$（体重），连用 $3\sim5$ 天。该药在体内的半衰期为 $21\sim25$ 天。

（5）生物制剂　近年来，对系统性红斑狼疮发病机制中炎症过程的认识日趋深化，使生物制剂特异性、靶向性治疗系统性红斑狼疮成为可能。鉴于 B 细胞在系统性红斑狼疮发病中的重要作用，近年来科学家尝试了许多靶向 B 细胞治疗系统性红斑狼疮的方法，如靶向 CD20 的利妥昔单克隆抗体、靶向 CD22 的依帕珠单克隆抗体、靶向肿瘤坏死因子家族 B 细胞活化因子（BAFF）的贝利木单克隆抗体等。经临床研究，最终证实贝利木单克隆抗体能安全有效治疗系统性红斑狼疮。

①贝利木单克隆抗体：贝利木单克隆抗体是完全人源性重组 IgG1-λ 单克隆抗体，通过可溶性 BAFF 结合并阻断其生物作用，直接减少幼稚 B 细胞和过渡 B 细胞数量，间接抑制 IgD-CD27$^+$ 记忆 B 细胞、浆细胞和浆母细胞功能。与直接靶向 CD20 消灭大部分 B 细胞的利妥昔单克隆抗体相比，贝利木单克隆抗体通过阻断 BAFF，间接清除 B 细胞，治疗更具有选择性。

②西法木单克隆抗体：它以参与炎症的干扰素 I-IFN 作为靶点。抗 IFN-α 治疗可引起外周血液和皮肤活检中 ISG 的剂量依赖性抑制以及临床疾病活动性的降低。Ⅱ期临床试验在相对较大活动期的系统性红斑狼疮患者中进行，与安慰剂组相比，接受西法木单抗（所有剂量）患者达到主要终点的比例更高（在第 52 周达到系统性红斑狼疮反应指数的患者比例）。在Ⅱ期临床试验中，在高剂量使用西法木单抗时，更容易引起带状疱疹感染。除了带状疱疹病毒感染外，西法木单抗组和安慰剂组的不良事件发生率相似，而西法木单抗组的不良事件发生率更高。这与西法木单抗的作用机制和先前报道的安全性结果一致。重要的是，带状疱疹感染的临床过程在所有病例中都是简单的。这些感染对治疗反应迅速，在继续接受西法木单抗的患者中只有一例复发。由于 I-IFN 通路的调节可能会破坏病毒防御机制，从而增加对病毒感染或恶性肿瘤的易感性，因此，需要进行更大规模的研究，以充分确定这种治疗的安全性，并确定并发症的最高风险。该研究证明西法木单抗在系统性红斑狼疮的临床疗效，表明阻断 I-IFN 通路是一种有希望的方法，用于治疗中度至重度活动性系统性红斑狼疮。但是，还需要更大规模的研究来充分确定这种治疗的安全性，并确定并发症的最高风险。

（6）其他

①血浆置换：该疗法适用于其他治疗不能控制的系统性红斑狼疮危象及急性进展性弥漫增殖型肾炎患者。血浆置换是应急的治疗，不宜长期使用。一般每次置换 $1\sim1.5L$，每周 $2\sim6L$，分 $2\sim3$ 次进行，持续 $2\sim3$ 周。主要并发症为感染、凝血障碍和水、电解质紊乱。

②干细胞治疗：清除系统性红斑狼疮患者的造血细胞和免疫系统，然后进行造血干细胞移植，可缓解顽固性系统性红斑狼疮甚至治愈该病。该疗法的首要问题是病情的复发。由于病例数有限，随访时间较短，复发率尚不清楚。

③透析疗法和肾移植：肾功能衰竭时，可采用透析疗法，肾移植也可延长患者生命，但应在病情长期缓解时进行。

④马来酸蒿乙醚胺：这是一种可能用于治疗系统性红斑狼疮的青蒿素衍生物。

⑤狼疮性肾炎的治疗：狼疮性肾炎是系统性红斑狼疮致死的主要原因之一。现国内外已普遍采用CTX静脉冲击疗法治疗该病。国外所用CTX的剂量为每次$0.5\sim1.0g/m^2$（体表面积）。国内则每次用800~1000mg，加入200ml生理盐水中静脉滴注，一般每月1次，可连用6次。然后使用药间隔延长，每2~3个月1次，再用数次，一年内总量不超过10g。通常冲击3个月后，大多数患者蛋白尿转阴或明显减少。

（三）辨证治疗

1. 辨证论治

（1）盘状红斑狼疮

气滞血瘀证：皮疹日久，时轻时重，疹色暗红，周围色素沉着，中央皮肤萎缩，妇人月经量少、夹有血块，舌质暗紫或有瘀斑、苔薄白，脉细涩。

治则：理气活血化瘀。

方药：桃红四物汤加减。桃仁15g，红花6g，当归10g，赤芍10g，白芍10g，熟地黄15g，丹参15g，青蒿15g，郁金15g，鸡血藤30g，益母草15。

加减：疹色瘀暗，加莪术以活血化瘀。经量少，甚则闭经者加三棱、莪术、虻虫以祛瘀生新。

（2）系统性红斑狼疮

热毒炽盛证：多见于系统性红斑狼疮急性期，症见面部蝶形红斑可伴有下肢紫癜，伴高热烦躁，口渴欲饮，面红尿赤，舌质绛红、苔黄燥或白干，脉洪数。

治则：清热凉血，化斑解毒。

方药：犀角地黄汤加减。水牛角30g，石膏30g，知母15g，黄连10g，黄芩12g，连翘15g，竹叶10g，生地黄15g，牡丹皮12g，赤芍15g，玄参15g，麦冬15g，甘草5g。

加减：高热神昏者，加安宫牛黄丸或紫雪丹等通窍清热解毒。

②阴虚内热证：多见于系统性红斑狼疮轻中度活动或稳定期。症见斑疹淡红，伴有持续低热，面色潮红，五心烦热，腰膝酸软，盗汗自汗，大便干结，小便黄赤，舌红少苔，脉沉细数无力。

治则：滋阴清热。

方药：知柏地黄汤合二至丸加减。生地黄20g，茯苓15g，泽泻15g，牡丹皮15g，山茱萸15g，山药15g，麦冬15g，益母草15g，青蒿（后下）15g，地骨皮20g，知母10g，女贞子15g，墨旱莲15g，甘草5g。

加减：乏力口干、心悸气短明显加太子参30g，五味子15g以益气养阴；胁肋胀痛加柴胡15g、白芍15g疏肝柔肝；津液干枯便秘加火麻仁15g、郁李仁15g润肠通便。

③脾肾阳虚证：狼疮肾炎的患者常见。症见：面色苍白无华，全身浮肿，形寒肢冷，气短乏力，腹胀纳少，腰腿酸痛，大便溏薄，小便清长或短，舌淡胖、瘦小或有齿痕，脉沉细。

治疗：健脾补肾，温阳利水。

方药：肾气丸、真武汤加减。附子10g，肉桂3g，党参20g，白术15g，茯苓20g，山药15g，熟地黄15g，山茱萸15g，泽泻 15g，炙甘草 5g。

加减：气虚明显者加黄芪 30g，益气补中；血虚明显者加当归 10g、阿胶 10g 补气养血。

2. 外治疗法

（1）盘状红斑狼疮

①针刺治疗：取穴合谷、曲池、曲泽、迎香、四白。方法：以毫针施平补平泻法，针刺得气后留针 30~60 分钟，其间捻转 3~5 次，一日 1 次，10 次为 1 个疗程。

②耳针法：主穴：病变区域（如面颊、外鼻等）；配穴：据中医理论配肺、肾，月经不调或内分泌紊乱配内分泌、阳性反应点（如敏感点），失眠配神门，食欲不振配胃、脾。方法：每次取 3~4 穴，针后留针 30 分钟，其间捻转 3~5 次，1~2 日 1 次，10 次为 1 个疗程。

③围刺法：阿是穴（皮损区）；方法：先用生理盐水搽净皮损区，继用 26 号毫针沿皮损边缘围刺 4 针，促使针感向四周扩散，一日 1 次，10 次为 1 个疗程。

④穴位注射法：阳白（病变在三叉神经第一支）、四白、巨髎、下关（第二支），颊车、大迎、承浆（第三支）；配穴：合谷。方法：每次选 3~4 穴，交替选用，采用 0.25% 盐酸普鲁卡因注射液先作皮丘，然后刺入，缓慢推注 1~3ml，二日 1 次，10 次为 1 个疗程。

（2）系统性红斑狼疮

①耳针法：参照病变部位，检测阳性反应点，对症选穴针刺，亦可埋针。

②自血穴位注射：根据所选穴位及所需血量，用无菌注射器抽取肘部静脉血，迅速取穴并针刺得气后，注入适量血液。注射完毕后迅速出针棉签压迫止血。

另外，外治疗法也包括外用药膏如：生肌白玉膏加甘草粉调匀外涂；每日 3~4 次；生肌玉红膏外涂，每日 3~4 次；黄柏霜外涂，每日 3~4 次；皮疹色泽呈暗红或鲜红、鳞屑较多时，选用 20% 青蒿膏，每日 1~2 次，外涂。

3. 成药应用

（1）六味地黄丸　每次 6g，口服，每日 2~3 次。适用于一般阴虚内热者。

（2）知柏地黄丸　每次 6g，口服，每日 2~3 次。适用于阴虚内热火旺者。

（3）附桂八味丸　每次 6g，口服，每日 2~3 次。适用于脾肾阳虚证。

（4）龟鹿补肾丸　每次 6g，口服，每日 2~3 次。适用于以肾虚为主者。

4. 单方验方

雷公藤是卫矛科雷公藤属的一类植物。包括雷公藤、昆明山海棠、黑蔓和苍山雷公藤。其中以雷公藤应用最多。雷公藤具有抗炎和免疫抑制作用，且不仅可抑制细胞免疫，还可抑制体液免疫。该药适用于 DLE、SCLE、LEP 以及病情较轻、中度的系统性红斑狼疮患者的治疗，疗效确切。每日 20~40g（根据体重载量）；雷公藤多苷片每日 1~1.5mg/kg（一般每日量 60mg），分三次食后服；昆明山海棠片，每日 1.5g，分 3 次口服。重症患者须合用皮质类固醇治疗。重症患者须结合激素治疗。由于长期用雷公藤对生殖系统有明显的不良反应，可引起闭经或不孕，故未婚或婚后未孕者须慎用。此外，该药还可引起白细胞减少、转氨酶增高、消化道症状以及骨质疏松等不良反应。

（四）医家诊疗经验

1. 张志礼

张志礼认为，治疗本病应抓住主要矛盾，分析探索，运筹帷幄。本病临床征象虽然复杂，但"虚"是本病之本，机体阴阳失调、气血失和造成的机体机能与代谢失调，体质虚弱，抵抗力下降，则是发病的根本原因，临床表现为心悸乏力，精神萎靡、五心烦热、失眠健忘、少食纳呆、关节疼痛、月经不调、脉沉细软、全血血象偏低等。这些症状是贯穿整个病程的基本表现。而由于外邪毒热的作用，病程中间断或反复出现整休或某个脏腑的毒热症状如高热、谵妄、出血倾向、白细胞计数升高等，多为短暂的、阶段性标象。虽因虚致病，复因病成劳，即使急性活动期症状突出表现为毒热的标象，其本质还是虚中挟实、标实本虚。而久治不愈者，更使虚加重。因此治疗本病时，应切记"虚"是本病之本，始终注意扶正重于祛邪的指导思想，以调和阴阳，补益气血，活血化瘀通络治其本；清热解毒、疏肝理气、养血安神治其标。即使在急性活动期本着"急则治其标"的原则采用清热解毒凉血治法为主，也不要忘记"护阴"。而病情稳定期几种证型则均应以扶正固本为主。

本病可先后或同时损耗多脏腑，而脾肾受损尤为常见而重要。肾为先天之本，主藏精（即先天之精）；脾为后于之本，化生水谷精微（即后天之精），二者相互为用，互充互养。五脏相关，气血同源，阴阳互根，气虚不能生血，血虚无以养气。气虚者，阳亦渐衰；血虚者，阴亦不足。阳虚日久，累及于阴；阴虚日久，累及于阳。脾肾不足、阴阳不调是本病的最常见的病型，约占临床辨证分型的2/3。因此，常以健脾益肾、调和阴阳、活血通络为扶正固本祛邪治则的核心。

2. 边天羽

边天羽认为，处理严重的系统性红斑狼疮脑病，首先要明确引起系统性红斑狼疮脑病症状的原因，一般引起系统性红斑狼疮脑病症状的原因分为四类：第一类原因由于系统性红斑狼疮本病活动，患者脑部有实质性狼疮病理改变，如血管炎、脑膜炎等，可发生癫痫、昏迷、脑膜刺激症状、神经运动感觉障碍或精神病的各种症状。第二类原因是由感染、尿毒症等其他原因引起的神志昏迷、癫痫与精神症状等。第三类原因是由长期应用激素治疗或高血压引起的脑梗死或脑出血等。第四类原因是由激素引起的精神病症状等。以上几类脑病的鉴别：第一类除脑病症状外，有系统性红斑狼疮活动的症状，最常见的是发热、面部红斑和掌部红斑复发或加重，红细胞沉降加快等。有的患者还可有严重脑膜刺激症状，头痛、喷射性呕吐等。而且是无感染的症状，化验结果也不支持感染。治疗的激素剂量在较低的维持量，如每日强的松5~15mg或有的患者已停用激素。如果是癫痫表现，临床确诊比较容易；但如果是精神病表现，患者表现为神经兴奋状态，易激动，严重失眠等，随后出现沉默寡言、忧虑、脾气人格变化，有时神志不清，语无伦次等，如不密切观察，往往误诊。第二类有其他感染的中毒与其他症状，尿毒症有昏睡，血尿素氮增高等症状。它们一旦发生脑病，主要是癫痫与昏迷，预后极为不良。第三类只有突然发生的脑病症状，晕倒、半身不遂、失语与面神经麻痹等，不难诊断。第四类是激素引起的精神病症状，这类患者确诊比较困难，必须停用激素待症状减轻才能确诊。严重系统性红斑狼疮脑病后，采用地黄饮子治疗，熟地黄、山茱萸，滋补肾阴，肉苁蓉、巴戟天温壮肾阳，配附子、肉桂之辛热，以助温养下元，摄纳浮阳，引火归元；石斛、麦冬、五味子滋养肺肾，金水相生，壮水以济火，石菖蒲与远志、茯苓开窍化痰，交通心肾，姜、枣和中调药，黄芪补中益气。

3. 朱仁康

朱仁康对本病多采用辨证论治：① 毒热伤营：多见于少女，治以大剂清热解毒，凉营清气。方用犀角地黄汤合化斑汤化裁（犀角、生地黄、牡丹皮、赤芍、紫草、知母、生石膏、玄参、甘草、金银花、连翘）。②肾阴虚损：多见于妇女，治以滋肾养阴、凉血清热。方用知柏地黄丸加减（药用知母、黄柏、茯苓、泽泻、牡丹皮、玄参、玉竹、女贞子、墨旱莲）；潮热不退加青蒿、鳖甲。③心脾两伤：治以养心益脾，主用归脾汤加减。④阴损及阳，脾肾阳虚：治以壮肾阳。方用右归丸、济生肾气丸加减（熟附块、肉桂、茯苓、泽泻、菟丝子、鹿角胶、淫羊藿、巴戟天等）。⑤气阴两虚：治以益气养阴。方用加味生脉散（太子参、麦冬、五味子、玄参、沙参、地骨皮、炙甘草）。⑥肝脾两伤：治以疏肝和脾，方用逍遥散加减（当归、柴胡、赤芍、白芍、丹参、白术、橘皮、香附、川椒子、郁金）；肝脾肿大体实加三棱、莪术；脸生红斑加茜草、红花；月经不调加月季花、玫瑰花。

4. 徐宜厚

徐宜厚鉴于本病临床症状错综复杂，虚实互见，寒热兼有，因此，在治疗中，采用下述方法，作为治疗的基本依据。总的原则：急性期以西药为主，中药为辅；缓解期以中药为主，西药为辅。具体而言，在急性阶段，主要症状有高热、关节痛、面部蝶形红斑、脉数等。本着"火为元气之贼"的道理，用甘寒清凉之药如生石膏、知母、大青叶、玄参、竹叶等。若长期低热不退，则应滋补培本。如心热用水牛角、犀牛黄、绿豆衣；肺热用桑白皮、地骨皮；脾热用黄芩、黄连；肝热用龙胆草、栀子；肾热用知母、玄参；骨蒸用鳖甲、胡黄连；血热用生地黄、水牛角。缓解期在热型控制后出现多种症状时可依据五脏主证分别论治：心虚为主，治宜养心安神，选用三子养亲汤加减；肺虚为主，治宜养肺保阴，选用百合固金汤加减；脾虚为主，治宜益气健脾，选用小建中汤加减，肝虚为主治宜养血柔肝，选用一贯煎加减；肾阴虚为主，治宜甘润壮水，选用河车大造丸或麦味地黄丸加减；肾阳虚为主，治宜补肾助阳，选用拯阳理劳汤加减；阴阳两虚为主，治宜阴阳双补，选用还少丹加减；高热不退，热陷心包选用安宫牛黄丸治之。

5. 艾儒棣

艾儒棣治疗系统性红斑狼疮始终抓住"阴虚"这个根本，同时兼顾"热毒""瘀滞"的变化，分早期、中期和后期3个阶段论治。

早期：主要分风寒痹证、热毒炽盛证。治疗重在治标，以祛邪为主，固肾为辅。

①风寒痹证：大多有雷诺现象，关节疼痛等。治宜祛风散寒，温经通络。方选独活寄生汤加肉桂、豨莶草、海桐皮。②热毒炽盛证：发生在急性发病期，症见高热、口腔溃疡、面部蝶形红斑，可出现甲下出血、鼻衄、血尿、大便下血、巩膜出血、神昏谵语、烦躁、舌红绛、脉数或滑数或洪数，治宜清热凉血、解毒化斑。方选犀角地黄汤合清营汤加减或普济消毒饮加减。方中犀角用水牛角代替，一般用量为30~50g，适当加用凉血止血药，如藕节炭、紫草、白茅根、生大黄。

中期：以阴虚内热证多见，症见口渴多饮、低热时有时无、疲倦乏力、失眠多梦、脱发、少尿、大便干、舌红少津、脉细数。治宜滋养肝肾，解毒清热。方选六味地黄汤加二至丸、生脉饮，佐以健脾除湿药。艾儒棣认为口渴多饮为虚证，一方面是唾液腺分泌不足，另一方面是激素燥火伤阴。故用养阴药治之，万不可投辛燥之品。中期养肝肾时间很长，此期有的患者发热以后不来月经，是因发热耗伤阴血，因此月经可反映肝肾情况。同理，意外妊娠可加重病情，损伤肝肾，所以应慎房事，避免意外妊娠。

后期：病情复杂，阴损及阳，脾肾阳虚。症见身肿、胸水、腹水、纳差、大便溏，舌体胖、边有齿痕、苔白腻，脉沉迟无力。治宜健脾温肾，利水消肿。方选真武汤加金匮肾气丸、五皮饮加减。脾肾阳虚证，病情凶险，因肝脾皆损及，恢复很慢，患者体质虚弱，一旦感冒可引起很严重的后果，甚至危及生命，所以应谨防感冒。

五、预后转归

红斑狼疮不同证型的预后可谓千差万别，局限型自然预后较好，仅有少数转变为系统性红斑狼疮，而系统性红斑狼疮则因可能侵犯内脏重要器官，进而危及生命。系统性红斑狼疮本身也有类型的差别，有的患者终身仅保留或反复出现皮疹、关节痛或白细胞减少；有的则随着病情的进展，出现心、肺、脑等损害，有的逐渐出现肾炎，这些器官损害严重时可以致命，更重要的是因为长期大量使用激素，带来的严重感染，未能控制而死亡。20世纪40年代本病平均生存时间为3.25年，到了20世纪90年代，系统性红斑狼疮的死亡率已大为降低，一般以10年存活率计算，水平已达到85%~90%，近年来报道的10年生存率为90.3%。随着医疗技术的进步，还会不断提高，患者寿命会得到延长。可是随着寿命的延长，人们有了更高的要求，就是如何提高生活质量问题，因为在长期服用激素的患者中，大概10%出现股骨头坏死，以至跛行疼痛；有的则因为骨质疏松，腰痛，甚至脊椎骨折，严重影响了生活质量，这些都要求医者设法预防，给予妥善处理，改善患者的生活质量。

六、预防调护

1. 加强复诊

系统性红斑狼疮是一种多发于青年女性的、累及多脏器的自身免疫性疾病。目前尚无根治办法，故必须长期甚至终生治疗。在病情完全稳定时，可以13个月复诊

1次。但在春季，应适当缩短复诊时间，尤其是在有"风吹草动"时。这期间激素的用量应严格按医嘱执行，切不可擅自停药或过快减量，以免导致"反跳现象"。大量医学实践证明，系统性红斑狼疮患者在春季复发，尤其是在接受激素治疗的患者。长期运用激素或免疫抑制剂，会出现一些不良反应，切不可因不良反应而中止治疗。应在专科医生指导下进行服药，把不良反应控制在最低限度。

2. 生活调理

生活要劳逸结合，适当休息，可因地制宜进行适当的保健强身锻炼。消除引起本病的诱因，避免使用诱发本病的疫苗及药物，如普鲁卡因酰胺、肼苯达嗪、异烟肼、口服避孕药、青霉素、四环素、链霉素、灰黄霉素、对氨基水杨酸、利血平和磺胺类。防止受凉、感冒或其他感染。避免日光暴晒和紫外线照射（尤其是活动期）。外出宜用避阳伞或穿长衣长裤，必要时使用避光剂，如5%二氧化钛霜或外用防晒霜。其他如强烈的电灯光、X线亦能引起本病的加剧，应避免接触，尽量避免使用光敏性中药（如白芷、前胡等）及西药，含有汞成分的中成药在肾病阶段忌用。

3. 饮食调护

加强营养，多食新鲜蔬菜、水果，忌食酒类等辛辣刺激食物。因狼疮患者多阴虚，内热、血热而有热象的多，故食物应以清补、平补为主，参合温补。对部分脾肾两虚、气血两亏的人才需要以温补为主，参合清补。另外，在日常生活中应少食或不食具有增强光敏感性作用的食物，如无花果、油菜、芹菜、蘑菇、香菇等。应食用高蛋白、低脂、低盐、低糖食物。肾功能不全时，大量的蛋白从尿中丢失而致低蛋白血症。因此，补充大量优质蛋白是必要的。

清补的食物有：甲鱼、乌龟、鸭、海

蜇、蚌肉、蛤肉、甘蔗、生梨、生藕、慈菇、百合、银耳、西瓜、冬瓜、香椿、茶叶等；平补的食物有：大米、小米、高粱、山药、毛豆、赤豆、白扁豆、橄榄、白果、莲子、花生、芝麻、兔肉、鸽子、猪肉、鸡蛋等。温补食物有：鸡、鹅、牛、羊、狗、马、牛奶、乳汁品、胡桃肉、龙眼肉、甜橙、粟子、桃、海虾、大葱、大蒜、韭菜、芥菜等。

4. 精神调理

精神因素对本病的病情发展有一定的影响，故应使患者正确认识本病，树立乐观的人生观和与疾病作斗争的信心，消除患者思想顾虑和恐惧心理，多关心患者，尽量避免对患者的精神刺激。

5. 生育引导

因本病多发于青年女性。故育龄妇女应指导其采取适当的避孕措施，暂缓妊娠。若婚后尚无子女而脏器损害不明显，病情长期稳定，家庭中有迫切生育愿望者可在医师指导下妊娠，但要注意定期复查。

七、专方选要

（1）狼疮饮　药用鬼箭羽、马鞭草、生地黄、黄芪、鸡血藤、当归、白芍、六月雪、七叶胆、预知子、千斤拔、猪苓、麦冬、百合、五味子、山茱萸、白术、苏叶、蝉蜕。治疗1500例，总有效率94.53%。

（2）狼疮康复汤加减，治疗系统性红斑狼疮120例。基本方：苍术、白鲜皮、大黄炭、玫瑰花、水蛭、牡丹皮、黄芩、青蒿，治疗20例，总有效率95%。

八、研究进展

（一）病因病机

中医学对本病病因的认识不统一，归纳起来主要是风湿侵袭、热毒蕴积、瘀血阻滞、正气虚损四个方面。在治疗上，多数医家主张扶正祛邪、调理阴阳、增强体质、纠其偏盛偏衰的病象，认为扶正固本是提高疗效的关键。本病多因禀赋不足，腠理不固，或七情内伤，或劳累过度，以致阴阳失调，气血失和，经络受阻。复又受日光暴晒或外受热毒，两热相搏，热毒入里，瘀阻脉络，内伤脏腑，外郁于肌肤则为皮肤红斑，累及心、肝、脾、肾等脏则为系统性损害，表现为上实下虚，上热下寒，水火不济，阴阳失调的复杂证候。总之，阴阳、气血失和，气滞血瘀，经络阻隔是为本；热毒为标。在治则上清热解毒治其标；调和气血阴阳，化瘀通络治其本，标本兼治。本病的性质为本虚标实，素体不足、脾肾阴血虚为本；热毒、瘀滞、风湿、水饮等为标。

（二）辨证思路

本病的发生，多因先天禀赋不足或劳累过度、房事失节、七情内伤，致阴阳气血失衡，气滞血瘀。经络瘀阻是本病的内因，故中医强调"阴平阳秘、精神乃治"的道理。另外与强光暴晒有关，故外受热毒是本病的诱因，热毒传里，耗伤阴血，瘀阻经脉，伤于脏腑，损伤筋骨而发病。针对外邪热毒造成各脏器、组织的病象辨证论治，扶正却邪，调整阴阳，增强体质，促使体内一些病程过程逆转，从而达到治疗和预防的目的。

（三）分型证治

（1）毒热炽盛、气血两燔证　治宜清热解毒，凉血护阴，常用水牛角粉或羚羊角粉、生玳瑁、生地黄炭、金银花炭、白茅根、赤芍、牡丹皮、玄参、麦冬、重楼、白花蛇舌草，中成药可用安宫牛黄丸或局方至宝丹。

（2）气阴两伤，血脉瘀阻证　治宜养

阴清热、益气解毒、活血通络，常用南沙参、北沙参、石斛、玄参、麦冬、青蒿、地骨皮、黄芪、党参、丹参、鸡血藤、秦艽、乌梢蛇等，成药可服八珍丸、地黄丸。

（3）脾肾不足，气血瘀滞证　治宜健脾益气、温阳利水、活血通络，用黄芪、太子参、白术、茯苓、女贞子、淫羊藿、桂枝、车前子、丹参、菟丝子、鸡血藤等，成药可服金匮肾气丸、五子衍宗丸。

（4）肝肾阴虚，气血失调证　治宜滋补肝肾、中和气血、活血通络，药用黄芪、太子参、女贞子、墨旱莲、生熟地黄、山药、何首乌藤、鸡血藤、丹参、益母草、秦艽等，成药可服滋补肝肾丸。

（5）脾虚肝郁，经络阻隔证　治宜健脾舒肝，活血理气，解毒通络，药用黄芪、党参、白术、茯苓、柴胡、枳壳、当归、芍药、延胡索、香附、厚朴、陈皮、丹参、鸡血藤等，成药可服八珍益母丸、平肝舒络丸等。

（6）风湿痹阻，经络阻隔证　治宜温阳祛风湿、养血活血通经络，药用秦艽、乌梢蛇、桑寄生、鸡血藤、天仙藤、何首乌藤、丹参、赤芍、玫瑰花、鸡冠花、青蒿、地骨皮、桂枝、片姜黄等，成药可服秦艽丸。

（四）中药研究

1. 单药研究

（1）雷公藤多苷可诱导活化状态的T细胞发生细胞凋亡，降低IL-1、TNF-α等炎症因子水平，阻断炎症介质的级联反应；在免疫调节方面，干扰树突状细胞功能，使得树突状细胞的抗原启动激发T细胞免疫表达的功能受抑制。

（2）白芍总苷辅助治疗系统性红斑狼疮对患者外周血CD4+、CD25+T细胞表达水平的影响，发现活动期系统性红斑狼疮患者CD4+、CD25+T细胞表达水平显著低于对照组，经白芍总苷辅助治疗后，CD4+、CD25+T细胞表达水平显著提高，表明白芍总苷治疗系统性红斑狼疮的机制可能是上调CD4+、CD25+T细胞数量。

2. 复方研究

刘轶菲等发现健脾滋肾汤具有提高患者生活质量、降低焦虑抑郁情绪、改善贫血等临床症状，降低疾病活动度的作用，且降低CRP、ESR等炎症性指标，降低IL-17、IL-10的含量；上调TGF-β的含量，升高WBC、RBC、PLT、IgM、C3、C4，改善焦虑抑郁情绪，上调CD4+、CD25+ Treg、CD4+、CD25+、CD127- Treg的表达频率。

（五）外治疗法

姜云武观察60例系统性红斑狼疮患者，将其分为两组，对照组30例，采用风湿科常规药物治疗；治疗组30例，在风湿科常规药物治疗基础上辅以自血穴位注射治疗。用每次取5ml一次性注射器，常规消毒后，在肘正中静脉抽取静脉血3~5ml，随即注入足三里穴，第1~3针为每日1次，第4~6针为隔日1次，第7~10针为隔2日1次，足三里交替注射，4周为1个疗程，连续治疗两个疗程后观察，结果发现自血穴位注射在调节系统性红斑狼疮患者免疫指标、提升血清补体（尤其C3）方面优于对照组（$P < 0.05$），并且在改善患者临床状况方面有明显的治疗作用。

（六）评价与展望

经研究证明，中西医结合治疗红斑狼疮可以减少皮质激素和免疫抑制剂的用量和维持量，可以加快糖皮质激素的撤减，疗效比单纯中药或单纯西药明显，也可以减轻应用皮质激素和免疫抑制剂带来的不良反应，改善预后，降低死亡率，提高患者的生存质量。但是，在实验研究上缺乏大样本、多中心的随机双盲对照研究，因此，我们有必要运用中西医结合的治疗规律，制定出符合中西医结合规范的治疗方案。

主要参考文献

[1] 赵辨. 临床皮肤病学 [M]. 2版. 南京：江苏凤凰出版社，2017：833-853.

[2] 范瑞强，邓丙戌，杨志波. 中医皮肤性病学 [M]. 北京：科学技术文献出版社，2010.

[3] 贺成美，张奉春. 贝利木单克隆抗体：治疗系统性红斑狼疮的新型靶向药物 [J]. 协和医学杂志，2020，11（2）：130-134.

[4] 左政，姜云武. 自血穴位注射对系统性红斑狼疮免疫指标的影响 [J]. 针灸临床杂志，2012，28（3）：24-26.

[5] 郑志广. 冯宪章治疗红斑狼疮经验 [J]. 内蒙古中医药，2010，18：129.

[6] 范斌，李欣，李斌，等. 秦万章治疗红斑狼疮的诊治经验 [J]. 辽宁中医杂志，2013（6）：1086-1088.

[7] 王文生，赵玉娟. 王俊志治疗红斑狼疮经验 [J]. 实用中医药杂志，2014（2）：158-159.

[8] 毛湄，刘晓玲. 刘晓玲教授治疗系统性红斑狼疮经验介绍 [J]. 新中医，2014，46（10）：19-21.

[9] 郑少平. 化斑解毒饮治疗系统性红斑狼疮热毒炽盛证的临床研究 [J]. 中国中医药科技，2000（1）：3-5，66.

[10] 睢书魁，高建华，马秀清，等. 狼疮饮治疗系统性红斑狼疮的临床研究 [J]. 河北中医，2000（2）：85-89.

[11] 刁金山，郑启友，刁长允，等. 燥湿祛瘀法治疗系统性红斑狼疮的临床研究 [J]. 河南中医，1995（2）：88-91.

[12] 刘维，吴晶金. 从《金匮要略》阴阳毒辨治系统性红斑狼疮 [J]. 中华中医药杂志，2013，28（1）：185-187.

[13] 李松伟，王济华，冯福海. 系统性红斑狼疮中医治验探析 [J]. 中医研究，2015，28（5）：51-54.

[14] 郭雪红. 雷公藤多苷的药理作用及临床应用概述 [J]. 中成药，2010，32（7）：1199-1202.

[15] 刘轶菲. 健脾滋肾法对系统性红斑狼疮的疗效及免疫学机制研究 [D]. 合肥：安徽中医药大学，2014.

[16] 钟益萍，米向斌，张堂德，等. 白芍总苷辅助治疗 SLE 对患者外周血 CD4$^+$ CD25$^+$ T 细胞表达的影响 [J]. 重庆医学，2014，43（32）：4311-4313.

第二节　皮肌炎

皮肌炎是一种主要累及横纹肌，以淋巴细胞浸润为主的非化脓性炎症病变，可伴有或不伴有多种皮肤损害。

一、病因病机

（一）西医学认识

本病病因及发病机制至今尚未清楚，一般认为与遗传、免疫异常及感染有关。近期研究发现肌肉用力过度、负性情绪如抑郁可能诱发本病。关于本病的发病机制，目前认为是某些遗传易感性个体在感染及非感染因素的条件下免疫异常发生的疾病。

1. 遗传

关于皮肌炎与人类白细胞抗原（HLA）相关性的研究很多，尽管研究的国家、地域、种族、人群不同，但都显示皮肌炎与HLA存在相关性，特别是与HLA的B8位点、DR3位点。相关性较高的是HLA的DR3位点与皮肌炎患者自身抗体中的Jo-1抗体。85%的幼年皮肌炎患者的DQA1·0501阳性。有报道本病可于同卵双生子之间发生，也有发生于父母与子女间的报道，但关于家族聚集发生的报道较少。

2. 自身免疫学说

皮肌炎患者外周血中可以检测出多种自身抗体，提示疾病可能与体液免疫有关。这些自身抗体分两类，一类是肌炎特异性抗体，即仅见于炎症性肌病患者，包括抗氨基酰 t-RNA 合成酶自身抗体、非抗合成酶细胞浆自身抗体、抗核抗体三种，主要有抗 Jo-1 抗体、抗 PL-7 抗体、抗 SRP 抗体、抗 Mi-2 抗体等。另一类称为肌炎相关性抗体，这类抗体可见于皮肌炎患者，也可见于其他自身免疫病中。主要有抗 U1-RNP 抗体、抗 Ro/La 抗体、抗 PM/Scl 抗体等。

皮肌炎并发恶性肿瘤的发生率远高于正常人，中老年人更为常见，年龄越大伴发恶性肿瘤的发生率越高。常见的肺癌、胃肠道肿瘤、乳腺癌、卵巢癌、鼻咽癌等。亚洲地区常见的伴发肿瘤是鼻咽癌，欧洲地区报道较多的是卵巢癌、胃癌。研究发现部分皮肌炎并发恶性肿瘤的患者存在高球蛋白血症，用患者自身瘤体浸出液进行皮内试验可呈阳性反应，积极治疗肿瘤后，皮肌炎症状缓解。这说明自身肿瘤组织可作为自身抗原参与了皮肌炎发病。

3. 感染学说

本病发病与病原微生物感染有关。包括细菌、病毒、弓形虫等。研究发现 A 组 β 型溶血性链球菌 M 蛋白的表位存在与肌球蛋白一致的序列。报道较多的是病毒感染。包括 EB 病毒、柯萨奇病毒、腺病毒、流行性腮腺炎病毒、细小病毒属、埃可病毒、人类逆转录病毒等。许多资料提示皮肌炎与病毒感染有关。有人在皮肌炎患者的血清中检测到抗柯萨奇病毒的抗体水平升高，在肌肉组织中发现了柯萨奇病毒。EB 病毒感染后，使机体隐蔽的抗原决定基暴露，产生自身抗体，引起自身免疫反应，产生皮肌炎的症状。研究感染 HIV 的皮肌炎患者，发现在肌肉间质的单核细胞内有 HIV

的存在，但在肌纤维中没有。

（二）中医学认识

中医对皮肌炎病名没有明确的记载，但根据其各期不同的临床表现，大抵归属为"痹症""痿症"的范畴。皮肌炎早期，四肢近端肌肉酸痛、压痛和无力，应属痹症的范畴。多因素体阳盛或阴虚有热，感受风寒湿热之邪，郁于肌肤，气机不畅，邪留经络、肌肤、关节，郁而热盛，则出现疼痛、发热、红斑等症。其中热邪为发病的基本病理因素。肺脾气虚是发病的内在条件，脾主四肢肌肉，脾虚失于健运，湿浊乃生，湿浊困脾，则肌肉酸困无力。肺主皮毛，肺气虚则腠理疏，御邪无力，外邪易于入侵，与内邪合而为病。后期皮肌炎以肌肉萎缩无力为主，类同痿证，多因久病气血阴阳失调，脏气受损；或房劳过度，伤及肝肾，五脏失于濡养，遂致四肢筋脉失养，痿弱不用。

二、临床诊断

（一）辨病诊断

1. 诊断要点

皮肌炎的标准较多，尚未统一，Maddin 等（1982 年）《现代皮肤病疗法》的诊断标准较简明，供参考。

（1）皮肤损害

①Heliotrope 征：双侧眼眶周围水肿性紫红斑，严重时可波及颜面、颈部及上胸部等曝光部位。②Gottron 丘疹：发生于掌指关节及指指关节背面的扁平紫红色鳞屑性丘疹。甲周毛细血管扩张。③皮肤异色症：多见于颜面、颈部、躯干等部位，表现为色素沉着、色素脱失、毛细血管扩张及点状角化同时存在于某一部位。

（2）肌炎表现　四肢近端肌群、肩胛间肌群、颈部肌群对称性软弱无力，有时还可出现呼吸困难及吞咽困难。

（3）血清中肌酶增高，特别是肌酸激酶、乳酸脱氢酶、谷草转氨酶、醛缩酶升高。

（4）肌电图表现为肌源性损害。

（5）肌肉活检可见受累的肌纤维变性、坏死，间质血管周围可见淋巴细胞浸润。

确诊皮肌炎：具有 3~4 条标准，加上皮疹。

可疑皮肌炎：具有 2 条标准加上皮疹。

2. 无肌病性皮肌炎的诊断标准

（1）典型的皮肤损害　患者必须有 Gottron 丘疹，若没有，指关节局部有紫红斑伴有眶周水肿性紫红斑。

（2）皮损活检结果符合皮肌炎的病理表现。

（3）在病程最初的两年内，患者有皮肤损害但无任何肌炎表现。

（4）在病程最初的两年内，患者血清中肌酶正常。

（二）辨证诊断

皮肌炎在中医里属"痹证""痿证"范畴，根据其病因病机合而述之。

1. 热毒炽盛证

临床证候　全身性红斑丘疹性皮炎皮肤病，口干喜饮，发热，瘙痒，尿赤，便秘，脉洪滑有力，舌苔白糙或黄苔、质红。

2. 湿热郁蒸证

临床证候　不规则发热，倦怠乏力，纳呆，皮肤红肿、疼痛，舌苔黄腻，脉濡数。

3. 肺热伤津证

临床证候　发热，皮疹，肢体软弱无力，咳嗽，咽干，心烦，口渴，尿短赤，便干结，舌苔薄黄，脉细数。

4. 脾虚湿热证

临床证候　肌肤微肿酸痛，肢体痿软乏力，面色萎黄，发热，饮食减少，大便

溏薄，小便黄少。舌苔薄黄腻，脉滑数。

5. 气阴两虚证

临床证候　肌肤红斑，酸痛，四肢痿软无力，舌红少苔，脉细数。

6. 气虚血亏证

临床证候　皮肤肌肉萎缩，消瘦，乏力，心悸，自汗，舌淡苔薄，脉细弱。

7. 肾阴虚证

临床证候　肢体痿软乏力，肌肉萎缩，吞咽困难，舌红嫩苔少，脉细。

8. 脾肾阳虚证

临床证候　皮损暗红，肌肉酸痛或萎缩，手足不温，舌苔薄质淡胖，脉沉细濡缓。

9. 脾虚肝郁证

临床证候　皮损色黯红，四肢近端肌肉时痛，情绪急躁时明显，四肢近端肌肉轻度萎缩，面色潮红或萎黄，时有胸闷腹胀，喜叹气，常感乏力，口干口苦，胃纳不佳。舌淡、苔薄白腻，脉弦缓。

三、鉴别诊断

1. 系统性红斑狼疮

系统性红斑狼疮患者的面部皮疹表现为浸润性蝶形红斑或者盘状红斑，而皮肌炎患者的面部皮疹为眶周的水肿性紫红斑。

系统性红斑狼疮患者的四肢皮疹多为指趾末端侧缘或者屈侧浸润性红斑或者紫癜，而皮肌炎患者四肢末端皮疹多为发生于指指关节、掌指关节背侧面的扁平紫红色鳞屑性丘疹。

系统性红斑狼疮患者的肌肉症状较轻，尿肌酸不增高，而皮肌炎患者有明显的肌肉疼痛、肌无力，尿肌酸增高。

抗核抗体谱检查抗 ds-DNA、抗 Sm 抗体阳性，组织病理狼疮带试验阳性支持系统性红斑狼疮的诊断。血清肌酶升高，组织病理示肌纤维变性、坏死、再生，间质血管周围可见淋巴细胞浸润，支持皮肌炎

的诊断。

2. 系统性硬皮病

系统性硬皮病（PSS）患者的皮疹初期为发生于手背、上睑的水肿性硬化性斑片，四肢末端有雷诺现象，指趾末端可发生溃疡、瘢痕。组织病理示胶原纤维膨胀、纤维化。这些都与皮肌炎不同。

四、临床治疗

（一）提高临床疗效的要素

1. 分清急缓，灵活辨证

皮肌炎临床可分急性期与慢性期。急性期多为邪实，症见发热，皮红肌痛，治以祛邪为主。慢性期症见肌肉萎弱无力，虚证为主，治以滋养脏腑，益气养血。

2. 合理应用激素，注意补钾

对激素的治疗尚存争议，但多数认为激素治疗有效，本病强调早期诊断、早期充分治疗、持续足够长时间的治疗。本病肌肉的改善多迟于各种化验检查的改善，肌无力也可以由激素使用中发生低血钾所致，要注意区分，及时补钾。

3. 详细检查，排除肿瘤

皮肌炎患者易合并恶性肿瘤，特别是40岁以上的患者应仔细检查有无合并恶性肿瘤，如有则需及时对症处理。

（二）辨病治疗

去除病因：及时去除感染病灶，若患者并发恶性肿瘤，须及时治疗。

一般治疗：急性期应卧床休息，注意保暖，避免日晒，给予高维生素、高蛋白饮食及对症支持治疗。慢性期为防止肌肉萎缩、关节挛缩，可选用合适的物理治疗如按摩、推拿、水疗等。

（1）糖皮质激素 糖皮质激素是治疗皮肌炎急性期的首选药物，可以缓解肌炎症状，缩短病程，因此及早应用糖皮质激素有利于疾病的及早治愈。一般选用泼尼松治疗，起始剂量一般为1~2mg/kg，待病情缓解，肌力恢复，肌酶几乎正常时，可逐渐减量。减量不宜过快，否则会出现病情反复。减量至每日7.5~20mg时，需要维持治疗数年。

（2）免疫抑制剂 对于糖皮质激素治疗无效或者无法耐受大剂量糖皮质激素治疗的患者，可加用免疫抑制剂。甲氨蝶呤与糖皮质激素联用可明显改善肌力、肌酶，一般应用0.5~0.8mg/kg每周1次。但是甲氨蝶呤有增加间质性肺病的风险，对于有肺部疾患或者抗Jo-1抗体阳性的患者应避免使用该药。硫唑嘌呤与糖皮质激素联合用药疗效明显优于单用糖皮质激素，减少糖皮质激素用量，但该药起效慢。主要不良反应有骨髓抑制，胃肠道反应和肝酶升高等。霉酚酸酯安全性较好。还可应用环磷酰胺、环孢素A、苯丁酸氮芥、雷公藤多苷等。

（3）静脉注射免疫球蛋白 对于应用糖皮质激素联合免疫抑制剂治疗失败的患者，可尝试静脉注射免疫球蛋白。

（4）蛋白同化剂 如苯丙酸诺龙或丙酸睾酮对于肌力的恢复有一定的帮助。

（5）钙质沉着的治疗 感染或者痛性钙质沉着必须切除，用低钙饮食。

（6）恢复期 应适当活动，酌情选用按摩等理疗方法。

（7）外治

①采用激光针治疗多发性肌炎，取穴足三里、血海、阿是穴并选择与支配该肌运动的脊髓节段相邻的夹脊穴；②虎骨酒加温按摩；③紫色消肿膏兑入10%活血止痛散混匀，局部按摩。

（8）其他 对于皮疹严重、存在光敏感的患者可加用羟氯喹。还可外用遮光剂。三磷酸腺苷、维生素C及维生素E等亦有助于疾病的恢复。伴高热时需用抗生素，合并肿瘤时应积极治疗肿瘤。

（三）辨证治疗

1. 热毒炽盛证

治法：清热解毒，凉血祛风。

方药：凉血消风汤。生地黄30g，玄参9g，白芍12g，生石膏30g，知母9g，茅根30g，牛蒡子9g，荆芥9g，防风9g，甘草6g，金银花15g，升麻3g。

2. 湿热郁蒸型

治法：清热解毒，利湿消肿。

方药：茵陈蒿汤合萆薢渗湿汤加减。茵陈30g，栀子10g，大黄（后下）10g，黄柏10g，萆薢15g，薏苡仁15g，泽泻10g。

3. 肺热伤津型

治法：清热润燥，养阴生津。

方药：清燥救肺汤加减。桑叶20g，生石膏30g，沙参10g，麻仁10g，阿胶（烊化）10g，杏仁10g，麦冬10g，枇杷叶10g，甘草3g。

4. 脾虚湿热证

治法：健脾益胃，清热利湿。

方药：参苓白术散合二妙散加减：党参30g，白术15g，苍术10g，茯苓30g，黄柏15g，甘草6g。

5. 气阴两虚证

治法：益气养阴。

方药：益气养阴方加减：黄芪30g，党参30g，龟甲15g，麦冬15g，北沙参15g。

6. 气虚血亏证

治法：以养血益气。

方药：十全大补汤加减。黄芪30g，当归15g，川芎15g，白芍10g，熟地黄15g，党参30g，白术15g，茯苓15g，肉桂10g，甘草6g。

7. 肝肾阴虚证

治法：补肝益肾，滋阴清热。

方药：虎潜丸加减。熟地黄30g，锁阳20g，枸杞子15g，牛膝15g，鹿衔草12g，知母30g，黄柏30g，龟甲30g，白芍30g，干姜15g，陈皮12g。

8. 脾肾阳虚型证

治法：温补脾肾，温阳通络。

方药：黄芪30g，党参10g，白术10g，怀山药15g，茯苓12g，丹参10g，鸡血藤30g，鬼箭羽15g，乌梢蛇6g，秦艽10g，桂枝15g，淫羊藿10g，鹿角胶10g。

9. 脾虚肝郁证

治法：健脾益气，养阴疏肝。

方药：甘麦柴胡汤。浮小麦30g，甘草10g，大枣10枚，柴胡10g，薄荷10g，黄芩10g，党参10g，半夏10g，陈皮10g，生地黄10g，天花粉10g，麦冬10g。

（四）新疗法选择

JAK抑制剂疗法：JAK/STAT信号通路在皮肌炎发病中起着重要作用。JAK抑制剂能阻断依赖JAK/STAT通路相关因子的信号转导，抑制免疫细胞激活和T细胞介导的炎症性反应。目前已有不少应用JAK抑制剂治疗难治性皮肌炎的报道。但JAK抑制剂本身存在肿瘤风险，仍需更多的数据及机制研究才能确定其治疗皮肌炎的合理性及必要性。

（五）医家诊疗经验

1. 边天羽

边天羽等认为，治疗本病采取"治痿独取阳明"的观点，取得疗效。其方药用甘麦大枣汤为基本方，治以补益脾胃，养阴生津。使筋脉得以濡养，急性期邪实为主，用小柴胡汤或逍遥散以清热疏肝解郁。慢性期以补脾胃、益肝肾为原则，治以十全大补丸或再造丸或健步虎潜丸，可获临床疗效。

2. 邓铁涛

邓铁涛认为，本病在发病过程中以皮损为主者，应从皮肤红斑论治；如以四肢肌肉关节疼痛为主，则以痹证论治；若以肌肉无力萎缩为主者，应以痿证论治；若病变向深重发展，形体受损延及内脏者，则按虚损论治。

3. 陈学荣

陈学荣治疗本病急性期以祛邪为主，热重者可加用人工牛黄，高热加用羚羊角粉；亚急性和慢性期多见虚证，气阴两伤，五脏俱损，治以补脾胃、清胃火；或补益肝肾、滋肾阴使金水相生，五脏得以滋养。可酌情重用党参、白术、茯苓、黄芪等健脾益气之品，再根据不同症型予以辨证论治。

4. 齐连仲

齐连仲通过多年的临床实践体会到湿热是导致诸多自身免疫性疾病的主要原因之一，认为正气不足是发病的内在基础，湿热邪毒是发病的条件。急性期热毒致瘀，虚瘀化热，阳病及阴，阴病及阳，临床表现多为虚实互见、寒热错杂、气血共亏、阴阳俱虚之证。因此，在立法上以清热除湿、益气活血为治则，自拟益气清热祛湿汤，效果显著。处方：黄芪100g，当归12g，金银花100g，紫花地丁50g，牡丹皮20g，马勃20g，玄参25g，甘草15g，板蓝根20g，柴胡15g，紫草20g，鹿角胶20g，黄柏50g，苍术50g。

五、预后与转归

病情不同，患者的预后转归也不同。多数患者经及时适当的治疗，可以痊愈或者缓解，但也可以出现残疾、死亡等不良转归。早诊断、早治疗，有效控制并发症有助于预后的改善。死亡的主要的原因是是癌症，以及出现肺部疾病、缺血性心肌病等。

六、预防调护

（一）预防

部分患者发病前有病原微生物的感染。还有部分患者并发恶性肿瘤，研究发现及时切除或者治疗恶性肿瘤，病情好转或痊愈。因此针对体内的感染灶、潜在感染灶或者恶性肿瘤应早发现早治疗，可以一定程度预防本病的发生。

（二）调护

重症急性期，应卧床休息，注意保暖，避免日晒，予高维生素、高蛋白饮食。可做关节和肌肉的被动运动，每日两次，以防肌肉组织的萎缩及挛缩。慢性缓解期应鼓励适当轻度运动，动作不易过快，根据病情逐渐加大活动量，避免过度疲劳，酌情选用按摩、热水浴、推拿等合适的物理治疗改善肌肉萎缩、关节挛缩症状。

七、专方选要

（1）甘麦柴胡汤 浮小麦30g，甘草10g，大枣10枚，柴胡10g，薄荷10g，黄芩10g，党参10g，半夏10g，陈皮10g，生地黄10g，天花粉10g，麦冬10g。本方健脾益胃，养阴生津，疏肝清热。适用于皮肌炎的脾虚肝郁湿热之症。

（2）益元清热祛湿汤（黄芪100g，当归20g，金银花100g，紫花地丁50g，牡丹皮、马勃各20g，玄参25g，甘草15g，板蓝根20g，柴胡、鹿角胶各20g，黄柏50g，苍术50g），适用于气阴两虚，湿热内郁型。

八、研究进展

（一）病因病机

皮肌炎属中医"肌痹""痿症"的范畴。现代医家对本病的认识也各有千秋。

邓中光认为，本病多虚实夹杂，由于

禀赋不足，气血内虚，病邪侵袭，致湿热交结，气血凝滞，经络闭阻而病发。

尹远平认为，本病起于素体正虚，卫外不固，而致邪毒内侵，伤及肺脾所致。正气虚，阳气不足，邪毒外中，滞留于皮肤、肌肉、经络，痹阻不行，营卫失和，气血两虚，以致肌肉失养，肌肉萎缩，痿而不用为其病机。

张东明指出，本病的发生主要是脾、肺、肾功能失调。体虚卫外不固，致风寒湿毒等外邪乘虚而入，气血阻滞，留于肌肉、经络、关节，以致经脉闭塞，气血运行不畅，进而肌肤失于濡养。

朱秀惠等认为，本病发病机制概括为本虚标实，其中五脏虚损为本，寒湿、湿热、痰瘀为标，标实郁而化热。此病发作期、复发期，标实为主，中间恢复期，标实本虚并重，临床缓解期，本虚为主。

李嘉庆将病因病机分3期而论：急性期为先天正气不足，或素体阴虚阳盛，风热邪毒外侵，邪侵气营，血凝肌肤，红斑可见；累及血分，则瘀血内阻，不通则痛；若热毒累及脏腑，则脏器损害。中间期热毒渐弱，气阴两虚，余邪未尽所致。慢性期则属痿证辨证。

牛明珍认为，本病病因除体质因素外，多因寒湿之邪客于肌肤，寒邪属阴，不能温煦肌肤，或因七情内伤，郁久化热生毒，久病可致阴阳气血失调，气滞不畅，气血瘀阻，毒邪犯脏。

综上所述，皮肌炎病机大抵可概括为本虚标实，气血阴阳失调，脏腑蕴热，毒邪内生，复感风寒湿热毒邪，或邪郁蕴毒，内外相搏，热毒瘀阻脉络，流注肌肉经脉而发病。

（二）外治疗法

有研究表明采用激光针治疗多发性肌炎，取穴（足三里、血海阿是穴）并选择与支配该肌运动的脊髓节段相邻的夹脊，临床疗效显著。

（三）评价与展望

中医药治疗皮肌炎在具有非常广阔的发展前景。尤其在治疗过程中对顺利减少激素用量，维持病情稳定方面，疗效确切。但是由于本病的复杂性，单纯中医药疗法还不能完全代替激素和免疫抑制剂。中西医结合在皮肌炎的治疗中对控制病情，巩固疗效，减少激素的不良反应，起着重要作用，值得临床推广。

主要参考文献

[1] 邓中光. 邓铁涛教授治疗皮肌炎验案1则 [J]. 新中医，2002，34（12）：15-16.

[2] 尹远平. 查玉明对皮肌炎中医的辨证五法 [J]. 辽宁中医杂志，2000，27（4）149-150.

[3] 张东明，王翠青. 辨证治疗皮肌炎的体会 [J]. 山西中医，2001，17（5）：22.

[4] 朱秀惠，袁国强，张庆昌. 多发性肌炎、皮肌炎的病因病机治则探讨 [J]. 光明中医，2003，8（108）：8-9.

第三节　硬皮病

硬皮病是一种以皮肤及内脏器官纤维化或硬化，最后发展至萎缩为特点的结缔组织病。中医学中属"皮痹""皮痹疽"范畴。

一、病因病机

（一）西医学认识

（1）胶原代谢方面的研究　Ⅰ、Ⅲ型胶原是皮肤等结缔组织中的主要结构胶原，是由成纤维细胞合成并分泌的。现在认为组织纤维化的发生、发展及转归取决于细胞外基质（ECM）的合成和降解过程二者的"净效应"，ECM 对细胞和组织的形态结构、新陈代谢及生长分化有重要影响，在调节与免疫反应激活相关的细胞游走和各种基因的表达中起重要作用。导致本病皮肤及内脏纤维化的 ECM 沉积物中，胶原是其中最主要的成分，在皮肤中含量较高的胶原有Ⅰ、Ⅲ、Ⅴ、Ⅶ型。而人体合成胶原的最主要场所是成纤维细胞，故成纤维细胞的数量及活性与胶原的合成密切相关。胶原的沉积不仅与胶原的合成旺盛有关，还表现为胶原蛋白降解减少。系统性硬化症（SSc）患者成纤维细胞中金属蛋白酶的含量较健康者低。

（2）细胞因子方面的研究　至今已发现有越来越多的细胞因子对胶原成分的表达起调节作用。转化生长因子 –β（TGF–β）在组织纤维化产生的病理机制中起重要作用，IL–1/IL–4/ 血小板衍化生长因子（PDGF）/多型核白细胞衍生因子（PMNs）/ 内皮素等亦促进胶原合成。表皮细胞生长因子、基础成纤维细胞生长因子（bFGF）、干扰素、甲状旁腺素、松弛素和肿瘤坏死因子等有抑制胶原表达的作用。

（3）免疫学方面的研究　硬皮病的免疫反应机制尚不清楚，人们发现硬皮病皮肤浸润细胞数量多少与皮肤增厚程度和皮损程度呈正相关。近年来主要对硬皮病自身抗体的研究取得很大进展。目前已测出硬皮病的多种特异性自身抗体。例如：硬皮病临床表现和细胞结构定位抗体的关系研究表明，弥漫型与抗核仁抗体（抗 Scl–70 抗体）有密切关系和对局限性硬皮病（CREST 综合征）有高度特异性的抗着丝点抗体阳性等。临床上可通过检测这些抗体来诊断疾病或判断预后。

（4）血管病变及血液流变学方面的研究　血黏度、纤维蛋白原、血小板功能的测定提示 SSc 患者的血液处于高凝状态，病理学检查发现 SSc 患者早期即有小动脉

内皮细胞的破坏，引起小动脉内膜增厚，造成管腔狭窄及闭塞，最后纤维化。

（二）中医学认识

张秉正认为，"虚寒""血瘀"在硬皮病中医病理上呈因果链关系：正气不足（脾气虚、脾阳虚为主），寒邪乘虚侵袭，凝结于皮肤腠理，进而脉络痹阻，气血凝结，导致腠理、脏腑失养所致。"虚寒"是致病的始因，"血瘀"是继发的病理改变，是结果，但血瘀又可作为新的致病因素加重机体的损害，使正气更虚，加重"虚寒"。虚寒又加重血瘀，如此反复使病情不断加重。（图 15–1）

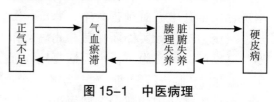

图 15–1　中医病理

气血瘀滞与血管障碍是一致的，它们是硬皮病病理的中心环节，可导致皮肤、内脏等组织、细胞的代谢和结构受到破坏而呈现出硬皮病的临床表现：以皮肤、内脏器官胶原代谢异常为主，且有全身或局部因供血不足所致的内分泌紊乱。正气不足是免疫功能低下的始因，发病过程中所产生的气血瘀滞又可加重正气不足。

二、临床诊断

（一）辨病诊断

1.临床表现

硬皮病分为局灶性硬皮病（LS）和系统性硬化（SSc）两大类。根据皮肤病变形状及累及范围 LS 又可分为点滴状、斑片状、带状和泛发型。另外还有一些特殊临床类型，包括头面部剑伤状、瘢痕状、儿童发病型致残性 LS 以及深部硬斑病（归属于斑片状 LS）等。SSc 包括局限型 SSc（LSSc）、弥漫型 SSc（DSSc）和 CREST 综

合征。

（1）LSSc主要临床特点　一般雷诺现象为首发症状，皮肤病变局限于肘、膝远端及面、颈部，不累及躯干。即使皮肤症状轻微。亦应有指硬化，系统受累相对较少或发生较晚，病程长、预后较好。但并不绝对。抗Scl-70抗体检出率低。DSSc主要临床特点：有或无雷诺现象。雷诺现象可发生在其他症状之前、之后或同时出现，全身皮肤均可累及，但必须包括躯干皮肤（腹部皮肤累及似乎意义更大）。此病与LSSc相比，内脏受累较早、较多，病情发展快。病情较重。抗Scl-70抗体检出率高。

（2）CREST综合征　其症状包括钙质沉积（calcinosis, C）、雷诺现象（Raynaud's phenomenon, R）、食管蠕动弱（esophageal dysmotility, E）、指端硬化（sclerodactyly, S）和毛细血管扩张（telangiectasis, T）。本型与抗着丝点抗体（ACA）密切相关，但ACA并非CREST综合征特异性抗体，与其相关的症状主要包括雷诺现象和皮肤硬化。比较已临床诊断为LSSc的患者，发现与阴性患者相比ACA阳性患者更可能发生毛细血管扩张和皮下钙化。本病一般发展缓慢，病史长。预后较好。但并不绝对。因为雷诺现象往往与血管病变和肺动脉高压密切相关。出现肺动脉高压较早、较重的患者则预后差。应注意合并胆汁淤积性肝硬化。

在SSc的诊断和治疗上应提高对消化道病变的重视程度。消化系统病变是SSc累及最多、同时也是最早的系统。70%的SSc患者出现消化道症状或检查发现有消化道异常，其中以食管病变最为多见，是受累最多的脏器。该病（症）患者大部分有吞咽困难、烧心反酸、胃食管反流、上腹胀满疼痛、便秘与腹泻交替等症状。同时易出现反流性食管炎（RE）、巴雷特食管、食管溃疡、吸入性肺炎等。疾病后期或病久失治患者可出现严重营养不良、衰竭等

情况。食管病变、皮肤病变和肺间质病变应列为SSc的三大主症。而食管病变（动力下降）对本病的诊断特异性比肺间质病变高。除了SSc和MCTD，临床中几乎没有一种疾病存在消化道动力下降同时又有肺部弥漫性间质改变。

2. 相关检查

（1）血红蛋白可降低，蛋白尿提示肾损伤。红细胞沉降率增高，血清球蛋白增高，类风湿因子可呈低滴度阳性。

（2）约90%的硬皮病患者ANA阳性，多为斑点型或核仁型，抗着丝点抗体多为阳性。抗Scl-70抗体为SSc特异性抗体，但阳性率低（20%~30%阳性）。抗ds-DNA抗体极罕见。

（3）双手X线可有不规则的骨侵蚀，关节间隙变窄，少数硬皮病患者有末节指骨吸收，常伴有软组织萎缩和皮下钙质沉着，偶尔有中节指骨的完全溶解。

（4）食管钡餐检查早期即可发现食管下端1/2或2/3轻度扩张，蠕动减弱。胸部X线检查早期示下肺纹理增厚，典型者下2/3肺野有大量线形和/或细小结节或线形结节样网状阴影，严重时呈"蜂窝肺"。

（二）辨证诊断

1. 血瘀证

症见皮肤红肿，纹理消失，全身或局部皮肤呈暗褐色，皮肤变硬，肌肉萎缩，有蜡样光泽，或皮肤瘙痒如虫行，或有走窜性疼痛，或感周身重着疼痛，舌紫暗、苔薄白，脉弦滑或涩。

2. 血虚证

症见皮肤肌肉萎缩，毛孔消失，皮肤深褐色，有蜡样光泽，时有针刺感，畏寒甚，手足触之冰冷，指、趾尖受凉后发白或青紫，时有便溏，泄泻或心悸，乏力，腰膝酸软，舌淡或红、苔白，脉沉细。

3. 热毒郁络证

发热，咳嗽，气促，肌肉关节疼痛、麻木，指趾端湿性或干性坏死。舌红、苔黄燥或少苔，脉数。热毒侵袭，先入肺卫，肺气失宣，则发热、咳嗽、气促；邪郁肌络，热毒内迫，气血运行不利，则肌肉关节疼痛、麻木；邪入营血，热毒内迫，瘀热化腐则指趾端湿性或干性坏死；舌红、苔黄燥或少苔，脉数，均为热毒内郁，入营伤津之征。

4. 风寒痹络证

恶寒微热，皮肤发硬，肌肉关节酸痛，或见咳嗽痰白。舌淡红、苔薄白，脉浮紧。风寒袭表，营卫失和，则恶寒发热；肺失宣肃则咳嗽痰白；邪痹络脉，气血不利，则皮肤发硬，肌肉关节酸痛；舌淡红、苔薄白，脉浮紧，均为风寒袭表，肺卫痹阻之征。

三、鉴别诊断

（一）西医学鉴别诊断

1. 嗜酸性筋膜炎

主要累及部位为筋膜，皮肤亦可受累，但并非主要症状或原发病变部位。一般无雷诺现象和内脏受累。自然病程中应该存在外周血嗜酸粒细胞比例升高和活组织检查（活检）中嗜酸粒细胞浸润。但临床中未发现外周血嗜酸粒细胞比例升高和嗜酸粒细胞组织浸润并不能排除本病诊断。嗜酸粒细胞比例增多和组织浸润多见于疾病早期。随着病程的延长和治疗，可以消失。另外组织活检取材部位的选择也是能否发现浸润的因素之一。

2. 皮肤僵硬综合征

皮肤僵硬综合征（stiff skin syndrome）又称先天性筋膜发育不良。为一罕见的家族性综合征。常为儿童发病。皮肤僵硬部位多为腰臀部以及大腿外侧。皮肤及皮下组织僵硬程度较重，病变皮肤处多毛、多汗。无皮肤明显萎缩。

3. 移植物抗宿主病

移植物抗宿主病（GVHD）是血液病患者干细胞移植后的并发症。硬皮病样皮肤表现是其症状之一。另外靶器官还包括肝脏和消化道，会出现相应症状。根据患者有基础血液病同时接受过干细胞移植的病史，可以鉴别。

4. 成人硬肿病

成人硬肿病的皮损一般多从头颈向肩背部和双上肢近端发展。呈弥漫性非凹陷性肿胀、发硬。手足常不受累。其特点为真皮深层肿胀和僵硬。局部无明显色素沉着，无雷诺现象。无萎缩和毛发脱落表现，无内脏受累（除部分患者合并糖尿病），部分有自愈倾向。这些都可与硬皮病相鉴别。

5. 早老症

早老症是一种罕见的常染色体隐性遗传性疾病。有广泛弥漫的硬皮病样皮肤损害。极易误诊为SSc。其特征性的表现为鸟形或面具形脸、早老现象以及内分泌代谢异常，而不具备SSc消化道、肺脏受累的临床表现以及雷诺现象。

6. 萎缩硬化性苔藓

萎缩硬化性苔藓（LSA）又称硬皮病样扁平苔藓、白点病、白色苔藓、萎缩性慢性苔藓样皮炎，损害好发于肛门、外生殖器。发生于颈、胸及躯干部位的LSA比较难鉴别。LSA典型损害为象牙白色萎缩性斑点。多数斑点聚集成片，质硬。LSA病程呈慢性，但不侵及内脏。这些特点可资鉴别，但临床最终鉴别需依靠病理学检查。

（二）中医学鉴别诊断

肌痹

肌痹的病机是由于正气不足，外邪侵袭，闭阻脉络，肌肉失养。外因当责之于风寒湿邪侵袭，内因当责之于七情内伤，外感内伤，日久化热或生寒侵袭脏腑，瘀阻肌肉经脉，阴阳失调，合而为痹，其病位在脾在肌，波及脏腑在肺和脾，日久及肾。临床多见有雷诺现象、皮肤硬化、皮下钙质沉着，但有以上眼睑为中心的紫红色水肿性斑片，并有 Gottron 征及甲皱襞暗红斑及瘀点；24 小时尿肌酸或肌酸磷酸激酶中一项增高；病情急骤，高热，肌肉关节疼痛无力，胸闷食少。这些都与硬皮症不同。

四、临床治疗

（一）提高临床疗效的要素

"痹证"与"虚损"作为两大基本病机，在硬皮病的发病过程中不可截然分开，他们相互联系，相互影响，又相互转化，属于同一疾病的不同发展阶段。在发病初期多表现为"痹证"，而随着疾病的发展，"虚损"的症状逐渐显现出来。但究其根本，硬皮病仍属本虚标实，本虚导致邪气内侵，而感邪又加重脏腑机能损伤。"血瘀"作为本病发展过程中的重要病机，贯穿于疾病发生发展的过程始终。因此，治疗这种本虚标实的慢性进行性疾病应坚持以下几点：①硬皮病初期即水肿、红斑期，皮肤肿胀坚硬，多伴有雷诺现象，中医治疗当从"痹证"角度出发，散寒除湿，温通经络，改善血流，缓解雷诺现象。②硬皮病中、晚期，皮肤硬化萎缩，甚则累及脏腑，病证多属正虚邪实，气虚、血瘀、痰阻交杂，治疗当从"虚损"角度着手，采取扶正为主，兼之活血化瘀，逐痰通络之法。③对硬皮病的治疗，活血化瘀，祛痰通络应贯穿始终。

总之，治疗硬皮病要做到中西医结合，内外兼顾，标本兼治，灵活加减，如此方可取得理想的临床疗效。

（二）辨病治疗

1. 免疫调节的药物

糖皮质激素类药物，如泼尼松等对硬皮病水肿期皮损及其并发炎症、组织纤维化有效。也有人认为糖皮质激素不能阻止本病的进展，临床仅适用于弥漫性硬皮病患者；免疫抑制剂如环磷酰胺、甲氨蝶呤在治疗硬皮病引发的间质性肺炎、伴发肌炎等有效。且有人认为本病特别是早期病变时，患者已有显著的细胞免疫和体液免疫异常，故建议使用。常用的免疫抑制剂有瘤可宁、硫唑嘌呤等，还有报道应用氮芥、环孢素、抗胸腺细胞球蛋白治疗有部分效果，值得进一步研究。

2. 结缔组织形成抑制剂

D-青霉胺仍是治疗本病最常用的药物，一项 12 年的回顾性研究及多数人认为青霉胺治疗硬皮病有效。其他如秋水仙碱、积雪苷（从中药落得打中提取的一种有效成分）、依地酸钙钠、氨基苯甲酸钾等均能抑制结缔组织的形成，使硬化的皮肤变软。另外松弛素由于其促进胶原酶活性，能抑制成纤维细胞产生胶原的作用，被应用于临床，但其效果尚未肯定，进一步研究正在进行中。

3. 针对血管功能异常的药物

这些药物以扩张血管、降低血液黏度、改善微循环等作用为主。改善微循环：低分子右旋糖苷和丹参注射液静脉滴注等；降血压药：肼苯达嗪、长压定等；钙离子通道拮抗剂：硝苯吡啶等；血管扩张药：利血平、甲基多巴、胍乙啶、哌唑嗪等；此外还有前列腺环素、前列腺素 E 及其类似物，如伊洛前列素可以缓解血管痉挛，抑制血小板聚集，对严重雷诺现象、晚期发生坏疽和致残等营养障碍的患者有效，不过其不良反应较多；血管紧张素转换酶抑制剂：巯甲丙脯酸、洛丁新等；酶类：

尿激酶可缓解雷诺现象、促进肢端溃疡愈合，腹蛇抗栓酶、降纤酶改善组织微循环。

4. 加强组织供氧及抗氧化剂

这些药物如普特巴、苯丙酸诺龙、维生素 E 等，对于治疗硬皮病有一定疗效。普特巴等可以增加组织水平的氧分，加强单胺氧化酶的活性，因而能阻止组织纤维化或使纤维化组织退化消失。研究表明苯丙酸诺龙能起到抗氧化作用并减轻由黏附分子诱导的炎症反应。

（三）辨证治疗

1. 辨证论治

（1）血瘀证

治法：养血活血，通络散结。

方药：消瘰丸合桃红四物汤加减。玄参、牡蛎、丹参、女贞子各 20g，生地黄、白芍、川芎、枸杞子各 15g，郁金 12g，鸡血藤 30g，桃仁、橘络各 10g。

加减：夹湿者去女贞子、枸杞子，加白芥子、法半夏各 10g，茯苓、薏苡仁、浙贝母各 15g；皮损板硬加蜈蚣 1 条，乌梢蛇、三棱、红花、全蝎、地龙各 10g；关节疼痛加桑枝 30g、木瓜 10g；阴虚者加北沙参 30g、麦冬 10g；阳虚者加肉桂 10g、细辛 6g；病位在上加桔梗 10g；病位在下加川牛膝 10g。

（2）血虚证

治法：益气养血，补益肝肾，通络散结。

方药：自拟三黄固本汤加减。黄芪、菟丝子各 30g，当归、制何首乌、鸡血藤各 20g，黄精、熟地黄、川芎、桑椹子各 15g，山茱萸 12g，橘络 10g。

加减：气虚明显者加大黄芪用量，同时可加党参 20g、白术 12g、山药 15g；阴虚者加北沙参 30g、麦冬 10g；阳虚者加肉桂 10g、细辛 6g、桂枝 12g、淫羊藿 15g；夹湿者去黄精、熟地黄、桑椹、山茱萸，

加白芥子、法半夏各 10g，茯苓、薏苡仁、浙贝母各 15g；关节疼痛加桑枝 30g、木瓜 10g；病位在上加桔梗 10g；病位在下加怀牛膝 10g；病位在背部加葛根 15g。

以上方药均每天 1 剂，水煎，分 3 次服。必要时配合喜疗妥软膏外用治疗。3 月为 1 个疗程，局限型治疗两个疗程观察疗效，系统型治疗 4 个疗程观察疗效。

2. 外治疗法

（1）药物熏洗疗法是运用药物煮沸后产生的蒸汽来熏蒸肌体或以中药汤液外洗患处，从而达到调气血、疏经脉、调整脏腑功能、扶正祛邪的作用。陈冬冬等使用益气活血方（黄芪、丹参、伸筋草、威灵仙、马鞭草、大生地黄、鸡血藤、桃仁、红花、川芎、茯苓皮）熏蒸治疗后患者皮肤硬度积分、关节功能积分均较治疗前有显著改善。唐亚平则采用自配金钱枝浴液（洋金花、马钱子、雷公藤、桂枝等）联合口服中成药治疗系统性硬皮病。

（2）外用中药以其使用方便、不良反应少、剂型多样、直达病所等诸多优点，一直在临床中得到广泛应用。谢宇峰等运用软皮酊（红花、川芎、艾叶、花椒、黄芪、马钱子、大黄、细辛、当归、透骨草、桂枝、樟脑等）外用并以宽频治疗仪照射患处，配合服用自制中成药物益气软皮片口服，治疗局限性硬皮病 127 例，取得良好临床效果。

（四）新疗法选粹

（1）卡泊三醇　卡泊三醇是骨化三醇类似物，但对钙代谢影响小。12 例对外用糖皮质激素治疗抵抗的活动期硬斑病或线状硬皮病患者局部外用 0.005% 卡泊三醇软膏，每日 2 次，3 个月后皮损红斑、毛细血管扩张和色素脱失减轻。该药耐受性好，基本不影响钙代谢。在其后的一项开放性前瞻性研究中，19 例硬斑病患儿在进行低

剂量长波紫外线（UVA）照射的同时外用0.005%卡泊三醇软膏，10周后皮肤评分下降67.1%。初步看来，卡泊三醇软膏外用治疗局限性硬皮病疗效较为满意，但需对照试验进一步证实。

（2）UVA疗法　UVA对免疫系统的影响可能具有双向作用，小剂量短期照射诱发免疫抑制，免疫抑制的作用机制是紫外线照射后，皮肤中朗格汉斯细胞数量减少，形态发生变化，抗原递呈功能减弱；长期照射诱发免疫保护，免疫保护作用的机制可能与真皮和表皮中抗氧化性铁蛋白生成有关。

（3）细胞移植　治疗顽固性自身免疫病的新实验方法。其具体步骤大致如下：①采用中等量的环磷酰氨和粒细胞集落刺激因子进行干细胞动员；②采用高梯度磁性细胞分类器消除 $CD34^+$ 细胞，收集 $CD34^+$ 干细胞；③用大剂量环磷酰氨和抗胸腺球蛋白进行体内免疫消除；进行自体干细胞移植，重新建立免疫系统。结果：患者的呼吸困难和肺炎消失，皮肤评分和一般症状显著改善，而且术后随访2年，症状持续改善。但一定要选择合适的病例行自体干细胞移植术，术前不仅要做详细的系统检查，而且要进行活组织检查，以真实反映疾病进展程度。总之，自体干细胞移植不失为一种新的可供选择的治疗方法。

（五）医家诊疗经验

1.谢宇峰

谢宇峰等运用软皮酊（红花、川芎、艾叶、花椒、黄芪、马钱子、大黄、细辛、当归、透骨草、桂枝、樟脑等）外用并以宽频治疗仪照射患处，配合服用自制中成药物益气软皮片口服，取得良好临床效果。

2.李振国

李振国等提出痰瘀阻络存在于本病的始终，化痰祛瘀通络为其治疗大法。常选用红花、丹参、赤芍、白芥子等中药治疗取得良好疗效。

3.卞华

卞华等通过对由丹参、黄芪、桂枝、白芥子等组成的温阳化浊通络汤治疗早期SSc的临床观察结果显示：温阳化浊通络汤联合青霉胺、强的松治疗早期SSc疗效显著，不良反应少。

五、预后转归

《素问·痹论篇》曰："痹或痛，或不痛，或不仁……其痛不仁者，病久入深，营卫之行涩，经络时疏，故不通；皮肤不营故不仁。"这里指出了痹之于皮，由邪（外邪或阴寒之邪）搏于皮肤，痹阻不通，营卫行涩，血凝为患。而对于本病的转归，《素问·痹论篇》又曰："五脏皆有合，病久而不去者，内舍于其合也。故……皮痹不已复感于邪，内舍于肺。所谓痹者，各以其时重感于风寒湿之气也，痹入脏者死。"说明本病病久可影响及脏腑，甚至造成死亡。治疗硬皮病宜标本兼治，灵活加减，知常达变，中西医结合，联合用药，往往疗效可期。

六、预防调护

（一）预防

戒烟、加强锻炼，注意生活规律性，保证睡眠时间。防止精神刺激和精神过度紧张，保持愉快乐观的情绪。注意保暖，避免受寒。特别秋冬季节，气温变化剧烈，及时增添保暖设施。防止外伤，注意保护受损皮肤，即使较小的外伤，都要引起足够的重视。

（二）调护

饮食上要注意增加营养，多吃一些高

蛋白、高能量的食物，进食时要细嚼慢咽，忌用冷饮冷食，避免辛辣过烫的食物，应少食多餐，以细软易消化的食物为宜，进食后不要立即平卧，以免食物返流。中晚期注意功能锻炼等。

七、专方选要

（1）银翘散加减　金银花（或用忍冬藤）20g，连翘15g，荆芥10g，牛蒡子10g，薄荷6g，淡豆豉10g，桔梗10g，杏仁15g，竹叶10g，芦根15g，甘草6g，桂枝10g，白芍10g，地龙20g，王不留行20g。每日1剂，水煎服。方中金银花连翘清热透表为主药；薄荷、荆芥、淡豆豉辛散表邪，透热外出为辅药；桔梗、牛蒡子、杏仁、甘草宣肺祛痰，利咽散结，竹叶、芦根甘凉轻清，清热生津止渴为佐使药。加入桂枝、白芍药、地龙、王不留行加强调和营卫，通脉活络之功。

（2）黄芪桂枝五物汤合麻黄附子细辛汤加减。黄芪30g，白芍药20g，桂枝15g，炙麻黄15g，炮附子15g，细辛3g，王不留行15g，生姜15g，大枣10枚，皂角刺15g，土鳖虫15g，僵蚕15g，水蛭10g，丹参20g，鸡血藤20g。每日1剂，水煎服。方中黄芪补气，桂枝通阳，芍药除痹，生姜大枣调和营卫，共成温阳行痹。加麻黄附子细辛汤更增强温通脉络之功。加入王不留行、皂角刺、土鳖虫、僵蚕、水蛭行通脉络，丹参、鸡血藤活血养血以缓解雷诺现象，改善皮肤变硬变薄之功能。若关节痛重加威灵仙20g、片姜黄20g、透骨草20g、伸筋草20g，活络止痛。

（3）导痰汤加减。制半夏15g，陈皮15g，茯苓15g，甘草15g，胆南星15g，枳实15g，远志15g，菖蒲10g，丹参15g，鸡血藤20g，皂角刺15g，王不留行20g，䗪虫15g，水蛭15g，白芥子15g，僵蚕15g。每日1剂，水煎服。方中二陈汤有燥湿化痰，理气和中，加胆南星、枳实以祛风痰，降逆气，名导痰汤，比二陈汤祛痰力更强。加入远志、菖蒲、丹参、鸡血藤豁痰开窍，活血化瘀，用于痰浊血瘀甚者。加入白芥子、皂角刺、王不留行、土鳖虫、水蛭、僵蚕更能增加祛痰通络，活血化瘀之功。若屈伸不利，关节痛者加片姜黄、威灵仙、伸筋草、透骨草，活络止痛。气血虚弱加黄芪、白芍、黄精益气养血，荣肤养筋。

（4）阳和汤合十全大补汤加减。熟地黄20g，白芥子15g，鹿角胶15g，肉桂15g，炮姜15g，炙麻黄10g，炙甘草15g，黄芪20g，党参15g，白术15g，云茯苓15g，当归10g，川芎10g，白芍药20g。每日1剂，水煎服。方中熟地黄生精补血，鹿角胶性味甘平，补肾阳，生精血，协助熟地黄生精补血，并配合肉桂、炮姜温阳散寒而通血脉，麻黄、白芥子协助姜、桂以散寒凝而化痰滞，并与熟地黄、鹿角胶互相制约；甘草解毒，调和诸药。黄芪、党参、白术、云茯苓、当归、川芎、白芍药益气养血，荣肤充肌。皮肤坚硬加入䗪虫、水蛭、地龙、僵蚕、蜈蚣、白花蛇、皂角刺、王不留行等化瘀祛痰，软坚散结以软化皮肤，柔筋通脉。

八、研究进展

（一）病因病机

随着医学的发展，现代医家对本病认识更加深刻。钟以泽将硬皮病分为血瘀和血虚两型。钟以泽认为，硬皮病病因或外感或内伤，或内外合邪，但以内因为主，外感以外感六淫、饮食不节、外伤等常见。内因指由于先天禀赋不足，后天失调，劳欲过度，或情志受刺激，或疾病失治、误治，或病后失养，导致脏腑内伤，积虚成损。钟以泽认为瘀、虚是其病机关键，据此，将硬皮病的证型分为血瘀型和血虚型，并且在治疗时，将扶正祛邪贯穿疾病治疗始终，尤其是硬皮病早期多虚证或虚实夹杂，同时强调硬皮病应早期诊断、早期治疗，认为早期诊治是决定疾病转归和预后的关键所在。

（二）分型证治

钟以泽对血瘀型方以消瘰丸合桃红四物汤加减治疗。药物：玄参20g，牡蛎20g，桃仁10g，生地黄15g，白芍15g，川芎15g，丹参20g，郁金12g，鸡血藤30g，女贞子20g，枸杞15g，橘络10g。加减：挟湿者去女贞子、枸杞，加白芥子10g、法半夏10g、茯苓15g、薏苡仁15g、浙贝15g；皮损板硬加蜈蚣1条、乌梢蛇10g、三棱10g、红花10g、全蝎10g、地龙10g；关节疼痛加桑枝30g、木瓜10g；阴虚者加北沙参30g、麦冬10g；阳虚者加肉桂10g、细辛6g；病位在上加桔梗10g；病位在下加川牛膝10g。钟以泽认为，瘀虽为病理产物，但它几乎见于疾病的整个过程，或外感致瘀，或内伤致瘀，只是程度不一罢了，尤其是疾病后期，血瘀较明显，中医有"久病多瘀"之说，且瘀多挟痰，故在临床中以桃红四物汤合消瘰丸加减治疗血瘀证，方中以桃仁、川芎、丹参、郁金、鸡血藤、生地黄、白芍养血活血；玄参、牡蛎滋阴散结；活血易伤阴，故以女贞子、枸杞子养阴血；橘络通络，使络通瘀自去。

钟以泽对血虚型以自拟三黄固本汤加减治疗。药物：黄芪30g，黄精15g，熟地黄15g，当归20g，制何首乌20g，鸡血藤20g，川芎15g，桑椹子15g，枣皮12g，菟丝子30g，橘络10g。加减：气虚明显者加大黄芪用量，同时可加党参20g、白术12g、怀山药15g；阴虚者加北沙参30g、麦冬10g；阳虚者加肉桂10g、细辛6g、桂枝12g、淫羊藿15g；挟湿者去黄精、熟地

黄、桑椹子、枣皮，加白芥子10g、法半夏10g、茯苓15g、薏苡仁15g、浙贝15g；关节疼痛加桑枝30g、木瓜10g；病位在上加桔梗10g；病位在下加怀牛膝10g；病位在背部加葛根15g。钟教授认为，如果说瘀是标，那么虚是此病的本所在，尤其是血虚，血虚多夹气虚，故自拟三黄固本汤加减，方中以黄芪、熟地黄、当归、制何首乌、鸡血藤、川芎益气养血活血，气血充足则瘀自去；阴血同源，故以桑椹子、黄精、枣皮、菟丝子补益肝肾阴；橘络通络。以此随证加减，治疗硬皮病可取得较好疗效。

（三）中药研究

1.单药研究

（1）中药对成纤维细胞功能的影响　丹参含丹参酮、维生素等，可抑制纤维母细胞生长，抑制Ⅰ、Ⅲ型前胶原mRNA的表达，降低成纤维细胞胶原基因的转录，从而抑制胶原的合成，同时显著促进胶原酶mRNA的表达，增加成纤维细胞胶原酶基因的转录，可能使胶原酶合成增加，从而促进体内沉积胶原的降解，防止组织的硬化。肖佐环等对从中药半边旗提取的二萜类化合物进行研究，结果显示半边旗能使成纤维细胞突起缩短，胞体缩小，胞浆减少，细胞数减少，诱导其凋亡，抑制其生长增殖，并呈剂量依赖性地抑制成纤维细胞Ⅰ、Ⅲ型前胶原mRNA表达，从而抑制成纤维细胞胶原合成。

积雪草提取物积雪草总苷的研究：能抑制成纤维细胞的活性，干扰成纤维细胞DNA合成，对上皮细胞具有赋活作用，使其细胞生发层活化，动物实验证明，该药能使动物体内酸性黏多糖和胶原量明显降低，抑制转酰氨基酶的活性，对结缔组织的基质和纤维成分及酸性黏多糖的合成有抑制作用，从而软化结缔组织。

为探讨活血化瘀类中药治疗硬皮病

的药理机制，李明等以体外培养的硬皮病患者的皮肤或纤维细胞为研究对象，采用MTr方法对21种活血化瘀类中药的水溶性提取物对该细胞增殖的影响进行了研究。结果显示：17种药物对该细胞增殖具有明显抑制作用，其中以赤芍、丹参、红花、牡丹皮、茜草、乳香、苏木、没药、牛膝和泽兰的抑制作用显著，且分别呈量效关系和时间效应关系。李明等对温阳补肾中药对硬皮病患者皮肤成纤维细胞的增殖进行了研究，结果显示，所检测的温阳补肾16种中药中有肉苁蓉、杜仲、续断、淫羊藿、吴茱萸、鹿角、益智仁等12种对硬皮病患者皮肤成纤维细胞具有显著抑制作用。

（2）中药对血管内皮细胞功能的影响　血管内皮细胞的损伤是硬皮病另一重要病理过程，硬皮病的血管病变是免疫复合物介导的免疫损伤，血液中的免疫复合物沉积于血管壁，激活补体，通过一系列途径，损伤血管内皮细胞，使其从血管壁脱落，从而致使血管内皮细胞增多，升高的血浆内皮素水平与系统性硬皮病肺纤维化程度呈正相关。病理所见，硬皮病患者血管管腔狭窄，管壁有玻璃样变及类纤维蛋白样变性，血中循环复合物水平增高，血管内皮细胞代偿性增生。李尚珠等的研究表明，中药川芎素治疗不仅能改善硬皮病患者的临床症状，而且随着临床症状体征的好转，血管内皮细胞数量亦明显下降，提示川芎素对硬皮病患者的血管内皮细胞损伤具有很好的治疗和保护作用。

2. 复方研究

阳和汤加减：熟地黄30g，鹿角霜10g，肉桂10g，制附子12g，干姜5g，制麻黄6g，白术12g，白芥子6g，陈皮10g，龟甲12g，鳖甲12g，桃仁12g，红花12g，丹参30g，当归15g，生甘草6g。病先发于上部者加羌活12g，先发于下部者加怀牛膝10g，肾阳虚甚者加盐杜仲12g、巴戟天20g，脾阳不足甚者加生黄芪30g、白豆蔻3g，伴血虚者加黄精15g、鸡血藤30g。阳和汤加减方中重用熟地黄滋补阴血，填精益髓，配以有血有情的鹿角霜补肾助阳，养血益精。肉桂入营血，温通血脉，制附子补火助阳，温肾散寒，研究表明附子能够抑制其胶原合成，而肉桂醛可抑制细胞间质胶原蛋白合成和分泌。干姜温中散寒，破阴通阳，温则寒气散，通则气血行。黄芪、白术补益脾气、补气升阳，鳖甲、龟甲咸能软坚，同时补益精髓，补阴益阳，阴中求阳。研究表明，龟甲和鹿角联合应用能促进软骨细胞Ⅱ型胶原的表达。桃仁、红花、丹参、当归活血养血祛滞，活血而不伤血，研究表明桃仁-红花药对有降低X型胶原蛋白的表达的作用，丹参具有较强的抗纤维化作用，而当归能有效地减少胶原蛋白的含量。麻黄宣通腠理，引阳气，散寒结。白芥子祛寒痰湿滞，可达皮里膜外。陈皮宣通气血，又可使补而不滞。甘草生用为使，解毒而调和。诸药合用，温则寒邪散，通则气血行，共助温补脾肾阳气、活血通络之功。陶茂灿等通过总结30例患者发现阳和汤加减除能调节硬皮病患者胶原合成相关因子外，还能提高自身抗体转阴率，其中ACA转阴率明显高于对照组，ANA、Scl-70转阴率虽亦高于对照组，但尚无统计学意义，可能与样本量过小有关。另外阳和汤加减治疗可明显降低患者血沉和皮肤硬度积分，这些可能均与中药具有调节免疫功能、清除抗原、抑制抗体产生有关。

（四）外治疗法

1. 熏洗疗法

（1）陈冬冬等对36例系统性硬皮病患者进行益气活血方（黄芪、丹参、伸筋草、威灵仙、马鞭草、大生地黄、鸡血藤、桃仁、红花、川芎、茯苓皮）熏蒸治疗，并和 25 例口服益气活血方者做了疗效对照。结果显示：两组患者治疗后皮肤硬度积分、关节功能积分均较治疗前有显著改善。熏蒸组改善更明显，其皮肤硬度、关节功能治疗前后积分显著高于服药组。

（2）唐亚平采用自配金钱枝浴液（洋金花、马钱子、雷公藤、桂枝等）联合口服中成药治疗系统性硬皮病患者 33 例，结果显示：显效 15 例，有效 16 例，无效 2 例，总有效率 93.9%。

（3）雷正科等运用中药汽雾透皮疗法配合口服中成药治疗系统性硬皮病患者 26 例，近期控制 4 例，显效 9 例，好转 11 例，整改善 80% 以上。

2. 针刺疗法

（1）刺络拔罐法　周英运用电针围刺配合刺络拔罐，治疗局限性硬皮病 52 例，结果显示治愈 14 例，显效 29 例，有效 9 例，愈显率 82.7%。

（2）穴位注射法　张江安等采用口服阿维 A，外用复方肝素钠尿囊素凝胶，并联合注射复方倍他米松进行穴位封闭治疗局限性硬皮病患者 18 例，近期痊愈 5 例，显效 9 例，有效 3 例，无效 1 例，总有效率达 77.78%。陈子津等则采用曲安奈德局部封闭，同时口服丹七片治疗局限性硬皮病患者 76 例，总有效率为 87%。

3. 其他疗法

近年来，埋线、蜡疗、蜂疗等多种疗法也逐渐应用于硬皮病治疗中，并取得一定的临床效果。宋树华等运用埋线、蜡疗、口服中成药等方法综合治疗局限型硬皮病 9 例。其中，埋线疗法要根据病变部位在皮下埋线，蜡疗则根据病变大小和皮损的形状，将适量石蜡加温熔化，待蜡冷至不流动时敷于患处。在运用上述疗法的同时予患者内服维生素 E、雷公藤多苷、氯喹、复方丹参片等药物。结果 7 例患者均有明显好转，其中 4 例局部凹陷皮损变平，受累肢体功能基本恢复正常，其余患者皮损均有不同程度好转。

（五）评价与展望

硬皮病的治疗一直是一个棘手的问题，西医治疗原则是早期诊断、早期治疗、防止病情进展，治疗方法主要有扩血管、抗纤维化、免疫抑制与免疫调节，但无特效药物。硬皮病是一种慢性进展性疾病，需要长期治疗，而西药长期服用会产生耐药和各种不良反应。中医药的治疗优势体现在以下几方面。有效性：既有抗纤维化作用，又有免疫抑制及免疫调节作用，可以改善或减轻临床症状、体征，且具有较好的远期疗效。安全性：大多数中草药不良反应相对较小，易坚持服用。双向性：根据整体情况进行多途径、多环节的调节，使阴阳失调趋于均衡。中医药既可扶正固本，调整机体免疫功能，又可活血祛瘀、软坚散结，改善微循环，阻止病情发展。作为治疗硬皮病的中药，一般应具有下列条件：毒性小或无毒，可以消除自身免疫，抑制患者成纤维细胞的胶原合成，阻止皮肤及内脏硬化的发展。而目前中医药在临床应用中存在以下一些问题：中医辨证分型及其标准的不确定，使各种方药的疗效缺乏可比性；专病专方相对较少，多用辨证论治，方药不固定，疗效间差异大；对硬皮病危重症的治疗疗效差；对中药复方治疗硬皮病的机制研究较少；尚缺乏大规模的临床试验对专方的疗效及证型的规律进行观察研究。硬皮病的临床治疗应辨证与辨病相结合，在探寻本病证型特点、确立证型标准的基础上制定治则治法，并结合西医学的观点，借鉴现代中药药理学成果，加入具有抗纤维化、抗血管炎、调节免疫、提高体内激素水平作用的中药，一起组成处方，确保药力够强、不良反应小、能长期给药，并配合外治法，这样才能提高中药治疗的疗效。

主要参考文献

[1] 邓铁涛. 肺脾肾相关辨治硬皮病 [J]. 中国中医药, 2004, 2(6): 95.

[2] 李奎喜, 王洲典. 硬皮病的中医病因病机探讨 [J]. 光明中医, 2002, 17(1): 15-17.

[3] 张志礼. 中西医结合皮肤性病学 [M]. 北京: 人民卫生出版社, 1999.

[4] 蒋明, 朱立平, 林孝义. 风湿病学 [M]. 北京: 科技出版社, 1995.

[5] 李亚妤. 浅谈硬皮病的中医辨证论治 [J]. 浙江中医药大学学报, 2007(6): 734-735.

[6] 施慧. 硬皮病的辨证论治 [J]. 云南中医中药杂志, 2010, 31(2): 89-90.

[7] 郭刚. 从络病论治系统性硬皮病 417 例临床观察 [J]. 辽宁中医杂志, 2011, 38(1): 78-79.

[8] 曹玉璋, 董彬, 房定亚. 中医药治疗硬皮病的思路与方法探讨 [J]. 北京中医药大学学报(中医临床版), 2010, 17(5): 32-34.

第十六章　大疱和无菌性脓疱性皮肤病

第一节　天疱疮

天疱疮是一个累及皮肤、黏膜，以表皮内水疱为主要特征的大疱性皮肤病。以表皮棘层细胞间抗体沉积引起棘层细胞松解、表皮内水疱形成为共同病理特征的自身免疫性皮肤黏膜大疱病。根据临床及病理学特点，可以分为寻常型、增殖型、落叶型及红斑型。

本病与中医学文献中记载的"天疱疮""火赤疮""蜘蛛疮"等相类似，是一种慢性经过，病因不明，倾向复发，预后不良的大疱性皮肤病，在《外科理例》《外科秘录》中都有记载。《外科大成》天疱疮记载："天疱疮者，初来白色燎浆水疱，小如芡实，大如棋子，延及遍身，疼痛难忍。"明代《外科启玄》："遍身燎浆白疱，疼之难忍，皮破赤沾。"清代《医宗金鉴》火赤疮记载："初起小如芡实，大如棋子，燎浆水疱，色赤者为火赤疮；若顶白根赤，名天疱疮。俱延及遍身，焮热疼痛，未破不坚，疱破毒水津烂不臭。"清代《洞天奥旨》："蜘蛛疮，生于皮肤之上，如水巢仿佛，其色淡红微疼，三三两两，或群掺聚，宛如蜘蛛，故以蜘蛛名之。"

一、病因病机

（一）西医学认识

西医认为，本病是自身免疫性疾病。患者血循环中存在天疱疮自身抗体，即抗复层鳞状细胞间自身抗体，主要是 IgG，少数为 IgA，此抗体滴度与病情活动程度相平行。天疱疮抗原是位于桥粒的糖蛋白成分，寻常型天疱疮的抗原为桥粒芯糖蛋白Ⅲ（分子量 130kD）和桥斑珠蛋白（85kD）；落叶型天疱疮抗原是桥粒芯糖蛋白Ⅰ（分子量 160kD）。抗体与相应抗原结合使角质形成细胞释放纤维蛋白酶原激活物，引起细胞表面蛋白酶活性增加，从而导致细胞间黏附物质降解，造成棘细胞松解而形成水疱所致。另外对细胞间粘连有重要作用的钙黏蛋白与天疱疮抗原的 cDNA 有显著同源性，因此天疱疮抗体也可损伤钙黏蛋白，破坏细胞间的粘连，导致棘层松解而形成水疱。

（二）中医学认识

中医认为，本病多因心火脾湿蕴蒸，复感风热暑湿之邪，致使火邪犯肺，不得疏泄，熏蒸不解，外越皮肤；或因湿热内蕴，日久化燥，耗气灼津，致使气阴两伤而致发病。

《素问·至真要大论篇》云："诸湿肿满，皆属于脾……诸痛痒疮，皆属于心。""心、脾"两脏及"毒、热、湿"在天疱疮的发病及病机中有重要作用。若心火妄动，复感风热湿毒，内外火毒相煽，发于肌肤，则表现为热毒炽盛证；若心火妄动，脾湿内蕴，心火与脾湿交阻，湿热熏蒸肌肤，则表现为心火脾湿证；若热毒或湿热日久，流滋无度，耗气伤阴，肌肤失养，则出现气阴两虚证。

二、临床诊断

（一）辨病诊断

1. 临床表现

在正常皮肤或红斑基础上出现大疱，

疱壁松弛，容易破溃，不易愈合，常伴有黏膜损害，皮损愈合后不留瘢痕，水疱尼科利斯基征阳性。尼科利斯基征阳性是本病的主要特征，是指以手指轻轻推压疱壁，可使疱壁扩展、水疱加大；或牵拉破疱之残壁，引起周围表皮进一步剥脱；或稍用力推擦水疱间正常皮肤，亦可使表皮脱落；或于搓后不久出现水疱。

（1）部位　可累及全身各部位，以躯干、头面部与四肢近端为突出，可以累及口、鼻、眼、外生殖器、肛门等部位。

（2）发病年龄　好发于30~50岁，无性别差异。

（3）皮损特点

①寻常型为临床最常见，基本损害为正常皮肤上出现松弛、壁薄的大疱，尼科利斯基征阳性，疱易溃破形成大片状糜烂面，不易愈合；50%~70%的患者有口腔黏膜糜烂及水疱，且常在皮肤损害之前出现，损害偶可累及睑结膜、鼻黏膜及外阴。

②增殖型临床少见，为寻常型天疱疮的良性型，可与寻常型天疱疮互相转化，病情较轻；损害主要发生在皮肤皱褶部位如颈、腋、脐、腹股沟及外阴部，为乳头状增生性斑块，斑块边缘可见松弛性水疱，斑块上有渗出及厚痂，伴腥臭味。

③落叶型常见不到完整的疱，因其疱壁菲薄，常在正常皮肤或红斑上发生小而松弛的水疱，尼科利斯基征阳性，疱壁极薄，易于破裂，形成浅在红色、湿润微肿的糜烂面，浆液渗出形成黄褐色、油腻性叶状薄痂，痂皮中心附着，边缘游离，痂下湿润，有腥臭，患处皮肤潮红肿胀及落叶状痂皮，类似剥脱性皮炎。

④红斑型临床较常见，有人认为是落叶型天疱疮的局限型，为天疱疮中较轻的一型；皮损较为局限，好发于头面部、鼻、耳廓、胸背上部等脂溢部位，有时腋窝、腹股沟也可累及，但四肢很少波及，一般

无黏膜损害；最初常为上附浅褐色痂的红斑及壁薄水疱，很快破溃结痂，头皮及胸背部散在小片状红斑及松弛薄壁水疱，尼科利斯基征阳性，疱壁极薄，易破裂，结成鳞屑痂皮，类似脂溢性皮炎。

（4）自觉症状　自觉皮损瘙痒、灼痛。

（5）全身症状　可伴有发热、畏寒、厌食、乏力不适等全身症状。

2. 相关检查

（1）水疱基底涂片可见天疱疮细胞。

（2）直接免疫荧光检查　皮损棘细胞之间可见免疫球蛋白和补体沉积，主要是IgG和C3，少数为IgA和IgM。

（3）间接免疫荧光检查　大部分活动期患者血清中可检测到抗棘细胞间物质抗体，即天疱疮抗体，抗体滴度往往与病情活动的严重程度平行。

（4）组织病理　基本特点是棘细胞松解所致的表皮内大疱，表皮内棘细胞间水肿，棘层松解并形成裂隙或水疱，疱腔内有棘层松解细胞。①寻常型之棘细胞松解发生在基底细胞层上，疱底为单列的基底细胞，疱内可见棘层松解细胞，疱下真皮浅层有淋巴细胞为主浸润，还有嗜酸性粒细胞等；②增殖型之棘细胞松解也发生在基底细胞层上，特点是表皮呈乳头瘤样增生，表皮内有嗜酸性粒细胞集聚成的脓疡；③落叶型和红斑型的组织病理学改变相同，均为颗粒层或角层下的疱，疱内可见棘层松解细胞。

（二）辨证诊断

天疱疮中西医病名相同，又可称之为"火赤疮""蜘蛛疮"等。临床表现以正常皮肤或黏膜上成批发生的松弛性大疱为特征，水疱易破溃、糜烂，不易愈合，伴瘙痒。根据水疱新发数量、颜色、疱液情况、水疱周围皮肤表现、伴随症状以及舌脉之象分别辨为以下几个证候。

1. 毒热炽盛，气营两燔证

（1）临床证候 发病急骤，水疱迅速扩展或增多；疱壁松弛易破溃，可见血疱；糜烂面鲜红或上覆脓液；水疱周围或基底水肿性红斑；伴瘙痒、疼痛；身热口渴，烦躁不安，便干溲赤；舌质红绛、苔少或黄，脉弦滑或数。

（2）辨证要点 本证型辨证重点在"毒热"，病位在气、营。新发水疱不断增多、水疱、血疱，为毒热炽盛，热入营血之象；水疱、脓疱、破溃流水、多数糜烂面，为湿邪之毒，浸淫肌肤；皮肤红斑、身热、口渴、便干、溲赤，为气分热盛之征；舌质红绛、苔少或黄、脉弦滑数，亦为湿热毒邪，充斥气血之象。据此，诸症合参，辨为毒热炽盛，气血两燔证。

2. 心火炽盛，脾湿内蕴证

（1）临床证候 口舌糜烂或疮面色红，皮损较厚结痂而不易脱落，或疱壁紧张，潮红不著；伴见倦怠乏力，腹胀便溏，或心烦口渴，小便短赤；舌质红、苔黄，脉数或沉缓。

（2）辨证要点 本证型辨证重点在"心火"。皮损特点除水疱外，黏膜症状明显，尤其是口腔部位，舌为心之苗，故辨为心火炽盛；皮损表现为疱壁紧张、较厚，潮红不著，结痂而不易脱落，此为湿邪内蕴之象；而伴随症状中的倦怠乏力，腹胀便溏，亦为湿阻中焦，清阳不升之象；心火内盛则见心烦口渴，心与小肠相表里，心火下移，则出现小便短赤之症；舌质红、苔黄，脉数或沉缓为心火亢盛，兼有湿滞之象。据此，诸症合参，辨为心火炽盛，脾湿内蕴证。

3. 湿热内蕴，熏蒸肌肤证

（1）临床证候 糜烂面大或湿烂成片；伴口渴不欲饮，或恶心欲吐；舌质红、苔黄腻，脉滑数。

（2）辨证要点 本证型辨证重点在"湿"。除典型皮损表现外，水疱有色淡、破溃糜烂面儿大且融合成片、痂皮黏腻、水疱基底炎性红斑不显或无等湿邪阻滞的特点；病史久，易反复也是湿邪致病的特点；湿邪阻遏中焦，气机不畅，故见口渴不欲饮、恶心欲吐等症；舌红、苔黄腻，脉滑数为湿热内蕴，熏蒸肌肤之象。据此，诸症合参，辨为湿热内蕴，熏蒸肌肤证。

4. 毒热未清，气阴两伤证

（1）临床证候 病程日久，已无水疱出现，可见少量结痂；伴口干咽燥，倦怠无力，气短懒言，或五心烦热；舌质淡红，苔少或苔剥，脉沉细。

（2）辨证要点 本证型辨证重点在"伤"，即正气不足，虚实夹杂证。多是病程后期，症状逐渐改善，水疱减少无新生，结痂少许，部分脱落，无明显炎性红斑，显示毒热之邪已去；本病属于皮科重症，治疗首选糖皮质激素，中医认为激素属辛燥、甘温之品，用之日久助阳化热，生热耗津，亢阳伤阴，本型多出现于疾病后期，由于大剂量激素的使用，耗伤正气、阴津，故可见口干咽燥、倦怠无力、气短懒言；阴虚生内热，故见五心烦热；舌质淡红、苔少或苔剥，脉沉细均有毒热渐消、正气不足、阴虚之象。据此，诸症合参，辨为毒热未清，气阴两伤证。

三、鉴别诊断

（一）西医学鉴别诊断

1. 大疱性类天疱疮

好发于老年；基本损害为疱壁厚，疱壁紧张性水疱、大疱，尼科利斯基征阴性；皮损好发于躯干、四肢；组织病理为表皮下水疱；免疫病理显示基底膜带 IgG、C3 呈线状沉积；多数患者血清中有抗表皮基底膜带自身抗体；15%~30% 患者皮损可局限性分布；病程较长，一般预后较好。以上这些特点可与天疱疮相鉴别。

2. 重症多形红斑

好发于春秋季节；青少年患病率高；皮肤损害呈水肿性红斑、水疱、大疱、血疱、瘀斑等，口腔、鼻、咽、眼、尿道、肛门及呼吸道黏膜可广泛受累且较严重，发生大片糜烂及坏死；发病急剧，伴高烧、头痛、关节痛等全身症状，严重者出现全身中毒症状及各器官损害；实验室检查可出现血沉快、蛋白尿等；病理检查示表皮内或表皮下水疱，棘层松解阴性，而天疱疮为阳性；直接及间接免疫荧光检查阴性，而天疱疮为阳性。可资鉴别。

3. 疱疹样皮炎

本病临床较为少见，主要发生于中青年，多数患者伴有谷胶敏感性肠炎病；基本损害为水疱为主的多形性损害，即除水疱外，还可见红斑、丘疹、风团等多种皮损表现，常簇集成群或呈环形排列；水疱疱壁紧张，尼科利斯基征阴性；黏膜症状罕见；皮损瘙痒剧烈；实验室检查末梢血中嗜酸性粒细胞增高；组织病理示表皮下水疱及嗜中性粒细胞为主的细胞浸润，无棘层松解；直接免疫荧光示真皮乳头有颗粒状 IgA、C3 沉积。天疱疮尼科利斯基征阳性，可资鉴别。

4. 湿疹

湿疹是一种炎症性、变态反应性皮肤病，临床以反复发作的瘙痒以及对称分布的多形态损害为主要表现，有渗出倾向。天疱疮早期皮肤表现，临床易误诊为湿疹。湿疹虽病程慢性，反复发生，但有一定的缓解期；湿疹皮损的水疱是在炎性红斑基础上发生，而天疱疮的水疱可在外观正常的皮肤上发生；病理活检、免疫荧光检查可明确诊断。

5. 获得性大疱性表皮松解症

此病多见于成年人，儿童和老年亦可发病；基本损害为紧张性水疱、大疱，少数伴有口腔黏膜损害；病理变化为表皮下水疱；免疫病理示表皮真皮交界处的基底膜带有 IgG、C3、C4 呈线状沉积；血清中可测到抗Ⅶ型胶原的 IgG 抗体；多数患者 HLA-DR2 阳性。天疱疮表现为表皮内水疱。

6. 中毒性表皮坏死松解症

发病急剧，全身症状严重；其特征为皮肤大面积或全身性发生松弛性大疱，破裂后表皮剥脱，遗留大面积糜烂，外观类似二度烫伤；预后严重。组织病理和免疫荧光可鉴别。

7. 疱疹样天疱疮

多数学者认为，本病是天疱疮的变型；其临床特点表现类似疱疹样皮炎，为环状或多环状红斑，有针头至绿豆大水疱，疱壁紧张，尼科利斯基征阴性，偶见大疱；组织病理示表皮内水疱，海绵形成和嗜伊红白细胞浸润，可形成嗜酸白细胞脓肿，胞腔内偶见棘刺松解；直接免疫荧光检查示表皮细胞间 IgG 沉着；间接免疫荧光血清中有表皮细胞间质自身抗体，但滴度较低。

8. 线状 IgA 大疱性皮病

本病见于儿童和成年人；皮损为弧形或环形排列的紧张性水疱、大疱，尼科利斯基征阴性；组织病理为表皮下水疱；免疫病理示 IgA 呈线状沉积于基底膜带；70% 患者血清中可测出抗基底膜的 IgA 循环抗体，组织病理及免疫荧光可资鉴别。

9. 带状疱疹

带状疱疹是由水痘带状疱疹病毒引起的以身体一侧成群水疱伴疼痛为特征的病毒感染性皮肤病。临床上水疱单侧带状排列、自觉疼痛、病程有自限性与天疱疮不难区分。

10. 重症药疹

重症药疹主要包括重症多形红斑型药疹、剥脱性皮炎型药疹、大疱性表皮坏死松解型药疹。除固定型药疹外，大多数药疹具有发病突然，皮疹对称分布，颜色鲜艳，自觉瘙痒明显等特点，根据皮损表现不同，临床可见荨麻疹及血管性水肿型、猩红热样或麻疹样发疹型、剥脱性皮炎或红皮病型、大疱性表皮松解萎缩坏死型、多形红斑型、紫癜型、湿疹样型、光敏皮炎型等多型药疹。其中大疱病与大疱性表皮坏死松解型药疹需要进行鉴别。天疱疮起病较慢，逐渐加重；病史长，皮疹散在；有特殊的病理表现；可通过直接与间接免疫荧光检查加以鉴别。

（二）中医学鉴别诊断

1. 蛇串疮

以成簇水疱沿身体一侧，如累累串珠形带状分布，伴有局部剧烈疼痛为特点，临证根据病程、特殊的皮损表现与分布以及疼痛的自觉症状，可资鉴别。

2. 猫眼疮

猫眼疮又称之为雁疮、寒疮，本病急性起病，因皮损多形态而分为红斑-丘疹型、水疱-大疱型及重症型，其中水疱-大疱型、重症型要与天疱疮相鉴别。水疱-大疱型皮损多由红斑-丘疹型发展而来，也可直接在红斑的基础上发生水疱和大疱，疱壁较厚，有张力，不易溃破；疱液为浆液性；或在红斑边缘出现环形血疱，疱破后形成糜烂面或浅在性溃疡；自觉疼痛；患者可伴有发热、关节痛、头痛等全身症状。重症型发病急骤，有较重的前驱症状；损害广泛，除四肢远端外，躯干部皮肤亦常受累；皮疹迅速出现，大片泛发，呈水肿性鲜红色或紫红色斑，其上很快出现水疱或大疱，常有瘀斑及血疱，常融合成大片；尼科利斯基征可阳性；黏膜损害广泛而严重，如口腔黏膜、鼻黏膜、眼黏膜及外阴黏膜等均可受累，表现为水疱、糜烂甚至溃疡，自觉疼痛；全身中毒症状重，

有高热、寒战、气促、腹泻，甚至抽搐昏迷等；可并发心、肝、肾、肺等损害；还可并发感染，如肺炎、败血症等；严重者甚至导致死亡。此二型需与天疱疮相鉴别，根据发病季节、前驱症状、水疱特点、病理活检等相关化验检查，可资鉴别。

3. 热疮

热疮又称热气疮，临证表现为口周或前后二阴等部位，开始有灼热、紧张感，随即出现红斑，在红斑基础上，迅速出现簇集的小水疱群，伴轻微烧灼感。鉴于天疱疮有仅发生于口腔部位的患者，需与本病相鉴别。本病的水疱好发于皮肤黏膜交界处；以群集小水疱为主；疱壁紧张，擦破后糜烂、渗液、结痂，可继发化脓感染而流黄水；有轻微烧灼、痒感；大多2周左右可以自愈，但常复发。以上特点，与发于口腔黏膜的天疱疮患者，可资鉴别。

四、临床治疗

（一）提高临床疗效的要素

（1）早期明确的临床诊断　天疱疮是一种皮肤科临床少见的自身免疫性大疱病，属疑难病，临床发病率低。诊断主要依靠临床表现，组织病理和免疫病理学检查。自身免疫性疾病的治疗，提倡早诊断、早治疗。

（2）规范、足量的激素治疗　天疱疮治疗首选皮质类固醇激素，早期规范、足量使用激素控制病情，对于临床水疱的控制、症状的改善等治疗效果，以及疾病的转归、预后都起着决定性的作用。

（3）积极的支持疗法　本病属于自身免疫病，患病后体能消耗；皮肤破溃，屏障、保护功能丧失；体液流失；加之大剂量使用激素，增强机体代谢，这些都需要在积极治疗的同时给予全身性的支持疗法，包括高蛋白、高维生素饮食；注意纠正水、

电解质平衡；以及辅助益气养阴、扶正祛邪中药治疗，以期提高机体免疫力，促进疾病向愈。

（4）皮肤专科专业的护理　天疱疮是皮肤科的重症，皮损面积广泛，常累及全身皮肤及黏膜；皮损破溃、糜烂面儿大，皮肤暴露不完整，易继发感染，且治疗时间长；因此，做好基础护理及皮肤专科的护理，可有效缓解症状、缩短病程，提高临床疗效。

①常规护理：患者宜置单间病房，实施保护性隔离措施，限制探视。医护人员进出戴口罩，严格无菌技术操作，认真落实手卫生。

②饮食护理：建议低盐低糖饮食；补充高蛋白、高维生素饮食；嘱患者多饮水，注意保持水、电解质平衡。

③腔口部位的护理：由于该病常累及口腔、会阴等黏膜部位，故实施有效的腔口护理可起到缩短病程、改善症状、提高疗效的作用。常使用无菌生理盐水浸湿的棉球依次为患者擦洗眼、耳、口、鼻、脐部、会阴、肛门等腔口部位，擦洗时动作宜轻柔，棉球蘸水不宜过湿；尽量将痂壳清除。清洗后按医嘱使用外用药物。眼睑不能闭合者，用生理盐水湿纱布覆盖双眼，防止结膜干燥。

④消毒护理：每天为患者更换经消毒处理的大单、被套；每日用消毒液擦拭病床、桌椅，湿式拖地 2 次；每日开窗通风 2 次，每次 15 分钟，并用食醋熏蒸或臭氧机消毒病房 2 次。

⑤暴露疗法的护理：患者卧于带烤灯、支被架的病床上，脱去衣裤，给予清洁创面，有大疱者用无菌注射器抽出疱液，再用呋喃西林油纱及无菌方纱覆盖。全身糜烂面广泛时，应按重病护理，严格无菌操作，注意平时清洁，保持敷料及内衣的干净平整，局部可行红外线照射；大面积换

药时，室温应保持在 28~30℃；定时翻身，防止并发症发生。

⑥外用药的使用：外用药使用得当，可使皮损愈合时间缩短。如水粉剂药物，需将药物摇匀，用棉签蘸药水均匀涂于皮损上，但应注意避开破溃、流水及毛发部位；乳膏剂则用压舌板均匀涂搽于皮损面上；扑粉用 2 层纱布包裹制成粉扑，然后均匀撒在皮损面上，起到消炎、收敛的功效。

⑦中药药浴治疗及护理：中药药浴是在浴水中加入一定量的中草药，以适当的温度通过一定的方法洗浴全身或局部，以达到缓解疾病的一种外治方法。操作方法：将浴室温度调节到 20~22℃，遵医嘱备好中药，把煎好的药液倒入木桶内，加适量温开水，药液与水的比例为 3：10。将水温调至 38~40℃，协助患者浸泡于药液中，每次 20 分钟。

（5）重视药物不良反应及预防并发症　由于患者的皮肤完整性严重受损，且治疗过程中大剂量使用激素，使机体免疫力下降，极易发生感染，因此，采取严格的消毒隔离措施，预防继发感染。

本病需要大剂量使用激素，且用药时间相对较长，需注意观察治疗过程中各种不良反应的发生：监测生命体征的变化，严格记录 24 小时出入量，保持水电解质以及酸碱平衡；定期作生化检查肝肾功能变化，观察患者有无黑便，警惕消化性溃疡的发生；病情稳定后激素的剂量逐步减少，要严密观察是否出现恶心、呕吐、发热、低血糖等。

（6）对患者进行疾病的宣教　本病的治疗疗程长，因此，患者的依从性也是影响临床疗效的一个因素。相当一部分患者"谈激素色变"，或因为害怕激素的不良反应而在病情暂时缓解后，自行减量甚至停药，导致了病情的反复，给整个治疗过程

带来很大困难。建议医生在明确诊断、准确评估病情、制定合理治疗方案后，要与患者及家属进行充分的沟通：①告之疾病的发展、转归及预后；②告之用药疗程，强调激素用量的调整需在专科医生的指导下进行；③对患者进行日常生活、起居、衣着等方面的调护和饮食禁忌的宣教；④鼓励患者，调整心态，配合医生共同战胜疾病。

（二）辨病治疗

1. 诊断标准

目前对于天疱疮的诊断标准，国内尚不统一，需要结合临床症状和体征、脱落细胞学、组织病理学和包括直接免疫荧光和间接免疫荧光在内的免疫病理学检查相结合。明确诊断后还要进一步分型，不同型的天疱疮治疗有所不同，一般寻常型天疱疮激素治疗量较大。

2. 药物治疗

皮质类固醇激素仍然是治疗天疱疮的首选药物。应遵循早期、足量、递减、维持的原则，激素用量分为起始、控制、减量、维持4个阶段，其中起始剂量的选择是治疗的重点和难点，临床要根据病程长短、病情轻重、皮损范围、个体身体状况的不同制定个体化的治疗方案。

通常根据皮肤、黏膜皮损面积和程度分为轻度、中度和重度。①轻症：皮损面积占体表面积不足10%，或损害仅限于口腔黏膜的患者，起始剂量以每天20~40mg为宜。②皮损面积占体表面积的30%左右者，起始剂量以每天40~60mg为宜。③皮损面积占体表面积的50%以上者，起始剂量以每天60~80mg为宜。

给药后应密切观察有无新水疱、原有糜烂面渗出是否减少等情况，通常用药一周病情未控制，仍有较多新生水疱，应及时增加激素用量，增加剂量应为原剂量的

30%~50%。病情控制后2周，可以开始逐渐减量，激素在高剂量时减药的速度可快些，如最初3~4周，可每7~10天减总药量的10%，以后每2~4周减一次。当激素用量减到每天30mg时，在病情控制良好的前提下每2~3个月减量一次。小剂量激素维持（可逐渐调整至隔日服药）一般需要应用数年直至停药不再复发。

对于难治、重症或者复发病例，可以采用静脉或口服给药的激素冲击疗法，250~500mg甲基强的松龙加入250ml 5% 葡萄糖液中静脉点滴，连续给予3天冲击后，仍用原来的口服剂量。

对有糖皮质激素禁忌证，或服用了大剂量激素病情仍不能控制的、病情相对较重的患者，常采用免疫抑制剂治疗，或免疫抑制剂与糖皮质激素联合应用。应用免疫抑制药物须密切注意监测其胃肠道反应、骨髓抑制及肝肾功能损伤等不良反应，及时采取相应对策。激素联合免疫抑制剂治疗，应注意在患者病情稳定后，可先减激素的用量，后减免疫抑制剂的用量，以增加用药的安全性。

（三）辨证治疗

1. 辨证论治

（1）毒热炽盛，气营两燔证
治法：清热解毒，凉血清营。
方药：解毒凉血汤加减。羚羊角粉0.6g，板蓝根15g，紫花地丁15g，草河车15g，连翘15g，金银花炭10g，生地黄炭10g，白茅根30g，赤芍15g，猪苓30g，车前草15g，大黄10g。

（2）心火炽盛，脾湿内蕴证
治法：泻心凉血，清脾除湿。
方药：清脾除湿饮加减。赤苓皮15g，生白术10g，黄芩10g，栀子6g，泽泻10g，茵陈6g，枳壳10g，生地黄12g，竹叶6g，莲子心3g，甘草10g，麦冬10g。

（3）湿热内蕴，熏蒸肌肤证

治法：清热解毒，健脾除湿。

方药：茵陈五苓散加减。茵陈 15g，猪苓 30g，车前草 15g，茯苓皮 15g，黄芩 10g，冬瓜皮 15g，泽泻 10g，黄柏 10g，枳壳 10g，牡丹皮 15g，赤芍 15g。

（4）毒热未清，气阴两伤证

治法：益气养阴，清解余毒。

方药：解毒养阴汤加减。西洋参 3g，南沙参 15g，北沙参 15g，石斛 6g，玄参 15g，佛手参 15g，天冬 10g，麦冬 10g，玉竹 15g，生黄芪 15g，丹参 15g，金银花 15g，蒲公英 15g。

2. 外治疗法

（1）红斑皮损外用皮质激素类软膏、0.1% 他克莫司软膏涂擦；中药可选用化毒散膏。

（2）水疱大时宜在消毒情况下抽干疱液，糜烂皮损可外用双黄连液、黄柏液行邮票贴敷法或外用祛毒油膏。

（3）轻度的口腔黏膜局限性病损伴很低的抗体滴度者，可以单独应用口腔局部激素类含漱或者激素类软膏如曲安奈德等涂擦；中药可选用锡类散、口腔溃疡散或金莲花 30g、藏青果 15g 含漱。

（4）对于单个持久的糜烂面可采用局部地塞米松封闭。

（5）口内糜烂疼痛较重者，进食前可用丁卡因或普鲁卡因溶液涂擦。

（四）新疗法选粹

1. 静脉用丙种球蛋白

静脉用丙种球蛋白具有天然保护机体的作用。大剂量丙种球蛋白静脉滴注每天 400mg/kg 已成为重症天疱疮的一种重要治疗手段，甚至有人将其作为能够单一使用的缓解病情的疗法。

2. 复方甘草酸苷注射液

复方甘草酸苷注射液是以甘草中的活性物质甘草酸为主要成分的复方制剂，具有抗炎、抗过敏及类固醇样作用和免疫调节作用。该药联合糖皮质激素治疗天疱疮可缩短病程，减少糖皮质激素用量，从而减少不良反应。

3. 氨苯砜

该药对轻型或小疱型天疱疮可能有效，常规使用剂量是 50mg，每日 2 次。有学者对 9 例免疫抑制剂联合糖皮质激素治疗效果差的患者加用氨苯砜治疗，研究结果表明氨苯砜可以降低寻常型天疱疮患者对糖皮质激素的依赖性，可用于该病的维持治疗。

4. 单克隆抗体疗法

英夫利昔和利妥昔单抗已经应用于临床。利妥昔单抗是一种选择作用于 B 淋巴细胞的抗 CD20 嵌合抗体。有学者回顾了利妥昔单抗治疗天疱疮的英文文献，发现接受利妥昔单抗治疗的患者症状明显改善，并认为利妥昔单抗可能是治疗天疱疮的一种有前景的药物。

5. 血浆置换疗法

血浆置换疗法能够迅速而有效地清除患者体内天疱疮抗体，使患者的临床症状明显改善，减少激素用量及其并发症，能有效提高患者的生活质量。一般对于病情严重、有糖皮质激素禁忌证、出现严重糖皮质激素不良反应、应用大量糖皮质激素疗效仍不明显或糖皮质激素依赖不能顺利减量的患者，可应用血浆置换疗法。有的学者认为，血浆置换疗法迅速清除体内天疱疮抗体后，会激发体内免疫机制的负反馈作用，使天疱疮抗体在血浆置换后迅速回升，因此，血浆置换疗法必须配合强有力的免疫抑制剂以抑制新抗体的产生。

6. 免疫吸附疗法

免疫吸附疗法是指通过体外循环，利用抗原-抗体免疫反应除去血浆中的致病因子，或利用吸附材料除去血浆中与免疫有关的致病因子，对致病因子的清除达到了高度选择性，几乎不丢失血浆有用成分，不仅具有令人满意的治疗效果，同时避免了血浆制剂的输入及其相关的各种不良影响。目前在免疫吸附治疗中最常选择使用的免疫吸附柱为 A 蛋白吸附柱，主要有生物相容性好、效果可靠、可以重复使用等优点。大部分病例可很好耐受，常见的不良反应是轻度畏寒、发热、一过性低血压及与用柠檬酸钠有关的暂时性低钙血症表现，可酌情给予对症处理。

7. 肿瘤坏死因子-α

肿瘤坏死因子-α（TNF-α）拮抗剂目前有依那西普、英利昔单抗、阿达木单抗。一般情况下患者对肿瘤坏死因子-α拮抗剂耐受性良好，不良反应主要有注射部位反应、输液反应、感染等不良反应，极少出现严重不良反应。目前相应的疗效及安全性正在进一步验证中。

8. 造血干细胞移植

大剂量免疫抑制剂联合造血干细胞移植治疗系统性红斑狼疮、类风湿关节炎、天疱疮等的研究工作已经取得许多重大的进展，从理论上有可能达到治愈天疱疮的目的。但其远期疗效还有待于进一步研究。

9. 其他实验性治疗

如选择性静脉注射桥粒芯三肽，通过使与疾病相关的 CD4$^+$T 淋巴细胞失活、消除，最终减少抗 Dsg3 抗体生成。KC706 是一种口服 p38 丝裂原活化蛋白激酶（p38MAPK）抑制剂，在天疱疮小鼠模型中 KC706 能抑制水疱形成。

10. 光化学疗法

多采用短期体外光化学疗法（ECP），通过改变光敏感细胞的免疫活性，从而激活宿主的免疫反应，可作为天疱疮患者的辅助疗法，尤其适用于对药物治疗耐受的患者。

（五）医家诊疗经验

1. 张志礼

张志礼认为，本病多因心火脾湿蕴蒸，兼感风热暑湿之邪，以至火邪侵肺，不得疏泄，熏蒸不解，外越皮肤而发。湿蕴久化热，可郁于血分，热灼津耗气，故后期可出现气阴两伤。治疗上急性期应以清热除湿、清热解毒、凉血解毒为重点，同时又立足于健脾益气；后期以养阴益气为主，佐以除湿解毒或清热解毒。临床上可分为四型治疗。

（1）湿毒化热，郁于血分证，治宜清热除湿，凉血解毒。方药可用羚羊角粉、白茅根、天花粉、生石膏、莲子心、生栀子、黄连、生地黄炭、大青叶、紫花地丁、重楼、白花蛇舌草、车前子、冬瓜皮、白鲜皮。

（2）心火炽盛，脾湿内蕴证，治宜泻心凉血，清脾除湿。方药可用赤苓皮、生白术、黄芩、生栀子、泽泻、茵陈、枳壳、生地黄、竹叶、灯心草、莲子心、黄连。

（3）脾虚湿盛兼感毒邪证，多见于亚急性发作或有继发感染者，治宜健脾益气，除湿解毒。方药可用生白术、生枳壳、生薏苡仁、生芡实、萆薢、扁豆、茵陈、金银花、黄柏、茯苓皮、冬瓜皮、马齿苋、车前子、泽泻。

（4）毒热伤津，气阴两伤证，治宜益气养阴，清解余热。方药可用南北沙参、石斛、麦冬、玄参、黄芪、干生地黄、金银花、蒲公英、牡丹皮、黄连。

2. 袁兆庄

袁兆庄认为，天疱疮类似中医浸淫疮，多由湿热侵肤，脾肺受邪所致。临床上分二型治疗。

（1）湿热炽盛证　多为红斑型及落叶型天疱疮，治宜清利湿热。方用白鲜皮 15g，大豆卷 12g，生薏苡仁 12g，土茯苓

15g，栀子 8g，牡丹皮 6g，金银花 15g，连翘 12g，紫花地丁 10g，滑石块 15g，木通 6g，生甘草 6g。

（2）脾虚湿盛证　多为寻常型及增殖型天疱疮，或经治疗的慢性天疱疮。治宜健脾除湿。方用除湿胃苓汤加减：苍术 6g，厚朴 6g，陈皮 10g，滑石块 12g，炒白术 10g，猪苓 12g，炒黄柏 12g，肉桂 3g，炙甘草 10g；或用二术汤：苍术 10g，白术 10g，赤苓皮 12g，茯苓 12g，薏苡仁 15g，扁豆 10g，生地黄 12g，黄精 10g，地骨皮 12g。

3. 周鸣歧

周鸣歧等认为，天疱疮多由素体心火亢盛，脾胃湿热蕴蒸，复因外感风热、湿热之邪，内外合邪，搏结肌肤，内不得疏泄，外不得透达，而发天疱疮。

（1）初期治以清热利湿、疏风解毒为法，以求病邪表里双解，邪去病痊。药用白鲜皮、苦参、大黄、黄柏、地肤子清热燥湿；金银花、蒲公英清热解毒；蛇蜕、蜈蚣祛风解毒，既达皮腠，又入经络，搜剔邪毒；赤芍凉血化瘀；薏苡仁、生甘草渗湿化浊解毒。

（2）继则因风毒渐去，可减方中蜈蚣，加土茯苓、威灵仙，以增利湿化浊之力。

（3）病久因见气阴受损之象，改用扶正祛邪之法，增生黄芪、山药、生地黄、石斛等补气益阴之品，去大黄、蒲公英、苦参、黄柏等苦燥寒凉之药，邪毒得去，正气得复，令顽疾痊愈。

4. 李林

李林认为，天疱疮的病因病机特点是心火脾湿。临床上分四型治疗。

（1）湿热毒盛证　治宜清热凉血，解毒利湿。方选清瘟败毒饮或清脾除湿饮加减。药用羚羊角、生地黄、牡丹皮、赤芍、黄芩、黄连、知母、生石膏、玄参、连翘、木通、车前子。

（2）脾湿蕴蒸证　治宜健脾除湿。方选除湿胃苓汤或清脾除湿饮加减。药用苍术、白术、厚朴、茯苓、陈皮、猪苓、泽泻、木通、滑石、黄芩、栀子。

（3）热盛湿蕴证　治宜清热凉血除湿。方选解毒泻心汤或清肌渗湿汤加减。药用黄芩、黄连、栀子、知母、生石膏、生地黄、牡丹皮、木通、滑石、泽泻。

（4）气阴两伤证　治宜益气养阴。方选参芪知母汤、解毒养阴汤加减。药用党参、炙黄芪、茯苓、白术、山药、天冬、麦冬、熟地黄、玄参、陈皮、甘草。

五、预后转归

天疱疮是一种慢性、复发性、严重性的大疱性疾病，属于身免疫性疾病。病情常常迁延，反复发作，长期不愈，如不及时治疗，预后较差，可危及生命。然而，临床分型不同，预后与转归各异。

寻常型天疱疮是最为严重的一型，在损害较为广泛的病例中，由于糜烂面大量渗出，蛋白质丢失，加之电解质紊乱及继发感染，可能导致患者死亡，在应用激素治疗之前，寻常型天疱疮的致死率在发病的第一年可高达 75%。落叶型天疱疮多见于老年人，皮损范围广泛者可因慢性病程导致衰竭或继发感染而死亡。红斑型天疱疮皮损范围相对局限，虽为慢性病程，但有自然缓解，预后较好。若发病年龄偏大、体质差、水疱范围广的患者，一般预后差。

天疱疮的预后取决于疾病最初的严重程度、患者对治疗的反应、治疗使用激素的累积量和并发症的发生。而皮质类固醇激素及其他免疫制剂的临床应用可大大改善其预后，现在本病的死亡率不足 5%，且常死于并发症而非疾病本身。因此预防和减少并发症的发生是改善预后的关键。

总之，对于天疱疮这类严重的大疱性疾病，如能早期正确诊断，足量使用激素控制病情，病情稳定后正规逐步减量并重视对并发症的防治，是可以临床治愈并取得良好的转归。对于大多数患者，进行积极有效的个体化治疗，在病情控制后长期小剂量维持药物治疗，约75%的患者在5~10年的治疗后可以停药。

六、预防调护

（一）预防

（1）注意保暖，保持皮肤完整、清洁。

（2）注意口腔、外阴清洁，预防感染。

（3）注意均衡饮食结构，宜高蛋白、高维生素、低盐饮食，禁食辛辣、鱼腥及酒类。

（4）注意皮肤有结痂或层层脱落时，可用油剂湿润，轻轻擦拭，不宜水洗。

（二）调护

（1）锻炼身体，增强体质，保持良好心态。

（2）预防全身和局部感染。尤其应注意眼、口、生殖器等损害的护理；衣服、被单每日消毒；皮损广泛者，按烧伤患者护理。

（3）床、被柔软，防止皮肤的受压和摩擦；重症患者要常翻动身体，防止褥疮发生。

（4）注意补充高蛋白、富含维生素、低盐饮食，禁食辛辣、鱼腥及酒类。

（5）注意保暖，防止感冒。

七、专方选要

（1）八生汤加减　生薏仁30g，生白术10g，生枳壳10g，生栀子10g，白鲜皮15g，地骨皮15g，牡丹皮15g，桑白皮15g，苦参10g，川草薢10g，黄柏10g，党参10g，车前子15g，泽泻15g。

有观点认为天疱疮为素体肺受邪，阻遏气机，不得疏泄，气机升降失常，湿毒滞久而化热，熏蒸，水气上腾，外越皮肤，皮肤大疱浸淫遍身。湿蕴久化热，久则耗津损气，故后期可出现气阴两虚。湿热炽盛郁于血分，身热者加生石膏、羚羊角粉；脾虚湿盛兼感毒邪加重楼、白花蛇舌草；毒热伤津、气阴两伤加生黄芪、南北沙参、石斛、玉竹。

（2）天疱疮1号　在黄连解毒汤、龙胆泻肝汤及清营汤等方剂的基础上，选用黄连、黄芩、黄柏、栀子、金银花、土茯苓、生地黄、薏苡仁、苍术等组成"天疱疮1号"，联合糖皮质类固醇激素治疗急性发展期天疱疮患者，此方剂主要由黄连、黄芩、黄柏、栀子、生石膏、生地黄、金银花、土茯苓、滑石、地肤子、薏苡仁和苍术等中药单剂所组成。其中黄连、黄芩、黄柏清热利湿，有抗炎防感染的作用；配石膏、栀子增强其清热泻火除烦之功效；生地黄清热凉血；土茯苓、金银花清热解毒，金银花善解暑热；滑石、地肤子清热利水，有利尿消肿排泄毒素的作用，滑石还能清暑热；薏苡仁利水渗湿健脾；苍术燥湿健脾。主要用其治疗一些起病急、水疱迅速增多、糜烂面鲜红、身热口渴、便干溲赤、舌红苔黄、脉弦数的患者。

主要参考文献

［1］邓中甲. 方剂学［M］. 北京：中国中医药出版社，2010.

［2］代立永，芦伟东. 康艾扶正片对天疱疮治疗作用的疗效观察［J］. 健康必读杂志，2012（8）：350-354.

［3］陈洪，许岚. 中药天疱疮颗粒对天疱疮抗体亚类调控的研究［J］. 天津药学，2010，22（3）：40-42.

［4］曾抗，贺朝霞. 天疱疮121例临床分析［J］. 皮肤性病诊疗学杂志，2010，17（6）：411-413.

[5] 王心声, 付萍. 天疱疮的治疗现状 [J]. 皮肤病与性病, 2011, 33(1): 28-30.

[6] 张振东, 杨森. 天疱疮临床治疗进展 [J]. 中国皮肤性病学杂志, 2010, 24(6): 576-578.

第二节　大疱性类天疱疮

大疱性类天疱疮（BP）为西医学名词，该病在大疱性疾病中较为常见，是一种慢性自身免疫性表皮下疱。中医称为"天疱疮""火赤疮"。

一、病因病机

（一）西医学认识

1. 流行病学

大疱性类天疱疮主要见于老年人，大部分发病年龄在 60 岁以上，本病未见种族、性别及地域性倾向。

2. 发病机制

本病是由自身抗体攻击基底膜带半桥粒蛋白 BP230 和 BP180 而导致的以真表皮分离、水疱形成为特点的一种获得性自身免疫性疱病。在 IgG 被动转移 BP 鼠模型中，自身抗体攻击基底膜带后可激活补体，肥大细胞脱颗粒，中性粒细胞、嗜酸性粒细胞等聚集，释放蛋白酶损伤基底膜带，导致水疱形成。其中，中性粒细胞的有无直接决定了水疱能否产生。在 BP 患者的水疱和外周血中，也发现有大量嗜酸性粒细胞（EOS）及其活化的细胞因子和趋化因子，而且 EOS 被证实可导致真表皮分离。BP 患者的血清及疱液中白细胞介素 5 水平明显增高，该因子由辅助型 T 细胞 2（Th2）及 EOS 分泌，具有调节 EOS 分化、活化和存活的作用。以上证据均表明 EOS 与 BP 发病有一定的相关性。某些药物也可引起类天疱疮，如水杨酸柳氮磺胺吡啶、青霉素、速尿、安定等，5-Fu 局部应用和 X 线照射也能引起限局性类天疱疮。

（二）中医学认识

大疱性类天疱疮为西医学名词，中医将其归属于天疱疮类疾患，实为疱性类疾患中的一型。故大疱性类天疱疮与中医学文献中记载的"天疱疮""火赤疮"相类似。早在《医宗金鉴》中即有"初起小如芡实，大如棋子，燎浆水疱，色赤者为火赤疮；若顶白根赤，名天疱疮。俱延及遍身，焮热疼痛，未破不坚，疱破毒水津烂不臭"。而在此之前没有对大疱性类天疱疮进行命名。《疮疡经验全书》中即有"局部赤色燎浆脓疱，破溃则黄水浸淫，焮热痛痒，可及于全身"，也是对火赤疮临证描述。

对于大疱性类天疱疮的病因病机，古代书籍论述较少，《医宗金鉴》中即有俱延及遍身，焮热疼痛，未破不坚，疱破毒水津烂不臭，上体多生者，属风热盛；下体多生者，属湿热盛。总之，本病发病可归结为内因和外感两方面因素。内因：主要有七情内伤、体质因素两部分因素组成。外因：主要为外感邪毒。明清医家在本病的治疗上总结了一些方药。如《疡科心得集》认为，本病"系风热客于皮肤间，外不得泄，沸热血液，结而成泡。宜清热凉血，热解则愈；如兼表邪而发热脉数者，宜荆防败毒散；如火盛者，或加黄芩、连翘、金银花、玄参之属；如肿疼痛，脉数便结者，此表里俱实也，宜防风通圣散双解之；如外多毒水，以金黄散敷之，或以石珍散掺之，无有不愈"。《外科心法要诀》认为，本病由心火妄动，或感酷暑时临，火邪入肺，伏结而成。上体多生者，属风热盛，宜服解毒泻心汤；下体多生者，属湿热盛，宜服清脾除湿饮，未破者，俱宜蜞蚪拔毒散敷之；已破者，俱宜石珍散撒之，清其湿热，破烂自干，甚效。

二、临床诊断

（一）辨病诊断

1.诊断要点

（1）非大疱期 BP的皮肤表现极具多形性。前驱期，即疾病的非大疱期，症状和体征常无特异性，可仅表现为轻微或严重、顽固的瘙痒，或伴表皮剥脱、湿疹样、丘疹或荨麻疹样的皮损，可持续数周或数月。这些非特异的皮肤表现可作为本病的唯一症状。

（2）大疱期 BP大疱期的特征表现为：在正常或红斑皮肤上的水疱和大疱，伴有荨麻疹样和浸润性的丘疹和斑块，皮损偶可呈环形或图形，大疱紧张，直径为1~4cm，疱液澄清，可持续数日。破溃后成为糜烂和结痂。有时疱液可呈血色。皮损常对称分布，好发于肢体屈侧和躯干下部，包括腹部。在间擦部位可见增殖性的斑块。皮损消退后遗留色素改变，包括色素沉着或色素减退，偶见粟丘疹。10%~30%患者口腔黏膜受累。眼、鼻、咽、食管和肛门生殖器区域的黏膜更少受累。约50%患者外周血嗜酸性粒细胞增多。

2.相关检查

在BP的非大疱期或不典型患者，镜下仅能看到表皮下裂隙和嗜酸性粒细胞性海绵水肿，无特异性的信息。在早期水疱的活检标本，典型所见为表皮下疱、真皮上层嗜酸性粒细胞和单一核细胞的炎症浸润。水疱内有纤维蛋白网和数量不等的炎症细胞浸润，电镜显示形成的表皮下疱在透明板水平。

在几乎所有的患者中，皮损周围未受累皮肤的直接免疫荧光显微镜检查，可见特征性沿表皮基底膜（BMZ）连续、细线状IgG、C3（以及比较少见的其他Ig类别）

的沉积，IgG4和IgG1是主要的IgG亚类。在60%~80%患者的循环中可检测到抗基底膜带抗体IgG，以及少见的IgA和IgE类抗体。

（二）辨证诊断

中医认为类天疱疮总由脾虚失运，湿热内生，蕴积肌肤所致。

1.脾虚湿热证

（1）临床证候 水疱发生于红斑或正常皮肤基础上，疱壁较厚，不易破裂，破后糜烂，自觉瘙痒，或伴有乏力疲倦，发热，胃纳不香，舌淡红、苔薄黄或黄腻，部分可见齿痕，脉滑数。

（2）辨证要点 水疱、糜烂，伴乏力、纳呆，舌淡红、苔黄。

2.血热挟湿证

（1）临床证候 水疱周围颜色红紫，挟有血疱、血痂，伴有红斑、丘疹，偶有大疱，或烦躁不安，舌质红、苔黄或腻，脉弦数。

（2）辨证要点 水疱、血疱、血痂，基底疱周皮肤颜色较红，大疱较多，舌红苔腻。

三、鉴别诊断

（一）西医学鉴别诊断

1.寻常型天疱疮

在外观正常或红斑基础上发生大小不等的水疱，疱壁松弛，极易破裂，形成红色湿润糜烂，结黄褐色痂，向周围扩展，腥臭味，尼科利斯基征阳性。水疱可发于身体任何部位，以头面颈、胸背、腋下、腹股沟多见。约1/2患者可产生黏膜损害。大疱性类天疱疮尼科利斯基征阴性，组织病理及免疫荧光染色可鉴别。

2.疱疹样皮炎

皮损好发于腋后、肩脚部、臀部、四

肢伸侧。皮损对称性分布，呈多形性；但以红斑、丘疹、丘疱疹、水疱为常见。水疱大小不等，最大直径1~2cm，水疱紧张饱满，周围有红晕，疱壁极厚，不易溃破，尼科利斯基征阴性。黏膜损害较少见。症状上疱疹样皮炎往往有难以忍受的剧烈瘙痒，且伴随腹泻、腹胀，病理上显示基底膜和真皮乳头浅层IgA沉积，而大疱性类天疱疮病理多显示基底膜IgG沉积，组织病理及免疫荧光染色可鉴别。

3. 重症多形红斑

先有不同程度的头痛不适，发热畏寒，关节疼痛，咽痛，口烂，唇部疱疹。常于颜面腔洞附近或四肢出现鲜红或紫红斑，迅速形成水疱或大疱，疱液清澈或浑浊，或呈血样，尼科利斯基征阴性，口腔炎为早期症状，咽痛，唇舌黏膜肿胀、发疱、糜烂出血或形成溃疡。鼻黏膜糜烂出血，两眼可出现结膜炎、角膜炎、角膜溃疡等。严重者可有内脏损害，预后较差。大疱性类天疱疮往往症状上表现为剧烈瘙痒，尼科利斯基征阴性的张力性水疱，组织病理及免疫荧光染色可鉴别。

（二）中医学鉴别诊断

1. 湿疮

也可出现水疱，但其病机在湿为阴邪，重浊黏滞，淫蚀肌肤，故有渗出、水疱、糜烂等症发生，且难于一时痊愈，甚至迁延不愈。热性上炎，消烁津液，故起红斑、丘疹、丘疱疹、溃疡、瘙痒等。不同之处还在于"湿疮"病程日久，耗血伤津，故皮损可见干燥、肥厚、瘙痒、脱屑，与大疱类天疱疮不同，故可鉴别。

2. 猫眼疮

皮疹中心部常出现水疱，本病多因血热或内有蕴湿，复感风热或风寒之邪，以致营卫不和，气血凝滞，郁于肌肤或因饮食失节、食入禁忌而诱发，在手、足背的

暗紫红色，重叠出现，形如虹彩状，自觉疼痛。这些症状与大疱类天疱疮有所不同，故可鉴别。

四、临床治疗

（一）提高临床疗效的要素

早期诊断，早期治疗，规则、足量用药，长期随防。

（二）辨病治疗

1. 外用治疗

（1）局限性或轻度BP的治疗 外用糖皮质激素：多选用强效激素，如0.05%氯倍他索乳膏或卤米松软膏每天10~20g，分1~2次外用，局限性BP患者仅外用于皮损部位，轻度BP患者需外用于全身，包括正常皮肤（面部不用），体重<45kg者用量为10g，3周后多数患者可以有效控制病情。3周病情未控制者，可将用量增加到40g（<45kg者，加至20g）。

（2）泛发性BP的治疗 多选择强效激素，如丙酸氯倍他索或卤米松软膏等，剂量每日30~40g，除用于水疱糜烂部位外，全身正常皮肤也需应用，但不用于面部。若体重<45kg，每天用量20g，治疗2~3周。每天40g丙酸氯倍他索与每天1mg/kg泼尼松龙相比，外用激素较系统治疗更有优势，疾病控制较快且延长生存率。即使在某些重症患者，由于存在严重并发症或激素禁忌证，外用氯倍他索仍然是不错的选择。外用激素减量，仍需遵循逐渐减量的原则，减量方法为：病情控制（无新发水疱和瘙痒症状，原有皮损愈合）15天后减量，第1个月每天治疗1次，第2个月每2天治疗1次，第3个月每周治疗2次，第4个月每周1次。此后进入维持治疗阶段，时间为8个月，每周用药1次，每次10g，主要用于原皮损及周围的部位。

（3）病情复发的处理　在外用激素减量过程中，出现病情复发〔水疱、红斑、荨麻疹样斑块或至少一个较大（10cm）水肿性红斑或荨麻疹样斑块在过去1周内未愈合，或原已消退的皮损出现扩大伴瘙痒〕时，可恢复原来的治疗方案：①局限性BP外用10g于病变部位及周围皮肤；②轻度BP外用20g于病变部位及全身正常皮肤；③泛发性BP外用30g于病变部位及全身正常皮肤。

2. 系统治疗

（1）糖皮质激素　首剂量是指最初治疗给予的强的松剂量。按皮损面积小于全身体表面积10%为轻症、10%~50%为中症、50%以上为重症。类天疱疮的首剂量分别是30mg、40mg及60mg。控制量是指将皮损完全控制所需要的剂量。多数患者采用以上首剂量是可以控制病情的。但有少数患者，尤其是重症患者皮损得不到控制，需进一步加量。具体方法：在给予首剂量后观察3~5天，若仍不时有新疹发生，原有水疱不消或糜烂有明显渗出，则应加量，幅度为首剂量的50%，如此直至皮损完全被控制。维持量是指皮损控制后，强的松应合理逐渐减量。减量的基本规律：皮疹完全控制2~4周后开始减量，最初每1~2周可按控制量的10%减药，以后减药速度应减缓。在维持量阶段，可逐渐调整至隔日服药。首剂量到维持剂量的时间为3~5年。急性期皮损控制后，减药过快或过早停药是造成复发最常见的原因。而控制复发常需要与初发控制量相当或更高剂量的皮质类固醇，造成更大或更多的不良反应和并发症。反复发作会使皮损日趋严重，皮损控制更为困难，这是最终导致患者死亡的一个重要原因。因此，在确定了类天疱疮的诊断之初，必须做到对患者有详细的病情和治疗经过的宣教，向患者说清楚皮质类固醇可能出现的不良反应、长期服药的必要性，使患者有长期接受治疗的思想准备，这是十分必要的。

冲击疗法是指在短期内静脉给予大剂量皮质类同醇，常用甲基强的松龙，剂量视病情而定，从200~1000mg不等，一般每天1次，连续用3天。

冲击疗法仅适用于：①重症大疱病患者，泼尼松用量100mg皮损仍不能控制；②骤然停药导致皮损全面复发的病例。

皮质类固醇激素冲击疗法主要作用机制：①抑制体液免疫；②显著抑制细胞免疫；③其他皮质类固醇激素的作用，包括抗炎作用、抗休克作用、抗内毒素作用、增强应激功能等。

皮质类固醇激素冲击疗法的优点：提高皮质类同醇激素疗效，起效快，缩短用药时间，减少累计激素用量，减少其不良反应，降低维持量。冲击治疗间期及治疗后激素用量根据病情及病种而定，一般维持原量或适当低于原用量。

皮质类固醇激素冲击疗法的不良反应：除皮质类同醇激素共同的不良反应外，冲击治疗的不良反应有：①较容易发生暂时性高血压，尤其是输液速度快时；②心动过速，降低输入速度可缓解；③心律不齐，用药前应该注意病史及查体，有心脏病病史者慎用冲击疗法。皮质类固醇激素冲击疗法的禁忌证：明显电解质紊乱，肾功能衰竭，明显高血压等。其中，大剂量冲击疗法：①甲基强的松龙1~1.5g+5%GNS或生理盐水，缓慢静脉滴注，连用3~5天；②地塞米松：100~300mg+5%GNS或生理盐水，缓慢静脉滴注；根据病情每1~2周或2~4周重复一次。小剂量冲击疗法：治疗的第一天、第二天、第三天分别用甲基强的松龙300mg、200mg、200mg，3~5天仍有较多新水疱出现者1周后行第2疗程冲击治疗。

（2）免疫抑制剂　在使用皮质类固醇

的基础上，并用小剂量的免疫抑制剂，有助于减少皮质类固醇的用量及早控制皮损，降低激素控制量和维持量，减少不良反应。例如对于中、重症大疱病患者，如果无慢性肝病，肝功能正常，在治疗之初就采用小剂量甲氨蝶呤（MTX），即每周一次肌内注射10mg，连续6周，或治疗过程中间断使用。除了MTX外，还可应用硫唑嘌呤每天1~3mg/kg、环磷酰胺每天1~3mg/kg、冲击量每天10~15mg/kg、雷公藤多苷每天30~60mg、环孢素每天4~5mg/kg、维持量每天1mg/kg、氨苯砜（DDS）每天100~150mg。

环磷酰胺（CTX）冲击疗法作用机制：CTX为烷化剂，常规量时抑制B淋巴细胞，大剂量时可抑制T淋巴细胞，冲击治疗时显著抑制体液免疫以及细胞免疫。磷酰胺冲击疗法的不良反应：包括骨髓抑制、消化系统反应、泌尿系统和急性无菌性出血性膀胱炎、心肌损害和不孕、脱发、肺损害和致畸作用等。治疗方案：一般有每月一次疗法、每月两次疗法两种治疗方案。

每月一次疗法：600~1000mg CTX+5% GS静脉滴注，每月重复一次，连用6~8次后延长用药周期，改为每3~6月一次。每月两次疗法：每次600mg，连用2天，每2周重复一次，余同前。注意事项：使用环磷酰胺冲击疗法的同时，加用水化疗法，目的为减少不良反应的发生，即给药前12小时及给药后24小时内大量补液。

（3）辅助药物及措施　在服用泼尼松的同时并用相应的"保驾"药物则是预防和减少不良反应又一个重要方面。例如加用抗感染药物的使用；补钾、补钙、护胃（盐酸雷尼替丁胶囊、胃膜素、硫糖铝或氢氧化铝凝胶以保护胃黏膜）。应定期复查大便潜血；疱病患者应予生理盐水漱口，防止口腔念珠菌感染；部分患者对激素治疗不敏感，可测细胞表面受体；若因口腔黏膜破溃糜烂的患者，不宜进食，可予以营养支持；口腔糜烂可外用2%硼酸溶液、1%过氧化氢、1%明矾溶液漱口，每3~4小时1次，具有消毒、收敛作用，含漱后外用复方黄柏液或2.5%金霉素甘油涂剂，疼痛明显者，可在进食前涂用3%苯佐卡因硼酸甘油，或用1%普鲁卡因溶液含漱。

重症患者因皮损面积广泛，渗出多，蛋白丢失较多，加之皮质类固醇应用，应注意多补充蛋白质，给予高蛋白饮食，必要时可输白蛋白、新鲜血浆或鲜血200ml，隔天1次，连续2~3次，从而促进上皮生长、创面愈合。局部护理可用0.05%黄连素纱布剪成邮票大小外贴，早期应每日换一次。另外在治疗过程中注意监测血压、血常规、小便常规、大便常规、血糖、电解质及肝肾功能，警惕并发症的发生。

（三）辨证论治

中医认为本病主要是由于脾虚失运，湿热内生，蕴积肌肤所致。一般可分为两型：脾虚湿热，血热挟湿。本病总的法则是：健脾利湿，清热凉血。

1.辨证论治

（1）脾虚湿热证

治法：健脾益气，清热利湿。

方药：参苓白术散加减。党参15g，白术9g，怀山药15g，生黄芪15g，蒲公英30g，金银花9g，土茯苓30g，白鲜皮30g，车前子9g，六一散9g。

方解：党参、白术益气健脾渗湿为主，配以怀山药、黄芪健脾益气，蒲公英、金银花清热解毒，土茯苓、白鲜皮燥湿止痒，车前子、六一散利湿。

加减：发热者，加黄芪9g，板蓝根30g；有血疱者，加牡丹皮9g，仙鹤草15g，白茅根30g；瘙痒甚者，加苦参9g，徐长卿15g。

（2）血热夹湿证

治法：清热凉血利湿。

方药：凉血地黄汤加减。生地黄30g，赤芍9g，牡丹皮9g，黄芩9g，黄连6g，槐角9g，生地黄榆9g，白茅根30g，紫草12g，土茯苓30g，白鲜皮30g，车前子9g，生甘草3g。

方解：生地黄、赤芍、牡丹皮清热凉血，活血散瘀，配以黄芩、黄连清热解毒，生地黄榆、紫草、白茅根凉血化斑，土茯苓、白鲜皮、车前子祛湿，甘草解毒、调和诸药。

加减：水疱大、数量多，加五加皮、冬瓜皮、红花，灼热刺痛，加地骨皮、桑白皮，疹痒剧烈，加苦参、地肤子、钩藤。

2. 外治疗法

（1）中药外用 水疱较小而皮损范围大，选青黛散或石珍散，茶水调搽，每日2~3次。

水疱较大而破溃糜烂者，先用马齿苋、地榆、苦参、明矾、冰片、生甘草等煎水外洗，后用青蛤散以植物油调搽，每日2~3次。

黏膜溃疡者，用马齿苋、生甘草、薄荷、佩兰等煎水漱口或外洗，并外用珍珠粉或冰硼散及锡类散。

（2）针灸疗法 取穴：合谷（双）、支沟、阳陵泉（双）。方法：均用泻法。皮损在腰以上者，加刺曲池、外关；皮损在腰以下者加刺三阴交、太冲；隔日针刺1次。7次为1个疗程。

3. 成药应用

（1）六神丸 15~30粒，口服，一日2次，有黏膜糜烂者尤宜。

（2）龙胆泻肝丸 9g，口服，一日3次。

（3）金莲花片 一日2~3次，1次2片，含化，适用于口腔黏膜糜烂。

（4）双黄连胶囊 4粒1次，每日

3次。

（5）新癀片 4片1次，每日3次。

4. 单方验方

（1）定粉散 定粉10g，丝瓜叶（捣汁半茶盅）、轻粉1.5g，雄黄10g。将定粉、雄黄、轻粉共研细末，将丝瓜汁调成糊状，外涂患处，每日1~2次。适用于糜烂湿润疮面阶段。

（2）仙炉脂 香炉盖上烟脂10g，黄连、青黛各6g，冰片0.6g，各研细末，鸡子清调或猪汁调敷，每日1~2次。适用于糜烂面日久不敛。

（四）新疗法选粹

1. 抗生素和烟酰胺联用

抗生素和烟酰胺：抗生素联合烟酰胺常与小剂量激素或外用激素联用。米诺环素100mg，每日2次，不能耐受、出现不良反应可用多西环素100mg每天2次或红霉素每天2g。烟酰胺每天600~1500mg，分3次口服。对于老年患者，可采用米诺环素50mg每天2次。米诺环素和多西环素最常见的不良反应为头痛和消化道症状，多数较轻微，不需处理。头痛严重者需停药。

2. 低剂量甲氨蝶呤间歇内服

研究表明，有高达24%的类天疱疮患者对糖皮质激素和传统的免疫抑制剂治疗疗效不佳。曾有推荐低剂量甲氨蝶呤（MTX）每周5~10mg与口服小剂量泼尼松联合治疗老年类天疱疮，1个月内同样能控制病情，且患者可以接受或较好耐受MTX的不良反应。更有学者单用低剂量MTX间歇治疗老年BP。

3. 低能量激光疗法

具有生物刺激效应且不产生热效应的低能量激光疗法（low level laser, LLL）可以产生光生物刺激级联反应，对口腔内的创面具有止痛效果，并且能加速口腔和皮肤损伤的愈合。

4. 血浆置换法

血浆置换法（PE）可去除类天疱疮患者的抗基底膜带抗体，与糖皮质激素冲击疗法相似，是快速缓解临床症状的方法之一，常规糖皮质激素联合免疫抑制剂无效的病例，可应用血浆置换疗法。

5. 生物制剂

近年大疱性类天疱疮（BP）新的治疗靶点不断出现，针对BP的致病性抗体、补体、辅助性T淋巴细胞2（Th2）及Th17轴细胞因子的新型生物制剂也陆续进入临床试验，其中靶向CD20的利妥昔单抗、靶向IgE的奥马珠单抗、靶向Th2通路的度普利尤单抗单抗等已在临床中应用，并使部分难治性BP患者受益。潘春梅等报道度普利尤单抗治疗难治性大疱性类天疱疮显示出良好效果。

（五）医家诊疗经验

1. 赵炳南

赵炳南认为，这类病主要是由于脾虚湿盛，气阴两伤，虚热、湿热交织蕴久生毒，内伏于血分，故见皮肤生红斑，起水疱，大量渗出液。治疗原则是健脾益气，养阴除湿。毒热明显时佐以解毒清热。若脾虚湿盛明显，主要以健脾除湿为主，佐以解毒，方中生芪、生薏苡仁、生扁豆、生白术、云苓皮、车前子、怀山药益气健脾除湿；生芡实补脾固肾，开胃助气；白鲜皮、地肤子清热祛湿；牡丹皮、竹叶凉血、清热。药后湿象渐除，脾胃之气渐升，因势利导，加减使用。当病程较久，反复发作，湿毒深窜肌肤，入血阻络，秦艽丸方进行加减。方中鬼箭羽、鬼见愁二药同伍，既能活血破瘀，又能解毒散风，滋阴补肾。外用珍珠散、化毒散扑撒。

2. 朱仁康

朱仁康将本病分四型治疗。①热毒炽盛证：发病急骤，水疱、脓疱迅速扩展增多，可泛发，不断新起，皮色赤如丹。兼见身热夜甚，甚则壮热口渴。皮面灼热，唇焦齿燥，烦躁不安，便干尿黄，舌质红绛、苔黄燥，脉数。治宜清热解毒，气营两清。方选清瘟败毒饮加金银花、秦艽、车前子。②心火脾湿证：燎浆水疱，反复新起，疱壁松弛。未破不坚，皮毛脆弱，擦则起疱破烂，疱破津烂不易愈合，甚则口糜舌烂。兼见心烦不眠，胃纳呆滞，腹胀便溏，甚则恶心呕吐，体重下降，舌尖红、苔黄腻，脉濡数。治宜健脾除湿，清心益肺。方选清脾除湿饮加怀山药、生黄芪、沙参、扁豆衣，或用健脾除湿汤加减。③湿热受风证：皮损成群，嫩红成片，水疱上身较多，壁厚较坚，饱满而不易破，破后易愈合，除水疱外，间见红疹、脓疱、血疱。自觉瘙痒无度。兼见肢节重痛，口干尿黄，烦痒难眠，舌红、苔黄腻，脉浮数或兼滑。治宜清热疏风，佐以解毒除湿。用天疱疮方加减，或用消风散合导赤散化裁。④伤阴耗气证：重者见于病之进展期，遍体层层脱屑，状如酥饼；轻者见于恢复期，新疱已少。疱干结痂。干燥脱屑，入夜痒甚。兼见口干咽燥，面红低热，便干尿少，或有头晕、乏力、气短诸证，舌光或裂，脉细涩。治宜养阴益气，润燥生津。方选滋阴养荣汤加减。病之恢复期余毒未尽，气阴两伤者，用解毒养阴汤加减。

3. 张志礼

张志礼将各种类天疱疮分为心火炽盛、外感毒邪证，湿毒蕴结证，阴虚湿盛、湿热交阻证。分别应用清心火，解毒凉血；健脾除湿解毒；滋阴清热除湿等3大治法治疗。他认为类天疱疮属慢性自限性皮肤病，采用中西医结合治疗较单纯西医药治疗效果为佳。并认为发生在老年者多有阴虚湿阻之象，发生在儿童多以毒热为主。

4. 禤国维

禤国维治疗本病分为三型：①火毒炽

盛证，治宜清心泻火，凉血解毒，药用生石膏30g，生地黄15g，金银花15g，连翘12g，黄连9g，大黄9g，栀子9g，牡丹皮12g，白茅根30g，淡竹叶15g，灯心草6扎，木通9g，甘草6g。②脾虚湿毒证，治宜培土健脾，除湿解毒，方用除湿胃苓汤加减：党参9g，生黄芪12g，白术9g，怀山药15g，生薏苡仁30g，茯苓15g，车前子12g，厚朴9g，茵陈15g，猪苓15g，滑石15g，甘草3g。热毒偏盛者加金银花、黄连、栀子等。③阴虚恋湿证，治宜养阴清热，健脾渗湿，药用生地黄15g，玄参12g，桑白皮12g，黄柏9g，知母9g，白术9g，茯苓15g，泽泻12g，怀山药15g，扁豆15g，太子参12g，甘草3g。

5. 袁兆庄

袁兆庄认为，天疱疮即中医的"浸淫疮"，类天疱疮和疱疹样皮炎即中医的"火赤疮"。他以清热解毒、利湿止痒为主要治疗法则。袁兆庄认为：中医治疗最重辨证。本病治疗应以局部皮损病变为辨证关键。有新生水疱、大疱、疱疹不退或瘙痒不减之症，即使舌脉无明显热象表现，其内仍为热毒炽盛，如支持清热解毒的治疗大法不变，以淡渗利湿之药为辅；病变后期，不再有新生疱疹或仅有偶发水疱时，即可认为邪热已退，治疗重点则转为健脾除湿，但此时仍应密切观察病情，防其"炉烟虽熄，灰中有火"。如有瘙痒加重，疱疹增多，提示病情有反复，治疗应当机立断，重新改用清热解毒之法，务使除恶必尽。根据病情选择药物：病变早期，水疱数目不多或大疱较少，或瘙痒程度不重，通常选用金银花、连翘、黄芩、栀子、槐花等清热药物，此类药物或甘寒或苦寒，除清热解毒功效外，多具有清透之性，能透邪外出；如病情较重，则选用蒲公英、紫花地丁、草河车、半枝莲、白花蛇舌草等大苦大寒之药，直折炽盛之火，甚者再加用

雷公藤粉冲服以加重清热之力。对于利湿药物的选择：病情不重时，选用茯苓、泽泻、车前子等淡渗利湿之品；病变加重时，则选用萆薢、土茯苓等祛湿力量较强的药物，配合解毒力量较强的药物全面控制病情。疾病后期以健脾利湿治疗为常法，通常以胃苓汤为主，加用清热祛湿之药。袁兆庄治疗火赤疮时，通常加用牡丹皮、当归等活血化瘀药物。火赤疮本性属热，热邪易动血、伤血，导致血瘀，最终导致血虚，故治疗初期及时加用具有活血作用的药物能防止血液瘀滞、营血或阴血受损。牡丹皮能凉血，散瘀无凝滞之弊，当归活血且能养血。火赤疮治疗时一定不忘活血化瘀。治疗过程中，自始至终处处注意扶助正气，方药中加入当归、甘草，一气一血，气血双补。

五、预后转归

大疱性类天疱疮病程慢性，可以自发地加重或缓解。由于顽固的瘙痒、大疱、糜烂或脓疱疮样皮损，本病患者常有明显的病态，严重地影响生活质量。尽管大多数患者在治疗后可得到临床缓解，但在老年患者中还是有相当的死亡率。发病第一年的死亡率在10%~40%间。年龄和Karnofsky评分＜40（范围0~100）者显著影响预后。患者同时患的其他疾病和治疗的方式（皮质激素或免疫抑制剂的系统应用）也可能影响整个病情和死亡率。研究表明，与天疱疮相比，类天疱疮即使不治疗，其病程也往往有自限性，甚至在糖皮质激素用于BP以前，其预后也相当良好。大约有一半治疗患者在5~6年内缓解，个别患者可持续10年或更长，但仍有部分老年患者（＞65岁）死于本病。多数文献指出，即使合用其他传统的免疫抑制剂，中大剂量糖皮质类固醇疗法会明显增加治疗后（尤其是第1年内）的死亡率。

六、预防调护

（一）预防

消除交叉反应的外来抗原的作用或消除影响自身抗原改变的各种因素的作用，如预防和治疗感染，避免使用某些容易诱发自身免疫反应的药物等。

（二）调护

（1）应及时给予高蛋白，如燕麦、猪心、豆腐皮、花生、猪肉（瘦）等。可以及时补充由皮肤丧失的营养成分，同时忌食辛辣、鱼腥、海产品等发物。

（2）局部皮损应及时处理，保持皮肤的干燥、清洁，防止继发感染。对于久病卧床者，应经常翻身，防止褥疮的发生。

（3）低盐饮食，指每日可用食盐不超过2g，但不包括食物内自然存在的氯化钠。①胡萝卜泥，胡萝卜素有助于维持皮肤细胞组织的正常机能，所以，适合类天疱疮的患者食用，还可以蒸炒或榨汁食用。②豌豆含有丰富的维生素A原，维生素A原可在体内转化为维生素A，起到润泽皮肤的作用。每天应至少食用100~200g。③大豆含有丰富的维生素E，对皮肤有好处。每天吃50g，煮粥食用。适用于所有的类天疱疮病，无论老幼。

（4）对于类天疱疮患者而言，最重要的是减少皮肤损害和系统治疗的并发症，包括预防骨质疏松、保护胃，评估心血管的功能，减少感染的风险。

（5）大疱性类天疱疮虽是一种重症皮肤疾病，特别是老年合并其他疾病的患者，临床上护理就显得尤为重要。通过对老年大疱性类天疱疮合并糖尿病的护理，精心治疗及实施有效的护理对患者的恢复和提高其生活质量有重要意义。

七、专方选要

（1）除湿胃苓汤　苍术10g，厚朴10g，陈皮10g，泽泻10g，车前子10g，藿香10g，佩兰10g，滑石10g，桂枝10g，枳壳10g，连翘10g。水煎服，每日1剂。方中苍术、厚朴、陈皮燥湿和中；泽泻、车前子健脾利水湿；藿香、佩兰芳香化湿；滑石、连翘清热利湿；桂枝、枳壳行气以助水湿运化；全方共奏健脾利湿，和中利水之功效，联合皮质类固醇激素外用取得良好效果。

（2）清脾除湿汤加减方　茯苓、生地黄各15g，生白术、黄芩、黄连、栀子、泽泻、茵陈、枳壳、竹叶、莲子心各10g，灯心草6g，每日1剂，4周为1个疗程，共治2疗程。方中茯苓、生白术健脾除湿，黄芩、黄连、栀子苦寒清热，泽泻、茵陈、竹叶、莲子心泻心清热利水，枳壳健脾理气，共奏泻心凉血，清脾除湿之效。现代药理研究表明，茯苓、泽泻、黄芩、黄连均有不同的调节免疫功能的作用，而利湿中药能消肿和明显减少渗液。

八、研究进展

目前糖皮质激素仍是主要治疗方法，在初始剂量不足以控制病情时，可不急于激素加量，尤其是新生水疱减少，但原有糜烂面不干涸的情况下，通过调整中药、调整糖皮质激素品种和用药途径、控制感染、加用免疫抑制剂等方法，达到控制病情的目的。这种方法虽控制病情所用时间稍长，但糖皮质激素用量较少，从而避免了大剂量糖皮质激素的不良反应。

对于不同程度的患者，有利于调节机体的免疫功能。除激素、免疫抑制剂等进行治疗的同时，应用中医辨证的思路，调节机体的阴阳气血与脏腑功能，起到扶正祛邪的作用，可提高临床的效果以及降低不良反应的发生。

主要参考文献

[1] 赵辨. 中国临床皮肤病学 [M]. 南京：江苏凤凰科技出版社，2017.

[2] 沈佳，元慧杰，潘萌. 嗜酸性粒细胞在大疱性类天疱疮发病机制中的作用 [J]. 中华皮肤科杂志，2019，52（8）：579–581.

[3] 王亚男，赵文玲，李丽. 中性粒细胞参与大疱性类天疱疮发生的相关机制 [J]. 中华临床免疫和变态反应杂志，2018，12（1）：54–57.

[4] 范瑞强，邓丙戌，杨志波. 中医皮肤性病学 [M]. 临床版. 北京：科学技术文献出版社，2010.

[5] 中国医师协会皮肤科医师分会自身免疫性疾病亚专业委员会. 大疱性类天疱疮诊断和治疗的专家建议 [J]. 中华皮肤科杂志，2016，49（6）：384–386.

[6] 赵炳南，张志礼. 简明中医皮肤病学 [M]. 北京：中医药出版社，2014.

[7] 孙凤琴，瞿幸，李映林，等. 中医辨证加清开灵注射液治疗皮肤病血热证637例 [J]. 2002，35（1）：77–78.

[8] 陈金穆，黄小兵，谢培煜. 金匮肾气丸联合糖皮质激素治疗大疱性类天疱疮的临床疗效 [J]. 皮肤病与性病，2018，40（1）：108-10.

[9] 赵平安，张洁. 加味清脾甘露饮治疗大疱类天疱疮22例 [J]. 江西中医药，2019，50（5）：47–48.

[10] 王晓晓，曾彬，邬晶. 三黄散软膏对自身免疫性大疱性皮肤病创面愈合作用的研究 [J]. 2020，36（6）：810–811.

[11] 吕亚梅，唐挺，贺爱娟，等. 奥马珠单抗治疗大疱性类天疱疮1例 [J/OL]. 中国皮肤性病学杂志：1-5 [2023-05-17].

[12] 胥璟，邓丹琪. 生物制剂治疗类天疱疮的研究进展 [J]. 中国麻风皮肤病杂志，2021，37（5）：328–331.

[13] 潘春梅，潘萌，冯雨苗，等. 度普利尤单抗治疗难治性大疱性类天疱疮1例 [J]. 中国皮肤性病学杂志，2022，36（3）：311–314.

第三节　掌跖脓疱病

掌跖脓疱病（PPP）是一种病因及发病机制都尚未完全明了的慢性复发性疾病，局限于掌跖部位，在红斑基础上周期性发生的深在无菌性小脓疱，伴角化、脱屑。

本病好发年龄在50~60岁，女性比男性多见，跖部又比掌部多见，在中医古文献中称为"病疮"。如《诸病源候论》曰："病疮候：病疮者，……多著手足间，递相对，如新生茱萸子。痛痒抓搔成疮，黄汁出，浸淫生长，坼裂，时瘥时剧，变化生虫，故名病疮。"又如《医宗金鉴》曰："病疮……此证生于指掌之中，形如茱萸，两手相对而生。亦有成攒者，起黄色白脓疱，痒痛无时，破津黄汁水，时好时发，极其疲顽，由风湿客于肌腠而成。"

一、病因病机

（一）西医学认识

本病女性患者明显多于男性，约20%患者有银屑病家族史，身体其他部位也可出现银屑病皮疹。掌跖脓疱病的发病机制尚不清楚，诸说不一。有人认为此病为银屑病的一种特殊类型，属于脓疱型银屑病的局限性表现。最新研究报道，以汗液在免疫应答中发挥的作用可能参与构成了PPP的发病机制。既往研究表明，本病发病与汞、铜、锡等金属元素致敏有关；有学者认为此病与病灶感染有关，因为部分患者使用抗生素治疗可以使皮损减轻或治愈，并在合并细菌感染时皮损恶化；也有学者认为掌跖脓疱病与吸烟的关系更为密切。目前还有报道与药物诱导（如肿瘤坏死因子 – 抑制剂、TNF-α）、遗传、血浆钙离子浓度等因素有关。

（二）中医学认识

古代医家对本病病因与病机的认识大致将病因病机分为两个阶段。隋代以前医家认为，本病多由"外因致病"，以"虫邪"致病。如东晋葛洪《肘后方》"治病疮方"中，记载"腰脚以下名为病，此皆有虫食之，虫死即差""病疮常对在两脚"，认为"病疮"是病位在脚的皮肤病，病因为"有虫食之"。

至隋代后，对本病病因的认识上有了更进一层的发展，各医家多认为本病的致病因素为内外因共同作用的结果，内因主要是"肤腠虚"，而外因则为"风""湿""虫"致病。隋代巢元方《诸病源候论》中对病疮的发病有明确记载，并对病疮进行了分类，如：燥病疮候：肤腠虚，风湿搏于血气，则生病疮。若湿气少，风气多者，其病则干燥但痒，搔之白屑出，干枯拆痛。此虫毒气浅在皮肤，故名燥病疮也。湿病疮候：肤腠虚，风湿搏于血气生病疮。若风气少，湿气多，其疮痛痒，搔之汁出，常濡湿者，此虫毒气深在肌肉内，故也。久病疮候：病疮积久不瘥者，由肤腠虚，则风湿之气停滞，虫在肌肉之间，则生长，常痒痛，故经久不瘥。"丹波康赖撰《医心方》中亦记载："病疮者，由肤腠虚，风湿之气，折于血气，结聚所生"。北宋《太平圣惠方》中记载："夫病疮者，由腠虚风湿之气，折于血气，结聚所生也……夫病疮积久不瘥者。由肤腠虚，则风湿之气停滞，虫在肌肉之间则生长。常痒痛。故经久不瘥也。"明代王肯堂《证治准绳》对本病的描述为："凡热疮起便生白脓，即今俗名脓窠掩疮是也。其初起即浅，但出黄汁……

喜着手足，常相对生，随月生死，痛痒坼裂，春夏秋冬随瘥，剧者名疮。"认为其发病，亦由热邪所致。然而《医心方》《太平圣惠方》《证治准绳》等对"病疮"的释义大都引自《诸病源候论》的论述，并没有做出新的阐述。直至清代吴谦《医宗金鉴》对其病因及治法进行了较详细的概述："病疮者，每发于指掌中，两手对生茱萸形，风湿痒痛津汁水，时好时发久生虫。""此证生于指掌之中，形如茱萸，两手相对而生，有起黄色白脓疱，痒痛无时，破津黄汁水，时好时发，极其疲顽，由风湿客于肌腠而成。"指出掌跖脓疱病的发病乃因风湿侵袭肌腠的病机特点。

二、临床诊断

（一）辨病诊断

1. 诊断要点

（1）好发人群　好发于青壮年，女性多见。20% 的患者有银屑病家族史，身体其他部位也可出现银屑病皮疹。

（2）发病部位　皮损局限于手足部，多发于掌跖，也可扩展到指（趾）背侧，常对称发生，有时也可以单发于手足。

（3）典型皮肤损害　对称性红斑，红斑基础上出现许多针头之粟粒大小的无菌性小脓疱，疱壁不易破裂，经 1~2 周后即可自行干涸，结褐色痂。痂皮脱落后可出现小片鳞屑，剥除鳞屑后可出现小出血点，以后可又在鳞屑下出现成群的新脓疱，以致在同一片斑片上可见到脓疱和结痂等不同时期的损害。消退期脓疱数目减少，但仍有红斑以及角化过度，类似湿疹。皮疹完全消退持续几天、几周或几月不等，直至脓疱再次出现。

（4）其他部位损害　指（趾）甲亦可被侵犯，产生变形、浑浊、肥厚，并有不规律的脊状隆起，严重者甲下可有脓液积聚。在身体其他部位可见到银屑病皮损。常伴有沟状舌。

（5）全身症状　患者一般情况良好，但也可有低热、头痛、食欲不振及全身不适等症状。脓疱出现前，局部皮肤有瘙痒及烧灼感。严重时可出现疼痛感，影响站立、行走、或其他日常活动。

（6）SAPHO综合征　是一种少见的累及皮肤、骨、关节的慢性无菌性炎症性疾病，主要临床表现包括皮肤病变和骨关节病变。皮肤病变包括掌跖脓疱病、重度痤疮等；骨关节病变包括胸锁关节骨肥厚症、骶髂关节炎、周围关节炎、僵硬的脊柱骨肥厚等

2. 相关检查

（1）实验室检查　脓疱细菌、真菌培养均阴性。真菌涂片检查阴性。疱液细胞涂片检查：水疱期以单核细胞为主，脓疱期以中性粒细胞为主。

（2）组织病理学检查　表皮内大的单房性脓疱，两侧钝圆，轻度隆起于皮面，脓腔内含许多中性粒细胞、少数单核细胞。脓疱周围表皮轻度棘层肥厚，脓疱下方真皮浅层毛细血管扩张，周围有淋巴细胞、组织细胞及少量中性粒细胞浸润。

（二）辨证诊断

1. 湿毒蕴结，湿重于热证

（1）临床证候　掌跖部脓疱密集，皮损湿润，或部分有流脓水，痒麻疼痛；可伴有口甜感，大便软溏，小便量多，舌淡红或舌红苔腻，脉濡缓为常见证候。

（2）辨证要点　脓疱密集，部分有流脓水，舌红苔腻，脉濡缓。

2. 湿毒蕴结，毒热壅盛证

（1）临床证候　掌跖部皮疹红肿明显，脓疱较多，局部皮损疼痛或瘙痒，可伴有口臭，便秘，尿黄。舌红、苔薄黄，脉弦数。

（2）辨证要点　红肿明显，脓疱较多，大便秘结，小便黄，舌红、苔薄黄，脉弦数。

3. 血虚风燥证

（1）临床证候　病程久，皮损红斑渐退，可为皮色或颜色淡，粗糙肥厚，层层脱皮明显，剧痒难忍，遇热或洗肥皂水后瘙痒加重，可有皲裂口，则伴疼痛；伴有口干不欲饮，纳差，心悸怔忡，气短健忘，或月经不调等，舌质淡，脉沉弦。

（2）辨证要点　掌跖部皮疹色淡，皲裂肥厚，伴有口干，舌质淡，脉沉弦。

三、鉴别诊断

（一）西医学鉴别诊断

1. 汗疱性湿疹样皮炎

汗疱性湿疹样皮炎特别是继发感染而形成脓疱性损害时与掌跖脓疱病相似，但是，本病大部分水疱是清亮透明的，这一点与掌跖脓疱病不同。

2. 连续性肢端皮炎

连续性肢端皮炎常初发于指趾末端或甲周常伴沟纹舌，表皮内有Kogoj海绵状脓疱。

3. 角层下脓疱性皮病

好发于中年女性。脓疱疱壁松弛，上部澄清，下部浑浊，呈弦月状。脓疱散在或群集，亦可呈环形或匍匐形。可有轻度瘙痒，无发热等全身症状。口腔黏膜较少受累。病程慢性，良性经过。病理可见表皮角层下脓疱，疱内较多中性粒细胞。患者无银屑病病史和家族史，全身未见银屑病损害。

4. 脓疱性细菌疹

常有感染病灶，去除病灶或用抗生素后脓疱消失，痊愈。

5. 嗜酸性脓疱性毛囊炎

好发于男性青壮年。脂溢部位的毛囊

性丘疹，脓疱，轻度瘙痒。无全身症状。血嗜酸性粒细胞升高。病例为毛囊内脓肿，内含较多嗜酸性粒细胞。

（二）中医学鉴别诊断

1. 湿疮

皮损呈多形性，如红斑、丘疹、水疱、糜烂、渗出、痂皮、脱屑，常数种形态同时存在；起病急，自觉灼热，剧烈瘙痒；常对称分布，时轻时重，反复不愈。病理可资鉴别。

2. 鹅掌风

手掌局部有境界明显的红斑脱屑，皮肤干裂，甚或整个手掌皮肤肥厚、粗糙、皲裂、脱屑，亦可出现水疱或糜烂。自觉瘙痒或瘙痒不明显。真菌培养或镜检多为阳性。实验检查可鉴别。

四、临床治疗

（一）辨病治疗

1. 外用药物治疗

（1）糖皮质激素软膏　外用各种中强效以上糖皮质激素均有较好疗效，以密闭包扎疗法最好。糖皮质激素外用的剂型主要有软膏、凝胶、乳剂、糊剂、锭剂、含漱剂、气雾剂。常用的种类包括曲安奈德、氟轻松、倍他米松二丙酸酯和丙酸氯倍他索等，外用糖皮质激素具有明显抗炎、抗增生作用。但应注意其长期应用的不良反应，包括耐药、停药反跳、毛细血管扩张、加重细菌、真菌感染等。可联合尿素霜、维甲酸软膏等使用，加强疗效，减轻其不良反应。

（2）维 A 酸类药膏　维 A 酸霜剂是近十年来最常用而有效的外用药之一，维 A 酸类是一种角质溶解剂，具有调节表皮细胞分化和增殖等作用，可改善角质形成细胞异常分化，抑制角质形成细胞过度增生，

具有抗炎作。可与糖皮质激素制剂或紫外线联合应用。但应当注意高浓度可引起急性或亚急性皮炎或红斑瘙痒等不良反应。

（3）维生素 D_3 类药膏　常用的主要有他卡西醇、钙泊三醇等。维生素 D_3 及其衍生物可以诱导和调节 IL-10 等各种炎症因子及递质的表达和分泌，抑制单核细胞向树突状细胞分化，从而发挥抗炎等作用；研究还发现可能是通过抑制表皮生长来发挥其治疗作用。

（4）水杨酸软膏　高浓度水杨酸软膏具有促进角质软化，同时还有杀菌、抗炎及稳定和保护酸性皮层，对无菌性脓疱产生一定的抑制作用，并可促进皮肤功能的恢复。与糖皮质激素联合应用可提高激素在皮肤中的渗透量，增强疗效，改善皮肤炎症肥厚及增生等症状。

2. 系统药物治疗

（1）积极寻找诱因并去除　首先应详细检查感染病灶，其中以扁桃体炎、副鼻窦炎、鼻咽腔炎症及龋齿等为主，并应及时根除。装有金属牙料及用银汞合金填充者，女性上节育环者，作金属斑贴试验阳性者，给予去除。

（2）维 A 酸类药　近年常用的维 A 酸类药包括阿维 A、维胺酯、异维 A 酸、芳香维 A 酸乙酯等。维 A 酸是皮肤病治疗史上具有里程碑意义的药物，在皮肤科的应用极为广泛，对银屑病、痤疮以及鱼鳞病、毛发红糠疹等具有显著疗效。其药理学的细胞机制为影响细胞的增殖和分化，抑制细胞增殖，维持上皮组织 TH 常角化过程，使角化不全的表皮正常化。还具有促进淋巴细胞和单核细胞分化，激活巨噬细胞和表皮郎格汉斯细胞，抑制中性粒细胞游走趋化，从而调节病变部位的炎症反应和免疫反应，增加免疫功能，没有细胞毒性，逐渐成为治疗掌跖脓疱病的首选药物之一。但阿维 A 也不能解决停药后复发的问题。

而且阿维A的不良反应较多，常见的有致畸、唇炎、黏膜干燥、脱发、血脂增高、瘙痒、光敏感等。阿维A的剂量、疗程及不良反应个体差异较大，临床应用强调个体化。

（3）免疫抑制剂　常用的有雷公藤类、秋水仙碱、环孢素A等。

①雷公藤类：雷公藤类药物包括雷公藤多苷、昆明山海棠片。雷公藤多苷是从雷公藤根提取精制而成的一种极性较大的脂溶性成分混合物，既保留了雷公藤生药的免疫抑制等作用，又去除了许多毒性成分，是目前临床上使用较多的甾体类免疫抑制剂。雷公藤多苷的主要药理作用是抗炎、抗菌、抗肿瘤及免疫抑制等，其抗炎免疫抑制作用与糖皮质激素相似，而无糖皮质激素的不良反应。由于掌跖脓疱病在病理上有表皮内及真皮上部疱液内有炎症细胞浸润，加上感染为其诱因，因此应用雷公藤多苷治疗掌跖脓疱病是有一定的理论基础。雷公藤制剂对炎症早期血管通透性增高、渗出、水肿有明显抑制作用，可减少炎症介质的产生和释放，也可用于掌跖脓疱病的治疗。

②秋水仙碱：又叫2酰－甲基秋水仙碱酸，主要用于治疗痛风，通过抑制中性粒细胞的趋化作用，降低血管内皮细胞黏附，抑制溶酶体酶的释放而发挥作用。秋水仙碱的常见不良反应是胃肠道刺激症状，如恶心、呕吐、腹痛、腹泻，还可发生出血性胃肠炎，肾损伤、中枢神经系统麻痹及肌无力。慢性毒性反应有再生障碍性贫血、粒细胞减少、肌炎和秃发。由于不良反应较大，近年来应用本方法治疗掌跖脓疱病的文献报道较少。

③环孢素A：环孢素A是一种强效免疫抑制剂，其作用机制为调解T细胞亚群，通过作用于活性T细胞，抑制IL-2的生成和角质形成细胞的增殖，而对抑制性T细胞无影响，是一种无骨髓抑制的免疫抑制剂，可用于掌跖脓疱病的治疗。

（4）复方甘草酸苷　复方甘草酸苷是以β体甘草酸为主要成分，辅以甘氨酸和半胱氨酸制成，具有强力肝细胞膜保护作用，该药在化学结构上与醛固酮的类固醇环相似，对肝脏类固醇代谢还原酶的亲和性较强，可阻碍醛固酮的灭活，从而发挥类固醇激素样作用，具有抗炎、抗过敏和糖皮质激素样作用的同时，不良反应轻微。另外甘草甜素还具有抗病毒和免疫调节作用，能促使机体免疫系统正常化。临床观察结果显示，联合服用复方甘草酸苷片的患者，治愈率及有效率明显高于未经服用甘草酸苷的患者，并且复发率明显降低。

（5）白芍总苷　白芍中提取的有效成分，主要含有芍药苷、芍药内酯苷、羟基芍药苷、苯甲酰芍药苷等单萜苷类化合物。白芍总苷的药理及临床研究发现，白芍总苷具有止痛、抗炎、保肝，以及多途径抑制自身免疫反应等多种药理作用，对类风湿性关节炎、系统性红斑狼疮等自身免疫病有确切疗效。白芍总苷是一种剂量依赖性双向作用的抗炎免疫调节药，其在多个环节影响自身免疫性疾病的细胞免疫、体液免疫和炎症过程。

（6）抗生素类

①伊曲康唑：属于人工合成的唑类广谱抗真菌药，近年研究发现伊曲康唑除抗真菌作用外还有一定的抗炎及免疫抑制作用，其治疗掌跖脓疱病的机制可能在于它能抑制角质形成细胞产生细胞因子，或抑制表皮中白细胞趋化的功能，或者是上述因素共同作用的结果。

②四环素类：具有较强的抗菌活性及免抑制作用，对控制脓疱形成也有效。口服吸收好，因其脂溶性高，更易于渗透入组织中发挥作用，而不良反应相对较小。

③氯霉素类：甲砜霉素为氯霉素类抗

生素，具有氯霉素相似抗菌谱，同时具有一定的免疫抑制功能，可以干扰 mRNA 的合成，抑制抗体合成，其免疫抑制作用较氯霉素强 6 倍，并且甲砜霉素还可以抑制白细胞的游走。

（7）氨苯砜　经典的麻风治疗药物，其化学结构与磺胺药相似，具有一般磺胺药的作用，即抑制二氢叶酸合成酶，使细菌不能合成 DNA 和 RNA，从而抑制细菌的生长。氨苯砜对组织学上以嗜中性粒细胞浸润为主的皮肤病疗效较好，对嗜中性粒细胞受到刺激后产生的有毒性的氧自由基等物质有明显的清除作用，同时还可以抑制中性粒细胞的聚集及活化，减少炎症介质的释放，从而减少对机体的损伤。本药的不良反应有头晕、嗜睡、恶心、呕吐、贫血及"氨苯砜综合征"等。在治疗掌跖脓疱病时，常需联合应用其他药物。临床上应用本药治疗掌跖脓疱病的文献较少。

（8）氯喹　一种抗疟疾的药物，它还抑制抗体形成，抑制补体的活性，从而抑制抗原 - 抗体的补体依赖性反应。它亦可以与 DNA 结合，抑制细胞免疫。还有一定的抗炎、抗组胺、抗 5- 羟色胺和抗前列腺素作用。在皮肤科主要用于治疗红斑狼疮、光感性皮肤病、麻风反应等。其用于治疗掌跖脓疱病的具体作用机制仍不太清楚。

3. 物理治疗

目前常用的主要有窄谱中波紫外线（NB–UVB）及光化学疗法（PUVA）等。

B–UVB 波长 311nm 左右，穿透性较强，不易灼伤皮肤，能有效诱导表皮中 T 细胞的凋亡，同时抑制 T 细胞活化和郎格汉斯细胞的抗原呈递作用，还可改善局部皮肤的微循环，减轻炎症反应。

PUVA 是补骨脂素联合使用长波紫外线（UVA）暴露疗法的首字母缩写，其主要作用机制为补骨脂素在 UVA 的作用下与表皮细胞 DNA 双链上的胸腺嘧啶发生合成反应，生成新的结构物，可抑制 DNA 复制及细胞分裂，减缓表皮增生。同时 PUVA 还能减少中性粒细胞趋化，从而抑制中性粒细胞在表皮内的聚集。另外，由于 PUVA 穿透力强，其作用可直达真皮，促进真皮内的炎性消退。

（二）辨证治疗

1. 辨证论治

（1）湿毒蕴结，湿重于热证

治法：除湿解毒，搜风止痒。

方药：除湿胃苓汤加减。茯苓、猪苓各 12g，泽泻 15g，苍术、厚朴、陈皮各 10g，桂枝、白术各 9g，甘草 3g，滑石 16g，栀子 8g，木通 6g。方中厚朴、陈皮、苍术、甘草燥湿和中；泽泻、猪苓、茯苓、白术健脾利水；黄柏、滑石、木通清热利湿。

（2）湿毒蕴结，毒热壅盛证

治法：清热解毒，凉血消斑。

方药：五味消毒饮加减。蒲公英 15g，连翘 12g，土茯苓 20g，草河车 10g，板蓝根 15g，紫花地丁 12g，薏苡仁 20g，猪苓 15g，茵陈 9g，白术 15g，生黄芪 20g，片姜黄 12g，木瓜 9g，炒皂角刺 6g。其中蒲公英、连翘、土茯苓、草河车、板蓝根、紫花地丁清热解毒；薏苡仁、猪苓、茵陈除湿解毒；片姜黄、木瓜引经；白术、生黄芪益气，配炒皂角刺托毒外出。

（3）血虚风燥证

治法：养血润肤，疏风止痒。

方药：当归饮子合止痒合剂加减。当归 20g，白芍药 15g，生地黄 20g，白蒺藜 12g，防风 12g，荆芥 12g，何首乌藤 15g，鸡血藤 12g，丹参 9g，地肤子 15g，苦参 12g。方中何首乌藤、鸡血藤、丹参、全当归、生地黄、白芍养血活血润肤，防风、荆芥、刺蒺藜、地肤子、苦参疏风止痒。

2. 外治疗法

（1）湿渍疗法　适用于脓疱较多，皮损湿润甚至部分流脓水，可用大青叶、黄柏、生地黄、马齿苋等煎汤，或者10%黄柏溶液，2%~3%硼酸水湿渍。

（2）火针治疗　选用中粗火针，取双足水疱处，对准水疱疱液饱满处快速进针，随即出针，脓液会迅速流出，以棉球吸取流出脓液，防止沾染他处正常皮肤。

3. 成药应用

（1）消银颗粒　开水冲服。一次3.5g，一日3次。一个月为1个疗程。

（2）复方青黛胶囊　口服，一次4粒，一日3次。

（3）点舌丸　口服，一次2丸，一日3次。

（4）龙胆泻肝丸　口服。一次3~6g，一日2次。

（5）润肤丸　口服，6g/次，一日2次。

4. 单方验方

（1）窄谱中波紫外线（NB-UVB）联合中药治疗本病，中药（成分主要有熟地黄、生地黄、茯苓、苍术、白术、白鲜皮、连翘、金银花及生草等）。1个疗程为8周，总需15次左右。

（2）高能紫外光治疗仪每周2次进行局部照射，联合口服复方青黛胶囊（4粒/次，3次/天）治疗本病，疗效明显。

（三）新疗法选粹

^{90}Sr-^{90}Y敷贴器治疗掌跖脓疱病：治疗人员手持^{90}Sr-^{90}Y敷贴器对准病变处压紧，使之尽量贴近病变的表面，按计算时间给予照射。一次给予吸收剂量20Cy，病程较长者及角化严重者适当加大吸收剂量到25Gy。2~3个月后复查，根据情况给予重复治疗，重复治疗剂量与首次剂量相同。治疗期间禁用其他方法治疗。

（四）医家诊疗经验

1. 赵炳南

赵炳南认为，该病系湿热蕴久，兼感毒邪而发，治宜清热凉血，解毒除湿，方用凉血解毒汤加减。水牛角6g，生地黄15g，牡丹皮15g，白茅根30g，金银花30g，连翘15g，大青叶15g，生薏苡仁15g，苦参10g，滑石15g，白鲜皮30g。

2. 张志礼

张志礼认为，本病的病因病机乃素体热盛，或外感毒邪，毒热炽盛，气血两燔；或饮食不节，脾失健运，湿热内蕴，日久化毒，发为本病。从湿毒、血热辨证治疗掌跖脓疱病。①湿毒证当清热解毒除湿，以土槐饮和龙胆泻肝汤加减，药用土茯苓、龙胆草、马齿苋、薏苡仁、黄芩、泽泻、茵陈、连翘、白鲜皮、败酱草、生地黄、车前子，掌部肿胀者加生白术、冬瓜皮，瘙痒重者加苦参、地肤子，手掌重者加片姜黄，足部重者加木瓜、牛膝；②血热证当清热解毒凉血，以解毒凉血汤加减，药用板蓝根、大青叶、生地黄、紫草、茜草、槐花、白茅根、金银花、连翘，热重者加羚羊角粉，沟纹舌加玄参、麦冬，脓疱明显者加鱼腥草、蒲公英。

3. 蔡瑞康

蔡瑞康认为，本病辨证可分为热毒证、湿热证两个证型。①热毒证治宜清热解毒、凉血化湿，方选清瘟败毒饮、犀角地黄汤、凉血四物汤加减，药用生地黄、牡丹皮、金银花、连翘、黄芩、黄连、重楼、苦参、车前子、生甘草等。②湿热证治宜清热除湿、凉血解毒，方选除湿胃苓汤、犀角地黄汤加减，药用厚朴、陈皮、茯苓、泽泻、车前子、猪苓、苦参、生地黄、牡丹皮、生甘草等。

4. 李博鑑

李博鑑认为，患掌跖脓疱病时，病患

体内水湿壅盛，犹如浸水之海绵，用黄芪类药物类似于以外力将水挤出，是谓托法的灵活应用。宜防己黄芪汤合掌跖脓疱方加减。防己、黄芪、白术、生薏苡仁、冬瓜仁、六一散、苍术、茯苓、牡丹皮、赤芍、金银花、连翘、牛蒡子。

5. 欧阳恒

欧阳恒多把此病辨为湿热蕴毒证和脾虚毒恋证两型。①湿热蕴毒证：治以清热祛湿、凉血解毒，方用羚羊角粉、龙胆草、苦参、黄芩、车前子、泽泻、重楼、北豆根、生地黄、赤芍、牡丹皮、知母、生石膏、金银花、连翘、计划、紫花地丁、天葵子、蒲公英等。②脾虚毒恋证：治以健脾除湿，清解余毒，方用苍术、炒白术、茯苓、厚朴、陈皮、猪苓、泽泻、栀子、黄芩、薏苡仁、土茯苓、重楼、半枝莲等。

五、预后转归

掌跖脓疱病的发病机制尚未明了，病情非常顽固，常迁延不愈，中西医结合治疗具有一定的优势，治疗上取得了一定的进步，但尚不能完全阻止掌跖脓疱病复发。

六、预防调护

无论采取何种治疗措施，首先应在致病因素水平上进行干预，对就诊患者进行系统性检查，积极寻找感染病灶，对患有牙周炎、急慢性扁桃体炎的患者应给予对症治疗，同时对金属过敏的患者应给予假体摘除。同时注意以下几个方面。

（1）避免经常接触洗漆剂、化妆品、金属首饰、化学材料等。

（2）避免感染，感染包括细菌、病毒、真菌感染等。

（3）合理饮食，戒烟限酒，调畅情志。

（4）避免搔抓、热水烫洗，避免外伤以免感染，保护皮肤。

七、专方选要

（1）黄连解毒汤合三仁汤加减。药用黄连10g，黄柏10g，黄芩20g，栀子20g，茯苓20g，土茯苓20g，生地黄20g，杏仁10g，薏苡仁30g，厚朴10g，金钱草20g，连翘20g。用于治疗湿热壅盛型掌跖脓疱病，瘙痒明显者加白鲜皮、白蒺藜。并用中药煎水浸泡，药用黄柏30g，苦参30g，枯矾30g，地榆20g，土茯苓30g，白鲜皮30g，一日1次。

（2）托毒除湿饮 土茯苓25g，白花蛇舌草30g，败酱草15g，白蔹10g，生地黄炭15g，薏苡仁30g，茯苓15g，黄芪20g，黄精15g，当归10g，甘草10g。用于治疗掌跖脓疱病，瘙痒加白鲜皮15g、地肤子30g；渗出明显加车前子10g、猪苓10g；便秘加全瓜蒌30g；掌部脓疱加片姜黄6g；足跖部脓疱加木瓜10g；掌跖同时发病加川牛膝10g。组方中土茯苓、白花蛇舌草、败酱草、白蔹清热解毒，生地黄炭入血分，解血分毒热；生白术、生薏苡仁、茯苓健脾除湿；黄芪、黄精、全当归益气补血，托里透毒生肌，与上述诸药相伍，可防止苦寒败胃；甘草有解毒，调和诸药之意。众药合用，使热毒清，湿邪去，托里而不留寇，诸证相应而愈。

（3）自拟解毒祛湿汤 茯苓15g，薏苡仁30g，土茯苓30g，茵陈30g，三棱15g，莪术15g，白鲜皮15g。水疱、脓疱严重加蒲公英、泽泻、车前子等；脓疱吸收，表皮增厚、变硬、失去弹性加玄参、麦冬、石斛、玉竹等；情绪易波动，多愁善感加酸枣仁、远志、合欢皮等。自拟解毒祛湿汤方中茯苓、薏苡仁健脾祛湿；茵陈、土茯苓、白鲜皮清热解毒，除湿止痒；三棱、莪术活血通络。诸药合用，共奏健脾祛湿、清热解毒、活血通络之功效，使脾气运，脉络通，湿热之邪得以清除，气血津液恢复正常生化和输布，掌跖皮肤得以滋润，则诸症消退，顽疾告愈。水疱、脓疱甚者，再加用清热解毒、祛湿之蒲公英、泽泻、车前子等，皮肤干燥、表皮增厚者加用滋阴润燥之玄参、玉竹、石斛等提高疗效。现代医学证明，自主神经功能紊乱，可加重或促使本病发作，故对情绪易波动者，加用酸枣仁、远志、合欢皮等以养心安神，消除诱因，标本兼顾可明显提高治愈率。

（4）清热利湿饮 龙胆草9g，黄芩15g，金银花21g，土茯苓21g，生地黄15g，牡丹皮15g，赤芍15g，当归12g，苍术9g，蒲公英15g，车前子15g，泽泻9g，甘草6g。用于治疗掌跖脓疱病，便秘加黄6g，失眠加酸枣仁30g，瘙痒明显加白鲜皮、地肤子各30g。清热利湿饮以龙胆草、黄芩、栀子、车前子、泽泻清热利湿；金银花、土茯苓、蒲公英清热解毒；生地黄、牡丹皮、赤芍清热凉血；苍术燥湿健脾，与辛温之当归配用，可防止上述诸药苦寒败胃；当归、生地黄滋阴养血，又可防止热盛及苦寒燥湿之药耗伤阴血，以使标本兼顾；甘草有调和诸药之意。上药合用，使热清毒泄湿祛，诸证乃可相应而愈。

（5）疏肝凉血解毒汤加味 生香附12g，栀子15g，连翘30g，大青叶15g，生地黄30g，赤芍30g，土茯苓30g，天花粉15g，丹参20g，蝉蜕9g，白芷9g，玄参30g，山豆根20g，生甘草15g。2个月为1个疗程。同时配合中药药浴或局部湿敷，方用：地榆30g，黄柏30g，苦参30g，蛇床子30g，地骨皮15g，葛根20g，每日2次，每次20分钟。选用有行气疏肝，兼清泻郁热作用的香附（生则外达皮肤）、栀子为君药；现代医学认为，该类疾病的真皮血管处于充血和扩张状态，血管充血和扩张属中医血热和血瘀表现，故选用有清热泻火、凉血消斑养阴作用的连翘、大青叶、生地黄、赤芍、山豆根为臣药；具有养血

活血、驱风止痒作用的丹参和蝉蜕及利湿排脓作用的土茯苓、天花粉为佐药；行气入肝经兼清肝经郁热的青皮和能解毒、调和诸药的甘草为使药组成基本方。方中土茯苓有解毒利尿作用；乌梅，归肝脾肺大肠经，《本草求真》："入于死肌、恶肉、恶痔则除，单用则可治疗牛皮癣"。现代药理研究认为清热解毒药山豆根、土茯苓有较强的抑制表皮细胞增长过快和抗炎，抑制体液免疫的作用。有实验结果表明，生地黄、赤芍有极显著的抑制表皮细胞增殖的效应，丹参抑制作用也很突出。

主要参考文献

[1] 娄卫海. 张志礼治疗掌跖脓疱病经验[J]. 北京中医药，2012（31）10.

[2] 安洪艳. 雷公藤多甙治疗掌跖脓疱病临床疗效观察[J]. 中国冶金工业医学杂志，2008，25（5）：572.

[3] 姜洪起，齐欣，于延. 白芍总苷胶囊联合雷公藤多甙片治疗掌跖脓疱病32例临床观察[J]. 中国皮肤性病学杂志，2013，27（9）：968-969.

[4] 张宝牛，刘佩. ^{90}Sr-^{90}Y敷贴器治疗掌跖脓疱病的临床应用[J]. 临床医药实践杂志，2007，16（7）：583-584.

[5] 陈维天. 中医治疗掌跖脓疱病研究进展[J]. 实用中医药杂志，2014，30（9）.

[6] 李振洁，林春生，钟金宝. 黄连解毒汤合三仁汤加减治疗掌跖脓疱病34例[J]. 江西中医药，2013，44（4）：47-48.

[7] 王和平，谢钞. 从脾论治掌跖脓疱病探析[J]. 中医药信息，2020，37（1）：64-66.

[8] 娄卫海. 从寒湿论治掌跖脓疱病及五积散在其治疗中的应用[J]. 北京中医药，2019，38（5）：459-462.

[9] 章若画，闵仲生. SAPHO综合征16例临床分析[J]. 中国皮肤性病学杂志，2016，30（9）：911-913.

第十七章　性传播疾病

第一节　淋病及非淋球菌性尿道炎

淋病是由革兰阴性双球菌淋病奈瑟菌引起的泌尿生殖系统的化脓性感染。非淋球菌性尿道炎（NGU）是一种具有尿道炎的表现，而在尿道分泌物查不到淋球菌的性传播疾病。由于中医传统上将淋病以及非淋球性尿道炎视为相同的"淋证"，故在此将二者一并讨论。

一、病因病机

（一）西医学认识

淋病的病原体是淋病奈瑟菌，又称为淋球菌或淋病双球菌。为革兰阴性双球菌，干燥环境1~2小时死亡，一般消毒容易将它杀死，1∶4000硝酸银溶液2分钟可将其杀死，在1%碳酸内3分钟内死亡。在不完全干燥的条件上，附着在衣裤和被褥上则能生存18~24小时。淋病双球菌进入尿道或宫颈后与尿道上皮黏合，于该处造成炎性反应。

非淋球菌性尿道炎的病原体主要是沙眼衣原体及支原体，目前趋向于将本病分别改称"沙眼衣原体泌尿生殖道感染"和"支原体泌尿生殖道感染"。本病在西方国家发病率居性传播疾病的首位。

本病40%~50%由沙眼衣原体引起，20%~30%由解脲支原体引起，尚有10%~20%由阴道毛滴虫、白色念珠菌、单纯疱疹病毒、生殖支原体、腺病毒和类杆菌等微生物引起，但传统上本病主要指沙眼衣原体引起的感染。

衣原体是介于细菌和病毒之间的微生物。衣原体对热敏感，56~60℃仅能存活5~10分钟，在冷冻条件下可存活数年。

引起NGU的支原体主要是解脲支原体，此为一种特殊型的支原体，集落较小，常寄生于尿道黏膜上皮内，能将尿素分解成氨，故名。支原体对外环境的抵抗力都较弱，高温即可将其杀死，实验室的常用消毒剂如福尔马林、苯酚、煤酚皂溶液等极易将其灭活。

（二）中医学认识

淋病属于中医记载的"淋"证，最早见于我国古代医书《黄帝内经·素问》。《素问·宣明五气篇》："膀胱不利癃"，癃即淋之古称。《金匮要略》则认为："淋之为病，小便如粟状，小腹弦急，痛引脐中。"《中藏经》曰："诸淋者……胃热饮酒，过醉入房，竭伤精神，劳伤血气。"《千金方》曰："气淋之为病，溺难涩，常有余涩……膏淋之为病，尿似膏自出；劳淋之为病，劳倦即痛，引带冲下。"《河间之书》也记载道："淋是小便涩痛而不通者，为热。"彼时认为淋证病因病机为房室不洁，触染邪毒，湿热淋毒聚结下窍，膀胱气化不利，清浊不分形成湿热毒蕴证；或肝郁气滞，触染淋毒或湿热淋毒久蕴下焦，影响气血运行，败血浊瘀壅阻尿路精道形成气滞血瘀证；若失治误治，久治不愈，余毒不解，耗气伤津，肝肾阴虚形成正虚毒恋证。治法：解毒化浊，清热利湿，行气活血，滋阴降火。到了金代刘完素的《素问玄机原病式》中，将"淋证"解释为："小便涩痛也。热客膀胱，郁结不能渗泄故也。或曰，小便涩而不通者为热，遗尿不禁者为冷。"

由病因不同，又将其分为有热淋（不通）和冷淋（遗尿）之分。刘完素更加强调热的一面，由此看来，那时的"淋"不仅是淋病，还要包括泌尿系统的其他疾病"。故而在中医范畴中，"淋病"即"淋证"是指以小便频急短涩、淋沥刺痛、欲出不尽为主要表现，或伴有小腹拘急、痛引腰腹的病症。可用"频、急、短、涩、痛"来概括它的特点。包括西医学的尿路感染、泌尿系统结石、肾盂肾炎、前列腺炎、膀胱炎、泌尿系结核等有明显小便症状的疾病。淋球菌、支原体、衣原体感染所致淋病属于中医淋病的范畴，但金元时期还没有明确这类疾病的病因，仅根据症状笼统地称"淋"，至民国时期，张锡纯才明确提出花柳淋为中医淋病之一。

二、临床诊断

（一）辨病诊断

1. 临床表现

（1）淋球菌性尿道炎（淋病） 因淋病奈瑟菌感染部位、感染时间长短、感染株毒力、感染的程度、机体敏感性及是否同时伴有沙眼衣原体等具有不同的临床表现。

①成人男性淋病：尿道口红肿，发痒，轻微刺痛，发生排尿困难，可有稀薄黏液流出，呈深黄色或黄绿色脓液，封住尿道口而呈"糊口"状，伴有尿道刺激症状。夜间阴茎可有痛性勃起。若延误治疗，约2周后可能出现尿意窘迫，尿频等后尿道感染症状。未经治疗或治疗不彻底，患者症状亦可在数天到数周内逐渐平息，也可转为慢性。男性淋球菌性尿道炎可有多种合并症，主要有前列腺炎、精囊炎、附睾炎等。

②成人女性淋病：主要包括淋球菌性宫颈炎、尿道炎和前庭大腺炎。40%~60%患者无症状，或仅表现为阴道分泌物异常或增多等非特异性症状。患者常有外阴刺痒及烧灼感，或有不正常出血，偶有下腹痛及腰痛。检查时可见宫颈有炎性改变，子宫颈红肿、触痛、质脆、糜烂，可有黄绿色脓性分泌物从宫颈口流出。部分患者可发生直肠炎，尿道旁腺炎，前庭大腺炎以及盆腔炎。少数患者可无症状带菌持续数月或数年，偶可发生播散性淋球菌感染。淋球菌性尿道炎常于性交的2~5天发生，可有尿频、尿急、尿痛。检查时有尿道口红肿，溢脓，按压尿道时可有脓性分泌物。淋球菌累及前庭大腺炎时（巴氏腺脓肿），常为单侧腺体开口处红肿、剧痛，腺管闭塞形成脓肿等。可转为慢性，自觉症状较轻，有下腹坠胀，腰痛，白带增多等。女性淋病主要合并症为盆腔炎（PID），为宫颈内膜上行感染所致，包括输卵管炎、子宫内膜炎，继发性输卵管卵巢脓肿及破裂所致的盆腔脓肿、腹膜炎等。疾病亦可进一步经子宫内膜侵入输卵管，发生输卵管炎。患者可表现为月经出血、腹痛和附件团块触痛。急性输卵管炎为淋病重要的并发症，可致不育。

③幼女淋球菌性阴道炎：表现为外阴及肛门周围黏膜皮肤红肿、灼痛、破溃，阴道有脓性分泌物，可伴尿痛乃至出现排尿困难。严重时可累及直肠及肛周，导致淋球菌性直肠炎。

④淋菌性结膜炎：新生儿多见，多在经过患有淋病母亲的产道时而受染，于出生后4~21天发病，多为双侧。偶见于患有急性淋病的成人，多为自体接种，常为单侧性。

⑤淋球菌性咽炎：见于口交者，有咽干不适，咽痛，表现为急性咽炎、扁桃体炎症状。患者发热，颈部淋巴结肿大。

⑥淋球菌性肛门直肠炎：主要见于肛交者。妇女可由阴道脓液的自体接种。表现为肛门瘙痒、烧灼以及里急后重，可有

脓血便，肛管黏膜充血，脓性分泌物，治疗较困难。

⑦淋球菌性皮肤感染：因淋球菌对于鳞状上皮不易感，故较少见。可发生于会阴部、冠状沟、阴茎，偶发生在手部。常为尿道分泌物所致。初为红斑、丘疹，可发展成水疱、脓疱或糜烂，周围有红晕，皮损中可查到淋球菌。

⑧淋球菌性败血症（DGI）：有1%~3%淋病患者淋球菌进入血液，形成淋球菌菌血症。常见于妇女经期和妊娠期。开始表现为发热、寒战、多关节疼痛等非特异性症状。患者全身不适、食欲不振。DGI早期皮肤表现为皮肤上出现丘疹、瘀斑、脓疱、坏死性等损害。损害开始为红斑，后发展成直径2~5mm的脓疱，可发生出血及坏死，以致形成血疱。皮损好发于四肢、手、足，尤其上肢肢端的关节处，愈后形成色素沉着和浅瘢痕。若延误诊治，可造成化脓性关节炎，破坏关节。

⑨淋球菌性心内膜炎和脑膜炎：偶有报道。

（2）非淋球菌性尿道炎（非特异性生殖道感染）

①男性主要临床表现：有30%~40%的患者无任何症状。典型的症状是尿道痉挛瘙痒并伴有不同程度的尿频、尿急、尿痛及排尿困难。较长时间不排尿或晨起首次排尿前，尿道外口可逸出少许黏液性分泌物，严重者可有黏液脓性分泌物。在反复发作的衣原体感染的顽固性病例，尿道口周围一圈可隆起，呈唇样红肿，带有光泽，不易消退；念珠菌感染的顽固性病例尿道口可呈漏斗状扩张，表现为暗红色，带有少许鳞屑，多伴有龟头包皮炎；支原体及滴虫感染的病尿道口红肿常不明显。尿道分泌物常为浆液性或黏液脓性，其中支原体、白色念珠菌及单纯疱疹病毒感染者分泌物呈浆液性居多，衣原体或杂菌感染者，分泌物呈黏液脓性居多。单纯疱疹病毒感染者可发生腹股沟淋巴结肿大，并有压痛。男性非淋菌性尿道炎的并发症可出现前列腺炎、附睾炎、精囊精索炎、Reiter病等相关并发症。

②女性患者临床表现：当尿道炎时，约有50%的患者有尿急、尿频及排尿困难，但无尿痛症状或仅有轻微尿痛。宫颈是女性主要感染部位，主要症状为黏液脓性宫颈内膜炎，可有白带增多、外阴阴道瘙痒及下腹部不适等症状。检查尿道口可有潮红和肿胀，压迫尿道时可有少量淡黄色分泌物流出。女性沙眼衣原体感染可出现急慢性盆腔炎、前庭大腺炎、直肠炎、肝周围炎等相关并发症。

2. 相关检查

（1）直接涂片检查　此法对于未经治疗的男性急性尿道炎患者有诊断价值。取男性患者尿道分泌物，涂片作革兰染色，找到肾形革兰阴性双球菌，为阳性。

（2）淋球菌培养　淋球菌培养是诊断的重要依据，培养法对症状很轻或无症状的男性、女性患者都是较敏感的方法，只要培养阳性就可确诊。

（3）NGU的实验室检查主要包括沙眼衣原体和解脲支原体的病原学和血清学检查。可采用直接免疫荧光法、酶免疫测定法等方法，细胞培养是诊断和鉴定沙眼衣原体的金标准方法，敏感性和特异性均高。解脲支原体可以在含有尿素的人工培养基中生长，如见到呈"油煎蛋"样集落，则标本为阳性。此外，聚合酶链反应（PCR）与连接酶链反应（LCR）其敏感性及特异性均高。

（二）辨证诊断

1. 湿热毒蕴证

（1）临床证候　源于房事不洁，宿娼嫖妓，或误用感染邪毒之物，湿热淋毒侵入下窍，流注膀胱、精室等处，致气化不利，清浊不分而发病，尿道口红肿溢脓、尿频、尿急、尿痛、淋沥不止，尿液混浊如脂；女性宫颈充血、触痛；有脓性分泌物，前庭大腺红肿热痛；舌质红、苔黄腻，脉滑数。

（2）辨证要点　病情初起，病势急，舌质红、苔黄腻，脉滑数。

2. 正虚毒恋证

（1）临床证候　湿热毒邪侵入，久治不愈，或失治误治，伤津耗气，余毒不解，正气未复，正虚毒恋，病程迁延，小便短涩，淋沥不尽；女性带下较多；五心烦热，腰膝酸软，酒后疲劳易发；舌质红、苔少，脉细数。

（2）辨证要点　久治不愈，正气不足，舌质红、苔少，脉细数。

三、鉴别诊断

1. 非特异性尿道炎

非特异性尿道炎常有机械刺激、创伤、泌尿生殖道或盆腔邻近脏器细菌感染，炎症等诱因。导致尿道刺激症状，无明显分泌物和尿道口炎症，淋菌，衣原体、支原体检查阴性，这些不同点均可资鉴别。

2. 念珠菌性阴道炎

外阴瘙痒，白带增多，呈乳酪状；小阴唇、阴道黏膜充血，水肿，有浅表糜烂，表面附有白色伪膜，直接镜捡可见真菌菌丝和菌丝分枝处簇集成堆的梨形小分生孢子，淋病无此特征。

3. 龟头包皮炎

包皮过长，不洁或受刺激致细菌或真菌感染，包皮龟头弥散性充血，水肿，糜烂渗出或有污垢，尿道口炎症不著，无尿道刺激症状，实验室检查可证实有细菌、真菌或滴虫感染，淋菌检查阴性，可与淋病相鉴别。

4. 滴虫性阴道炎

外阴瘙痒剧烈，白带增多，稀薄呈泡沫状，阴道、宫颈黏膜充血，点状出血，水肿呈"草霉状"改变，分泌物镜下可见毛滴虫，可与淋病相区别。

特别要注意淋病和非淋菌性尿道炎的鉴别，淋病潜伏期的后者症状较轻，主要是由沙眼衣原体和分解脲素支原体引起的感染。

四、临床治疗

（一）提高临床疗效的要素

（1）早期诊断、早期治疗。及时、足量、规则用药。针对不同的病情采用相应的治疗方法。追踪性伴，同时治疗。治疗后密切随访。

（2）注意同时有无沙眼衣原体等感染。治疗期间禁止性生活，注意隔离。污染物如内裤、浴巾以及其他衣物等应煮沸消毒。分开使用洗浴用具。

（二）辨病治疗

1 淋病的治疗

参照中国疾病预防控制中心性病控制中心 2020 年颁布《梅毒、淋病和生殖道沙眼衣原体感染诊疗指南》。

（1）无并发症淋病　成人淋菌性尿道炎、子宫颈炎、直肠炎可采用头孢曲松 1g 肌内注射或静脉给药，单次给药，或大观霉素 2g（宫颈炎 4g）肌内注射，单次给药；儿童淋病：体重 ≥ 45 kg 者则按成人方案治疗。体重 < 45 kg 的儿童：头孢曲松 25~50mg/kg（最大不超过成人剂量）肌内注射，单次给药；或大观霉素 40mg/kg（最大剂量 2g）肌内注射，单次给药。不能排除衣原体感染，加上抗沙眼衣原体感染药物。

（2）有并发症淋病　淋菌性附睾炎、

前列腺炎、精囊炎：头孢曲松 1g 肌内注射或静脉给药，每日 1 次，共 10 天。淋菌性盆腔炎：应兼顾病原体。头孢曲松 1g 肌内注射或静脉给药，每日 1 次，共 10 天；加多西环素 100mg 口服，每日 2 次，共 14 天；加甲硝唑 400mg 口服，每日 2 次，共 14 天。病情较重者可选择住院治疗方案。孕期或哺乳期妇女禁用四环素类药物。妊娠早期 3 个月内应避免使用甲硝唑。

（3）其他部位淋病　淋菌性眼结膜炎：新生儿予头孢曲松 25~50mg/kg（总量不超过 125mg）静脉或肌内注射，每日 1 次，连续 3 天；儿童若体重 ≥ 45 kg 者按成人方案治疗，体重 < 45 kg 者予头孢曲松 50mg/kg（最大剂量 1g）肌内或静脉注射，每日 1 次，共 3 天。成人予头孢曲松 1g 肌内注射或静脉给药，每日 1 次，共 3 天；或大观霉素 2g 肌内注射，每日 1 次，共 3 天。同时应用生理盐水冲洗眼部，每小时 1 次。新生儿不宜应用大观霉素。对新生儿的母亲应进行检查，如患有淋病，应同时治疗。新生儿应住院治疗，并检查有无播散性感染。淋菌性咽炎：头孢曲松 1g 肌内注射或静脉注射，单次给药；或头孢噻肟 1g 肌内注射，单次给药。如果衣原体感染不能排除，加上抗沙眼衣原体感染药物。

（4）播散性淋病　新生儿播散性淋病：头孢曲松每天 25~50mg/kg 静脉注射或肌内注射，每日 1 次，共 7~10 天，如有脑膜炎疗程为 14 天。儿童播散性淋病若体重 ≥ 45kg 者按成人方案治疗，体重 < 45kg 者按如下方案治疗：淋菌性关节炎，头孢曲松 50mg/kg 肌内注射或静脉注射，每日 1 次，共 7~10 天；脑膜炎或心内膜炎，头孢曲松 25mg/kg 肌内注射或静脉注射，每日 2 次，共 14（脑膜炎）或 28 天（心内膜炎）。成人播散性淋病推荐住院治疗，需检查有无心内膜炎或脑膜炎。推荐方案：头孢曲松 1g 肌内注射或静脉注射，每日 1 次，共

10 天或以上。

（5）妊娠期淋病　按照其不同感染类型采用相应的非妊娠期患者的治疗方案。但对于推断或确诊合并有沙眼衣原体感染的孕妇，推荐加用红霉素或阿莫西林治疗。妊娠期禁用氟喹诺酮类和四环素类药物。

2. 非淋菌性尿道炎的治疗

应遵循及时、足量、规范用药的原则，参照中华医学会男科学分会年颁布《非淋菌性尿道炎诊疗指南 2022 版》。

（1）解脲支原体感染的治疗　目前临床上较常应用的药物主要有四环素类、大内酰胺类及喹诺酮类，其中以四环素类药物为首选，一线治疗方案：① 多西环素 0.1g，每天 2 次，共 10~14 天；② 阿奇霉素第 1 天 1g，次日开始 0.5g，每天 1 次，共 5 天。

（2）沙眼衣原体感染的治疗　一线治疗方案为多西环素 0.1g，每天 2 次，共 7 天或阿奇霉素首日 1g，次日开始 0.5g，每天 1 次，共 3 天。孕妇患者予阿莫西林 0.5g，每天 3 次，连续 7 天；阿奇霉素首日 1g，次日开始 0.5g，每天 1 次，共 3 天，妊娠期忌用四环素类及氟喹诺酮类药物。

（3）生殖支原体感染的治疗　一线治疗方案为多西环素 0.1g，每天 2 次，共 7 天，然后阿奇霉素首日 1g，次日开始 0.5g，每天 1 次，共 4 天。特殊人群的治疗：妊娠和哺乳期女性生殖支原体感染的用药需要充分权衡利弊，孕期禁忌使用四环素类及莫西沙星。其他病原体感染的治疗：在针对沙眼衣原体、解脲支原体、生殖支原体等病原体进行针对治疗并且效果不佳时，应怀疑患者是否合并滴虫性阴道炎、单纯疱疹病毒、腺病毒等非淋球菌性尿道炎的少见病原体感染，并进行相应的检测和治疗。

（三）辨证治疗

1. 辨证论治

传统中医对淋病（膏淋）的早期辨证为热毒下注，治则为清热解毒，利湿化浊。方用清热通淋汤，包括龙胆草、土茯苓、白花蛇舌草、紫花地丁、蒲公英、黄连、大青叶、木通、牡丹皮、生甘草、生三七等加减；或用八正散，包括木通、车前子、萹蓄、瞿麦、滑石、生甘草、土茯苓、生地黄、白鲜皮、牡丹皮、黄柏等加减。对淋病的后期，病情进一步发展，证因湿热交炽，毒邪鸱张，血脉瘀滞，腐溃成脓。治以排脓解毒祛邪为要，可用张锡纯毒淋汤加减。药用：金银花、石韦、苦参、黄柏、生甘草、土茯苓、败酱草、泽泻、蒲公英、白鲜皮、野菊花、三七粉等。

慢性淋病则需补肾固本。肾虚又可分为阴虚和阳虚，治疗分为滋阴补肾和温阳补肾，前者以知柏地黄丸加减，药用：知母、黄柏、生地黄、牡丹皮、泽泻、茯苓、土茯苓、白鲜皮、地骨皮等；后者用金匮肾气丸加减，药用：制附片、肉桂、山茱萸、山药、茯苓、泽泻、熟地黄、杜仲、蛇床子、甘草等。或以加味五淋散为主随症加减治疗。药物组成：当归10g，赤芍10g，连翘30g，甘草6g，制香附30g。畏冷发热者加荆芥、柴胡，腹胀便秘者加枳实、大黄，尿中有血者加白薇、大小蓟，腹股沟淋巴结肿痛者加金银花、败酱草。每日1剂，水煎分服。3天为1疗程。

2. 外治疗法

（1）针灸治疗

①王侃等遵"热者疾之，寒则留之"法则，取照海（泻）、中极（补，温针灸）、太冲（泻）为主穴，湿热型配膀胱俞（泻）、阴陵泉（泻）；阴虚型配肾俞（轻补）、阴谷（轻泻）；阳虚型配命门（补）、三阴交（补，温针灸）。

②张傲青等取穴膀胱俞、中极、气海、阴陵泉、三阴交、行间、太溪、足三里、肾俞，交替使用，先泻后补，同时内服清热利湿解毒止痛中药（土茯苓、蒲公英、连翘、金银花、黄柏、萆薢、菖蒲、车前子、生地黄、茯苓、泽泻、生甘草、苦参、白茅根、竹叶、川牛膝）。药渣水煎熏洗外阴，治疗14例均愈。

（2）药浴配合常规治疗

①土茯苓汤：土茯苓、地肤子、苦参、芒硝各30g。上药择净，水煎取汁，放入浴盆中，加入芒硝调匀，候温时熏洗患处，并坐浴。每天3次，每日1剂。可清热利湿。

②三黄解毒汤：黄芩、黄连、黄柏、栀子各30g，芒硝10g。上药择净，水煎取汁，放入浴盆中，加入芒硝调匀，候温时外洗患处，并坐浴。每天3次，每日1剂。可清热解毒，利湿通淋。

③黄柏苦参汤：黄柏15g，苦参30g。诸药择净，放入药罐中，加清水适量，浸泡5~10分钟后，水煎取汁，放入浴盆中，候温时外洗患处，并坐浴。每天3次，每日1剂。可清热解毒，利湿通淋。

④大黄黄叶汤：大黄、黄柏、竹叶各10g。诸药择净，放入药罐中，加清水适量，浸泡5~10分钟后，水煎取汁，放入浴盆中，候温时外洗患处，并坐浴。每天3次，每日1剂。可清热解毒，利湿通淋。

3. 成药应用

（1）膀胱湿热（急性淋病）型可选用八正合剂，或热淋清糖浆，每次10g，每日3次冲饮；清淋冲剂，或复方金银花冲剂，每次10g，每日3次冲饮。

（2）肝胆郁热（急性淋病）型可选用龙胆泻肝口服液，或茵栀黄口服液，每次1支，每日3次口服；小柴胡颗粒，或大黄泻火散，每次10g，每日3次冲饮；

（3）阴虚邪恋（慢性淋病）型可选用

知柏地黄丸，或归芍地黄丸，或麦味地黄片，或参麦地黄丸，每次9g，每日3次口服。

（四）医家诊疗经验

1. 刘完素

刘完素在《素问玄机原病式》中悉述淋病的症状、机制和治疗用药原则，尤其强调"淋因于热，冷淋也因于热"。他说："淋，小便涩痛也。热客膀胱，郁结不能渗泄故也。或曰小便涩而不通者为热，遗尿不禁者为冷。岂知热甚于肾部，干于足厥阴之经，廷孔郁结极甚，而气血不能宣通，则痿痹，而神无所用，故液渗入膀胱，而旋溺遗失，不能收禁也……然水衰虚而怫热客其部分，二阴郁结则痿痹，而神无所用，故溲便遗失，而不能禁止，然则热证明矣。"针对社会上用热药治疗冷淋，他又提出："传世方论，虽曰冷淋，复用榆皮、黄芩、瞿麦、茯苓、通草、鸡苏、郁李仁、栀子之类寒药治之而已。或谓患淋而服茴香、益智、滑石、醇酒温药而愈者，然则非冷欤？殊不知此皆利小便之要药也。盖酒、益智之性虽热，而茴香之性温，滑石之性寒，所以能开发郁结，使气液宣通，热散而愈也。"他的"淋因于热"的观点，源于他"六气皆能化火，五志过极皆为热"的思想，治病多用寒凉的主张。他的思想体系在后世弟子及众多医家的学术主张中多能得到延续和发挥，奠定了其他三医家论治淋病的理论基础。所创益元散成为张从正、李杲、朱丹溪及后世许多医家治疗淋病的常用方。

2. 张从正

张从正重视足厥阴肝经在淋病中的作用。在《儒门事亲》中张从正首先引用《黄帝内经》中的观点《灵枢》言'足厥阴肝之经，病遗溺，闭癃'。闭为小溲不行，癃为淋沥也。此乙木之病，非小肠及肾也。木为所抑，火来乘之，故热在脬中，下焦为之约，结成砂石"来说明淋病形成与肝经不调的紧密联系。主张吐、下去邪法。张从正治疗淋病方法宗自《黄帝内经》"木郁达之。先以瓜蒂散越之，次以八正散加汤碱等分顿啜之，其砂石自化下。"（《儒门事亲》）也体现了他所主张的吐、下去邪法。在膏淋病例中，他说："惑蛊之疾也，亦曰白淫，实由少腹冤热，非虚也。"（《儒门事亲》）"惑蛊"指古代的毒虫，说明他已经觉察膏淋是由与"虫"有关的一类病邪引起。现在人们已了解导致膏淋产生的病症主要有丝虫病、腹腔淋巴管结核、肾结核等。治疗淋病强调多饮水。张从正治疗淋病强调多饮水，认为小便不足是便涩产生的原因。有这样一个病例，"一男子病淋，戴人令顿食咸鱼，少顷大渴，戴人令恣意饮水，然后以药治淋，立通"。（《儒门事亲》）他说："淋者无水，故涩也。"

3. 李杲

李杲继承前人淋因于热的观点，分辨病位上焦下焦分而清之。他说："如渴而小便不利者，是热在上焦肺之分……宜清肺而滋其化源也，故当从肺之分，助其秋令，水自生焉。如渴而小便不通者，热在下焦血分，故不渴而大燥，小便不通也。热闭于下焦者，肾也，膀胱也。乃阴中之阴，阴受热邪，闭塞其流……须用感地之水运而生大苦之味，感天之寒药而生大寒之气，此气味俱阴，乃阴中之阴也。"（《兰室秘藏》）

4. 朱丹溪

朱丹溪其强调治淋清热的重要性。《丹溪心法》中说："淋者，小便淋沥，欲去不去，不去又来。诸淋所发，皆肾虚而膀胱热也。水火不交，心肾气郁，遂使阴阳乖舛，清浊相干，蓄在下焦，故膀胱里急，膏、血、砂、石从小便出焉。于是有欲出不出、淋沥不断之状，甚者窒塞其间令人闷绝矣。淋有五，皆属乎热。解热利小便，栀子之类。"他提出治淋四法，强调清心在淋病治疗中的重要性。《丹溪心法》中说，治疗宜"揣本揆原，各从其类也。执剂之法，并用流行滞气，疏利小便，清解邪热，其余调平心火，又三者之纲领焉。心清则小便自利，心平则血不妄行。"又提出淋病忌补。《丹溪心法》中说，对淋病治疗"最不可用补气之药，气得补而愈胀，血得补而愈涩，热得补而愈盛。水窦不行，加之谷道闭遏，未见有能生者也"。这一论点被后世很多医家尊为治淋训诫。这一观点的提出源于淋病急性期的特点，由于古代患者是在症状出现后才去看病，而典型的"频、急、短、涩、痛"都是出现在淋病的急性期，急性期应该以祛邪为主，是正确的提法，滥用补益只能加重病情。但如果扩大到表述所有的淋病，或者淋病的每一病理阶段就有所偏颇。

从以上四家论淋的学术主张不难发现，张从正、李杲、朱丹溪都是在发展刘完素"淋因于热"的观点。张从正认为在上之热可吐、在下之热可渗泄，多饮水可让热邪随小便而出。李杲主张上焦热可清肺而滋其化源，下焦热须用苦寒之药。朱丹溪重视"清心利小便"，认为"调平心火"为治法之纲领。但三家对淋病又有各自的观点，这是认识的深入，是继承感悟后的发展。

五、预防调护

NGU 是性传染性疾病之一，首先加强卫生知识宣传，使广大群众对此病都有所了解。注意个人卫生。使用安全套，可降低淋球菌感染发病率。性伴应同时治疗。提倡患者注意个人卫生与隔离，不与家人同床同浴。在公共浴池，提倡淋浴。

预防原则及措施同其他性传染性疾病。①广泛开展性病的防治宣传；②对高危人群进行筛查，对性活跃的年轻妇女通过妇科检查和计划生育门诊等发现无症状的感染者；③对患者要正规治疗，及时控制传染源和防止出现并发症。在完成治疗后应去医院复查；④对性伴侣也应做检查和治疗，在患者和性伴侣彻底治愈之前要求其避免性接触；⑤如症状持续存在或症状消失后有复发，应立即去医院检查；⑥推广使用避孕套等隔膜性工具。

六、研究进展

近年来，国内学者行了大量的筛选工作以积极从中草药中寻找抗 NGU 药物，并从现代药理作用方面研究中药体外抗病原体的作用。冯锋发现蛇床子提取物在体外对解脲支原体有抑菌作用。林平研究解脲支原体对 20 味中草药的敏感性，发现黄柏、蒲公英抑菌效果最好。李元文用苍柏湿毒清颗粒剂及其所含单味药分别制成药液、萆薢分清颗粒、五味消毒饮、热淋清颗粒、四妙丸及部分单味药对解脲支原体临床菌林进行体外抑制试验，结果表明复方药物中抑菌效果较好的是苍柏湿毒清，其次是萆薢分清颗粒。

目前，淋病及非淋球菌性尿道炎的发病率日趋增高。现代医学以抗生素治疗为主，但现如今耐药现象日益加重，患者复发率较高，中医药治疗本病具有明显的特色和优势，尤其是以中医中药为主的综合疗法，取得了一定的研究进展。但目前对于本病的疗效判定标准和中医辨证标准尚没有统一规范，对中医药治疗本病的临床研究观察亦不深入。今后中医药在淋病及非淋菌性尿道炎的临床和实验研究领域应该进一步加强。

主要参考文献

[1] 方玉甫. 中西医结合治疗男性非淋病性尿道炎 60 例疗效观察 [J]. 河北中医，2007，29（7）：627-629.

［2］王万春，严张仁. 加味四逆散治疗淋病后及非淋菌性尿道炎后综合征40例疗效观察［J］. 辽宁中医杂志，2007，34（5）：604-606.

［3］王亚华. 非淋病性尿道炎的病原检测［J］. 浙江预防医学，2006，18（4）：78-81.

［4］陈丽贞，刘垠浩. 八正散治疗湿热下注型淋证的临床观察［J］. 中国卫生标准管理，2020，11（17）：107-110

［5］颜平. 金元四大家对淋病的认识与治法［J］. 甘肃中医学院学报，2007，24（4）：47-51.

［6］汪丽萍. 淋病的诊治浅析［J］. 中国中医药咨讯，2011，3（23）：383-385.

第二节　梅毒

梅毒是由梅毒螺旋体所引起的一种慢性、系统性、全身性性传播疾病。

一、病因病机

（一）西医学认识

1. 流行病学

梅毒广泛流行和传播是世界各国的公共卫生问题。其主要通过性接触传染（占95%以上）、胎传传播，少数可通过性传播以外途径导致传染，如接吻、哺乳等。其次为间接接触传染，如接触被感染患者分泌物污染的衣裤、被褥、毛巾、食具、牙刷、便桶、剃刀、烟嘴等也可引起传染，但会极少。输入梅毒患者血液亦可被传染。医务人员在接触患者或含有梅毒螺旋体标本或受污染的医疗器械时不慎也会被感染。

2. 发病机制

梅毒的发病机制是一个复杂过程。人体感染后可造成系统损害，且病程长。最近国内外学者研究认为梅毒发病和机体的细胞免疫功能异常有关，此外亦与细胞因子和体液免疫有关。

（1）T淋巴细胞　随着医学的发展，特别是免疫学和分子生物学研究的进展，已有研究认为，梅毒的主要免疫防护机制是迟发性变态反应，在机体杀灭梅毒螺旋体的过程中细胞免疫比体液免疫更重要，而T细胞则起主要作用。T、B细胞和巨细胞在梅毒局部免疫网络调控中，它们之间通过各种因素相互作用，调节了机体的细胞免疫和体液免疫，主要是细胞免疫，增加了局部免疫效应，利于对感染梅毒螺旋体的清除。但这种消除是不完全的，皮损严重的二期梅毒疹仍有大量梅毒螺旋体繁殖、扩散，充分证明梅毒的免疫作用是有限的。

（2）细胞因子　近年来不少学者研究表明，细胞因子（CK）参与了梅毒螺旋体感染后机体的病理、生理反应。细胞因子在清除梅毒螺旋体中可能有一定作用，但由细胞介导的免疫反应受抑制，致使机体细胞（特别在早期）不能有效地清除梅毒螺旋体也是形成梅毒的主要机制。

（二）中医学认识

中医称梅毒为"霉疮"。其病名出自《霉疮秘录》。该书曰："霉疮一证……古未言及，究其根源，始于午会之末，起于岭南之地，至使蔓延涌流祸害甚广。"因其病情复杂，皮疹变化多端，除霉疮之称外，古文献中还有称为"疳疮""杨梅斑""杨梅疹""杨梅痘""棉花疮""翻花杨梅疮""杨梅结毒""秽疮""广疮""花柳病"等，近代一般将其归纳为：早期称之疳疮或杨梅疳疮，中期称为杨梅疮，晚期称之杨梅结毒。而胎传者称之"猴狮疳"。中医学认为，梅毒的发病总由感染梅毒疫病之气，化火生热，挟湿挟痰，外发肌肤、孔窍，内攻脏腑骨髓而为病。侵于阴器则生疳疮；流于经脉则现横痃；外发肌肤则见杨梅斑疹；流注关节则觉骨节酸痛，关节不利；蚀于五官则致喉烂、鼻缺、唇裂，齿脱；内攻脏腑则造成五脏俱伤，危及性命。其感染途径包括：精化传染即性交传染。由于不洁性交，致使梅毒疫疬之气由阴器直接感受，乘精泄之时，毒邪直入肝肾，深入骨髓，侵入关窍，外发于阴器，内伤于脏腑；气化传染 即为非性交传染。因接触被污染的被褥、浴具、厕所用具、毛巾、食具、衣物或与梅毒患者接吻、触摸、同寝等，致使梅毒疫疬之气侵入人体，脾肺二经受毒，流注阴器，发为疳疮，泛于肌肤发为梅毒痘疹；胎传染毒即是胎儿通过母体感染梅毒疫疬之气，毒气陷入营血，损伤脏腑筋髓，发于肌肤孔窍所致。

二、临床诊断

（一）辨病诊断

1. 临床表现

（1）一期梅毒 又称硬下疳，潜伏期一般为2~4周。多发于生殖器，男性好发于阴茎的包皮、包皮系带、龟头、冠状沟、包皮内侧面，同性恋者可见于肛门或直肠；女性好发于大、小阴唇，阴唇系带，阴蒂，阴道口，会阴处及宫颈等部位。典型的硬下疳常为单发。初起为一暗红色小丘疹，很快破溃发展成直径1~2cm的圆形或椭圆形溃疡；边界清楚、边缘略隆起，损害表面清洁或有少量渗出；触诊时有软骨样的硬度；无明显疼痛或轻触痛；不经治疗可在3~8周内消退，常不留痕迹或留轻度萎缩性瘢痕或色素沉着。

在硬下疳出现一周后，腹股沟或患部局部淋巴结肿大，可为单侧或双侧。其特点是表面皮肤无红、肿、热。无疼痛和压痛，相互孤立而不粘连，质中，不化脓破溃。

（2）二期梅毒 发生在感染后7~10周，或硬下疳出现后6~8周。梅毒螺旋体由局部经淋巴系统进入血液循环播散全身，可出现各种皮肤黏膜损害和系统损害。在二期皮损发生前可出现轻重不等的前驱症状，如全身不适、不规则发烧、头痛、咽痛、体重减轻、骨关节酸痛、食欲不振等。

1）二期皮肤黏膜损害：皮损可模拟任何皮肤病损害。常见皮疹包括斑疹、丘疹或脓疱等。

①斑疹性梅毒疹又称玫瑰疹：二期梅毒最早发生的皮肤损害。皮损呈圆形或卵圆形，直径0.5~1.0cm斑疹，初为淡红色，似蔷薇色，又称蔷薇疹，境界不清楚，以后发展为暗红色，部分皮疹压之不完全褪色。皮疹孤立不融合。皮疹分布多对称，数目多，好发于胸腹、双肋部及四肢屈侧。掌跖部为深红色斑疹，可有轻度脱屑。对二期梅毒的诊断有特征性。无自觉症状。如果未经治疗，在数天内可自行消退，也可发展为丘疹性梅毒疹。

②丘疹性梅毒疹：也是二期梅毒最常见并具有特征性的皮疹，具有多形性。典型损害为红色或铜红色，大小不一的丘疹，浸润明显，表面光滑或有鳞屑。多无症状，对称分布。泛发于躯干、四肢，散在不融合。

扁平湿疣是丘疹性梅毒疹的特殊类型。发生于外生殖器、肛周、腹股沟，也见于腋下等皱褶部位。为突出黏膜表面的扁平丘疹，呈灰白色、红色或暗红色，覆有灰白色薄膜，表面湿润，含有大量螺旋体，传染性很强。

③脓疱性梅毒疹：较斑疹和丘疹型少见。多发生于体弱、营养不良者。常发于头面部，皮疹有多种形态，可是脓疱疮样或痤疮样等损害。

④梅毒性白斑：常见于女性。多分布在颈及背部的网状淡白斑，无自觉症状。可持续数月之久。

⑤梅毒性脱发：多发生在感染6个月后。常侵犯头后部或两侧，脱发区有很多

小而分散的斑片状秃发斑，境界不清，呈虫蚀状，睫毛、眉毛及胡须等也可不规则脱落。无炎性表现，无自觉症状，不管患者是否得到治疗毛发都能再生。

⑥梅毒性甲床炎或甲沟炎：较少见。表现为甲板弯曲、肥厚，表面不光滑，或甲不全、甲变形以及甲沟炎。

⑦黏膜表现：约30%的患者可发生黏膜斑样损害。多发生于口腔的颊黏膜、舌及牙龈处。典型的黏膜斑为黏膜红肿，表面糜烂，呈乳白色，边缘有暗红晕，稍浸润。发于舌背部的黏膜斑可为圆形或卵圆形，表面光滑，分泌物中含有大量螺旋体，传染性强，消退后可以复发。也可出现梅毒性咽峡炎，表现为咽部充血，伴扁桃腺肿大，累及声带时出现声音嘶哑。黏膜斑发也可发于生殖器部位，多见于女性阴唇，男性龟头及包皮内侧面，无自觉症状。

2）淋巴结肿大：约50%以上的二期梅毒患者出现全身淋巴结肿大。常发生于感染7周后。表现为浅表淋巴结肿大，活动、质硬，不融合，无自觉症状，无压痛，无急性炎症及化脓性破溃。

3）二期骨梅毒多发于四肢的长骨和大关节，可出现骨膜炎、骨炎、骨髓炎、滑囊炎、腱鞘炎以及关节炎。晚上和休息时疼痛较重，白天活动后疼痛减轻，X线检查主要显示赘生性改变。抗梅治疗效果显著，初次接受抗梅治疗时疼痛加重，但1~2天后逐渐消退。

4）二期眼梅毒：发生率不高，可发生虹膜炎、虹膜睫状体炎、脉络膜炎、视神经炎和视网膜炎。也可见梅毒性结膜炎、角膜炎，常双侧发病。

5）二期神经梅毒：表现为无症状性神经梅毒及神经梅毒，前者无临床症状，脑脊液有异常；后者以梅毒性脑膜炎多见，不仅脑脊液异常，临床也有明显的症状。包括脑血管梅毒及脑膜血管梅毒。

6）二期内脏梅毒：发生率较低。可为梅毒性肝炎或肾炎，脾肿大及症状性胃炎，大都发生于二期梅毒的潜伏期或皮损出现时，多见于衰弱的患者。

7）二期复发梅毒：二期梅毒疹无论早发或晚发都会自行消退。如未经治疗或治疗不足，或患者免疫力下降，二期损害在消退后可重新出现，称二期复发性梅毒，其发生率约为20%左右。皮损形态与二期梅毒疹相似，但数目较少，破坏性较大。多呈局限性，可形成环形、弧形、匐行形等。形状奇异，分布不对称。好发于肩胛、前臂、臀部、肛周及阴部，往往二期复发损害出现之前血清先复发。

8）二期梅毒合并HIV感染：其皮疹分布和形态与二期梅毒相似，但RPR滴度在高水平，且驱梅治疗后皮损消退及RPR滴度下降均较慢。有学者报告检测47例HIV感染者中，37例患者梅毒血清阳性（78.72%），其中RPR在高滴度水平26例（55.32%）。在有生殖器溃疡的情况下，一次暴露感染HIV的危险性就会增加10~300倍。

（3）三期梅毒　病史在2年以上者，既晚期梅毒。传染性逐渐降低，损害程度增加。

1）三期梅毒皮肤损害

①结节性梅毒疹：为皮下结节，皮损好发于前额、肩胛、四肢伸侧，分布不对称。皮疹质硬，明显浸润，常排列成环形、弧形或蛇形，可破溃形成溃疡，最后留有萎缩性瘢痕。病程可持续数年之久。

②树胶肿：以四肢伸侧、前额、胸骨、小腿及臀部多见。发生时间晚于结节性梅毒疹。为皮下硬结逐渐增大，形成暗红色斑块，最后软化破溃形成深在性溃疡，表面有咖啡样颜色的黏稠状脓性分泌物，形似树胶。损害数目不多，不治疗经半年或更久可自愈，愈后留有萎缩性瘢痕。

2）近关节结节：发生于髋、肘、膝及坐骨关节等大关节附近对称性，坚硬，稍痛的皮下纤维结节。发展缓慢，不破溃，治疗后渐消退。

3）黏膜损害：主要发生于上腭、鼻中隔咽部，以溃疡为主，因破溃引起穿孔，排出死骨。鼻黏膜溃疡破坏鼻骨形成马鞍鼻。可出现呼吸困难和声音嘶哑等。

4）心血管梅毒：可发生单纯性主动脉炎、主动脉闭锁不全、主动脉瘤等。其损害部位主要侵袭升主动脉，其次为主动脉弓、降主动脉、颈总动脉、腹主动脉。偶尔可发生心肌树胶样肿。

5）神经梅毒：可分为无症状神经梅毒、脑膜梅毒、脑膜血管梅毒、脊髓痨和麻痹性痴呆。

①无症状神经梅毒：没有神经系统症状和体征，但梅毒血清试验阳性，脑脊液检查异常。

②脑膜梅毒：主要为急性或亚急性无菌性脑膜炎。可表现为发烧、头痛、恶心呕吐、羞明、颈项强直。或可出现癫痫、失语和偏瘫。单侧或双侧颅神经麻痹。脑脊液检查似无菌性脑膜炎，而梅毒螺旋体试验阳性是确诊的指征。

③脑膜血管梅毒：多在感染后5~12年后发生。主要侵犯脑、脑干及脊髓。可形成血栓和出血。病变在颈动脉系统可有偏瘫、失语、面瘫等。病变在椎动脉系统可有眩晕、呕吐、共济失调或颅神经麻痹等。脊髓受累主要为梅毒性脊膜脊髓炎和脊髓血管梅毒，表现为急性横断性脊髓炎，为慢性发展过程。

④麻痹性痴呆：多在感染后15~20年发病。可出现精神和神经系统损害表现，如注意力不集中、性格变化、情绪不稳、妄想，以及智力减退、辨别力下降、语言功能受损等。或书写障碍、震颤、共济失调、癫痫发作、四肢瘫痪及大小便失禁等。

⑤脊髓痨：多在感染后20~25年发病。是神经和脊髓的病变。临床特征为闪电痛，为复发性剧烈疼痛，内脏危象与闪电痛有关，最常见的是胃危象，既胃肠发生剧烈疼痛和功能障碍。另外可出现共济失调，行走似踩棉花感。还因骶部神经根受累出现性欲减退、阳痿等。

（4）潜伏梅毒（隐形梅毒）　无临床表现，而梅毒血清反应阳性者，无其他可引起假阳性的疾病，此阶段称潜伏梅毒。感染2年以内者称早期潜伏梅毒；感染2年以上者称晚期潜伏梅毒。

（5）妊娠梅毒　指孕妇发生或发现的活动性梅毒或潜伏梅毒。妊娠期内梅毒螺旋体可通过胎盘及脐静脉感染给胎儿，胎盘被梅毒螺旋感染后，致胎盘组织坏死，引起流产、早产、死胎或分娩先天梅毒患儿。

（6）先天性梅毒　先天性梅毒又称胎传梅毒。生母为梅毒患者，是患梅毒的孕妇未经及时治疗或治疗不当，梅毒螺旋体从母体通过胎盘直接进入胎儿体内而引起的梅毒。患早期梅毒而未经治疗的母亲传染给胎儿的风险性最大。母亲在妊娠16周以前经过充分抗梅毒治疗，往往可以预防新生儿出现临床症状。

1）早期先天性梅毒（出生后2岁内发病者）：新生儿早产、发育不良、哭声嘶哑、皮肤松弛、有皱纹如老人貌，常有低热、贫血、肝脾肿大、淋巴结肿大。

①皮肤黏膜损害：梅毒性鼻炎，鼻腔分泌物可为水性，脓性或血性，常因鼻塞致哺乳困难。可以出现各种皮疹，如斑疹、丘疹、水疱、大疱、脓疱等，与后天二期梅毒疹相似。口周、口角、肛周可见放射性皲裂。皮疹好发于后背、会阴周围、四肢和掌跖。外阴周围、肛周、腹股沟等区常发生湿丘疹或扁平湿疣。口腔可见黏膜斑，如不治疗往往持续1~3个月，消退后

常复发。

②附属器损害：患儿发育不良、头发稀疏，眉弓处脱发。甲营养不良，甲沟炎。

③骨损害：长骨最易受累。骨软骨炎、骨膜炎、假性瘫痪等。

④其他器官受累：可出现青光眼、色素膜炎、视网膜炎、肾小球肾炎及肺炎等。

2）晚期先天性梅毒（出生2岁以后发病者）损害性质与后天三期梅毒相似。

①皮肤黏膜损害：特征性损害为树胶肿，见于头面、四肢和躯干。

②骨损害：以长骨为主。因胫前骨膜增生向前呈弓状弯曲，形似马刀状（佩刀腿）。

③神经梅毒：多为无症状性神经梅毒。常见于青春期后，与成人的脊髓痨、麻痹性痴呆和灶状树胶肿相似。

④特征性损害：哈钦森牙、神经性耳聋、角膜炎、马鞍鼻、口周放射状裂纹、胸锁骨关节骨质增厚、胫骨骨膜增厚。

3）先天潜伏梅毒：同后天性潜伏梅毒，只是感染来源于母体。先天梅毒未经治疗无临床症状，梅毒血清反应阳性，年龄2岁之内为早期先天潜伏梅毒，超过2岁的为晚期先天潜伏梅毒。

2. 相关检查

（1）暗视野显微镜检查 硬下疳、梅毒疹及扁平湿疣，皮肤黏膜的损害可查到梅毒螺旋体。

（2）梅毒血清试验 包括非螺旋体抗原试验检查，如VDRL、RPR、USR等。梅毒螺旋体抗原试验 如FTA-ABS、TPHA及TPPA等。

（3）脑脊液检查 对神经梅毒（包括无症状神经梅毒）诊断治疗愈后的判断均有帮助，检查项目包括VDRL、细胞计数、蛋白量等。

（4）组织病理检查 必要时对各期梅毒疹可进行病理检查，以帮助诊断和鉴别诊断。

（二）辨证诊断

一期梅毒中医通称为"疳疮"。在宋代以前曾称之为"妒精疮"，宋代以后称为"蚀阴疮"。主要发生在外生殖器皮肤黏膜处或外生殖器以外的口唇、乳房等部位的硬性糜烂溃荡。二期梅毒中医以其疹形多样、形似特点而称杨梅疮、棉花疮、花杨梅、杨梅豆、杨梅疹、杨梅斑以及杨梅圈。多发于颜面、四肢、躯干、手掌、足跖等处。一般无痛痒，可伴乏力、全身不适等。依据望、闻、问、切四诊辨证分型如下。

1. 肝经湿热下注证

（1）临床证候 外阴红肿、破溃、疳疮，质硬而润，可伴横痃。也可发于阴部以外如下肢、腹部。兼见口苦咽干，小便黄赤，大便秘结。舌红、苔黄腻，脉弦滑。

（2）辨证要点 外阴红肿破溃，口苦咽干，小便黄赤，舌苔黄腻，脉弦滑。

2. 毒热内结证

（1）临床证候 颜面、躯干、四肢、手掌、足跖出现各样杨梅疮疹。可伴发热、头痛、咽痛、骨节酸痛等。舌红苔黄，脉滑数。

（2）辨证要点 周身杨梅疹，发热咽痛，舌红苔黄，脉滑数。

3. 血热蕴毒证

（1）临床证候 全身紫红斑疹，不痛不痒。伴口干咽燥或口舌生疮，或大便秘结。舌质红绛、苔薄黄干，脉细数。

（2）辨证要点 全身紫红斑疹，口干咽燥，大便秘结。舌质红绛，脉细数。

4. 阴虚火旺证

（1）临床证候 阴部红肿溃烂，时有疼痛，午后发热，口干咽燥，小便艰涩或茎中作痛，大便秘结，舌质红、苔薄黄或少苔，脉弦细数。

（2）辨证要点 阴部溃烂，时有疼痛，

午后发热，口干咽燥，舌红少苔，脉弦细数。

5. 阴虚毒热血瘀证

（1）临床证候　全身散在暗红斑疹，不疼不痒，伴午后低热，咽干口渴，舌红少苔，脉细数。

（2）辨证要点　全身暗红斑疹，午后低热，咽干口渴，舌红少苔，脉细数。

6. 肝肾亏虚证

（1）临床证候　多见于晚期神经梅毒，如脊髓痨。表现为下肢痿软不行，或两足瘫痪，腰膝酸软，小便困难。舌质淡，苔薄白，脉沉细弱。

（2）辨证要点　下肢痿软不行，腰膝酸软，舌淡苔白，脉沉细弱。

7. 心脾气虚证

（1）临床证候　梅毒性心脏病，症见心悸，怔忡，失眠，健忘，头晕目眩，面色无华，神疲气短或自汗，舌淡红、苔薄白，脉细缓乏力，甚则脉结或代。

（2）辨证要点　心悸怔忡，失眠健忘，面色无华，神疲气短或自汗，舌淡红、苔白，脉细缓乏力，甚则脉结代。

三、鉴别诊断

各期梅毒要注意与下列疾病相鉴别。

（1）一期梅毒

①软下疳：为痛性溃疡，边缘不整齐，表面有污秽的脓性分泌物，触肢柔软，常为多发。

②生殖器疱疹：为病毒感染，阴部簇集性水泡，表面糜烂，易复发。梅毒较少见水疱。

③白塞综合征：多发于青年女性，疼痛性外阴溃疡，伴口腔溃疡，虹膜睫状体炎及皮肤损害，皮肤针刺反应阳性。

④性病性淋巴肉芽肿：外阴部一过性溃疡，腹股沟淋巴结肿大，破溃形成窦道，流出分泌物。血清学检查可资鉴别。

（2）二期梅毒

①玫瑰糠疹：好发于躯干及四肢近心端，皮疹长轴与肋骨及皮纹方向一致，有不同程度瘙痒，病程短。二期梅毒掌跖部为深红色斑疹，有特征性。

②银屑病：皮疹为红斑丘疹鳞屑，刮出鳞屑可见点状出血，梅毒血清阴性。

③扁平苔癣：损害为紫红色多角形扁平丘疹，鳞屑细小，剧烈瘙痒。二期梅毒疹常无自觉症状。

④药疹：发病1周前有服药史，急性发病抗过敏治疗显效。皮疹分布对称，停药后病情逐渐缓解。服药史和血清学可资鉴别。

⑤尖锐湿疣：由人乳头瘤病毒引起的增生性皮肤病，多发于男女生殖的丘疹或乳头状及菜花状高起的疣状赘生物，梅毒血清学检查阴性。

（3）三期梅毒

①寻常狼疮：多系结合杆菌感染所致，特点为狼疮结节，毁坏性大，常形成溃疡。病理切片可确诊。

②结节病：可侵犯人体的任何脏器和组织。临床表现多样性。结合病理改变及Kveim试验阳性可鉴别。

③硬红斑：多发于青年女性，小腿屈侧炎症性结节，对称分布，有压痛，可破溃形成溃疡。梅毒皮下结节好发于前额、肩胛、四肢伸侧，分布不对称。

④结节性红斑：由于真皮脉管和脂膜炎所引起的结节性皮肤病，好发于小腿伸侧，急性过程，消退后不留痕迹。病理和血清学可资鉴别。

四、临床治疗

（一）提高临床疗效的要素

及早发现，及时正规治疗，越早治疗效果越好；剂量足够，疗程规则，不规则治疗可增加复发风险及促使晚期梅毒损害提前发生；治疗后要经过足够时间的追踪观察；所有梅毒患者均应做 HIV 咨询和检测；患者所有性伴应同时进行检查和相应治疗。

（二）辨病治疗

参照中国疾病预防控制中心性病控制中心 2020 年颁布《梅毒、淋病和生殖道沙眼衣原体感染诊疗指南》。

1. 早期梅毒

包括一期、二期梅毒及病期在 2 年以内的隐性梅毒。推荐方案为苄星青霉素 240 万 U，分两侧臀部肌内注射，每周 1 次，共 1~2 次；或普鲁卡因青霉素每天 80 万 U 肌内注射，连续 15 天。对青霉素过敏者用多西环素 100mg，每日 2 次连服 15 天。

2. 晚期梅毒

包括三期皮肤、黏膜、骨骼梅毒，晚期隐性梅毒或不能确定病期的隐性梅毒，及二期复发梅毒。推荐方案为苄星青霉素 240 万 U 分为两侧臀部肌内注射，每周 1 次，共 3 次；或普鲁卡因青霉素每天 80 万 U 肌内注射，连续 20 天为 1 个疗程，也可考虑给第 2 个疗程，疗程间停药 2 周。对青霉素过敏者用多西环素 100mg，每日 2 次，连服 30 天。

3. 心血管梅毒

推荐方案：如有心力衰竭，首先治疗心力衰竭，待心功能可代偿时，可注射青霉素，但从小剂量开始以避免发生吉海反应，造成病情加剧或死亡。青霉素第 1 天 10 万 U 单次肌内注射；第 2 天每次 10 万 U，共 2 次肌内注射；第 3 天每次 20 万 U，共 2 次肌内注射；自第 4 天起按下列方案治疗：普鲁卡因青霉素每 80 万 U 肌内注射，连续 20 天为 1 个疗程，共 2 个疗程（或更多），疗程间停药 2 周；或苄星青霉素 240 万 U 分两侧臀部肌内注射，每周

1 次，共 3 次。所有心血管梅毒均需排除神经梅毒，合并神经梅毒的心血管梅毒必须按神经梅毒治疗。心血管梅毒也可以采用神经梅毒治疗方案。对青霉素过敏者用多西环素 100mg，每日 2 次，连服 30 天。

4. 神经梅毒、眼梅毒、耳梅毒

推荐方案：青霉素每天 1800 万~2400 万 U 静脉滴注（300 万~400 万 U，每 4 小时 1 次），连续 10~14 天；必要时，继以苄星青霉素每周 240 万 U 肌内注射，共 3 次。或普鲁卡因青霉素每天 240 万 U 单次肌内注射，同时口服丙磺舒，每次 0.5g，每日 4 次，共 10~14 天；必要时，继以苄星青霉素每周 240 万 U 肌内注射，共 3 次。对青霉素过敏者用多西环素 100mg 每日 2 次，连服 30 天。

5. 胎传梅毒

（1）早期胎传梅毒（2 岁以内）推荐方案　脑脊液异常者，用青霉素每日 10 万~15 万 U/kg 静脉给药；出生后 7 天以内的新生儿，以每次 5 万 U/kg 静脉给药，每 12 小时 1 次；出生后 7 天以上的新生儿以青霉素 5 万 U/kg 静脉给药，每 8 小时 1 次，总疗程 10~14 天；或普鲁卡因青霉素每日 5 万 U/kg 肌内注射，每日 1 次，疗程 10~14 天。脑脊液正常者，用苄星青霉素 5 万 U/kg，单次注射（分两侧臀部肌内注射）。对无条件检查脑脊液者，可按脑脊液异常者治疗。对青霉素过敏者，可在无头孢曲松过敏史的情况下选用头孢曲松，剂量为 125mg（脑脊液正常者）~250mg（脑脊液异常者），每日 1 次肌内注射，连续 10~14 天，但要注意与青霉素可能的交叉过敏反应。

（2）晚期胎传梅毒（2 岁以上）推荐方案　普鲁卡因青霉素每日 5 万 U/kg 肌内注射，连续 10 天为 1 个疗程（对较大儿童的青霉素用量，不应超过成人同期患者的治疗量）。对青霉素过敏者，可在无头孢曲松

过敏史的情况下选用头孢曲松，如头孢曲松 250mg 每日 1 次肌内注射，连续 10~14 天，但要注意与青霉素可能的交叉过敏反应。8 岁以下儿童禁用四环素类药物。

6. 妊娠期梅毒

对妊娠期新诊断梅毒及有既往梅毒感染证据的孕妇，应予苄星青霉素 240 万 U 分两侧臀部肌内注射，每周 1 次，共 3 次。治疗后每月做 1 次非梅毒螺旋体血清学定量试验，观察有无复发及再感染。妊娠期梅毒患者只需 1 个疗程的抗梅毒治疗。任何时刻只要发现未经正规治疗的孕妇梅毒，均需及时治疗。孕妇如对青霉素过敏，可在无头孢曲松过敏史的情况下谨慎选用头孢曲松，但要注意与青霉素可能的交叉过敏反应。其婴儿出生后也要进行评估和治疗。在停止哺乳后，要用多西环素复治。红霉素不能通过胎盘，因此对胎儿无治疗作用。

7. 合并 HIV 感染的处理

①所有 HIV 感染者应做梅毒血清学筛查；②常规梅毒血清学检查可能无法确定诊断时，可取皮损活检通过免疫荧光染色或银染色找梅毒螺旋体；③建议对所有梅毒合并 HIV 感染者行腰椎穿刺检查脑脊液以排除神经梅毒；④对于不能排除神经梅毒的一期、二期及隐性梅毒患者，建议用神经梅毒治疗方案来进行治疗；⑤对患者进行密切监测及定期随访。

8. 吉海反应及其处理

梅毒治疗后可发生吉海反应，常发生于首剂抗梅毒药物治疗后数小时，并在 24 小时内消退。全身反应似流感样，包括发热、畏寒、全身不适、头痛、肌肉及骨骼疼痛、恶心、心悸等。此反应常见于早期梅毒，反应时硬下疳可肿胀，二期梅毒疹可加重。为减轻吉海反应，可在治疗前 1 天口服泼尼松，每日 20~30mg，分 2 次给药，2~3 天后停用。但应用泼尼松是否能阻止吉海反应的发生尚不明确。

（三）辨证治疗

1. 肝经湿热下注证

治法：清热，利湿，解毒。

方药：龙胆泻肝汤加减。龙胆草，柴胡，车前子各 9g，生地黄、金银花各 15g，木通，栀子，黄芩，甘草各 6g。

方解：龙胆草，归肝胆经，其性苦寒，可清肝胆实火、清利湿热。黄芩、栀子可以增强龙胆草的清泻肝火作用，栀子还能利水，也能解除下焦湿热，能够使肝胆之火从小便排出。木通和车前能够清下焦湿热，清热利水。由于肝为藏血之脏，肝胆实火容易伤及阴血，所以加用生地黄可清热凉血，又能养阴。

2. 毒热内结证

治法：清热解毒，托毒外出。

方药：桔梗解毒汤加减。桔梗、川芎、大黄、甘草各 6g，黄芪 10g，金银花 15g。

方解：桔梗性平，归肺经，具有祛痰、排脓的功效；甘草性平，归肺、心、脾、胃经，具有补脾益气、润肺止咳、清热解毒、缓急止痛的功效；桔梗配甘草，可以起到解毒排脓、清热止痛之效果。川芎活血止痛，大黄泻火导滞，金银花清热解毒，共为佐药。黄芪益气固表，且能行水消肿，为使药。

3. 血热蕴毒证

治法：清热解毒，凉血化斑。

方药：清营汤加减。水牛角、生石膏各 20g，生地黄、玄参、知母、金银花、牡丹皮各 15g，连翘 10g，甘草 6g。

方解：方用苦咸寒之水牛角清解营分之热毒，为君药。热伤营阴，又以生地黄凉血滋阴、生石膏清热养阴生津、玄参滋阴降火解毒，既可甘寒养阴保津，又可助君药清营凉血解毒，共为臣药。君臣相配，咸寒与甘寒并用，清营热而滋营阴，祛邪扶正兼顾。温邪初入营分，故用知母、金银花、甘草、连翘、连翘清热解毒，轻清透泄，使营分热邪有外达之机，促其透出气分而解，此即"入营犹可透热转气"之具体应用；牡丹皮清热凉血，并能活血散瘀，可防热与血结。上述均为佐药。

4.阴虚火旺证

治法：滋阴降火。

方药：知柏地黄汤加减。熟地黄 20g，山芋、山药各 10g，黄柏、泽泻、茯苓各 9g，丹参、知母 15g。

方解：熟地黄滋阴补肾，填精益髓，为主药；山芋可补养肝肾、涩精；山药固肾、补脾胃，此三药可补三阴。泽泻利湿降肾浊，减熟地黄之滋腻；茯苓淡渗脾湿，助山药健运；丹参清虚热，为佐药。知母苦寒，清热泻火；黄柏清热燥湿，泻火除蒸，是清泄下焦的要药。

5.阴虚毒热血瘀证

治法：滋阴清热，活血解毒。

方药：四妙勇安汤。金银花 15g，玄参 9g，当归 10g，甘草 6g。

方解：方中金银花清热解毒，当归活血散瘀，玄参泻火解毒，甘草清解百毒。四药合用，既能清热解毒，又可活血散瘀。

6.肝肾亏虚证

治法：滋补肝肾，填精补髓。

方药：地黄饮子加减。生地黄、熟地黄、巴戟天、肉苁蓉各 15g，山茱萸 10g，炮附子 6g，茯苓、麦冬各 12g，菖蒲、远志各 9g，肉桂 2g，甘草 6g。

方解：方中生地黄、熟地黄、山茱萸滋补肾阴，填补肾精；肉苁蓉、巴戟天温养肾阳。药物相伍，阴阳并补，益肾填精，共为君药。附子、肉桂温助真元，摄纳浮阳，引火归原，与君药相伍，以增温补肾阳之力，为臣药。麦冬滋阴敛液，育阴以配阳，与君药相伍，以增补肾阴、益肾精之力，亦为臣药。佐入菖蒲、远志、茯苓交通心肾，开窍化痰。甘草甘温益气，调

和诸药，共为使药。

7.心脾气虚证

治法：益气补血，健脾养心。

方药：归脾汤加减。人参、黄芪各 12g，茯苓、龙眼肉、酸枣仁、远志、当归各 10g，白术、木香、甘草各 6g。

方解：方中人参、黄芪甘微温，补脾养气，龙眼肉甘平，补心安神，益脾补血，共为君药；白术苦甘温，助参、芪补脾益气，酸枣仁、茯神甘平，助龙眼养心安神，当归甘辛苦温，滋养营血，与参、芪配伍，补血之力更甚，以上并为臣药；远志苦辛温，交通心肾，安神宁心，木香辛苦温，理气利脾，使诸益气养血之品补而不滞，共为佐药；炙甘草甘温益气，调和诸药，共为使药。

五、预后转归

（一）梅毒治愈标准

包括临床治愈及血清治愈。

临床治愈：各期梅毒损害愈合或消退，症状消失。

血清治愈：抗梅治疗后 2 年内，梅毒血清反应，如 RPR 试验由阳性转阴性，脑脊液检查阴性。但一期梅毒如硬下疳初期，血清反应为阴性时已接受充分抗梅治疗可不出现阳性反应，这种情况不出现血清治愈问题。

（二）治疗后随访

梅毒患者经足量规则抗梅治疗后，应定期随访复查，包括全身体检和复查非梅毒螺旋体血清学试验（RPR）滴度。

1.早期梅毒

第 1 次治疗后每隔 3 个月复查一次。如 RPR 转为阴性，1 年后每半年复查一次。随访 2~3 年。如驱梅治疗结束后 3 个月，患者的 RPR 滴度较治疗前下降 4 倍或以上

（如：1∶32 到 1∶8），为治疗有效，按时复查。如患者的 RPR 滴度较治疗前升高 4 倍或以上（如：1∶2 升为 1∶8）属于血清复发；如有症状复发，属临床复发，排除再感染和神经梅毒可能后，应加倍量复治（治疗 2 个疗程，疗程间间隔 2 周）。大多数一期梅毒在 1 年内，二期梅毒在 2 年内血清可转阴。

2. 晚期梅毒

需随访 3 年或更长，第 1 年每 3 个月一次，以后每半年一次。对血清固定者，如临床上无复发表现，并排除神经、心血管及其他内脏梅毒，可不必再治疗，但要定期复查血清反应滴度，随访 3 年以上判断是否终止观察。

3. 血清固定

是指梅毒患者经抗梅治疗后，有少数患者，血清反应逐渐降至一定滴度即不再下降，而长期维持在低滴度（实验室随访应强调相同实验室、相同方法、相同试剂），此种现象称血清固定性反应。如曾因抗梅药物剂量不足或治疗不规则者应补治 1 个疗程。应进行全面体检（包括神经系统及脑脊液检查）以早期发现无症状神经梅毒、心血管梅毒及内脏梅毒等。必要时作 HIV 检测。严格定期观察，包括全身体检及血清定量试验，如滴度有上升趋势，则予补治 1 个疗程。

六、预防调护

梅毒是可以预防的。梅毒是主要通过性接触传染的。梅毒患者是梅毒的主要传染源。加强对高危人群普查以及在婚前、妊娠、供血、就业等各种健康检查中进行梅毒血清筛查，以便早期发现患者，及时正规治疗。对三个月内接触过感染梅毒患者的配偶或性伴应追踪检查和治疗，以防梅毒传播。梅毒患者治疗期间应避免性生活。应有良好科学的性道德观，洁身自爱，推广使用避孕套。

加强性传播感染疾病的科普知识宣传，了解梅毒的危害，加强婚前及产前梅毒筛查工作。对妊娠后发现梅毒的孕妇要在妊娠初 3 个月及妊娠末 3 个月各进行 1 个疗程治疗，防止胎儿受感染。控制母婴传播，并做 HIV 检测。

七、研究进展

随着临床研究的不断深入，中西医结合治疗梅毒作为新的医学模式，在逐渐显示其优势。特别是中医中药在梅毒血清抵抗中的作用更为显著。

（1）文献报告采用中医辨证联合青霉素对梅毒血清抵抗患者予以治疗，能够改善患者免疫功能，提升血清转阴率，复发率低。中医学认为梅毒血清抵抗的病机在于内蕴邪毒、正气不足、正虚邪恋，故益气补脾、解毒利湿是其治疗原则。研究者将梅毒经辨证分型为：①肝脾两虚型，服用自拟扶正解毒方：太子参、白芍药、何首乌、白鲜皮、生槐花、茯苓、露蜂房、苍耳子等水煎煮服药汁，每日 1 剂，分 2 次口服，连服 10 天。②毒热深伏型：服用土茯苓汤：土茯苓、生槐花、金银花、生地黄、泽泻、赤芍药、黄芩、露蜂房、牡丹皮、大黄等水煎煮服药汁，每日 1 剂，分 2 次口服，连服 10 天。每 3 个月进行 1 次血清检测比较。结果显示观察组第 12 个月转阴率 25.76% 及总转阴率 83.33%，均高于对照组的 19.64%、67.86%，组间数据比较，差异具有统计学意义（$P < 0.05$）；观察组随访 1 年的复发率 4.55%，低于对照组的 28.57%，组间数据比较，差异具有统计学意义（$P < 0.05$）。提示中医辨证疗法的效果显著，可有效提高梅毒血清抵抗患者血清转阴率，降低疾病复发率。

（2）中药土茯苓具解毒除湿功效。现代药理研究发现土茯苓中生物碱有抗病毒抗癌、引起中枢神经兴奋的作用，总黄酮能改善血液循环，总皂苷具有抗肿瘤、预防心血管疾病、抗血管粥化作用，落新妇苷具有镇痛、抗水肿、免疫调节作用。因其独特的成分与功效和免疫机制，土茯苓已作为一种治疗慢性病的潜在药物。近年来研究其应用于临床已显示在多种疾病治疗上有明显疗效，在梅毒中医辨证治疗中已显示出优势。土茯苓虽然不直接作用于梅毒螺旋体，但可调节梅毒患者机体免疫功能，间接地对梅毒血清反应和血清抵抗产生作用，与抗梅毒螺旋体治疗形成互补。但其治疗作用机制尚未完全清楚，还有待进一步深入研究。

主要参考文献

[1] 李秋涛，樊曼云，水秋堂. 梅毒患者细胞免疫功能的检测 [J]. 中华皮肤科杂志，2002，35（3）：183-184.

[2] 陶小华，胡辉，郑爱媚，等. 隐性梅毒患者外周血 T 淋巴细胞亚群对驱梅治疗疗效的影响 [J]. 中国皮肤性病学杂志，2005，19（3）：144-145.

[3] 赵建斌，龚匡隆，张津萍，等. 梅毒患者外周血 CD4+ CD25bright 调节性 T 细胞的检测 [J]. 中华皮肤科杂志，2006，39（5）：247-249.

[4] 徐祥. 梅毒患者外周血 Th1 Th2 及 Th17 类细胞因子的检测及其临床意义 [J]. 现代医药卫生，2014，30（9）：1370-1371.

[5] 王群. 梅毒的发病机制 [J]. 中国医学文摘 - 皮肤科学，2015，32（4）：345-350.

[6] 王龙涛，李海波. 免疫调节剂在梅毒血清固定中的应用与展望 [J]. 微量元素与健康研究，2020，37（1）：55-57.

[7] 许卜方，王千秋. 神经梅毒发病机制的研究进展. 中国皮肤性病学杂，2018，32（12）：1447-1450.

[8] 周蜜，徐萍，卢忠明. 中医辨证联合青霉素治疗梅毒血清抵抗的可行性与安全性 [J]. 中国性科学，2018，27（6）：137-140.

[9] 白翎. 梅毒血清抵抗患者经中医辨证治疗的临床效果观察 [J]. 中国继续医学教育，2017，9（19）：171-173.

[10] 范九梅，马卓. 土茯苓药学研究概述 [J]. 安徽农业科学，2018，46（8）：36-37，57.

第三节　生殖器疱疹

生殖器疱疹（GH）是由单纯疱疹病毒（HSV）感染泌尿生殖器及肛门部位皮肤、黏膜而引起的一种慢性、易复发、难治愈的性传播疾病，属于中医所称的"阴疱疮""热疮""疳疮""火燎疮""照火嘘"范畴。

一、病因病机

（一）西医学认识

生殖器疱疹主要由 HSV-2 感染引起，约占 GH 病因的 90%，部分为 HSV-1 感染所致，单纯疱疹病毒（HSV）的唯一宿主是人类，病毒离开人体即死亡。近年来口 - 生殖器性行为方式导致 HSV-1 感染比例明显增加，口唇 HSV-2 感染及 HSV 两型混合感染也明异增多。

HSV 的潜伏 - 再激活是造成疾病复发和病毒传播的主要原因，GH 复发的重要条件主要有 3 类：①免疫抑制或免疫缺陷；②精神紧张、感觉神经损伤及神经功能障碍，月经、劳累、发热性疾病；③物理因素（如紫外线照射）和局部皮肤损伤（包括性交、日晒、手术、拔毛等）。

（二）中医学认识

中医认为该病在下焦，发病部位多为肝经循行之处，病初多为热证、实证，多因房事不洁，从外感受湿热淫毒，困阻外阴皮肤黏膜和下焦经络，外阴生殖器出现水疱、糜烂、灼热刺痛。反复发作，耗气伤阴，导致肝肾阴虚，脾虚湿困，正虚邪恶，遇劳遇热则发。

（1）房事不洁　因房事不洁、外阴皮肤黏膜破损，邪气趁虚而入，邪正相争于外阴，乃成此病。男女之间婚外不洁的性生活是引起生殖器疱疹最主要直接原因。间接接触受污染物品虽亦可引起本病发生，但机会较少。清代沈金鳌《杂病源流犀烛》："下疳，生阴茎上，属肝经湿热或受不洁妇人污秽之毒，均能致此。"又说："妇人阴内，亦有下疳疮，以月后便行房事，秽浊伏流阴道，遂生疳疮。"

（2）外受湿热淫毒　机体本身素有湿毒蕴结下焦，淫毒和湿毒之邪搏结于外阴，郁而化热化火，以致出现水疱、糜烂和灼热疼痛。因湿邪其性趋下，困阻于下焦，又重浊黏滞，故其病缠绵难愈，易反复发作。明代凤《医方集宜》："下疳乃是玉茎阴物上生疮，此由肝经湿热或因交接不洁以致邪毒之气浸溃成疮。"

（3）正虚邪恋　脾虚不运，水谷不化，湿邪内生；湿热淫毒为阴邪，其性黏滞固着，易困结于下焦，形成伏邪，难以清解。每遇过劳、饮食不节、房事过度而致湿热淫毒循经走窜，流于肌肤。邪毒久伏，反复发作易伤精耗气，引起肝肾阴虚，脾失健运，正虚邪恋。

二、临床诊断

（一）辨病诊断

1. 诊断要点

（1）流行病学史　有不洁性交史，或性伴感染史，或是多个性伴。

（2）初发性 GH　分为原发性 GH 和非原发性 GH，潜伏期 2~20 天，平均 6 天。初起为红斑、丘疹，短时间发展为簇集性水疱，2~4 天后形成糜烂、溃疡，有烧灼疼痛感。可持续 2~3 周，男性好发于包皮、龟头等，有时伴尿道炎。女性好发于阴唇、阴道、会阴和阴阜等。有肛交性行为者可有肛门、直肠受累，肛门疼痛，里急后重、便秘、黏液血性分泌物等。原发性 GH，临床症状重，常伴全身不适、发热、头痛、肌肉痛等，腹股沟淋巴结肿大，有压痛，病程较长。

（3）复发性 GH　与初发性 GH 相比，复发性自觉症状较轻，水疱、糜烂、溃疡等数目少，病程短，大部分 1 周内可自愈，无明显淋巴结肿大和全身症状。发疹前有前驱症状，临床表现为局部刺痛、烧灼感等。少部分患者仅表现为发作性外生殖器、肛门红斑、糜烂等。

（4）特殊类型的 GH　疱疹性宫颈炎、疱疹性直肠炎和亚临床感染。

2. 相关检查

（1）病毒检测　患病早期进行病毒检测成功率更高，如果患者临床表现不典型，应尽快取材进行实验室确诊。应对所有首次感染生殖器疱疹者进行 HSV 分型，利于后期的临床诊疗。HSV 有间歇性脱落的特点，不建议对无症状患者采用病毒检测作为常规诊断方法。

（2）核酸检测　HSV DNA 检测的敏感性和特异性比细胞培养更高，将皮肤黏附部位的 HSV 检测率提高 11%~71%，目前认为是疱疹诊断金标准，为首选的检测方法。

（3）抗原检测　以免疫荧光试验或酶联免疫吸附试验检测临床样本，HSV 抗原阳性。除非在医疗条件匮乏的地区目前不再推荐病毒抗原检测方法。

（4）抗体检测　HSV-2 特异性血清抗体检测阳性。

（二）辨证诊断

《灵枢·百病始生》就提出，察其所痛，以知其应，有余不足，当补则补，当泻则泻，毋逆天时，是谓施治的基本法则。中医治疗"热疮"具有自己的优势。"热疮"之病机为"正虚邪实"，外感毒邪，毒邪入侵是致病关键，而清热解毒类中药能抑制病毒，提高免疫力。正虚为发病基础，虚则补之，"扶正培本达到扶正抗毒"之目的。内治以疏风散热，清热解毒利湿，平肝健脾补肾等为主。外治以为清热燥湿止痒，活血生肌止痛为主。内治和外治相结合，可加速皮疹愈合。

1. 湿热下注证

（1）临床证候　生殖器皮肤黏膜局部皮损鲜红，初起小红疹，瘙痒，迅速变为疱疹，或水疱溃破后形成糜烂面，自觉灼热刺痛，口干口苦，尿频或排尿不畅。舌红、苔黄腻，脉弦数或滑数。

（2）辨证要点　患处水疱、糜烂、痒痛交作，小便黄，大便干，舌红、苔黄腻，脉弦滑数。

2. 热毒蕴盛证

（1）临床证候　龟头、尿道、阴唇及宫颈潮红、糜烂、脓液腥臭，高热，小便不利，大便无力，肛门周围感觉消失，舌苔黄腻，脉弦数。

（2）辨证要点　糜烂渗液液，高热，小便不利，舌苔黄腻，脉弦数。

3. 肝肾阴亏证

（1）临床证候　外阴皮肤反复出现潮红水疱，很少形成溃疡，腰膝酸软，口干咽燥，五心烦热，失眠多梦。舌红少苔，脉细数。

（2）辨证要点　病情反复，心烦寐少，腰酸，舌红少苔，脉细数。

三、鉴别诊断

（一）西医学鉴别诊断

1. 外阴带状疱疹

鉴别点：带状疱疹由水痘—带状疱疹病毒引起，水疱较大较多，疼痛明显，一侧带状分布，治愈后一般不复发。

2. 外阴部固定红斑性药疹

鉴别点：发病与服药过敏有关，局部的红斑、水疱、大疱、糜烂溃疡，抗过敏治疗有效。

3. 急性女阴溃疡

鉴别点：多见于年轻女性，急性发病，外阴大小轻重不一的溃疡，疼痛和分泌物明显，伴发热等全身症状。细菌学检查常阳性。

4. 白塞综合征

鉴别点：白塞综合征（口－眼－生殖器综合征）临床主要表现为外生殖器溃疡和复发性口腔溃疡，眼虹膜睫状体炎，伴皮肤针刺反应阳性或关节炎、静脉炎。

5. 梅毒硬下疳

暗视野检查可见梅毒螺旋体，梅毒血溃学试验多为阳性。但要注意同时发生生殖器疱疹的可能。鉴别点：主要表现为生殖器溃疡，质硬，无继发感染时常为单个损害，不痛。

6. 软下疳

鉴别点：其溃疡与生殖器疱疹溃疡相似。生殖器疱疹可见在红斑基础上的成群小水疱。

四、临床治疗

（一）提高临床疗效的要素

（1）明确目标　缩短排毒时间，减轻传染性，促进皮损愈合，缩短病程；预防或减少并发症；预防复发或减少复发，提高患者生活质量。

（2）中西医结合治疗　西医治疗方案以抗病毒和免疫治疗为主，当出现前驱症状或临床皮疹出现24小时以内，需使用抗病毒药物的同时，联合免疫调节剂。原发性生殖器疱疹应及时积极治疗，治宜清热利湿解毒；复发性生殖器疱疹发作期应以清热利湿、解毒祛邪为主，佐以扶正；非发作期应以滋补肝肾。益气健脾、扶正为主，佐以利湿解毒祛邪或扶正祛邪并重。

（3）心理治疗　因病情漫长，反复发作，给患者带来不同的心理障碍。表现为情绪紧张、焦虑、抑郁、性功能障碍、睡眠障碍等方面。对此患者应采取必要的心理干预，树立信心，这与药物治疗同样重要。

（4）性伴管理　推荐性伴使用避孕套，特别是存在性传播的可能性，即使患者在进行抗病毒治疗的情况下也应使用避孕套；对未感染或无症状的性伴侣采用特异性抗体检测法进行血液学检测。

（二）辨病治疗

西医治疗参阅中国疾病预防控制中心性病控制中心等发布的《梅毒、淋病、生殖器疱疹、生殖道沙眼衣原体感染诊疗指南（2014）》及《性传播疾病临床诊疗与防治指南》。

1. 初发生殖器疱疹推荐方案

口服阿昔洛韦 200mg 每日 5 次，共7~10 天；或阿昔洛韦 400mg 每日 3 次，共7~10 天；或伐昔洛韦 500mg 口服每日 2次，共7~10 天；或泛昔洛韦 250mg 每日 3次，共7~10 天。

2. 复发性生殖器疱疹

间歇疗法：最好在患者出现症状 24小时内使用。推荐方案：口服阿昔洛韦200mg，每日 5 次，共 5 天；或阿昔洛韦400mg，每日 3 次，共 5 天；或伐昔洛韦500mg，每日 2 次，共 5 天；或泛昔洛韦250mg，每日 3 次，共 5 天。

3. 生殖器疱疹频繁复发

生殖器疱疹频繁复发（每年复发超过6次）可采用长期抑制疗法。推荐方案：口服阿昔洛韦 400mg，每日 2 次；或伐昔洛韦 500mg，每日 1 次；或泛昔洛韦 250mg，每日 2 次。需长期持续给药，疗程一般为4~12 个月。

4. HIV 感染者生殖器疱疹

（1）间歇疗法　口服阿昔洛韦 400mg，每 日 3 次，共 5~10 天；或伐昔洛韦1000mg，每日 2 次，共 5~10 天；或泛昔洛韦 500mg，每日 2 次，共 5~10 天。

（2）抑制疗法　口服阿昔洛韦 400mg，每日 2~3 次；或伐昔洛韦 500mg，每日 2次；或泛昔洛韦 500mg，口服每日 2 次。疗程一般为 4~12 个月。

5. 局部处理

可外用 3% 阿昔洛韦乳膏或 1% 喷昔洛韦乳膏。

（三）辨证治疗

1. 辨证论治

（1）湿热下注

治法：清热利湿解毒。

方药：龙胆泻肝汤加减。龙胆草、柴胡、车前子各 9g，生地黄、金银花各 15g，木通、栀子、黄芩、甘草各 6g

方解：龙胆草，归肝胆经，其性苦寒，可清肝胆实火，清利湿热。黄芩、栀子可以增强龙胆草的清泻肝火作用，栀子还能利水，也能解除下焦湿热，能够使肝胆之火从小便排出。木通和车前能够清下焦湿热，清热利水。由于肝为藏血之脏，肝胆实火容易伤及阴血，所以加用生地黄可清热凉血，又能养阴。大便秘结明显者加大黄 10g，以通腑泻热；疼痛明显者，加郁金 15g、香附 15g、三七末 3g，以化瘀、行气、止痛。

（2）热毒蕴盛证

治法：凉血清热解毒。

方药：五味消毒饮加减。金银花 15g，野菊花 6g，蒲公英 6g，紫花地丁 6g，紫背天葵子 6g。

方解：方中金银花、野菊花，清热解毒散结，金银花入肺胃，可解中上焦之热毒，野菊花入肝经，专清肝胆之火，二药相配，善清气分热结；蒲公英、紫花地丁均具清热解毒之功，为痈疮疔毒之要药；蒲公英兼能利水通淋，泻下焦之湿热，与紫花地丁相配，善清血分之热结；紫背天葵能入三焦，善除三焦之火。

（3）肝肾阴亏证

治法：养肝滋肾，清热化湿。

方药：知柏地黄丸加减。熟地黄24g，山茱萸、山药各12g，泽泻、牡丹皮、茯苓去皮各9g，知母、黄柏各6g。

方解：方中重用熟地黄滋阴补肾，填精益髓，为君药。山茱萸滋养肝肾，固涩精气；山药健脾补虚，涩精固肾，补后天以充先天，共为臣药。泽泻淡渗泄浊，并防熟地黄之滋腻恋邪；牡丹皮清泻相火，并制山茱萸之温涩；茯苓渗湿健脾，既助泽泻以泻肾浊，又助山药之健运以充养后天；黄柏、知母滋阴泻火，均为佐药。

2. 外治疗法

（1）针灸治疗　生殖器疱疹发作期可选用长强、会阴、曲骨等穴位针刺治疗，用泻法；生殖器疱疹非发作期可选用足气里、三阴交、肾俞、脾俞等穴位针刺治疗，用补法。亦可选用上述穴位用艾灸法治疗。

（2）刺络疗法　改良刺络疗法结合干扰素局部封闭治疗生殖器疱疹，在皮损区做连续性划刺，刀刀之间紧密相连，以局部皮损点滴状出血为度，划刺面积稍超出皮损范围，待其出血自然停止，每周1次，连续治疗6次。

（3）灸法　隔附子饼灸：取上脘、中脘、下脘、建里、神阙、关元、气海，附子末黄酒调和作饼，放于上述穴位上置艾炷灸之，每个穴位灸以三壮。督脉悬灸：取督脉上从大椎至腰阳关共14穴，使用自动艾灸机进行悬灸治疗，皮肤与艾灸机

作用距离15~20cm，均选择上午执行，每次治疗约30分钟，每周2次，连续治疗8周。

（4）中药外用

①马齿苋30g，煎水待凉后作凉湿敷，每次20分钟，每日2~3次。

②虎杖、大青叶、紫草各30g，大黄20g，苦参30g，枯矾15g，野菊花20g，水煎至2000ml，外洗浸泡患处，每日1次，约20分钟。

③白降汞2.5g，没食子酸5g，氧化锌和滑石粉各8.5g，凡士林加至50g，涂患处。

④当皮损主要为红斑、水疱或水疱溃后渗液不多时，可用青黛散调麻油外搽，或用紫金锭磨水外搽，每日3次。

（四）新疗法选粹

（1）臭氧联合自体血液回输治疗　冲击疗程4周。每周3次自体血液回输法＋直肠注气法，治疗剂量：自体血液回输法O_3 40μg/ml，50ml血液，气血比例为1∶1；直肠注气法O_3 20μg/ml，共300ml气体。巩固疗程8周，每周2次自体血液回输法＋直肠注气法，治疗剂量：自体血液回输法O_3 40μg/ml，50ml血液，气血比例1∶1；直肠注气法O_3 20μg/ml，共300ml气体。

（2）微波治疗　一种高频电磁波，定向照射病变局部可增加血液循环，促进新陈代谢，提高局部免疫力，促进上皮及神经的炎症修复，起到消炎、消肿、止痛作用。

（3）四妙方联合改良刺络疗法治疗　四妙方：黄柏、牛膝、苍术、薏苡仁均各30g，每日1剂，水煎取汁300ml，分2次服药，早晚温服，治疗1个月。改良刺络疗法：以2%盐酸利多卡因注射液麻醉疱疹位置，消毒后以一次性消毒手术刀在患者皮损位置连续划刺，局部皮损点滴状出

血为准，划刺面积应当稍微超出皮损范围，出血自然停止后棉签擦干净残余血液，碘伏消毒，纱布包扎，每周1次，治疗后避免接触水，防止感染，待正常结痂及脱落，治疗1个月。

（五）医家诊疗经验

1 陈达灿

陈达灿提倡分期治疗，发作期以祛邪为主，缓解期以标本兼治为主。发作期治疗上以清热利湿解毒为主，常以龙胆泻肝汤加减，选用现代药理证明有抗病毒作用的清热、解毒、利湿中药进行加减，板蓝根、虎杖、连翘、大青叶等，邪实盛者药物用量加大；疼痛明显者常加用郁金、三七以行气化瘀止痛。缓解期本虚标实，应标本兼治，本虚者，一是因肺脾气虚，治宜益气健脾，佐以清热利湿，拟玉屏风散合四君子汤加减；二是因肝肾不足，阴虚火旺；治宜补益肝肾，辅以清热利湿，方拟二至丸、知柏地黄丸加减。陈达灿强调在缓解期虽以正虚为主，但补益之品不宜过于滋腻，以防碍脾，影响功效的发挥，且缓解期常虚实互见，可在补虚之时佐以祛邪之品。

2. 杨文信

杨文信认为，复发性生殖器疱疹病位在心、脾二经，病机为热毒蕴结，气阴耗伤。治疗上采取分期论治，发作期应以健脾除湿、清心解毒为主，祛邪不忘扶正；缓解期则以健脾益气、养阴清心为要，补虚不忘余邪未清。

3. 李元文

李元文认为，本病治疗以益气除湿为主，兼以活血逐瘀，祛邪与扶正并重，治标与治本兼顾，并自拟消疱汤治疗。生黄芪10g，马齿苋10g，猪苓10g，苍术10g，生薏苡仁30g，赤芍10g，牡丹皮10g，木贼草10g，白花蛇舌草15g，土茯苓10g，

穿山甲（以其他药物代替）10g，莪术10g，柴胡10g，合欢皮10g，五味子10g。

五、预后转归

对于初发生殖器疱疹患者，经治疗后，全身症状消失，皮损消退，局部疼痛、感觉异常及淋巴结肿大消失，即为临床痊愈。但本病易复发，尤其在初发感染后1年内复发较频繁。生殖器HSV-2感染较HSV-1感染者易复发。随着病程的推延，复发有减少的趋势。有临床发作的患者均存在亚临床或无症状排毒，生殖器疱疹的性传播和垂直传播大多发生在亚临床或无症状排毒期间。生殖器疱疹的复发与一些诱发因素有关，饮酒、辛辣食物、疲劳、感冒、焦虑、紧张、性交、月经等是常见诱因。规律的生活习惯，适当体育锻炼，良好的心理状态和避免诱发因素是减少和预防复发的重要措施。

六、预防调护

（一）预防

（1）健康教育　对生殖器疱疹患者应进行适当的健康教育和咨询，劝告患者出现皮疹或有前驱征兆时避免发生性行为，鼓励患者将其疾病状态告诉性伴，让患者了解无症状排毒时期也可以通过性接触传染，正确和坚持使用安全套可以减少传播风险。

（2）药物预防　告知患者可以进行发作期抗病毒治疗和抑制性抗病毒治疗，以上治疗有利于防止复发和缩短病程。

（二）调护

（1）饮食调理　少吃煎炸辛辣的食品；忌饮酒；根据体质可适当选用食疗，如发作期选用土茯苓、茵陈煲汤；非发作期可选用黄芪、灵芝、山药、芡实、枸杞子

等煲汤。《济世全书》曰："下疳疮……忌动风发物、牛肉，烧酒最忌之，神良之方秘之。"

（2）生活调理　加强身体锻炼，增强体质，提高自身的抗病能力和免疫功能。

（3）精神调理　正确对待本病，解除不必要的精神负担。改变性行为，避免非婚性接触。

七、研究进展

（一）中药研究

1. 单药研究

中医治疗生殖器疱疹多采用清热解毒、利湿凉血之药，从多年的对中药药理、毒理等方面的研究表明，这一类药确实对疱疹病毒有抑制和杀灭作用，中药提取物及一些植物对疱疹病毒亦有治疗作用。

（1）王志洁等对虎杖中蒽醌化合物进行了分级分离，发现大黄对 HSV-1 和 HSV-2 活性均有抑制作用，且优于病毒唑。张军峰等用 MIT 法研究了青蒿水提物的有效成分的细胞毒性和抗 HSV-2 活性，结果显示有效成分在体外可以明显抑制 HSV-2。

（2）王胜春等用 BRK 细胞研究了柴胡抗 HSV-2 的作用，发现柴胡均对 HSV-2 有显著抑制作用。

（3）刘妮等采用 PRK 细胞作体外治疗、预防及中和实验对赤芍抗 HSV-2 作用进行评价，结果显示赤芍无毒浓度为 12.5g/L，有效抑制浓度为 1.56g/L，对 HSV-2 的感染有抑制病毒生长和对病毒颗粒有直接杀伤作用。

（4）谢长才等采用原代兔肾细胞培养法在 3 种途径下观察紫草水煎液对 HSV-2 抑制作用实验，发现紫草对 HSV-2 有直接灭活作用。

（5）生殖器疱疹易复发，对于反复发作的患者，常考虑补益气阴，以提高患者

抗病毒的免疫能力。研究表明黄芪、黄精等补益药物对疱疹病毒有抑制作用。

2. 复方研究

临床上中医师通过长期的治疗经验。总结出的一些治疗生殖器疱疹非常有效的中药复方，经过实验研究表明比单味中药或西药治疗生殖器疱疹，疗效更好。

（1）杨志波等黄柏液（由黄芪、白花蛇舌草、板蓝根、大青叶等组成）进行实验研究，结果表明黄柏液对 HSV-2 的复制有明显抑制作用。从动物实验角度进一步探讨中药黄白液防治复发性生殖器疱疹的疗效与作用机制发现，黄柏液不仅有直接抑制 HSV 之复制与排放的功能，还能通过提高机体免疫力，持续抗病毒，从而能有效控制生殖器疱疹的复发。

（2）范瑞强等采用原代 BRK 细胞培养技术对疣毒净外洗液（板兰根、大青叶、虎杖、甘草、紫草、莪术等组成）进行抗 HSV-2 实验研究，结果显示 HSV-2 有较好的抑制作用。在 3 种给药方式中，尤以药物抑制细胞内病毒增殖的效果最好。且中药抗病毒胶囊在动物体内有阻止 HSV-2 对神经节的感染和破坏作用。

（3）王志洁研究发现黄芪、金银花对虎杖的抗 HSV 作用有明显的协同作用。

（二）外治疗法

中药外洗在生殖器疱疹中也得到了广泛的应用，并收到了良好的效果。

（1）徐福合采用燥湿解毒杀虫法治疗　苦参 30g，土茯苓 30g，白蒺藜 20g，白鲜皮 10g，川椒 10g，大黄 20g，知母 10g，黄柏 10g，白花蛇舌草 20g，蒲公英 20g，半枝莲 20g，白矾 15g。用水 3000ml 将药浸后，用旺火煎 30 分钟，患者蹲在盆上熏蒸，待皮肤能适应药水温度时，坐浴 20 分钟，注意不要烫伤，每天 2 次，10 天为 1 个疗程。治疗 36 例，痊愈 28 例，有

效 8 例。

（2）肖美芳用苍耳子油（苍耳子 30g 研为极细末，加麻油 50g、冰片 2g）外用治疗生殖器疱疹，有效率 90.48%，与阿昔洛韦外用疗效相似。

（3）张小可用中药熏洗治疗法治疗生殖器疱疹 27 例，组方：雄黄 30g，黄连 30g，黄柏 30g，百部 30g，大黄 30g，冰片 20g，总有效率为 100%。

（4）陈达灿治疗本病时在发作期常选紫草、虎杖、大黄、甘草，水煎，待凉后外洗患处，清热解毒以消肿，疱疹溃破后的糜烂面可以紫草油外搽，凉血解毒生肌而直折病势。

（三）评价与展望

中医辨为虚证的患者，常有免疫功能低下，采用补益治疗多能提高免疫功能；现代药理研究证实大部分补益药如黄芪、甘草、人参、熟地黄等均有调节免疫的作用。实证多为湿热毒邪侵袭所致，故祛邪多采用清热解毒祛湿之法，现代药理研究清热解毒药如板蓝根、大青叶、马齿苋等有抗病毒的疗效，这与西医治疗不谋而合。中医治疗生殖器疱疹，首先抓住其极易复发的特点，即病毒侵入机体后转化为潜伏状态，维持数年乃至终身。当机体受到创伤，或局部病毒复制增多，或者机体免疫力下降时，则会再次形成复发感染，所以在治疗选药方面，应重点抓住抗病毒，提高机体免疫力两个方面，以提高疗效。

主要参考文献

［1］范瑞强. 中医皮肤性病学［M］. 临床版. 北京：科学技术文献出版社，2009.

［2］Jaishankar D, Shukla D. Genital Herpes: Insights into sexually transmitted infectious disease［J］. Microb Cell, 2016, 3（9）: 438-450.

［3］陈岚，赵娟，田英复发性生殖器疱疹的中西医结合治疗概况［J］. 世界最新医学信息文摘，2019，19（76）: 118-119.

［4］柯吴坚，杨斌. 2017 年欧洲生殖器疱疹临床管理指南解读［J］. 中国皮肤性病学杂志，2019，33（1）: 107-114.

［5］中国中西医结合学会皮肤性病专业委员会性病学组. 生殖器疱疹中西医结合诊疗共识（2020 年）［J］. 中华皮肤科杂志，2020，53（3）: 180-183.

［6］蔡琳，马贵涛，许良杰. 盐酸伐昔洛韦分散片治疗复发性生殖器疱疹的疗效分析［J］. 江西医药，2020，55（3）: 323-325.

［7］赵洁，刘雪山. 分析生殖器疱疹应用泛昔洛韦联合胸腺肽治疗效果及对 T 淋巴细胞亚群和 sIL-2 R 水平的影响［J］. 中国性科学，2019，28（12）: 132-136.

［8］余宏垠. 改良刺络疗法结合干扰素局部封闭治疗生殖器疱疹 63 例［J］. 实用中医药杂志，2019，35（10）: 1215-1216.

［9］邓聪，老锦雄. 健脾温肾灸法为主综合治疗复发性生殖器疱疹临床观察［J］. 山西中医，2018，3（7）: 41-42.

［10］黄楚君，孟威威. 陈达灿治疗病毒性皮肤病经验举隅［J］. 广州中医药大学学报，2018，35（2）: 342-344.

第四节　尖锐湿疣

尖锐湿疣（CA）是由 HPV 感染所致，发生在肛门及外生殖器等部位的增生性（亚临床感染除外）损害。本病属中医学"臊瘊""臊疣"范畴。

一、病因病机

（一）西医学认识

1. 流行病学

尖锐湿疣是全球范围内最常见的性传

播疾病之一，国外发病率占性病的第二位，且仍有不断增加的趋势。

2. 发病原因及发病机制

尖锐湿疣的病因是人体皮肤黏膜感染了人乳头瘤病毒（HPV）。HPV是一种DNA病毒，人类是其唯一的宿主，主要是通过直接与患者发生性接触或间接接触被患者污染的物品而患病。

（二）中医学认识

中医学认为，其病因病机主要是气血不和，湿热内蕴，加之房事不洁，外感邪毒，两相搏结，蕴结肌肤，邪毒下注前后二阴而发为本病。关乎肝、肾、督脉三经。古代医家很早就观察到了尖锐湿疣，并且对其病机作了精辟的论述。如《灵枢·经脉》篇："虚则生疣"。《薛氏医案》认为，"疣属肝胆少阳经风热血燥，或怒动肝火，或肝客淫气所致。"并从内外因论述其病因病机，他认为内因为"欲火猖动，不能发泄，致败精湿热留滞为患"，外因则为"淫精邪毒感触……为患"。《医部全录》认为，"盖肝热水涸，肾气不荣，故精亡而筋挛也"，并提出"宜以地黄丸滋肾水以生肝血为善"。

二、临床诊断

（一）辨病诊断

1. 临床表现

（1）显性感染　即肉眼可以见到皮损的临床感染阶段，主要是根据病史、典型临床症状、体征进行诊断。潜伏期1~12个月，平均3个月。

1）病史：详细询问患者近期的性接触史，其配偶有无感染史或间接接触史，如接触不干净的卫生器具等。

2）症状：多数患者无明显自觉症状，少数患者皮损区可伴有异物感、痒感、灼痛感或性交不适等。

3）体征

①好发部位：外生殖器及肛门周围皮肤黏膜湿润区。男性多见于龟头、冠状沟、包皮系带、尿道口、阴茎部、会阴，同性恋者多见于肛门及直肠内；女性多见于大小阴唇、阴道口、阴蒂、阴道、宫颈、会阴及肛周。少数患者可见于肛门生殖器以外部位（如口腔、腋窝、乳房、趾间等）。

②皮损形态：开始时是单个或多个散在的淡红色丘疹，质地柔软。以后逐渐增多增大，表面粗糙、凹凸不平、潮湿，可以渗液、出血、破溃及感染。依疣体形态可分为无柄型和有柄型。有柄型又分为乳头状、菜花状、鸡冠状及蕈样状。

③皮损大小：从不到1mm至2cm不等，也可融合成大的团块。还有一种较少见的巨大型尖锐湿疣（又称Buschke-loewenstein肿瘤），临床很像鳞状细胞癌，但其组织学多为良性，少数可恶变。

④皮损颜色：多数疣体呈白色、灰白色、粉红色或污灰色，这取决于单个乳头毛细血管的充盈状态。

（2）亚临床感染（SPI）临床绝大多数生殖器、肛门HPV感染为亚临床感染或潜伏感染。亚临床感染是指患者已经感染了HPV，但肉眼还不能辨认，需要用醋酸白试验证实的感染阶段。亚临床感染临床上极易漏诊，需要配合放大镜或阴道镜进行观察以确定HPV感染的存在及范围。该感染状态是从HPV潜伏感染到形成肉眼可见的CA疣体即显性感染的中间阶段。

（3）潜伏感染（LPI）指HPV进入皮肤、黏膜后，既不表现出任何肉眼可见的疣体，同时组织细胞学也未发生改变，而只能用核酸杂交或PCR技术检测出HPV-DNA感染。HPV潜伏感染发生率较高，被感染者的细胞免疫状态越弱，HPV毒力越强，则患者潜伏感染HPV持续时间越长，越可能发展为亚临床感染及显性感染。

目前认为 SPI、LPI 均具有传染性，因其不借助检查方法不易被发现，故成为重要的传染源，这也正是尖锐湿疣容易复发的主要原因之一。

2. 相关检查

（1）组织病理 尖锐湿疣的典型病理表现为表皮角化过度伴角化不全，棘层明显肥厚，乳头瘤样增生。颗粒层和棘层上部细胞可有明显的空泡形成，胞质着色淡、核浓缩深染，核周围有透亮的晕（即凹空细胞），这是本病的特征性表现。真皮浅层毛细血管增生、扩张，周围较多炎性细胞浸润。这里应注意鉴别有空泡的细胞和凹空细胞：前者的细胞核增大、皱缩，染色质增多。另外，未出现空泡化细胞也不能排除尖锐湿疣的诊断。

（2）醋酸白试验 将 5% 的醋酸溶液用棉拭子涂在皮损表面，5 分钟后观察，HPV 感染区域颜色变白，边界清楚。这对于肉眼不可见的或可疑皮损意义较大。该方法的特异性不高，某些慢性炎症如白色念珠菌感染、外伤性损害及非特异性炎症均可出现假阳性结果。

（3）聚合酶链反应（PCR 技术） 是检测 HPV 序列最敏感的方法，具有高度特异性、高度敏感性、简便快捷和无放射性等特点。它不仅能对新鲜或冰冻的组织进行检测，对亚临床感染及潜伏期感染也能诊断。通过对组织提取 DNA 或 RNA 进行扩增反应，通过 DNA 印迹法或限制性片断分析，就可以将亚型鉴别出来。并且可以把病毒复制数量检测出来。

（二）辨证诊断

1. 湿热下注证

（1）临床证候 外生殖器或肛门等处出现疣状或菜花状赘生物，灰色、褐色或淡红色，质地软，表面潮湿污秽，触之易出血，伴有恶臭；小便黄或不畅，大便秘结；舌苔黄腻，脉滑或弦数。

（2）辨证要点 疣体表面潮湿污秽，易出血，伴恶臭，小便黄，舌苔黄腻，脉滑或弦数。

2. 脾虚毒蕴证

（1）临床证候 外生殖器或肛门等处反复出现疣状赘生物，屡治不愈；体弱肢倦，声低懒言，食少纳差，小便清长，大便溏；舌胖淡、苔白，脉细弱。

（2）辨证要点 疣体反复出现，屡治不愈，体弱肢倦，食少纳差。小便清长，大便溏。舌淡苔白，脉细弱。

三、鉴别诊断

本病需和生殖器及肛门部位其他增生性性病、皮肤病及正常的生理变异相鉴别。

1. 扁平湿疣

主要表现为扁平潮湿的丘疹，表面较光滑，暗视野检查可查到梅毒螺旋体，梅毒血清学实验阳性，可资鉴别。

2. 阴茎珍珠状丘疹

发生在男性龟头冠状沟边缘的细小圆锥状小丘疹，排列成单行或多行的、白色或淡红色，不融合，无自觉症状，醋酸白试验阴性，尖锐湿疣通常为阳性。

3. 假性湿疣

多呈鱼子状小丘疹或绒毛样突起。表面光滑无菜花状改变，无不洁性接触史。病理检查可进一步明确诊断，是一种正常的生理变异。

4. 皮脂腺增生

此病又称异位皮脂腺，皮损表现为群集针尖大小淡黄色小丘疹，直径 1mm 左右，醋酸白试验阴性，组织学表现为成熟的皮脂腺结构。尖锐湿疣醋酸白试验阳性。

5. 阴茎系带旁腺增生

发生在男性包皮系带两侧的白色或淡红色丘疹，数目少，粟米或针头大小，无明显自觉症状，醋酸白试验阴性。

6. 生殖器鳞状细胞癌

表现为男女生殖部位的浸润性斑块，质坚硬，容易发生破溃、溃疡而出血及感染。组织病理检查可确诊，可见异型的表皮鳞状细胞，侵袭性生长，突破基底膜向下浸润。

四、临床治疗

（一）提高临床疗效的要素

（1）尽早明确诊断，才是及时治疗、彻底治愈尖锐湿疣的起点。国内诊断尖锐湿疣主要以肉眼判断和醋酸白试验为主，且仅观察患者所指的发病部位。检查应在光线充足的地方，小的皮损可用放大镜或阴道镜检查。男性都要检查尿道口，最好也检查肛周、肛内。女性均要检查肛周，还要检查有无宫颈和阴道内皮损，最好也检查肛内。

（2）尖锐湿疣存在着潜伏感染和亚临床感染，没有有效的特异性抗 HPV 药物，因此疣体容易复发。目前治疗尖锐湿疣的难点及缺陷不在于去除可见疣体，而在于减少复发、彻底清除病毒。因此提高临床疗效的关键要素就是尽量减少复发因素，选择适合患者的治疗方法，同时注意护理。

（3）联合治疗　没有一种治疗方法能很快治愈尖锐湿疣。应该依据疣体的分布部位、大小、数目、形态、治疗费用、患者的选择、方便性、不良反应及医师的经验等，选择合适的联合治疗手段。

（4）在确诊为尖锐湿疣后一定让患者知晓治疗本病需要 1 个疗程，而非一次性治疗。鼓励患者要有坚定的意志战胜该病，并拟定一份完整详细的治疗计划书。

（5）由于发病部位特殊，特别是女性患者，自己不容易观察到病损区，建议做好定期复诊。专科医生应在患者来院复诊时仔细检查原皮损部位，若有复发，做到早发现、早诊断、早治疗。

（6）护理方面也很重要，治疗后应注意卫生，避免吸烟、饮酒等不良习惯，治疗期间避免性生活，性伴应同时治疗，患有其他性病时应同时治疗，积极治疗糖尿病等基础疾病。

（二）辨病治疗

治疗原则以局部去除疣体为主，辅助抗病毒和提高免疫功能药物，减少复发。

1. 物理治疗

如激光、冷冻、电灼、微波等，可酌情选用，巨大疣体可手术切除。妊娠患者接受物理治疗可能诱发流产。

2. 氨基酮戊酸光动力治疗

氨基酮戊酸光动力治疗（ALA-PDT 疗法）适合疣体较小者、尿道口尖锐湿疣以及采用其他方法去除疣体后的预防复发治疗。

方法是用 5- 氨基酮戊酸（5-ALA）作为为光敏剂，通过光源照射后，使含有大量光敏剂的病变组织产生足量的单态氧，引发强烈的光化学反应，进而选择性的破坏病变组织达到治疗目的。该治疗安全性和耐受性好，对正常组织损伤小，避免了传统 CO_2 激光、微波、电离子治疗导致疼痛、创面大等不良反应。

3. 局部外用药物

常用以下这些药物外用治疗尖锐湿疣，但这些药有致畸作用，妊娠患者均不宜采用。

（1）5% 足叶草毒素酊　保护周围正常皮肤黏膜之后，用细棒棉签沾取药液涂抹于疣体表面，每日 2 次，3 天为 1 个疗程。观察 4 日，若仍有部分残留疣体可再次使用 1 个疗程。本品应由医务人员施治，不可交予患者自己使用。

（2）50% 三氯醋酸溶液　涂于疣体上，注意保护周围正常皮肤黏膜，再次使用需隔周。

（3）5% 5–氟尿嘧啶乳膏　每天外用 1~2 次。

（4）5% 咪喹莫特乳膏　用法为每周 3 次，隔日一次睡前外用，次日晨起用肥皂水洗去，直至疣体清除或最多外用 16 周。治疗部位会出现刺激反应如红斑、刺痛等，暂停使用能自行恢复。该药使用简便，可由患者自行在家中完成。

（5）5% 酞丁胺擦剂　每日 1~2 次，外用于患处，不良反应较轻，疗效较差。

4. 免疫治疗

本疗法单独使用的效果并不好且治疗费用较高，因此只是作为治疗尖锐湿疣的辅助方法。

（1）干扰素　每周 3 次，至少 4 周，一般使用 8~12 周，肌肉、皮下或皮损基底部注射。

（2）聚肌胞　为干扰素的诱生剂，每日肌内注射 1 次，每次 2ml，连续 10 日，停药 1~2 个月还可继续使用。

（三）辨证治疗

1. 辨证论治

（1）湿热下注证

治法：清热解毒，利湿化浊。

方药：萆薢渗湿汤加减。萆薢 9g，薏苡仁 9g，牡丹皮 9g，黄柏 9g，赤茯苓 9g，泽泻 9g，通草 8g，滑石 9g

方解：方中萆薢利水，分清化浊为君药。薏苡仁利水渗湿，泽泻渗湿泄热，赤苓分利湿热，滑石利水通淋，通草清热利水，共为辅佐药，使下焦湿热自小便排出。再佐以清热凉血，活血化瘀的牡丹皮，清膀胱湿热，泄肾经相火，解毒疗疮的黄柏，以加强清利湿热的效力。全方组合，有导湿下行，清热利水之功。

（2）脾虚毒蕴证

治法：益气健脾，化湿解毒。

方药：参苓白术散加减。人参 15g，白术 15g，茯苓 15g，甘草 10g，山药 15g，莲子肉 9g，白扁豆 12g，薏苡仁 9g，砂仁 6g，桔梗 6g。

方解：方中人参大补脾胃之气，白术、茯苓健脾渗湿，共为君药。山药、莲子肉既能健脾，又有涩肠止泻之功，二药可助参、术健脾益气，兼以厚肠止泻；白扁豆健脾化湿，薏苡仁健脾渗湿，二药助术、苓健脾助运，渗湿止泻，四药共为臣药。佐以砂仁芳香醒脾，行气和胃，既助除湿之力，又畅达气机；桔梗宣开肺气，通利水道，并能载药上行，以益肺气而成培土生金之功。炒甘草健脾和中，调和药性，共为使药。诸药相合，益气健脾，渗湿止泻。

2. 外治疗法

（1）熏洗法　龙胆草、虎杖、大黄、香附各 30g，枯矾、皂矾、莪术各 20g，侧柏叶、薏苡仁各 50g。水煎，先熏后洗，每天 1~2 次。

（2）点涂法　疣体小而少者，可用五妙水仙膏点涂疣体。使用时应注意保护周围正常皮肤。还可用单味鸦胆子或鸦胆子的复方制成油剂、糊剂、软膏直接点涂疣体使之枯萎脱落。有一定刺激性，要注意鸦胆子的用量及方法。

（3）灸法　局部麻醉后，将艾炷放在疣体上点燃，任其烧尽。视疣体大小每次灸 1~3 炷，每天 1 次，至疣体脱落。

（4）火针　局部麻醉后，用火针从疣体顶部直刺至疣体基底部，视疣体大小每个疣体 1~3 次，直至脱落。

（5）耳针疗法　取穴：肺、面颊，每次 1~2 穴位，每日 1 次，留针半小时。

（四）新疗法选粹

1. 咪喹莫特

咪喹莫特是相对较新的咪唑喹啉胺类

药物，具有免疫调节作用，能与 toll 样受体 7 和 8 相作用，诱导单核细胞和巨噬细胞分泌多种细胞因子（包括 α- 干扰素、白介素 -12 和 TNF-α），刺激机体的免疫系统产生免疫应答，从而起到杀病毒作用。

2. 免疫疗法

（1）将患者自体疣细胞制成悬液，再加入三联生物佐剂治疗其尖锐湿疣。研究发现局部处理加全身用药联合自体疣细胞悬液加三联生物佐剂组治疗全面，其中，植入病毒基因拷贝量在 7×10^{11} 以上者，疗程为 31.2 天，治愈率为 93.3%；植入疣组织在 0.3g 以上者，疗程为 32.2 天，治愈率达 86.4%。同时，患者的免疫指标得到改善，治疗费用居中。自体疣细胞加三联生物佐剂的治疗机制在于其进一步提高了机体体液和细胞的免疫作用。

（2）近期报道一种新的治疗方法，即在免疫正常的成人及儿童的病灶内，注射腮腺炎病毒、念珠菌或是毛癣菌的皮肤测试抗原。在一项安慰剂对照的临床研究中，在注射抗原的病灶和远处未经注射抗原的病灶的清除率和安慰剂对比均有显著提高。不良反应包括发热、肌痛以及注射位点的局部反应。体外外周血单核细胞增值实验提示细胞介导的免疫反应通过不明途径被激活。因此，免疫疗法有望成为顽固性疣及多发疣的替代疗法。

5. 疫苗的应用

目前，研制的疫苗有以下几种。

（1）病毒样颗粒疫苗 现在该疫苗已经进入三期临床试验阶段，可以有效预防几种常见的 HPV 感染，包括 HPV-16。

（2）痘苗病毒载体疫苗 该疫苗产生的并发证阻碍着它的广泛应用。

（3）多肽疫苗 HPV-16 型 E6、E7 多肽的持续存在，被认为是重要的恶性转化因素。现已进入三期临床试验阶段，该疫苗有一定的应用前景。

（五）医家诊疗经验

1. 刘源

刘源以益气养血、扶正祛邪辅以化瘀行滞法治疗尖锐湿疣的疗效非常好，药用：黄芪、白术、当归、川楝子、丹参、莪术、牛膝、薏苡仁、土茯苓、露蜂房、板蓝根及甘草等。以 2 周为 1 个疗程，治疗总有效率 90.7%。

2. 张伟

张伟辨证论治，肝经湿热型用龙胆泻肝汤加减；瘀血阻滞型用桃红四物汤加减；热毒炽盛型用三黄解毒汤合六味地黄汤加减；脾虚湿浊型用参苓白术散加减。外洗药：板蓝根、木贼、香附、薏苡仁、丹参、赤茯苓各 30g，白花蛇舌草、黄柏、鸡血藤、牡蛎、地肤子各 15g，桃仁、苦参各 12g，红花 10g，煎取药汁熏洗，内外合用，有效率为 91.7%。

五、预后转归

本病诊断及治疗均无困难，但是治疗后容易复发。目前，多数学者认为，治疗后 6 个月无复发者，则复发机会减少。尖锐湿疣的预后一般良好，虽然治疗后复发率高，但通过正确处理最终可达临床治愈。

六、预防调护

（一）预防

（1）避免不洁性行为，防止性接触感染。在公共浴池，提倡淋浴，不共用浴巾、毛巾，不穿他人内裤。

（2）患病后要及时治疗，同时告知配偶及性伴，应避免性接触。严格分开使用毛巾、脸盆、浴盆等可致传染的媒介物品，污染物品可煮沸消毒，治疗期间最好使用一次性内裤。治疗后 3 个月内性生活要使用安全套。

（3）已确诊患者要去正规医院就医，积极彻底治疗。由于尖锐湿疣治疗后复发率较高，故要求患者在治疗后3个月内定期复诊，保持局部的干燥和防止继发感染。

（4）反复复发者要进一步检查艾滋病抗体。

（5）加强对HPV感染者的教育指导。尽早告知患者尽管肉眼可见的疣体易于治疗，但HPV感染不能与之同时彻底消除，因此仍有传染性，使用避孕套可能降低传染性，但不能完全避免传染给未受到感染的性伴。

（二）调护

尖锐湿疣患者治疗期及恢复期均应注意休息，饮食方面忌辛辣、海腥发物和羊肉等热性食物，还应避免饮酒。多食蔬菜、水果，多饮水。

（1）休息　不用绝对卧床，但是应该注意生活起居的节奏，保证充足的睡眠，不可过于劳累。

（2）饮食　多食用清淡、新鲜的食物，如蔬菜、水果，少食用辛辣刺激食品，油炸食品，忌食海腥发物和羊肉等热性食物，并忌酒。

七、专方选要

（1）谢氏消疣方　生地黄、板蓝根、牡丹皮、赤芍、桃仁、三棱、莪术、僵蚕、金银花、干蟾皮、地肤子、苦参各9g，红花6g，甘草4.5g。水煎服，每日1剂。本方健脾化湿，解毒散结适用于治疗各种尖锐湿疣。

方解：方中生地黄、牡丹皮、赤芍、桃仁、红花、三棱、莪术清热凉血、破瘀散结；板蓝根、金银花清热解毒；僵蚕疏风通络散结；干蟾皮、地肤子、苦参、甘草，利湿解毒，清热散结。诸药合用热清、湿除、瘀化、风散、结消，则疣脱病愈。

（2）扶正消疣汤　马齿苋30g，板蓝根30g，红花10g，当归10g，金银花30g，连翘10g，紫草10g，赤芍10g，防风10g，甘草10g。本方益气养血，清热解毒，活血祛瘀，用于治疗外部尖锐湿疣。气虚者，黄芪加量至60g，湿重者加苍术、佩兰各15g。

方解：本方以马齿苋、板蓝根、金银花、连翘、甘草清热解毒，红花、当归、紫草、赤芍活血凉血，防风祛除风邪，诸药相和，清热解毒，活血祛风，使疣去肤平。

八、研究进展

（一）治法探讨

辨证论治是中医学的精髓，对于尖锐湿疣，亦可进行辨证论治。

（1）徐杰军用六味地黄汤去茯苓加土茯苓、黄连、黄柏、薏仁等治疗1例复发性尖锐湿疣伴阴茎化脓溃疡，服30剂，皮疹消失，续服50剂，完全治愈，随访1年半未见复发。

（2）李博鉴以丝瓜络、炒三棱、赤芍合三妙散为主的解毒通络汤治疗尖锐湿疣。

（3）广东省中医院皮科著名专家禤国维教授采用具有清热燥湿、解毒散结、腐蚀赘疣的中药研制成疣毒净点涂霜、外洗液和口服胶囊治疗尖锐湿疣，具有痊愈率高，复发性低的优点。

（二）中药研究

目前单味中药治疗尖锐湿疣的报道不多。尖锐湿疣初起属外邪犯表，随病邪逐渐深入，而柴胡则善治半表半里之证。有学者选择柴胡局部浸泡治疗尖锐湿疣并与具有抗HPV作用的5-氟脲嘧啶作比较，研究发现，柴胡同样具有治疗尖锐湿疣、抗HPV的作用，其机制可能是其所含的柴胡多糖能明显提高天然杀伤细胞的活性及细胞免疫功能，并使免疫抑制状态有一定程度的恢复有关。

还有一些单味药对本病疗效明显，有鸦胆子、鼠妇、大飞扬、大叶桉、杠柳、黄药子、麻疯树、八角莲、桃花叶、野荞麦秸、月石等，均为外用，使用简便。

邓远辉等筛选细辛抗人乳头瘤病毒（HPV）的有效部位。对细辛的各种提取物进行体外抗病毒药效学试验，结果提示细辛的水提部位对人乳头瘤病毒有破坏作用。

（三）评价与展望

综上所述，可以看出中医药对尖锐湿疣的认识历史悠久，疗效较为肯定。治疗方法颇多，内外治并重，辨证论治及专方治疗均富于特色。用药上亦很广泛，大体可归纳为祛邪扶正两大类。祛邪包括：清热解毒燥湿、活血化瘀、软坚散结、腐蚀消疣等中药，扶正则主要以补气健脾类中药为主，如黄芪、白术、薏仁、茯苓等，这类药均有调整机体免疫功能的作用，对防止复发有较好疗效。

主要参考文献

［1］褟国维，陈达灿. 皮肤性病科专病中医临床诊治［J］. 北京：人民卫生出版社，2000.

［2］赵辨. 中国临床皮肤病学［M］. 南京：江苏科学技术出版社，2010.

［3］李蕾，邹先彪. 解读 2012 年欧洲尖锐湿疣治疗指南［J］. 实用皮肤病学杂志，2012，5（6）：344-346.

［4］段逸群，周小勇. 皮肤性病中西医特色治疗［M］. 北京：人民军医出版社，2011.

［5］闫俊国，胡可. 皮肤病防治验方精编［M］. 北京：中医古籍出版社，2010.

［6］王秀丽，徐世正，张春荣，等. 5- 氨基酮戊酸光动力疗法治疗男性尿道尖锐湿疣［J］. 中国皮肤性病学杂志，2000，14（2）：103-104.

［7］闫俊国，胡可. 皮肤病防治验方精编［M］. 北京：中医古籍出版社，2010，6：28-31.

［8］司富春，马青. 中医治疗尖锐湿疣用药规律分析［J］. 中医学报，2013，28（177）：238-240.

［9］陈桂升，管志强，张翠侠，等. 46 例龙胆泻肝汤加味联合艾拉光动力治疗外阴部尖锐湿疣临床疗效观察［J］. 中国艾滋病性病，2018，24（5）：520-521.

［10］章莉，戴超颖，顾科峰，等. 四君子汤加减对复发性尖锐湿疣患者血清 IL-2、IL-4 水平的影响与疗效观察［J］. 中国性科学，2016，25（9）：78-80.

［11］周桂芳. 外用中药熏洗辅助治疗尖锐湿疣 60 例临床观察［J］. 中医药临床杂志，2014，26（10）：1031.

［12］肖战说，徐晨琛，崔炳南. 中医外治法治疗尖锐湿疣的研究进展［J］. 山东中医杂志，2018，37（9）.

［13］唐壹蓉，许幸. 直接灸治疗外阴尖锐湿疣 35 例［J］. 中国全科科学，2004（6）：389.

第五节　艾滋病

艾滋病是获得性免疫缺陷综合征（AIDS）的简称，是由人类免疫缺陷病毒（HIV）感染引起的以免疫系统受损和感染为主要特征的一组综合征。

一、病因病机

（一）西医学认识

1. 流行病学

艾滋病的传染源是艾滋病患者及 HIV 携带者。艾滋病病毒存在于感染者的体液和器官组织内，感染者的血、精液、阴道分泌液、乳汁、伤口渗出液中含有大量艾滋病病毒，具有很强的传染。泪水、唾液、汗液、尿、粪便等在不混有血液和炎症渗出液的情况下含此种病毒很少，几乎没有传染性。已经证实的艾滋病传染途径主要有三条：性接触传播、血液传播、母婴传播。

2. 发病机制

（1）HIV病毒为逆转录病毒，进入人体后能选择性地侵犯有 CD4 受体的淋巴细胞，以 CD4 T 淋巴细胞为主。亦可侵犯单核巨噬细胞、CD8$^+$ T 淋巴细胞、B 淋巴细胞。

（2）促进 AIDS 发生的因素　HIV 感染后，相当长时间内 HIV 在体内保持极低水平的复制，这就是 AIDS 无症状期持续时间很长。许多研究表明，一些细胞因子和其他病毒感染，能激活 HIV 的复制和表达，有报道认为糖皮质激素和白介素（IL-4，IL-6 和 IL-10 等细胞因子）能协同增强 HIV 的复制。肿瘤坏死因子（TNF）α、β和 IL-1 亦能导致 HIV 的表达，其中特别是 TNF-α。其他病毒的各种基因产物，能促进 HIV 高水平复制，而且有些病毒还能和 HIV-1 协同破坏 CD4$^+$ T 淋巴细胞。所以在临床上 AIDS 患者常常合并感染巨细胞病毒、疱疹病毒、EB 病毒、人类 T 淋巴细胞白血病病毒等，并促使病情变化。

（3）HIV 感染后的免疫应答　机体的免疫系统对 HIV 的初期感染起一定的抑制作用，但随着免疫系统的损害及 HIV 的变异，机体的免疫系统最终对 HIV 的感染无能为力。HIV 感染能激发机体产生特异的细胞免疫反应和对各种病毒抗原产生相应抗体。机体产生 T 淋巴细胞介导的细胞毒作用，HIV 感染者脑部有 T 淋巴细胞浸润。CD8$^+$ T 淋巴细胞对 HIV 病毒的抑制，溶解感染 HIV 的靶细胞，说明 T 细胞在 HIV 感染中发挥抑制 HIV 复制作用。机体产生的抗体可以中和游离 HIV 病毒及已和细胞结合却尚未进入细胞内的 HIV 颗粒。自然杀伤细胞（NK）和杀伤细胞（K 细胞）通过抗体依赖性细胞毒性作用能杀伤和溶解 HIV 感染的细胞。机体的细胞免疫和体液免疫作用可在一段时间内控制 HIV 的复制及扩散。但是，由于病毒的变异和重组，可以逃脱免疫监视，不能被机体的免疫系统彻底清除。当机体的免疫系统被进一步破坏时，在某些触发因素的作用下，使 HIV 大量复制和播散，最终导致 AIDS 的发生。

（4）HIV 感染与肿瘤　在 HIV 感染者中卡波西肉瘤，B 细胞淋巴瘤，霍奇金病以及某些肿瘤发生率升高，和机体免疫功能破坏直接相关，但可能不是唯一的原因。当 HIV 感染者出现 B 细胞淋巴瘤时与 EBV 病毒感染有关，HIV 并不能直接引起肿瘤，因在肿瘤细胞 DNA 内并不能证明有病毒序列存在。

（二）中医学认识

中医对艾滋病的认识是以发病过程及临床表现为依据的，艾滋病常见病因为外感、疫毒、湿热之邪，产生痰饮血瘀等病理产物为主。最常见的病机为脾气虚、正气虚弱和元气损伤最为常见。病性以气虚、阴虚、阳虚、血虚以及疫毒火热、痰湿血瘀较为常见。病位基本涵盖五脏六腑，以五脏居多，其中尤以肾、脾、肺最为常见。

二、临床诊断

（一）辨病诊断

1. 诊断要点

（1）流行病学　患者有多性伴史、同性恋史、静脉毒品药瘾史或接受输血或应用血液制品史等。

（2）临床表现

1）潜伏期：潜伏期随被感染者的年龄、感染途径、感染病毒的种类和数量不同而有所差异。从被 HIV 感染发展到艾滋病，一般需要 1~10 年，平均 7~8 年。儿童潜伏期相对较短，平均为 12 个月。如果早期进行高效抗逆转录病毒治疗，这个期限可明显延长。

2）临床分期：

①急性感染期：人体感染 HIV 后，有 50%~70% 患者在 2~6 周内，出现类似感冒或单核细胞增多症样的症状，包括发热、乏力、头痛、咽痛、肌肉关节酸痛、厌食、恶心、腹泻等，症状为非特异性，且为一过性。约半数患者面部和躯干可出现红色斑丘疹（类似一般病毒疹）。值得注意的可能发生的症状：口腔食管念珠菌感染及胃肠道症状、口腔溃疡、无菌性脑膜炎、周围神经炎、脊髓炎、多发性神经根炎等。查体可发现全身浅表淋巴结肿大。上述症状和体征不是普通感冒的表现，注意鉴别。此时虽查不出 HIV 抗体，但血中 HIV 病毒滴度升高，辅助性 T 淋巴细胞（CD4）数目减少。急性感染期病程有自限性，症状一般在 2 周内消失，最长不超过 1 个月。

②无症状感染期：患者可以从急性感染期进入此期，也可无明显急性感染期而直接进入无症状感染期。该期特点是没有明显的临床症状，CD4 细胞虽进行性下降，但基本维持在正常水平。实际上此期也是艾滋病的潜伏期，成人一般为 7~10 年。在这阶段患者血清 HIV 抗体阳性。处于潜伏期内的 HIV 感染者有传染性，又称 HIV 携带者。

③全身性持续性淋巴结肿大期（PGL）或称艾滋病前期：随时间推移，HIV 病毒在体内不断复制，机体免疫功能逐渐下降，患者表现持续或间断的非特异性全身症状，如发热、头痛、乏力、夜间盗汗、腹泻、体重减轻等，突出症状是除腹股沟以外，全身有两处以上部位浅表淋巴结肿大，可融合，无疼痛感（应与淋巴肿瘤区别），还可出现毛状黏膜白斑、口腔或阴道念珠

菌病、带状疱疹及多种皮肤病改变。血液中 CD4 细胞数下降至 200~400/µl，抑制性 T 淋巴细胞（CD8）数目有所增高。此期患者 HIV 抗体阳性，出现一系列与艾滋病相关的症状，但其程度尚不够诊断为艾滋病，因此也称 AIDS 相关综合征（AIDS-related complex，ARC）。

④艾滋病期（AIDS）：机体感染 HIV 最终的临床阶段。一般归纳为五种类型：

A 型：表现全身症状：持续性不规则低热 1 个月以上；持续性全身淋巴结肿大；持续性慢性腹泻；体重减轻超过 10%；可能伴有无力、盗汗、消瘦等全身症状。

B 型：表现神经精神症状：记忆力减退、反复发作性头痛、进行性感觉和周围运动神经痛、锥体索症状阳性、淡漠迟钝等。

C 型：有多种机会性感染症状，常见的有卡氏肺孢子虫肺炎、结核、隐孢子虫肠炎、隐球菌感染或念珠菌感染、单纯疱疹病毒感染、水痘－带状疱疹病毒感染、人乳头瘤病毒感染、巨细胞病毒感染或弓形虫感染等。

D 型：表现肿瘤：卡波西肉瘤是常见的肿瘤，还有子宫颈癌、淋巴瘤等。

E 型：慢性全身性非特异性淋巴性间质性肺炎。

3）艾滋病常见的临床表现

①机会性感染：包括卡氏肺孢子虫肺炎、隐孢子虫肠炎又称隐孢子虫病、念珠菌属感染、结核病、病毒感染、细菌感染、弓形虫病、隐球菌感染、非结核分枝杆菌病等。

②肿瘤：据统计在艾滋病患者中，恶性肿瘤的发生概率是正常人的 50 倍。其中最常见的是卡波西肉瘤（Kaposi's sarcoma）和淋巴瘤。另一项统计有近 30%~40% HIV 感染者在病程中可能发生卡波西肉瘤或淋巴瘤。下述三种恶性肿瘤被认为是诊断艾

滋病的必要条件：a.卡波西肉瘤；b.外周和中枢神经系统中高度恶性的 B 细胞非霍奇金淋巴瘤（non-Hodgkin lymphoma，NHL）；c.浸润性宫颈癌。

③消化系统疾病：艾滋病患者 46%~76% 可出现低胃酸症，后期出现无胃酸症。艾滋病患者可有隐孢子虫引起的水样腹泻综合征，白念珠菌引起的口腔、咽部、食道病变，巨细胞病毒所致溃疡性结肠炎，卡波西肉瘤波及肠道引起肠道症状等。

④血液系统病变：80% 的艾滋病患者伴有贫血、粒细胞减少、血小板减少或 T 淋巴细胞减少。

⑤淋巴结肿大和脾肿大：全身淋巴结包括颈后、腋下、腹股沟等处均可肿大。淋巴结病随病情进展分为淋巴结肿大期、淋巴结体积回缩期及淋巴结体积缩小期。脾高度肿大。

⑥艾滋病的神经系统病变：HIV 感染者和 AIDS 患者神经系统受累是常见的重要病变，据统计有 30%~70% 患者出现神经系统症状，在临床上 10%~20% 患者以神经系统症状为首发症状。包括 HIV-1 性脑膜炎、艾滋病痴呆综合征、空泡性脊髓病、病毒性脑炎、新型隐球菌性脑膜炎、结核性脑膜炎、脑弓形虫病、原发性中枢神经系统淋巴瘤、转移性淋巴瘤等。

⑦艾滋病皮肤表现：主要包括非特异性皮肤损害，如脂溢性皮炎、瘙痒性丘疹性皮损、皮肤干燥、变态反应，以及原因不明的皮肤病如嗜酸性毛囊炎、银屑病、光感性皮炎、过敏性紫癜、血管炎等。感染性皮肤损害包括单纯疱疹病毒（HSV）感染；水痘－带状疱疹病毒（VZV）常见且严重，容易复发；EB 病毒感染；人乳头病毒（HPV）感染所致的寻常疣、尖锐湿疣特别是巨大尖锐湿疣，另外在手、足、头面部、生殖器及肛周的损害，往往数目较多、较大，治疗困难。真菌感染、细菌感染皮肤肿瘤，如卡波西肉瘤、淋巴瘤、恶性黑色素瘤、基底细胞癌等。

2. 相关检查

包括病毒分离培养、抗体检测、抗原检测、病毒核酸检测、病毒载量检测等，这些检测方法并未完全用于临床。目前我国主要进行 HIV 抗体检测，在 HIV 抗体初筛试验阳性后再做确诊试验。HIV 抗体初筛试验有酶联免疫吸附试验（ELISA）、凝胶颗粒凝集实验（PA）、免疫荧光法（IF）、免疫酶法（IE）、乳胶凝集试验（LA）等。HIV 抗体确诊试验有蛋白印迹法（WB）和免疫沉淀试验。确诊试验阳性者可以诊断 HIV 感染，因此临床诊断 HIV 感染应初筛试验和确诊试验两者都阳性。

3. 确诊标准

HIV 抗体阳性（受检血清初筛试验阳性，确诊试验阳性者）又具有下述任何一项者，可确诊为艾滋病患者。

（1）近期（3~6 个月）内体重减轻 10% 以上，且持续发热达 38℃ 以上。

（2）近期（3~6 个月）内体重减轻 10% 以上，且持续腹泻（每日 3~5 次）一个月以上。

（3）肺孢子菌肺炎（PCP）。

（4）卡波西肉瘤（KS）。

（5）明显的真菌或其他条件致病菌感染。

（二）辨证诊断

艾滋病在不同临床分期，根据临床表现与并发症的不同，辨证也有所不同。

1. 急性期

疫毒（侵袭）证

1）临床证候　发热微恶风寒，或有畏寒，咽红肿痛，口微渴，头痛身痛，乏力，或见皮疹，瘰疬结节。舌质红、苔薄白或薄黄，脉浮数。

2）辨证要点　发热微恶风寒，或有畏寒，咽红肿痛，头痛身痛，乏力，舌质红、苔薄白或薄黄，脉浮数。

2. 无症状期

（1）气虚证

1）临床证候　倦怠乏力、神疲懒言、头晕目眩、面色无华、心悸、自汗，舌质稍淡或正常，脉象或虚或正常。

2）辨证要点　神疲懒言、面色无华、心悸、自汗，舌质稍淡或正常，脉虚或正常。

（2）气阴两虚证

1）临床证候　神疲乏力，气短懒言，自汗，盗汗，动则加剧，或伴口干咽燥，五心烦热，身体消瘦；或见干咳少痰，或见腰膝酸软。舌体瘦薄，舌质淡、苔少，脉虚细数无力。

2）辨证要点　神疲乏力，气短懒言，自汗，盗汗，五心烦热，舌质淡、苔少，脉虚细数无力。

（3）湿热壅滞证

1）临床证候　头昏沉如裹，身体困重，胸闷脘痞，口黏不渴，纳呆，便溏不爽，妇女可见带下黏稠味臭。舌质红、舌苔厚腻或黄腻，或黄白相兼，脉濡数或滑数。

2）辨证要点　身体困重，胸闷脘痞，便溏不爽，妇女可见带下黏稠味臭，舌质红，舌苔厚腻或黄腻，脉濡数或滑数。

（4）痰瘀互结证

1）临床证候　局部肿块刺痛，或肢体麻木，胸闷痰多，或痰中带紫暗血块，舌紫暗或有斑点、苔腻，脉弦涩。

2）辨证要点　肿块刺痛，或肢体麻木，胸闷痰多，舌紫暗或有斑点、苔腻，脉弦涩。

（5）气虚血瘀证

1）临床证候　神疲倦怠，气短乏力，疼痛如刺，痛处不移，面色黯黑，肌肤甲错。舌质淡紫，或有紫斑，脉涩。

2）辨证要点　神疲倦怠，气短乏力，

面色黯黑，肌肤甲错，舌质淡紫，或有紫斑，脉涩。

3. 艾滋病期

（1）气血两虚证

1）临床证候　头晕目眩，头痛隐隐，心悸失眠，遇劳加重，自汗，少气懒言，面色淡白或萎黄，唇甲色淡，心悸失眠，神疲乏力。舌质淡、苔薄白，脉沉细而弱。

2）辨证要点　头晕目眩，心悸失眠，自汗，心悸失眠，神疲乏力，舌质淡、苔薄白，脉沉细而弱。

（2）痰湿瘀滞证

1）临床证候　咳喘咯痰胸闷，脘痞不舒，纳呆恶心，呕吐痰涎，头晕目眩；神昏癫狂，喉中痰鸣；肢体麻木肿硬，半身不遂，痰核乳癖，喉中有异物感。舌质淡紫或有斑点、苔白腻或黄腻，脉滑或弦涩等。

2）辨证要点　脘痞不舒，纳呆恶心，头晕目眩，肢体麻木肿硬，舌质淡紫或有斑点、苔白腻或黄腻，脉滑或弦涩。

（3）阴竭阳脱证

1）临床证候　发热或高热持续不退，神志恍惚，无汗或有汗热不解，口唇干焦，虚羸少气，四肢不温，淡漠呆滞，不思饮食，便秘或溏泻。舌质红或暗淡，常见瘀斑，舌体瘦无神，舌苔焦黄或腐腻或少苔或剥落，多有裂纹舌，脉细弱或脉微欲绝。

2）辨证要点　高热不退，神志恍惚，口唇干焦，虚羸少气，四肢不温，淡漠呆滞，舌质红或暗淡，常见瘀斑，多有裂纹舌，脉细弱或脉微欲绝。

三、鉴别诊断

（一）西医学鉴别诊断

艾滋病需与原发性免疫缺陷综合征和多种原因如感染、恶性肿瘤、长期接受放疗或化疗等所引起的继发性免疫缺陷相鉴别。主要包括以下几类疾病。

（1）原发性免疫缺陷病。

（2）继发性免疫缺陷病，皮质激素，化疗，放疗后引起或恶性肿瘤等继发免疫疾病。

（3）特发性 $CD4^+$ T 淋巴细胞减少症，酷似 AIDS，但无 HIV 感染。

（4）自身免疫性疾病　结缔组织病、血液病等，AIDS 有发热、消瘦则需与上述疾病鉴别。

（5）淋巴结肿大疾病　如卡波西肉瘤、霍奇金病、淋巴瘤、血液病。

（6）假性艾滋病综合征　AIDS 恐怖症及一些与艾滋病早期症状类似的神经症状群。

（7）中枢神经系统疾病　脑损害可以是艾滋病或其他原因引起的，需予鉴别。

艾滋病与以上疾病在临床表现上难以直接鉴别，最可靠的鉴别方法是病原学诊断。

（二）中医学鉴别诊断

1. 虚劳病

艾滋病中、晚期体质量下降 10% 以上，呈进行性消瘦，全身无力，盗汗，纳差，腹泻，长期低热，表现出一派元气虚弱、脏腑亏损、精血不足、久虚不复的病理过程，有虚劳病之病势缠绵、诸虚不足的特征。但本病继发感染，邪入下焦肝肾，本虚标实、虚实夹杂，与虚劳之以虚为主不同。从病因看，与虚劳病的"内伤""先天不足"或"后天内耗"的病理机制截然不同，本病起因于外，由艾滋病病毒内侵，引发"后天内耗"。从病情进展及凶险程度看，本病后期虚损程度、各种严重并发症及病情之险恶程度，也非虚劳之常见。经实验室检测即可鉴别诊断。

2. 瘟疫

艾滋病病因具有"皆相染易，无问大小，病状相似"的特点，与传统所说的瘟疫有相似之处，但本病在传播途径、疫毒性质、病情演变等方面又有本质区别。传统意义上的"疫毒"，其袭人多自皮毛或口鼻而入，其性质不外风寒暑湿燥火，或秽浊之气，或数邪相兼，故或卫气营血，或三焦膜原，或六经传变；而艾滋病病毒伤人必自血络而入，其性质较为复杂，其病理演变兼具温病和内伤，不可一概论之。经实验室检测即可鉴别诊断。

四、临床治疗

（一）提高临床疗效的要素

（1）早期治疗　对于本病，应早发现、早治疗。早期虽症状不明显，但对怀疑病例应结合现代免疫学和病毒学检测予以确诊。对诊断明确的患者，应及早进行治疗，尽可能控制疾病发展。

（2）分期治疗　急性期应尽快解表透邪外出；无症状期应扶正祛邪，一方面培补元气，另一方面祛湿解毒，扶助正气以抗邪，延缓发病；艾滋病期应补益为主，兼顾祛邪。脾为后天之本，气血生化之源；肾为先天之本，寓元阴元阳。故该期治疗以补益脾肾为主。同时对症治疗，理气、活血、化痰、降浊等法亦至为重要，不可忽视。其总的原则是提高生存质量，延长生命，降低死亡率。

（3）中医治疗　急性期透邪外出，无症状期扶正祛邪，艾滋病期以补益脾肾为主，三者均不离解毒通络。

（二）辨病治疗

目前尚无特殊疗法，常用的治疗方法如下。

1. 抗 HIV 病毒治疗

阻止 HIV 病毒在体内复制和繁殖。可分为核苷类逆转录酶抑制剂（NRTIs）、非核苷类逆转录酶抑制剂（NNRTIs）、蛋白酶抑制剂（Pis）、融合酶抑制剂等。1996年何大一医生提出"鸡尾酒"式混合疗法，也称高效抗逆转录病毒治疗法，即采用蛋白酶抑制剂与逆转录酶抑制剂联合疗法，临床取得良好疗效。

2. 免疫调节治疗

采用α-干扰素、白细胞介素-2、丙种球蛋白、粒细胞-巨噬细胞集落刺激因子及粒细胞集落刺激因子等。

3. 机会性感染的治疗

（1）肺孢子菌肺炎　首选复方磺胺甲恶唑（TMP-SMZ）。

（2）鹅口疮或念珠菌感染　选用制霉菌素、氟康唑或伊曲康唑。

（3）卡波西肉瘤　皮损内注射长春碱或者放射治疗和联合化疗。

（三）辨证治疗

1. 急性期

疫毒（侵袭）证

治法：清热解毒，凉血泻火。

方药：五味消毒饮加减。金银花15g，野菊花6g，蒲公英6g，紫花地丁6g，紫背天葵子6g

方解：方中金银花、野菊花，清热解毒抗病毒，金银花入肺胃，可解中上焦之热毒，野菊花入肝经，专清肝胆之火，二药相配，善清气凉血；蒲公英、紫花地丁均具清热解毒之功，为痈疮疔毒之要药；蒲公英兼能利水通淋，泻下焦之湿热，与紫花地丁相配，善清血分之热结；紫背天葵能入三焦，善除三焦之火。

2. 无症状期

（1）气虚证

治法：益气健脾。

主方：四君子汤。人参、茯苓、白术各9g，甘草6g。

方解：方中人参大补元气，健脾养胃，为君药。脾喜燥恶湿，脾虚不运，则易生湿，故用甘苦温的白术，健脾燥湿以助运化，为臣药。茯苓渗湿健脾，为佐药。炙甘草补气和中，调和诸药，为使药。四药配伍，共奏益气健脾之功。

（2）气阴两虚证

治法：益气养阴，扶正固本。

主方：生脉散加减。人参6g，麦冬9g，五味子3g。

加减：阴虚有火而口干、心烦不安者，加生地黄、黄连、合欢皮。

方解：三味药协同起到补养气阴、养敛心肺的作用。

（3）湿热壅滞证

治法：清热化湿，通利化浊。

主方：三仁汤加减。杏仁15g，飞滑石18g，白通草6g，白蔻仁6g，竹叶6g，厚朴6g，生薏苡仁18g，半夏15g。

方解：方用"三仁"为君，其中杏仁苦辛，轻开肺气以宣上；白蔻仁芳香苦辛，行气化湿以畅中；薏苡仁甘淡渗利，渗湿健脾以渗下，方中杏仁宣上，白蔻仁畅中，薏苡仁渗下，三焦并调。臣以半夏、厚朴辛开苦降，行气化湿，散满除痞，助蔻仁以畅中和胃。佐以滑石、通草、竹叶甘寒淡渗、清利下焦，合薏苡仁以引湿热下行。诸药合用，宣上、畅中、渗下，气机调畅，使湿热从三焦分消，诸症自解。

（4）痰瘀互结证

治法：化痰祛瘀。

主方：桃红四物汤加减。白芍、当归、熟地黄、川芎、桃仁各9g，红花6g。

方解：本方以强劲的破血之品桃仁、红花活血化瘀；以熟地黄、当归滋阴补肝、养血调经；芍药养血和营；川芎活血行气，调畅气血。全方配伍使瘀血祛、新血生、气机畅。

（5）气虚血瘀证

治法：补气活血。

主方：四君子汤加减。人参、白术、茯苓各 9g，甘草炙 6g。

方解：方中人参为君，甘温益气，健脾养胃。臣以苦温之白术，健脾燥湿，加强益气助运之力；佐以甘淡茯苓，健脾渗湿，苓、术相配，则健脾祛湿之功益著。使以炙甘草，益气和中，调和诸药。四药配伍，共奏益气健脾之功。

3. 艾滋病期

（1）气血两虚证

治法：气血双补。

主方：八珍汤加减。党参、白术、茯苓、当归、白芍、川芎、熟地黄、升麻、菊花、蔓荆子、甘草。

（2）痰湿瘀滞证

治法：燥湿化痰，调畅气血。

主方：二陈平胃散。苍术 12g，陈皮 6g，厚朴 9g，炙甘草 3g。加生姜 2 片、大枣 2 枚。

方解：方中以苍术为君药，以其辛香苦温，入中焦能燥湿健脾，使湿去则脾运有权，脾健则湿邪得化。湿邪阻碍气机，且气行则湿化，故方中臣以厚朴，本品芳化苦燥，长于行气除满，且可化湿。与苍术相伍，行气以除湿，燥湿以运脾，使滞气得行，湿浊得去。陈皮为佐，理气和胃，燥湿醒脾，以助苍术、厚朴之力。使以甘草，调和诸药，且能益气健脾和中。煎加姜、枣，以生姜温散水湿且能和胃降逆，大枣补脾益气以襄助甘草培土制水之功，姜、枣相合尚能调和脾胃。

（3）阴竭阳脱证

治法：益气固脱，温阳救逆，清热生津。

主方：独参汤加减。大人参 20~30g，用水 300ml，枣子 5 个，同煎。

方解：独参汤以一味人参大补元气立方，药简功专，主要用于治疗元气欲脱，诸虚垂危之证。

五、预后转归

HIV 病毒在人体内的潜伏期平均为 8~9 年，在发展成艾滋病患者之前，病毒感染者可以没有任何症状地生活和工作多年。HIV 感染者可以有以下三种预后情况。

（1）无症状长期稳定　见于及时进行抗病毒治疗，服药依从性好，且未出现病毒耐药及严重药物不良反应者。也见于感染后长期不进展者。

（2）致残　部分患者因并发症未能治愈，可能导致失明或其他器官功能障碍。

（3）死亡　见于晚期患者，未及时抗病毒治疗，常死于并发症或药物的不良反应。

六、预防调护

（一）预防

（1）加强传染源的管理　高危人群应定期检测 HIV 抗体，医疗卫生部门发现感染者应及时上报，并应对感染者进行 HIV 相关知识的普及，以避免传染给其他人。感染者的血液、体液及分泌物应进行消毒。

（2）切断传播途径　避免不安全的性行为，禁止性乱交，取缔娼妓。严格筛选供血人员，严格检查血液制品，推广一次性注射器的使用。严禁注射毒品，尤其是共用针具注射毒品。不共用牙具或剃须刀。不到非正规医院进行检查及治疗。

（3）保护易感人群　提倡婚前、孕前体检。对 HIV 阳性的孕妇应进行母婴阻断。包括产科干预（终止妊娠，剖宫产）＋抗病毒药物＋人工喂养。医务人员严格遵守医疗操作程序，避免职业暴露。出现职业暴露后，应立即向远心端挤压伤口，尽可能挤出损伤处的血液，再用肥皂液和流动的清水冲洗伤口；污染眼部等黏膜时，应用大量生理盐水反复对黏膜进行冲洗；用

75% 的乙醇或 0.5% 碘伏对伤口局部进行消毒，尽量不要包扎。然后立即请感染科专业医生进行危险度评估，决定是否进行预防性治疗。如需用药，应尽可能在发生职业暴露后最短的时间内（尽可能在 2 小时内）进行预防性用药，最好不超过 24 小时，但即使超过 24 小时，也建议实施预防性用药。还需进行职业暴露后的咨询与监测。

（二）调护

艾滋病作为一种慢性进行性疾病，病情复杂，其预后除了与积极的药物治疗和社会心理支持有关外，与饮食调养护理有密切的关系。做好艾滋病患者和感染者的饮食与调护对于保持其身体的免疫功能，延缓发病，减轻症状，提高生活质量都有不可忽视的作用。

1. 适宜饮食

艾滋病患者应少食多餐，冷热适当，不要偏嗜。选易消化之食品及流质（或半流质）。煎炸类食物尽量少吃（如炸鸡、油饼之类），多吃蒸煮类食品（如鸡蛋羹、面条之类）。建议食用补益类食品，如猪肉、牛肉、蛋类、牛奶、黑鱼、豆类；消导类食品，如食积不化可用山楂制品以消食，外受风寒可用生姜煎汤服以发表，水肿可食冬瓜或鲤鱼以利尿；温热类食品，可用生姜、葱煎汤饮以发汗祛寒；清凉类食品可以清热泻火，如绿豆、西瓜、黄瓜、苦瓜、菠菜、赤小豆，内热较重时可食用这些食品。

2. 辨证调护

艾滋病病毒感染是一种全身性的疾病，根据个体的差异会出现不同系统的病症。中医根据其不同的临床表现辨证论治，对艾滋病的调护则要进行辨证调护。

（1）肺系病症　肺系病症临床表现以呼吸道症状为主，如发热、咳嗽、鼻塞、咯痰、哮喘、鼻衄（鼻出血）、胸闷、气短等，可常见于艾滋病患者并发呼吸道感染、肺结核、卡氏肺孢子菌肺炎等。患者住处应注意通风，保持空气新鲜，但应避免风直吹患者，包括电扇、空调引起的空气流动；尽量避免烟雾的异味刺激，禁止患者吸烟；空气过于干燥时引起咽干、干咳等，可用加湿器适当增加湿度；避免辛辣刺激食物，适宜食用百合、鲜藕、银耳、荸荠等。

（2）心系病症　心系病症临床多表现为心悸、失眠、胸痛、精神恍惚，甚至精神失常等。可见于艾滋病患者由于恐惧紧张而致的神经衰弱症，也可见于贫血、艾滋病脑疾患等。保持环境安静，避免喧哗、器物碰击造成患者惊恐，心悸加重；注意精神护理，树立患者战胜疾病的信心。防止语言无意伤害患者，尽可能了解患者的思想和情绪变化，作好安慰开导工作；可采用梅花针、耳针埋豆等刺激小的疗法，帮助患者安定情绪。或施以气功疗法，引导患者练功入静；配合适当饮食调养。贫血、心悸可食用红枣、桂元；内热火旺，可食用新鲜瓜果如西瓜、西红柿、黄瓜、生梨等。

（3）脾系病症　脾系病症指消化系统疾患，临床表现如腹痛、恶心、呕吐、腹泻、食欲不振等。常见有隐孢子虫腹泻，白色念珠菌感染或化疗、放疗后的不良反应。脾系病症应特别注意饮食调护，饮食应热食热饮，不食冰镇食品及饮料，不吃刺激性食品如烈性酒、辣椒，食不过饱，"七分饱"为宜；腹痛、腹胀者可用针灸疗法，对虚寒腹痛、腹泻患者可用温灸或隔姜、隔蒜灸，亦可辅以按摩治疗；呕吐、腹泻严重而致脱水者应注意充分补充液体，进食生姜稀粥或西瓜汁等，必要时输液。

（4）肝系病症　中医的肝系病症与西医学肝病概念不同，可出现头痛、眩晕、神情不安、烦闷不寐、胁痛、耳鸣、黄疸、痉挛等诸多表现。临床可见于艾滋病毒侵犯神经系统，EB病毒感染或带状疱疹病毒感染等。患者所处的环境应利于其心情舒畅，保持住处光线柔和、环境整洁。接触的医护人员或亲朋好友应多与其平等真诚交流，使其情感得以"疏泄"。饮食上应予清淡芳香的食品，如芹菜、海蜇、白萝卜等；对于目赤、头痛或带状疱疹红肿剧痛，可用金银花、菊花煎水冷敷或淋洗患处；针灸对本系统症状有相当好的缓解作用，可采用体针、耳针、头皮针等。

（5）肾系病症 肾系病症常见有腰酸、消瘦、乏力、头昏、阳痿、闭经、小便不畅、水肿等临床表现。可见于艾滋病进展期体重丧失、消瘦虚弱、泌尿系统感染和肾功能衰竭等。应节制房事和遗精手淫。肾主精，包括生殖之精和人体活动的物质基础。艾滋病患者可以有正常的性生活，这将有益于其身心健康。但较之正常人其肾精相对不足，精力衰退。所以肾精宜保养密藏，不宜过多外泄；肾系病多为虚证，饮食以补为主。如见消瘦、午后潮热、耳鸣盗汗、遗精的肾阴虚者宜凉润滋肾，食用甲鱼、银耳、核桃、黑芝麻；如见畏寒腹泻、水肿、阳痿等的肾阳虚者应温热暖肾，宜食用狗肉、羊肉、公鸡等；气功锻炼对艾滋病患者肾虚证有较好疗效，能增强免疫细胞功能。如内养功、丹田功等，可以在气功师指导下进行练功调养。

主要参考文献

［1］王勇，谢世平，梁润英，等. 基于现代文献的艾滋病中医证候规律研究［J］. 中医学报，2011（2）.

［2］郭娅娅，徐立然，吴少天，等. 中医药辨治艾滋病的临床研究概况［J］. 广州中医药大学学报，2020，37（1）：190-194.

［3］玉艳红. HIV/AIDS中医证型与CD4$^+$T淋巴细胞水平相关性的研究进展［J］. 广西医科大学学报，2014（2）.

［4］董继鹏，王健，刘颖，等. 从免疫损伤机制探讨灸法治疗艾滋病的可行性［J］. 中国中医基础医学杂志，2019，25（11）：1566-1568.

［5］陈昕，朱铭凤，周成鹏，等. 从Th17/Treg平衡探究中医两重外治法联合HAART对艾滋病免疫重建不良的影响［J］. 中国艾滋病性病，2019，25（8）：776-778.

［6］赵正阳，徐立然，李春燕，等. 从脾气虚损探讨健脾益气方延缓HIV/AIDS疾病进程［J］. 中华中医药杂志，2019，34（1）：119-121.

［7］周桂琴，屈冰，曾玲玲，等. 清金化痰、补肺益肾、温肺化饮方治疗艾滋病肺部感染164例疗效研究［J］. 北京中医药，2011（9）.

［8］咸庆飞，刘颖，杨巧丽，等. 中医从脾论治艾滋病［J］. 中华中医药杂志，2019，34（1）：371-373.

［9］朱金荣，许卫军. 中药减轻艾滋病抗病毒治疗后不良反应的效果［J］. 皮肤病与性病，2018，40（3）：343-345.

［10］咸庆飞，刘颖，邹雯，等. 温肾健脾法对艾滋病中晚期患者能量代谢的影响探讨［J］. 中华中医药杂志，2018，33（3）：939-941.

［11］许前磊，许向前，许二平，等. 从伏邪论治艾滋病理论探讨［J］. 中华中医药杂志，2017，32（6）：2383-2385.

［12］邹雯，王健，刘颖. 基于真实世界的中医药治疗艾滋病疗效评价研究［J］. 中华中医药杂志，2016，31（8）：2936-2938.

［13］马冠军，杨大勇，董少群，等. 艾滋病的"四维论治"［J］. 中医学报，2016，31（6）：771-773.

［14］郭长河，蒋士卿，苏金忠. 参芪愈艾汤治疗艾滋病临床研究［J］. 中医学报，2016，

31（2）：155-157.

［15］李伟华，李秀惠．中药治疗艾滋病的作用机制［J］．中华中医药杂志，2015，30（12）：4387-4389.

［16］李海斌，冯全生，李凯晴，等．中医药防治艾滋病的研究近况［J］．国医论坛，2015，30（6）：65-67.

［17］黄荣师，连晓明，何金玉，等．益气化瘀解毒方治疗艾滋病临床研究［J］．中医学报，2015，30（10）：1387-1389.

附

录

临床常用检查参考值

一、血液学检查

指标			标本类型	参考区间
红细胞（RBC）	男			$（4.0\sim5.5）\times10^{12}/L$
	女			$（3.5\sim5.0）\times10^{12}/L$
血红蛋白（Hb）	新生儿			170~200g/L
	成人	男		120~160g/L
		女		110~150g/L
平均红细胞血红蛋白（MCV）				80~100fl
平均红细胞血红蛋白（MCH）				27~34pg
平均红细胞血红蛋白浓度（MCHC）				320~360g/L
红细胞比容（Hct）（温氏法）	男			0.40~0.50L/L
	女			0.37~0.48L/L
红细胞沉降率（ESR）（Westergren 法）	男			0~15mm/h
	女		全血	0~20mm/h
网织红细胞百分数（Ret%)	新生儿			3%~6%
	儿童及成人			0.5%~1.5%
白细胞（WBC）	新生儿			$（15.0\sim20.0）\times10^{9}/L$
	6个月至2岁时			$（11.0\sim12.0）\times10^{9}/L$
	成人			$（4.0\sim10.0）\times10^{9}/L$
白细胞分类计数百分率	嗜中性粒细胞			50%~70%
	嗜酸性粒细胞（EOS%）			0.5%~5%
	嗜碱性粒细胞（BASO%）			0~1%
	淋巴细胞（LYMPH%）			20%~40%
	单核细胞（MONO%）			3%~8%
血小板计数（PLT）				$（100\sim300）\times10^{9}/L$

二、电解质

指标		标本类型	参考区间
二氧化碳结合力（CO_2-CP）	成人	血清	22~31mmol/L
钾（K）			3.5~5.5mmol/L
钠（Na）			135~145mmol/L
氯（Cl）			95~105mmol/L
钙（Ca）			2.25~2.58mmol/L
无机磷（P）			0.97~1.61mmol/L

三、血脂血糖

指标		标本类型	参考区间
血清总胆固醇（TC）	成人	血清	2.9~6.0mmol/L
低密度脂蛋白胆固醇（LDL-C）（沉淀法）			2.07~3.12mmol/L
血清三酰甘油（TG）			0.56~1.70mmol/L
高密度脂蛋白胆固醇（HDL-C）（沉淀法）			0.94~2.0mmol/L
血清磷脂			1.4~2.7mmol/L
α-脂蛋白			男性（517±106）mg/L
			女性（547±125）mg/L
血清总脂			4~7g/L
血糖（空腹）（葡萄糖氧化酶法）			3.9~6.1mmol/L
口服葡萄糖耐量试验服糖后2小时血糖			＜7.8mmol/L

四、肝功能检查

指标		标本类型	参考区间
总脂酸		血清	1.9~4.2g/L
胆碱酯酶测定（ChE）（比色法）	乙酰胆碱酯酶（AChE）		80000~120000U/L
	假性胆碱酯酶（PChE）		30000~80000U/L
铜蓝蛋白（成人）			0.2~0.6g/L
丙酮酸（成人）			0.06~0.1mmol/L
酸性磷酸酶（ACP）			0.9~1.90U/L
γ-谷氨酰转移酶（γ-GGT）	男		11~50U/L
	女		7~32U/L

指标			标本类型	参考区间
蛋白质类	蛋白组分	清蛋白（A）	血清	40~55g/L
		球蛋白（G）		20~30g/L
		清蛋白/球蛋白比值		（1.5~2.5）：1
	总蛋白（TP）	新生儿		46.0~70.0g/L
		>3岁		62.0~76.0g/L
		成人		60.0~80.0g/L
	蛋白电泳（醋酸纤维膜法）	α_1球蛋白		3%~4%
		α_2球蛋白		6%~10%
		β球蛋白		7%~11%
		γ球蛋白		9%~18%
乳酸脱氢酶同工酶（LDiso）（圆盘电泳法）		LD_1		（32.7±4.60）%
		LD_2		（45.1±3.53）%
		LD_3		（18.5±2.96）%
		LD_4		（2.90±0.89）%
		LD_5		（0.85±0.55）%
肌酸激酶（CK）（速率法）		男		50~310U/L
		女		40~200U/L
肌酸激酶同工酶		CK–BB		阴性或微量
		CK–MB		<0.05（5%）
		CK–MM		0.94~0.96（94%~96%）
		CK–MT		阴性或微量

五、血清学检查

指标	标本类型	参考区间
甲胎蛋白（AFP，αFP）	血清	<25ng/ml（25μg/L）
小儿（3周~6个月）		<39ng/ml（39μg/L）
包囊虫病补体结合试验		阴性
嗜异性凝集反应		（0~1）：7
布鲁斯凝集试验		（0~1）：40
冷凝集素试验		（0~1）：10
梅毒补体结合反应		阴性

指标		标本类型	参考区间
补体	总补体活性（CH50）（试管法）	血浆	50~100kU/L
补体经典途径成分	C1q（ELISA 法）	血清	0.18~0.19g/L
	C3（成人）		0.8~1.5g/L
	C4（成人）		0.2~0.6g/L
免疫球蛋白	成人		700~3500mg/L
IgD（ELISA 法）	成人		0.6~1.2mg/L
IgE（ELISA 法）			0.1~0.9mg/L
IgG	成人		7~16.6g/L
IgG/ 白蛋白比值			0.3~0.7
IgG/ 合成率			−9.9~3.3mg/24h
IgM	成人		500~2600mg/L
E- 玫瑰花环形成率		淋巴细胞	0.40~0.70
EAC- 玫瑰花环形成率			0.15~0.30
红斑狼疮细胞（LEC）		全血	阴性
类风湿因子（RF）（乳胶凝集法或浊度分析法）		血清	< 20U/ml
外斐反应	OX19		低于 1∶160
Widal 反应（直接凝集法）	O		低于 1∶80
	H		低于 1∶160
	A		低于 1∶80
	B		低于 1∶80
	C		低于 1∶80
结核抗体（TB-G）			阴性
抗酸性核蛋白抗体和抗核糖核蛋白抗体			阴性
抗干燥综合征 A 抗体和抗干燥综合征 B 抗体			阴性
甲状腺胶体和微粒体胶原自身抗体			阴性
骨骼肌自身抗体（ASA）			阴性
乙型肝炎病毒表面抗原（HBsAg）			阴性
乙型肝炎病毒表面抗体（HBsAb）			阴性
乙型肝炎病毒核心抗原（HBcAg）			阴性

指标	标本类型	参考区间
乙型肝炎病毒 e 抗原（HBeAg）	血清	阴性
乙型肝炎病毒 e 抗体（HBeAb）		阴性
免疫扩散法		阴性
植物血凝素皮内试验（PHA）		阴性
平滑肌自身抗体（SMA）		阴性
结核菌素皮内试验（PPD）		阴性

六、骨髓细胞的正常值

指标		标本类型	参考区间
增生程度		骨髓	增生活跃（即成熟红细胞与有核细胞之比约为 20∶1）
粒系细胞分类	原始粒细胞		0~1.8%
	早幼粒细胞		0.4%~3.9%
	中性中幼粒细胞		2.2%~12.2%
	中性晚幼粒细胞		3.5%~13.2%
	中性杆状核粒细胞		16.4%~32.1%
	中性分叶核粒细胞		4.2%~21.2%
	嗜酸性中幼粒细胞		0~1.4%
	嗜酸性晚幼粒细胞		0~1.8%
	嗜酸性杆状核粒细胞		0.2%~3.9%
	嗜酸性分叶核粒细胞		0~4.2%
	嗜碱性中幼粒细胞		0~0.2%
	嗜碱性晚幼粒细胞		0~0.3%
	嗜碱性杆状核粒细胞		0~0.4%
	嗜碱性分叶核粒细胞		0~0.2%
红细胞分类	原始红细胞		0~1.9%
	早幼红细胞		0.2%~2.6%
	中幼红细胞		2.6%~10.7%
	晚幼红细胞		5.2%~17.5%

指标		标本类型	参考区间
淋巴细胞分类	原始淋巴细胞		0~0.4%
	幼稚淋巴细胞		0~2.1%
	淋巴细胞		10.7%~43.1%
单核细胞分类	原始单核细胞		0~0.3%
	幼稚单核细胞		0~0.6%
	单核细胞		0~6.2%
浆细胞分类	原始浆细胞		0~0.1%
	幼稚浆细胞	骨髓	0~0.7%
	浆细胞		0~2.1%
其他细胞	巨核细胞		0~0.3%
	网状细胞		0~1.0%
	内皮细胞		0~0.4%
	吞噬细胞		0~0.4%
	组织嗜碱细胞		0~0.5%
	组织嗜酸细胞		0~0.2%
	脂肪细胞		0~0.1%
分类不明细胞			0~0.1%

七、血小板功能检查

指标		标本类型	参考区间
血小板聚集试验（PAgT）	连续稀释法	血浆	第五管及以上凝聚
	简易法		10~15s 内出现大聚集颗粒
血小板黏附试验（PAdT）	转动法	全血	58%~75%
	玻璃珠法		53.9%~71.1%
血小板第 3 因子		血浆	33~57s

八、凝血机制检查

指标		标本类型	参考区间
凝血活酶生成试验		全血	9~14s
简易凝血活酶生成试验（STGT）			10~14s
凝血酶时间延长的纠正试验		血浆	加甲苯胺蓝后，延长的凝血时间恢复正常或缩短 5s 以上
凝血酶原时间（PT）		全血	30~42s
凝血酶原消耗时间（PCT）	儿童		> 35s
	成人		> 20s
出血时间（BT）		刺皮血	（6.9±2.1）min，超过 9min 为异常
凝血时间（CT）	毛细管法（室温）	全血	3~7min
	玻璃试管法（室温）		4~12min
	塑料管法		10~19min
	硅试管法（37℃）		15~32min
纤维蛋白原（FIB）		血浆	2~4g/L
纤维蛋白原降解产物（PDP）（乳胶凝聚法）			0~5mg/L
活化部分凝血活酶时间（APTT）			30~42s

九、溶血性贫血的检查

指标		标本类型	参考区间
酸化溶血试验（Ham 试验）		全血	阴性
蔗糖水试验			阴性
抗人球蛋白试验（Coombs 试验）	直接法	血清	阴性
	间接法		阴性
游离血红蛋白			< 0.05g/L
红细胞脆性试验	开始溶血	全血	4.2~4.6g/L NaCl 溶液
	完全溶血		2.8~3.4g/L NaCl 溶液
热变性试验（HIT）		Hb 液	< 0.005
异丙醇沉淀试验		全血	30min 内不沉淀
自身溶血试验			阴性
高铁血红蛋白（MetHb）			0.3~1.3g/L
血红蛋白溶解度试验			0.88~1.02

十、其他检查

指标		标本类型	参考区间
溶菌酶（lysozyme）		血清	0~2mg/L
铁（Fe）	男（成人）		10.6~36.7μmol/L
	女（成人）		7.8~32.2μmol/L
铁蛋白（FER）	男（成人）		15~200μg/L
	女（成人）		12~150μg/L
淀粉酶（AMY）（麦芽七糖法）			35~135U/L
		尿	80~300U/L
尿卟啉		24h尿	0~36nmol/24h
维生素 B$_{12}$（VitB$_{12}$）		血清	180~914pmol/L
叶酸（FOL）			5.21~20ng/ml

十一、尿液检查

指标			标本类型	参考区间
比重（SG）			尿	1.015~1.025
蛋白定性		磺基水杨酸		阴性
		加热乙酸法		阴性
蛋白定量（PRO）		儿童	24h尿	< 40mg/24h
		成人		0~80mg/24h
尿沉渣检查		白细胞（LEU）	尿	< 5 个 /HP
		红细胞（RBC）		0~3 个 /HP
		扁平或大圆上皮细胞（EC）		少量 /HP
		透明管型（CAST）		偶见 /HP
尿沉渣 3h 计数	白细胞（WBC）	男	3h尿	< 7 万 /h
		女		< 14 万 /h
	红细胞（RBC）	男		< 3 万 /h
		女		< 4 万 /h
	管型			0/h

指标			标本类型	参考区间
尿沉渣 12h 计数	白细胞及上皮细胞		12h 尿	＜ 100 万
	红细胞（RBC）			＜ 50 万
	透明管型（CAST）			＜ 5 千
	酸度（pH）			4.5~8.0
中段尿细菌培养计数			尿	＜ 10^6 菌落 /L
尿胆红素定性				阴性
尿胆素定性				阴性
尿胆原定性（UBG）				阴性或弱阳性
尿胆原定量			24h 尿	0.84~4.2μmol/（L·24h）
肌酐（CREA）	成人	男		7~18mmol/24h
		女		5.3~16mmol/24h
肌酸（creatine）	成人	男		0~304μmol/24h
		女		0~456μmol/24h
尿素氮（BUN）				357~535mmol/24h
尿酸（UA）				2.4~5.9 mmol/24h
氯化物（Cl）	成人	以 Cl⁻ 计		170~255mmol/24h
		以 NaCl 计		170~255mmol/24h
钾（K）	成人			51~102mmol/24h
钠（Na）	成人			130~260mmol/24h
钙（Ca）	成人			2.5~7.5mmol/24h
磷（P）	成人			22~48mmol/24h
氨氮				20~70mmol/24h
淀粉酶（Somogyi 法）			尿	＜ 1000U/L

十二、肾功能检查

指标			标本类型	参考区间
尿素（UREA）			血清	1.7~8.3mmol/L
尿酸（UA）（成人酶法）	成人	男		150~416μmol/L
		女		89~357μmol/L

指标			标本类型	参考区间
肌酐（CREA）	成人	男	血清	53~106μmol/L
		女		44~97μmol/L
浓缩试验	成人		尿	禁止饮水 12h 内每次尿量 20~25ml，尿比重迅速增至 1.026~1.035
	儿童			至少有一次比重在 1.018 或以上
稀释试验				4h 排出所饮水量的 0.8~1.0，而尿的比重降至 1.003 或以下
尿比重 3 小时试验			尿	最高尿比重应达 1.025 或以上，最低比重达 1.003，白天尿量占 24 小时总尿量的 2/3~3/4
昼夜尿比重试验				最高比重＞ 1.018，最高与最低比重差≥ 0.009，夜尿量＜ 750ml，日尿量与夜尿量之比为（3~4）：1
酚磺肽（酚红）试验（FH 试验）	静脉滴注法			15min 排出量＞ 0.25
				120min 排出量＞ 0.55
	肌内注射法			15min 排出量＞ 0.25
				120min 排出量＞ 0.05
内生肌酐清除率（Ccr）	成人		24h 尿	80~120ml/min
	新生儿			40~65ml/min

十三、妇产科妊娠检查

指标			标本类型	参考区间
绒毛膜促性腺激素（hCG）			尿或血清	阴性
绒毛膜促性腺激素（HCG STAT）（快速法）	男（成人）		血清，血浆	无发现
	女（成人）	妊娠 3 周		5.4~7.2IU/L
		妊娠 4 周		10.2~708IU/L
		妊娠 7 周		4059~153767IU/L
		妊娠 10 周		44186~170409IU/L
		妊娠 12 周		27107~201615IU/L
		妊娠 14 月		24302~93646IU/L
		妊娠 15 周		12540~69747IU/L
		妊娠 16 周		8904~55332IU/L
		妊娠 17 周		8240~51793IU/L
		妊娠 18 周		9649~55271IU/L

十四、粪便检查

指标	标本类型	参考区间
胆红素（IBL）	粪便	阴性
氮总量		< 1.7g/24h
蛋白质定量（PRO）		极少
粪胆素		阴性
粪胆原定量	粪便	68~473μmol/24h
粪重量		100~300g/24h
细胞		上皮细胞或白细胞偶见 /HP
潜血		阴性

十五、胃液分析

指标		标本类型	参考区间
胃液分泌总量（空腹）		胃液	1.5~2.5L/24h
胃液酸度（pH）			0.9~1.8
五肽胃泌素胃液分析	空腹胃液量		0.01~0.10L
	空腹排酸量		0~5mmol/h
	最大排酸量		3~23mmol/L
细胞			白细胞和上皮细胞少量
细菌			阴性
性状			清晰无色，有轻度酸味含少量黏液
潜血			阴性
乳酸（LACT）			阴性

十六、脑脊液检查

指标		标本类型	参考区间
压力（卧位）	成人	脑脊液	80~180mmH$_2$O
	儿童		40~100mmH$_2$O
性状			无色或淡黄色
细胞计数			（0~8）× 10^6/L（成人）
葡萄糖（GLU）			2.5~4.4mmol/L
蛋白定性（PRO）			阴性

指标		标本类型	参考区间
蛋白定量（腰椎穿刺）			0.2~0.4g/L
氯化物（以氯化钠计）	成人	脑脊液	120~130mmol/L
	儿童		111~123mmol/L
细菌			阴性

十七、内分泌腺体功能检查

指标			标本类型	参考区间
血促甲状腺激素（TSH）（放免法）			血清	2~10mU/L
促甲状腺激素释放激素（TRH）				14~168pmol/L
促卵泡成熟激素（FSH）	男			3~25mU/L
	女	卵泡期	24h 尿	5~20IU/24h
		排卵期		15~16IU/24h
		黄体期		5~15IU/24h
		月经期		50~100IU/24h
促卵泡成熟激素（FSH）	男			1.27~19.26IU/L
	女	卵泡期	血清	3.85~8.78IU/L
		排卵期		4.54~22.51IU/L
		黄体期		1.79~5.12IU/L
		绝经期		16.74~113.59IU/L
促肾上腺皮质激素（ACTH）	上午 8:00		血浆	25~100ng/L
	下午 18:00			10~80ng/L
催乳激素（PRL）	男			2.64~13.13μg/L
	女	绝经前（＜50 岁）	血清	3.34~26.72μg/L
		黄体期（＞50 岁）		2.74~19.64μg/L
黄体生成素（LH）	男			1.24~8.62IU/L
	女	卵泡期		2.12~10.89IU/L
		排卵期		19.18~103.03IU/L
		黄体期		1.2~12.86IU/L
		绝经期		10.87~58.64IU/L

指标			标本类型	参考区间
抗利尿激素（ADH）（放免）			血浆	1.4~5.6pmol/L
生长激素（GH）（放免法）	成人	男	血清	< 2.0μg/L
		女		< 10.0μg/L
	儿童			< 20.0μg/L
反三碘甲腺原氨酸（rT$_3$）（放免法）				0.2~0.8nmol/L
基础代谢率（BMR）			—	−0.10~+0.10（−10%~+10%）
甲状旁腺激素（PTH）（免疫化学发光法）			血浆	12~88ng/L
甲状腺 ^{131}I 吸收率	3h ^{131}I 吸收率		—	5.7%~24.5%
	24h ^{131}I 吸收率		—	15.1%~47.1%
总三碘甲腺原氨酸（TT$_3$）			血清	1.6~3.0nmol/L
血游离三碘甲腺原氨酸（FT$_3$）				6.0~11.4pmol/L
总甲状腺素（TT$_4$）				65~155nmol/L
游离甲状腺素（FT$_4$）（放免法）				10.3~25.7pmol/L
儿茶酚胺总量			24h 尿	71.0~229.5nmol/24h
香草扁桃酸	成人			5~45μmol/24h
游离儿茶酚胺	多巴胺		血浆	血浆中很少被检测到
	去甲肾上腺素（NE）			0.177~2.36pmol/L
	肾上腺素（AD）			0.164~0.546pmol/L
血皮质醇总量	上午 8:00			140~630nmol/L
	下午 16:00			80~410nmol/L
5- 羟吲哚乙酸（5-HIAA）	定性		新鲜尿	阴性
	定量		24h 尿	10.5~42μmol/24h
尿醛固酮（ALD）				普通饮食：9.4~35.2nmol/24h
血醛固酮（ALD）	普通饮食（早6时）	卧位	血浆	（238.6 ± 104.0）pmol/L
		立位		（418.9 ± 245.0）pmol/L
	低钠饮食	卧位		（646.6 ± 333.4）pmol/L
		立位		（945.6 ± 491.0）pmol/L
肾小管磷重吸收率			血清 / 尿	0.84~0.96
肾素	普通饮食	立位	血浆	0.30~1.90ng/（ml·h）
		卧位		0.05~0.79ng/（ml·h）
	低钠饮食	卧位		1.14~6.13ng/（ml·h）

指标			标本类型	参考区间
17- 生酮类固醇	成人	男	24h 尿	34.7~69.4μmol/24h
		女		17.5~52.5μmol/24h
17- 酮类固醇总量（17-KS）	成人	男		34.7~69.4μmol/24h
		女		17.5~52.5μmol/24h
血管紧张素Ⅱ（AT-Ⅱ）		立位	血浆	10~99ng/L
		卧位		9~39ng/L
血清素（5-羟色胺）（5-HT）			血清	0.22~2.06μmol/L
游离皮质醇			尿	36~137μg/24h
（肠）促胰液素			血清、血浆	（4.4±0.38）mg/L
胰高血糖素	空腹		血浆	空腹：17.2~31.6pmol/L
葡萄糖耐量试验（OGTT）	口服法	空腹	血清	3.9~6.1mmol/L
		60min		7.8~9.0mmol/L
		120min		< 7.8mmol/L
		180min		3.9~6.1mmol/L
C 肽（C-P）	空腹			1.1~5.0ng/ml
胃泌素			血浆空腹	15~105ng/L

十八、肺功能

指标		参考区间
潮气量（TC）	成人	500ml
深吸气量（IC）	男性	2600ml
	女性	1900ml
补呼气容积（ERV）	男性	910ml
	女性	560ml
肺活量（VC）	男性	3470ml
	女性	2440ml
功能残气量（FRC）	男性	（2270±809）ml
	女性	（1858±552）ml
残气容积（RV）	男性	（1380±631）ml
	女性	（1301±486）ml

指标		参考区间
静息通气量（VE）	男性	（6663±200）ml/min
	女性	（4217±160）ml/min
最大通气量（MVV）	男性	（104±2.71）L/min
	女性	（82.5±2.17）L/min
肺泡通气量（VA）		4L/min
肺血流量		5L/min
通气/血流（V/Q）比值		0.8
无效腔气/潮气容积（VD/VT）		0.3~0.4
弥散功能（CO吸入法）		198.5~276.9ml/（kPa·min）
气道阻力		$1{\sim}3cmH_2O/（L·s）$

十九、前列腺液及前列腺素

指标			标本类型	参考区间
性状				淡乳白色，半透明，稀薄液状
细胞	白细胞（WBC）			＜10个/HP
	红细胞（RBC）		前列腺液	＜5个/HP
	上皮细胞			少量
淀粉样小体				老年人易见到，约为白细胞的10倍
卵磷脂小体				多量，或可布满视野
量				数滴至1ml
前列腺素（PG）（放射免疫法）	PGA	男		13.3±2.8nmol/L
		女		11.5±2.1nmol/L
	PGE	男	血清	4.0±0.77nmol/L
		女		3.3±0.38nmol/L
	PGF	男		0.8±0.16nmol/L
		女		1.6±0.36nmol/L

二十、精液

指标	标本类型	参考区间
白细胞	精液	< 5 个 /HP
活动精子百分率		射精后 30~60min 内精子活动率为 80%~90%，至少 > 60%
精子数		39×10^6/ 次
正常形态精子		> 4%
量		每次 1.5~6.0ml
黏稠度		呈胶冻状，30min 后完全液化呈半透明状
色		灰白色或乳白色，久未排精液者可为淡黄色
酸碱度（pH）		7.2~8.0

《当代中医专科专病诊疗大系》
参 编 单 位

总主编单位

开封市中医院   广州中医药大学第一附属医院
海南省中医院   广东省中医院
河南中医药大学   四川省第二中医医院

执行总主编单位

首都医科大学附属北京中医医院   北京中医药大学深圳医院（龙岗）
中国中医科学院广安门医院   北京中医药大学
安阳职业技术学院   云南省中医医院

常务副总主编单位

中国中医科学院西苑医院   沈阳药科大学
吉林省辽源市中医院   中国中医科学院望京医院
江苏省中西医结合医院   河南中医药大学第一附属医院
中国中医科学院眼科医院   山东中医药大学第二附属医院
北京中医药大学东方医院   四川省中医药科学院中医研究所
山西省中医院   北京中医药大学厦门医院

副总主编单位

辽宁中医药大学附属第二医院   包头市蒙医中医医院
河南大学中医院   重庆中医药学院
浙江中医药大学附属第三医院   天水市中医医院
新疆哈密市中医院（维吾尔医医院）   中国中医科学院西苑医院济宁医院
河南省中医糖尿病医院   黄冈市中医医院

贵州中医药大学

广西中医药大学第一附属医院

辽宁中医药大学第一附属医院

南京中医药大学

三亚市中医院

辽宁中医药大学

辽宁省中医药科学院

青海大学

黑龙江省中医药科学院

湖北中医药大学附属医院

湖北省中医院

安徽中医药大学第一附属医院

汝州市中西医结合医院

湖南中医药大学附属醴陵医院

湖南医药学院

湖南中医药大学

咸宁市中医医院

中国中医科学院

南阳理工学院张仲景国医国药学院

长垣中西医结合医院

成都中医药大学附属医院

成都中医药大学第二附属医院

兰州市中医医院

扬州市中医院

高安市中医医院

馆陶县中医医院

江西中医药大学

辽宁中医药大学附属第三医院

盐城市中医院

河南省人民医院

云南中医药大学

常务编委单位
（按首字拼音排序）

安钢职工总医院

安徽中医药大学第二附属医院

安阳市中西医结合医院

安阳市中医院

安阳市肿瘤医院

百色市中医医院

北海市中医医院

北京市昌平区中西医结合医院

北京市平谷区中医医院

北京中医药大学第三附属医院

澄迈县中医院

赤水市中医医院

重庆市北碚区中医院

重庆市中医院

重庆医科大学中医药学院

重庆医药高等专科学校

重庆中医药学院第一临床学院

德江县民族中医医院

防城港市中医医院

福建中医药大学附属康复医院

广西中医药大学

广西中医药大学第一附属医院（仙葫院区）

广元市中医医院

桂林市中医医院

海口市中医医院

河南省骨科医院

河南省洛阳正骨医院

河南省中西医结合儿童医院

河南省中医药研究院

河南省中医院

河南中医药大学第二附属医院

河南中医药大学第三附属医院

南昌市洪都中医院

南京市中医院

黑龙江省中医医院

湖北省妇幼保健院

湖北省中医院

湖南中医药大学第一附属医院

黄河科技学院附属医院

江苏省中西医结合医院

焦作市中医院

开封市第二中医院

开封市儿童医院

开封市光明医院

开封市中心医院

来宾市中医医院

兰州市西固区中医院

梨树县中医院

辽宁省肛肠医院

聊城市中医医院

洛阳市中医院

南京市溧水区中医院

南京中医药大学苏州附属医院

南阳市骨科医院

南阳张仲景健康养生研究院

南阳仲景书院

内蒙古医科大学

宁波市中医院

宁夏回族自治区中医医院暨中医研究院

宁夏医科大学附属银川市中医医院

平顶山市第二人民医院

平顶山市中医医院

钦州市中医医院

青海大学医学院

山西中医药大学

陕西省中医药研究院

陕西省中医医院

陕西中医药大学第二附属医院

上海市浦东新区光明中医医院

上海中医药大学附属岳阳中西医结合
医院

上海中医药大学附属上海市中西医结
合医院

上海中医药大学针灸推拿学院

深圳市中医院

沈阳市第二中医医院

苏州市中西医结合医院

天津市中医药研究院附属医院

天津武清泉达医院

天津医科大学总医院

田东县中医医院

温州市中西医结合医院

梧州市中医医院

武穴市中医医院

徐州市中医院

义乌市中医医院

银川市中医医院

英山县人民医院

张家港市中医医院

长春中医药大学附属医院

浙江省中医药研究院基础研究所

镇江市中医院

郑州大学第二附属医院

郑州大学第三附属医院

郑州大学第一附属医院

郑州市中医院

中国疾病预防控制中心传染病预防控制所

中国中医科学院针灸研究所

编委单位
（按首字拼音排序）

安阳市人民医院

鞍山市中医院

白城中医院

北海市人民医院

北京市海淀区医疗资源统筹服务中心

重庆两江新区中医院

重庆市江津区中医院

东港市中医院

福建省立医院

福建中医药大学附属第三人民医院

福建中医药大学附属人民医院

福建中医药大学国医堂

福建中医药大学中医学院

广西中医药大学第一附属医院仁爱分院

广西中医药大学附属国际壮医医院

贵州省第二人民医院

合浦县中医医院

河南科技大学第一附属医院

河南省立眼科医院

河南省眼科研究所

河南省职业病医院

河南医药健康技师学院

鹤壁职业技术学院医学院

滑县中医院

滑县第三人民医院

焦作市儿童医院

焦作市妇女儿童医院

焦作市妇幼保健院

开封市妇幼保健院

开封市苹果园卫生服务中心

开封市中医肛肠病医院

林州市中医院

灵山县中医医院

隆安县中医医院

那坡县中医医院

南乐县中医医院

南乐益民医院

南乐中医肛肠医院

南宁市武鸣区中医医院

南阳名仁中医院

南阳市中医院

宁夏回族自治区中医医院

平顶山市第一人民医院

平南县中医医院

濮阳市第五人民医院

濮阳市中医医院

日照市中医医院

融安县中医医院

479

三门峡市中医院
厦门市中医院
陕西省中医药研究院
商水县中医院
上海仁爱医院
石家庄市中医院
天门市中医医院
尉氏县中医院
温县中医院
温州市中医院
湘潭市中医医院
新乡市中医院
新乡医学院第三附属医院

邢台市中医院
兴安界首骨伤医院
兴化市人民医院
沂源县中医医院
长治市上党区中医院
昭通市中医医院
郑州大学第五附属医院
郑州市金水区总医院
郑州澍青医学高等专科学校
中国人民解放军陆军第83集团军医院
中国中医科学院中医临床基础医学研究所
珠海市中西医结合医院